# 中华医学百科全书

## 基础医学

### 医药工商管理学

国家出版基金项目
NATIONAL PUBLICATION FOUNDATION

 中国协和医科大学出版社

北 京

图书在版编目（CIP）数据

中华医学百科全书·医药工商管理学 / 史录文主编 . —北京：中国协和医科大学出版社，2022.2
ISBN 978-7-5679-1847-4

Ⅰ . ①医⋯ Ⅱ . ①史⋯ Ⅲ . ①医药学－工商行政管理 Ⅳ . ① F407.776

中国版本图书馆 CIP 数据核字（2022）第 014887 号

**中华医学百科全书·医药工商管理学**

主 编：史录文

编 审：司伊康

责任编辑：尹丽品

出版发行：**中国协和医科大学出版社**
（北京市东城区东单三条 9 号 邮编 100730 电话 010-6526 0431）

网 址：www.pumcp.com

经 销：新华书店总店北京发行所

印 刷：北京雅昌艺术印刷有限公司

开 本：889×1230 1/16

印 张：26

字 数：760 千字

版 次：2022 年 2 月第 1 版

印 次：2022 年 2 月第 1 次印刷

定 价：380.00 元

ISBN 978-7-5679-1847-4

# 《中华医学百科全书》编纂委员会

总顾问　吴阶平　韩启德　桑国卫

总指导　陈　竺

总主编　刘德培　王　辰

副总主编　曹雪涛　李立明　曾益新　吴沛新　姚建红

编纂委员（以姓氏笔画为序）

| | | | | | | |
|---|---|---|---|---|---|---|
| 丁　洁 | 丁　樱 | 丁安伟 | 于中麟 | 于布为 | 于学忠 | 万经海 |
| 马　军 | 马　进 | 马　骁 | 马　静 | 马　融 | 马安宁 | 马建辉 |
| 马烈光 | 马绪臣 | 王　平 | 王　伟 | 王　辰 | 王　政 | 王　恒 |
| 王　铁 | 王　硕 | 王　舒 | 王　键 | 王一飞 | 王一镗 | 王士贞 |
| 王卫平 | 王长振 | 王文全 | 王心如 | 王生田 | 王立祥 | 王兰兰 |
| 王汉明 | 王永安 | 王永炎 | 王成锋 | 王延光 | 王华兰 | 王行环 |
| 王旭东 | 王军志 | 王声湧 | 王坚成 | 王良录 | 王拥军 | 王茂斌 |
| 王松灵 | 王明荣 | 王明贵 | 王金锐 | 王宝玺 | 王诗忠 | 王建中 |
| 王建业 | 王建军 | 王建祥 | 王临虹 | 王贵强 | 王美青 | 王晓民 |
| 王晓良 | 王高华 | 王鸿利 | 王维林 | 王琳芳 | 王喜军 | 王晴宇 |
| 王道全 | 王德文 | 王德群 | 木塔力甫·艾力阿吉 | | 尤启冬 | 戈　烽 |
| 牛　侨 | 毛秉智 | 毛常学 | 乌　兰 | 卞兆祥 | 文卫平 | 文历阳 |
| 文爱东 | 方　浩 | 方以群 | 尹　佳 | 孔北华 | 孔令义 | 孔维佳 |
| 邓文龙 | 邓家刚 | 书　亭 | 毋福海 | 艾措千 | 艾儒棣 | 石　岩 |
| 石远凯 | 石学敏 | 石建功 | 布仁达来 | 占　堆 | 卢志平 | 卢祖洵 |
| 叶　桦 | 叶冬青 | 叶常青 | 叶章群 | 申昆玲 | 申春悌 | 田家玮 |
| 田景振 | 田嘉禾 | 史录文 | 舟茂盛 | 代　涛 | 代华平 | 白春学 |
| 白慧良 | 丛　斌 | 丛亚丽 | 包怀恩 | 包金山 | 冯卫生 | 冯希平 |
| 冯泽永 | 冯学山 | 边旭明 | 边振甲 | 匡海学 | 邢小平 | 邢念增 |
| 达万明 | 达庆东 | 成　军 | 成翼娟 | 师英强 | 吐尔洪·艾买尔 | |
| 吕时铭 | 吕爱平 | 朱　珠 | 朱万孚 | 朱立国 | 朱华栋 | 朱宗涵 |
| 朱晓东 | 朱祥成 | 乔延江 | 伍瑞昌 | 任　华 | 任钧国 | 华　伟 |
| 伊河山·伊明 | | 向　阳 | 多　杰 | 邬堂春 | 庄　辉 | 庄志雄 |
| 刘　平 | 刘　进 | 刘　玮 | 刘　强 | 刘　蓬 | 刘大为 | 刘小林 |
| 刘中民 | 刘玉清 | 刘尔翔 | 刘训红 | 刘永锋 | 刘吉开 | 刘芝华 |

| | | | | | | |
|---|---|---|---|---|---|---|
| 刘伏友 | 刘华平 | 刘华生 | 刘志刚 | 刘克良 | 刘迎龙 | 刘建勋 |
| 刘胡波 | 刘树民 | 刘昭纯 | 刘俊涛 | 刘洪涛 | 刘桂荣 | 刘献祥 |
| 刘嘉瀛 | 刘德培 | 闫永平 | 米玛 | 米光明 | 安锐 | 祁建城 |
| 许媛 | 许腊英 | 那彦群 | 阮长耿 | 阮时宝 | 孙宁 | 孙光 |
| 孙皎 | 孙锟 | 孙少宣 | 孙长颢 | 孙立忠 | 孙则禹 | 孙秀梅 |
| 孙建中 | 孙建方 | 孙建宁 | 孙贵范 | 孙洪强 | 孙晓波 | 孙海晨 |
| 孙景工 | 孙颖浩 | 孙慕义 | 纪志刚 | 严世芸 | 苏川 | 苏旭 |
| 苏荣扎布 | 杜元灏 | 杜文东 | 杜治政 | 杜惠兰 | 李飞 | 李方 |
| 李龙 | 李东 | 李宁 | 李刚 | 李丽 | 李波 | 李剑 |
| 李勇 | 李桦 | 李鲁 | 李磊 | 李燕 | 李冀 | 李大魁 |
| 李云庆 | 李太生 | 李曰庆 | 李玉珍 | 李世荣 | 李立明 | 李汉忠 |
| 李永哲 | 李志平 | 李连达 | 李灿东 | 李君文 | 李劲松 | 李其忠 |
| 李若瑜 | 李泽坚 | 李宝馨 | 李建兴 | 李建初 | 李建勇 | 李映兰 |
| 李思进 | 李莹辉 | 李晓明 | 李凌江 | 李继承 | 李董男 | 李森恺 |
| 李曙光 | 杨凯 | 杨恬 | 杨勇 | 杨健 | 杨硕 | 杨化新 |
| 杨文英 | 杨世民 | 杨世林 | 杨伟文 | 杨克敌 | 杨甫德 | 杨国山 |
| 杨宝峰 | 杨炳友 | 杨晓明 | 杨跃进 | 杨腊虎 | 杨瑞馥 | 杨慧霞 |
| 励建安 | 连建伟 | 肖波 | 肖南 | 肖永庆 | 肖培根 | 肖鲁伟 |
| 吴东 | 吴江 | 吴明 | 吴信 | 吴令英 | 吴立玲 | 吴欣娟 |
| 吴勉华 | 吴爱勤 | 吴群红 | 吴德沛 | 邱建华 | 邱贵兴 | 邱海波 |
| 邱蔚六 | 何维 | 何勤 | 何方方 | 何志嵩 | 何绍衡 | 何春涤 |
| 何裕民 | 余争平 | 余新忠 | 狄文 | 冷希圣 | 汪海 | 汪静 |
| 汪受传 | 沈岩 | 沈岳 | 沈敏 | 沈铿 | 沈卫峰 | 沈心亮 |
| 沈华浩 | 沈俊良 | 宋国维 | 张泓 | 张学 | 张亮 | 张强 |
| 张霆 | 张澍 | 张大庆 | 张为远 | 张玉石 | 张世民 | 张永学 |
| 张华敏 | 张宇鹏 | 张志愿 | 张丽霞 | 张伯礼 | 张宏誉 | 张劲松 |
| 张奉春 | 张宝仁 | 张建中 | 张建宁 | 张承芬 | 张琴明 | 张富强 |
| 张新庆 | 张潍平 | 张德芹 | 张燕生 | 陆华 | 陆林 | 陆翔 |
| 陆小左 | 陆付耳 | 陆伟跃 | 陆静波 | 阿不都热依木·卡地尔 | | 陈文 |
| 陈杰 | 陈实 | 陈洪 | 陈琪 | 陈楠 | 陈薇 | 陈曦 |
| 陈士林 | 陈大为 | 陈文祥 | 陈玉文 | 陈代杰 | 陈尧忠 | 陈红风 |
| 陈志南 | 陈志强 | 陈规化 | 陈国良 | 陈佩仪 | 陈家旭 | 陈智轩 |
| 陈锦秀 | 陈誉华 | 邵蓉 | 邵荣光 | 邵瑞琪 | 武志昂 | |
| 其仁旺其格 | 范明 | 范炳华 | 茅宁莹 | 林三仁 | 林久祥 | 林子强 |
| 林天歆 | 林江涛 | 林曙光 | 杭太俊 | 郁琦 | 欧阳靖宇 | 尚红 |

| | | | | | |
|---|---|---|---|---|---|
| 果德安 | 明根巴雅尔 | 易定华 | 易著文 | 罗 力 | 罗 毅 | 罗小平 |
| 罗长坤 | 罗颂平 | 帕尔哈提·克力木 | | 帕塔尔·买合木提·吐尔根 | | |
| 图门巴雅尔 | 岳伟华 | 岳建民 | 金 玉 | 金 奇 | 金少鸿 | 金伯泉 |
| 金季玲 | 金征宇 | 金银龙 | 金惠铭 | 周 兵 | 周永学 | 周光炎 |
| 周利群 | 周灿全 | 周良辅 | 周纯武 | 周学东 | 周宗灿 | 周定标 |
| 周宜开 | 周建平 | 周建新 | 周春燕 | 周荣斌 | 周辉霞 | 周福成 |
| 郑一宁 | 郑志忠 | 郑金福 | 郑法雷 | 郑建全 | 郑洪新 | 郑家伟 |
| 郎景和 | 房 敏 | 孟 群 | 孟庆跃 | 孟静岩 | 赵 平 | 赵 艳 |
| 赵 群 | 赵子琴 | 赵中振 | 赵文海 | 赵玉沛 | 赵正言 | 赵永强 |
| 赵志河 | 赵彤言 | 赵明杰 | 赵明辉 | 赵耐青 | 赵临襄 | 赵继宗 |
| 赵铱民 | 赵靖平 | 郝 模 | 郝小江 | 郝传明 | 郝晓柯 | 胡 志 |
| 胡 明 | 胡大一 | 胡文东 | 胡向军 | 胡国华 | 胡昌勤 | 胡盛寿 |
| 胡德瑜 | 柯 杨 | 查 干 | 柏树令 | 钟翠平 | 钟赣生 | |
| 香多·李先加 | | 段 涛 | 段金廒 | 段俊国 | 侯一平 | 侯金林 |
| 侯春林 | 俞光岩 | 俞梦孙 | 俞景茂 | 饶克勤 | 施慎逊 | 姜小鹰 |
| 姜玉新 | 姜廷良 | 姜国华 | 姜柏生 | 姜德友 | 洪 两 | 洪 震 |
| 洪秀华 | 洪建国 | 祝庆余 | 祝谌晨 | 姚永杰 | 姚克纯 | 姚祝军 |
| 秦 川 | 秦卫军 | 袁文俊 | 袁永贵 | 都晓伟 | 晋红中 | 粟占国 |
| 贾 波 | 贾建平 | 贾继东 | 夏术阶 | 夏照帆 | 夏慧敏 | 柴光军 |
| 柴家科 | 钱传云 | 钱忠直 | 钱家鸣 | 钱焕文 | 倪 健 | 倪 鑫 |
| 徐 军 | 徐 晨 | 徐云根 | 徐永健 | 徐志云 | 徐志凯 | 徐克前 |
| 徐金华 | 徐建国 | 徐勇勇 | 徐桂华 | 凌文华 | 高 妍 | 高 晞 |
| 高志贤 | 高志强 | 高金明 | 高学敏 | 高树中 | 高健生 | 高思华 |
| 高润霖 | 郭 岩 | 郭小朝 | 郭长江 | 郭巧生 | 郭宝林 | 郭海英 |
| 唐 强 | 唐向东 | 唐朝枢 | 唐德才 | 诸欣平 | 谈 勇 | 谈献和 |
| 陶永华 | 陶芳标 | 陶·苏和 | 陶建生 | 陶晓华 | 黄 钢 | 黄 峻 |
| 黄 烽 | 黄人健 | 黄叶莉 | 黄宇光 | 黄国宁 | 黄国英 | 黄跃生 |
| 黄璐琦 | 萧树东 | 梅 亮 | 梅长林 | 曹 佳 | 曹广文 | 曹务春 |
| 曹建平 | 曹洪欣 | 曹济民 | 曹雪涛 | 曹德英 | 龚千锋 | 龚守良 |
| 龚非力 | 袭著革 | 常耀明 | 崔 蒙 | 崔丽英 | 庾石山 | 康 健 |
| 康廷国 | 康宏向 | 章友康 | 章锦才 | 章静波 | 梁 萍 | 梁显泉 |
| 梁铭会 | 梁繁荣 | 谌贻璞 | 屠鹏飞 | 隆 云 | 绳 宇 | 巢永烈 |
| 彭 成 | 彭 勇 | 彭明婷 | 彭晓忠 | 彭瑞云 | 彭毅志 | |
| 斯拉甫·艾白 | | 葛 坚 | 葛立宏 | 董方田 | 蒋力生 | 蒋建东 |
| 蒋建利 | 蒋澄宇 | 韩晶岩 | 韩德民 | 惠延年 | 粟晓黎 | 程天民 |

程仕萍　　　程训佳　　　焦德友　　　储全根　　　童培建　　　曾　苏　　　曾　渝
曾小峰　　　曾正陪　　　曾国华　　　曾学思　　　曾益新　　　谢　宁　　　谢立信
蒲传强　　　赖西南　　　赖新生　　　詹启敏　　　詹思延　　　鲍春德　　　窦科峰
窦德强　　　褚淑贞　　　赫　捷　　　蔡　威　　　裴国献　　　裴晓方　　　裴晓华
廖品正　　　谭仁祥　　　谭先杰　　　翟所迪　　　熊大经　　　熊鸿燕　　　樊　旭
樊飞跃　　　樊巧玲　　　樊代明　　　樊立华　　　樊明文　　　樊瑜波　　　黎源倩
颜　虹　　　潘国宗　　　潘柏申　　　潘桂娟　　　薛社普　　　薛博瑜　　　魏光辉
魏丽惠　　　藤光生　　　B·吉格木德

# 《中华医学百科全书》学术委员会

主任委员　巴德年

副主任委员（以姓氏笔画为序）

汤钊猷　　吴孟超　　陈可冀　　贺福初

学术委员（以姓氏笔画为序）

顾景范　徐文严　翁心植　栾文明　郭　定　郭子光　郭天文
郭宗儒　唐由之　唐福林　涂永强　黄秉仁　黄洁夫　黄璐琦
曹仁发　曹采方　曹谊林　龚幼龙　龚锦涵　盛志勇　康广盛
章魁华　梁文权　梁德荣　彭小忠　彭名炜　董　怡　程天民
程元荣　程书钧　程伯基　傅民魁　曾长青　曾宪英　温　海
强伯勤　裘雪友　甄永苏　褚新奇　蔡年生　廖万清　樊明文
黎介寿　薛　淼　戴行锷　戴宝珍　戴尅戎

# 基础医学

总主编

    刘德培　　　中国医学科学院北京协和医学院

# 本卷编委会

主　编

    史录文　　　北京大学药学院

常务副主编（以姓氏笔画为序）

    叶　桦　　　复旦大学药学院

    陈玉文　　　沈阳药科大学工商管理学院

    褚淑贞　　　中国药科大学国际医药商学院

副主编（以姓氏笔画为序）

    邵瑞琪　　　山东大学药学院

    茅宁莹　　　中国药科大学国际医药商学院

    胡　明　　　四川大学华西药学院

    曾　渝　　　海南南海健康产业研究院

学术委员（以姓氏笔画为序）

    于明德　　　中国医药企业管理协会

    任德权　　　原国家食品药品监督管理局

    周福成　　　原国家食品药品监督管理局执业药师资格认证中心

    房书亭　　　中国中药协会

编　委（以姓氏笔画为序）

    王广平　　　上海市药品和医疗器械不良反应监测中心

    王淑玲　　　沈阳药科大学工商管理学院

    叶　桦　　　复旦大学药学院

    史录文　　　北京大学药学院

    华　东　　　南京中医药大学卫生经济管理学院

| | |
|---|---|
| 庄 倩 | 中国药科大学国际医药商学院 |
| 刘兰茹 | 哈尔滨医科大学人文社科学院 |
| 刘佐仁 | 广东药科大学药学院 |
| 刘照元 | 海军军医大学药学院 |
| 孙国君 | 浙江工业大学药学院 |
| 李 歆 | 南京医科大学药学院 |
| 李 璠 | 昆明医科大学药学院 |
| 杨 男 | 四川大学华西药学院 |
| 陈 敬 | 北京大学药学院 |
| 陈玉文 | 沈阳药科大学工商管理学院 |
| 陈盛新 | 海军军医大学药学院 |
| 邵瑞琪 | 山东大学药学院 |
| 范广伟 | 沈阳药科大学工商管理学院 |
| 茅宁莹 | 中国药科大学国际医药商学院 |
| 林丽开 | 武汉大学医院管理研究所 |
| 孟令全 | 沈阳药科大学工商管理学院 |
| 胡 明 | 四川大学华西药学院 |
| 胡 豪 | 澳门大学中华医药研究院 |
| 胡 霞 | 中国药科大学国际医药商学院 |
| 郭冬梅 | 北京中医药大学管理学院 |
| 席晓宇 | 中国药科大学国际医药商学院 |
| 唐楚生 | 广东药科大学医药商学院 |
| 曾 渝 | 海南南海健康产业研究院 |
| 褚淑贞 | 中国药科大学国际医药商学院 |
| 管晓东 | 北京大学药学院 |
| 颜久兴 | 天津医科大学药学院 |
| 王如伟 | 浙江中医药大学药学院 |

# 前　言

　　《中华医学百科全书》终于和读者朋友们见面了！

　　古往今来，凡政通人和、国泰民安之时代，国之重器皆为科技、文化领域的鸿篇巨制。唐代《艺文类聚》、宋代《太平御览》、明代《永乐大典》、清代《古今图书集成》等，无不彰显盛世之辉煌。新中国成立后，国家先后组织编纂了《中国大百科全书》第一版、第二版，成为我国科学文化事业繁荣发达的重要标志。医学的发展，从大医学、大卫生、大健康角度，集自然科学、人文社会科学和艺术之大成，是人类社会文明与进步的集中体现。随着经济社会快速发展，医药卫生领域科技日新月异，知识大幅更新。广大读者对医药卫生领域的知识文化需求日益增长，因此，编纂一部医药卫生领域的专业性百科全书，进一步规范医学基本概念，整理医学核心体系，传播精准医学知识，促进医学发展和人类健康的任务迫在眉睫。在党中央、国务院的亲切关怀以及国家各有关部门的大力支持下，《中华医学百科全书》应运而生。

　　作为当代中华民族"盛世修典"的重要工程之一，《中华医学百科全书》肩负着全面总结国内外医药卫生领域经典理论、先进知识，回顾展现我国卫生事业取得的辉煌成就，弘扬中华文明传统医药璀璨历史文化的使命。《中华医学百科全书》将成为我国科技文化发展水平的重要标志、医药卫生领域知识技术的最高"检阅"、服务千家万户的国家健康数据库和医药卫生各学科领域走向整合的平台。

　　肩此重任，《中华医学百科全书》的编纂力求做到两个符合。一是符合社会发展趋势：全面贯彻以人为本的科学发展观指导思想，通过普及医学知识，增强人民群众健康意识，提高人民群众健康水平，促进社会主义和谐社会构建。二是符合医学发展趋势：遵循先进的国际医学理念，以"战略前移、重心下移、模式转变、系统整合"的人口与健康科技发展战略为指导。同时，《中华医学百科全书》的编纂力求做到两个体现：一是体现科学思维模式的深刻变革，即学科交叉渗透/知识系统整合；二是体现继承发展与时俱进的精神，准确把握学科现有基础理论、基本知识、基本技能以及经典理论知识与科学思维精髓，深刻领悟学科当前面临的交叉渗透与整合转化，敏锐洞察学科未来的发展趋势与突破方向。

　　作为未来权威著作的"基准点"和"金标准"，《中华医学百科全书》编纂过程中，制定了严格的主编、编者遴选原则，聘请了一批在学界有相当威望、具有较高学术造诣和较强组织协调能力的专家教授（包括多位两院院士）担任大类主编和学科卷主编，确保全书的科学性与权威性。另外，还借鉴了已有百科全书的编写经验。鉴于《中华医学百科全书》的编纂过程本身带有科学研究性质，还聘请了若干科研院所的科研管理专家作为特约编审，站在科研管理的高度为全书的顺利编纂保驾护航。除了编者、编审队伍外，还制订了详尽的质量保证计划。编纂委员会和工作委员会秉持质量源于设计的理念，共同制订了一系列配套的质量控制规范性文件，建立了一套切实可行、行之有效、效率最优的编纂质量管理方案和各种情况下的处理原则及预案。

《中华医学百科全书》的编纂实行主编负责制，在统一思想下进行系统规划，保证良好的全程质量策划、质量控制、质量保证。在编写过程中，统筹协调学科内各编委、卷内条目以及学科间编委、卷间条目，努力做到科学布局、合理分工、层次分明、逻辑严谨、详略有方。在内容编排上，务求做到"全准精新"。形式"全"：学科"全"，册内条目"全"，全面展现学科面貌；内涵"全"：知识结构"全"，多方位进行条目阐释；联系整合"全"：多角度编制知识网。数据"准"：基于权威文献，引用准确数据，表述权威观点；把握"准"：审慎洞察知识内涵，准确把握取舍详略。内容"精"："一语天然万古新，豪华落尽见真淳。"内容丰富而精练，文字简洁而规范；逻辑"精"："片言可以明百意，坐驰可以役万里。"严密说理，科学分析。知识"新"：以最新的知识积累体现时代气息；见解"新"：体现出学术水平，具有科学性、启发性和先进性。

《中华医学百科全书》之"中华"二字，意在中华之文明、中华之血脉、中华之视角，而不仅限于中华之地域。在文明交织的国际化浪潮下，中华医学汲取人类文明成果，正不断开拓视野，敞开胸怀，海纳百川般融入，润物无声状拓展。《中华医学百科全书》秉承了这样的胸襟怀抱，广泛吸收国内外华裔专家加入，力求以中华文明为纽带，牵系起所有华人专家的力量，展现出现今时代下中华医学文明之全貌。《中华医学百科全书》作为由中国政府主导、参与编纂学者多、分卷学科设置全、未来受益人口广的国家重点出版工程，得到了联合国教科文等组织的高度关注，对于中华医学的全球共享和人类的健康保健，都具有深远意义。

《中华医学百科全书》分基础医学、临床医学、中医药学、公共卫生学、军事与特种医学和药学六大类，共计 144 卷。由中国医学科学院/北京协和医学院牵头，联合军事医学科学院、中国中医科学院和中国疾病预防控制中心，带动全国知名院校、科研单位和医院，有多位院士和海内外数千位优秀专家参加。国内知名的医学和百科编审汇集中国协和医科大学出版社，并培养了一批热爱百科事业的中青年编辑。

回览编纂历程，犹然历历在目。几年来，《中华医学百科全书》编纂团队呕心沥血，孜孜矻矻。组织协调坚定有力，条目撰写字斟句酌，学术审查一丝不苟，手书长卷撼人心魂……在此，谨向全国医学各学科、各领域、各部门的专家、学者的积极参与以及国家各有关部门、医药卫生领域相关单位的大力支持致以崇高的敬意和衷心的感谢！

《中华医学百科全书》的编纂是一项泽被后世的创举，其牵涉医学科学众多学科及学科间交叉，有着一定的复杂性；需要体现在当前医学整合转型的新形式，有着相当的创新性；作为一项国家出版工程，有着毋庸置疑的严肃性。《中华医学百科全书》开创性和挑战性都非常强。由于编纂工作浩繁，难免存在差错与疏漏，敬请广大读者给予批评指正，以便在今后的编纂工作中不断改进和完善。

刘德培

# 凡　例

一、《中华医学百科全书》（以下简称《全书》）按基础医学类、临床医学类、中医药学类、公共卫生类、军事与特种医学类、药学类的不同学科分卷出版。一学科辑成一卷或数卷。

二、《全书》基本结构单元为条目，主要供读者查检，亦可系统阅读。条目标题有些是一个词，例如"药店"；有些是词组，例如"医药企业市场战略联盟"。

三、由于学科内容有交叉，会在不同卷设有少量同名条目。例如《医药工商管理学》《药事管理学》都设有"药品"条目。其释文会根据不同学科的视角不同各有侧重。

四、条目标题上方加注汉语拼音，条目标题后附相应的外文。例如：

yīyào chǎnyè
**医药产业**（pharmaceutical industry）

五、本卷条目按学科知识体系顺序排列。为便于读者了解学科概貌，卷首条目分类目录中条目标题按阶梯式排列，例如：

医药产业布局 ………………………………………………………………
　医药产业集群 ……………………………………………………………
　　医药工业园区 …………………………………………………………
　　生物医药孵化器 ………………………………………………………
　医药产业链 ………………………………………………………………
医药产业政策 ………………………………………………………………
　医药产业规划 ……………………………………………………………
　医药科技创新政策 ………………………………………………………
　　重大新药创制专项 ……………………………………………………
　　医药研发创新系统 ……………………………………………………

六、各学科都有一篇介绍本学科的概观性条目，一般作为本学科卷的首条。介绍学科大类的概观性条目，列在本大类中基础性学科卷的学科概观性条目之前。

七、条目之中设立参见系统，体现相关条目内容的联系。一个条目的内容涉及其他条目，需要其他条目的释文作为补充的，设为"参见"。所参见的本卷条目的标题在本条目释文中出现的，用蓝色楷体字印刷；所参见的本卷条目的标题未在本条目释文中出现的，在括号内用蓝色楷体字印刷该标题，另加"见"字；参见其他卷条目的，注明参见条所属学科卷名，如"参见□□□卷"或"参见□□□卷□□□□"。

八、《全书》医学名词以全国科学技术名词审定委员会审定公布的为标准。同一概念或疾病在不同学科有不同命名的，以主科所定名词为准。字数较多，释文中拟用简称的名词，每个条目中第一次出现时使用全称，并括注简称，例如：甲型病毒性肝炎（简称甲肝）。个别众所周知的名词直接使用简称、缩写，例如：B 超。药物名称参照《中华人民共和国药典》2020 年版和《国家基本药物目录》2018 年版。

九、《全书》量和单位的使用以国家标准 GB 3100—1993《国际单位制及其应用》、GB/T 3101—1993《有关量、单位和符号的一般原则》及 GB/T 3102 系列国家标准为准。援引古籍或外文时维持原有单位不变。必要时括注与法定计量单位的换算。

十、《全书》数字用法以国家标准 GB/T 15835—2011《出版物上数字用法》为准。

十一、正文之后设有内容索引和条目标题索引。内容索引供读者按照汉语拼音字母顺序查检条目和条目之中隐含的知识主题。条目标题索引分为条目标题汉字笔画索引和条目外文标题索引，条目标题汉字笔画索引供读者按照汉字笔画顺序查检条目，条目外文标题索引供读者按照外文字母顺序查检条目。

十二、部分学科卷根据需要设有附录，列载本学科有关的重要文献资料。

# 目 录

*yīyào gōngshāng guǎnlǐxué*

## 医药工商管理学（science of pharmaceutical business administration）

以医药行业中微观经济组织为研究对象，综合运用药学和工商管理学的基本理论，系统地研究其经营管理活动规律以及基本理论和一般方法的学科。既具有一般工商管理专业的共性，同时又体现了医药行业的特殊性，是一门工商管理学与药学的交叉学科。该学科以药学、经济学、管理学为主要理论基础，以运筹学、统计学等定量研究方法或案例研究方法等作为主要研究手段，探讨医药经济组织内部的各项管理行为和决策的特征、形成过程和相互关系，以及其作为一个整体与市场、政府之间的相互联系，并从中探索、归纳总结出提高医药经济组织运营效率和效益的一般理论、规律和方法。其目的是为医药经济组织的管理实践提供理论指导和科学依据，在提高医药经济组织经营管理效益并推动医药行业持续发展的同时，培养既具有基本的药学知识，又具有经济学及管理学系统理论的适合医药行业的跨学科、复合型管理人才。

**简史** 医药工商管理学是随着医药产业的发展从工商管理学科发展而来，工商管理学科发源于管理学科，是管理学科在工商组织管理活动的运用，是所有涉及企业管理活动的各门学科的总和，是管理科学门类或广义管理科学之下的一个学科群组。

管理科学的发展，以美国工程师弗雷德里克·温斯洛·泰勒（F. W. Taylor，1856—1915）于1911年出版的《科学管理原理》一书为标志。该书引起了当时美国企业界和管理学界的广泛关注，

激起了当时人们研究和发展科学管理方法的热情，也掀起了一场企业管理的变革，使得19世纪末20世纪初西方的早期工厂管理实践向科学管理迈进了一大步。在科学管理的基础上，以经济组织管理活动为研究对象的工商管理学科得到迅猛发展。

工商管理学科的发展已有近百年的历史。1881年，宾夕法尼亚大学沃顿商学院的成立拉开了工商管理教育和研究的序幕。1900年，达特茅斯大学塔克商学院诞生，成为工商管理学科正式确立的标志。1908年，哈佛大学商学院首创了工商管理硕士（master of business administration，MBA）教育，10年后，美国多家商学院及管理学院相继设立了MBA学位。随后，美国积极倡导的"科学管理"理念通过MBA教育贯彻于职业经理人员的管理实践中，在科学管理的基础上，以经济组织管理活动为研究对象的工商管理学科得到迅猛发展。随着20世纪50~70年代英国伦敦商学院、瑞士的国际工商管理学院、法国的欧洲工商管理学院等多家培养MBA的商业管理学院在欧洲先后成立，工商管理学科逐渐向整个世界扩散开去，迅速发展。

中国工商管理学科的引入和研究起步相对较晚。20世纪60年代，中国出版了第一批企业管理学教科书。1963年，中国人民大学工业经济系李铁城出版的《工业企业管理纲要》及中国科学院工业经济研究所马洪等人编写的《中国社会主义国营工业企业管理》等是中国最早的企业管理学的代表作。郭咸刚在《西方管理思想史》中以时间线、理论线和人性线为管理学发展的三大线索，全面系统地描述了西方管理思想

发展演变的历程。

党的"十二大"正式提出加强管理科学的研究和应用，并第一次把管理科学列入党的政治报告，这是中国管理学科发展史上的一个里程碑。1977年底，国家成立了经济管理协作组，次年成立中国管理现代化研究会和中国技术经济研究会，其间出版了很多著作，其中比较早的对管理学进行系统全面介绍的主要有《国外经济管理名著丛书》和《中国工业企业管理学》系列丛书以及中国工业科技管理大连培训中心编写的一套工商管理教材。一些高校开始设立企业管理专业。从此，中国工商管理学的发展步入快车道。1991年，中国开始设立MBA教育，批准了9个首批试点院校。1992年，国家技术监督局颁布《中华人民共和国国家标准·学科分类与代码》（GB/T13745-92），将"企业管理"（代码630.40）列为一级学科"管理学"（代码630）之下的二级学科。1996年，国家自然科学基金委员会的管理科学组升格为管理科学部；2000年，国家自然科学基金委员会管理科学部设立了工商管理学科组。1997年，国家教育委员会颁布的《授予博士、硕士学位和培养研究生的学科、专业目录》中，将"管理学"作为第12个学科门类，下设工商管理、管理科学与工程、农林经济管理、公共管理、图书馆、情报与档案管理5个一级学科、专业，将工商管理学科列为独立的二级学科门类。中国陆续建立了管理类专业的硕士点、博士点，并开展了MBA教育。

中国医药工商管理学的建立与发展是建立在中国医药工商业的发展基础上的。在中国古代，

夏商时期便有了简单的中草药研究活动，然而，在 4000 多年的奴隶与封建社会中，由于社会生产力水平低下，以及以农为本、限制工商业发展的重农抑商思想的长期流行，中国古代医药行业仅停留在自产自销、自给自足的模式，不存在专门的医药工商业。

到了近代，公元 1841 年，英商屈臣氏在中国香港开设了屈臣氏药房。此后，各国商人、医师、药师、传教士纷纷涌入，开始争夺中国医药市场，并在各大城市开始设立药房、分店或经销处。自此，医药商业在中国初现端倪。而随着外商在中国医药领域的发展壮大，本土商人也逐渐认识到西药的重要性和其中隐含的巨额利润，于是逐渐开始出现了华商西药房。到辛亥革命以后，华商药房的发展规模逐渐超过了外商药房。19 世纪中叶开始建立的早期西药房，除经营进口西药外，还会制造一些药品，但仅是零星生产，还未形成成熟的制药工业或制药企业。自 1895 年《马关条约》之后，一些外商开始在中国投资兴建药厂，随之国人也开始开办药厂，由此拉开了中国医药工业的发展序幕。然而，在当时的社会环境中，由于帝国主义的控制交易，以及中国薄弱的化学工业和机械工业基础，使得中国的医药工商业发展极为缓慢，同时整个药学教育也未得到良好的发展，因此始终没有出现医药工商管理学这一研究医药工商管理的学科，医药工商管理学更是无从发展。

1978 年改革开放以来，在党和政府的高度重视下，全国各地区积极开始兴办制药企业，外资也得以引进，兴办了很多合资医药企业，中国医药工商业得到长足发展。进入 21 世纪，中国医药生产企业已达 5000 余家，医药批发企业 12 000 余家，医药零售企业 43 万余家。然而，受长期计划经济思想的影响，医药工商业实行的统购包销、计划生产、计划分配等管理思路与医药工商业的发展要求并不相适应。此外，长期以来，中国更多注重对医药科研人才的培养，忽略了医药企业管理、医药市场营销等方面人才的培养，也导致了医药企业在发展战略和企业管理上存在诸多不足，限制了医药工商业的快速发展。

面对医药行业对管理人才的需求，20 世纪 80 年代，中国高校逐步开展了关于医药工商管理学方面的教学和研究。沈阳药科大学是全国医药类院校中最早建立工商管理学科并开展专门的医药工商管理学教学和科研的高校。1981 年沈阳药科大学工商管理学院建立，其前身为沈阳药科大学制药系企业管理教研室，从事的主要工作是医药企业管理干部专修班的教育和短期培训工作。1987 年成立了企业管理系，同年开始招收医药企业管理专业全日制本科生，后将专业名称调整为工商管理专业。于 2001 年设立了企业管理硕士点，在中国最早开始了医药工商管理硕士研究生培养。中国药科大学也是中国较早地开展医药工商管理学的教学与科研工作的高校。中国药科大学下设的国际医药商学院于 1993 年挂牌，其前身是中国药科大学医药企业管理干部专修科（1983年）和医药企业管理系（1988年）。自 1988 年开始培养医药工商管理专业本科生。此后，中国的其他医药院校也陆续开设了医药工商管理专业或医药市场营销专业，也有部分院校在药学专业开展工商管理或市场营销方向的人才培养。

**研究范围**　医药工商管理学从宏观上对医药产业的规模、结构、布局和政策等的研究，目的是从宏观上把握医药产业的发展与社会需求的关系；从微观上对医药企业的各种类型、社会功能的研究，目的是要揭示医药工商企业发展的现状；对医药产品及其特征的研究，是要解决医药企业的发展与更好地满足人们日益增长的健康需求的一致性；对医药企业的研发、生产、供应、质量控制、市场活动、战略选择以及人财物资源进行管理的研究（见医药企业管理），是为了提高企业活动的效率和经济社会的效益；对医药市场类型和运行方式的研究，是为了在了解该领域发展现状的基础上，降低市场交易费用和产品价格；在全球化的时代背景下，对医药国际贸易规则、贸易活动和医药国际分工进行的研究，是为了满足人们对用药的需求和提升医药生产企业在国际上的竞争力。

由于信息时代的到来，加强对医药信息管理的研究，对于提升企业经营效率和产业监督效率起到了重要的促进作用；21 世纪初，医药文化越来越受到重视，特别是对于将中医中药传承了几千年的中国人来说，研究中国的医药文化，有利于文化传承和发扬光大。

**研究方法**　医药工商管理学虽然是药学与工商管理学的交叉学科，但药学相关理论只是其基础，研究方法更多与工商管理学的研究方法相通用。医药工商管理学的研究方法极为丰富，主要有：①比较研究法。对物与物之间、人与人之间、管理手段或方法之间的相似性程度的研究与判断的方法。可以理解为是根据一定的标准，对两个或两个以上有联系的事物进行考察，寻找其相似性与差异性，并探求普遍规律与特殊规律的方法。例如两个员工的成品率不同，通过比较两个员工的工作行为，找到差距，并提出提升成品率的改进策略。②文献研究法。主要指搜集、鉴别、整理文献，并通过对文献的研究形成对事实的科学认识的方法。一般包括提出课题或假设、研究设计、搜集文献、整理文献和进行文献综述5个步骤。如企业面临生产成本太高的问题，可以通过查找相关文献中关于影响成本的因素以及控制成本的方法并进行综述，并根据该企业实际情况，选择适合该企业成本控制的方法。③定量研究法。运用运筹学、统计学等自然科学知识，定量把握管理活动与管理现象内在的数量关系，寻求其数量规律的方法。如企业拟提高研发资金投入，但是需要找到影响研发资金投入的因素，可以就产权结构、利润水平、企业规模等可能有关的因素进行相关性分析，根据相关性大小控制这些相关因素，从而提高企业研发资金投入水平。④案例研究法。也称个案研究法，通过对现实中发生的典型管理事例进行整理并展开系统分析，从中把握不同情况下处理问题的不同手段，以达到掌握管理原则，提高管理技能的方法。如采用观察、面谈、收集文件证据、描述统计、测验、问卷，以及分析图片、影片或录像资料等方法，追踪研究某一个体或团体的行为，收集、记录，并写出个案报告，寻找其行为规律或模式，提出解决问题的方法。

**与邻近学科的关系**　工商管理学是研究营利性组织经营活动规律以及企业管理的理论、方法与技术的学科，管理学为其提供了研究的基础理论和方法。医药工商管理学是以医药行业中的微观经济组织为研究对象，因此需要将工商管理学科与药学学科相交叉、融合，利用工商管理学科的基础理论和方法，引导医药产业健康发展。其学科体系主要由药学学科的基础内容和工商管理学科的内容构成。

公共管理学主要研究社会公共部门的管理和服务，更多的是指政府组织的内、外部行政管理，其面临的是社会问题。社会问题一旦成为公共管理问题，它就成为公共管理学科的研究起点。医药工商管理学主要研究医药企业的经营管理活动，探讨如何在医药企业经营过程中把各种资源协调配置好，从而实现收益的最大化。

医药工商管理学科的发展除了受药学学科和工商管理学科以及公共管理学发展的影响外，也与医药工商业的发展密切相关，中国医药工商业的迅猛发展和面临的问题为医药工商管理学科的发展提供了丰富的研究资料，是其发展的现实基础。此外，医药工商管理学科的发展也同时受到政府对于医药工商业管理的政策影响。如药品管理法、药品质量管理规范、仿制药质量和疗效一致性评价、新药上市许可持有人制度、药品注册管理办法等制度体系逐步完善。在政府的引导下，中国医药工商业正在由制药大国向制药强国方向发展，向着具有创新能力、国际竞争能力的方向发展。互联网的发展及在产业中的应用也影响着医药工商学科的发展，随着互联网在医药工商业

应用水平的提升，特别是"互联网+"、医药电子商务的开展等都改变着行业发展的特征和学科发展的特征。

（陈玉文）

yīyào gōngshāng guǎnlǐ
**医药工商管理**（pharmaceutical business administration）　对医药微观经济组织经营活动的管理。医药微观经济组织往往是指以盈利为目的，运用各种生产要素（土地、劳动力、资本、技术和企业家才能等），向国内医药市场或通过医药国际贸易向国外医药市场提供医药产品或服务，实行自主经营、自负盈亏、独立核算的法人或其他社会经济组织。不同的医药企业提供的产品不同就形成了不同的医药产业，如化学药产业、中药产业和生物制品产业等。政府和医药行业协会通过制订医药产业政策对医药产品、医药企业和医药产业产生影响。医药工商管理可以具体分为3个管理领域：职能管理领域、战略管理领域、应用管理领域。

**职能管理领域**　主要包括医药企业研发管理、医药企业生产管理、医药企业供应链管理、医药企业质量管理、医药市场营销管理、医药企业人力资源管理、医药企业财务管理等。①医药企业研发管理，是指在研发体系结构设计和各种管理理论基础之上，借助信息平台对研发过程中的团队建设、流程设计、绩效管理、风险管理、成本管理、项目管理和知识管理等进行的一系列协调活动。②医药企业生产管理，是指医药企业计划、组织、控制生产活动的综合性管理活动。管理内容包括生产计划、生产组织以及生产控制等。通过合理组织生产过程，有效利用生产资源，经

济合理地进行生产活动，以达到预期的生产目标。③医药企业供应链管理，是指医药企业对由供应商、制造商、仓库、配送中心和渠道商等构成的物流网络的管理。④医药企业质量管理，是指医药企业确定质量方针、目标和职责，并通过质量体系中的质量策划、控制、保证和改进来保证质量的全部活动。对企业的生存和发展具有决定作用。⑤医药市场营销管理，是指医药企业为实现企业任务和目标而发现、分析、选择和利用市场机会的管理过程。⑥医药企业人力资源管理，是指根据医药企业发展战略的要求，有计划地对人力资源进行合理配置，通过员工的招聘、培训、使用、考核、激励、调整等一系列活动，调动员工的积极性，发挥员工的潜能，为企业创造价值，给企业带来效益。⑦医药企业财务管理，是指医药企业在一定的整体目标下，关于资产的购置（投资）、资本的融通（筹资）、经营中现金流量（营运资金）以及利润分配的管理。

**战略管理领域**　医药企业战略管理是对医药企业在一定时期的全局的、长远的发展方向、目标、任务和政策，以及资源调配的决策。

**应用管理领域**　主要包括医药企业风险管理、医药企业危机管理、医药信息管理、医药文化管理4个方面。①医药企业风险管理，是指在一个有风险的环境里，医药企业如何把风险可能造成的不良影响减至最低的管理过程。②医药企业危机管理，是指医药企业为应付各种危机情况所进行的规划决策、动态调整、化解处理及员工训练等活动。③医药信息管理，是指医药企业为了有效地开发和利用信息资源，以现代信息技术为手段，对信息资源进行计划、组织、领导和控制的社会活动。④医药文化管理，是指从医药文化的高度来管理企业，以文化为基础，强调人的能动作用，强调团队精神和情感管理，管理的重点在于人的思想和观念。

（陈玉文）

yīyào chǎnpǐn
**医药产品**（medicinal product）　能满足人们健康需要的商品。早期的医药产品特指用于预防、诊断和治疗疾病的药品。在大健康产业发展的时代背景下，医药产品的内涵有所扩大，包括药品、医疗器械、药用辅料、药品包装材料、体外诊断试剂、制药设备、膳食补充剂等。从中国国家药品监督管理部门事权划分和企业实际生产经营的范围看，医药产品甚至还可以包括特殊医学用途配方食品、保健食品、特殊用途化妆品等。

一般而言，医药产品的生产和上市需经国家药品监督管理部门批准。

医药产品具有一般商品的3个特性：①商品是能够满足人们某种需要的，因此，商品具有一定的价值和使用价值。②商品只有通过交换，其价值和使用价值才能够得以实现。③商品是劳动产品，是人类劳动创造出来的社会产品，其价值形成过程中耗费了一定量的人类劳动。

（陈玉文）

yàopǐn
**药品**（medicine）　用于预防、治疗、诊断人的疾病，有目的地调节人的生理机能并规定有适应证或者功能主治、用法和用量的物质。其分类有多种方法。

**按生产经营许可分类**　药品可以分为：中药材、中药饮片、中成药、化学原料药及其制剂、抗生素、生化药品、放射性药品、血清、疫苗、血液制品和诊断药品等。

**按注册类型分类**　药品可以分为：①中药和天然药物。中药是指在中国传统医药理论指导下使用的药用物质及其制剂，天然药物是指在现代医药理论指导下使用的天然药用物质及其制剂。②化学药品。指以化学理论为指导，依据化学规律研究和生产的化学合成药。③生物制品。指利用生物体、生物组织或其部分，综合应用生物学、生物化学、微生物学、免疫学、物理化学和药学的原理与方法进行加工、制造而成的预防、诊断和治疗制品，又分为治疗用生物制品、预防用生物制品。

**按生产阶段分类**　药品可以分为：①原料药。指用于生产各类药物制剂的原料药物，是制剂中的有效成分，有药理活性，能直接作用或者能影响机体的功能或结构。②辅料。指生产药品和调配处方时使用的赋形剂和附加剂；是除活性成分以外包含在药物制剂中的物质，起到赋形、充当载体、提高稳定性、增溶、助溶、缓控释等重要作用。③制剂。是指按照一定的剂型要求所制成的，可以最终提供给用药对象使用的药品。人们一般所说的药品是指药物制剂。

**按使用方法分类**　药品可以分为：①外用药。是指在体表或某些黏膜部位使用并通过皮肤或黏膜吸收而发挥药效的药品。②内服药。也称口服药，是指各种口服经胃肠道黏膜吸收而发挥药效的药品。③注射用药。是指各种直接注入或输入人体血液或皮下的药品。

**按药品来源分类**　药品可以分为：①动物药。利用动物的全部或部分脏器以及其排泄物作为药用或提出纯品药用。②植物药。植物的各部分如皮、花、根、茎、叶、液汁及其果实作药用或提取植物有效成分药用。③矿物药。直接利用矿物或经加工而成的药物。④化学药。利用药学方法合成的药物。

**按药物作用部位和作用机制分类**　药品可以分为：中枢神经系统药、传入传出神经系统药、心血管系统药、呼吸系统药、消化系统药、泌尿系统药、生殖系统药、血液系统药、内分泌系统药、免疫系统药物和抗微生物药物、抗寄生虫药以及诊断用药等。

**按特殊性管理方式分类**　药品可以分为特殊管理药品和普通药品。特殊管理药品分为：①毒性药品。指毒性剧烈、治疗剂量与中毒剂量相近，使用不当会致人中毒或死亡的药品。②麻醉药品。指连续使用后易产生生理依赖性、能成瘾的药品。③放射性药品。指用于临床诊断或治疗的放射性核制剂或其他标记药品。④精神药品。指直接作用于中枢神经系统，使之兴奋或抑制，连续使用能产生依赖性的药品。普通药品是指除上述 4 种特殊管理药品以外的药品。

**按药品分类管理分类**　药品可以分为：①处方药。是指必须凭执业医师或执业助理医师处方才可调配、购买和使用的药品。②非处方药。是指不需要凭医师处方即可自行判断、购买和使用的药品。

**按药品费用承担方式分类**　药品可以分为：①国家基本药物。是指为保证人们防病治病的基本需求，由政府制定并纳入《国家基本药物目录》中的药品。②基本医疗保险药品。是指保证人们临床治疗必需的、纳入基本医疗保险给付范围内的药品，分为甲类和乙类两种。

（陈玉文）

yīliáo qìxiè

**医疗器械**（medical equipment）　直接或者间接用于人体的仪器、设备、器具、体外诊断试剂及校准物、材料以及其他类似或者相关的物品。包括所需要的计算机软件。其效用主要通过物理等方式获得，不是通过药理学、免疫学或者代谢的方式获得，或者虽然有这些方式参与但是只起辅助作用。其目的是：①疾病的诊断、预防、监护、治疗或者缓解。②损伤的诊断、监护、治疗、缓解或者功能补偿。③生理结构或者生理过程的检验、替代、调节或者支持。④生命的支持或者维持。⑤妊娠控制。⑥通过对来自人体的样本进行检查，为医疗或者诊断目的提供信息。

医疗器械产品要求符合医疗器械强制性国家标准；尚无强制性国家标准的，要符合医疗器械强制性行业标准。

国家对医疗器械产品按照风险程度实行分类管理。第一类医疗器械产品是风险程度低，实行常规管理可以保证其安全、有效的医疗器械。第二类医疗器械产品是具有中度风险，需要严格控制管理以保证其安全、有效的医疗器械。第三类医疗器械产品是具有较高风险，需要采取特别措施严格控制管理以保证其安全、有效的医疗器械。

第一类医疗器械实行产品备案管理，第二类和第三类医疗器械实行产品注册管理。第一类医疗器械产品的备案，由备案人向所在地设区的市级人民政府药品监督管理部门提交备案资料。申请第二类医疗器械产品注册，由注册申请人向所在地省、自治区、直辖市人民政府药品监督管理部门提交注册申请资料。申请第三类医疗器械产品注册，由注册申请人向国务院药品监督管理部门提交注册申请资料。

第一类医疗器械产品备案，不需要进行临床试验。申请第二类和第三类医疗器械产品的注册，应当进行临床试验。医疗器械注册证有效期为 5 年。

国务院药品监督管理部门负责制定医疗器械的分类规则和分类目录，并向社会公布。国家公布的医疗器械目录包括：有源手术器械，无源手术器械，神经和心血管手术器械，骨科手术器械，放射治疗器械，医用成像器械，医用诊察和监护器械，呼吸、麻醉和急救器械，物理治疗器械，输血、透析和体外循环器械，医疗器械消毒灭菌器械，有源植入器械，无源植入器械，注输、护理和防护器械，患者承载器械，眼科器械，口腔科器械，妇产科、辅助生殖和避孕器械，医用康复器械，中医器械，医用软件，临床检验器械等 22 个子目录、206 个一级产品类别、1157 个二级产品类别和 6609 个典型产品名称举例。

（陈玉文）

bǎojiàn shípǐn

**保健食品**（health food）　适宜于特定人群食用，具有调节机体功能，不以治疗疾病为目的，并且对人体不产生任何急性、亚急性或者慢性危害的食品。

中国对保健食品实行注册与

备案相结合的分类管理制度。对使用保健食品原料目录以外原料的保健食品、首次进口的保健食品实行注册管理。对使用的原料已经列入保健食品原料目录的和首次进口的属于补充维生素、矿物质等营养物质的保健食品实行备案管理。首次进口属于补充维生素、矿物质等营养物质的保健食品，其营养物质应当是列入保健食品原料目录的物质。

产品声称的保健功能应当已经列入保健食品功能目录。保健食品原料目录和允许保健食品声称的保健功能目录由中国市场监督管理部门会同相关部门制定、调整和公布。

已经公布的营养素补充剂包括补充下列营养素：钙、镁、钾、锰、铁、锌、硒、铜、维生素 A、维生素 D、维生素 $B_1$、维生素 $B_2$、维生素 $B_6$、维生素 $B_{12}$、烟酸（尼克酸）、叶酸、生物素、胆碱、维生素 C、维生素 K、泛酸、维生素 E。允许这些营养素补充剂声称的保健功能是补充维生素、矿物质。

（陈玉文）

## 特殊医学用途配方食品 tèshū yīxué yòngtú pèifāng shípǐn

**特殊医学用途配方食品**（foods for special medical purposes） 为满足进食受限、消化吸收障碍、代谢紊乱或者特定疾病状态人群对营养素或者膳食的特殊需要，专门加工配制而成的食品。包括适用于 0～12 月龄的特殊医学用途婴儿配方食品和适用于 1 岁以上人群的特殊医学用途配方食品。适用于 0～12 月龄的特殊医学用途婴儿配方食品，包括无或低乳糖配方食品、乳蛋白部分水解配方食品、乳蛋白深度水解配方食品、氨基酸配方食品、早产或者低出生体重婴儿配方食品、氨基酸代谢障碍配方食品和母乳营养补充剂等。适用于 1 岁以上人群的特殊医学用途配方食品，包括全营养配方食品、特定全营养配方食品、非全营养配方食品。

当目标人群无法进食普通膳食或无法用日常膳食满足其营养需求时，特殊医学用途配方食品可以作为一种营养补充途径，起到营养支持作用。此类食品不是药品，不能替代药物的治疗作用，产品也不得声称对疾病有预防和治疗功能。该类产品必须在医师或临床营养师指导下单独食用或与其他食品配合食用。

根据不同临床需求和适用人群，中国《特殊医学用途配方食品通则》（GB 29922-2013）将特殊医学用途配方食品分为 3 类：①全营养配方食品，可作为单一营养来源满足目标人群营养需求的特殊医学用途配方食品。适用于需对营养素进行全面补充且对特定营养素没有特别要求的人群。可以作为需要口服或者管饲患者的饮食替代或者营养补充。患者应在医师或临床营养师的指导下选择使用全营养配方食品。②特定全营养配方食品，可作为单一营养来源能够满足目标人群在特定疾病或医学状况下营养需求的特殊医学用途配方食品。适用于特定疾病或医学状况下需对营养素进行全面补充的人群，并可满足人群对部分营养素的特殊需求。在特定疾病状况下，全营养配方食品无法适应疾病的特异性代谢变化，不能满足目标人群的特定营养需求，需要特定全营养配方食品对其中的某些营养素进行调整。对于伴随其他疾病或并发症的患者，均应由医师或临床营养师根据患者情况决定是否可以选用此类食品。③非全营养配方食品，可满足目标人群部分营养需求的特殊医学用途配方食品，适用于需要补充单一或部分营养素的人群，不适用于作为单一营养来源。应在医师或临床营养师的指导下，按照患者个体的特殊医学状况，与其他特殊医学用途配方食品或普通食品配合使用。

（陈玉文）

## 膳食补充剂 shànshí bǔchōngjì

**膳食补充剂**（dietary supplement） 作为饮食的辅助手段，用来补充人体所需的氨基酸、微量元素、维生素、矿物质等的物质。又称膳食营养补充剂、营养补充剂、营养剂、饮食补充剂等。

膳食补充剂无须经过临床试验便可以投入市场销售，且没有治疗作用。制造方式为一般提取法或浓缩法。剂型包括片剂、胶囊、丸剂、粉剂和液体等。

在中国，以补充维生素、矿物质为目的的产品，按营养补充剂进行管理；以膳食纤维、蛋白质或氨基酸等营养素为原料的产品，符合普通食品要求的，按照普通食品管理；具有保健功能的，按保健品管理。

在美国，膳食补充剂是指一种旨在补充膳食的产品（而非烟草），它可能含有一种或多种如下膳食成分，一种维生素、一种矿物质、一种草本（草药）或其他植物、一种氨基酸、一种用以增加每日总摄入量来补充膳食的食物成分，或以上成分的一种浓缩物、代谢物、成分、提取物或组合产品等。包括维生素、矿物质、药草或类似植物、氨基酸、酶类、动物组织器官和腺体、代谢产物等制品。

（陈玉文）

## 特殊用途化妆品（cosmetics for special purposes）

tèshū yòngtú huàzhuāngpǐn

用于育发、染发、烫发、脱毛、美乳、健美、除臭、祛斑、防晒的化妆品。

在中国，特殊用途化妆品必须经国务院卫生部门批准，取得批准文号后方可生产上市。特殊用途化妆品共分为 9 类：①育发化妆品是指有助于毛发生长、减少脱发和断发的化妆品。②染发化妆品是指具有改变头发颜色作用的化妆品。③烫发化妆品是指具有改变头发弯曲度，并维持相对稳定的化妆品。④脱毛化妆品是指具有减少、消除体毛作用的化妆品。⑤美乳化妆品是指有助于乳房健美的化妆品。⑥健美化妆品是指有助于使体形健美的化妆品。⑦除臭化妆品是指有助于消除腋臭的化妆品。⑧祛斑化妆品是指用于减轻皮肤表皮色素沉着的化妆品。⑨防晒化妆品是指具有吸收紫外线作用、减轻因日晒引起皮肤损伤功能的化妆品。

特殊用途化妆品具有 6 种特殊性：原料特殊、工艺特殊、功效特殊、检测特殊、使用特殊和管理特殊。特殊用途化妆品与功能性化妆品、疗效性化妆品、活性化妆品等术语概念有着本质的区别和不同。

（陈玉文）

## 制药设备（pharmaceuticals equipment）

zhìyào shèbèi

制药生产企业为进行生产所采用的各种机器设备的统称。

按功能，制药设备可以分为 8 类：①原料药设备及机械，是实现生物、化学物质转化，利用动物、植物、矿物制备医药原料的工艺设备及机械。②制剂机械及设备，是将药物原料制成可以直接用于临床医疗的各种剂型药品的机械及设备。③药用粉碎机械，是用于药物粉碎（含研磨）并符合药品生产要求的机器。④饮片机械，是对天然药用动物、植物、矿物进行选、洗、润、切、烘、炒、煅等处理来制取中药饮片的机械。⑤制药用水设备，是采用各种方法，制取制药生产、使用过程中用作药材的净制、提取或制剂配制时使用的溶剂、稀释剂及制药器具的洗涤清洁用水（即饮用水、纯化水、注射用水和灭菌注射用水）的机械及设备。⑥药品包装机械，是完成药品直接包装和剂型药品再包装及药包材制造的机械及设备。⑦药物检测设备，是检测各种药物制品或半成品质量的仪器与设备。⑧制药辅助设备，或称其他制药机械及设备，用于执行非主要制药工序的有关机械与设备。

按生产形式，制药设备还可以分为以下两种：①单机生产设备。由操作者衔接和运送物料，生产规模可大可小，比较灵活，但生产效率低。如压片机、高效包衣机等。②联动生产线。生产规模较大、效率高，但对操作及原料的要求高，任何一处出现故障都会影响整个联动线的生产。如水针洗烘灌封联动系统。

（陈玉文）

## 药品包装材料（drug packaging materials）

yàopǐn bāozhuāng cáiliào

药品生产企业生产的药品和医疗机构配制的制剂所使用的直接接触药品的包装材料和容器。简称药包材。

药品包装材料的主要功能是保证药品的质量特征和各种成分的稳定性。这要求药品包装材料必须具有安全、无毒、无污染等特性，且具有良好的物理、化学和微生物方面的稳定性，在保质期内不会分解老化，不吸附药品，不与药品之间发生物质迁移或化学反应，不改变药物性能。此外，药品在生产后需经过储存、运输等流通环节才能到达消费者手中，这要求药品包装材料须与流通环境相适应，既要具有一定的耐热性、耐寒性、阻隔性等以满足流通区域温度、湿度变化的要求，又要具备一定的机械强度以防止装卸、运输、堆码过程中可能造成的破坏和损伤。

中国实施注册管理的药包材产品包括：输液瓶（袋、膜及配件）、安瓿、药用（注射剂、口服或者外用剂型）瓶（管、盖）、药用胶塞、药用预灌封注射器、药用滴眼（鼻、耳）剂瓶（管）、药用硬片（膜）、药用铝箔、药用软膏管（盒）、药用喷（气）雾剂泵（阀门、罐、筒）、药用干燥剂。

（陈玉文）

## 药用辅料（pharmaceutical excipients）

yàoyòng fǔliào

生产药品和调配处方时使用的赋形剂和附加剂。是除活性成分以外，已进行了合理的安全性评估，且包含在药物制剂中的物质。药用辅料除了赋形、充当载体、提高稳定性外，还具有增溶、助溶、缓控释等重要功能，是可能会影响药品质量、安全性和有效性的重要成分。

按来源，药物辅料可分为天然物、半天然物和全合成物。

按作用和用途，药物辅料可分为溶剂、抛射剂、增溶剂、助溶剂、乳化剂、着色剂、黏合剂、崩解剂、填充剂、润滑剂、润湿剂、渗透压调节剂、稳定剂、助流剂、矫味剂、防腐剂、助悬剂、包衣材料、芳香剂、抗黏合剂、整合剂、渗透促进剂、pH 值调节剂、缓冲剂、增塑剂、表面活性剂、发泡剂、消泡剂、增稠剂、包合剂、保湿剂、吸收剂、稀释剂、絮凝剂、反絮凝剂、助滤剂、释放阻滞剂等。

按给药途径，药物辅料可分为口服、注射、黏膜、经皮或局部给药、经鼻或口腔吸入给药和眼部给药等制剂需要添加的材料。

(陈玉文)

tǐwài zhěnduàn shìjì

**体外诊断试剂**（in vitro diagnostic reagent） 在疾病的预测、预防、诊断、治疗监测、预后观察和健康状态评价的过程中，用于人体样本体外检测的试剂、试剂盒、校准品、质控品等产品。可以单独使用，也可以与仪器、器具、设备或者系统组合使用。

根据产品风险程度由低到高，体外诊断试剂分为第一类、第二类、第三类产品。第一类体外诊断试剂包括：①微生物培养基（不用于微生物鉴别和药敏试验）。②样本处理用产品，如溶血剂、稀释液、染色液等。第三类体外诊断试剂包括：①与致病性病原体抗原、抗体以及核酸等检测相关的试剂。②与血型、组织配型相关的试剂。③与人类基因检测相关的试剂。④与遗传性疾病相关的试剂。⑤与麻醉药品、精神药品、医疗用毒性药品检测相关的试剂。⑥与治疗药物作用靶点检测相关的试剂。⑦与肿瘤标志物检测相关的试剂。⑧与变态反应（过敏原）相关的试剂。第二类体外诊断试剂是指除已明确为第一类、第三类产品外的其他体外诊断试剂，主要包括：①用于蛋白质检测的试剂。②用于糖类检测的试剂。③用于激素检测的

试剂。④用于酶类检测的试剂。⑤用于酯类检测的试剂。⑥用于维生素检测的试剂。⑦用于无机离子检测的试剂。⑧用于药物及药物代谢物检测的试剂。⑨用于自身抗体检测的试剂。⑩用于微生物鉴别或者药敏试验的试剂。⑪用于其他生理、生化或者免疫功能指标检测的试剂。

(陈玉文)

yīyào chǎnyè

**医药产业**（pharmaceutical industry） 由研发、生产、流通及提供医药服务过程中形成的具有关联的机构、企业、组织等组成的集合体。医药产业包括医药工业（又称医药制造业），作为国民经济的重要组成部分，是传统产业和现代产业的结合，涵盖了一、二、三产业为一体的产业。狭义上多指医药制造业，下文涉及具体数据的多为狭义。

**分类** 有多种分类方法。按照联合国三大产业分类法，可将医药产业分为第一产业（原料药和中成药的种植业）、第二产业（医药制造业）和第三产业（医药流通业和医药服务业）。按照产业链的角度可将其分为医药研发产业、医药生产产业和医药流通产业。按照医药产业的产品状态又可将其分为医药原料药产业、医药中间体产业和医药制剂产业等。按照生产工艺和技术类别的不同，还可以将其分为中成药产业和化学药产业等；还可以按照医药产业细分结构分为化学药品原料药制造产业、化学药品制剂制造产业、中药饮片加工产业、中成药制造产业、生物药品制造产业、卫生材料及医药用品制造产业、制药专用设备制造产业和医疗仪器设备及器械制造产业。

**发展历程** 中华人民共和国

成立后，医药产业的发展大致经历了 5 个阶段，可以从各阶段医药产业规模的变化看到医药产业宏观情况的变化。

**起步阶段**（1949—1958 年） 中华人民共和国成立初期，中国医药产业基础薄弱，医药产业的细分产业少，政府缺乏对产业的监管，整个国家处于缺医少药的状态。卫生部组建 20 人的团队，设立药政处并下设药政科、药品供应科和中医药科 3 个科来加强药品监管。政府制定"以发展原料药为主"的方针，并积极发展药物制剂来解决药品匮乏问题。截至 1958 年第 1 个 5 年计划完成时，全国建立起了一批化学制药企业，超过了 140 个老厂车间得到升级；1958 年针剂和片剂产量获得前所未有的增长，针剂产量较 1950 年增幅高达 54 倍，片剂产量较 1950 年增幅高达 42 倍，产业初步建立。

**缓慢成长阶段**（1959—1978 年） 1959—1966 年，医药产业缓慢发展，其中医药产业结构不断完善，药品品种和剂型愈发丰富。随着《药品新产品管理办法》（1965）对临床多项要求进行了明确，医药产业逐步入迈入规范化发展道路。然而，"大跃进"和"十年动乱"使医药产业发展迟缓甚至停滞，医药产业遭受沉重打击。粉碎"四人帮"后，国家对医药产业进行了修整，医药产业的发展得以恢复。

**快速发展阶段**（1979—2001 年） 随着改革开放的实施与推进，外来资本开始进入医药产业，出现大量合资企业，同时内资企业也顺势成长壮大，医药产业得到快速发展。1979 年，医药制造业推出了 1000 多种包含 30 多种剂型化学原料药，3000 多个制剂

品种，药厂整体数量达到了 38 个。1996 年医药制造业产值首次突破 1000 亿元。从 1996 年底开始，由于利润丰厚，合资药厂数量不断增加，国内药厂采取了更多的营销手段面对竞争，医药市场较为混乱。2000 年，医药市场在政府努力下得到初步改善，推出了多项政策措施进行全方位的整顿。到 2001 年，医药制造业产值达到 2041 亿元，医药工业企业 3488 家，从业人员 103 万人。

增质提速阶段（2002—2008 年）　中国加入世界贸易组织后，医药产业为迎接国际化带来的挑战，不断提升生产技术，随着对医药产业投资的扩大，医药产业开始步入成熟发展阶段，发展速度和质量较以前均有显著改善。2002 年医药产业的工业总产值达到 2378.44 亿元，医药工业企业 3681 家，从业人员 105 万人。在国际化的浪潮中，医药产业迅速发展，到 2008 年医药产业的工业总产值达 7874.98 亿元，医药工业企业 6524 家，从业人员 150 万人。

新医改阶段（2009 年以后）　为深化医药卫生体制改革，2009 年 3 月，国家提出了新医改来促进医药产业的长远发展。医药产业在连续几年的高速发展后，发展速度和发展规模有所放缓，发展效率日益提高，医药产业发展进入新常态。医药产业的工业企业从 2009 年的 6807 家发展到 2016 年的 7541 家，从业人员从 2009 年的 160 万增长到 2016 年的 225 万，主营业务收入从 2009 年的 9807 亿元增长到 2016 年的 28 206.1 亿元。

**特性**　①医药产业因其迅猛的发展速度成为公认的"朝阳产业"，医药产业作为国民经济的重要组成部分，长期以来一直保持较快的增长速度。2016 年中国国内生产总值的增速为 6.7%，而医药工业的整体增速则为 10.6%，高于国内生产总值增速 3.9 个百分点，是继金融产业、IT 产业之后的又一世界性支柱产业。②医药产业具有长周期、高投入、高风险、高收益的特点。医药产业研发密集，全球医药产业的研发能够达到 20% 的强度，根据德国弗劳恩霍夫（Fraunhofer）研究所按照科技研发强度对各产业的界定，医药产业当属先导型产业。据统计，医药企业开发一种新药通常需要耗费巨大的人力物力财力，包括平均耗资 25 亿美元，从筛选到投入临床需要 10 年的时间。医药产业的高风险表现在耗费巨大成本研发的新药一旦在临床试验中或上市后发现严重的不良反应或药效提升有限，将很快被市场抛弃，其次就是专利新药的垄断具有局限性和暂时性，很难一直保证市场的占有率。高收益则表现在新药一旦研制成功，年销售额可以多达 10 亿~40 亿美元；专利产品在专利有效期内由于其市场的独占性，在受益期内能获得巨额垄断利润。③医药产业的研发、生产、流通活动突破国界限制并具有世界范围内的统一产业标准。对于医药产品的共同需求全球一致，加之医药产业常开展国际交流合作，因而医药产业具有全球化特征。随着医药产业链地不断延伸和细分，各种服务外包组织不断兴起，逐步形成医药研发合同外包服务、医药生产合同外包服务、医药销售合同外包服务等新业态，这些外包组织都成为中国医药企业参与国际分工的新形式。④医药产业具有两面性，生产的产品既能用于康复治疗和预防保健，又会因其部分产品的副作用而对健康和生命造成一定程度的损害和威胁，因此属于被严格管理和控制的产业。⑤医药产业的发展是政策导向型，受医药产业政策影响较大，国家通过制定各维度的医药产业政策引导医药产业健康发展。

**发展现状**　21 世纪初，医药产业总量规模不断壮大，生产主体多元化，产业结构逐步优化。

总量规模不断壮大　进入 21 世纪以来，中国医药产业快速发展，产值规模保持了高速增长，2010—2016 年，医药产业总产值在国内生产总值中所占的比例由 3.51% 增至 3.98%，对经济增长发挥了重要的支撑作用。

生产主体多元化　随着中国市场经济体制改革地不断深化，医药产业生产主体更加多元化，市场机制引导下的多元化生产主体促进了中国医药产业的合理竞争，提升了产业的生产效率，推动了产业整体规模的持续增长。自中国医药产业对民间资本和外资开放以来，随着各项政策的引导，产业内的民营经济和外资经济获得了迅猛发展，一大批新型医药企业不断发展壮大，形成多方发展的局面。

产业结构逐步优化　2009 年新医改后，医药产业内部结构不断调整和优化，各细分产业稳步发展，其中化学药和中药是主体，多种细分产业稳步发展。2013 年化学药品原料药制造产业、中成药制造产业、化学药品制剂制造产业和制药机械制造产业的主营业务收入占整体医药产业的比重分别是 17.62%、23.36%、26.43% 和 0.64%，到 2016 年下降为 16.99%、22.60%、25.42% 和 0.58%；2013 年中药饮片加工产业、生物药品制造产业和医疗仪器设备及器械制造产业的主营业务收入占整体医药产业的比重分别是 5.81%、10.98% 和 8.71%，到 2016 年各比重提高分别为 6.60%、11.30% 和 9.33%（图1）。2013—2016 年，化学药品制剂制造产业和生物药品制造产业的利润占整体医药产业的比重增大（图2），体现医药产业向高利润高附加值转型，产业结构日趋合理。

**区域分布** ①地区分布。中国医药产业主要分布在东部地区的长三角、珠三角和环渤海地区，已呈现由东部向中部地区转移的发展态势，由于西部的资源优势相对于其他区位优势给医药产业带来的利好愈发不显著，部分医药产业正逐步从西部地区迁出。②省域分布。山东、江苏、广东

等省份已成为发展医药产业的大省，医药产业经济体量较大。医药产业在各个地区呈现向山东、江苏、吉林、河南等省份集中的态势，而上海、广东、河北、辽宁等省份产业分布呈减少态势。③中国医药产业布局整体呈现非均衡性。截至 2017 年底，基本形成了东部沿海地区发展生物医药、中西部地区大力发展中医药的格局，但医药行业整体集中度低。

（褚淑贞 徐俐颖）

yīyào chǎnyè guīmó

**医药产业规模**（scale of pharmaceutical industry） 医药产业的产出规模或经营规模。医药产业规模反映的是医药产业总体的宏观情况，医药产业结构则反映的是医药产业各细分产业的情况。

**衡量指标** 医药产业规模可

用以下 7 个指标衡量。

**企业数量** 医药产业中从事药品制造、药品经营或提供相关服务的医药制造企业的数量。2012—2016 年中国医药产业企业数量从 6387 家增长到 7541 家，5 年内共增加 1154 家企业（图1）。

**平均从业人员** 从事药品制造、药品经营或提供相关劳务的人员。2012 年中国医药产业平均从业人员数量有 1 966 586 人，5 年间增长速度逐渐放缓，到 2016 年达到 2 257 372 人，较 2012 年增长 14.79%（图2）。

**总产值** 以货币形式表现的医药产业企业在一定时期内生产的已出售或可供出售医药产品总量。反映一定时间内医药产业生产的总规模和总水平。2012—2015 年中国医药产业总产值增速较快，从 18 770 亿元增长到 29 038 亿元，2015—2016 年增速有所放缓，2016 年较 2015 年增长 598 亿元（图3）。

**资产总计** 医药企业由于过去的交易或者事项形成的、由企业拥有或者控制的、预期会给企业带来经济利益的资源。2012 年中国医药产业资产总计 15 768.50 亿元，2012—2016 年中国医药产业资产一直扩大，到 2016 年已达 28 789.11 亿元（图4）。

**主营业务收入** 医药企业从事本行业生产经营活动所取得的营业收入，包括销售药品或者提供劳务等主营业务获得的收入。中国医药产业主营业务收入五年内增长 1.63 倍，从 2012 年的 17 337.70 亿元增长到 2016 年的 28 206.11 亿元（图5）。

**利润总额** 医药企业在一定会计期间取得的经营成果，是其在生产经营过程中各种收入扣除各种耗费后的盈余，反映医药企

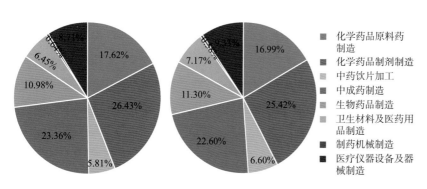

**图1 2013 年（左）和 2016 年（右）各细分产业主营业务收入比重**
（数据来源：工信部 2013 年和 2016 年《医药工业主要经济指标完成情况》）

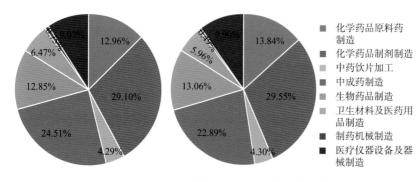

**图2 2013 年（左）和 2016 年（右）各细分产业利润比重**
（数据来源：工信部 2013 年和 2016 年《医药工业主要经济指标完成情况》）

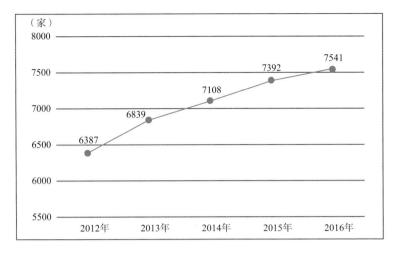

**图1　2012—2016年中国医药产业企业数量**
（数据来源：2013—2017年《中国高技术产业统计年鉴》）

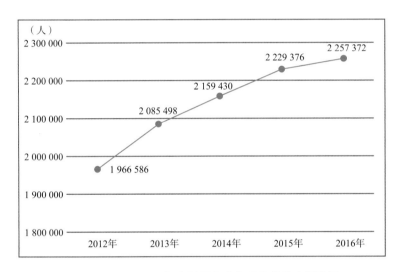

**图2　2012—2016年中国医药产业平均从业人员数量**
（数据来源：2013—2017年《中国高技术产业统计年鉴》）

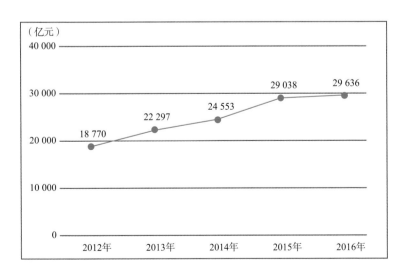

**图3　2012—2016年中国医药产业总产值**
（数据来源：2013—2017年《中国高技术产业统计年鉴》）

业在报告期内实现的盈亏总额。中国医药产业利润在2012—2016年稳步增长，2016年医药产业利润为3114.99亿元，较2012年增长66.94%（图6）。

**出口交货值**　医药产业的企业生产的交给外贸部门或自营（委托）出口（包括销往香港、澳门、台湾），用外汇价格结算的批量销售，在国内或在边境批量出口等的产品价值，还包括外商来样、来料加工、来件装配和补偿贸易等生产的产品价值。2012—2016年，中国医药产业出口交货值波动增长，2013—2014年和2015—2016年出口交货值增长幅度较大，其他年间增长幅度较小（图7）。

**影响因素**　有8个影响因素，主要包括市场需求因素、原料因素、劳动力因素、资本因素、生产设备因素、交通运输因素、产业关联因素和政策因素。

**市场需求因素**　市场需求是市场中对该产业产品或服务的所有需求量的统称。消费者的购买力大小决定了市场需求的大小。市场需求规模在某种程度上决定了产业规模，旺盛的市场需求激励产业投资、技术创新和产业细分，是医药产业规模发展的重要推动力。

**原料因素**　医药产业规模发展壮大需要有足够的原料资源支持，医药产业中特别是原料药、中成药和中药饮片产业受原料因素影响较大。原料资源大体上从原料产量、原料质量、原料价格3个方面对医药产业规模进行影响。原料药材资源的多少和价格的高低直接关系着该医药产业发展的成本，进而关系着该医药产业的利润和发展规模。原料质量的优劣关系到最后原料药以及药材质

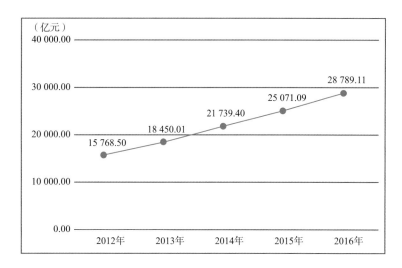

图4　2012—2016年中国医药产业资产总计
（数据来源：2013—2017年《中国高技术产业统计年鉴》）

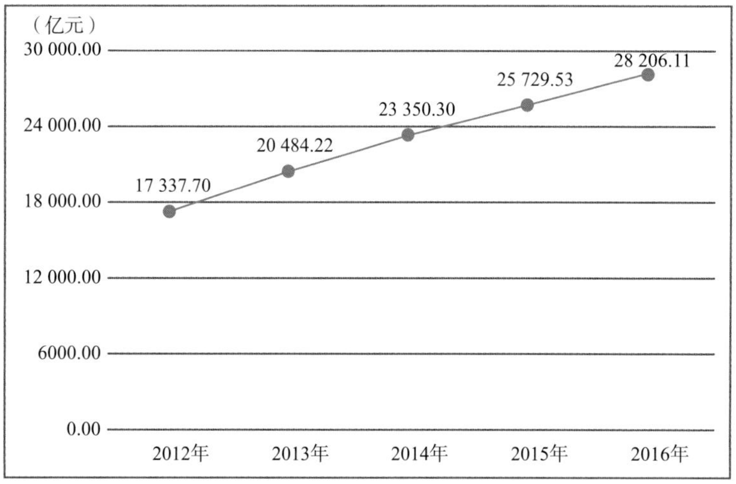

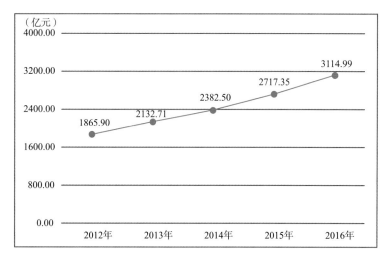

图5　2012—2016年中国医药产业主营业务收入
（数据来源：2013—2017年《中国高技术产业统计年鉴》）

图6　2012—2016年中国医药产业利润总额
（数据来源：2013—2017年《中国高技术产业统计年鉴》）

量的优劣，产品质量是整个产品的核心竞争力，原料质量的好坏直接关系医药产业的竞争力，关系医药产业规模的壮大发展。原料价格越低廉，相应的原料成本就越低，越有利于医药产业规模发展。

劳动力因素　劳动力是指人口中具有劳动能力的人。不同地区的劳动力情况及供给状况差异以及劳动力成本差异相当明显。一个地区的劳动力主要用以下3个指标衡量：劳动力数量、劳动力素质和劳动力成本。医药产业作为高技术产业需要众多的高技术人才。劳动力作为重要的生产要素，其质量比数量在经济发展中显得更加重要。劳动力素质较高，相应的劳动生产率会较高，同样数量的劳动力在同样的时间里会创造出更多的财富，并且劳动力素质高，方便医药产业的相关管理，有利于形成产业向心力，使得医药产业在市场竞争中处于有利地位。劳动力成本低有利于降低医药产业的总成本，提高医药产业的经济效益，进而促进医药产业规模的扩大。

资本因素　资本实力是医药产业规模的重要影响因素之一，医药产业资本存量的大小以及资本集聚的快慢，是促进或者限制医药产业规模发展的重要因素。资产规模可以反映出医药产业的资产实力，资产实力越大，医药产业抗市场风险的能力越强，发展潜力越大。资产投资结构可以反映出该医药产业的发展重点。

生产设备因素　生产设备的先进与否直接关系着医药产业劳动生产率的高低。先进的药品生产研发设备有利于促进医药产业生产技术以及生产工艺的升级，有利于提高药品的质量以及劳动

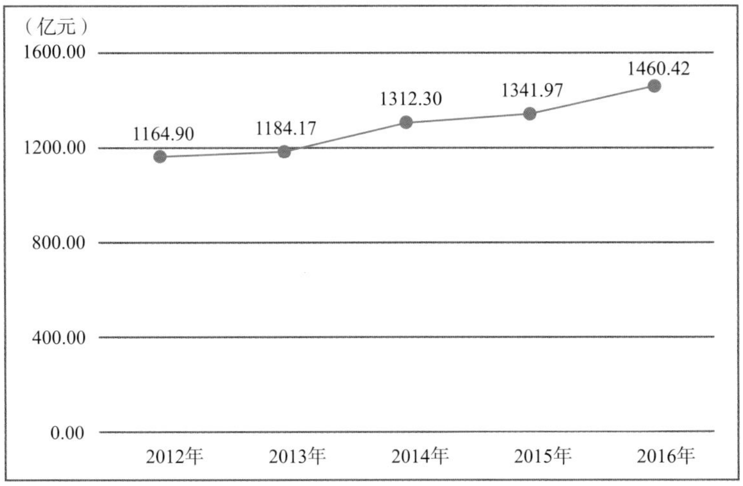

（亿元）

图7　2012—2016年中国医药产业出口交货值
（数据来源：2013—2017年《中国高技术产业统计年鉴》）

生产率，促进医药产业规模的发展壮大。

交通运输因素　交通运输因素可以从空间距离、交通运输力、运输成本这3个方面衡量。医药产业上游市场和下游市场的空间距离决定了运输时间、运输效率和运输成本。空间距离越远越降低运输效率。同时，空间距离远不利于医药产业集聚，不利于信息的及时沟通，阻碍了医药产业规模发展。交通运输力强使得交通运输率较高，有利于保证药品供货的及时性，促进医药产业规模发展。运输成本和原料成本、劳动力成本一样，对医药产业总成本产生一定影响，运输成本越低越有利于医药产业规模发展。

产业关联因素　医药产业是国民经济的重要组成之一，紧密联系着其他产业部门，医药产业的发展离不开相关产业的支持。与医药产业联系紧密的行业有机械制造业、金融业、交通运输业等。相关产业发展的越好，越有利于医药产业规模的壮大。

政策因素　这里的政策是指区域经济政策，它是政府为协调

促进区域经济发展、预防和解决各种区域问题、优化资源空间配置，而制定的一套政策体系。这些政策包括产业政策、财政政策、投资政策、对外开放政策等。良好的政策如税收优惠等为医药产业规模发展提供了较好的外部环境，降低了产业成本，促进医药产业规模发展和医药产业的空间集聚。

（褚淑贞　徐俐颖）

yàopǐn shēngchǎn nénglì

**药品生产能力**（drug production capacity）　医药制造企业在取得《药品生产质量管理规范》药品生产资质后，在计划期内，利用现有能够参与生产的全部资源，在既定的组织技术条件下，生产出最大数量的药品，或者处理最大数量原材料的能力。又称药品产能。可以直接反映出医药产业规模的情况。医药产能根据组成产业的不同可划分为第一产业产能、第二产业产能和第三产业产能。药品产能作为医药产能的一种表现形式，是医药制造企业拥有的加工能力的一个技术参数，能够反映医药制造企业的医

药生产规模。

**药品生产能力的影响因素**
医药制造企业的药品生产能力的影响因素包括药品生产设备、药品生产人员、药品生产技术和药品产品组合这几个方面。

药品生产设备　药品生产设备越先进，药品生产能力越高。专门用于药品生产的设备，主要包括粉碎机、切片机、炒药机、煎药机、压片机、制丸机、多功能提取罐、储液罐、配液罐、减压干燥箱、可倾式反应锅、胶囊灌装机、泡罩式包装机、颗粒包装机、散剂包装机、V型混合机、提升加料机等。根据生产用途不同可以分为以下8类：原料药设备及机械、制剂机械、药用粉碎机械、饮片机械、制药用水设备、药品包装机械、药物检测设备和其他制药机械及设备（制药辅助设备）。药品生产设备除各种类型外，也在不断地更新换代，药品生产设备的使用，推动了药品生产过程的自动化和产品质量的标准化，提升医药制造企业的药品生产能力。

药品生产人员　接受过药品生产的培训，具有药品生产经验和资质的从事药物原料、药物制剂、中药、生物药等的生产人员。药品生产人员掌握药品生产的专业知识并接受过药品生产培训，在药品生产过程中起着重要的作用，药品生产人员在长期工作实践中总结的药品生产经验对于医药制造企业药品生产能力的提高有着积极的促进作用。

药品生产技术　各类剂型药品的制备方法、生产工艺、质量控制方法。医药制造企业的药品生产能力很大程度取决于药品生产技术的先进与否，一项先进的药品生产技术，能够为企业省去

一些生产工序，节省人力、物力和资金。

药品产品组合　医药制造企业给市场提供的全部产品线和产品项目，能够反映医药制造企业的生产能力和生产规模。药品产品组合的影响因素包括药品产品系列的宽度、长度、深度和关联性。药品产品组合宽度是指医药制造企业的产品线总数；药品产品组合长度是指医药制造企业的产品项目总数；药品产品组合深度指产品线中每一产品有多少品种；产品组合关联性是指各产品线在最终用途、生产条件、分销渠道等方面的相关联程度。如某医药制造企业的众多产品线中，某条感冒药产品线生产 A、B、C 这 3 种类型的感冒药，那么该产品线有 3 个产品项目，该产品线的长度为 3。感冒药生产线上的 A 感冒药有 3 种规格和 2 种配方，则 A 感冒药的深度就是 6。药品产品组合的宽度说明了医药制造企业的经营范围。增加药品产品组合的宽度，可以扩大医药制造企业的经营范围，使企业的资源得到充分利用，提高经营效益，提升企业的生产能力。产品组合的长度和深度反映了医药制造企业满足各个不同细分子市场的程度。增加产品项目、规格和型号可以迎合不同细分市场消费者的不同需求。较高的产品关联性能带来企业的规模效益和企业的范围效益，提高企业在某一地区、行业的市场竞争力。

衡量药品生产能力的经济指标　包括工业总产值现值、资产合计、固定资产净值平均余额、流动资产平均余额等。①工业总产值现值。以货币形式表现的医药制造企业在一定时期内生产的已出售或可供出售工业产品总量。

较为直观反映医药制造企业的药品生产能力的产出。②资产合计。医药制造企业拥有或控制的能以货币计量的经济资源，反映企业的经济能力。③固定资产净值平均余额。医药制造企业为生产产品、提供劳务、出租或者经营管理而持有的、使用时间超过 12 个月的、价值达到一定标准的非货币性资产，包括房屋、建筑物等其他与生产经营活动有关的设备、器具、工具等。固定资产是企业的劳动手段，也是企业赖以生产经营的主要资产，是影响药品生产能力的重要指标之一。④流动资产平均余额。医药制造企业可以在 1 年或者超过 1 年的 1 个营业周期内变现或者运用的资产，是企业资产中必不可少的组成部分，也是药品生产过程中不可或缺的因素。

（褚淑贞　徐俐颖）

yàopǐn shìchǎng guīmó

## 药品市场规模（drug market size）

在不考虑药品价格或药品供应商的前提下，市场在一定时期内能够吸纳药品的单位数目。又称药品市场容量（drug market capacity）。用指定时间内的药品产量、药品产值、药品销售额等来表示。可以直接反映出医药产业规模的情况。药品市场规模是药品市场需求的测量目标，药品市场需求是药品市场规模的推动力，两者相辅相成。

发展现状　2013 年中国药品市场规模为 13 036 亿元，此后药品市场规模在逐步扩大，到 2017 年突破 20 000 亿元，达到 20 016 亿元（图1）。

影响因素　药品市场规模是药品需求预测的主要目标，易受到人口数量、健康水平、年龄分布和地区间贫富差距的影响，由于药品本身的特殊性，药品市场规模也易受到国家相关政策的影响。随着医改的深入，中国加入人用药品注册技术要求国际协调会议、推行按疾病诊断相关分组、零差率范围扩大、医保控费、药品招标降价、集中采购议价、医保价格谈判、药品处方外流等各项综合改革措施的实施，一定程度上限制了药品市场规模的扩大，

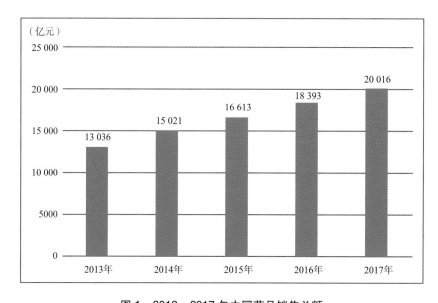

图 1　2013—2017 年中国药品销售总额

（数据来源：商务部《2017 年药品流通行业运行统计分析报告》）

调整了药品市场规模结构。

**结构** 药品市场规模主要由城市公立医院、县级公立医院、零售药店以及其他渠道的药品销售量组成。其中以医院药品销量为主,零售药店销量为辅,其他渠道销量很少。根据米内网数据,2016年中国药品市场规模约1.5万亿,同比增长8.3%。医院渠道合计占比77.4%,药店渠道占比仅占药品市场的22.2%,网上药店仅占药品市场的0.3%。在处方外流的趋势下,医院的药品市场规模将有所降低,零售药店的药品市场规模将大大提高。

**预测** 药品市场规模预测的方法很多,在市场营销活动中,药品市场潜量和药品市场销售量是作为药品市场规模预测的两项重要预测内容。

**药品市场潜量预测** 药品市场潜量是指在一定区域、一定时间内以及一定营销环境和一定的营销费用水平条件下,消费者可能购买的药品总量。主要的预测方法有:①连锁比率法。对与药品的市场潜量相关的几个因素进行连锁相乘,即通过对几个相关因素的综合考虑,进行预测。②购买力指数法。对家庭收入、家庭户数、疾病发病率、地区零售额等加权平均后,得出的一个标准系数。购买力指数是一个相对数,只有用全部潜在需求量乘以购买力指数,才能得到某地区的潜在需求量。③类比法。也称比较类推法,包括历史类推和横断比较两种预测方法。历史类推是一种用当前的情况和历史上发生过的类似情况进行比较来推测市场行情的方法。横断比较就是对同一时期内某国或某地区某项产品的市场情况与其他国家或地区的情况相比较,然后测量这些

国家或地区的市场潜量。

**药品市场销售预测** 预测方法有:①销售人员意见综合法。要求各销售区域的药品销售人员,做出每个销售区域的药品销售预测,然后进行汇总,求出总的药品销售潜量。②行业调查法。行业调查是指对医药产业内各类主体调查,主要包括医院和零售药店。③专家意见法。由专门人员,特别是那些比较药品销售熟悉业务,能预见业务趋势的主管人员,集思广益,进行判断,做出预测。为了提高预测的准确性,可以在预测前向专家提供经济形式和疾病年变化趋势的资料,并组织他们讨论,然后将各种意见进行综合考虑,最后做出结论。④趋势预测法。将历史资料和数据,按时间先后次序排列,根据其发展的规律,来推测未来市场的发展方向和变动程度来预测药品销售潜量。⑤移动平均法。是从时间序列的第1个数值开始,按一定项数求序列平均数,逐项移动,边移动边平均,是趋势预测法的一个基本方法。⑥指数平滑法。结合过去的资料用平滑系数进行预测的一种方法,允许预测人员对最近期的观察值给予最大的权数,对较远的观察值递减的加权数,而不是给所有的数据以同等的重要性。⑦回归预测法。通过测定因变量与自变量之间的相关关系,建立表达两种关系的数学模型,通过模型取得预测值。

**意义** 潜在药品市场规模对于医药产业创新(以新企业进入数测度)有着显著的影响。潜在药品市场规模能够激励医药制造企业的创新,促进技术水平的提高,来满足市场的需求;也能吸引投资者加大投资。药品市场规模的大小也影响着药品价格,在

药品价格改革后,市场规模小的药品,价格上升的也较快。

(褚淑贞 徐俪颖)

yīyào chǎnyè jiégòu
# 医药产业结构（structure of pharmaceutical industry）

医药相关各部门、各地区、各种经济成分及经济活动的构成以及相互联系、相互制约的关系。又称医药行业结构。其中产业结构可反映出各产业的构成及各产业之间的联系和比例关系。

**产业分类** 根据制药产品的属性可以将制药产业划分为化学原料药产业、化学药制剂产业、中成药产业、中药饮片产业、生物制品产业、卫生材料及医药用品制造产业(见卫生材料产业、医药用品产业)、医疗器械产业以及制药专用设备产业8个子产业。

**发展现状** 各细分产业不同年度的主营收入业务占比、利润总额占比可以有效反映医药产业结构变化,"十二五"以来,化学药品制剂制造产业在中国医药产业中占据绝对优势,而制药专用设备制造产业则占比较低。同时,中国的医药产品出口结构日趋完善,产业结构正处于升级阶段。

**各细分产业主营业务收入及利润情况** 根据工信部数据,2013年医药产业规模以上企业实现主营业务收入21 682亿元,与2012年同期相比增长17.9%。其中,化学药品原料药3820亿元,同比增长13.7%;化学药品制剂5731亿元,同比增长15.8%;中药饮片1259亿元,同比增长26.9%;中成药5065亿元,同比增长21.1%;生物药品2381亿元,同比增长17.5%;医疗仪器设备及器械制造1889亿元,同比增长17.2%。各细分产业主营业务收入占比情况如图1,占比最高

的为化学药品制剂制造产业，所占比重为26.43%，超过总产业的1/4；位居第2的是中成药制造产业，所占比重为23.36%，与化学药品制剂制造产业共同占据了医药产业的"半壁江山"；排名第3、第4的分别为化学药品原料药制造产业和生物药品制造产业，所占比重最小的为制药专用设备制造产业。2016年，医药产业规模以上企业实现主营业务收入29 635.86亿元，同比增长9.92%，增速较2015年提高0.9个百分点。8个子行业主营业务收入比重如图2，其中占比最高的依旧是化学药品制剂制造产业，较2013年，化学药品制剂制造、中成药制造、化学药品原料药制造、制药专用设备制造产业所占比重有所减小，而生物药品制造、医疗仪器设备及器械制造、中药饮片产业、卫生材料与医药用品制造产业比重都有小幅上升，增长最高的为中药饮片加工产业。

2013年医药产业规模以上企业利润总额为2197.0亿元，各细分产业中利润额最高的是化学药品制剂制造产业，利润额达到639.4亿元，占比29.10%，远高于医药产业平均水平；其次是中成药制造产业，利润额为538.4亿元，占比24.51%，利润额最低的为制药专用设备制造产业16.5亿元，占比0.75%（图3）。2016年医药产业规模以上企业总产业利润总额为3216.43亿元，其中化学药品制剂制造产业利润额最高，达到950.49亿元，占比为29.55%，制药专用设备制造产业利润额排名最低为15.8亿元，占比0.49%（图4）。2016年与2013年相比，化学药品原料药制造产业、化学药品制剂制造产业、中药饮片产业、生物药品制造、

医疗仪器设备及器械制造利润额占比处于上升趋势，而中成药制造、卫生材料与医药用品制造产业、制药专用设备制造产业利润额占比呈现下降趋势。

**出口结构日趋完善** 根据海关进出口数据，中国医药产品出口结构日趋完善。从细分类别上

看，2010—2015年，中成药、中药材及饮片比重增长，化学原料药所占比重下降。2017年中国医药产品进出口贸易总额为1166.8亿美元，与2016年同期相比增长12.6%；进口额为558.8亿美元，与2016年同期相比增长16.3%；出口额达到608.0亿美元，与

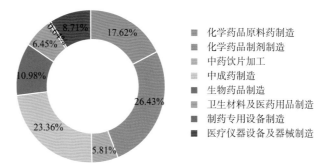

图1 2013年中国医药各细分产业主营业务收入占比情况
（数据来源：工信部2013年《医药工业主要经济指标完成情况》）

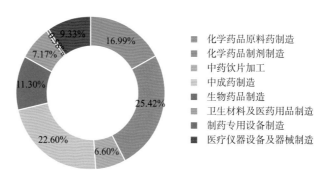

图2 2016年中国医药各细分产业主营业务收入占比情况
（数据来源：工信部2016年《医药工业主要经济指标完成情况》）

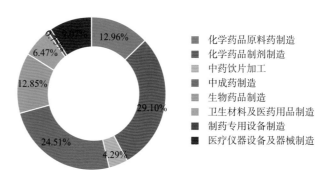

图3 2013年中国医药各细分产业利润总额占比情况
（数据来源：工信部2013年《医药工业主要经济指标完成情况》）

2016 年同期相比增长 9.4%（表1）。贸易顺差 49.2 亿美元，与2016 年同期相比下降 34.6%，降幅较大。进出口金额均呈现较快增长的趋势，一方面是由于国民健康需求不断增加拉动了医药产品进口，另一方面，随着国际化进程的加快，加之本土企业不断推进供给侧改革、创新发展程度加快，促进了出口的快速增长。

**产业结构升级** 截至 2017 年底，医药产业的市场特点还处于多、小、散、乱，整体上低端产品生产能力过剩，技术创新能力薄弱。医药产业集中度提升是必然趋势。医药产业升级的一个表现是：解决行业小散乱问题，培育龙头企业，提高行业的集中度。中国百强药企 2005—2015 年在逐步提高市场集中度（图5）。

2016 年 2 月份，国务院常务会议指明了中国未来医药产业结构调整升级的四大方向：①瞄准群众急需的药品，强化原研药、首仿药、中药、新型药物制剂、高端医疗器械等的研发创新水平，加快肿瘤、糖尿病、心脑血管疾病等多发病和罕见病重大药物的产业化步伐。②完善安全性评价和产品溯源体系，加强过程监管水平，学习国际优秀经验，提高药品质量，特别是提高基本药物质量。③鼓励医药企业合并重组，培育龙头企业，加强品牌效应，解决医药企业规模小且分布散乱等问题。④建设畅通城乡的现代医药流通网络，逐步理顺药品耗材价格，搭建全国药品信息公共服务平台，公开药品价格、质量等相关信息，接受群众监督。

通过加强原研药、首仿药、高端医疗器械等的研发创新，采取过程监管提高药品质量，培育龙头企业提升医药行业的市场集

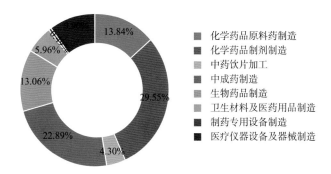

**图 4　2016 年中国医药各细分产业利润总额占比情况**
（数据来源：工信部 2016 年《医药工业主要经济指标完成情况》）

**表 1　2017 年中国医药产品进出口结构统计**

| 医药产品种类 | 出口额/亿美元 | 出口金额同比增幅/% | 进口额/亿美元 | 进口金额同比增幅/% |
|---|---|---|---|---|
| 中药类 | | | | |
| 　提取物 | 20.1 | 4.3 | 6.1 | 16.0 |
| 　中成药 | 2.5 | 11.0 | 3.7 | 14.4 |
| 　中药材及饮片 | 11.4 | −2.2 | 2.6 | 26.7 |
| 　保健品 | 2.4 | −3.4 | 3.2 | 69.5 |
| 西药类 | | | | |
| 　西药原料 | 291.2 | 13.7 | 87.2 | 14.3 |
| 　西成药 | 34.6 | 8.3 | 171.6 | 21.66 |
| 　生化药 | 28.8 | 7.4 | 80.8 | 21.5 |
| 医疗器械类 | | | | |
| 　医用敷料 | 24.3 | 3.0 | 3.7 | 9.2 |
| 　一次性耗材 | 36.1 | 9.5 | 29.3 | 11.3 |
| 　医院诊断与治疗 | 94.0 | 4.1 | 146.3 | 9.6 |
| 　保健康复用品 | 54.3 | 6.3 | 16.5 | 12.1 |
| 　口腔设备与材料 | 8.3 | 17.0 | 7.8 | 26.8 |
| 总计 | 608.0 | 9.4 | 558.8 | 16.3 |

注：数据来源：《海关进出口数据》。

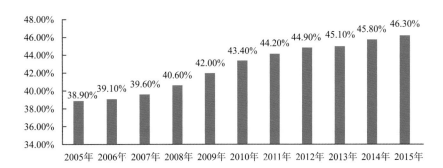

**图 5　中国百强药企市场集中度变化情况**
（数据来源：国家药品监督管理局南方医药经济研究所）

中度以及建立完善现代医药流通网络4个方面促进医药产业结构调整升级。2016年11月，中国工信部联合卫计委等部门印发了《医药工业发展规划指南》，提出医药工业2020年的发展目标，全国前百强企业主营业务收入所占比重提高10%，大型企业进一步提高引领行业的作用。

（褚淑贞　陈泳洁）

huàxué yuánliàoyào chǎnyè

**化学原料药产业**（chemical active pharmaceutical ingredient industry）　为化学药制剂产业、生物制品产业提供所需原材料的企业经济活动的集合。化学原料药产业是完整的化学制药生产价值链中的一个生产环节，其上游产业是基础化工行业、精细化工行业；下游产业是化学制剂行业。

原料药（active pharmaceutical ingredients，API）在人用药物注册技术要求国际协调会议原料药的优良制造规范指南Q7a中的定义为：旨在用于药品制造中的任何一种物质或物质的混合物，而且在用于制药时，成为药品的一种活性成分。此种物质在疾病的诊断、治疗、症状缓解、处理或疾病的预防中有药理活性或其他直接作用，或者能影响机体的功能或结构。由定义可以看出，原料药是药剂的有效成分，只有把原料药加工成药物制剂，它才能供临床应用。在化学制药行业中，习惯上将原料药划分为大宗原料药、特色原料药、专利药原料药三大类。①大宗原料药是指市场需求相对稳定、生产规模较大、应用较为广泛的传统药品的原料药，如抗生素、维生素、激素、氨基酸等。一般而言，大宗原料药不同生产商的生产工艺、技术水平相似，其主要竞争策略是生产成本控制，毛利率相对较低，产品价格则随市场供需变化呈现周期性波动。②特色原料药是为特定药品生产的原料药，一般是指及时提供给仿制药厂商仿制生产专利过期或即将过期药品所需的原料药。与大宗原料药相比，特色原料药市场容量较小，毛利率较高。除此之外，随着仿制药市场扩张速度加快和市场竞争的加剧，特色原料药的需求和价格变化也越来越快。③专利药原料药是指用于制造原研药（专利药）的医药活性成分，主要是满足原创跨国制药公司及新兴生物制药公司的创新药在药品临床研究、注册审批及商业化销售各阶段所需，其中也包含用于生产该原料药的高级中间体。由于跨国制药公司业务模式的转变以及全球产业的重新分工，未来专利药原料药的外购市场将进一步扩大。

**规模**　全球对原料药的刚性需求存在。截至2017年底，全球原料药市场规模约1500亿美元。同时，全球原料药的刚性需求也是维持中国原料药行业发展的动力，具体体现在中国原料药的出口上，虽然中国原料药出口额在2015年和2016年分别同比减少0.91%和0.06%，但出口数量连续两年达到历史新高，分别同比增长4.44%和13.04%。

根据中华人民共和国工业和信息化部发布的相关数据显示，2016年，化学药品原料药制造工业主营业务收入5034.90亿元，同比增长8.40%，增速降至2013年以来最低点，占医药工业销售总收入的16.99%；化学药品原料药制造工业利润增速继续提高，达25.85%，利润总额445.25亿元，占比13.84%。

从2013—2016年的数据来看，在医药工业的8个子行业中，化学药品原料药制造行业的主营业务收入持续上升，但同比增幅持续下级（图1），主营业务收入稳定地排在第3位，仅次于化学药品制剂制造和中成药制造；化学药品原料药制造行业的利润总额和同比增幅呈持续上升趋势（图2），利润总额排在第3或者第4位，仅次于化学药品制剂制造、中成药制造，与生物药品制造不相上下。

**发展趋势**　放眼全球市场，在未来的20年大量原研药的专利保护到期，随着创新药研发成本不断升高以及各国对医疗支出的

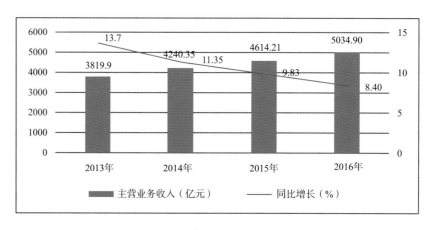

**图1　2013—2016年中国化学药品原料药制造行业主营业务收入及同比**

（数据来源：工信部2013—2016年《医药工业主要经济指标完成情况》）

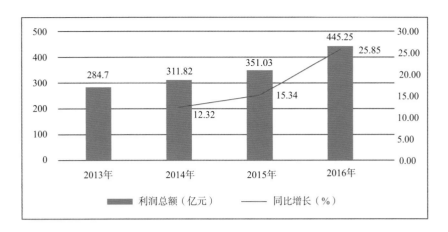

**图2　2013—2016年中国化学药品原料药制造行业利润总额及同比**
（数据来源：工信部2013—2016年《医疗工业主要经济指标完成情况》）

控制力度增大，全球仿制药市场不断扩大。发达国家主要以原研药为盈利增长点，这种模式还将持续。受到仿制药的影响，未来几年发达国家和地区的医药市场增速将放缓。但随着大量医药制造企业因成本压力转移至发展中国家，以中国、巴西、俄罗斯和印度为代表的新兴医药市场仍将快速增长。化学原料药产业是中国医药产业不可或缺的一部分。21世纪以来，中国化学原料药产业发展面临诸多问题。随着劳动力成本上升、环保支出增加和汇率波动变化，中国化学原料药的生产成本不断上升，过去长期依赖低廉生产成本所带来的竞争优势将不复存在，加速推进技术升级和产业结构调整是新时期中国化学原料药产业亟待攻克的重大课题。未来，整个产业将进入优胜劣汰的调整阶段，高污染、高耗能的低端原料药的发展将受到限制，而高技术含量、高附加值的特色原料药的发展潜力巨大。"小剂量、高效价"将是原料药发展的方向。

中国自2016年以来推动供给侧结构性改革。一方面，依托监管和引导的方式逐步淘汰高污染、不合规的企业，鼓励原料药企业进行转型升级；另一方面，进一步规范原料药市场，发布《短缺药品和原料药经营者价格行为指南》，对恶意操纵原料药价格的行为进行处罚，大力打击违法涨价和恶意控销行为。在供给侧结构性改革的推动下，中国化学原料药行业的持续健康发展得到保障。

（褚淑贞　黄慧媛）

huàxuéyào zhìjì chǎnyè

**化学药制剂产业**（chemical pharmaceutical preparation）　制造直接用于人体疾病防治、诊断的化学药品制剂的企业经济活动的集合。又称化学药品制剂制造产业。化学药制剂产业是完整的化学制药生产价值链中的一个生产环节，其上游行业是化学原料药行业及医用包装材料行业，下游行业为医药流通企业、医院等医疗机构以及零售药店。化学药品制剂是制药工厂使用化学药品原料药加辅料，按照国家药品标准，生产出来的适用于临床预防、治疗、诊断人的疾病的药物剂型，如片剂、颗粒剂、胶囊剂、注射剂、滋膏剂、贴膏剂等。这些药物制剂是能够销售、使用并且具有一定形态的药品。化学药品制剂按照药理作用，可以分为抗微生物药物、抗寄生虫病药物、解热镇痛及非甾体抗炎药物；按照剂型，可以分为注射剂、口服常释剂型、软膏剂、滴眼剂、滴耳剂、滴鼻剂、颗粒剂等；按照创新程度，可以分为新药和仿制药。

**规模**　2011年全球化学药品制剂制造业销售收入约为7379亿美元，占全球药品销售总额的76%。美国、欧盟和日本是全球最大的3个药品市场和药品生产地，其药品销售总额约占全球药品销售额的63%。中国改革开放40年以来，中国化学药品制剂工业的发展驶入快车道，2013年以来增速放缓，根据中华人民共和国工业和信息化部发布的相关数据显示，主营业务收入增长率都保持在9%以上，利润总额增长率基本保持在11%以上（图1、图2）。

在主营业务收入方面，2016年，化学药品制剂制造工业主营业务收入7534.70亿元，同比增长10.84%，增速较2015年有所回升，占医药工业销售总收入的25.42%。

在利润方面，2016年，化学药品制剂制造工业利润的增速较2015年明显提高，增速达16.81%，利润总额为950.49亿元，占比29.55%。

从历年的数据来看，比较8个医药工业的子行业的主营业务收入和利润总额，化学药品制剂制造均排在第1位。

根据中国医药保健品进出口商会数据统计，本土医药企业制剂出口呈较快增长。2012—2015年，制剂出口增长幅度始终高于医药行业整体水平；2016年前8个月，医药整体出口下降0.92%，而制剂出口仍保持较高速增长，

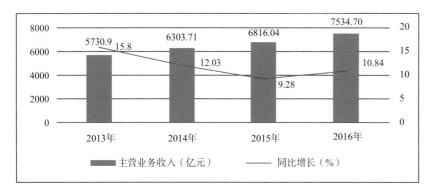

**图1 2013—2016年中国化学药品制剂制造行业
主营业务收入及同比增长百分数**

（数据来源：工信部2013—2016年《医药工业主要经济指标完成情况》）

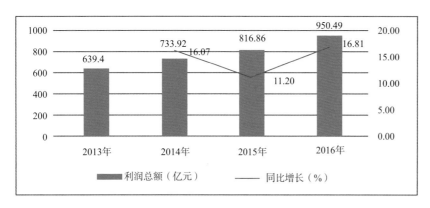

**图2 2013—2016年中国化学药品制剂制造行业
利润总额及同比增长百分数**

（数据来源：工信部2013—2016年《医药工业主要经济指标完成情况》）

增幅达26.61%。同时，中国制剂对主要市场的出口数量均保持增长，对美国出口增长271.48%，占20%份额；对欧盟增长9.48%；对非洲增长5.05%；对东盟增长19.42%；对中东增长29.36%；对南美增长5.78%。

**发展趋势** 放眼全球市场，在未来的20年大量原研药的专利保护到期，随着创新药研发成本不断升高以及各国对医疗支出的控制力度增大，全球仿制药市场不断扩大。发达国家主要以原研药为盈利增长点，这种模式还将持续。受到仿制药的影响，未来几年发达国家和地区的医药市场增速将放缓。为寻求低廉的生产成本，大量医药制造企业陆续转移到发展中国家，这些以中国、印度、巴西和俄罗斯为首的新兴医药市场快速增长。

化学药制剂产业长期以来都是中国医药工业的优势子行业，具有高技术含量、高资金投入、高风险、高收益和相对垄断的行业特征。

从价值链的角度来看，化学药制剂制造处于产业链的高端环节，按价值递增依次为通用名药（非专利药）和专利药，专利药是整个价值链的顶端。未来，化学制剂行业将走向分化，一是研发型企业，二是生产型企业。与此同时，随着国外专利药的到期，"重磅"药物将为仿制企业的发展提供良好机遇。

（褚淑贞　黄慧媛）

**生物药品产业**（biopharmaceutical industry） 利用生物技术生产生物化学药品的企业经济活动的集合。集生物学、医学、药学为一体，以分子生物学、分子遗传学等基础学科为后盾形成，具有投资大、回报高、风险大、周期长、污染小等特点，21世纪以来在全世界快速发展。生物药物是指运用微生物学、生物学、医学、生物化学等的研究成果，从生物体、生物组织、细胞、体液等，综合利用微生物学、化学、生物化学、生物技术、药学等科学的原理和方法制造的一类用于预防、治疗和诊断的制品。

在中国，生物技术生产的药物主要是生化药物、基因工程药物、细胞工程药物和新型生物药物四大类。①生化药物是从生物体分离、提取、纯化而来，包括蛋白类药物、核酸类药物、氨基酸类药物、多糖类药物、多肽类药物、酶类药物、脂类药物，用来预防、治疗和诊断疾病。②利用基因重组技术将外源基因导入宿主内进行大规模培养，获得所需产物的过程称为基因工程制药。所得产物为基因工程药物。③细胞工程药物是细胞生物学工程技术在制药产业方面的应用，包括动物细胞工程药物和植物细胞工程药物。④新兴生物药物包括核酸药物、基因治疗和细胞治疗等一些新型生物技术手段和药物。

**发展历程** 全球生物创新药研发根据结构类别分为4个阶段：1980—1990年，以人胰岛素、干扰素、重组疫苗等为主；1990—2000 年，以生长因子、胰岛素类似物、融合蛋白为主；2000—2015 年，以抗体耦联药物、抗体片段等为主；2015 年以后，以免疫疗法、重组多克隆抗体、双特异性抗体为主。中国生物制药的起步较晚，直到国家"863"和"973"高技术计划、国家自然基金等国家科技计划项目的出台，才有了快速发展。自"十二五"以来，在国家的大力支持下，生物技术得到前所未有的创新，生物制药行业保持了快速发展势头。未来，中国生物药研发与产业化能力将大幅提高，形成化学药、中药、生物药三足鼎立的药物新格局。

**规模** 截至 2016 年，全球生物药市场份额达到 2020 亿美元。全球药物市场，生物药物的比重越来越高。以 2017 年销售 TOP10 的药物为例，生物药物占据了 7 位。根据中华人民共和国工业和信息化部发布的相关数据显示，2016 年，生物药品制造工业主营业务收入 3350.17 亿元，同比增长 9.47%，增速为 2013 年以来的最低点（图 1），占医药工业销售总收入的 11.30%。生物药品制造工业利润增速为 2014 年以来的最低点，增速为 11.36%，利润总额 420.10 亿元（图 2），占比 13.06%。

截至 2017 年底，中国生物药品产业的规模还相对较小。从历年的数据来看，在医药工业的 8 个子行业中，生物药品制造行业的主营业务收入稳定地排在第 4 位，仅次于化学药品制剂制造、中成药制造和化学药品原料药制造；生物药品制造行业的利润总额则排在第 3 位或者第 4 位，仅次于化学药品制剂制造、中成药制造，与化学药品原料药制造不

相上下。

**发展趋势** 全球领先的医药研发公司均聚焦生物大分子药，仅全球最大的 18 个制药公司的生物药在研品种就超过了 900 种。随着美国生物类似药市场的打开，全球生物类似药产品的研发也在加速。抗体药作为生物药的新兴细分品种，将会迎来迅猛的发展。中国生物制药产业发展趋势有以下特点：①产业结构更加优化。未来生物制药将向产业化推进并且与多个领域共同发展。为实现产业化，生物制药企业需要与高

校、科研机构形成技术同盟，把停留在理论层面的技术有效转换为现实的产品；另外，通过委托外包策略进行新药研发，将技术较强的研发内容分为多个小部分，把这些小部分外包给具备研发实力的小公司，由这些小公司逐一攻克。委托外包能够充分发挥小公司在研发领域的作用，大大提高新药研发效率，实现技术与资金互补。②研发水平不断提高。主要体现在创新能力不断提高，培养创新型人才、知识产权保护力度的不断加大，以及审批政策

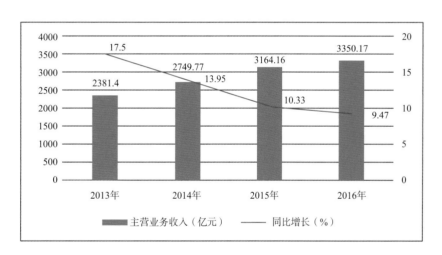

**图 1 2013—2016 年中国生物药品制造行业主营业务收入及同比**

（数据来源：工信部 2013—2016 年《医疗工业主要经济指标完成情况》）

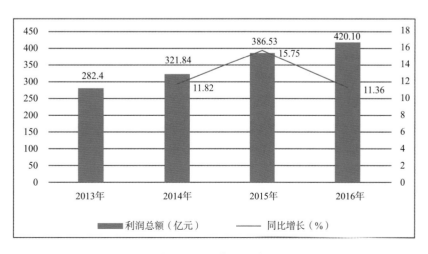

**图 2 2013—2016 年中国生物药品制造行业利润总额及同比**

（数据来源：工信部 2013—2016 年《医疗工业主要经济指标完成情况》）

的不断优化等几个方面。中国正通过参与国际前沿生物发展课题的方式来掌握大量国际资讯，提高生物制药科研水平，制定相应的自身研究方向和生产策略，把握国际生物制药产品的主要动向。人才是技术发展的原动力，生物药品生产企业应加强生物制药创新型人才的培养，使生物医药行业拥有具备中国特色的创新人才队伍。专利是最有力的武器，生物药品生产企业应当充分利用多种手段加大知识产权的保护力。过去烦琐的审批程序耽误创新药物的上市时间，严重打击了制造企业的积极性，如今中国正着手简化审批流程、优化审批服务，积极建立与国际接轨的审批制度，这将为制药企业提供便利。

（褚淑贞　黄慧媛）

**yīliáo qìxiè chǎnyè**

## 医疗器械产业（medical device industry）

生产医疗器械的企业经济活动的集合。医疗器械是指直接或间接用于人体的仪器、设备、器具、体外诊断试剂及校准物、材料及其他类似或者相关物品，以及所需要的计算机软件。医疗器械产业发展水平代表了一个国家的科技水平和综合实力，其制造技术涉及计算机技术、电子技术、光学、机械工程、传感器技术、临床医学、生物化学等多个领域，具有多学科交叉、知识密集、资金密集、行业壁垒高等特点，是中国医药工业的重要组成部分。

医疗器械产业的上游行业主要包括电子制造、机械制造、生物化学、材料等行业；下游行业为医疗卫生行业，包括各类医院、体检中心等。在上游行业中，电子行业为医疗器械行业提供电子元件、电路板、显示屏等零部件；

生物行业主要为医疗器械行业提供生物信息检测技术；化学行业为医疗器械行业的试剂生产和元素分析提供支持，材料行业则主要为医疗器械设备的生产和制造提供特殊材料。下游行业为医疗卫生行业，为大众提供预防、诊疗和康复等医疗服务，同时进行公共卫生管理。

医疗器械产品品种繁多，按照终端客户和产品特性，大致可分为医疗机构用医疗器械和家庭用医疗器械。医疗机构用医疗器械又可分为医疗设备和医疗耗材，医疗设备如监护设备、影像类设备（X光机、CT、磁共振成像、超声等）、诊断设备（血液细胞分析仪、生化分析仪等）、消毒灭菌设备、手术室灯床吊塔等，医疗耗材如一次性输液设备、纱布、海绵、骨科、心脏支架等高值耗材、手术器械、诊断设备用试剂等。家庭用医疗器械如血压仪、血糖仪、按摩椅、体重秤等。

中国对医疗器械实行分类管理制度。根据管理的严格程度，可以把医疗器械分为3类：第一类，风险程度低，通过常规管理

就足以保证其安全性和有效性的医疗器械，如轮椅、纱布、镊子、医用剪刀等；第二类，具有中度风险，指对安全性、有效性必须加以严格控制管理才能保证其安全有效的医疗器械；第三类，具有较高风险，指植入人体或用于支持、维持生命，需要采取特别严格管理的医疗器械，如植入性器材等。

**规模** 根据 TrendForce 数据显示，2017 年全球医疗器械市场规模为 4281 亿美元，预期 2023 年可达 5607 亿美元，总体医疗器械市场趋势为稳定增长。根据中华人民共和国工业和信息化部发布的相关数据显示，2016 年，医疗仪器设备及器械制造工业主营业务收入 2765.47 亿元，同比增长 13.25%，增速有较大幅度回升（图 1），占医药工业销售总收入的 9.33%；医疗仪器设备及器械制造工业利润增速明显提高，增速达 32.29%，利润总额 318.49 亿元（图 2），占比 9.90%。

**发展趋势** 2017 年全球医疗器械市场容量最大的 10 个领域中，有 4 个领域是具有较高附加

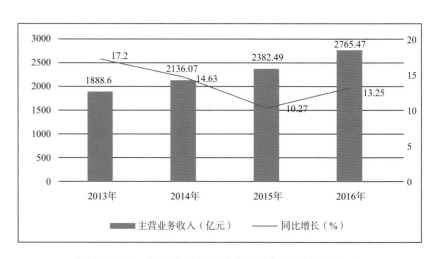

**图 1　2013—2016 年中国医疗仪器设备及器械制造行业
主营业务收入及同比增长百分数**

（数据来源：工信部 2013—2016 年《医药工业主要经济指标完成情况》）

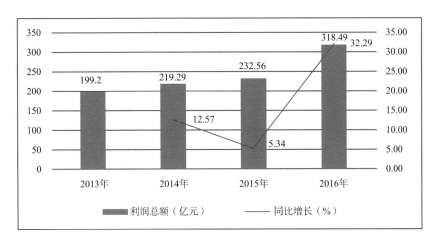

图2　2013—2016年中国医疗仪器设备及器械制造行业
利润总额及同比增长百分数

（数据来源：工信部 2013—2016 年《医药工业主要经济指标完成情况》）

值的高端医疗器械领域，占比 44.2%。未来，发展高端医疗器械是行业的焦点。

在中国，医疗器械发展空间巨大。①经济加速发展带动医疗器械需求增长。全国医疗卫生机构所使用的医疗器械比较陈旧，不能很好地满足患者的看病需求。随着现代科技的应用，不少医疗机构已经开始更新换代，配备高端的医疗器械；另外，大量的家庭也开始使用便捷的家用医疗器械，整个医疗器械产业的需求旺盛。②新医改政策给医疗器械行业带来增长需求。20世纪50年代以来，中国实行"以药养医"的模式，以药品的利润拉动医院的经济效益。2017年新医改以来，"以药养医"体制逐渐退出历史舞台，新医改政策的出台使得利润点由药品补贴收入转向诊断治疗（医生服务结合医疗器械），因此，一些医疗机构必然会购入医疗设备来补贴收入。③医院信息化发展给医疗器械带来需求增长。医疗机构信息化水平的提高对医务工作者和医疗器械提出了更高的要求，原有的医疗设备需要升级

换代才能与信息化水平接轨，从而引发高、精、尖医疗设备的需求增长。

（褚淑贞　黄慧媛）

zhōngyào yǐnpiàn chǎnyè

## 中药饮片产业 （Chinese herbal slices industry） 围绕直接供中医临床调配处方或中成药生产用的药物进行研发、生产与销售的企业经济活动的集合。是中国的传统药产业之一，是医药产业中的重要组成部分。中药饮片产业与中成药产业共同构成中药产业（也称中药制造业）。中药饮片产业链包括中药饮片整个形成过程，即饮片药材种植和采收、加工炮制、饮片包装和饮片销售等，这个过程中的每个环节都必须按既定规范操作以保证饮片质量。

"饮片"一词产生于宋代，取药材切片，作为汤剂饮服，或药物先浸泡吸收水分，然后切制成片而得名。2010 年版《中华人民共和国药典》中关于"中药饮片"的定义为：饮片系指药材经过炮制后可直接用于中医临床或制剂生产使用的处方药品，该定义首次从法律层面上强调了中药

饮片的药品属性。

**产业规模**　据中国国家工信部数据显示，2013—2016 年，医药工业主营业务收入由 21 681.6 亿元增长到 29 635.86 亿元，年复合增长率达 10.98%；其中，中药饮片子产业主营业务收入年复合增长率为 15.81%。

从具体指标来看，2013 年，中国中药饮片加工业主营业务收入为 1259.4 亿元，与 2012 年同期相比增长了 26.9%；利润总额实现 94.2 亿元。到 2016 年，中国中药饮片加工业的主营业务收入达到 1956.36 亿元，比上年同期增长 12.66%，利润总额有所增加，实现利润总额 138.27 亿元，比上年同期增长 8.64%。由此可见，4 年来中国中药饮片加工业发展迅速，产业规模急剧扩大，产业增速有所放缓，但每年同比增长超过 8% 的市场利润依然十分可观，产业潜力巨大。

**中药饮片企业**　中国中药饮片产业虽历经数千年，但是真正规范化和产业化的时间并不长，中国中药饮片生产企业整体规模偏小，绝大多数为小型企业。中药饮片产业存在大量的小、散、乱、差的作坊式生产企业，药材的产地杂多、产品种类的多样化造成了产业集中度低，截至 2017 年底，中国市场上，中药饮片或中药配方颗粒销售规模较大的上市制药企业主要有康美药业、中国中药、红日药业、香雪制药、太龙药业。排名中药饮片生产企业第一的康美集团，生产规模虽达到生产饮片 1000 多种，产品规格超过 2 万个，但其市场占有率只有 2% 左右。

**产业发展优势**　中药饮片产业的发展优势主要体现在自然资源丰富、文化理论厚实、人力资

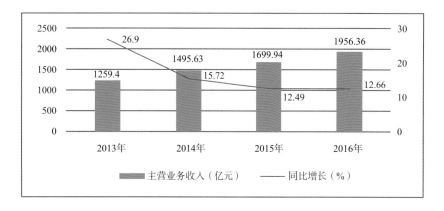

**图1 2013—2016年中国中药饮片产业主营业务收入及同比**
（数据来源：工信部2013—2016年《医药工业主要经济指标完成情况》）

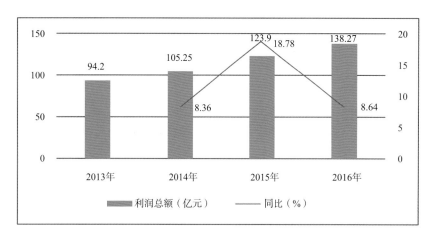

**图2 2013—2016年中国中药饮片产业利润总额及同比**
（数据来源：工信部2013—2016年《医药工业主要经济指标完成情况》）

源基础丰厚、国家政策利好等方面。

**自然资源丰富** 中国是中药的发祥地和最大的生产使用国，而且中国蕴含的中药资源极其丰富。据统计，中国拥有已知的高等植物有35 000种，中药资源12 807种，其中有11 146种是药用植物，1581种是药用动物，1200种为常用中药，4000余种为民族药，7000多种为民间用药。丰富的中药资源，为中国中药饮片以及整个中药产业发展奠定了基础。

**文化理论厚实** 中医药在几千年的发展中，累积了丰富的经验，形成了一套完备、独特的理论体系。厚实的中医药文化基础是中国整个中医药产业的突出优势之一，这种文化底蕴有助于中药饮片企业构建自己独特的企业文化，而独特的企业文化和优质的产品质量有利于为企业打造核心竞争力。

**人力资源基础丰厚** 中国中药饮片产业最大的优势在于拥有丰厚的人力资源基础，同时，中国注重中医药的教育，形成较为完备的教育体系，为中药饮片产业培养了一大批专业人才。相对而言，国外中药饮片产业发展人力资源条件不及中国，缺乏有力的人力资源支撑和丰富的中医药人才。

**国家政策利好** 国家先后制订了一系列促进中药饮片产业发展的政策和措施，如印发《关于加强中药饮片包装监督管理的通知》《中医药创新发展规划纲要（2006—2020年）》《全国医疗机构中药饮片管理专项检查方案》等，这一系列政策的出台有利于促进国内中药饮片市场的规范化，推进中药饮片产业健康发展，保障群众用药安全。

**产业发展瓶颈** 中药饮片产业在迅速发展的同时，也面临着许多问题，这些问题一方面制约着饮片生产企业的长期发展，另一方面也严重影响了中药饮片的质量，主要表现在：①中药饮片产业对于科研重视程度不高，用于饮片炮制科研投入经费较少，饮片生产行业科技队伍力量薄弱，产业发展缺乏科技支撑，使得饮片的科研方法缺少科学性。②中药饮片生产过程中，一方面饮片生产的原料药材来源鱼龙混杂，一些饮片生产企业的原料药来源并非专门的基地，而是从市场上购买，这就造成了产地不明、采收时间不清、基原混乱的情况，饮片质量得不到保证；另一方面，饮片生产工艺不规范，缺乏科学可控的饮片质量评价标准，制约着饮片产业的发展。③在中药饮片的有效性和安全性评价方面，以药材的某一现代药理指标或以单味饮片的某一现代药理指标或以单味饮片所含成分的某一现代药理指标来评价某单位中药的有效性或有毒性，没有针对饮片的用途、用法和用量的适用性和科学性去区分。④饮片归口于"农副产品"，但是生产、流通和应用又作为"药品"管理，这种错位的管理方式，导致管理混乱，饮片质量难以控制。

（褚淑贞　陈泳洁）

zhōngchéngyào chǎnyè

## 中成药产业 （Chinese patent medicine industry）

以中草药为原料，经制剂加工制成丸、散、膏、丹等不同剂型中药制品的企业经济活动的集合。是中国的传统药产业之一，是医药产业中的重要组成部分。中成药产业与中药饮片产业共同构成中药产业（也称中药制造业）。

**国际中成药产业** 日本的汉方药是在 5~6 世纪从中国传到日本的，日本中药产业集中度高，截至 2017 年为止汉方药企业为 17 家。中药产业集中化带来的规模效应，使得研发技术增强和资金投入加大，故而具有技术优势，日本的中药国际竞争力主要依靠中成药，2016 年日本出口中成药金额为 1.74 亿美元，仅与中国相差 0.49 亿美元。印度是世界上制药产业规模最大的国家之一，其中药制作产业规模也位居前列，印度中药材和植物提取物所占比重较大，在严格的标准化管理下，中成药产业出口额比中草药产业出口额更大。自 1901 年起，德国允许植物作为药物成分。经过 1 个多世纪的发展，植物药在德国已经可以凭药品的身份进行销售，用于预防、治疗疾病或者减轻有关的症状。

**中国中成药产业** 中国中成药产业是基于中药制剂生产技术的发展而形成的传统医药产业。远古时期，中国古代劳动人民就在与疾病做斗争的长期实践中发现了药物，为了更好地发挥药效和方便使用与保存，采取了加工炮制的方式并制成剂型。到了明代，据李时珍编著的《本草纲目》

记载，已存在近 40 种中药剂型。在 1949 年以前，中国中成药的生产经营处于自然经济状态，生产规模较小，主要以小生产、小作坊、小商业的形式存在。1949 年之后，随着改革开放基本方针的贯彻，以及中成药相关政策法规的推行，如《中成药生产管理若干规定》（即药品生产质量管理规范推行规范）、《中成药质量管理办法》《中成药工艺技术管理办法》《中成药设备管理办法》等部门规章制度相继印发实施，使中成药生产从自然经济状态下的生产模式逐步转向现代工业生产。

中成药制造企业数量从 2004 年的 1055 家增加到 2015 年 1599 家，增幅 51.56%，中国中成药产业已具备一定规模。

**特点** 发展趋势稳步上升，但规模化程度不高。据中国国家工信部数据显示，2013—2016 年，中国中成药产业处于稳步发展态势。从主营业务收入和利润总额来看（图1、图2），2013 年，中国中成药产业实现主营业务收入 5056 亿元，比上年同期增长了 21.1%；利润总额实现 538.4 亿元。到 2016 年，中国中成药产业的主营业务收入达到 6697.05 亿

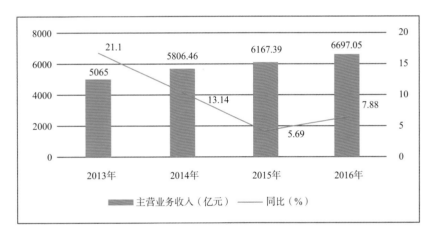

**图 1 2013—2016 年中国中成药产业主营业务收入及同比**
（数据来源：工信部 2013—2016 年《医药工业主要经济指标完成情况》）

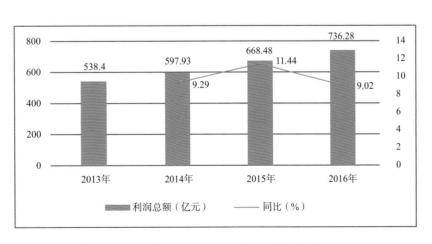

**图 2 2013—2016 年中国中成药产业利润总额及同比**
（数据来源：工信部 2013—2016 年《医药工业主要经济指标完成情况》）

元，比上年同期增长 7.88%；利润总额增长至 736.28 亿元，同比增长 9.02%。2016 年，中成药产业的利润在整个医药产业中所占的比重达到 22.89%，仅次于化学药品制剂制造产业的 29.55%，排名第 2。

从产业总体看，中国拥有一批较大规模的中成药企业，企业数量上，2016 年中成药产业规模以上（2000 万元以上）企业约有 1600 家，具备了一定的实力。但中国中成药产业在快速成长的同时也存在明显的问题，主要表现在：企业数量相对较多、规模普遍较小、市场集中度低，企业经济效益起伏不定，中成药的国际市场地位低。在跨国制药企业巨头不仅在全球占有很高的市场份额，且集中度不断增高的背景下，中国中成药市场同质化现象严重，多数企业生产低水平重复，截至 2017 年底仍存在分散竞争、粗放型发展的特点，未能达到有效的规模化经营。

**发展趋势**  中成药产业一直是中国政府重点关注的产业，对发展中成药产业态度鲜明。中国国务院 2016 年 6 月发布的《中国的中医药》白皮书强调，中医药产业已成为中国新的经济增长点。国务院印发的《中医药发展战略规划纲要（2016—2030 年)》提到，发展中医药已经上升为国家战略。中国中成药产业正朝着现代化方向不断加速，具有更好的产品质量以及更佳的临床疗效，将是未来中成药领域的核心竞争力。

随着技术水平的提高，中成药产业逐步采用现代科学技术，并取得了显著的成就，是中国少数具有国际优势的产业之一，加入世界贸易组织后，这种优势更

加突出。但是随着社会的发展和国际市场竞争的日益激烈，中成药产业面临着现代化和国际化的紧迫任务，这给中药产业带来新的发展机遇和严峻的挑战。同时，由于面临着文化背景差异，中成药因其有效成分不明确、质量欠缺标准化等现实困难，尚未被国际社会所广泛接受。

（褚淑贞　陈泳洁）

zhìyào zhuānyòng shèbèi chǎnyè
**制药专用设备产业**（pharmaceutical equipment industry）  制造药品专用机器设备的企业经济活动的集合。制药专用设备是医药企业生产工具中的重要组成部分，直接关系到药品的质量和安全，通常分为制剂专用设备、原料药专用设备、药用粉碎机械、饮片机械、制药用水设备、药品包装机械、药物检测设备、其他制药机械及设备等八大类产品。

**全球制药专用设备产业发展概况**  20 世纪 60 年代，随着全球制药产业的快速发展和药品市场规模的扩大，欧美等发达国家的制药专用设备产业开始崛起。80 年代后期，国际制药专用设备市场逐步形成了以大企业为主导的寡头竞争格局，意大利伊马（IMA）集团、德国博世（BOSCH）集团、德国 Bausch-Stroebe（B+S）公司等知名大企业在全球市场上占据一定份额。90 年代以来，全球制药产业增速有所下降，欧美发达地区的制药专用设备市场增速趋缓，而亚洲、南美等新兴市场则迅速增长。在 90 年代末，中国制药专用设备产业得到蓬勃发展，楚天科技、东富龙等企业迅速崛起，逐步打破了高端制药专用专用设备的市场垄断。

**中国制药专用设备产业发展概况**  20 世纪 70 年代，中国制药专用设备产业开始起步，至 90 年代中期已经拥有 400 多家制药专用设备生产企业，可生产的制药专用设备产品达 1100 多个品种规格，但企业规模相对较小，产品附加值普遍较低，品牌效应较弱。1999 年，国家开始对药品生产企业强制实施生产质量管理规范认证，这为制药专用设备产业提供了加速发展的契机。中国医药生产企业对制药专用设备的可控性和专业化水平等方面的要求越来越高，随着超声波技术、微波技术、微粉技术、膜过滤技术、超临界流体技术、智能控制和检测技术的发展以及新材料、新工艺的应用推广，制药专用设备产业的现代化进程不断加快。科研能力的不断增强、产品品种规格的日益完善、产品质量的稳步提升使得中国制药专用设备产业逐步赶上国际先进水平。伴随《中国制造 2025》战略规划的开启，制药专用设备产业作为该战略规划的重要内容，产业发展的政策环境良好，中国制药专用设备制造企业已逐渐成为国际市场上强有力的竞争者。

**产业规模**  从经济指标来看（图 1、图 2），2013 年制药专用设备产业的主营业务收入为 138.2 亿元，同比增长 22.3%；利润总额为 16.5 亿元。2016 年主营业务收入达到 172.6 亿元，同比增长 3.52%；利润总额为 15.8 亿元，同比呈现负增长 -13.3%。制药专用设备产业 2013 年利润率达 11.94%，在医药八大细分产业中利润率最高，而在时间走势上利润率总体处于下跌趋势。制药专用设备产业占医药产业收入比重一直以来低于其他医药细分产业

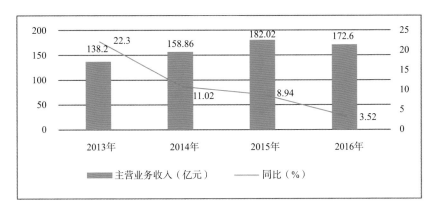

**图1　2013—2016年中国制药专用设备产业主营业务收入及同比增长百分数**
（数据来源：工信部2013—2016年《医药工业主要经济指标完成情况》）

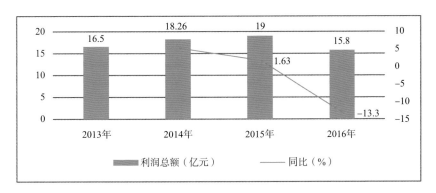

**图2　2013—2016年中国制药专用设备产业利润总额及同比增长百分数**
（数据来源：工信部2013—2016年《医药工业主要经济指标完成情况》）

收入，2016年所占比重仅为0.58%，在八大细分产业中比重最小。

**发展趋势**　①环保升级。随着中国经济结构调整，对环保要求的提高，专用设备制造业必须加大环保投入，促进产业升级。2018年1月1日起，中国开征环境保护税，这就要求专用设备制造业中具有高能耗、高污染特征的企业必须加快转型，否则将面临着经营成本增加，甚至被淘汰的风险。②智能化管理。利用数字化层析系统，缩短制药设备硬件的制造周期，创建、储存、调用成熟的配方工艺，确保药品工艺的稳定性和重现性，让制药设备的设计与制造更加标准化和模块化。

（褚淑贞　陈泳洁）

wèishēng cáiliào chǎnyè

**卫生材料产业**（health materials industry）　制造用于医疗救治各个环节的医用材料、外科敷料的产业。是医药产业的重要组成部分。

**分类**　卫生材料产业中，企业制造的卫生材料主要包括以下几类：①创面损伤敷料。各种烧伤、烫伤、溃疡、压疮、伤口创面敷料，生物流体敷料膜，创面修复膜，伤骨愈膜，硅凝胶，胶原蛋白海绵，疤痕膜，疤痕贴片，冷热敷膏药等。②功能敷料。液状敷料、壳聚糖、甲壳素、输液膜、产科断脐、生物止血膜等。③生物材料：生物降解材料、介入材料、载药材料、药物缓释制剂等。④粘贴材料：医用橡皮膏、透气胶带、医用无敏胶带/纸基胶带、手术用防粘连冲洗液。⑤护创材料：医用棉球、棉签、绷带、创可贴、急救包、脱脂棉、脱脂纱布、纱布垫。

**发展历程**　中国医用卫生材料产业发展初期，产业内主要是采用廉价劳动力和自然资源驱动发展的低值卫生材料生产企业。在医用卫生材料完整产业链尚未形成时，中国向全球提供60%~70%的低值卫生材料，却没有医用级高分子等高值卫生材料的提供商。众多问题影响着卫生材料产业的发展，比如缺乏产业化接轨机制、风险投资出口狭窄、融资渠道不通畅、缺乏成果产业化及企业技术改造资金、缺乏合理有效的监管措施以及政策引导、法律法规的不健全。

随着互联网技术、3D打印技术、基因测试技术等新型技术的问世给卫生材料产业带来众多机遇，医用卫生材料产业逐渐涉足可穿戴设备、个性化植入物、精准医疗等新领域。并购、首次公开募股上市、新三板挂牌和成立投资基金等各种形式的资本运作缓解了医用卫生材料产业的资金周转，国家通过专业孵化器、税收优惠等手段促进中小企业发展，促使形成良好的竞争发展的生态环境。卫生材料产业由原来的资源消耗和廉价劳动力等物质要素驱动型的产业发展模式转变为由技术创新和资本驱动型发展模式，产业结构得到极大优化。

当前医用卫生材料产业的产品正向规模化、精准化、个性化、智能化方向发展。医用卫生材料产业的发展大趋势是技术创新化、产品高端化、产业融合化、区域集群化和布局国际化。

(褚淑贞　徐俐颖)

## yīyào yòngpǐn chǎnyè

## 医药用品产业 ( pharmaceutical supplies industry )  制造内、外科针对处理伤口或者治疗疾病过程中所用的消耗类物品和辅助机械的产业。是医药产业的组成部分。

**分类**  ①手术用品：聚氯乙烯（PVC）医用手套、手术包、产包、手术衣/帽、手术薄膜/垫单/洞巾等。②医用纺织品：医用床单、被面、防护服、防护口罩、隔离衣、台布、围兜、围裙、隔帘等。③医用非织造布：各种医用（水刺、热扎、纺粘、弹力、平纹、巴布、吸水棉）无纺布、亲水无纺布、SMS 无纺布、熔喷无纺布、卷材、片材及后处理无纺布系列产品。④敷料机械：湿纸巾包装机、医用创可贴机、输液贴机、切片机、复卷机、超声波口罩机、医用纱布折叠机、包棉机、床垫机等加工设备。

**发展趋势**  医药用品产业生产的大多产品是一次性用品，在使用过程中容易造成较多的医疗垃圾，易对环境造成污染。随着生物技术的不断发展，可降解等新型材料的发现，医药用品产业迎来发展机遇，医药用品企业可通过技术创新，更新机械设备，改进生产材料，结合智能制造来响应国家绿色高效的生产的要求，减少在使用产品后带来的污染问题。同时医药用品产业应顺应科技化的浪潮，顺应发展趋势，通过定制化研发创新来提供高端个性化定制，满足不同层次不同需求的人群，运用差异化的发展战略使得中国医药用品产业逐步走向定制化、高端化，跻身国际先进行列。

(褚淑贞　徐俐颖)

## yīyào chǎnyè bùjú

## 医药产业布局 ( layout of pharmaceutical industry )  医药产业在一国或一地区范围内的空间分布和组合的经济现象。在静态上，医药产业布局是指形成医药产业的各部门、各要素、各链环在空间上的分布态势和地域上的组合。在动态上，医药产业布局则表现为各种资源、各生产要素其至各企业为选择最佳区位而形成的在空间地域上的流动、转移或重新组合的配置与再配置过程。

从区域经济学的角度来看，医药产业属于典型的技术规模指向型产业，产业发展在很大程度上要求在一定地区具有区域产业规模与集中度，因此医药产业区域布局结构对于医药产业的发展具有重要影响。中国医药产业区域布局主要由行政省划分的省际分布、以地理区域相近省份构成的大经济区分布和东西部地区分布形成影响。2015 年以来，在国家医药产业总体规划的指导下，各省（自治区、直辖市）正在逐步调整自身的医药产业区域布局结构。

影响中国医药产业空间布局的因素主要有 4 个维度：产业规模水平、产业资源环境、产业创新能力及产业发展环境。①产业规模水平，反映产业的发展水平和程度，体现要素可以是经济效益、产业集聚和外向度。经济效益反映整个产业的经济水平，可以用医药制造业主营业务收入、利税总额及资产总额等指标进行衡量。产业集聚反映某一区域产业聚集区的形成情况，可以用医药制造业企业数量来衡量。产业的外向度，是衡量产业国际化程度的标准，外向度可反映新技术、新产品的交流程度，可以用医药制造业对外投资额、新产品出口额等指标进行衡量。②产业资源环境，主要包括支持产业发展的人力资源和社会资源环境。人力资源反映某一地区从事此产业的人员总量，可以用医药制造业从业平均人数进行衡量。产业的社会资源，即支持产品生产的基础设施，这一指标的高低直接反映产品的生产状况和产业的发展情况，可以用医药制造业科技活动经费内部支出中仪器设备费进行衡量。③产业创新能力，很大程度上反映了医药产业的可持续发展能力。产业创新能力可以分为投入和产出两个方面。投入指标可以为研发经费支出、研发人员全时当量和研发机构数目。产出指标可以为发明专利的拥有量和新产品销售收入。④产业发展环境，医药产业具有鲜明的经济和政策导向性，与此区域的经济发展水平、国家（区域）政策、法律制度等分不开。政府对某一地区的态度或支持力度，都直接影响此地区的产业发展。可以用区域国内生产总值及医药制造业研发经费中政府资金来衡量区域经济能力和政府的支持力度。

(庄倩)

## yīyào chǎnyè jíqún

## 医药产业集群 ( pharmaceutical industry cluster )  以医药产业为核心的制药企业、高等院校、科研院所及相关机构在特定地域内集中分布、相互作用的集合体。其中，制药企业是医药产业集群中药品的生产者，高等院校和科研院所是为药品研发提供的技术平台，公共服务平台等相关机构可以为集群内各主体提供培训、

法律、信息等服务。所谓产业集群，美国战略管理学家迈克尔·波特认为，它是在某一特定领域内互相联系的、在地理位置上集中的公司和机构集合。医药产业是典型的技术密集型产业，产业链的各个环节紧密相连。新技术的创新、新药发现及实现产业化等一系列过程都需要医药企业密切联系和配合，这种联系的外在表现即为企业在地域空间位置上的集聚。截至2017年底，中国国内众多蓬勃发展的医药工业园区表明，医药产业链上的相关企业以集群式发展极大地促进了各区域医药产业的迅速发展。

**特征**　医药产业集群的特征有：①高技术。医药产品是高技术产品，而且生产过程中技术要求高。②高投入。主要是医药产品的研发投入高。③高风险。研发产品的风险大，研发成果转化失败率高。④强政府监管，政府在医药产品从研发到销售的每个环节都制定了相关法律。

**存在并得以发展的原因**　医药产业集群之所以存在并得以发展的重要原因在于其有很强的竞争优势。

*形成集聚经济*　医药产业集群最重要的特点之一是可以产生广泛的集聚经济效益，而集聚经济产生的重要原因是产业集群可以实现外部规模经济。外部规模经济，即对单个厂商来说是外在的，平均成本与单个厂商的生产规模无关，但与整个行业的规模有关。医药产业集群的地理集中可以共同利用各种基础设施、服务设施、信息资源和市场网络等公共区域产品，共同利用集群内辅助企业如专业化的供应商、分销商及相关支持服务机构，从而能够降低信息搜寻和交易成本，

产生外部规模经济。

*专业化优势*　医药产业集群内的企业无论是上游供应商、中间商、下游分销商，或是合同研究组织、物流、咨询、法律等服务支持机构，专业化的分工协作都具有医药行业特性，更具专业性；同时，医药产业集群具有熟练、专业化的人力资源优势。由于行业的特殊性，医药产业对人员任职资质和专业化程度都具有更高的要求。医药产业集群内医药相关企业的集中本身就形成了一个专业化的医药"人才池"，使集群发展所需专业化医药人才得以保障。

*医药产业集群内企业间的合作竞争*　合作竞争的结果是集群内企业的相互促进发展。集聚增强了企业间的合作和竞争，同时合作竞争也带来了医药产业集群整体竞争力的提升。

*知识外溢和创新优势*　对于高技术产业来说，知识资本在企业的可持续发展中起到至关重要的作用，而医药产业集群内企业通过相互之间的合作竞争、学习、模仿及集群内员工的非正式交流，有利于加快新观念、新知识和新技术的扩散和交流传递，由此形成知识的溢出效应，获取"学习经济"，增强企业的研究能力和创新能力。

*路径依赖*　医药产业集群一旦形成，并通过自身竞争优势不断得以发展，这样在外部规模经济的作用下，各种要素将进一步向该医药产业集群集中，集群优势进一步强化。正如波特所指出的：一旦一个集群开始形成，一种自我强化的过程会促进它的成长。

*衍生作用*　由集群内人员新成立企业，或由母公司分裂出新

公司。由于新企业在一个集群内，一方面熟悉集群的环境，容易得到所需的资金、技术、劳动力等生产要素，另一方面又面对业已形成的比较成熟的产品市场，这都可以大大降低创业风险。通常集群的规模越大，越能够吸引更多的厂商加入，从而形成集群与企业发展之间的良性互动。

**发展概况**　21世纪初，美国、欧洲和日本均已发展出完善的生物医药产业集群，处于国际生物医药产业的高端位置，并已形成核心技术的代际优势。西雅图是现代生物医药产业的摇篮，旧金山"基因谷"、圣地亚哥"生物医药谷"、波士顿"基因城"等，都是世界范围内产业化最发达、创新程度最活跃的生物医药产业集群。它们的共同特点是拥有强大的智力支持、顺畅的区域内企业分工互动、雄厚的研发资本投资、高效的成果转化体系。

中国生物医药起步较晚、基础薄弱，经过近20年的发展，特别是2010年国务院将生物产业确定为战略性新兴产业后，基于国家宏观政策的鼓励引导、广阔市场潜力的强劲推动，众多地区竞相把生物医药产业集群作为提升区域经济竞争力的战略产业，密集出台贯彻落实性质的鼓励政策，生物医药产业规模迅速扩张，"药谷热"持续升温，产业整合进程明显加快，并不断向经济资源和智力资源富集地区集聚，逐步形成长三角、环渤海为核心，珠三角、成渝地区、东北三省快速发展的产业集群空间格局，形成了从生物技术研究、中试到产业化的完整产业链条，其产业基地数量、总体规模分别占全国总量的70%、60%以上。此外，湖南、贵州、江西等中西部地区市县也多

点开花，生物医药产业园区或高新区充满活力。根据中国国家统计局数据来源，2010 年以来生物医药产业保持着 20%~30% 的高增长，2014 年生物医药总产值高达 15 985 亿元；按照该增长率测算，到 2020—2022 年，中国将成为仅次于美国的全球第二大生物医药市场。但是，区域发展不平衡状况也不断凸显，中西部地区的产业规模差距越拉越大，相关企业多从事附加值较低的生产制造活动，在产业链中处于"低端锁定"状态。

中国生物医药产业集群的类型主要有 3 种：①综合型开发区内设立的生物医药园。截至 2015 年底，中国共成立以生物医药产业为重点的国家级经济技术开发区 103 家、高新区 75 家。这类"园中园"多以"政府为主导、企业为主体"的管理体制进行运行。②独立建设的生物医药产业园区（基地）。1997—2018 年，全国共确立了 56 家生物医药产业基地。国务院于 2009 年 3 月、2013 年 12 月正式批准江苏泰州和吉林通化成立国家级医药城，哈尔滨和厦门于 2014 年 10 月成功入选国家首批 10 个战略性新兴产业区域集聚发展试点城市，开展生物医药战略性新兴产业的孵化器模式试点。③生物医药企业自发形成的产业聚集区。围绕生物医药产业链生产、销售和服务功能的不同企业，以及企业内的研发环节、生产环节与支持环节，出于降低成本的意愿，自发形成松散的成长型产业集聚。

(庄 倩)

yīyào gōngyè yuánqū

## 医药工业园区 (pharmaceutical industrial park)

由国家或区域的政府通过行政手段在一定空间范围内聚集各种生产要素形成的医药产业分工协作生产区。对于工业园区与产业园区，区域政府在制定促进工业发展政策方面存在差异，工业区需要大而广的政策，而产业园区更加注重针对性。因此，各区域在建设或建立工业园区时，首先确定适合区域发展，而且符合国家产业政策的主产业及相关产业，建立不同产业的功能园区，同时依据各产业各特点，制定适合产业发展政策，促进各产业发展升级，服务地方经济。大规模医药工业园区往往既进行医药生产也进行科技研发，多为综合性园区。其功能区一般包括生产区、研发区、生活区和综合服务区。医药企业的环境要求通常较高，适宜建设生态型园区。

医药工业园区的发展要素有：①园区环境。园区环境与工业园区的地理位置密不可分，需考虑到园区功能定位、企业区位选择、与工业化和城市化的关系等。医药工业园区健全的基础设施带来的外部规模经济收益也使企业愿意向某一地区集聚，能够降低企业的生产成本。同时，基于地方根植性形成的园区文化影响着集聚企业的行为方式和企业之间的关系，以及园区的政策导向。②政府作用。地方政府在园区医药研发、行政审批、知识产权等方面的激励政策，以及在药品监管、节能环保等方面的约束政策直接影响园区的发展。21 世纪初，中国大量的医药工业园区还处在发展的初期阶段，各地政府在某种程度上替代了市场主体以及金融市场的投资行为，基于各种政策的招商引资政策仍是园区发展的重要影响要素。③支撑体系。医药工业园区作为一个系统，需要商业银行、医药中介机构等辅助性机构以及医药类专业院校、研究所等支持性机构的支持。④企业主体。医药相关企业是医药工业园区最重要的经济单元和最直接的行为主体，企业主体也应有高度的专业化分工，龙头骨干企业对总量指标贡献卓著，而大量新创的中小医药企业是推动集群发展的血液。企业依托于园区创新网络也是加速园区医药企业提升竞争力的一条捷径。此外，医药工业园区内的企业间需要建立复杂且紧密的相互联系，这种联系表现在专业化分工与协作、信息与资源的交流、知识和技术的积累，以及企业规范化等方面。⑤集聚效应。在知识和技术对经济发展作用日益重要的背景下，高等院校和科研机构在园区中越来越重要。为新生小企业提供有利于存活发展的创业服务环境和空间环境的孵化功能已为大多医药工业园区所具备，集聚带来的地理接近性、文化根植性和联系紧密性也同时孵化着创业者的早期成长。工业园区的外部效应带来的与其他区域企业的成本差异使得更多企业进入这一区域，并导致更大的成本优势，这种渐进的过程可产生医药工业园区的集聚经济。此外，工业园区内的空间接近性和共同的产业文化背景，加强了显性与隐性知识的传播与扩散，知识溢出效应使园区内专业化企业学习新技术变得容易和低成本。⑥医药工业园区发展水平。医药工业园区是整合了区域环境、资源、创新、市场等要素的有机系统，医药工业园区的发展也是该系统在多个发展要素共同作用下的一个动态的系统过程。

(庄 倩)

**生物医药孵化器** （ biomedical incubator ） 服务于行业内的创业公司，为在孵企业提供资金、场所、设备、人才等多种资源，帮助在孵企业顺利完成种子项目的启动及运转的机构。创业公司包括创新药研发公司、医疗器械公司等。从创建主体的角度，可以将生物医药孵化器分为政府投资创建、医药企业创建、风险投资机构创建、科研院所创建和创业社区 5 种组织形式。生物医药孵化器汇集了平台优势和专业资源优势，可提供具有专业特点的创业孵化环境和孵化服务，因而加速了生物医药科技成果的转化，缩短了社会资源的周转周期，对当地经济水平的提升和创新能力的凝聚具有重要的意义。

**具备条件** 生物医药孵化器作为一种专业性程度较高的孵化器，其创建所需要的条件和环境是特殊的。一般需要具备以下几点：①高新区的"造血干细胞"，即浓厚的政府色彩和政策支持。生物医药孵化器是"高新区中的科技特区"，得到当地政府大力的财政支持和各级科技部门的扶持，才能使其健康成长。②生物医药孵化器的鸟巢，即城市的经济发展水平和地理位置。对于中小型的医药科技企业创业需要的技术、人才、产业化条件和投资环境而言，城市的经济水平和活跃程度显得尤为重要。③医药创业企业的摇篮，即孵化器本身内外环境的优劣。浓厚的创业氛围、便捷的交通和周全的生活条件可使创业者接踵而至，对于吸引投资者和技术项目均是优势所在。④新药开发的上游系统，即与著名高等院校和科研机构形成强有力的合作网络。有关专业的大院大所

和高等学校的有关院系在人才、信息、项目和仪器配备资源上是生物医药孵化器建设的最重要依托，其与孵化器的管理、政策和资本形成相得益彰、互相补充的格局。⑤新药开发的下游系统，即与大型制药公司产业群相互依存。大型制药公司一定程度上就是新药的项目需求方，可以指导孵化器内进驻研发企业的研发方向；制药公司产业化的条件，包括生产质量管理规范车间，对于研发机构新药品种的申报、生产提供了广阔的合作空间和共享资源。另外，大型公司的存在使得孵化器本身的专业设备和服务有了更宽的服务面，不至于产生资源的浪费和闲置。⑥新药开发的中间衔接，即生物医药孵化器的资源配置。生物医药孵化器的资源配置必须有一定控制，要依从全而精的原则，要有能保证数十家生物技术企业同时进行的研发平台、中试实验室和公共实验室。另外，必须要引进、单独或合作建设少量的纯技术性的测试中心，与周边资源形成互补的格局，保证资源的充分利用。

**运营模式和经验** ①21 世纪初，美国出现大型孵化集团，将传统孵化器功能、风险投资、股份制控股优势和优秀的专业管理人才融为一体，强化孵化器的营利性。这种相对完美的模式已成为国际上企业孵化器发展的趋势。②在法国，孵化器自 20 世纪 80 年代引入，一直扮演着项目服务性机构的角色，其运营模式一般有国家资助、企业创办、孵化器与科技园相结合、研究机构独立孵化研究成果 4 种。③以色列在科技企业孵化器运作模式最显著的特征是发明者或创业者的项目、政府的资助与孵化器的服务三者

紧密结合，注重提供全程服务。同时，股权结构集鼓励创新、激发员工积极性、吸引投资三者为一体。④中国生物医药孵化器的运行模式主要有：传统的事业单位管理非营利模式，如上海张江生物医药孵化器；传统的事业单位管理营利模式，如海淀园生物医药孵化器、暨南大学生物医药孵化器等；现代企业治理结构营利性模式，如生命园生物医药孵化器、海银科生物医药孵化器、北联生物医药孵化器、杭州生物医药孵化器。

（庄 倩）

**医药产业链** （ pharmaceutical industry chain ） 以医药产品的研发、中试、生产、销售和服务各个环节紧密分工协作为基础，以物质流、信息流、资金流、技术流等形式的产业联系为纽带，以医药企业为产业主体，依据医药企业间的上下游的功能关系和特定的空间布局构成的链网状高技术产业组织体系。

**构成要素** 由节点和产业联系两个要素组成。

节点 医药产业链一系列环节的节点主要由医药相关的产业组织机构和医药消费者（群体）两大部分组成。其中，产业组织机构指的是生产商/企业（制药公司、医药科技公司、医药原材料供应商、医药销售公司），中介机构（工商联、生产力促进中心、医药行业协会、科技中介机构、金融机构、风险投资公司、保险公司、物流公司、合同研究机构、知识产权事务所、管理顾问公司、医药信息咨询机构和科技孵化器等），研发机构（大学、研究院所、医药科技企业、大型制药企业、创新中心），规制机构（国家

和地方发展与改革委员会、卫生部门、科技园区管委会、各级药监局、工商行政管理局）；医药消费者（群体），包括医院、医生和病患者。产业链上生产经营活动的主要执行者是各类医药企业，它们实际上是产业链的主体。那些为医药企业提供资金、信息、培训、管理、监督、研究与技术等支持服务的产业组织机构则是非生产性节点。产业链的终端是医药消费者，产业链的组织运行情况受到医药消费者的消费需求和购买能力的直接影响。

产业联系　医药产业链主体间的产业联系为混合型，其中包括纵向联系和横向联系，是一种非线型的网络联系。在纵向联系上主要表现为：产业链上下游或上下级的各类企业之间的相互关系，包括前向联系和后向联系。纵向联系是医药产业链构建的基础和动力。在横向联系上主要体现在医药产业链条上同行业企业间的联系以及与中介机构、医药设备供应商及配套的研发、生产、销售服务供应商之间的联系，如借助合同委托研究机构、合同委托生产机构、合同委托销售机构进行研发、生产及销售的外包、医药技术战略联盟、动态联盟、咨询、信息交流等。这都属于一种协作关系。

特点　医药产业链在组织结构、空间结构上具有以下特点。

组织结构特点　将整个医药产业链按照纵向关系可分为上游、中游和下游 3 个主要功能部分，各部分涵盖多个环节，而各个环节又涉及多个不同的行为主体。作为上游的研发创新阶段，大多以高等学校、科研院所及大型综合医药企业为产业链主体，也有一些制药企业、医药研究机构的

参与，在国外还有风险投资公司、合同委托研究机构等参加，它们是产业链的龙头。作为中游的中试、临床阶段主要由医疗机构主导完成，也有一些孵化基地和有关制药企业参与。此外，还有一些专门提供各种服务的公共服务机构、中介机构、知识产权事务所等组织机构参与。作为下游的生产制造和销售服务阶段主要包括产品的生产过程（产业化）和产品的市场化两个过程。医药生产企业、物流企业以及药品销售商、医院的医生和消费者等是该阶段的行为主体。

空间结构特点　产业链的空间结构决定于链环的组合形式，链环发生位移会导致链网结构的改变。医药产业链由于其具有很强的区位指向性，因而其产业空间网络发达且具有较大的空间跨度，一般表现为跨区域链接。同时由于各个生产环节对要素的需求有差异，每个环节都会有不同于其他环节的独特区位需求。处在医药产业链上的各个主要环节和相关产业，在空间位置上主要分布集中在科技、人才、资本等具有比较优势的区域。医药产业链以技术和资本为产业的核心资源，其中最为重要的是专用性高的知识技术资源。在专业化的要求下，医药产业内分工日益细化、技术外溢程度不断加剧、投资的密集性持续提高，这些特点不断催化行业内企业的集聚。从全球范围来看，医药产业链呈现出"大分散、小集中"的分布格局。

（庄倩）

yīyào chǎnyè zhèngcè

**医药产业政策**（policy of pharmaceutical industry）　国家权威部门制定并组织实施的旨在鼓励、规范医药产业发展的一系列政策

的总和。其内涵包含 3 层含义：①医药产业政策是国家产业政策的重要组成部分，不能独立于国家产业政策之外，其制定、实施均必须在国家宏观产业政策背景之下。②医药产业政策以具有经济属性的"医药产业"作为政策对象。既涉及医药产业发展的总体性政策，也包括医药产业结构中具体的行业政策；既包括医药生产政策，也包括医药产品的流通和消费政策；既涵盖医药产业核心层，又包罗医药产业的外围层和相关层。从某种意义上说，所谓"医药产业政策"是指一个复杂的"政策体系"。③医药产业是国民经济产业中一个重要产业，具有一般产业政策的共性，同时也具有不同于一般产业政策的特殊性。如，医药产业具有战略物资属性，决定了医药产业政策要解决的绝不单是经济问题，而是政治、经济、文化的综合问题。制定产业政策时套用利润最大化原则或许可以适用于其他产业，但不完全适用于医药产业。必须考虑医药产业的特殊性，将"维护健康"的特殊要求纳入医药产业政策总体目标中。

作用　具有加速、引导、规范、提升作用。

对医药产业发展的"加速"作用　在市场经济体制下，一个产业的增长速度快慢主要由市场决定，但政府对产业发展的干预尤其是产业政策同样对产业的增长速度具有重要的影响。产业政策是产业发展的"加速器"，其实质上是一种"供给管理"政策，即通过制定对某一产业发展的一系列"倾斜性"政策，吸引其他产业的过剩资本流向需要发展的产业，缓解该产业发展中的资金瓶颈，伴随着资金进入的是各种

生产要素的流入，从而有力地刺激该产业的发展，提高产业的供给能力，加快该产业的增长速度。有没有"看得见的手"的推力，以及推力的大小对一个产业具有重要意义。

对医药产业结构调整的"引导"作用　医药产业政策不仅能调整产业结构的方向、目标和规划，而且拥有引导结构调整的各种手段和途径，能够通过法律、行政、经济的手段，使政策客体即政策作用对象的利益发生改变，从而使政策客体对自己的经营方向和经营行为做出必要的调整，使资源配置按预定的目标发展，使生产要素向预定的方向流动。很多情况下，产业政策主要是给投资者和企业提供一种明确的"信号"，表明国家鼓励发展什么产业或产品，限制什么产业或产品，因而成为产业结构调整的"引航灯"。

对市场竞争秩序的"规范"作用　产业秩序对一个产业的健康发展具有重要意义。作为产业政策重要内容之一的产业组织政策，在某种意义上是一种"秩序政策"，其政策目标主要是调整政府与产业、企业与市场之间的关系，规范市场竞争秩序。它通过制定和实施《反不正当竞争法》和《反垄断法》，既反对产业内的过度竞争和恶性竞争，又反对阻碍竞争的垄断行为，以保证竞争的公平性，实现有效竞争，维护市场活力。一个热点产业在它的发展初期往往难以获得所需的产业秩序，医药产业也是这样。因此，如何维护正常的竞争秩序，形成良好的市场环境，建立一个统一、开放、竞争、有序的医药市场，就成为当前中国医药产业政策的重要内容。

对医药产业国际竞争力的"提升"作用　产业政策最初实际上是一种贸易政策，它通过实行鼓励出口、限制进口的政策而对本国弱小产业进行保护，同时实施扶持政策而加快本国弱小产业的成长壮大，提高本国产业的国际竞争力。产业政策之所以能够提升产业的国际竞争力主要不在于保护政策本身，而在于政府对产业的保护降低了来自外部的竞争压力，为本国产业的发展赢得了时间和空间。而产业政策的实施也加快了产业结构和产业组织的调整和优化的进程，缩短了产业转型的时间，同样对提升产业国际竞争力是有帮助的。

特征　医药产业政策有以下特点。

综合性　医药产业政策的制定和实施主要是医药行政主管部门的职责，但又不仅仅是几个医药行政主管部门的任务，而是涉及方方面面，需要许多部门的配合。首先，由于中国现阶段还没有统一领导、协调医药产业发展的组织机构，医药行业分属卫生健康委员会、科技部、国家发改委等几个部门管理。因此，制定医药产业政策需要这些部门的合作，以避免所制定的政策不协调、不统一。其次，医药产业政策的制定和执行还牵涉财政、税务、海关、金融、保险、工商、公安部门，没有它们的参与和配合，就不可能制定出所需要的产业政策，更谈不上执行。

复杂性　医药产业政策无论从政策过程还是从政策内容本身来看，都比一般产业政策更为复杂。这种复杂性首先是因为医药产业本身的复杂性。医药产业由多个行业（产业）组成，虽然都是以经营"医药"为主业，但其

产业规模、产业形态、组织结构、运营模式、管理方式都有各自的特点。这种产业特征大大增加了制定产业政策的难度。医药产业政策的复杂性还由于医药产业除了经济属性外，还肩负着社会责任，对社会的公平、和谐有重要影响，如果处理不当，产生的影响则可能远远超出了经济范围，造成严重的社会和政治后果。

动态性　产业政策属于比较稳定的中长期经济政策，但这并不意味着产业政策是静止不变的。实际上，产业政策是动态的、变化的。首先，由于产业政策所面临的国际、国内经济形势是不断变化的，而产业政策的制定又必须以国际、国内经济为背景，因此，产业政策必须也是动态性的才能适应国家经济发展总战略和产业结构转换的要求。其次，产业政策必须因产业发展的不同阶段而做出相应调整。任何产业的发展都要走过从萌芽到衰退的历程，要经历形成期、成长期、成熟期和衰退期。由于不同时期产业的竞争状态、竞争手段和组织结构各不相同，必然要求产业政策的重点因发展阶段的不同而有所侧重，这也表现出了政策的动态性。另外，产业政策的动态性也同时带来了决策的时序性。如在产业发展初期，小企业众多，垄断尚未形成，产品标准不统一，影响产业发展的主要问题是恶性竞争、无序竞争，这个阶段产业政策的重点是规范市场竞争秩序，防止过度竞争，同时鼓励大企业发展。而当生产发展到成熟阶段，垄断成为不利于产业发展的主要问题，这一阶段产业政策重点就应该是反垄断，鼓励有效竞争。这种规律同样存在于医药产业，因此，政策制定部门在制定医药

产业政策时，必须根据医药产业政策的动态性特征，根据产业发展的不同阶段制定不同的政策内容。

(庄倩)

yīyào chǎnyè guīhuà

## 医药产业规划 (pharmaceutical industry planning)

对当地医药产业发展的定位、产业体系、产业结构、产业链、空间布局、经济社会环境影响、实施方案等做出 1 年以上的科学计划。医药产业的规划需要综合运用各种理论分析工具，从当地实际状况出发，充分考虑国际国内及区域经济发展态势而制定。一般的产业规划包括：区域产业规划、专项产业规划、产业园区规划。医药产业由于其特殊性，往往依托园区规划促进产业集聚发展。医药产业园区规划主要包括规划定位、产业园选址、总体布局、交通系统、绿化景观系统。

**规划定位** 医药产业园区规划的首要工作是规划定位，应根据企业自身的发展现状与长远规划，确定产业园的内容与规模；根据企业的产品战略、目标市场与资金投入规模，确定产业园的规划标准；结合企业的文化、生产管理模式、产品方案等，确定产业园的规划理念。

**产业园选址** 医药产业园选址时应节约用地，贯彻执行国家方针政策，符合国家长远规划及工业布局战略；应正确处理各种关系，例如城市与乡村、生产与生态、生产与生活、近期与远期等；应充分考虑环境保护和综合利用；宜选择在自然环境好的区域，应远离粉尘、有害气体和污染的区域；用地应具备基本的生产条件。

**总体布局** 主要有以下几点。

**规划结构** 在进行医药产业园区规划时，可以以人员密集的办公及服务区为中心，以园区的景观绿化带为轴，建立园区的规划结构，在此基础上进行产业园区功能分区及总体布局，并且从人文理念及企业组织机构出发，将文化特色渗透到整个医药产业园的规划结构之中。

**功能分区** 通常医药产业园的功能分区可以依据以下几个方面进行：①园区的生产区、生活区与生产辅助区各自形成相对独立的区域。②根据企业内部品牌，将各子企业分成相对独立的区域。③根据同类产品集中原则，对产业园进行分区。④根据企业发展规划，建设内容分期实施。

**总平面布置** 医药产业园的总平面布置应与城市的总体发展规划相适应，并合理利用自然条件；应符合生产工艺流程要求；应充分考虑地区的主导风向。

**模块化设计** 医药产业园内的生产车间可以进行模块化设计，生产区厂房根据产能不同，由不同数量的模块组合而成。这既体现了设计的统一性，又保证了生产的灵活性。

**动力配套** 根据产业园规模，应确定动力配套系统集中供应或分区域供应。动力配套系统区域相对独立，位置的确定应综合考虑市政公用工程接口及使用区域的远近。

**交通系统** ①人、物流线。产业园区应分别设有物流出入口、人流出入口。园区内的主要道路应贯彻人、物流分流原则，主要人、物流路线互不交叉。园区内的人、物流可考虑分层布置，利用纵向空间将人、物流有效分开，从而避免流线间的干扰。②道路交通系统。产业园道路系统应与

周边城市干线道路连接，形成路网系统。医药厂房宜设置环形消防车道，有困难时，可沿厂房的两条长边设置消防车道。产业园内设置地上及地下停车场，并均匀布局于规划用地内。③连廊。连廊作为医药产业园的重要物流通道，能够很好地将人、物流分开，同时可以避免天气因素的干扰，并减少外部环境对物料的污染，便于专业外线的布置，同时有利于管线的维修。

**绿化景观系统** ①绿化系统。规划设计时，在符合绿地率的基础上，应最大限度地将土地还原给城市，打造绿色园区。绿化设计按生产质量管理规范要求，以不产生花絮的树木为主，并布置大面积的耐寒草皮，起到减尘、减噪、防火和美化的作用。适当引入植被墙、种植屋面等新型绿色技术，活跃建筑立体效果，将绿色设计与景观营造相结合，整个园区符合生态可持续的发展趋势。②景观系统。医药产业园的规划设计可以打造中心主题景观体系，与企业文化相呼应，强调企业文化氛围，彰显创新、高效、严谨、活跃的工作生活态度，并且可以引入多种景观塑造方式，分层植被绿化系统、水景系统与雕塑小品相结合，丰富空间感受。

(庄倩)

yīyào kējì chuàngxīn zhèngcè

## 医药科技创新政策 (technology innovation policy of pharmaceutical science)

国家在医药领域内围绕技术发展，推进多元发展、协调发展并最终实现国家医药科技创新体系推进的政策。是医药产业政策的一个重要分支。目的是在一定时期内，通过技术和资源的合成，突破关键技术，提升医药企业研发创新水平，增

强中国医药产业的国际竞争力。主要以提升药品质量、加强医药技术创新、加快升级优化医药产业结构、提高医药产业核心竞争能力和拓展国际发展空间 5 方面为重点。

### 形成阶段（1949—1977 年）

中华人民共和国成立之初，国家的药学事业极端落后，缺乏现代化的药品生产企业和高水平的药品研究机构。1955 年，国务院制定了《1956—1967 年科学技术发展远景规划》，在"向科学进军"的伟大号召下，一批药物研究机构包括医科院药物研究所开始创立。这一阶段新药研发的思路完全依靠国家的指令性计划，科研成果都是为国家和人民服务的。此阶段科技政策的实施为日后医药科技创新体系的探索奠定了基础。

### 探索阶段（1978—1995 年）

十一届三中全会指出科技工作必须服务于经济建设，国家的科技事业迎来了"科研的春天"。国家为促进科技发展组织制定了一系列的科研计划，如《1978—1985 年全国科学技术发展规划纲要》（简称《八年科技规划》），"六五""七五""八五"科技攻关项目应运而生。与此同时，医药科技政策体系的观念也逐渐产生，国家对其建设进行了探索。1984 年 9 月 20 日，六届人大常委会第七次会议通过了中国第一部药品监督管理的大法——《中华人民共和国药品管理法》，将新药审批注册权限统一归国家卫生部所有，之后相继出台了《中华人民共和国药品管理法实施条例》等相关法规，新药研发的管理日益规范。1985 年 4 月国家实施了《中华人民共和国专利法》，但局限于药品制造方法的保护，对产品本身不授予专利权。虽然鼓励成果转化，但对知识产权的保护却不够全面。尽管如此，然而这一阶段对于医药科技创新政策体系的探索颇有成效，如对创新研发的规范等。而且 1993 年中国第 1 次修改专利法，放开了对化学物质（即药品）的保护，专利权有效期也从 15 年延长至 20 年，方法专利的效力延续到了产品，极大地推动了中国创新药物研究的积极性，中国有关专利法的知识更加完整。

### 发展阶段（1996—2005 年）

这一时期，随着中国加入世界贸易组织框架协议的谈判日渐深入，知识产权与创新已开始成为政府政策的主导思想。国家逐渐加大了科技投入的力度，鼓励开展创新药物研究。1998 年 3 月，国家药品监督监管局正式成立，组织结构进行了重组，并全面梳理了有关药品注册的法规和规章，先后在 2002 年和 2005 年修订了《药品注册管理办法》，制定了一系列基本符合国际标准的技术指导原则，并制定了《药物临床试验质量管理规范》《药物非临床研究质量管理规范》《药品特别审批程序》《专利实施强制许可办法》等，同期国家科学技术部成立了"创新药物和中药现代化"重大专项，发布了一些符合国际标准的技术指导原则文件。这一时期，中国新药研发相关政策体系初步建立，但亟待完善。

### 完善阶段（2006 年以后）

这一阶段，国家施行了多项医药科技创新政策来加强科技创新发展、规范创新研发，保护创新成果。如 2006 年拟定实施方案，并于 2008 年进入实施阶段的"重大新药创制专项"，又如对创新药物研发起到重要推动作用的医药研发创新系统。"十二五"时期，密集出台了中国医药科技创新"规划引导"类、"研发规制"类政策。除了不断升级规划期内较为宏观的规划计划外，还推出了如《"十二五"生物技术发展规划》《医药工业"十二五"发展规划》等"专一型"的规划指导文件，并制定了专利事业发展战略推进计划以及每年一度的《国家知识产权战略实施推进计划》等，同期国家对《中华人民共和国药品管理法》进行了修订完善，并进一步加强了一系列新药研发技术指导原则的制定，规范临床试验的数据。"十三五期间"，科技部制定并印发了《"十三五"生物技术创新专项规划》等科技政策，工业和信息化部发布了《医药工业发展规划指南》，明确指出国家将不断完善医药科技创新政策体系。

与中国相比，国外也在不断推进医药科技创新政策的发展，如美国从 20 世纪 80 年代起对制药企业实施的包括资金支持和知识产权保护等政策；日本实施了包括人才、教育和资金支持等政策；国外医药科技创新政策的实施对本国医药产业的发展产生了重要的推动作用，中国也顺利开展此政策，推动了国内医药产业的进一步发展。

（席晓宇）

zhòngdà xīnyào chuàngzhì zhuānxiàng

**重大新药创制专项**（special new drug initiative） 中国政府在《国家中长期科学和技术发展规划纲要（2006—2020 年）》中的新药研发创新计划。简称新药创制专项。是一项国家大型科技计划。国家于 2006 年拟定实施，并于 2008 年进入实施阶段。旨在研制一批有重大创新价值的科技药、生物药，为老百姓提供安全、有效、价廉的新药产品，实现新药产业从仿制向创新为主的产业转变；指导思想和目标是：以人民健康为根本，以市场需求为导向，自主创新为动力，以平台建设为支撑，以新药创制为目标。是国家医药科技创新政策中的一个重要内容。

**内容与实施**　该计划是由国务院统一领导，科技主管部门指导，国家卫生主管部门和军委后勤保障部门牵头，通过共同建立行政和技术管理体系保障专项的实施。项目包括 5 个重点内容，分别为"创新药物研究开发""药物大品种技术改造""创新药物研究开发技术平台建设""企业新药物孵化基地建设"和"新药研究开发关键技术研究"。项目的实施分为 3 个环节：首先由国家组织专家，根据计划目标设定课题，同时制定课题申报准则规范；之后，符合准则规范的人员即可进行申报；最终由专家会议进行会议评审，选出中标课题。课题基金数量根据计划设定。截至 2015 年 9 月，针对专项，国家共投入资金 128 亿元。

**目标**　①2011—2015 年间的目标：针对满足人民群众基本用药需求和培育发展医药产业的需要，突破一批药物创新制造的关键技术和生产方法，研制 30 个创新药物，改造 200 个左右产量大、销量大、用量大的药物品种；完善新药创制与中药现代化技术平台，建设一批医药产业技术创新和战略联盟。基本形成具有中国特色的医药研发创新系统，增强医药企业自主研发能力和产业竞争力。②2016—2020 年间的目标：以品种研发和关键技术为突出主线，核心目标为产出一批重大产品，集成一批关键技术，转化应用一批成果，实现新药创制重点领域跨越。重点针对恶性肿瘤等 10 类（种）重大疾病，强化转化研究和创新，重点加强重大药物的品种研发和产业化。一是重大创新品种，占领技术前沿，填补领域空白。二是临床急需品种，采取仿创结合方法，满足临床急需，降低医疗费用。三是重大国际化品种，按照国际标准要求，切实提高高端制剂的品质，在满足内需的同时，进入国际主流市场，提升企业国际竞争能力。

**建设成果**　①截至"十二五" 2015 年 9 月，累计 90 个品种获得新药证书，其中包括手足口病 EV71 型疫苗、Sabin 株脊灰灭活疫苗、西达本胺、埃克替尼、阿帕替尼等 24 个一类新药，是专项实施前总和的 5 倍。135 个品种获得临床批件，技术改造 200 余种临床急需品种，其中涉及 15.3% 的国家基本药物，药品质量明显提升。截至 2019 年 2 月，立项 1900 余项，共产出一类新药 38 个，并有多位国内专家学者在多篇国际顶尖学术期刊发表论文，获得国际学术界认可。②创新体系不断完善，创新能力显著提升。形成了以科研院所和高校为主的源头创新、以企业为主的技术创新、上中下游紧密结合的网格化创新体系，突破了抗体和蛋白药物制备、生物大分子药物给药等关键技术。"十二五"期间，获国家科技奖励 51 项，其中，现代中药新药发现和评价技术平台建设等 5 个项目获得国家科技进步一等奖。吸引和集聚了国外高级人才 915 人，其中"千人计划"人才近 200 名，居各专项之首。截至 2019 年，中国已初步建成以各类创新技术平台为主体的创新体系，在保障和改善民生、促进产业发展、支撑服务医改等方面发挥了重要作用。③促进了医药产业快速发展。《医药工业发展规划指南》显示，截至 2015 年，规模以上企业实现主营业务收入 26 885 亿元，到 2020 年规模将达 40 000 亿。截至 2019 年，中央财政已累计投入近 200 亿元，引导地方财政、企业等其他来源的资金投入近 2000 亿元，大大推动了医药产业的快速发展。

（席晓宇）

yīyào yánfā chuàngxīn xìtǒng

**医药研发创新系统**　（pharmaceutical research & development innovation system）　医药研发技术的生产者、传播者、使用者以及政府机构之间相互作用，形成研发技术在整个社会范围内循环流转和应用的良性机制。目的是提高医药研发创新的效率、技术含量、可持续性，同时促进医药经济增长；培养具有医药创新能力的高端人才，提升中国医药产业在全球医药市场中的综合竞争力。是医药科技创新政策中的重要内容之一。

**构成要素**　主要包括研发主体——医药创新机构；连接纽带——中介机构；基础要素——医药创新资源；以及管理系统和关联机制（图1）。

**医药创新机构**　医药企业、科研院所、大专院校和政府有关部门（如政府直接推动实施的重大科技项目）。其中：①医药企业是创新活动中最重要的行为主体，在整个创新过程中，医药企业是首要的环节，它是医药技术创新、知识应用、创新投入的主力。医药企业能否成为技术创新的主体，是医药研发创新系统建立、成败的关键。医药企业的研发创新可以借助于外部的力量和资源，实

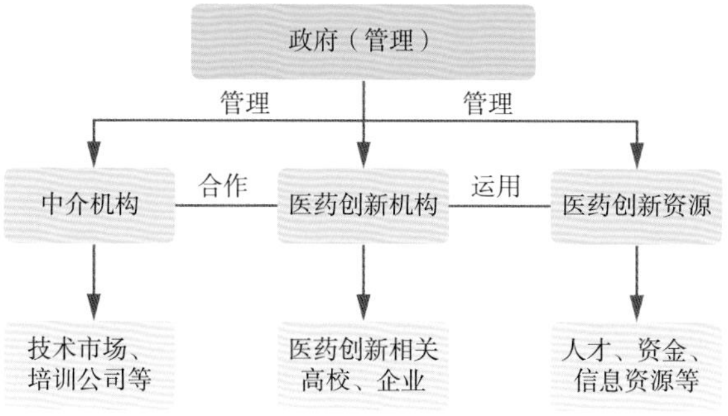

图 1　医药研发创新系统示意

行开放性的技术引进和合作方式，来实现其产品或工艺的创新、组织与管理的进步、市场与利润的扩大。②医药科研机构一般有政府所属和企业所属两类。医药科研机构通过研发医药新产品、新技术，为医药创新活动提供知识和技术的支持，推动区域的医药科技创新。③医药大专院校，如中国药科大学、沈阳药科大学、中国医学科学院北京协和医学院、中国医学科学院北京协和医学院药物研究所、中国人民解放军军事医学科学院、中国中医科学院、中国科学院上海药物研究所等。它们在创新系统中起着基础性的作用，既可承担研发任务，又可承担教学任务，进行培训和知识传播。传播知识只是一方面的任务，更重要的是，在医药产业创新系统的发展中，它们的职能转向为当地、为医药企业培训和输送有医药创新能力的人才。

　　医药创新资源　创新活动的基础要素。①创新人才：人才是医药产业创新之本，研发创新人才的培养和引进是重要环节。②创新资金：国家的科技投资体制正在由主要依靠政府投入转向由国家、集体、外资、社会（个人）等多层次、多渠道的投融资机制的方向。③专利、知识、资源信息：世界经济一体化和知识经济的推动、网络社会、信息产业、电子商务等发展迅速，科技对外开放随之扩大。及时得到有关信息资源对区域创新能力的影响至关重要。

　　中介机构　联系医药科技与医药产业经济的中介，是衔接医药产业创新系统中各部分之间的重要桥梁和纽带。主要形式包括：信息中心、培训中心、咨询公司、经纪人组织、技术评估机构、技术争议仲裁机构、创业服务中心、技术开发交流中心，以及技术市场、科学园区、高新技术产业开发区等。

　　管理系统　以政府为主的管理（建立）创新系统的机构和机制。是以政府行政手段为主，辅之以经济、法律手段，进行的调控、整合、监测、评价的工作系统。政府在促进技术创新工作中有着特殊的地位与作用，在医药产业创新系统的建立和成长阶段，起着第一推动力的作用；在创新系统的成熟阶段，政府的工作在于发挥市场的调节作用。地方政府作为医药产业研发创新系统中的重要组成要素，既是研发创新系统规则的制定者，也是创新活动的直接参与者。它一方面贯彻国家的宏观指导政策，另一方面结合本地的实际，制定促进当地发展的计划和设计建立有关区域发展的各种机制，为医药企业技术创新创造良好的环境。

　　医药产业国家创新系统的关联机制与调控　医药产业创新主体、研发、融资、中介、管理等各系统之间的关联，是依照内在的利益机制和外部的竞争压力机制，相互依存、相互约束、相互作用。基本的机制包括：利益驱动机制、决策信息机制、竞争协作机制、学习培训机制。强化关联在于以发展产业链为纽带、以市场为中介、以效益为中心，进行不同层次、不同范围的协作、配套服务。医药产业的研发创新是涉及医药科技、经济和社会发展的复杂过程，医药产业创新系统在于把社会上分散的、局部的、单项的活动，按照一定的目标和一定的规律组合，成为有机结合、相互作用的有序的系统。

　　**发展概况**　可分为两个阶段。

　　成长时期的国家医药研发创新系统（1949—1977 年）　中华人民共和国成立以后，社会制度发生了根本性的变革。制药工业在计划经济体制下起步和迅速发展。但在计划经济体制下，国家药物创新体系主要是"政府主导型"，即由政府直接控制，相应的组织系统按照功能和行政隶属关系严格分工，创新的动力、计划、资源、配置以及执行者、组织者都由政府担当。在这个时期，由于政府重视高等院校和科研机构建设与大量人才的培养，从而为国家医药研发创新系统提供了最具有能动性的人才资源及其组织基础，使国家医药研发创新系统有了长足的进步和前所未有的发展。

　　改革开放至 2015 年国家医药研发创新系统　中国一直高度重视创新药物和临床呕须药品的研发，积极借鉴国际经验推动国内的发展。"九五"计划开始设置了相关的行业专项，进行医药研发创新系统的支持和建设。在"十五"到"十一五"期间，国家又通过科技部"973"和"863"重大计划针对新药研发主体进行了重点支持，使医药研发创新系统得到了一定拓展。2008 年中国"重大新药创制"国家科技重大专项（简称"新药专项"）（见重大新药创制专项）启动，针对新药研发链上重点环节分类支持了多个新药研发骨干机构，如中国科学院上海药物研究所、中国医学科学院药物研究所、中国人民解放军军事医学科学院毒物药物研究所、空军军医大学（原第四军医大学）、四川大学、中国药科大学等；此外，对医药研发的中介机构也进行了支持，部署了超过 100 个新药研发共性关键技术单元平台的建设，20 多家临床前药物安全评价机构和几十家新药临床研究机构，并支持了多个医药园区和产业联盟。在研发人才方面，医药领域从国外引进了大量的各类高层次人才，仅中共中央组织部"千人计划"专家就超过 150 位。在中国医药研发创新系统的支撑下，2000—2015 年中国医药产业的研发创新呈现出了强劲的增长势头。

**成效**　从创新成果来看，中国在多个创新指标上（发表在生命科学高质量期刊上的文章数量，医药获批专利数量，进入临床阶段的新分子实体个数，以及在研新分子实体数量）均有很快的增长。中国发表在生命科学高质量期刊上的文章数量从 2012 年的 4000 余篇增加到 2015 年的 6500 余篇，仅次于美国；药物国际专利申请也从 2011 年的 756 项上升到 2015 年的 968 项。在品种创新方面，进入临床阶段的创新药从 2011 年的 21 个增长到 2015 年的 69 个，在研先导化合物数量达到 656 个。

（席晓宇）

yàopǐn jiàgé zhèngcè
**药品价格政策**（drug pricing policy）　政府基于药品的特殊性而制定的对药品价格进行管理与限定的政策总和。目的为使药品价格居于合理范围，能够同时兼顾患者对药品的可及性与相关企业的正常利润。

**价格管理模式**　国际上对药品价格管理模式有很多种，但是归纳起来只有 3 种：①对价格进行管理。②对利润进行管理。③通过市场为主的手段进行管理。

**对价格进行管理**　这种管理模式最基本的问题是如何对价格进行确定。21 世纪初，国际上通行确定价格的方法包括：依据药品生产经营成本和药品疗效进行确定，代表国家有法国、意大利、日本和西班牙等国；依据邻近国家或者指定国家的同种药品的价格为基础来计算本国的药品价格，一般以一组国家的同种药品市场平均价格为依据制定本国药品价格，荷兰、加拿大采取这种方法，药品价格在国际上处于较低水平。依据以同一疗效组中某种药品的价格为该组每种药品报销的参考价从而制定报销参考价格，是在一组作用相同的药品中，制定一个价格作为参考，参考价格决定了政府给予药品的最高价格。最早于 1993 年在德国使用，随后瑞典、丹麦、新西兰等国家相继实施了这种方法。

**对利润进行管理**　这种管理模式包括对药企生产利润进行管理和对药品的流通环节利润进行管理两种模式。其中以英国为代表的管理模式是直接对药企的生产利润进行管理，政府规定了药企生产企业的利润达到控制药价的目的。政府与每个企业协商其可获得的投资收益率，生产企业必须依据规定的投资收益率制定价格。政府还通过规定药品研究开发的费用支出范围、药品促销费用等措施来干预价格。

**市场机制基础下的药品价格管理**　政府不对药品市场价格进行直接干预，而是通过建立由各个市场主体参与的协商机制来制定药品价格。以美国的自由定价作为典型代表，药品价格是通过集中采购方式或商业医疗保险机构与药品生产、批发企业谈判制定，国家只在某些方面进行监管。这种自由定价制度，保障了垄断性药品如专利药、品牌药等的高额利润，从而激励制药厂商致力于新药研发事业，推动医药产业发展。

**相关政策**　国际上具有影响力的药品价格政策包括以下几个国家的政策。

**法国的药品价格政策**　法国属社会医疗保险国家，列入国家医疗保险目录的药品全部由政府定价（约占市场所有处方药的 95%、药品销售总额的 78%），目录外药品由制药企业自主定价。医保目录药品，政府通过卫生部门等多部门进行评估并与药企协议制定出厂价（一厂一定价）和零售价，同时控制流通差率。得益于对占市场份额近八成的医保目录药品实行较严格的价格管制，法国药品零售价低于经合组织国家的平均水平，但由于在规范用药上缺乏有效控制手段，其人均药品消费量及人均药品费用在经合组织国家中居前列。

**德国的药品价格政策**　德国是最早实行社会医疗保险的国家，政府主要通过制定医保目录内药品（覆盖市场上 60% 的药品）报销价影响零售价，其余药品零售价由企业自主制定。目录内药品，主要采用参考定价法依据是否专利药、药品疗效以及药品加价率等规定分组制定固定报销价。实践中制药企业一般将价格制定在医保报销价的水平，报销价基本上相当于该组药品的最高限价。由于该政策在降低高价药价格的同时也抬高了部分低价药价格，再加上专利药价格较高，德国的药价总体水平偏高，与美国相近。

**日本的药品价格政策** 日本是社会医疗保险国家，制药企业自主制定药品零售价格。政府通过制定国家医保目录药品（包括所有处方药，占药品使用量的90%以上）报销基准价影响零售价。政府相关部门制定依据国内同类药品价格、国外同类价格以及专利药品加成等方面基准价，医保按照该价格乘以报销比例进行报销，当采购价低于基准价时，差额部分收益归药店和医疗机构；当采购价超过基准价时，按照基准价报销，超出部分由患者承担。基准价每两年调整1次。

**英国的药品价格政策** 英国实行国家医疗保障制度，制药企业自主制定所有药品零售价格。政府分品牌药（包括专利药和已过专利保护期的原研药）和仿制药、医院和零售药店采取不同的方式对价格施加影响。①对于品牌药，政府通过实施"药品价格调控方案"加以管理。药品价格调控方案自1957年起实行，现行方案从2014年1月起实行，通过3种方式控制价格：一是间接控制制药企业总体利润水平；二是直接降价；三是规定费用增长率。②对零售药店（占全部药品销售的70%），政府根据英国国家医疗服务体系预算，确定一个合理的零售药店整体药品利润水平（上限为每年5亿英镑），超出部分需

返还给政府。③对公立医院销售的品牌药和非处方药（占全部药品销售的30%），政府还通过组织集中招标采购（自愿参加）降低药品价格，以节省成本。总体来看，英国的药品价格水平较其他发达国家低，其药品支出占国内生产总值的比重在欧盟国家中处于较低水平。

**美国的药品价格政策** 美国实行商业医疗保险制度，药品价格由制药企业自主制定。政府公共保险计划、商业保险计划通过制定报销政策对药品价格进行约束。如政府医疗救助计划（Medicaid）以商业保险计划支付的药品价格为基准，通过协商谈判要求制药企业为门诊用药提供事后批量折扣（通常超过15.1%）等。美国是世界上药品价格水平最高的国家之一，其中专利药价尤其高，其药品零售价比经合组织国家平均水平高30%左右。

**中国的药品价格政策** 中国的社会制度不同于发达国家，药品政策也有所区别。中国的药品价格政策改革伴随着经济和社会的发展而进行不断调整，药品定价制度经历了由政府定价制度（见药品政府定价）向以市场为主导、政府为补充再到政府对药品价格加强规制（见药品政府指导价），再到以市场为主导的演变过程（见药品市场调节价和药品价格谈判）。

**澳大利亚的药品价格政策** 澳大利亚实行国家医疗保障制度，政府制定列入药品津贴计划（pharmaceutical benefits scheme, PBS，类似社会医疗保险国家的医保药品目录，覆盖了市场上90%的药品）的药品价格。药品津贴定价机构和药品津贴计划下属的药品津贴咨询委员会负责药

品津贴计划药品定价。药品津贴定价机构使用的定价方法主要是参考定价法，此外还采取成本加成法、品牌额外费用法、价格与销售数量挂钩和风险共担机制等定价方法。在药品津贴定价机构制定药品批发价基础上，澳大利亚政府对药品的批零差价也进行规范。根据有关法规，药品津贴计划药品目录的药品单价在180澳元以下，批零差率为10%；单价为180~450澳元，批零差价为18澳元；单价为450~1000澳元，批零差率为4%；单价在1000澳元以上，批零差价为40澳元。通过采取一系列综合价格管理措施，澳大利亚将药品价格控制在较低水平，是经济合作与发展组织中药品零售价格水平最低的国家之一。

（席晓宇）

yàopǐn zhèngfǔ dìngjià
**药品政府定价**（drug government pricing） 价格主管部门对药品定价范围之内的药品制定最高零售价格的行为。是一种药品价格政策。目的是维护药品市场的价格秩序，保持药品市场价格水平的相对稳定，减轻社会医药费用负担，进一步规范药品政府定价行为，提高药品政府定价的科学性和透明度。

中国的药品政府定价经历了一个历史性变化。1996年国家计划委员会制定的《药品价格管理办法与原则》，确定了政府定价范围和定价环节。同期，国际上，也有多国施行部分药品政府定价，如英国、澳大利亚。2000年中国国家发展改革委员会（简称国家发改委）颁布了《改革药品价格管理的意见》，制定了实施政府定价的药品目录、药品政府定价办法及相关程序要求，对药品只定零售价，中间环节交给市场。定

价机关包括国家发改委定价、省物价局定价两类。2009年，国家发改委颁布实施了《关于改革医药价格形成机制的意见》，规定了药品政府定价只采用成本定价法，对政府定价范围进行调整。

**定价范围** 根据2010年公布的《国家发改委定价药品目录》规定，药品政府定价的范围有：①属于处方药的剂型及列入国家基本药物的西药（1151种）与中药（766种）共1896种；麻醉药品、一类精神药品调整为政府指导价，由国家发改委制定最高出厂价和最高零售价。②国家统一收购的计划生育药具和国家免疫规划疫苗。③血液制品。④处于中国药品物质专利保护期内的药品。2015年，中国国家发展改革委会同国家卫生计生委、人力资源社会保障部等部门联合发出《关于印发推进药品价格改革意见的通知》，决定从2015年6月1日起取消绝大部分药品政府定价。

**定价方法** 对药品定价仍以成本加成为基础，按社会平均成本定价。对药品进行定价时成本构成主要考虑制造成本和期间费用，在加成方面根据药品的价格规定不同的差率，同时考虑药品的创新程度（即新药类别，如一类新药、二类新药等）给予不同的加成率。药品的定价公式为：

零售价＝含税出厂价（口岸价）×（1+流通差价率）

国产和进口分装药品含税出厂价＝（制造成本+期间费用）÷（1-销售利润率）×（1+增值税率）

式中，制造成本包括原材料费、包装费、燃料动力费、折旧费、人工费用等，期间费用包括财务费用、管理费用和销售费用。

**定价难点** 药品的价格由定价成本、规定利润和税金3部分构成。由于下列原因，政府对药品合理定价难以实现。①药品价格形成层面，药品定价成本难以准确测定。医药企业数量众多，很多企业生产或经营同种药品（特别是普通仿制药），但企业间技术水平、经营管理水平差异很大，使得政府仅通过定价公式难以准确测定药品定价成本。②医药费用控制层面，难以通过价格管制来降低药品使用量，进而控制药费上涨。因为药品对于患者来说属于刚需产品，加之人口老龄化，药品需求量的增长几乎不会受价格影响。③激励医院（医生）层面，难以达到正向激励。由于医生与患者之间信息不对称，医院（医生）可以决定患者的用药种类和数量，更多情况是选择利润更大的药品而不是对患者的经济和疗效更有利的药品。

（席晓宇）

yàopǐn zhèngfǔ zhǐdǎojià

# 药品政府指导价 （drug government guided price）

由政府价格主管部门或者其他有关部门，按照定价权限和范围规定基准价格与其浮动幅度，指导经营者制定的价格。是一种药品价格政策，也是具有双重定价主体的价格形式。由政府规定基准价格与浮动幅度，由经营者根据市场供求状况和生产经营成本在政府规定幅度内制定；目的是政府通过制定价格区间来控制药品价格水平。制定基准价格与浮动幅度，体现了国家行政定价强制性的一面；经营者可以在政府规定的基准价格和浮动幅度内灵活地制定调整药品价格，体现了经营者自主定价灵活性的一面。前者是与药品政府定价的相似之处，而后者是与药品政府定价的主要区别。

**中国的药品政府指导价发展历程** 1988年5月21日国家发改委决定放开维生素C、诺氟沙星等4种药品价格，标志着中国药品政府指导价正式开始实施；1988—2007年，国家对部分药品已进行了23次价格调整；在实施深化医药卫生体制改革之后，国家又于2009年10月2日颁布了《国家基本药物零售指导价格目录》，共计对296种、2349个具体剂型规格品种的药物进行调价，其中涉及3000多家药企，此次调价影响范围较广。2015年5月5日，国家发展改革委会同国家卫生计生委、人力资源社会保障部等部门联合发出《关于印发推进药品价格改革意见的通知》，决定从2015年6月1日起取消绝大部分药品政府定价，完善药品采购机制，发挥医保控费作用，药品实际交易价格主要由市场竞争形成。此次改革，标志着国家药品政府指导价已不再是影响药品价格的主要药品价格政策。

在医疗保险制度、药品招标采购政策尚未健全的情况下，运用政府调控与市场竞争相结合的原则，采取略低于市场价格制定最高零售限价并逐步降低的办法，开展多次降价行动，对遏制药价不合理上涨发挥了积极作用，为患者用药带来了极大的实惠。但从市场实际价格形成看，药品价格管制的价格效果不够显著：①药品价格构成仍不合理，生产环节成本所占比例很小，大量费用耗费在流通环节。②在"以药养医"的情况下，医院普遍存在超额药品加成。③药品价格虚高现象仍较为明显。

**法国的药品政府指导价发展历程** 对列入国家医疗保险目录的药品全部由政府定价（约占市

场所有处方药的 95%、药品销售总额的 78%），政府制定出厂价（一厂一定价）和零售价，同时控制流通差率。

零售价 =
出厂价+增值税+流通环节费用

政府规定批发和零售环节差率分别为出厂价的 2.0% ~ 10.3%、6.0% ~ 21.6%。实行差别差率，低价药差率高，高价药差率低。得益于对占市场份额近八成的医保目录药品实行较严格的价格管制，法国药品零售价低于经合组织国家的平均水平。

**德国的药品政府指导价发展历程**　1989 年实施的参考价格体系，从具有相等药理、治疗作用的一群药品中，选择最便宜的一种药品作为参考药品，将其价格作为该类药品的报销标准，价格可以有 10% 的浮动范围，超出的价格由患者自付。

**日本的药品政府指导价发展历程**　1990 年开始，日本政府通过制定国家医保目录药品（包括所有处方药，占药品使用量的 90% 以上），厚生省主要按药品商品名制定报销基准价，医保按照该价格乘以相应的报销比例支付。当采购价低于基准价时，差额部分收益归药店和医疗机构；当采购价超过基准价时，按照基准价报销，超出部分由患者承担。这种机制给药店和医疗机构降低药品采购价以很强的激励，使药店和医疗机构获得的药品销售差价率已由 20 世纪 90 年代的平均 15% 下降到 2000 年的 2% 左右。

（席晓宇）

yàopǐn shìchǎng tiáojiéjià

## 药品市场调节价（drug market adjusted price）

在市场经济条件下，由药品经营者自主制定，通过优胜劣汰的市场竞争而形成的药品价格。是一种药品价格政策。目的是促进医药研发生产销售企业获得利润发展的同时维护患者的权益，使药品的销售价格符合患者对于药品效用的评价，满足患者的用药需求，形成一个以市场为主体诚信经营的良好氛围，并逐渐地形成阳光开放、充分竞争、合理有序的药品价格市场生态环境。药品经营者包括从事生产、经营药品或者提供有偿服务的法人、其他组织和个人。而拥有世界上第一大药品市场的美国，也是采取市场调节定价方式，在美国，没有全国性的价格控制措施，药品价格主要由市场供需情况调节。

**政策确立**　2015 年 5 月，国家发改委、人社部、卫计委等七部门联合发出《关于印发推进药品价格改革意见的通知》，规定自 2015 年 6 月起，除麻醉药品和第一类精神药品外，国家绝大部分药品取消政府定价（见药品政府定价），实际售价由市场自主调节形成，标志着中国正式确立了药品市场调节价。

**定价原则**　中国国家食品药品监督管理总局规定：执行市场调节价的药品，生产、经营企业和医疗机构应当按照公平、合理和诚实信用、质价相符的原则制定价格。

**补充政策**　在这类价格政策下，因药价受到药品市场供求关系的直接影响，以及受到经济的发展和市场供应药品品种的影响，价格呈现出多样化的状态。其主要表现：①同一时间、同一药品、同一地区、不同交易场所的价格不同。②同一交易场所、同一药品、不同的经营者出售的药品价格不同。③在药品销售市场中，也有部分药品属于制药企业独家生产的专利药，由于不存在其他药品与其竞争的市场，因此价格偏高。

**配套政策**　信息不对称是医药市场的典型特征，国家通过制定法律法规及药品监管体系来规范药品市场，使市场发挥作用，形成合理的价格。主要体现在：①国家价格主管部门通过制定《药品价格行为规则》，指导药品生产经营者遵循原则、合理制定价格，规范药品市场价格行为，保护患者合法权益。除国家规定外，部分地区也制定了相应规则来规范本地区药品价格，如 2016 年 8 月 10 日，江苏省物价局在全国率先出台并实施了《江苏省市场调节价药品价格行为规则》，规定对价格上涨较快或者有可能显著上涨、出现社会集中反映价格问题的药品实行价格备案管理，对其他情形则实行价格评估、公平竞争审查、联合惩戒等多种方式管理，引导药品经营者合理定价。②建立药品价格监测体系，通过跨部门统一的信息平台监测真实交易价格数据，重点监测竞争不充分药品出厂（口岸）价格、实际购销价格的监测和信息发布工作；对价格变动频繁、变动幅度较大，或者与国际价格、同类品种价格以及不同地区间价格存在较大差异的，及时进行研究分析，必要时开展成本价格专项调查。相关部门会组织专家与药品生产企业通过药品价格谈判的方式进行协商来降低药价，提升市场需求，为患者带来福利。③充分发挥 12358 全国价格举报管理信息系统的作用，实行全方位、多层次的价格监督机制，正面引导市场价格秩序。④对违反价格规定的，依照《中华人民共和国价格法》，根据情节严重程度，分别予以罚款、吊销执照、刑事处罚等。此外，监管部门要认真履行监管职责，加强对药品生产、流通、使用的全过程监管，除保证药品价格合理外，更要切实保障药品质量和用药安全。

国际上，也有多国药品定价方式为市场调节价，如美国的全部药品，德国、英国、法国等。

（席晓宇）

yàopǐn jiàgé tánpàn

## 药品价格谈判

（drug price negotiation）　国家对部分独家生产药品、专利药品与所属企业进行公开透明的价格协商，使药品价格降低的过程。是药品市场调节价的一种方式。

**谈判主体**　国际上各国谈判主体的确定与卫生服务体制密不可分（表1）。①国家卫生服务体制国家通常由政府通过税收统一筹资，由管理卫生事务的政府部门（如英国的卫生部）出面与药品生产商进行谈判。②社会保险体制国家由社会保险基金筹资，通常也是药品价格的谈判主体（如中国的医保相关部门、德国的联邦疾病基金协会）。以商业健康保险为主导的国家（如美国），代表美国药房市场的营利性机构药品补贴管理机构（PBM）负责协调谈判双方的利益。③卫生服务体制比较复杂的国家建立联合机构来进行药品价格谈判。墨西哥政府设立了专门的协调委员会开展药品谈判，囊括了初级公共卫生机构、公务员社会安全机构和卫生部3个部门。泰国的价格谈判小组成员包括卫生保险机构、学术界、卫生从业人员的代表等各种利益相关者。④对某些特殊药品，部分国际组织和非政府组织为特定国家进行药品价格谈判。例如克林顿健康倡议组织和供应商就治疗人类获得性免疫缺陷综合征的仿制药的采购价格上限进行谈判；国际疫苗免疫联盟通过价格谈判来大幅降低某些新型疫苗和未充分利用疫苗的价格。

**谈判目标**　控制费用和鼓励创新通常是谈判主体关注的目标，不同国家各有侧重。美国、德国、中国等国家采用支付参考定价的方法控制价格，参考价格参照的是具有相似诊疗效果一类药物的国内或国际平均价或最低价。西班牙采取控制销售额的方法，如果药品销售额超过了最高限度，生产商就必须降低药品价格或者交还部分利润。英国以控制药品生产企业的利润为主。如果药品生产企业由英国国家医疗服务体系报销的利润额超过了药品价格管理方案中设定的最高标准，生产企业必须降低药品价格或者偿还超额利润给英国国家医疗服务体系。

**谈判流程**　国际药品价格谈判的一般流程是：药品生产商向政府机构提出申请，由第三方评价机构（如英国的国立临床卓越研究所、德国的卫生服务质量和疗效研究院）对药品的申请材料进行价值评估；把评估报告和参考价格告知专业的谈判小组，由谈判小组和药厂进行价格谈判；将最终确定的价格上报到相关部门和领导审批。另外，相关部门也会定期根据一系列外部和内部因素（包括收入水平等）来修正药品的价格。

和多数国家在价格谈判前先做出报销决策不同，泰国的药品价格谈判工作在政府表示希望把某种药品纳入报销目录时就开始。这种谈判更加有效，因为此时企业无法确定国家是否最终会把药品纳入到报销目录中。

在欧洲国家，政府对药品价格谈判的整套流程做出一些规定，以规避道德风险。欧盟国家在药品定价方面必须遵循欧盟透明性指南，主要在决策时限、决策标准和公开性3个方面做出了相应要求。

在中国，分为国家层面和地方层面的药品谈判。①国家层面：首先由医保部门对企业发出正式的函，明确企业需要提供的资料，企业则根据要求提交相关的材料；医保部门组织专家进行评审，向企业发反馈意见函；前期准备工作完成后，双方按照一定的程序和流程针对药品价格、降价幅度等核心问题展开正式地谈判，决定该药品是否纳入医保报销范围。②地方层面：多由地方人社部门

**表1　部分国家药品价格谈判参与方**

| 国家名称 | 卫生服务体制 | 谈判主体 | 谈判对象 |
| --- | --- | --- | --- |
| 美国 | 商业保险为主 | 政府部门药房补贴机构 | 药品生产商 |
| 法国 | 社会健康保险 | 健康产品经济委员会 | 药品生产商 |
| 德国 | 社会健康保险 | 卫生保险基金 | 制药行业协会 |
| 澳大利亚 | 国家卫生服务 | 基本药品价格管理局 | 药品生产商 |
| 英国 | 国家卫生服务 | 卫生部 | 制药行业协会 |
| 加拿大 | 国家卫生服务 | 专利药品审查委员会 地方政府的医疗保险部门 | 药品生产商 |
| 匈牙利 | 社会健康保险 | 国家医疗保险基金 | 药品生产商 |
| 中国 | 社会健康保险 | 国家卫生相关部门、医保相关部门 | 药品生产商 |

牵头，针对一些治疗重大疾病的疗效确切、临床必需但价格高昂的药品，与厂家进行谈判，通常被称为"大病医保特殊药品谈判"，简称"特药谈判"。

具体流程：①依据临床必需、疗效确切、患者负担重等原则，对拟谈判的药品进行初步遴选，确定基础的遴选库。②相关专家对初选的谈判药品进行评审、论证，确定谈判药品，并按照一定的标准进行分组。③医保部门向企业发出谈判邀请，企业根据要求提供谈判材料。④双方就药品价格、适应证限制、降价幅度、买赠协议等进行谈判协商，最终签订谈判协议。

（席晓宇）

yàopǐn cǎigòu zhèngcè

## 药品采购政策（drug procurement policy）

国家要求医疗机构以区域或组织为单位进行药品集中购买而施行的规定和要求。目的是规范药品购销行为，降低药品价格，保证药品质量，减轻全社会医药费用负担。由于药品采购数量多、涉及品种范围广，能否被采购与医药企业药品的用量息息相关，因此药品采购政策对整个医药产业的发展有着重要的影响。

**采购模式**　国际发达地区或国家的医疗机构采购行业发展比较成熟，如美国、德国、中国香港以及日本等国家和地区，中国的采购行业也在快速推进和发展，行业的发展成熟与模式的合理性密切相关，以下对具体采购模式进行简要介绍和分析。

**美国的采购模式**　美国主要3种采购方式：药品集中采购组织、药品购买福利组织以及美信医药国际连锁，这3种中介服务机构都是营利性的专业化服务组织。

其中药品集中采购组织作为采购中介机构，主要工作是接受公立医院的药品采购需求，形成大规模的药品采购订单，并以大规模优势来同药品供应商进行价格谈判，以获取最低的药品价格，药品采购主要通过药品集中采购组织来实现，96%~98%的医疗机构至少加入了1个药品集中采购组织，医院采购的80%来自药品集中采购组织；药品购买福利组织作为药品购买的福利组织，主要工作是为医疗保险工作提供药品采购、审核医生处方以及药费支付等；美信医药国际连锁主要是针对全体加盟店进行集体联合采购。

**德国的采购模式**　德国医院的药品采购方式有两种：集团采购组织和私人供应链。主要通过集团采购组织实现，大多数的公立医院都加入了集团采购组织，80%的药品通过集团采购组织或供应链采购。集团采购组织通过汇总采购量，利用批量采购的优势与厂商谈判取得较高折扣，为医疗机构节约成本和提高效率。

**日本的采购模式**　由于日本实行全民医疗的国民政策，购买药品时几乎全部民众均可享受医保，未纳入医保名录的药品在市场上销量极小，因此日本国内的药品采购模式多种多样，如占据主流的单独个体进行药品个体采购；以及医疗机构为了取得更大的成本优势组建联合体竞标以庞大的数量取得更加低廉的进价的联合体采购。

**香港特区的采购模式**　香港特区由于地区面积小、人口密度大，对于药品采购政府管制最为严格，但同样严格遵循市场规律：公立医院对不同采购金额大小的药品实行分类采购，按照采购金

额由高到低分别采用中央供应合同、中央统筹报价和医院直接采购3种方式。

**中国的采购模式**　中国药品采购有多种模式，可分为公开招标采购、重庆药交所模式、跨区域联合采购、药品集中采购和与医保相结合的采购模式。①公开招标采购，即在省药品采购平台进行统一的招标采购。这种模式是最早开始的，也是最广泛的，也应该是采购金额最大的，安徽、湖北、广西、四川等大多数省份都采用这种模式。②重庆药交所模式，实质上是提供一个交易的市场，进行药品分类采购。③跨区域联合采购，主要有三明采购联盟和各种医疗联合体。④药品集中采购组织，主要以区域内公立医院的大量订单来压低药品价格进行采购，主要在上海、深圳实行。⑤与医保相结合的采购模式（福建模式），福建在医保支付改革的基础上进行新一轮药品采购，通过与医保支付标准相结合的模式进行药品采购，是中国较早进行医保支付改革实践的省份。

**采购流程**　在药品集中招标采购过程中，药品集中采购中介组织是联系医疗机构、药品生产经营企业、政府监管部门三方的纽带。国际上大部分国家都有负责药品采购的相关政府部门，且采购流程大都相似：从最开始的药品筛选、需求统计和制定采购计划到后来的药品投标书的核实和筛选、审批到最后的确定药品采购名单，从中标企业进行药品采购。

（席晓宇）

yīyào liútōng hángyè

## 医药流通行业（pharmaceutical circulation industry）

医药批发企业从医药生产企业采购药品

或医疗器械，然后批发到下游药品零售终端，最后销售给患者的整个过程所涉及的经营单位或个体组织共同构成的组织结构体系。是医药产业发展中重要的一部分。包括医药批发和医药零售等流通模式。药品市场的流通渠道，也是由生产商通过批发商销售给零售商（包括医院药房）。

**概况** 在不同的国家和地区，由于不同的制度及市场需求，医药流通行业中药品主要的流通渠道有所差别，流通形式也有所不同。

美国医药流通行业的概况流通市场很发达，表现为大型批发商与小型药品批发企业以及非主流药品批发企业共存、医院药房与连锁药店、超市中的药店、大卖场中的药店和独立药店单体药店共存、作为零售商的连锁药店呈现出规模化、规范化、集约化的特征等。其药品流通市场的主要特点：一是市场集中度很高，前 3 家批发商占据了 90% 的市场份额。二是药品流通渠道稳定畅通，药品生产企业选择的批发代理商，经过长期合作，相互了解，依附共存。医院、零售商和批发企业之间形成了较为稳定的药品购销关系。作为零售终端的医院、零售药店和连锁药店一旦选定某家批发企业后，一般都不到其他批发商进货。三是药品流通市场充分竞争。美国具有完善、健全的法律法规以及高度发达的市场经济和成熟的药品流通市场，市场竞争较为激烈，已形成相对成熟固定的购销流通模式。

英国医药流通行业的概况药品从制药商到患者的过程中，在不同条件下形成了多样化的流通方式：一是厂家直销，对于那些需求量比较大的药品，制药商

可以直接销售给医院，不经过任何中间环节，主要是品牌药；二是代理销售，制药商委托药品批发商销售药品，批发商将药品销售给全科医生或社区药店，最后到达患者手中；三是制药商将药品直接销售给社区药店，药店通过在线处方收集平台获得处方信息，并将相应药品提供给患者；四是药品批发商直接向患者提供药品；五是随着医院门诊患者家庭护理服务更为普遍，医院可直接将药品送到患者家中。

日本医药流通行业的概况药品的主要销售渠道是医疗机构，在药品总销量中，90% 为处方药，其中，又有 60% 左右的处方药通过医院药房销售。药品流通市场的集中度高，多依赖批发商作为中介机构进行分销，但药品生产商、批发商和零售商之间的购销关系并不十分固定，生产商与许多批发企业建立多方商业关系，并多采用分销方式进行销售，由于物流系统十分发达，当医疗机构根据临床需要定期提出药品需求时，批发商可通过物流系统对药品进行配送。在药品销售中直销所占比重很小，较多依靠医药代表进行销售。

加拿大医药流通行业的概况加拿大卫生部是对药品进行统筹管理的国家机构，在药品流通环节中具有药品管理、监管、检查、评估等职能。加拿大药品流通市场的特点如下：一是十分注重药品的安全性。在加拿大药品安全是最重要的，制定全国性及地方性法规，详细规定了药房、医生、监管部门的权力和监管方式等。二是医药分开，医疗免费，药费自付，患者最常去的是诊所，只有急诊或大手术才去医院，看病和住院的费用都是免费的，但

药费需要自付。

中国医药流通行业的概况药品流通领域主要有 3 个环节：药品批发环节、药品零售企业和医院门诊药房。其中，医院门诊药房作为特殊的、具有垄断地位的零售环节，占据了 69.4% 以上的药品零售市场份额。

**发展现状** 随着经济的不断发展和社会的不断进步，医药流通行业与人们的健康生活结合的越来越紧密，迫使医药流通行业不断进行优化和变革，主要概括以下几个方面。

发展模式加速转变 从消费主导的资源配置模式逐步转向资本市场主导的资源配置模式，行业业态重组将持续加速，批零业务一体化发展将成为主流，全国性、区域性药品零售品牌企业将陆续上市重组。以互联网技术为基础的创新型流通企业将借助资本市场进一步发力。

行业格局全面调整 在"医疗、医保、医药"三医联动的综合改革及"两票制"等政策的影响下，信誉度高、规范性强、终端覆盖广、销售能力强的大型药品流通企业市场占有率迅速提升，行业集中度不断提高，并逐步倒逼药品零售、物流、电商行业加速集约化、信息化、标准化进程，最终实现行业格局的全面调整。

资本市场对企业整合助力不断增强 药品流通企业将在资本市场的助力下加速整合，不断实现强强联合。

医药供应链管理服务迅速升级 依托互联网打造开放共享、合作共赢、高效便捷的智慧物流生态体系，构建信息化、数据化、标准化、开放化、平台协同化的医药物流信息互联网共享体系，

向卓越的医药供应链服务商转型。

医药电商跨界融合进程持续推进　国家"互联网+"政策的推进，医疗卫生体制改革的深入，消费者"大健康"理念的形成，网络信息化技术的应用，为医药电商发展创造了良好的政策、市场和技术环境，医药电商企业将整合供应链上下游资源，借助互联网、大数据信息技术的优势，建立基于电子商务平台的线下实体药店网络和药品配送网络，完善药品供应保障和患者健康服务体系，实现"网订店取""网订店送"等线上线下联动目标，加快线上线下融合进程。

药品零售经营方式不断创新　发展新业态、组织新产品、打造新环境、运用新技术、尝试新模式和新营销、拓展新领域将成为主流趋势，企业的规范化和专业化经营将成为必然选择，以消费者体验为中心的健康咨询、用药指导、数据检测、辅助诊断等专业药事服务将催生更多"新零售"模式。

行业基础建设作用日益增强　行业基础数据建设将带动行业人流、物流、资金流、信息流资源的充分融合，有效提升企业核心竞争力，为药品流通行业的健康有序发展提供有力支持。

（席晓宇）

**yīyào pīfā**

## 医药批发（pharmaceutical wholesale）

将购进的药品销售给药品生产企业、药品经营企业、医疗机构的行为。是医药流通行业中的一个环节，主要通过区域配送或者流通赚取药品出厂价和销售价之间的差价作为利润。参与者是医药产品生产者或经营者，没有消费者；交易后的医药产品没有进入消费领域，仍处于流通领域。它将松散的独立的医药生产企业和零售商变为一支利于提高劳动生产力和生产率的合作力量，是医药流通规模化、现代化和高效化经营的需要，也是大生产、大市场、大流通的需要。从本质上来说，它完成了从生产到零售商的物流和信息控制，从而实现流通层面上各环节之间高速度、低成本的交流与协助。

**经营模式**　主要有3种模式。

医疗机构销售模式　药品批发经营企业应有专业的负责医疗机构销售的人员，充分利用医院网络资源，帮助供应商的临床品种进入各医疗单位。

专业推广模式　直接与厂家合作，邀请知名专家、业界资深人士搞学术推广活动，促进各方沟通，增进友谊，有效促进药品的推广活动，与供应商、分销商进行密切交流，共同研究、分析、开发市场，形成供应商、批发经营商、客户三点一线的供应链关系。

商业调拨模式　借助社会第三方物流公司强大的网络资源将药品批量发往全国各地，例如九州通、丰科城等大型医药物流企业。

**行业特点**　①医药批发业的交易额一般较大。批发业基本属于资本密集型行业，对于批发业而言，资金较劳动更为重要，资金问题往往是决定批发商经营成败的关键。②医药批发业的商圈比较大。中小批发商业一般集中在地方性的中小城市，但经营范围会辐射到周围地区；大型批发商业往往分布于全国性的大城市，其经营范围可以涵盖整个国内市场，有些还可以开展进出口业务，其商业圈甚至可以突破国界。③服务项目相对较少。由于医药批发商业的服务对象主要是组织购买者而非个人消费者，因此相对而言，批发业的服务项目较零售业少，较着重于通信、储运、信息、融资等方面，表现为组织对组织的服务，交易往往具有理性化。

**现状**　①两票制推动医药批发集中度进一步提升。两票制大幅压缩药品流通环节和医药批发企业利润，规模较小的公司受到来自大公司的挤压以及自身利润的降低出现难以继续维持的状况，而信誉度高、规范性强、终端覆盖广、销售能力强的大型药品流通企业市场占有率迅速提升，行业集中度不断提高。从市场占有率看，2016年百强药品批发企业主营业务收入占同期全国医药市场总规模的70.9%，比上年提高2.0个百分点，其中前10位企业占47.7%，比上年提高0.8个百分点。②物流模式陈旧导致企业运营资金缺乏。截至2017年底，中国医药商业的平均物流成本占销售额的比重达10%以上，而美国医药批发商的该项指标仅为2.6%；中国医药商业纯利润率仅有0.72%，而全美医药批发商利润率为1.55%，因此中国的物流手段与发达国家相比还有不小的差距。

（席晓宇）

**yīyào língshòu**

## 医药零售（pharmaceutical retail）

药店、医疗机构等药品经营机构向消费者出售药品并提供药学服务的活动。是医药流通行业中的一个环节。承担着药品进入消费者手中最终端环节的作用，进行医药零售的机构有医疗机构和药品零售企业。

**流通模式**　由于各国在经济发展水平、医疗体制建设、政府监管方式等方面的不同，呈现出多种流通模式，下面选取在医药零售领域发展较好的部分国家进行介绍。

美国的流通模式　药品零售业务分为药店、药品福利管理的邮寄业务和线上药店三大块。零售药店是美国最重要的处方药销售终端，是美国药品零售市场最重要的渠道，行业集中度较高，其中 CVS、沃尔格林（Walgreens）、来德爱（Rite Aid）是连锁药店三巨头，收入占到 2016 全美医药零售行业的 66%。药品福利管理公司的邮寄业务是第二大药品零售渠道，通常适合长处方（最长可达 90 天），尤其针对慢性病用药，用户获得处方之后，直接在药品福利管理（Pharmacy Benefit Managers，PBM）公司网站上输入处方号码，然后 PBM 公司邮寄药品。由于药品福利管理公司的邮寄业务在结算上非常方便且价格经过折扣谈判，对用户有利，因此线上药店占整个零售业务的比例非常小。

日本的流通模式　医药零售业态分为两种类型。调剂药房负责医保药品、处方药品的售卖，药妆店则主要销售非处方药品和化妆品、日化产品等一般消费品。从规模上来说，二者可以说是等量齐观。据日本厚生劳动省的数据，2015 年日本调剂药局市场规模约为 7.2 兆日元，药妆店市场规模约为 6.1 兆日元。

中国的流通模式　医药零售的结构主要以公立医院终端（三级医院）为主，其次是零售药店与公立基层医疗终端（一级、二级医院）。2019 年公立医院销售额在医药零售行业占比为 66.56%，其次是零售药店占比 23.01%，公立基层医疗终端

10.07%。零售药店又分为连锁药店和单体药店两种形式，截至 2017 年底，前者呈地区式的分布，即除了少数跨区域全国连锁企业之外，在不同的地区有不同的地方连锁企业占据比较大的市场份额；后者的则在各地乡镇和社区之中较为常见。

英国的流通模式　全科医生和社区药店是其初级保健体系的核心部分，药品零售中 30% 的药品由医院提供，70% 的药品由社区药店提供。

其他的流通模式　德国、法国主要分为零售药店、医疗机构和超市，其中零售药店为主要渠道，其次是医疗机构和超市。德国和法国制定了生产、批发和零售各个环节的利益分配机制，德国和法国在零售环节的规定分别为 28% 和 25%。

行业发展要素　第一，政府政策支持，对医药零售机构的发展产生推动作用。第二，增值服务、产品升级的新型商业模式，不断提升产品质量和服务水平，是医药零售机构发展的必要条件。第三，客单价提升和服务人次增加的内生增长，意味着医药零售机构的利润增加，发展的动力增强。第四，并购整合时代的规模效应，通过并购扩大企业规模，提升产业集中度，进而提升利润水平。

（席晓宇）

yīyào shìchǎng
**医药市场**（pharmaceutical market）　由买卖双方组成的、涵盖药品、医疗器械和医疗服务等在内的商品交换场所。是个人和组织对医药产品或服务现实与潜在需求的集合体。进入医药产品市场和退出医药产品市场是具有壁垒的（见医药产品市场壁垒），医

药市场行为主要包括医药产品定价行为和非价格行为。医药市场绩效可以衡量出医药市场在医药资源配置方面的效率等。

**分类**　在交换的商品类型中，以药品为主，其市场规模按照处方销售量来进行描述和统计分析。医药市场的分类标准有很多，每一种划分标准，都是从某一角度来分析医药市场的结构，常见的分类如下。

按照医药产品的形态划分　可分为药品市场、医疗服务市场、医疗器械市场。

药品市场　药品按照商品交换的原则，由药品的生产者提供给药品的消费者的一种商品交换关系的总和。药品市场具有专业性强、被动消费现象严重、竞争激烈、分散、销售时间受到限制、需求弹性大、差异性大、多样化等特点。

医疗服务市场　医疗服务是指包括对患者进行诊断、治疗、防疫、接生、计划生育方面的服务，以及与之相关的提供药品、医疗用具、病房住宿和伙食等的业务。医疗服务市场是指医疗服务产品按照商品交换的原则，由服务的生产者提供给服务的消费者的一种商品交换关系的总和。与政府的作用一样，医疗服务市场也可以调节医疗服务资源的状况，使其不断优化。该市场具有以下特征：①由于医疗服务专业性强，患者缺乏相关医学知识，造成了医疗服务提供者与患者之间对医疗检查、治疗方案、处方配药等专业信息掌握的严重信息不对称。②医疗机构和医务人员在医疗服务中处于主导地位。③由于医疗服务存在公益性，所以医疗服务价格受到政府监管，不能完全由市场自主调节。除此

之外，中国医疗服务市场还具有经济和行政上的双重垄断；中国医疗服务行业发展迅速，特别是2009年以来随着新医改的推进，医保覆盖率不断上升，2016年中国卫生总费用近7000亿美元，占国内生产总值的6.2%，为79.3亿人次提供了诊疗服务；但与发达国家相比，中国医疗资源明显不足。世界银行的数据显示，2014年全世界平均卫生费用支出占国内生产总值比重9.9%。美国是卫生费用占国内生产总值比重最高的国家，2014年的占比达17.1%，瑞典和瑞士的占比也达到11.9%和11.7%，法国和德国的比重达到11.5%和11.3%，在亚洲，日本和韩国的卫生费用占国内生产总值比重为10.2%和7.4%。

医疗器械市场　医疗器械是指直接或者间接用于人体的仪器、设备、器具、体外诊断试剂及校准物、材料以及其他类似或者相关的物品，包括所需要的计算机软件。目的是疾病的诊断、预防、监护、治疗或者缓解；损伤的诊断、监护、治疗、缓解或者功能补偿；生理结构或者生理过程的检验、替代、调节或者支持；生命的支持或者维持；妊娠控制；通过对来自人体的样本进行检查，为医疗或者诊断目的提供信息。欧盟医疗器械委员会统计数据显示，美国、欧盟、日本共占据全球医疗器械市场超八成的份额。其中，美国是全球最大的医疗器械生产国和消费国，消费量占全球的40%以上。2015年医疗器械行业全球前十企业收入由高到低依次为：强生、美敦力、通用、费森尤斯医药用品、百特国际、西门子、康德乐、诺华、皇家飞利浦、史赛克。《2016中国医疗

器械行业发展蓝皮书》显示，中国医疗器械市场总规模约为3700亿元，比2015年度的3080亿元增长了620亿元，增长率约为20.1%。以3700亿元的市场总规模计算，中国医疗器械生产企业1.42万家，平均每家约2606万元，相比2015年的2169万元，平均每家增长约437万元。经营企业18.63万家，平均每家约199万元，相比2015年的165万元，平均每家增长约34万元，人均医疗器械费用仅为6美元，与发达国家存在较大差距，见图1。

按照购买主体的身份特点和购买目的划分　可分为消费者市场和组织市场。

消费者市场　为满足自身需要而购买医药产品的一切个人和家庭构成的市场。

组织市场　医药生产企业、医药批发企业、医药零售企业、医疗机构等医药企业和单位为了生产、销售医药商品或提供医疗服务而购买医药商品或服务而形成的市场。主要包括生产者市场、中间商市场、政府市场和医疗机构市场。生产者市场是指医药产品生产企业购买原材料、半制成品、制成品，生产医药产品通过销售获利而形成的市场。中间商市场则是指通过转售以获利而形成的市场，中间商市场主要包括批发商、零售商、代理商和经销商。政府市场是指因为政府采购而形成的市场，政府药品采购行为的基本模式是集中

招标采购。医疗机构市场是指因采购医药产品为消费者提供医疗卫生服务而形成的市场。截至2017年11月底，中国医疗卫生机构数达993 264个，同比增加0.16%。其中：医院30 294个（公立医院12 181个，民营医院18 113个），同比增加5.37%；基层医疗卫生机构937 810个，同比增加0.82%，诊所/医务室增速最快，为4.86%；专业公共卫生机构22 335个，同比减少24.35%，计生技术服务机构降幅为4.98%；其他机构2825个，同比减少10.23%。

按照营销环节划分　可分为批发市场、零售市场。

批发市场　涉及所有从事大宗交易的市场活动，通常有商业企业将医药产品批量售给其他商业企业用作转卖以及商业企业将用作再加工的生产资料供应给生产企业两种情况。批发市场存在着综合批发商、专业批发商、代理批发商等多种形式。

零售市场　包括所有将医药产品或服务直接出售给最终消费者的交易活动，零售活动是直接面对消费者的，是商业流通的最

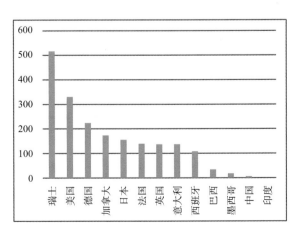

**图1　各国人均医疗器械费用（单位：美元）**
（数据来源：《2016年中国医疗器械行业发展蓝皮书》）

终环节，由于参与人数众多，无论是生产者、中间商、销售者还是消费者都会直接参与其中，因而呈现出竞争激烈、不易管理的特征。

**按照药品产地划分**　可分为国产药品市场和进口药品市场。

**国产药品市场**　国产药即中国大陆医药企业研发生产的药品，中国市场上的国产药大致可以分为中药、化学药和生物制剂三大类（见中国医药市场），截至2016年，根据国家药品监督管理部门提供的统计数字，中国已有的药品批准文号总数达18.9万个，其中化学药品12.2万个，97%以上为仿制药。

**进口药品市场**　进口药品是指在中国大陆境外生产，从外国或港、澳、台进口，在大陆注册销售的药品。分为两类：①港澳台进口的药品，在中国大陆注册销售，发给的是《医药产品注册证》。②从其他国家进口的药品，在中国大陆注册销售，发给的是《进口药品注册证》。2015年，中国医药进出口总额1026.37亿美元，首次突破千亿美元大关，同比增长4.73%，较2014年同期增幅下降4.53个百分点。其中，出口额564.4亿美元，增长2.7%；进口额461.97亿美元，增长7.32%；对外贸易顺差102.43亿美元，同比下降13.99%。

**按照地域结构划分**　可分为国际医药市场、中国医药市场。

**按照药品的种类划分**　可分为生物制药市场、化学药市场、中成药市场；或者可分为专利药市场和非专利药市场。

**按照药品性质划分**　可分为处方药品市场和非处方药市场。

**按照交易内容划分**　可分为医药技术交易市场和非医药技术交易市场。

**按照交易场所划分**　可分为互联网药品交易市场和非互联网药品交易市场。

**参与者**　医药市场的主要参与者包括制药企业、流通企业、消费者等，其中流通企业包括批发、零售企业（医疗机构药房），制药企业占主导地位。中国商务部公布的《2020年药品流通行业运行统计分析报告》显示，2020年末，全国共有药品批发企业1.31万家；药品零售连锁企业6298家，下辖门店31.29万家；零售单体药店24.10万家，零售药店门店总数55.39万家。

（李　歆）

guójì yīyào shìchǎng

# 国际医药市场（international pharmaceutical market）

在全世界范围内，由买卖双方组成，对包括药品、医疗器械和医疗服务等在内的商品进行交换的场所。在交换的商品类型中，以药品为主，其市场规模按照处方销售量来进行描述和统计分析。21世纪初，医疗器械市场也在迅速发展，日益成为全球医药市场的重要组成部分。

**分类**　按照医药市场的成熟化程度，可以将国际医药市场分为成熟医药市场和新兴医药市场两大类。成熟医药市场指市场占有率高，但是增长率低的市场，包括美国、日本、加拿大和欧洲五国（法国、德国、意大利、英国、西班牙），其在全世界药品销售额中占据了绝大部分的市场份额。新兴医药市场指市场经济体制逐步完善，经济发展速度较高，市场发展潜力较大的市场，包括17个国家，根据市场价值增长的递减次序分为3个层次：中国独自占据了最顶层；第二层次包括巴西、俄罗斯和印度；第三层次包括委内瑞拉、波兰、阿根廷、土耳其、墨西哥、越南、泰国、印度尼西亚、罗马尼亚、埃及、巴基斯坦、乌克兰等国。2014年，以中国、印度为代表的亚太地区实现医药市场增加值2241亿美元，中国已成为美国之后的全世界第二大医药市场。

按照药品的品种不同进行分类，可以将国际医药市场划分为国际专利药市场、国际非专利药市场、国际处方药市场、国际非处方药市场、国际生物药物市场、国际化学药物市场、国际天然药物市场。国际医疗器械市场也是国际医药市场的重要组成部分。

**国际专利药市场**　专利药主要指拥有化合物专利和组合物专利等核心专利，且专利未过期的药品。专利药由于其较高的技术壁垒和专利期保护的独占权，在价格方面占有绝对优势。艾美仕（IMS）统计数据显示，2012年全球专利药市场规模达5890亿美元，约占全世界药品市场的61%。其中，成熟医药市场专利药规模近4500亿美元，专利药占主导地位，所占份额达72%；新兴医药市场专利药规模近700亿美元，仍以仿制药为主，专利药占比为31%。据Evaluate Pharma统计，2021—2026年将有接近2520亿美元销售额的原研药品专利到期，原研药的专利到期和仿制药引入的市场冲击预计造成约1250亿美元销售额的流失。

**国际非专利药市场**　非专利药（non-patent drug）是指"一个药品不具有专利权；或专利权因各种原因而终止；或专利权人独占生产、销售该药品的权利消失；或生产该药品的技术进入公有领域，除专利权人外的企业可以不受任何约束而自由生产该药品"。非专利药对于降低药品费用，提高药品可及性具有重要作用。美国是全世界最大的非专利药市场，也是最早通过非专利药相关法案的国家。21世纪初，美国的非专利药市场已趋于成熟，出现了一批美国非专利药销售巨头，如迈兰（Mylan Labs）、梯瓦（Teva）。欧洲作为全世界较大的非专利药市场，由于欧洲各国情况不尽相同，非专利药在各国国内药品市场占比存在较大差异。按照这种差异可将欧洲国家划分为3类：第一类，新加入欧盟的成员国，通常由于加入欧盟前对知识产权保护不够，其国内非专利药品所占市场份额都要大大高于其他国家，如克罗地亚、波兰和斯洛伐克；第二类，非专利药市场份额为15%~30%，这类包括的国家数量最多，如斯洛文尼亚、德国、英国、罗马尼亚、丹麦、意大利、芬兰、荷兰、奥地利、葡萄牙和冰岛；第三类，非专利药市场份额最小的国家，非专利药所占市场份额小于15%，如瑞典、挪威、希腊、瑞士、比利时、法国、爱尔兰和西班牙。日本基于费用控制考虑，不断增加非专利药的使用，但与美国和欧洲相比，日本的非专利药市场发展较为缓慢，所占市场份额较小。

**国际处方药市场**　处方药是须凭执业医师或执业助理医师处方才可调配、购买和使用的药品。2015年全世界药品市场总量为10 000亿美元左右，其中处方药物总计7500亿美元左右。据医疗健康领域调研公司Evaluate Pharm的统计预测，2020年全球处方药市场将达到1.017万亿美元，较2013年的7170亿美元增长41.84%。

**国际非处方药市场**　非处方药（over the counter，OTC），是指不需要凭医师处方即可自行判断、购买和使用的药品，其大都用于多发病、常见病的自行诊治，如感冒、咳嗽、消化不良、头痛、发热等。全球非处方药市场在2016年实现了4.3%的增长，较2014—2015年所报告的增幅（5.4%）显著下滑。总的来说，亚太非处方药总销售总量在全球增长榜单上处于领先地位，主要市场是中国、日本、澳大利亚、印度、韩国；较强的二级市场有印度尼西亚、菲律宾、泰国，中国台湾。

**市场主体**　医药市场的主要参与者是制药企业和流通企业，其中以制药企业占主导地位。全球医药市场中，大型跨国制药企业大多数总部位于欧洲或者美国，且产品涵盖广泛的疾病治疗领域。21世纪初，市场排名靠前的企业主要有强生公司（美国）、罗氏集团（瑞士）、辉瑞（美国）、诺华（瑞士）、拜耳（德国）、默沙东（美国）、葛兰素史克（英国）、赛诺菲（法国）、吉利德（美国）、阿斯利康（英国）等。由于药品流通的特殊性，从全球来看，各国基本上是以国内企业为主，合资企业为辅的形式开展药品流通活动。

（李　歆）

guójì huàxué yàowù shìchǎng

**国际化学药物市场**　（international chemical pharmaceutical market）　在全球范围内，以化学药物为主要交易对象的场所。化学药物是从天然矿物、动植物中提取的有效成分，以及经过化学合成或生物合成而制得的药物统称，是一类结构明确且具有预防、治疗、诊断疾病，或为了调节人体功能、提高生活质量、保持身体健康的特殊化学品，主要包括化学原料药和化学制剂。化学原料药指用于生产各类制剂的原料药物，是制剂中的有效成分，由化学合成、植物提取或者生物技术所制备的各种用来作为药用的粉末、结晶、浸膏等，但患者无法直接服用，需要进一步加工的物质。制剂系根据药典、药品标准、制剂规范等规定的处方，加工或提取后制成具有一定规格，可以直接用于疾病防治、诊断的化学药品。如：阿莫西林为原料药，而阿莫西林胶囊则为制剂。

**分类**　按照化学药物种类划分，可以分为国际化学原料药市场与国际化学药品制剂市场。

**国际化学原料药市场**　原料药市场主要分为专属使用市场和外购市场，其中，专属使用部分是指制剂公司使用自己生产的原料药生产制剂；外购市场是指制剂公司向第三方原料药厂商或制剂厂商采购原料药生产制剂。原料药市场在全球医药市场的发展中实现了较快增长。

**国际化学药品制剂市场**　化学药品制剂包括仿制药和创新药，2016年全球仿制药市场规模达到2200亿美元，其中美国是全球最大的仿制药消费国，梯瓦（Teva）是全球第一大仿制药企业。2019年全球创新药市场规模达到8877亿美元，预计2021年这一市场规模将达到9787亿美元。国际化学药制剂知名企业有葛兰素史克、美国强生、阿斯利康、罗氏、辉瑞、百时美施贵宝、诺和诺德、诺华等。

**主要参与者**　国际化学药物市场的主要参与者包括化学制药企业、流通企业等。

（李　歆）

guójì huàxué yuánliàoyào shìchǎng

## 国际化学原料药市场 （international active pharmaceutical ingredients market）

在全球范围内，以原料药为主要交易对象的场所。原料药（active pharmaceutical ingredients，API）又称药物活性成分，指用于生产各类药品制剂的原料药物，是药物制剂中的有效成分，通常由化学合成、植物提取或者生物技术所制备，将原料药进一步加工成药物制剂后，才能供临床应用。

**分类** 根据原料药不同的分类方法，国际原料药市场也有不同的分类。

**按照原料药的来源划分** 可分为专属使用原料药市场和外购原料药市场。2015 年，专属使用原料药的规模为 801.8 亿美元，占全球原料药市场的 61.3% 份额，外购原料药市场规模为 506.2 亿美元，占全球原料药市场的 38.7% 份额。

**按照地域划分** 可分为西欧原料药市场、北美原料药市场、日本原料药市场、中国原料药市场和印度原料药市场。①西欧原料药市场。西欧（瑞士、英国、意大利、西班牙、比利时、瑞典、芬兰等）是原料药的纯出口地区，堪称全球最大的原料药生产基地。②北美原料药市场。包括美国、加拿大、墨西哥，是原料药的主要进口地区。美国是中国原料药的第一采购大国。截至 2014 年底，中国生产的原料药在美国食品药品管理局（U.S. Food and Drug Administration，FDA）获得药品主文件（drug master file，DMF）文号的有 317 项，其中原料药的药品主文件约 200 个，品种数量最多的依次为抗生素类、抗肿瘤类和解热镇痛类。③日本

原料药市场。规模仅次于美国与西欧，除少数品种外，绝大部分原料药都在国内生产，日本原料药的产量和消耗量基本持平，基本上是"自给自足"式。④中国原料药市场。随着国际制药生产重心转移、跨国制药企业降低成本，世界化学制药的生产重心开始向发展中国家转移。中国自 2011 年以来化学原料药工业销售收入仍然保持较快增长，2013 年、2014 年和 2015 年的增长率分别为 13.70%、11.02% 和 8.82%。美国 Transparent 医药网站报道，2016 年全球原料药市场排名前十位的制药公司依次为浙江医药股份公司、梯瓦（Teva）医药工业公司、浙江新和成药业、华北制药集团、瑞迪博士制药厂、东北制药总厂、诺华公司、阿拉宾度制药公司、浙江海正药业公司、浙江华海药业公司，其中中国药企占了 6 席。⑤印度原料药市场。印度是原料药生产的强国之一，其原料药总产量约 90% 都用于国际销售。

**按照产品价值和产品特性的不同划分** 可分为大宗原料药市场、特色原料药市场。

**大宗原料药市场** 大宗原料药指市场需求相对稳定、应用较为普遍、规模较大的传统药品原料药。主要有抗生素类、维生素类、氨基酸类、激素类等。一般而言，大宗原料药各厂商的生产工艺、技术水平差别并不明显，生产成本控制是其竞争的主要手段，毛利率相对较低。在盈利能力方面，由于大宗原料药在技术等方面已经较为成熟，产品较为同质化，因此其价格的变动主要受到供给、产能、原材料价格的周期性变动影响，价格也往往呈现出周期性波动。中国原料药的

出口以大宗原料药为主。

**特色原料药市场** 特色原料药通常指处于专利保护期的药品或专利保护期结束后药品的原料药。相比起大宗原料药，特色原料药品种较多，但是每个品种规模偏小，特色原料药市场与大宗原料药市场最大的不同就在于此。若企业能够在某几个品种的细分市场之中取得较高的占有率，就能够为企业带来稳定的利润。对于处于专利保护期内的药品，如果企业能够在创新药物研发阶段就与原研药企通过定制生产等方式建立起合作关系，为其提供临床试验阶段所需原料药，那么在产品上市之后，企业就可以为原研厂家提供医药中间体或原料药，通常可以获得较为稳定的订单，为企业带来持续性的利润。

**主要参与者** 国际原料药市场的主要参与者包括原料药企业与制剂企业等。

（李 歆）

guójì tiānrán yàowù shìchǎng

## 国际天然药物市场 （international market for natural medicines）

在全球范围内，以天然药物为主要交易对象的场所。天然药物是指可用于预防、治疗和辅助治疗及缓解一些疾病症状，或者通过激活身体机能，从而改善生活质量的植物制品和营养制剂。主要包括维生素、矿物质、植物制剂和其他营养制剂，在法律上，大部分的天然药物属于"食用辅助品"。国外天然药物主要来源于植物及其提取物，因此也常称为植物药。

天然药物正受到世界各国民众的接受和认可，世界天然药物市场正在迅速扩大，增长速度明显超过化学药物。根据世界卫生组织统计，2012 年全球约有 80%

的人口使用天然药物，由于天然药物在治疗上的独特优势而倍受重视，在一些西欧国家（如德国）植物药、保健饮品已广为大众接受；美国已通过修改美国食品药品管理局的有关条款放宽对植物药的限制；而韩国、日本、马来西亚等国家和地区更是植物药的生产大户；2004 年中国香港斥巨资组建中药港。在国际医药市场上，天然药物已突破 30% 的市场份额，年销售额高达近 500 亿美元，全球中草药销量以每年 10% 的速度增长，市场潜力巨大。

**分类** 按照地域分布划分，可分为以日本、韩国为代表的东北亚市场，东南亚及华裔市场，北美、欧洲天然药物市场，以及非洲和阿拉伯天然药物市场等。这几个天然药物市场的年销量占国际天然药物市场的 90%，是中国天然药物的主要出口地，也是国际天然药物竞争的主要市场。

**东北亚天然药物市场** 以日本和韩国为代表，其中，日本的汉方制剂和韩国的韩药均应用中医古方，主要使用中药材为原料，纳入医疗保险。日本汉方制剂生产所需要的绝大多数药材依赖进口，主要来自于中国。在日本，有 35% 的患者接受天然药物治疗，尤其是天然药物制成的保健品。韩国中药材工业起步较晚，但发展迅速。韩国药材资源匮乏，多数从中国及其他国家进口，但自产成药出口量很大，主要出口的是牛黄清心丸、高丽参制剂，根据 2015 年发布的《韩医现状调查研究报告》，韩国天然药物相关产业总值在 2013 年达 73 亿美元。

**东南亚市场** ①马来西亚中医医疗机构已逾 2500 家，中药店堂 3000 多家，但多数规模较小，设备简陋。马来西亚"南-南委员会" 2003 年的统计资料表明，马来西亚天然药物年销售额约 2 亿美元。②越南有 98% 的中成药来自中国，包括清热解毒药、营养药、风湿药、调经药、哮喘咳嗽药、消化腹泻药。一些专门治疗肝炎、心脏病、肾炎、肾结石、肺病、癌症等的药品及补药比较受欢迎。从中国进口的中药材主要有当归、生地、黄连、白术、川芎、白芍、党参、三七、普通红参、桔梗、茯苓、大黄、黄芩、板蓝根、柴胡、黄芪、甘草、白芷、大枣、枸杞等。③泰国每年进口中药材有 200 多种。中药材以田七、杜仲、枸杞、牛膝、当归、生地、银花、党参、黄芪、菊花等为主要药材，大部分用于当地生产成药。中成药品种以药酒为多，共 80 余种，占中成药的 70% 左右，其他中成药在市场药店品种所占的比重仍不太大。④印度是除中国外世界上最大的传统医学大国。印度卫生行政部门对天然药物的使用早已有明文规定，有专门的药典——《传统印度医药药典》。印度医药和顺势疗法的市场规模每年 10 亿美元左右，国内几家大的天然药物生产厂家年产值约 3 亿美元。占世界草药市场份额的 1.5%。⑤新加坡有 1000 余家中医药店和诊所，800 多家中成药零售店，市面上销售的中成药约 9800 种，其中 60% 从中国进口。

**北美洲天然药物市场** 在北美洲草药市场上大部分的植物药只能作为食品或营养补充剂出售。中草药还未取得合法地位，所以不作为药品管理，也尚未进入社会保险。

**美国天然药物市场** 美国是全球消耗标准动植物提取物最大的国家之一，美国处方药大类的 25% 由植物天然物衍生而来，治疗用药物 90% 以上来源于天然物模型。美国的植物药市场的商品以当地的传统草药为主，同时包括了其他许多国家和地区的传统草药，如印度草药、拉丁美洲草药以及中草药，美国有 75% 的天然药物原料依赖进口，主要进口产品为中药材及饮片和以单味药为主的提取物。

**加拿大天然药物市场** 由于植物药在加拿大接受程度较高，所以加拿大是植物药最容易进入的发达国家之一。中成药在内的天然保健品已成为加拿大人自我保健的重要部分，2006 年，约有 50% 的加拿大人使用天然保健品，每年用于天然保健品的花费约为 15 亿美元，并持续增长。加拿大常用植物药主要为欧洲传统草药，其次是中药，另有少量的印第安传统草药。

**欧洲天然药物市场** 欧洲是世界上最大的天然药物市场之一，约有 700 年的悠久历史，约有 600 种药用植物用于制造天然药物。据世界卫生组织统计，2008 年欧洲天然药物市场规模达 160 亿美元，占国际天然药物市场的 40%。欧洲常用的天然药物有山金车、金盏菊、母菊、紫锥菊、穗花牡荆、欧洲龙牙草、药用聚合草、黑接骨木花、木土香、小茴香、香蜂花、甘草。①德国是世界天然药物品种最多的国家之一，德国的天然药物市场规模居欧洲首位，人均年草药消费额为 14.4 英镑，约占欧洲天然药物市场的 50%。②法国是欧盟的第二大天然药物市场，人均草药销售额为 1.56 英镑，年增长率为 10%。市场上有印度、中国、非洲、德国和本国的天然药物，主要用于慢性病的治疗。最受欢迎的是用于减肥、催眠、治疗紧张、循环及消化系统疾病、疼痛、便秘和风湿病的草药。③英国是欧洲第三大天然药物市场，整个市场值可达 2.25 亿英镑。草药与天然药物在英国属于非处方药产品。英国草药市场的产品中，大蒜市场的增长较快，估计市场规模已达 600 万英镑，其他增长较快的产品有月见草油、止痛药、止咳制剂、治疗风湿痛及皮肤病的药物。

非洲和阿拉伯天然药物市场　非洲正成为新兴的中草药国际市场，年增长率 12% 左右。阿拉伯国家在 70 年代后期兴起"中医药热"，2018 年在 22 个阿拉伯国家和地区中，几乎都开设了数量不等的中医诊所和中草药店。

主要参与者　国际天然药物市场的主要参与者包括制药企业、流通企业、消费者等。

(李 歆)

guójì shēngwù yàowù shìchǎng

国际生物药物市场 （international bio-drug market）　在全球范围内，以生物药物为主要交易对象的场所。生物药物是指运用生物学、医学、生物化学等的研究成果，综合利用物理学、化学、生物化学、生物技术和药学等学科的原理和方法，利用生物体、生物组织、细胞、体液等制造的一类用于预防、治疗和诊断的制品。

从 2004—2016 年全球药物销售排行榜（表 1）可以看出，销量前 10 的药物中，生物药的比例逐年上升，2016 年，8 种为生物大分子药。

分类　有两种划分方法。

按照地域分布划分　可分北美洲（美国）、欧洲、亚洲（日本、印度、新加坡、中国）生物药物市场。其中美国、欧洲、日本等发达国家和地区占据主导地位，持有 94% 以上的专利，尤其是美国占有世界近 6 成生物药专利；包括中国在内的其他国家加起来的专利占有率则还不足 6%。按照年销售额 10 亿美元的重磅药物标准，2013 年有近百种药品达标，其中前 50 位的达标线为 16.43 亿美元，这些重磅药物全部出现在美国和欧洲。

北美洲生物药物市场　美国是生物技术产业的龙头，21 世纪以来，其开发的生物医药产品和市场销售额均占 70% 以上，研发实力和产业发展领先全球，生物药品已被广泛应用到癌症、糖尿病、慢性疾病的治疗之中。

欧洲生物药物市场　在欧洲，坚实的产业基础和技术优势使其生物医药产业紧随美国走在了世界前端，同时人口老龄化的加深使生物药物在欧洲拥有广阔的市场前景。

亚洲生物医药市场　21 世纪初，在商业界的支持下，日本政府出台多项政策鼓励生物技术革命，使得日本的生物医药领域从产品到技术都取得巨大的成就，成为亚洲领先。除日本以外，随着本国政府的积极培育和扶持，中国、印度、新加坡等亚洲国家的生物医药产业也快速发展起来。据中国国家药品监督管理部门南方医药经济研究所发布的数据，

表 1　2004—2016 年全球药物销售额前 10 位药品

| 排名 | 2004 年 | 2006 年 | 2008 年 | 2010 年 | 2012 年 | 2014 年 | 2015 年 | 2016 年 |
|---|---|---|---|---|---|---|---|---|
| 1 | 立普妥 | 立普妥 | 立普妥 | 立普妥 | 修美乐* | 修美乐* | 修美乐* | 修美乐* |
| 2 | 舒降之（辛伐他汀） | 舒利迭 | 氯吡格雷 | 氯吡格雷 | 类克* | 恩利* | 哈维尼 | 恩利* |
| 3 | 舒利迭 | 氯吡格雷 | 舒利迭 | 类克* | 恩利* | 类克* | 恩利* | 哈维尼 |
| 4 | 活络喜 | 恩利* | 恩利* | 舒利迭 | 阿立哌唑 | 恩利* | 类克* | 类克* |
| 5 | 再普乐 | 类克* | 类克* | 恩利* | 舒利迭 | 来得时* | 美罗华* | 美罗华* |
| 6 | 埃索美拉唑 | 再普乐 | 代文 | 阿立哌唑 | 美罗华* | 美罗华* | 来得时* | 来那度胺 |
| 7 | 阿法依泊汀 | 代文 | 美罗华* | 修美乐* | 瑞舒伐他汀 | 安维汀* | 安维汀* | 安维汀* |
| 8 | 舍曲林 | 维思通（利培酮） | 埃索美拉唑 | 安维汀* | 来得时* | 舒利迭 | 赫赛汀* | 赫赛汀* |
| 9 | 郁复伸 | 阿法达贝泊汀 | 阿立哌唑 | 代文 | 赫赛汀* | 赫赛汀* | 肺炎球菌 13 价结合疫苗* | 来得时* |
| 10 | 氯吡格雷 | 美罗华* | 安维汀* | 美罗华* | 安维汀* | 瑞舒伐他汀 | 捷诺维 | 肺炎球菌 13 价结合疫苗* |

注：*，该药物属于生物药物。

2000—2013 年，中国生物医药产业销售收入从 1 686 亿元增长到 21 543 亿元，年复合增长率达到 21.65%。亚洲已经成为全球生物医药产业除北美、欧洲以外的另外一个中心。

**按生物药品的生理功能和用途划分**　可分为治疗性生物药物市场和预防性生物药物市场。

**预防性生物药物市场**　预防性生物药物主要指疫苗，2011—2015 年，国际疫苗市场销售规模保持在 250 亿美元左右。2019 年，全球四大疫苗巨头葛兰素史克、赛诺菲、默沙东、辉瑞合计占据全球疫苗市场的九成份额，占比分别为 28.0%、19.7%、24.4% 和 17.9%。未来在创新疫苗上市及中国、印度和南美等新兴市场销售扩张的推动下，全球疫苗市场将进一步扩大，预计 2023 年将达到 559.8 亿美元。

**治疗性生物药物市场**　主要包括单克隆抗体、酶、干扰素、细胞因子和胰岛素等。治疗性生物药物的研发取得了迅猛的发展，市场规模增长迅速。很多大制药公司均投入大量资金进行治疗性生物药物的研发，如罗氏、安进、赛诺菲和强生等国际巨头，均已有十多种治疗性生物药上市。根据中国国家药品监督管理部门报道，2010 年全球生物治疗药物的销售已达 1400 亿美元，占药品市场的 16%。据 Evaluate Pharma 预测，2024 年全球治疗性生物药市场规模将达到 3830 亿美元。生物药中抗体类药物发展迅速，数量占治疗性生物药物约 49%，其主要用于治疗癌症、自身免疫性疾病等。根据艾美仕市场研究公司（IMS Health）报道，2015 年抗体类药物全球销售额已达 916 亿美元，增速稳定。

**主要参与者**　国际生物药物市场的主要参与者包括制药企业、流通企业、消费者等。

（李　歆）

guójì yīliáo qìxiè shìchǎng
**国际医疗器械市场**（international pharmaceutical devices trading market）　在全世界范围内，由买、卖双方组成，根据利益需求交换医疗器械的场所。是国际医药市场的重要组成部分。医疗器械是指直接或间接用于人体的仪器、设备、器具、体外诊断试剂及校准物、材料以及其他类似或者相关的物品，包括所需要的计算机软件。2017 年全球医疗器械市场规模达 4281 亿美元。

**分类**　主要有两种分类方法。
**按地理位置和地理环境分**可以细分为亚洲市场、大洋洲市场、欧洲市场、美洲市场、中东市场与非洲市场。

**亚洲医疗器械市场**　对医疗器械需求的影响因素主要是人口结构，亚洲老龄化问题凸显，使得该市场对监护类，心电类等医疗器械的需求不断上升。日本是亚洲第一大医疗器械市场，其次是中国和韩国。2015—2016 年日本的医疗器械销售收入均超过 500亿元，2015 年为 501 亿美元，2016 年为 544 亿美元。日本医疗器械分为按其风险等级分为 4 个等级，由《日本药品与医疗器械法》监管，日本尚不接受欧盟的CE 认证和美国的美国食品药品管理局认证，因此外国生产商想进入日本医疗器械市场困难重重。2016 年中国医疗器械市场规模达到 2448 亿元，2017 年已超 3000亿元。中国海关数据统计，2016年中国医疗器械进出口规模总计达 389.1 亿美元，同比增长 1.1%，其中出口额为 205 亿美

元，同比下降 3.14%。中国将医疗器械企业由应用时的安全性控制程度由低到高分为Ⅰ、Ⅱ、Ⅲ类，Ⅱ类企业是其医疗器械生产主体。韩国医疗器械市场 70% 的产品来源于进口，2010 年医疗器械市场规模 201 亿美元，2016 年增长至 294.6 亿美元。

**大洋洲医疗器械市场**　在全球医疗器械市场中较为先进，像澳大利亚以生产麻醉与呼吸设备、心血管设备、医学影像设备为主。

**欧洲医疗器械市场**　将医疗器械按照风险等级由低到高分成 3类：Ⅰ类、Ⅱ类和Ⅲ类。德国、英国、法国、意大利和瑞士长期占据欧盟的医疗器械市场，其医疗器械销售额在欧洲占 74% 以上。2015 年欧洲医疗器械市场销售额达 2125 亿美元，德国西门子是欧洲医疗器械主要生产商，业务遍及全球 200 多个国家。德国是欧洲医疗器械最大生产国和出口国，法国是第二生产国。2012 年法国医疗器械市场销售额高达 90 亿欧元，其医疗器械产品进口与出口比例基本相当，进口产品主要集中于电子诊断成像仪以及植入式医疗器械产品。英国是全世界最大医疗器械进口国家，2012 年进口总值高达 118 亿美元。

**美洲医疗器械市场**　发展不均衡，可以细分为拉美市场和北美市场。美国是医疗器械市场的佼佼者，约占全球 45% 的市场，医疗器械的年均增长率约为 6%，远超过国内生产总值的增长率。医疗器械产业占其国内生产总值的 2.7%，同时美国食品药品管理局审批严格也是一大特点。拉美市场却是发展缓慢，80%～90% 的医疗器械依赖于国外进口，由于缺乏医疗保健的意识，对医疗诊断产品市场的需求巨大。巴西是

拉美地区最大的医疗器械市场，国内有 500 多家医疗器械生产商，内销率高达 92%。

中东医疗器械市场　生产量小，进口量大，2001—2010 年，中东医疗器械进口增长率保持在 10% 以上。以色列是世界第二大医疗器械供应国，约有 750 家除了以色列医疗器械市场能自给自足以外，其他国家均需要从国外进口大量医疗器械弥补本国的不足，土耳其作为中等收入国家，虽然基本实现全民免费医保，但工业发展不完善，85% 的医疗器械从国外进口，伊朗更是有 95% 的医疗器械依赖进口。

非洲医疗器械市场　2007—2012 年保持 7.5% 的增长率，2010 年，非洲共进口医疗器械产品价值达 32 亿美元，2012 年突破 40 亿美元。除埃及、南非等国家之外，90% 的非洲国家缺少医疗器械制造业，非洲各国医疗器械需求差异很大，南非进口的医疗器械主要有植入性心血管支架、心电图仪、螺旋 CT 机等，经济落后的国家需要的还是一次性医疗器械、医用卫生材料等。

按照产品功能分类　可细分为家庭保健类市场、专业医疗诊断类市场和其他类市场。家庭保健类市场是包括血糖仪、血压计、颈椎治疗仪等医疗器械进行交换的场所；专业医疗诊断类市场是包括心电图机，计算机断层扫描仪等大型设备进行交易的市场；其他类市场则主要指远程医疗终端进行交易的场所。2015 年全球医疗器械市场体外诊断（in vitro diagnosis，IVD）领域占据 13%，心血管类占 12%，其次是影像类、骨科、眼科、整形、内窥镜、药物传输系统、牙科和创面处理。

**市场主体**　医疗器械市场的主要参与者是医疗器械生产企业、经营企业和使用单位。大型医疗器械生产企业多集中在美国，德国和日本，且产品涵盖广泛的医疗需求，高新技术的医疗器械市场主要被美、日、欧和少数的跨国公司垄断，如美国的通用电气（GE）公司、皮克公司、惠普公司，德国西门子公司，日本东芝、岛津、日立公司和荷兰飞利浦公司等。

（李　歆）

zhōngguó yīyào shìchǎng
**中国医药市场**（Chinese pharmaceutical market）　在中国范围内，由买卖双方组成，对包括药品、医疗器械和医疗服务等在内的商品进行交换的场所。中国医药市场是全世界新兴市场（包括 17 个国家）的领头羊，占新兴医药市场的 46%。中国医药市场近年迅速增长，市场规模由 2015 年的 12 207 亿元增加至 2019 年的 16 330 亿元，年复合增长率为 7.5%，预期 2021 年将达到 13 057 亿元。

**分类**　根据不同的分类标准，有不同的分类。

基于医药供应链理论的分类　可以将中国医药市场分为上游市场（即医药生产市场）、中游市场（即医药批发市场）、下游市场（即医药销售市场）以及终端市场（即消费者市场）。

医药生产市场　该市场是中国医药市场的重要组成部分。2017 年，中国医药生产行业年主营业务收入达到 28 185.5 亿元，同比增长 12.50%。但是 21 世纪初，中国医药生产企业低水平重复现象严重，小型企业占据 75%，布局分散，研发能力差，难以管理。医药生产市场共有 3 种分销模式：第一，全国总经理模式，即医药生产企业生产某种产品或多种产品，将产品的销售权全权交给某个企业或个人负责；第二，区域总代理模式，即医药生产企业通过招商或者加盟的方式将医药产品出售给某一机构或个人，机构在购买一定量的产品后，与生产企业达成区域总经销协议，这种模式在中国东北地区较为常见；第三，自己承担销售模式，即医药生产企业建立自己的销售队伍和销售网络，如中美史克。医药代表的盛行也成为医药生产市场进行销售的主力军。

医药批发市场　21 世纪初，中国医药批发市场规模小，利润低，难以实现高效率药品流通的功能。但是在 2014 年，中国流通市场销售总额 15 021 亿元，同比增长 15.23%。中国医药批发市场的企业商业模式分为 3 类：第一，中国医药集团模式，该模式以批发和配送业务为核心，建立全国性一体化的医药流通网络；第二，省级医药集团模式，该模式的主要特点是充分利用原有行政区的地理优势和政府优惠政策，建立完善的信息化的物流体系，具有代表性的是广州医药集团、北京医药股份、南京医药集团模式和上海医药集团模式；第三，中小型医药企业模式，该模式的主体是物流机能整合能力较弱、服务范围十分狭窄的小型批发企业，通过与大型药品批发企业合作或在资本市场受控于大型医药分销企业开展药品的流通工作。

医药销售市场　2017 年，中国医药销售市场收入达 29 826 亿元，同比增长 6.28%，其中华东地区是中国医药行业的主要销售区，2016 年华东地区销售收入占总销售市场收入的 43.94%。医院和药店是销售市场的重要组成部分，以医院为例，2015 年，中国医院医药市场销售额达到 6 453 亿元，县域医院是医药市场的潜力增长点。

依据药品品种不同的分类可以将中国医药市场分为中成药市场、中药饮片市场、化学原料药市场、化学制剂市场、兽用药品市场、生物生化制品市场、卫生材料用品市场、中国中药材专业市场。

中国中成药市场　中成药是指在中医药理论的指导下，以中药材为原料，按规定处方和制剂工艺将其加工成一定规格的中药制品。中成药一般经临床反复使用，安全可靠，剂型固定。2014 年中成药市场利润总额达 597.928 亿元，2015 年 1—9 月达 451.337 亿元，增长 12.73%。根据医药企业的销售额排名，2016 年中国公立医疗机构中成药市场前 5 名分别是步长制药、梧州制药、上药集团、华润医药以及长白山制药。中康 CMH 监测数据显示，2016 年药店药品品类销售中中成药占比 47.2%，其中排在第一位的是呼吸系统中成药，其次是消化系统及代谢中成药、生殖泌尿系统和性激素类中成药、心血管系统中成药、肌肉骨骼系统中成药、其他类中成药。

中药饮片市场　中药饮片是指在中医药理论指导下，可直接用于调配和制或制剂的中药材及其中药材加工炮制后的药品。2008—2013 年，中药饮片市场销售收入复合增长率高居医药行业第一。统计局数据表明，截至 2015 年底，中药饮片整体市场规模达到 1699.94 亿元，整个中药饮片市场的集中度较低，像行业龙头康美药业仅占 2.19%。

化学原料药市场　原料药是指在用于药品制造中的任何一种物质或物质的混合物，而且在用于制药时，成为药品的一种活性成分。此种物质在疾病的诊断，治疗，症状缓解，处理或疾病的预防中有药理活性或其他直接作用，或者能影响机体的功能或结构，且不能被患者直接服用。统计局数据表明，截至 2012 年底，中国化学原料药市场民营企业数量占比 82.35%，三资企业占 15.91%，国有企业仅占 1.74%；而民营企业销售收入占比 73.57%，三资企业收入占比 23.74%。2014 年化学药原料市场规模为 4240.35 亿元，2015 年市场规模为 4614.21 亿元。据统计，2017 年中国化学原料药市场的领先企业主要有哈药集团、华北制药、中国制药集团、联邦制药、海正药业、浙江医药、东北制药、新和成、新华制药和天方药业。

化学制剂市场　化学制剂主要是指药品的活性成分是化学合成药物，主要指西药制剂。虽然中国化学制剂市场发展较晚，但是化学制剂一直以来都是医药工业子行业中产值第一的市场，2007 年化学制剂市场产值达到 1881 亿元，2014 年达到 6303 亿元，8 年复合增速达 18.86%。近年来，中国化学制剂市场需求旺盛，2010 年业务收入为 3428.2 亿元，2014 年达到 6272.48 亿元，同时伴随着高额的利润，化学制剂市场利润总额 2010—2014 年由 424.14 亿元增加至 756.61 亿元。截至 2015 年 10 月，中国共有 1098 家化学制剂企业。化学制剂市场对技术水平要求较高，需要投入大量资源进行化学药和创新药的开发，具有高投入、高风险、高收益和周期长的特点。

兽用药品市场　兽用药品是指能调节畜禽机体功能、防治畜禽疾病的药物。中国兽用药品市场集中度比较低，兽用企业前 10 名的市场占有率仅有 15% 左右。截至 2015 年底，中国兽用生产企业 1686 家，其中生物制药企业 88 家，化学药品与中兽药企业 1598 家。根据中国兽药协会统计，2015 年中国兽用中药市场规模 42.26 亿元，兽用生物制品市场规模 107.08 亿元，兽用化药市场规模 169.41 亿元，兽用原料药市场规模 94.82 亿元。实现企业规模化经营，提高市场集中度是兽用药品市场的未来发展方向。

生物生化制品市场　生物生化制品是指利用生物技术、化学技术生产一切人类需要的产品，例如基因工程药物、生物化学药品、日用品等。2013 年中国生物、生化制品市场总资产为 2435.78 亿元，同比 2012 年增长了 34.13%；生物生化制品利润 2013 年为 282.41 亿元同比增长了 22.72%；2013 年生物生化制品市场销售收入为 2381.36 亿元。截至 2013 年，中国生物生化制品行业规模以上企业数量达到 855 家，亏损企业数量达到 73 家。然而目前中国生物制药上游基础薄弱，科研成果产业化率低，与发达国家在资金投入、研发能力及市场控制力仍存在差距，而高端仿制药和新药研发合同外包服务机构是生物、生化制药市场未来的主要突破口。

卫生材料用品市场　卫生材料是指医院临床科室、医技科室在为患者诊疗、检验检查、手术过程中使用而消失或改变实物形态的物品，包括一般卫生材料、放射材料、介入植入材料等。截至 2015 年 3 月底，中国规模以上卫生材料用品企业有 704 家，亏损企业 78 家；中国卫生材料用品市场资产总额为 1100.83 亿元，同比增长 14.87%。2015 年 1~3 月，中国卫生材料用品市场销售收入为 382.47 亿元，销售排名前 5 的省份分别是山东省、河南省、江苏省、湖北省和江西省；市场利润总额为 37.4 亿元，利润排名前 5 的省份分别是山东省、河南省、江苏省、湖北省和广东省。

**市场主体** 中国医药市场的参与者包括跨国公司和大型医药制造业、小型制药企业、独立研发公司、各类研发机构和专业外包组织 5 个主体。

（李 歆）

zhōngguó zhōngyàocái zhuānyè shìchǎng

## 中国中药材专业市场（Chinese herbal medicine market）

中国的中药材交易流通的场所。中药材市场历史悠久，最远可以追溯到唐朝，在清朝末年民国初期，中国形成了安国、樟树、亳州、禹州为代表的中药材市场。21 世纪以来，由于市场体系的不断完善，中药材种植规模的逐步扩大，中国中药材市的发展取得较大成效。2014 年，中国中药材市场规模为 601 亿元，国内中药材市场的销售量约 1800 吨，药材市场平均价格 774.3 元/千克，同比上涨 15.4%。2016 年中国中药材市场综合 200 指数开盘 2215.36 点，12 月 31 日收盘点位 2571.78 点，涨幅高达 16.1%。由于政策对中医药行业的扶持，中药材市场不断发展，2016 年全国中药材综合 200 指数振幅为 23.2%，而 2015 年仅有 9% 的振幅，2017 年中国中药材市场规模约 746 亿元，同比增长 11.34%。中国中药材专业市场是中国医药市场的特色组成部分。

**分类** 根据中药材的来源可以将中药材市场分为出口中药材市场和进口中药材市场。

**出口中药材市场** 中国是最大的中药材生产基地之一，2010—2015 年中药材出口数量呈现下降趋势，中药材出口数量由 22.7 万吨下降到 17.7 万吨，然而中药材出口额却由 6.25 亿美元上升到 10.37 亿美元。然而，2017 年中国出口中药材市场"量增价减"，出口数量为 22.35 万吨，同比增长 9.51%，出口额 11.39 亿元，同比减少 2.23%。中国中药材出口市场主要为亚洲地区，2017 年亚洲出口市场金额占比 85%。

**进口中药材市场** 2017 年，中国进口中药材市场体现"量价齐增"，中国进口中药材 9.1 万吨，同比增加 13.62%，平均进口价格 2.87 美元/千克，同比上涨 14.15%，中药材进口总额 2.61 亿美元，同比增加 29.69%。亚洲是中国进口中药材的主要货源地，2017 年，中国从亚洲地区进口中药材 8.26 万吨，占中国进口中药材市场总数量的 90.77%，从亚洲地区进口中药材金额 1.46 亿美元，占中国进口中药材市场总金额的 62.79%。民营企业是中药材进口主力，2017 年，中国开展中药材进口业务的企业共 284 家，其中民营企业达 208 家，占进口企业总数的 72.54%。

**分类** 根据市场所在地不同，中国一共有 17 家国家正式批准的大型中药材专业交易市场，分别是安徽亳州市药材市场、广东广州市清平路药材市场、广西玉林市火车站药材市场、河北安国市祁州药材市场、江西樟树药材市场、河南禹州市药材市场、四川成都市荷花池药材市场、陕西西

安市万寿路药材市场、湖南邵东县廉桥药材市场、广东普宁市药材市场、重庆市解放路药材市场、甘肃兰州市黄河药材市场、云南昆明市菊花园药材市场、山东鄄城县舜王城药材市场、湖北省蕲春县蕲州药材市场、湖南省岳阳市花板桥药材市场以及黑龙江省哈尔滨市三棵树药材市场。安徽亳州市药材市场、河北安国市祁州药材市场、江西樟树药材市场和河南禹州市药材市场是中国规模较大、历史悠久、最具有代表性的 4 个中药材专业市场，被称作"四大药都"。

**安徽亳州市药材市场** 21 世纪初中国乃至全球规模最大的中药材专业市场，有"药材之都"的称号。亳州中药材市场在中国规模排首位，亳州药材种植规模近 7 万公顷，有亳白芍、亳菊花等道地药材，2015 年，亳州中药材市场每天上市中药材达到 6000 多吨，品种有 2000 多种，年交易额上百亿元，经营者约 10 000 户，年交易量为 230 亿。亳州中药材市场非常重视中药材的生产加工，中药饮片在亳州市场年加工量能够达到 2 万余吨，加工份额比例达到了全国的 1/3。

**河北安国市祁州药材市场** 种植面积达 13 万亩，有 300 多种种植品种，白芷、菊花等中药材的种植量居中国首位，交易大厅有 2000 多摊位，经营品种达 2800 多种，销售规模辐射全国各地及港台、东南亚、欧美等 20 多个国家和地区，年交易额达 60 亿人民币。

**江西樟树药材市场** 有 2000 多年历史，称为"南国药都"，占地 400 多亩，承载 1500 余家商户经营，上市品种 2600 多种，可容纳 1.2 万人交易，年成交量 100

万吨，年交易额超 50 亿元，辐射全国 30 个省（市）、港澳台及东南亚地区。其中，当归精等中成药，跻身于国家优质产品，大活络丹、史公酒、乌鸡白凤丸等销售全国各地，享誉盛名。

河南禹州市药材市场 历史悠久，有"中华药城"的称号，占地面积 400 亩，禹白芷、禹南星、禹白附等地产名药被列为国家保护品种，禹州药材专业市场拥有 600 多家来自全国各地的药商，上市品种 2600 多种，年交易额达 10 亿元。

**市场主体** 包括中药材生产企业、中药材批发和销售企业。中药材生产科技含量较低，小农作业生产普遍，因此大多数生产厂商多为个体户。中药材批发多为第三方企业，像中国 17 个中药材专业市场都是批发市场，也会有翰允堂、启越本草等互联网批发市场。

（李　歆）

yàopǐn jiāoyìhuì

# 药品交易会（drug fair）

以药品为交易对象，以签订药品购销合同为主要内容的群众性社会活动。一般是在一定地域空间内举办，供多方参加，定期或不定期，制度或非制度。它是一种既有市场性也有展示性的经济交换形式，是国内外医药制剂、健康产品及相关技术的服务贸易、信息交流和合作对接平台，也是洞悉医药领域变化和最新发展趋势的平台。具有效益性高、联动性高、导向性强、凝聚性好、专业性浓、交融性大的特点。是一种医药市场的形式。

**分类** 根据不同的分类标准，有不同的分类。

按照药品交易会举办的规模、影响力与参与会议的医药企业的地域性分类 可以分为全国性药品交易会、区域性药品交易会。

全国性药品交易会 如全国药品交易会（Pharm China），是中国历史悠久的规模较大的医药制剂、健康产品及相关技术、服务交易会。每年举办两届，由国药励展展览有限责任公司主办。2017 年展示面积已超过 8 万平方米，展示产品覆盖了化学药、中成药、中药材、中药饮片、非处方药、生物制药、营养与保健品、家用医疗器械、医用耗材、诊断试剂、成人用品、美容护体与日化用品、医药健康服务、医药合同定制服务、医药分销技术与设备等；吸引了众多医药企业参展，为国内绝大多数的医药工业百强企业设立展位，产业参与度高，同期举办多场高峰论坛或研讨会，旨在打造医药行业最权威的信息高地。其他的全国性药品交易会，如樟树药材药品交易会、全国新特药品交易会、威联药交会等。

区域性药品交易会 面向区域内招商，展区规模和影响力有限，如东北三省药品交易会、西北药品交易会等。

按照展销药品的不同类型分类 可以分为综合性的药品交易会和专业性的药品交易会。

综合性的药品交易会 如全国药品交易会，展示产品覆盖广，不局限于特定的产品种类。如全国医药健康产业博览会、广州国际医药保健产业博览会等。

专业性的药品交易会 如全国新特药品交易会，比较成熟，由国药励展展览有限责任公司主办，是商务部重点支持和评选出的"A 级展览会"之一，是中国医药健康领域规格较高、影响较大、行业代表性较强的药品交易及新药市场化宣传、贸易、学习和交流平台。又如，威联保健品药品交易会、全国药品保健品（广州）交易会。

其他分类方法 另外，按照交易会的性质与目的不同，还可分为贸易性药品交易会、消费性药品交易会、宣传性药品交易会。按照交易会举办时间与周期不同，可分为定期药品交易会和不定期药品交易会。按照交易会的展览面积大小不同，可分为小型药品交易会、中型药品交易会、大型药品交易会。按照交易会环境虚实划分，可分为现实药品交易会、虚拟药品交易会。

**主要参与者** ①主办单位。应当具备下列条件：在医药行业具有较高的知名度和良好信誉；具有主办药品交易会的相应机构、人员以及规章制度和经验；具有与所主办交易会规模相匹配的组织能力等。②承办单位。应当具备下列条件：具有较强的会议组织能力；为国有大、中型医药企业；承办范围所在城市基础设施完备，能够提供会议必需的交通、通信、食宿等条件；会议预算合理、可行，收费合理等。③参会企业/单位。

（李　歆）

yīyào jìshù jiāoyì shìchǎng

# 医药技术交易市场（pharmaceutical technology trading market）

医药技术产品供求双方在生产和交换活动中形成的各种经济关系的场所。是实现医药科技成果及科技资源的配置场所。医药技术是制造医药产品的系统知识，是所采用的一种工艺或提供的一项服务。医药技术交易是指技术输出方将某项技术或权利转让给引进方的活动。也属于一种医药市场。

"十一五"（2006—2010 年）

期间，中国卫生技术交易合同占整个技术交易合同的比例分别是 4%、2.6%、2.2%、2.2% 和 2.9%，而整个技术市场的合同项由 205 845 项增加至 229 601 项。生物医药技术领域在 2006—2010 年的交易额分别为 96、109、160、203 和 245.9 亿元，占比也由 5.3% 增加至 6.3%。2011—2013 年，生物、医药和医疗器械技术合同技术交易数分别为 18 635、10 147、21 094 项，交易金额分别为 258.3、649.11、396.37 亿元，占全国技术合同交易额的 5.4%、10.08%、5.31%。2014 年，生物、医药和医疗器械技术合同技术交易数为 21 255 项，交易金额分别为 411.46 亿元，占全国技术合同交易额的 4.8%；2015 年生物、医药和医疗器械技术合同技术交易数为 23 549 项，交易金额分别为 510.65 亿元，占全国技术合同交易额的 5.19%；2016 年生物、医药和医疗器械技术合同技术交易数为 26 177 项，交易金额分别为 612.73 亿元，增加了 19.99%，占全国技术合同交易额的 5.37%。

**分类** 根据不同的分类标准，有不同的分类。

**按照交易内容分类** 医药技术交易市场包括两个子市场：药物技术交易市场、医疗器械与诊断试剂技术交易市场。

**药物技术交易市场** 供求双方实现药物生产技术、新药成果等交换活动的市场。包括化学药、中药与生物制品 3 类技术交易市场。以北京为例，2007 年，北京化学药物技术市场成交数量 825 项，成交金额 4.7 亿元；中药技术市场成交数量 465 项，成交额 1.98 亿元；生物制药技术市场成交 527 项，成交额 3.39 亿元。

**医疗器械与诊断试剂技术交易市场** 供求双方实现医疗器械诊断技术交换活动的市场。北京市 2007 年医疗器械（含诊断试剂）技术市场成交数量 276 项，成交额 1.56 亿元。

**按照技术交易合同的类别分类** 可以将医药技术交易市场分为医药技术开发市场、医药技术转让市场、医药技术咨询市场和医药技术服务市场。

**医药技术开发市场** 实现将某一医药技术或新知识应用到产品和工艺上的技术活动的市场。医药技术开发主要体现在新药的研制、发明专利、知识产权等，根据《2017 中国药品研发排行榜》前 5 的品牌分别是北京斯利安药业有限公司、合肥医工医药有限公司、北京康立生医药技术开发有限公司、南京海纳医药科技股份有限公司、哈尔滨三联药业有限公司，以上企业在新药研发上颇有成就，在医药技术研发市场占据了一席之地。

**医药技术转让市场** 医药技术转让分为"纵向转让"和"横向转让"，纵向转让是指医药技术及相关要素知识转移至应用的过程；横向转让是指作为纵向业务链相同阶段医药技术在具有相同市场的两个主体间的转让，例如发生在具有各自独立市场的两家企业之间专利转让。2011 年，中国技术转让市场成交 11 067 项，成交金额 523.4 亿元，其中医药技术转让市场成交额为 6.8 亿元；2012 年，中国技术转让市场合同成交量为 11 853 项，成交金额为 1020.84 亿元，其中生物医药新品种转让技术成交 171 项，成交额 9.46 亿元；2013 年，中国技术转让市场合同成交 11 797 项，交易额 1083.76 亿元，其中生物医药

新品种权转让 215 项，交易额 9.08 亿元；2014 年中国技术转让市场合同成交 12 499 项，交易额 1137.17 亿元，其中生物医药新品种权转让 181 项，交易额 24.78 亿元；2015 年中国技术转让市场合同成交量为 12 787 项，交易金额 1466.53 亿元，其中生物医药新品种权转让 298 项，交易额 16.61 亿元；2016 年中国技术转让市场合同成交量为 12 556 项，交易金额 1607.89 亿元，其中生物医药新品种权转让 375 项，交易额 26.52 亿元。

**医药技术咨询市场** 医药技术咨询是指咨询方根据委托方对某一医药技术课题的要求，利用自身的信息优势，为委托方提供医药技术选用的建议和解决方案，主要指中成药、化学药、保健品、医疗器械等技术的咨询。医药技术咨询市场专业化程度很高，一般医药企业都会派出医药代表来负责相关的医药技术咨询事项。

**医药技术服务市场** 医药技术服务是指拥有某项医药技术的一方为另一方解决特定技术问题所提供的各项服务。21 世纪初，市场医药企业提供的医药技术服务多为全方位的服务，从药物的设计、筛选、制备到开发等。由于医药技术服务的专业化程度高、工作难度大，医药联盟顺势而生，如华南生物医药创新研发技术服务联盟。

**市场主体** 分为供给主体、需求主体和其他主体。供给主体包括研发机构、生产企业和医学院校，需求主体主要是通过医药技术要素实现某项目标的组织，主要包括医院、生产企业等。其他主体包括医药技术市场中介和医药技术市场管理者，医药技术市场中介主要包括创投企业、中

试基地等与交易流程相关的机构，医药技术市场的管理者主要是政府。

当前医药技术市场已经不再限于原有的技术开发、技术转让、技术咨询和服务，与现代企业制度相适应的医药技术产权交易也进入到医药技术市场的交易活动中，医药技术产权交易是医药技术交易的一个重要内容，医药产权交易市场是技术资源实现优化配置的主要场所，是医药技术交易市场的重要组成部分。

（李 歆）

yīyào chǎnquán jiāoyì shìchǎng

## 医药产权交易市场（pharmaceutical property market） 产权交易双方进行产权交易的场所。有广义和狭义之分。广义的医药产权交易市场指产权交换的场所、领域和交换关系的总和，不仅包括医药产权交易机构，还包括围绕产权交易机构建立起来的市场服务平台、交易服务网络、中介服务体系以及与之相关的交换关系。狭义的医药产权交易市场指各类企业作为独立的产权主体从事产权有偿转让活动的具体交易场所。产权包括专利、商标、商业秘密以及著作权等，是医药技术交易市场的重要组成部分。中国医药产权市场较西方医药产权市场来说发展较为缓慢，再者医药企业对医药产权的重视程度及知识产权的保护行为远不如欧美等国家。

"十一五"（2006—2010年）期间，中国生物医药技术合同知识产权成交金额分别为20、34、40、44和86.8亿元，占全部技术合同知识产权的金额比例分别是1.1%、1.5%、1.5%、1.4%和2.2%。2012年中国知识产权的合同共156 125项，成交金额3621.01亿元，其中生物、医药新品种产权合同共交易2626项，交易金额57.32亿元，占比0.89%；2013年中国知识产权合同共有294 929项，交易金额7469.13亿元，其中生物医药新品种产权合同共8747项，交易金额197.27亿元，占比2.64%；2014年中国知识产权合同共有146 332项，交易金额4127.86亿元，其中生物医药新品种产权交易金额73.07亿元，占比0.85%；2015年中国知识产权合同共有146 585项，交易金额4108.09亿元，其中生物医药新品种产权交易金额83.17亿元，占比0.85%；2016年中国知识产权合同共有141 076项，交易金额5056.13亿元，其中生物医药新品种产权交易金额73.46亿元，占比0.64%，较前几年有明显的下降。

**分类** 根据医药产权的来源和种类，可以将医药产权交易市场分为医药专利交易市场、医药商标交易市场、医药商业秘密交易市场、医药著作权交易市场以及其他类产权交易市场。

**医药专利交易市场** 中国的专利保护内容主要包括新化合物、新制备方法、新用途、新药物制剂、新天然药物提取物、新生物技术药与基因工程药物及相关技术和方法等，其中新化合物是最具有核心竞争力的专利。医药专利交易是医药产权交易市场的重要组成部分。中国国内专利交易市场最早更多是医药企业向国内科研院购买新药专利，直到2002年丽珠集团从韩国购买艾普拉唑中国授权，开启了中国医药企业购买国外成果再进行国内开发的大门。2015年中国国内医药企业突然掀起了向跨国企业转让新药在海外市场授权的高潮，最高交易额达10亿美元。2017年9月，信达生物制药以首付款、研发里程碑和销售里程碑付款共计4.57亿美元，另加销售提成的合作方式，获得中科院上海有机所研发的吲哚胺2,3-二氧化酶（IDO）小分子抑制剂的全球独家的专利开发许可权，成为中国国内研究院与本土生物制药企业达成的合作金额最高的专利交易项目之一。

**医药商标交易市场** 2007年《关于〈药品说明书和标签管理规定〉有关问题解释的通知》规定，只有新化学结构、新活性成分且在保护期、过渡期或监测期内的药品；以及在中国具有化合物专利，且该专利在有效期内的药品才可以使用商品名。商标交易市场共有3种商标交易方式：撮合交易、平台交易和内部交易。平台交易是市场进行商标交易最常用的交易模式，该模式作为"互联网+"知识产权的时代产物，交易价格更为透明，有利于商标交易市场的良性发展。

**医药商业秘密交易市场** 医药商业秘密指在医药行业中，能给权利人带来经济利益，具有实用性，经权利人采取保密措施且不为公众所知的技术信息和经营信息。中国医药商业秘密交易市场情况不容乐观，非法交易，侵犯医药商业秘密的情况屡见不鲜。如2013年的树脂专利相关信息侵害商业秘密纠纷案，2015年邯郸制药股份有限公司的"小儿风热清"案件，2016年的郑州康大医药开发有限公司的"怀参蜜口服液"等。

**医药著作权交易市场** 曹丽荣2008年的研究数据显示，上海84家生物医药企业平均仅拥有10.71%的著作权，医药著作权交易市场长期以来发展缓慢，像陕西生物医药产业知识产权联盟 11 家医药单位在 2016 年仅获得著作权登记 1 个，由于著作权交易市场极强的专业化程度，因此进一步发展市场任重而道远。

其他产权类交易市场 其他产权包括医药发现权、医药发明权等。

**市场主体** 包括供给主体、需求主体和其他主体。供给主体包括研发机构、生产企业和医药研究所等，需求主体指通过医药产权实现某项目标的组织，主要包括企业。其他主体包括医药产权市场的第三方企业和医药产权市场管理者，医药产权市场第三方企业主要包括提供产权交易的企业以及与交易流程相关的机构，医药产权市场的管理者主要是政府。

(李　歆)

hùliánwǎng yàopǐn jiāoyì shìchǎng

# 互联网药品交易市场 （internet drug market）

药品买卖双方，凭借互联网信息，发生药品（含医疗器械）采购、配送、销售等一系列交换活动的场所。互联网药品交易市场并非局限于互联网的贸易，而包括从销售到市场运营及生产动作的整个过程。与传统的药品交易市场相比，该市场的交易活动具有快速便捷、法律规定不确定性的特点。也属于一种医药市场的形式。

**分类** 中国互联网药品交易市场开放较晚。2005 年 9 月，国家食品药品监督管理局发布了《互联网药品交易服务审批暂行规定》，规定了从事物联网药品及医疗器械交易的类型：第一，药品信息服务类网站；第二，药品交易服务类网站。根据互联网药品销售模式的不同，可以将互联网药品交易市场分为 B2B 模式下的药品交易市场、B2C 模式下的药品交易市场、第三方平台下的药品交易市场。随着互联网技术的发展，现代商业模式的不断变革，O2O 模式在 2010 年后取得迅速发展。政府参与业务管理的药品交易市场（GtoB 模式下的药品交易市场）也是互联网药品市场重要的构成部分。

**B2B 模式下的药品交易市场** 医药企业与企业之间，医药企业与医药卫生机构之间通过互联网信息发生如制药商原料采购、医疗行业采购、药品批发等交易活动的场所。根据市场结构，可以将 B2B 模式下的药品交易市场分为 3 类：①买方主导的药品交易市场，是专门为药品采购方提供在线采购的交易场所。该市场下买方多为医疗机构或者是代表医疗机构进行采购的组织，属于多对多的药品交易模式。②卖方主导的药品交易市场，是专门为药品供应商开展药品销售活动的场所，该市场下卖方通常是一个医药企业或是医药集团，属于一对多的药品交易模式。③第三方的药品交易市场，是由非药品交易主体之外的平台承担，以互联网方式进行药品交易活动的场所。第三方平台不允许参与药品的生产、经营，也不得与行政机关、医药企业、医疗机构发生隶属关系、产权关系和其他经济利益关系，仅为药品的买（卖）方提供药品交易，属于多对多的交易模式。

**B2C 模式下的药品交易市场** 医药零售企业通过互联网系统直接向个人消费者提供药品交易服务的场所，包括自建的网站平台和第三方的网络平台。根据市场结构，将 B2C 模式下的药品交易市场细分为两类：①独立运作的药品交易市场，自营式的 B2C 网络药店是主销形式。药网在 2015 年第四季度移动渠道交易份额占 24.2%，成为自营 B2C 市场的领跑者。②第三方的药品交易市场，如第三方网购商城，该平台只提供订单管理、查询等信息服务，像物流、配送、售后等服务还是由医药企业负责。较有代表性的第三方平台就是天猫医药馆和阿里健康。2015 年 B2C 医药市场达 152 亿，相比较 2013 年的 42 亿，2014 年的 76 亿，增长率接近 100%，自营式的 B2C 约占 25%，平台式 B2C 移动渠道约占 75%。

**第三方平台下的药品交易市场** 医药买卖双方通过第三方中介服务提供商实现药品交易的场所，指与医药产业无关的独立网站为药品企业和医药卫生机构的互联网药品交易提供服务，包含集中采购和政府采购。

**O2O 模式的药品交易市场** 实现线下医药商务机会与互联网相结合，即医药线上、线下有机结合的场所。O2O 模式借助互联网"大数据"优势将线上线下营销有效结合，将在线上主要进行商品宣传、交流沟通、交易支付等商务流程，线下则实现产品消费及交易确认、产品售后、纠纷处理等环节，优化了资源配置。截至 2015 年 12 月 31 日，医药 O2O 融资占移动 B2C 领域总融资的比例为 41.2%，成为互联网医药市场的黑马。O2O 的药品交易市场大多以互联网高补贴冲流量的模式运作，短期内加强了药物购买的可及便利性。

**GtoB 模式下的药品交易市场** 指政府与医药企业间发生药品交易的场所。基于 GtoB 的网上药品集中招标采购是政府参与业务管理的一种互联网药品交易方式，是指省级卫生行政部门建立或委托代理商建立网上招标平台，组织医疗机构在网上提交采购计划，公开招标。药品供应商公开投标，买卖双方在中介平台上完成交易过程。

**市场主体**　包括政府、药品生产企业、销售企业以及第三方企业。其中第三方电子商务平台是互联网药品交易市场的重要组成部分，如海虹网、天猫医药馆、顺丰等，为互联网药品交易带来无限可能。同时也不能忽视拥有自营式平台的医药企业，像华润企业，旗下的健一网交易平台是中国最大的网上药店之一。政府同时是市场的交易者和监管者，在互联网市场中发挥着越来越重要的作用。

（李 歆）

yīyào chǎnpǐn shìchǎng bìlěi

# 医药产品市场壁垒（market barriers for pharmaceutical products）

市场主体自由地进入或者退出医药市场时所面临的一系列障碍因素。分为医药产品市场进入壁垒和医药产品市场退出壁垒。医药产品市场壁垒与市场选择的自由度成反比。衡量市场壁垒高低的主要指标是市场要素流动的速度。

**市场进入壁垒**　也可以称为市场进入障碍，即新企业进入医药市场时所面临的一系列障碍，包括新企业比医药产品市场中的在位企业多承担的成本，也包括在位企业能够阻止新企业进入的各种有利条件。市场进入壁垒可以分为结构性进入壁垒和行为性进入壁垒两大类。

**结构性进入壁垒**　因供给技术条件和市场需求偏好而自发形成的在位者优势，主要包括行政性壁垒、必要资本量壁垒和网络效应壁垒，规模经济、绝对成本优势和产品差异等因素也可以为结构性进入壁垒，多与企业所处市场的客观因素有关。

**行政性壁垒**　行政性壁垒是医药产品市场中最重要的进入壁垒。它一般是指行政机关及法律法规授权具有管理公共事务职能的组织，该组织认为某医药产品市场中只适合少数几个企业的生存，实行许可制度以限制新企业或新产品进入的行为；或是为保护发明者的利益、促进技术创新等，实施医药知识产权保护制度以阻止新企业进入的障碍。

**必要资本量壁垒**　必要资本量壁垒是指新企业进入某一医药产品市场所必须投入的生产经营资本，它与筹集资本的难易程度成正比，与新企业进入的资本阻碍也成正比。

**网络效应壁垒**　网络效应是指消费的外部性，即购买某种医药产品的消费者/患者数量的增加将提高消费者/患者的效用水平，从而增加了消费者/患者对该商品的需求。对于潜在进入者而言，网络效应所形成的壁垒主要是在位企业所拥有的用户基数优势和消费者高昂的转换成本。网络效应可分为两种：直接网络效应和间接网络效应。直接网络效应是由于消费某一产品的用户数量增加而直接导致的网络价值增大，也可称为消费者的规模经济，如智慧医疗领域的许多产品都有此特性；间接网络效应是指由于随着某一产品使用者数量的增加，该产品的互补品数量增多、价格降低而产生的价值，例如医药产品市场中的医疗器械产品所使用的耗材等。

**规模经济壁垒**　规模经济显著的产业会给潜在进入企业设置一种进退维谷的困境：如果生产规模低于该产业的最小有效规模，则新进入企业不能享有规模扩张所带来成本节约，企业缺乏竞争力，从而新企业难以和在位企业进行竞争；如果新进入企业一开始就以最小有小规模安排生产经营，则容易形成产业供给量大大增加，进而难以获得与生产能力相适应的市场份额，产品价格大幅度下滑，是新进入企业得不偿失，以上两种情形都不是新进入者所愿意看到的结果，因此产业形成了规模经济壁垒。

**绝对成本优势壁垒**　在位企业在任一产量水平下的平均成本都低于潜在进入者，从而构成了新企业进入市场的障碍。可能构成在位企业绝对成本优势的因素主要有：①在位企业通过专利或技术秘诀控制了最新的生产工艺。②在位企业可能控制了高质量或低成本原辅材料的供应渠道、产品的分销渠道以及上下游客户的密切合作等1个或多个至关重要的资源。③在位企业拥有具有特殊经营能力和其他技术专长的人才。④进入企业在筹集进入资金时可能需要支付更高的资金成本。

**产品差异化壁垒**　市场中的消费者/客户对在位企业的产品已经形成了强烈的消费者偏好，新进入企业为了改变消费者的消费习惯，获取客户，建立消费者对自己产品的忠诚度必须付出巨额的促销费用，包括广告开支、改进包装设计以及开展促销活动等。在位企业在其消费者/客户中所建立的消费者偏好还会因企业的广告宣传活动以及商标法、知识产权法、专利法等法律的支持而得到加强。尽管产业内的在位企业为留住消费者或客户，也需要支付宣传促销费用，但是消费者或客户"先入为主"的消费观念和在位企业的商标信誉方面的"先发优势"，往往导致新进入企业支付更高的溢价，该溢价就构成了该产业的进入壁垒。因此，产品差异化壁垒的核心是指在位企业在市场中拥有新进入企业所没有的消费者偏好优势。

行为性进入壁垒　由于在位企业采取主动的措施使潜在进入者和新进入者难以获得超额利润，包括进入阻止行为和掠夺性定价行为，多与主观性因素有关。

市场进入壁垒的具体衡量方法包括价格扭曲率度量法、行业超额利润度量法及其他度量方法。

**市场退出壁垒**　市场前景不好或企业业绩不佳时，医药市场在位企业想要退出产业或市场，但因为存在各种阻挠因素而不能顺利转移出资源的状况。即在位企业退出医药市场时所需承担的成本和损失。企业退出可分为被动或强制退出（如破产时退出）和主动退出（向其他产业转移）。退出壁垒包括沉淀成本、违约成本、行政法规、市场发育不全、联合生产和职工解雇成本等。退出壁垒的高低具体可以从生产能力过剩度和亏损企业两个角度进行度量。

市场进入壁垒和市场退出壁垒的关系：因为市场进入壁垒和市场退出壁垒都有高或低两类情况，因此，根据医药产品或产业部门的不同市场特征，进入壁垒和退出壁垒情况便有 4 种不同的组合关系：第一种是产品市场是难进难出，进入、退出壁垒均较高，企业绩效优且风险大；第二种是易出难进，进入壁垒高退出壁垒低，企业绩效优、风险小；第三种情形是易进难出，进入壁

垒较低，但退出壁垒较高，企业绩效差、风险大；第四种情形是易进易出，进入和退出壁垒均较低，企业绩效差、风险小。从国内外医药市场实践中，医药产品市场综合而言进入退出壁垒均较高，属于第一种情形，行业内企业绩效优但风险也大。医药行业的各子行业中因产品所在领域和性质的不同，退出壁垒存在一定的差异。如中国的化学原料药市场属于第二种情形，难进易出，进入壁垒较高、退出壁垒较低，企业绩效优，风险小；中药饮片的产品市场相较于医药产品市场的其他市场，则属于第四种情形，易进易出，进入、退出壁垒均较低，企业的绩效差、风险小。

（孙国君）

yīyào shìchǎng xíngwéi
**医药市场行为**（pharmaceutical market behavior）医药企业为了实现其既定目标，在充分考虑医药市场的供求条件及与其他企业关系的基础上采取的各种决策行为。医药市场行为主要包括医药产品定价行为和非价格行为。

**定价行为**　企业定价行为是医药市场行为的重要内容，是指医药企业为提高利润所采取的旨在影响市场结构、竞争对手信念的价格行为总称。在不完全竞争的医药市场环境中，企业或多或少都有一些市场定价能力。医药产品定价体系是一个复杂的系统，它和企业规模、核心技术、市场地位、研发力量、品牌声誉、渠道模式、产业特点和需求弹性等都有密不可分的关系。其中医药产品的成本、竞争关系、患者需求是影响医药企业定价的 3 个关键因素。

**成本与成本加成定价**　成本是企业定价的出发点，只有补偿

成本的定价才能保证医药企业持续运行下去。医药企业的成本主要包括资本设备租金或购置费用、原辅料、劳动力、广告促销、研发、品牌或声誉建设等支出。若成本增加，价格将提高；反之价格将下降。

成本加成定价的逻辑为价格等于单位产品成本按一定比例加成。爱尔兰等国家的部分药品定价就采用成本加成定价的方法，政府对药品价格的成本加成率进行控制。成本加成定价的主要缺陷在于强调供给而忽视需求（支付愿意、价值评价等）因素。成本定价需要关注 3 个方面：①单位成本影响价格，而价格影响销量，销量又反过来影响单位成本。②有些项目（如智慧医疗等）符合 Moore 定律，随着技术的不断进步而使成本降低很明显，而化学制药、中药等传统产业则价格下降趋势缓和。③生产替代性医药产品或仿制药的不同医药企业因生产技术条件、规模经济性、生产效率、无形资产建设乃至管理模式的不同使成本存在差异，导致价格有高有低。

**竞争与定价**　竞争性产品（含仿制药）的价格是医药企业定价决策时应考虑的另一重要因素。通常产品的价格与竞争激烈程度成反比。竞争越激烈，价格越低，反之则价格越高。中国医药市场中不少已过专利保护期的原研药价格多年居高不下主要是缺乏有效竞争所致。竞争导向定价可能走向无序的价格战，不利于优质企业的生存和发展。

**消费者/患者与价值定价**　价值定价的核心是价格与价值相匹配。需求对定价的影响还体现在消费心理方面，名牌产品由于优质及形象佳使得市场对价格敏感

度相对小，所以一般不采用薄利多销的定价模式。另外，付款时点、频率、支付手段和计费方式等都对消费欲望具有重要影响。

**非价格行为**　包括产品差异化、广告策略、研究开发和排挤竞争对手等行为，此外卡特尔和暗中协调等行为也属于市场行为的范畴。

**产品差异化**　企业在形成本企业提供的产品实体要素上，或在提供产品过程的诸条件上，同其他生产经营同类医药产品的企业相区别，造成足以引诱患者的特殊性。它是企业获得市场力量的重要手段之一。根据产品差异的成因，一般可分成两大类：即真实或客观的产品差异、人为或主观的产品差异。前者主要包括：产品的性能和设计差异，销售的地理位置差异；后者主要包括：买方的主观差异、买方的知识差异和卖方的推销行为造成的差异。广告是形成产品差异的主要手段。

**广告策略**　广告是企业非价格竞争的重要手段之一，一般包括信息性广告与诱导性广告两大类。《反不正当竞争法》对诱导性广告起到一定的制约作用；而关于药品等限制广告及打击虚假广告的规定也有力制约了信息性广告。

依据国家药品监督管理部门的相关规章的规定，药品、医疗器械等发布广告都必须经过相关部门的审查批准并获得相关的广告批准文号。如《药品广告审查办法》（局令第 27 号）中规定，凡利用各种媒介或者形式发布的广告含有药品名称、药品适应证（功能主治）或者与药品有关的其他内容的，为药品广告，应当按照本办法进行审查。《药品广告审查发布标准》（国家工商总局局令第 27 号）中规定，处方药可以在国家卫生主管部门和国家药品监督管理部门共同指定的医学、药学专业刊物上发布广告，但不得在大众传播媒介发布广告或者以其他方式进行以公众为对象的广告宣传。不得以赠送医学、药学专业刊物等形式向公众发布处方药广告。虽然有这些限制，但是医药产品的广告策略对医药企业市场绩效存在巨大的影响，必须予以重视。

**研究开发**　企业所从事的产品或工艺的技术进步活动。医药市场的研究开发一般可分为 3 个阶段：①发明——设计创造新医药产品或新工艺。②创新——把发明转化为商业应用。③扩散或模仿——新技术在医药市场中的传播。发明是研究开发的种子，但发明所需费用的比重并不大，研究开发支出费用比重最大的是在创新阶段。创新阶段又可分成两方面，即工艺创新（指生产方法的改进）和产品创新（指开发出新产品）。企业家是创新阶段的主力，他们承担风险、开辟市场、筹集必要的资金、建立新的组织机构等，首次把新工艺和新产品运用于生产经营活动和经济生活。

在医药市场中，研究开发具有特殊性，新药品或新工艺的商业应用必须符合国家的法律法规和产品标准，并得到相关政府监管部门的审批核准。因此医药产品的研究开发比其他产品市场需要更高的费用、更长入市时间和更大的风险。如新药或仿制药的研究开发，当产品研发完成，进入临床研究前的研究开发需要符合药物非临床试验质量管理规范（GLP）的规定和要求，进入临床试验时则需要满足药物临床试验质量管理规范（GCP）的要求，完成临床试验研究所需的药品和上市销售的药品的生产过程需要满足药品生产质量管理规范（GMP）的规定，GXP 等法律法规的存在既为了规范医药市场主体的市场行为，同时更是为了保护消费者的健康安全。为了保护研究者和企业家进行研究开发的积极性，必须对研究开发的成果进行知识产权保护，主要包括发明专利、商标以及工艺品外观设计等工业产权和软件著作权等方法。

（孙国君）

yīyào qǐyè shìchǎng zhànlüè liánméng
## 医药企业市场战略联盟
（pharmaceutical enterprise market strategic alliance）　由两个或两个以上的医药企业为了实现资源共享、风险或成本共担、优势互补或加强、劣势弥补等特定的经营战略目标，通过契约联接或股权参与等形式而建立的一种较为稳固的合作伙伴关系。医药企业战略联盟是介于普通交易市场关系和公司间一体化之间的中间组织形式，是一种动态开放的体系，是一种超越交易关系、不存在控制和被控制的合作伙伴关系。

**特点**　医药企业市场战略联盟与市场和企业相比，具有如下特征。

**参与者的不确定性**　战略联盟是因为共同的战略利益而建立，因此参与联盟的企业或单位数量至少在两个以上。组成联盟的企业或单位将由于各自合作目标、环节、形式等的不同而不同。

**联盟目标的战略性**　联盟的建立有相对明确的战略目标，合作更多是基于战略的考虑，而不是仅仅为了获取短期或局部利益、短时间低层次的合作。

**企业间平等性和独立性**　联

盟企业是一种平等合作的伙伴关系，合作是自愿、非强制性的，超越一般的交易关系，也不存在等级、隶属关系。

合作形式多样化 联盟作为企业的一种战略选择，联盟企业的合作总是从一个环节一个方面开始，随着合作的不断深入，合作方间的信任逐渐加强，合作也会多样化、深层化。

**联盟形式** 由于学界对企业战略联盟进行分类没有统一，因此，医药企业联盟的类型多种多样。根据不同的分类标准，医药企业战略联盟可以分成多种不同的类型。本书选取了最为常用的一种分类标准，即联盟建立的方式和是否有股权参与，将医药企业的战略联盟分为股权式联盟和非股权式联盟两类。

股权式医药企业战略联盟 股权式医药企业战略联盟是由各联盟成员作为股东共同创立的，拥有独立的资产、人事和管理权限的联盟组织，以股权为纽带，一般不包括各联盟企业的核心业务。具体又可分为合资企业和相互持股投资。

合资企业 联盟方将各自不同的资产组合在一起，共同生产、共担风险和共享收益，是股权式医药企业联盟中最常见的一种类型。它以合作伙伴作为股东，创立一家独立的公司经济实体，合作伙伴对合资公司所要实现的目标达成一致意见，限定合资公司的权利和义务。为保证联盟方各自的相对独立性和平等地位，有的联盟通常在各自的母国同时建立他们拥有较多股份的合资企业，生产和销售同一产品进行，以充分发挥各自的优势和保证各自的利益。

相互持股投资 医药市场中这种战略联盟形式更为多见，通常是指联盟成员之间通过购买彼此的部分股份而建立的一种长期的相互合作关系，与合资企业不同的是，他不需要将彼此的设备和人员加以合并，只是通过这种股权联结便于双方在局部领域进行合作。

非股权关系型联盟 医药企业依靠一些特殊的商业协议的形式形成的市场战略联盟，包括技术许可协议、特许经营、战略合作协议、合伙研究开发等模式。

技术许可协议 医药市场交易中，一个公司支付费用后得到另一个公司授权，在一个特定时间段，使用另一个公司的医药产品专利技术和生产工艺。

特许经营 特许经营的医药企业可在一个特定市场区域使用授权企业的品牌经营，授权企业承担产品研发、广告、市场营销费用，是比许可协议更紧密的合作关系。特许经营企业可从已开发的医药市场中获益，并在保证授权企业规定的价格和服务标准的前提下，经营自由度很大。

战略合作协议 在联盟合作者之间签订的比价格机制约束更紧的一揽子协议，包括企业间在价值链中的供应、维护、管理、生产与市场营销等活动，以及国家间产业合作协议等。其特征是合作双方共同进行战略问题的控制，共同承担成本、共享收益。

合伙研究开发 在医药产业中，这种联盟模式最为常见。医药企业往往将各自的优势资源汇集在一起，共享开发的专利技术，不仅可以降低技术开发失败风险，分担高昂的新产品研发费用，还可以回避部分专利，并从大规模研究开发中受益。合伙研究开发的组织弹性较大，既可以是用合同进行激励约束的固定组织，也

可以是用社会机制控制和协调的非固定组织。

（孙国君）

yīyào jiàgé qíshì

**医药价格歧视** （pharmaceutical price discrimination） 医药企业为实现利润最大化，就同一医药产品在同一市场对不同的买者，制定不同的价格。又称差别化定价。价格歧视是医药市场的一种重要的垄断定价行为，是医药垄断企业通过差别价格获取超额利润的一种定价策略。

**实施条件** 医药企业实施价格歧视策略需要具备3个必要条件。

具备市场力量 医药企业应具有一定的市场支配能力，即有能力将医药产品的价格定在边际成本之上而不失去所有的买方。

客户群可分离 医药企业能够成功地、清晰的分离市场，以低价购买商品的买方没有可能再以高价卖出，若存在中间套利者则价格歧视策略便会失灵。

具有不同的需求价格弹性 买方必须具有不同的需求价格弹性，才会情愿支付不同的价格。弹性不同可以由于买方收入水平不同，或获得替代品难易程度不同，也可以是对有关产品的"偏好"不同。

**价格歧视分类** 根据价格差别的程度，可把价格歧视区分为3个等级。

一级价格歧视 又称完全价格歧视，即医药企业为每一位购买者及其所购买的每一单位医药产品制定不同的价格，也就是说每一单位医药商品都以购买者愿意支付的最高价格出售给购买者，从而能得到所有的消费者剩余。实施一级价格歧视，企业需要了解每个消费者的支付意愿和支付

能力的信息。在现实经济中，一级价格歧视很难实现，但也存在接近的例子。

**二级价格歧视** 医药企业虽然能够对购买者的喜好多样性有所了解，但也不能了解到每位消费者的特性。即使如此，通过提供一系列销售合同，按不同价格出售产品，每个购买相同数量产品的买者支付相同的价格。换一种说法即垄断厂商了解消费者的需求曲线，把这种需求曲线分为不同段，根据不同购买量，确定不同价格。二级价格歧视则是利用了消费者偏好的不同而让他们做出自我选择，与顾客身份无关，是顾客在购买产品的过程中的自我选择。非线性定价是二级价格歧视的主要形式，主要包括：①数量折扣。是指医药企业给予购买数量较多的购买者不同程度的价格折扣，以致不同购买量的买者所支付的价格也各有不同。数量折扣常见于购买者一次性购买量差异较大的医药产品市场，其具体实施的最常见途径，是由购买者将不同的购买量-价格组合公开发布，由购买者自行选择，所有购买相同数量的买者支付的价格也相同。②两段收费制。是指医药企业先向购买者收取一笔购买权费或是使用权费以后，再收取每单位的购买费用或使用费用。也即在两段收费体制下，购买医药产品的支出是由固定和可变两部分组成的，其中固定部分与购买量或使用量无关，而可变部分则通常是单位购买费用与购买量的乘积。两段收费制是医药产业中常见的一种定价方法。它的实质是对具有不同需求弹性的购买者实行价格歧视，以使企业在不可能推行完全价格歧视的条件下，最大限度地增加销售量，

获得最大利润。

**三级价格歧视** 医药企业对不同特征（不包括购买数量）的购买者按不同的价格出售产品，但拥有相同特征的买者为每单位产品支付的价格相同。至于所谓购买者的不同特征，无论成因如何，都可以归结为不同类群的买者有着不同的需求曲线，特别是不同的需求弹性。常见的定价形式包括区时定价和优惠券等：①区时定价。医药企业把医药产品分成不同的区段，从而采取不同的价格。这在医药产品中的部分中成药、中药材等较常见，如不少中药材收获季节时的价格会有所下调，在其他时节则会根据需求情况而相应的上调价格。②优惠券。优惠券的设计基础在于不同层次的购买者时间价值、消费观念有所不同。医药企业通过优惠券可以把购买者有效地区分开，从而实行价格歧视。

（孙国君）

yīyào shìchǎng jìxiào

## 医药市场绩效 （pharmaceutical market performance） 医药企业在特定的医药市场结构下，通过一定的医药市场行为，促使医药产业在产品价格、产量、成本、利润、质量和种类以及技术进步等方面所达到的经济效果。所采取的医药市场行为如投资、广告、研发创新、一体化、产品差异和串谋等。医药市场绩效是以医药市场结构为基础，由医药企业市场行为所形成的资源配置和利益状态，衡量的是医药市场在医药资源配置效率、公平和进步等方面。通过对医药产业市场绩效的研究可以对市场结构和市场行为的合理性及有效性程度进行准确判断。

**医药市场绩效的衡量** 医药

市场绩效的衡量方法可以采用产业经济学中一般的市场绩效衡量方法，包括收益率、价格-成本加成（勒纳指数）以及托宾 q 值等3种方法。

**收益率** 单位货币投资所赚取的利润。由于经济利润指标不够精确，所以一般采用收益率又称投资回报率来替代。投资回报率包括资产回报率与（股权）投资回报率。收益率的公式如下：

$$收益率 = （收入 - 劳动力成本 - 原材料成本 - 折旧率 × 资本价格 × 资本量） ÷ （资本价格 × 资本量）$$

式中资本价格即为资本的租金率。

**价格-成本加成（勒纳指数）** 经济学家为了避免收益率的计算，衡量销售者业绩时使用勒纳指数（价格-成本加成），通过测度市场势力的大小来反映市场绩效。美国经济学家勒纳（A. Lerner）提出了利用市场价格与边际成本的偏离率来度量企业或市场绩效，公式为：

$$L = (P - MC)/P$$

式中 L 表示勒纳指数，P 表示价格，MC 表示边际成本。

勒纳指数实质上是增量毛益率，它的数值在0和1之间变动。在完全竞争条件中，勒纳指数为0；在垄断情况下，勒纳指数变大但不会超过1。从直接的角度观察，勒纳指数越大，市场的竞争程度越低，市场绩效越差。

因勒纳指数衡量的是边际产品的市场价格偏离边际成本的大小，根据厂商利润最大化决策原则，有：

$$L = (P - MC)/P$$
$$= (P - MR)/P$$
$$= 1/\varepsilon$$

式中 P 为价格，ε 为需求的价格弹性（取正值），MR 为边际收益，然而，无论是企业还是行业，边际成本的精确数据都很难获取，往往要用单位利润（P－AC）（AC 表示平均成本）来代替（P－MC）。因此，这个指标的实际计算结果还存在"失真"的可能。

勒纳指数具有两个特点：第一，勒纳指数想要计量市场中单个厂商的实际垄断势力，它反映企业的实际行为，但并不代表企业潜在的垄断行为；第二，公式中的边际成本难以观测。

托宾 q 值 一家公司资产的市场价值与其重置价值之比。它能够对是否高估或低估一项资产的市场价值进行衡量。它采用企业的市场价值度量其经济利润，是衡量市场资源配置效率的一个指标。企业的市场价值通过其已公开发行并售出的股票和债务来衡量，等于其所有流通股的总价值与负债之差。托宾 q 既有理论性又有实践性，是虚拟和实体经济沟通的桥梁，被应用于货币政策及企业价值等方面。托宾 q 的公式如下：

$$q = \frac{R_1 + R_2}{Q}$$

式中 q 为托宾指数，$R_1$ 为股票的市值，$R_2$ 为债券的市值，Q 为企业资产的重置成本。

托宾 q 值根据企业资产的价值变化来衡量市场绩效的高低。当 q>1 时，即企业股票和债券计量的市场价值大于以当前市场价格评估的资产重置成本，企业在市场中能获得超额利润。q 值越大，企业能获得的超额利润越大，但是社会福利损失越大，市场绩效越低。

托宾 q 值也可以用垄断企业和竞争企业的平均收益计算：

$$q = e_m / e_c$$

式中 $e_m$ 表示垄断企业的年平均收益率，$e_c$ 表示竞争企业的年平均收益率。

托宾 q 值与勒纳指数间存在着极强的相关性。它虽然没有收益率和勒纳指数使用得多，但它避免了估计收益率和边际成本的困难，在计算企业重置成本时还充分考虑了通货膨胀等因素，因而具有广泛的应用前景。但估计企业资产的重置成本时很难准确计算因广告、研究开发以及长期经营形成的无形资产的价值，容易造成偏差。有研究显示：q 值在时间上具有长期稳定性；生产独特产品或拥有独特生产要素的垄断性企业的 q 值较高，而竞争性企业的 q 值较低。

**医药市场绩效的综合衡量**
因医药市场绩效反映的是医药产业层次上的效率、公平、稳定和进步等多元目标综合合实现程度，因此单一某个指标并不能全面反映医药市场绩效。市场资源配置效率、企业内部（X 效率）、产业规模结构效率等可以综合衡量市场绩效。

市场资源配置效率 市场资源配置效率从消费者的效用满足程度和生产者的生产效率大小的角度考察资源的利用状态，包括：消费者之间消费有限的医药商品时获得效用满足的程度；医药企业之间使用有限的医药生产资源时所获得产出的大小；同时考虑这两方面时的效用水平。微观经济理论用剩余这一概念分析市场资源配置状态。即消费者剩余衡量消费者购买和消费商品所获得的效用，生产者剩余衡量医药企业生产和卖出产品所获得的效用，

社会总剩余是消费者剩余和生产者剩余之和，衡量社会总效用。

企业内部效率 也称 X 效率，与 X 非效率相对应，用来描述企业内部资源利用效率状况。所谓 X 非效率，是指垄断企业的大组织由于外部市场竞争压力小，组织内部层次多、机构庞大，加上所有权与控制权分离等而存在的资源配置低效率状态。X 非效率的原因主要包括：企业内不同集团的利益目标不一致，企业处于垄断地位时，内部集团的行为目标就会发生分化，各集团都试图追求自身利益最大化，从而导致企业效率的下降；企业规模扩大导致组织层次增加、关系复杂、机构庞大、信息沟通的速度和质量下降，从而导致企业的管理成本上升、效率下降，并且有效的监督和激励也常常带来高昂的成本；垄断企业成本最小化的动机减弱、工作人员也趋于松懈，容易产生低效率的选择和行为。竞争性企业和垄断性企业都存在 X 非效率，但比较起来，垄断性企业 X 非效率更大。

产业规模结构效率 又称产业组织的技术效率，反映产业规模经济和规模效率的实现程度。规模经济通常指产品的单位成本随规模即生产能力的提高而逐渐降低的规律。产业规模结构效率既与产业内单个企业的规模经济水平密切相关，又反映出产业内企业间分工协作的程度和效率。产业规模结构效率的实现可分为 3 种状态：第一种，低效率状态。即市场的主要供给者是未达到经济规模的小企业。这表明该产业未能充分利用规模经济效益，存在着低效率的小规模生产。第二种，过度集中状态。即市场的主要供给者是超过经济规模的大企

业。由于这种过度集中无法继续降低产业的长期平均成本，只是为了加强市场支配能力，因此并不能提高产业的规模结构效率。第三种，理想状态。即市场的主要供给者是达到或接近经济规模的企业。这表明该产业的规模经济效益已经充分利用，产业的长期平均成本到达最低，产业的资源配置和利用效率达到最优状态。

（孙国君）

yīyào chǎnyè jízhōngdù

## 医药产业集中度（pharmaceutical industry concentration ratio）

反映医药企业在医药市场上的地位高低及对市场支配能力的强弱程度的指标。也度量和反映医药产业市场结构。对于医药产业集中度的衡量指标较多，但主要采用的指标包括产业集中率和赫芬达尔-赫希曼指数。

**产业集中率** 医药产业中规模处于前几位的企业的产值、销售额、资产总额等指标（大部分情形用销售额指标）在整个产业总量中所占份额。计算公式：

$$CR_n = \sum_{i=1}^{n} X_i / \sum_{i=1}^{N} X_i$$

式中 $CR_n$ 为医药产业某 X 子产业内规模最大的前 n 家厂商的市场集中率；$X_i$ 为 X 子产业内第 i 家厂商的工业产值、销售额、资产额、职工人数等；N 为医药产业中 X 子产业的全部企业数；n 为 X 子产业前 n 家企业数。

通常 n=4 或 n=8，即 $CR_n$ 为 X 子产业中最大 4 家或 8 家医药企业在总产值或其他总额中的比重，表示为 $CR_4$ 和 $CR_8$。例如，一个集中率达 80% 的 4 家企业比一个集中率达 50% 的 4 家企业有更大的垄断势力。就其本身的含义，较高的医药产业集中率表明

有更多的销售额或其他经济活动指标控制在很少一部分企业手中。集中率越高，市场垄断势力越强。

医药产业集中率指标的优点在于其测算相对比较容易，使用了很广泛的反映市场结构的指数，能较好地反映医药产业内的生产集中状况，从而显示医药产业的垄断和竞争程度。该指标也存在一定的缺点，包括只考察了少数大厂商的生产集中程度，而没有考察医药产业内全部厂商的规模分布情况，如果 n 取的数值不同，不同产业集中度的大小关系可能会变化。

**赫芬达尔-赫希曼指数（HHI）** 产业中各企业的总资产占产业总资产百分比的平方和，医药产业作为国民经济中众多产业之一，也适用该指数。HHI 用数学公式表示如下：

$$HHI = \sum_{i=1}^{N} \left( \frac{X_i}{T} \right)^2$$

式中 N 为医药产业的 X 子行业中的企业数目；$X_i$ 为第 i 位企业的总资产；T 为医药产业的总资产。

HHI 指数实质上就是产业内所有企业的市场份额的平方和。在完全竞争条件下，HHI 指数将等于 0。在完全垄断的条件下，因为只有一家企业，所以 HHI 指数

将等于 1。如果市场中所有企业规模相同，HHI 指数将等于 1/N，当 N=1 时，HHI 指数也等于 1。N 值越大，HHI 指数值越小。

由于 HHI 指数同时较好地反映了企业数目以及相对规模、并且考虑到了市场中所有企业的情况，因而它的用途很大。它的另一特点是对规模较大的企业比规模较小的企业给予更大的权数。例如，$(0.6)^2 = 0.36$，而 $(0.3)^2 + (0.3)^2 = 0.18$，它说明，如果两个企业合并成一个企业，尽管总额未变，但是市场支配力却有明显变化。因此，HHI 指数在产业经济学的实证研究中用途非常广泛。HHI 指数的不足之处是对数据要求较高，而且数值的含义不大直观。

**集中度分类标准和市场结构分类** 自美国经济学家贝恩（Bain）采用产业集中率指标对市场结构进行分类以来，产业集中率指标已经成为国际上衡量市场结构状况的重要指标之一。

20 世纪 50 年代，美国经济学家贝恩根据前 4 位（$CR_4$）和前 8 位（$CR_8$）产业集中率指标，将美国不同产业的市场结构分为高度寡占型、高度集中寡占型、中（上）集中寡占型、中（下）集中寡占型、低集中寡占型、原子型 6 种类型（表 1）。

**表 1 产业市场结构的分类标准与结构类型**

| 类型 | | $CR_4$ | $CR_8$ | 企业数 |
| --- | --- | --- | --- | --- |
| 高度寡占型 | A | 75% 以上 | | 20 家以内 |
| | B | 75% 以上 | | 20~40 家 |
| 高度集中寡占型 | | 65%~75% | 85% 以上 | 20~100 家 |
| 中（上）集中寡占型 | | 50%~65% | 75%~85% | 较多 |
| 中（下）集中寡占型 | | 35%~50% | 45%~75% | 很多 |
| 低集中寡占型 | | 30%~35% | 40%~45% | 很多 |
| 原子型 | | 30% 以下 | 40% 以下 | 很多 |

在贝恩分类的基础上，日本学者植草益根据 1963 年的统计资料，将日本市场结构粗分为寡占型（$CR_8 \geq 40\%$）和竞争型（$CR_8 < 40\%$）两类。其中，寡占型又细分为极高寡占型（$CR_8 \geq 70\%$）和高、中寡占型（$40\% \leq CR_8 < 70\%$）；竞争型又细分为低集中竞争型（$20\% \leq CR_8 < 40\%$）和分散竞争型（$CR8 < 20\%$）。随后，日本经济学者越后和典采用 4 个集中率指标，将日本产业的垄断和竞争类型分成 5 类：A 型（极高寡占产业），$CR_1 \geq 70\%$；B 型（高寡占产业），$CR_3 \geq 80\%$，$CR_5 = 100\%$，其中，$CR_1 \geq 50\%$ 为 $B_a$ 型，其他为 $B_b$ 型；C 型（中寡占产业），$CR_{10} \geq 80\%$，其中，$CR_8 \geq 35\%$ 为 $C_a$ 型，其他为 $C_b$ 型；D 型（准中寡占产业），$CR_{10} \geq 50\%$；E 型（低集中产业），$CR_{10} < 50\%$。

（孙国君）

**yīyào qǐyè**

**医药企业**（pharmaceutical enterprises） 从事药品、医疗器械、仪器设备、保健食品、药包材、辅料、消毒品、化工原料和中间体等医药产品研发、生产、流通、销售、信息咨询等业务活动，并以营利为目的的一类企业的总称。

**分类** 根据产业价值链分工不同，可将医药企业划分为医药研发机构、医药生产企业、医药流通企业以及医药咨询公司。其中医药研发机构主要包括独立医药研发公司和医药研发合同外包服务机构。医药生产企业包括多种类别，按资本属性不同，可分为外资医药生产企业、国有医药生产企业以及民营医药生产企业；按财产组织形式可分为医药生产有限责任公司、医药生产股份有限公司。此外，还包括为医药生产企业提供产品生产时所需的工艺开发、配方开发、原料生产、制剂生产等服务的医药合同生产组织。医药流通企业，根据资本属性的不同，分为外资医药商业公司、国有医药商业公司和民营商业公司；根据企业所从事流通环节的不同，可将医药流通企业分为医药产品批发企业和医药产品零售企业（药店）。

**特点** 医药企业与其他行业的企业相比，具有 4 个特点。

**高度关注医药产品安全** 医药产品作为诊断、预防、治疗人类疾病和维护人体健康的必要物质，与患者的生命健康息息相关。医药产品安全是指在使用医药产品防治疾病过程中，充分发挥产品作用，尽可能避免出现与使用产品目的不一致的现象发生。医药研发公司、医药生产企业等相关主体，在医药产品研究、开发、生产过程中需充分考虑、控制在产品设计、工艺设计、原辅料的选择与加工等环节中出现的影响医药产品质量与疗效的因素，以避免不良反应等问题的发生，保证产品安全；而医药流通企业等主体则需在医药产品的储存、流通、销售过程中提高管理水平，严格保证医药产品存储条件，避免因存储不当造成安全隐患。

**以技术创新为推动力** 通常来讲，医药产品的技术创新需高度融合多学科先进技术和手段，技术创新过程非常复杂，同时又是医药企业高质量发展的必然选择。医药企业的技术创新过程涵盖药品的研发、生产、流通和销售等环节，根据创新着力点不同，可分为产品、工艺、市场、资源配置和组织等多种模式创新，其中产品和工艺的创新为主。医药企业技术创新呈现出长周期、高投入、高风险和高收益等特点。

**受政策影响较大** 药品作为一种特殊商品，其社会公共性、作用的两重性（即可防病治病，又有不同程度的毒副作用）、质量的单一性、鉴定的专业性以及适用的局限性等特征致使国家必须对医药产品以及医药企业进行密切的监督与管理。21 世纪初，出于鼓励药物创新、保证药品质量与药品的可及性、规范医药行业流通环境等目的，中国中共中央办公厅、国务院等相继印发了《深化医药卫生体制改革 2016 年重点工作任务》（国办发〔2016〕26 号）、《关于深化审评审批制度改革鼓励药品医疗器械创新的意见》（厅字〔2017〕42 号）、《国务院办公厅关于开展仿制药质量和疗效一致性评价的意见》（国办发〔2016〕8 号）等文件，在医药企业中引起巨大反响，影响到许多相关企业的定位和发展。

**规模化竞争** 这一特点在医药生产企业和医药流通企业中更为明显。规模化竞争主要是由新药研发投入大、周期长、风险高、市场开拓成本高等因素决定的，跨国医药企业往往通过兼并重组等方式，提升企业的规模和实力，集中有限资源、降低新药开发的风险。另外，没有专利保护的普通药则通过规模经营以降低成本，获得市场竞争优势。而医药流通企业中大型医药批发企业体量较大，一般通过在品种数量、价格、渠道方面的优势开拓市场；医药零售连锁企业具有高效的药品配送体系，同时凭借市场规模进一步巩固或强化其在购进医药产品时议价能力、进而形成其独特的竞争优势。

演变与发展 19世纪中后期，世界现代医药行业逐渐开始兴起。以研发技术与制度创新程度为划分依据，世界现代医药行业已经历起步、加速和跳变3个阶段：①起步阶段。19世纪80年代—20世纪40年代，此时全世界基本没有全新药物产生，制药企业用原始方法改良药物。②加速阶段。20世纪40—70年代，制药企业建立正式的研发机构，新药研发速度大大加快。③跳变阶段。20世纪70年代以后以"导向性"与"设计性"为主的基因工程大举进入药物研发中。

中国医药企业的演变和发展大体经历了3个阶段：①中华人民共和国成立后及计划经济时期。中华人民共和国成立初期，一度处于缺医少药的状态，第一批国营药厂便是通过接收已遭破坏的敌伪药厂或另选厂址的基础上进行迅速改造并恢复生产的。1956年全行业实现公私合营，1964年试办医药工业托拉斯，制药产业被纳入了国家计划轨道，行业面貌日新月异。在药品生产方面实行全行业公私合营，并按统一生产计划进行生产作业活动。在药品流通方面，逐步形成了"统一规划，一、二、三级批发层层下达规划，层层调拨"的药品流通体系。在药品价格方面，药品生产、批发以及零售价格均由国家确定。在这一时期，药品生产按国家计划进行、药品销售遵循国家统购统销政策。②改革开放后至20世纪末。医药企业体制改革、国家放权：从1979年起，各级医药管理局相继向医药生产企业放权，实行经济责任制，医药生产企业开始从生产型向生产经营型转变；1984年，国家进行医药流通体制改革，允许集体、个

人、私营等多种经济成分进入医药流通领域，打破医药流通企业国家专营的局面，将医药商业推向市场；医药研发公司自中共中央于1984年及1985年做出的关于城市经济体制改革的决定之后开始兴起；而较为系统的医药行业咨询业务于20世纪80年代开始出现。引进来，走出去：1980年中国第一家合资制药企业——中国大冢制药有限公司的成立开启了中国医药行业对外开放的序幕。1993年实施的中国《中华人民共和国专利法》，承认了化学成分专利，随后掀起第二波入华高潮。③进入21世纪后。加入世界贸易组织后，中国医药市场逐步全面开放，同时市场竞争规则发生了较大改变——中国医药企业逐渐认识到医药产业是一个规模经济的产业，一时间并购联合风起云涌。与此同时，外资企业也逐渐成为中国医药产业的一股重要力量。随着外资的引进，中国医药行业从产品、研发技术、医药人才、企业文化和管理模式，到质量监管标准、政策制度等各个层面进行了全面更新。为促进医药行业持续、健康发展，满足人民群众多层次、多样化的健康需求，国家陆续出台多项政策，持续、深远影响医药行业的发展。2008年新药创新重大专项、自2015年国务院发布的《改革药品医疗器械审评批制度的意见》起，中国对药品医疗器械审评批制度进行了大刀阔斧地改革、仿制药一致性评价、药品带量采购、医药目录动态调整、创新药价格谈判等政策的陆续出台持续引导中国医药企业及产品向创新化、高端化、临床价值导向型发展。

（茅宁莹）

yīyào yánfā qǐyè

**医药研发企业**（pharmaceutical research & development enterprises） 专门从事药物发现、化学合成、药物筛选、临床前研究、临床研究、工艺放大等新药研发活动，并以营利为目的的企业。包括独立医药研发企业和医药研发合同外包服务机构（CRO）。

产生与发展 随着现代制药技术尤其是生命科学技术的飞速发展，技术的差别化以及广泛化特征日益突出，药物研发活动随之变得更加专业化和复杂化。而这一变化催生了以药物发现和药物开发为主的医药研发企业的兴起。中国医药研发企业起步于20世纪80年代，在世界新技术革命兴起，中共中央于1984年及1985年做出了关于城市经济体制改革的决定后，中国改革的浪潮高涨。科研院所的部分科研人员选择离职，转而兴办集体、个体及其他形式的药物研究所，从而开创了医药研发企业的先河。自1993年1月1日起，中国对药品的品种实行专利保护，在一定程度上淘汰了部分以仿制开发为主、研发能力较弱的医药研发公司。随着中国加入世界贸易组织，医药研发和经营的全球化使得中国的医药研发主体尤其是独立医药研发企业直接面对发达国家医药生产企业的竞争，但也在该过程中逐渐学习与成长。

从全球范围来看，医药研发企业大都以"科学家+风险资本"的模式设立，之后成长轨迹有所不同。医药研发企业成长路线主要包括3种：①依托大型制药企业或跨国公司的力量发展，代表企业为美国基因泰克公司。②通过并购或扩张增强企业实力，代表企业为美国的吉利德科学公司。

③通过罕见病用药的研发，最终成长为一体化的医药生产企业，代表企业为美国健赞公司。

**特点** ①以市场为导向，成果转化率高。该类研发企业在充分市场调研的基础上，进行药物研发，将新药研制完成并成功转让作为研发的终点。②管理效率较高。相对于国立科研院所、大学等研发主体，医药研发企业拥有自主决策机构、灵活多样的人才淘汰与激励制度以及企业自主管理权，从而在盈利等终极目标的推动下，更加高效地开展业务活动。③研发资金来源多样。其研发资金来源主要包括新药转让收入、大型企业资金投入、风险投资以及政府扶持等。④参与研发环节相对较少。多数医药研发企业受制于组织规模与研发资本相对较小，其研发活动往往只能进行到临床前试验或临床Ⅰ期试验完结阶段。⑤研发队伍稳定性差。考虑到职业发展空间、个人职业规划与国有研发机构的差别，加之人员流动的相对容易，使得在医药研发企业发展到一定程度的技术骨干倾向于离职创业。

**作用** 医药研发企业是药物研发环节的主要参与者之一。一般通过建立技术转移关系，从大学、科研院所、研究性医院等机构获得医药技术研究成果，进而开始药品的商业化开发过程。同时，鉴于药物研发环节的高风险性、高投入等特点，以及出于风险分担与成本控制的考虑，独立研发公司之间或独立研发公司与大型制药企业之间基于共同的战略利益和对等的经营实力建立战略联盟关系，进而有效地推动药品的研发进程。

(茅宁莹)

yīyào yánfā hétóng wàibāo fúwù jīgòu
## 医药研发合同外包服务机构
（contract research organization, CRO）通过签约形式为制药企业或研发机构提供药物研究开发中的专业化技术和服务的一类学术性或商业性研究机构。又称研发外包组织、协议研究组织。21世纪初，CRO向制药企业提供的研发服务，涉及药物发现、化学合成、药物筛选、临床前研究、药物安全性评价、药物基因组学研究、药物经济学研究、新药申报、Ⅰ～Ⅳ期临床试验等新药研发的各个阶段和领域，是生物医药产业的重要组成部分。这类机构也属于医药研发机构。

**产生与发展** 20世纪70年代，随着美国食品药品管理局（Food and Drug Administration, FDA）对新药研发管理法规的不断完善，新药研发需要满足更为复杂的要求，不仅耗时，同时成本也更高。医药企业为求得生存与发展，在缩短新药研发周期的同时，还需严格控制成本和减少风险。为降低成本，开始倾向于把药物测试、研究等工作外包给专门的机构来完成。而CRO正是凭借其在药物筛选、测试、临床研究等方面具有专业化技术的优势，为医药企业提供服务。20世纪80~90年代，CRO获得了迅速发展，到90年代已成为制药行业链条中不可缺少的环节，同时呈现出逐渐向全球发展的趋势。

21世纪以来，全球CRO市场规模呈高速增长态势，并显著高于全球医药市场规模平均增长速度。其发展趋势呈现出两大特点：①服务范围不断拓展。21世纪初生物医药研发外包服务业务已由最初的药物发现、临床前研究、药物基因组学研究、药物安全性

评价等有限服务发展到几十项内容，甚至包括数据管理与分析、信息学、政策法规咨询、产品注册、生产和包装、推广、市场、产品发布和销售支持以及各类相关的商业咨询等诸多领域，而且每年都有新的服务内容增加。②加快向发展中国家转移，同时激发了发展中国家CRO的发展。为降低药物研发成本、占领市场，发达国家跨国公司加快了将生物医药研究工作转移到印度、中国、巴西等发展中国家的步伐。1996年，美国国际研发外包服务企业（MDS Pharma Service）在中国投资设立了中国第一家真正意义上的合同研究公司，从事新药研发中的临床试验业务。

**服务内容** 根据所承担的业务内容，可将CRO分为3类：①从事临床前研究的CRO。这部分CRO主要从事与新药研发有关的化学合成、测试、临床前药理学及毒性学实验等业务内容，如筛选活性分子、研究生物相容性、药物动力学建模、化学合成和分析等。②从事临床试验的CRO。其业务范围涵盖临床试验所有阶段，包括试验设计、研究者和试验单位的选择、监查、稽查、数据管理和分析等。③从事新药研发咨询、新药申请报批等业务内容的CRO。提供政策法规咨询、新药审批与上市阶段相关服务，中国本土CRO机构大多单纯从事这类业务。

**作用** 作为外包服务供应商，CRO可提供高度专业化的服务，推动新药研发。其在医药企业新药研发中的具体作用包括3个方面。

**缩短新药研发周期** CRO凭借其拥有的高度专业化和富有经验的人才队伍，同时熟悉国家相

关法律法规、新药临床研究的流程及基地选择、能够利用最新的数据管理工具与技术等优势，为制药企业提供合理的临床研究管理以及代理制药企业向新药审批部门提交客观全面的临床数据，减少了新药注册报批过程中的周折和反复，大大缩短了新药研发周期。

节省新药研发成本　CRO 通过缩短制药企业的新药研发周期，可极大减少企业的研发投入和管理成本；同时将企业从烦琐或不熟悉的研究环节中解脱出来，不仅减少了相应人员、设备及管理费的投入，还可将这些资源运用到公司更擅长的研究领域，从而提升有限资源的利用效益；CRO 还可根据新药研发项目的进程及环境变化对资源投入做出及时、合理的调整，有效地节省成本。

分担新药研发风险　CRO 通过其在评估新药商业化潜力方面的经验和直觉，可以帮助制药企业筛选出更具有应用前景的化合物。同时 CRO 还可凭借其具有的在药物临床试验所涉及的多个学科领域的经验，制定出更为有效可行的试验计划，并按照国际化标准操作程序组织实施，如设计临床试验计划、进行数据处理统计分析、起草符合规范的临床试验总结报告等，从而提高了临床研究各阶段的成功率。

（茅宁莹）

yīyào shēngchǎn qǐyè
**医药生产企业**（pharmaceutical production enterprises）　直接从事医药产品的生产活动的各类企业或组织。从事医药产品生产活动，应当经所在地省、自治区、直辖市相关监督管理部门批准，对不符合条件，没有获得生产许可证的，不得进行生产。医药产品生产全过程要符合法定要求，生产、检验记录要完整准确，不编造。医药生产企业有依法经过资格认定的药学技术人员、工程技术人员及相应的技术工人；有与其医药产品生产相适应的厂房、设施和卫生环境；有能对所生产的医药产品进行质量管理和质量检验的机构、人员以及必要的仪器设备；有保证医药产品质量的规章制度，并符合相应的产品生产质量管理规范要求；有与所生产医药产品相适应的售后服务的能力。根据规模和设立方式等方面的差异，医药生产企业可以分为医药生产有限责任公司、医药生产股份有限公司；根据所有权差异，可以划分为外资医药生产企业、国有医药生产企业以及民营医药生产企业。

**演变和发展**　中国古代医药生产企业与经营企业专业化分工不明显，许多药店自己加工成中成药同时出售，素有"前店后厂"之称，一般出售自己加工的中药材、中药饮片、中成药。随着西方工业革命的发展，现代意义上的制药工业企业进入中国，加速了药品加工与销售的专业化分工，医药生产企业逐步独立，成为生产加工药品的专业化工厂。1900年，英国人施德之在上海开设施德之药厂，这是中国最早的药厂。随后，中国人也开办药厂，如1917 年建和平制药厂（广州），1924 年建唐拾义制药厂（上海）。

在抗日战争和解放战争时期，条件极其艰苦，于是就在当地取材利用中草药建立药厂生产各种药品，供应根据地和解放区军民的需要。如 1938 年，八路军总部卫生部在陕西赤水县（现旬邑县）李家村筹建八路军卫生材料厂（西安制药厂的前身）；在 1941 年改名为伯华制药厂；1947 年，晋绥军区成立了晋绥卫生试验所，主要生产破伤风抗毒素、牛痘苗等医药产品。

中华人民共和国成立后，中国的制药工业迅速发展，形成了门类齐全的生产系统。初期，首先对私营药厂进行了改造，并相继兴建了一批从原料生产到制剂加工的大中型国有骨干企业。20 世纪 70 年代，中国成立国家医药总局，并建立了中国医药工业公司和各级医药管理局，将医药产品生产经营作为行业管理的部门，医药产品生产管理逐渐由行政管理过渡到法制化管理的阶段。

自 1978 年改革开放后，医药工业一直保持着高速发展，迅速成为发展最快的行业之一。随后中国进入经济体制改革时期。在 1985 年党的十二届三中全会后，医药企业所有制结构制度开始改革，医药企业开始实行厂长负责制。到 1987 年，按照所有权与经营权分离的原则，医药企业逐步实行了承包经营责任制。随后，医药生产有限责任公司和医药生产股份有限公司先后成立。进入 21 世纪，中国加入世界贸易组织后，医药市场全面开放，出现了众多的企业并购联合。截至 2017 年底，医药生产企业按照规模划分，可以分为大型企业、中型企业和小型企业；按照企业组织形式划分，分为医药生产股份有限公司和医药生产有限责任公司；按照组成成分划分，分为外资医药生产企业、国有医药生产企业和民营医药生产企业；按所生产的产品大致可分为化学药生产企业（包括原料和制剂）、中药制剂生产企业、生化制药企业、中药饮片生产企业和生物制品生产企业等。

**机构组成和作用** 医药生产企业包括两大类，即原料药生产企业和药物制剂生产企业，原料药又分为化学原料药、中药材原料加工炮制成的中药饮片或分离提取物、生物制品等，药物制剂是指由不同来源的原料药制备而成的口服制剂、注射剂和外用制剂等。无论生产企业类别为何，其组织结构要求是一致的，医药生产企业均设立有生产管理部门、质量管理部门、供应管理部门、销售管理部门等。

医药生产企业除了与其他企业一样需要切实履行企业的基本责任、法定责任和道义责任之外，还需特别注重产品的质量，要把品质卓越、疗效确切、安全可靠的医药产品提供给患者，满足社会治疗各种病患的需求。同时，提倡诚信生产，把传播绿色健康的理念、提供满意的服务作为社会责任的重要部分。

（茅宁莹）

yīyào hétóng shēngchǎn zǔzhī

# 医药合同生产组织（contract manufacture organization，CMO）

接受医药公司委托，提供生产工艺和处方开发、临床试验用药、化学原料药和中间体、高活性原料药、制剂（如粉剂、针剂）以及诊疗器械的生产等服务的组织机构。

20世纪70年代后期，美国食品药品管理局（Food and Drug Administration，FDA）对新药研究开发监管日趋严格，新药研发过程变得更加复杂、耗时且费用高昂。为应对快速上升的总体运营成本，一些老牌药企开始在全球范围重新布局业务运营体系，并将研发和生产环节通过外包形式剥离出公司本体，通过全球专业化分工与协同，提高运营效率，同时缓解成本压力。

**发展历程** 可以分为3个阶段。阶段一：20世纪90年代中期，美国FDA批准的生物制品取得良好收益，一批进入临床试验阶段的新开发生物制品的出现以及美国FDA监管法规的修订，促进了CMO的发展。阶段二：1999年，一些CMO企业开始以生产药物中间体和原料药起家。阶段三：21世纪后，生物医药公司逐渐专注于复杂疾病领域、新兴市场不断崛起、疾病控制开始出现新的突破以及对现有产品性能的改造等因素拓宽了CMO的市场领域，其生产类别已扩展至固体制剂、液体和半固体制剂、注射剂以及诊疗器械等。

**区域发展** CMO企业从诞生到发展至21世纪初，主要集中在美国和欧洲地区，并在印度、中国等发展中国家逐步扮演越来越重要的角色。2016年全球CMO市场容量达561亿美元。2017年全球CMO市场份额中，美国、欧洲、中国占比分别为47%、29%和8%，中国已超过印度，成为全球第三大CMO市场份额拥有者。从企业地理分布来看，全球领先的前十家CMO企业有7家在欧美，2家在印度，1家在日本。而从产品类别来看，成品制剂、无菌制剂等高价值产品的外包市场为欧洲和美国，而原料药、中间体和仿制药的生产服务的外包市场为亚洲。

**服务发展** 随着创新药研发成本提升、已上市药品专利权大量到期、整体药品监管趋严以及市场需求的升级，一些企业通过强化自身技术能力，将业务由简单的"技术转移＋定制生产"提升为"定制研发＋定制生产"，为强化版本的医药合同生产组织（contract development and manufacturing organization，CDMO）。寻求CDMO的专业化服务，是制药企业降低研发及生产成本、缩短申报时间、提高经营效益的有效方法之一。

**分类** 根据提供服务内容的不同层次，CMO可主要分为3种：①以简单的委托加工业务为主的CMO。这类企业研发和技术水平不高，提供的产品主要为大宗原料药及中间体。②以工艺的消化与优化为主的CMO。这类CMO能够凭借专业的生产能力、成本控制能力、自身技术优势和项目综合管理能力优化委托方提供的工艺路线，将委托方的技术转移至自有设备的生产中，以达成目标。该模式下CMO企业并未掌握药物生产的核心技术。③提供工艺路线的设计与工艺开发的CMO。这类企业具有较强的自主创新能力，委托方可以不提供工艺路线，其可以自行负责工艺路线的设计及开发，能够通过药物合成路线和工艺优化、药物合成反应技术手段创新等方式降低药物的生产成本，减少污染，主要服务于包括创新药在内的各类重磅药物。此外，这类企业也可以从事创新药临床阶段用药的生产，提供从临床Ⅰ期、Ⅱ期、Ⅲ期药品工艺研发服务和制备。

**作用** CMO是制药领域应对高成本压力，提高运营效率的商业模式创新产物，也推动了医药产业专业化分工合作进程。CMO在以下方面发挥着重要作用。

*降低药品和医疗器械的研发生产成本* 在CMO模式下，药企无须为新产品生产进行额外投资，在节约投入的同时也减少了因为项目失败导致的损失。此外，位

于发展中国家的 CMO 企业具有明显的人口和政策红利，可以进一步降低药品和医疗器械研发生产成本。

保障产品质量　短暂的专利期销售阶段十分珍贵，对药企而言，产品因质量问题耽误销售甚至影响公司声誉是完全无法接受的局面。CMO 凭借大量的专业人才、先进设备和严格的管理保障了药企的产品质量。

提升产能的灵活性　CMO 的生产车间在设计时就注重更好的可定制性，药企可根据需要决定配备的人员、产能以及交付时间。

助力工艺提升（CDMO）与药企相比，CDMO 企业拥有更多反应与工艺专家，专注于生产工艺的改进，能够帮助药企提高反应收率、缩短备货周期、增加安全系数以及降低污染排放。

（茅宁莹）

yīyào shēngchǎn yǒuxiàn zérèn gōngsī

## 医药生产有限责任公司 （pharmaceutical manufacturing limited liability company）

有限责任公司是中国法定公司的主要形式，是在中华人民共和国境内依法（主要是《中华人民共和国公司法》）登记注册的经济组织。有限责任公司的股东人数基本在 50 人以下，股东根据出资比例的不同而承担不同的责任，公司法人以其全部资产承担公司的债务责任。医药生产有限责任公司就是采用有限责任公司这种形式而设立的、以生产（专营或者兼营）医药产品的经济组织，简称医药有限责任公司。属于医药生产企业的一种，一般适于中小型非股份制公司。

中国医药生产有限责任公司从萌芽时期到现在经历了很长时期的演变。在中华人民共和国成立的早期，中国的医药生产公司大部分归为国营。自 1978 年以后，中国进入经济体制改革时期。1985 年，医药生产企业开始实行厂长负责制，以"外引内联"等方式组成经济联合体。1987 年，医药生产企业发展为医药企业集团。这表明，医药生产企业按照所有权与经营权分离的原则实行承包经营责任制。1988 年，国务院颁布了《私营企业暂行条例》，规定私营企业可以采用独资企业、合作企业和有限公司 3 种。从此，大量的有限责任公司开始建立。截至 2017 年底，中国医药生产企业的以医药生产有限责任公司和医药生产股份有限公司这两种形式为主。

与医药生产股份有限公司对比，医药生产有限责任公司的优点：①兼具人合性和资合性。医药生产有限责任公司吸收了既有着无限公司的优点（人合性质），也具有股份有限公司的优点（资合性质）。②设立程序简单，机构设置灵活。在中国大陆，医药生产股份有限公司的设立必须经有关部门批准，履行严格的法定程序。但是，医药生产有限责任公司没有那么多烦琐程序，无须发布成立公告，也没有必须公布公司账目的要求。此外，医药生产有限责任公司的机构设置相对灵活，可以根据公司生产需要，增加或者减少相应的机构。

与医药生产股份有限公司对比，医药生产有限责任公司的缺点：①规模小，资金少。医药生产有限责任公司的注册资本没有明确的限制，且不能公开发行股票，因此其资金和规模都较小。②缺乏广泛性、公开性和平等性。医药生产有限责任公司是按照出资比例的大小而确定股东的权利和义务，因此其全部资产不必分为等额股份，缺乏一定程度的广泛性、公开性和平等性。

（茅宁莹）

yīyào shēngchǎn gǔfèn yǒuxiàn gōngsī

## 医药生产股份有限公司 （pharmaceutical manufacturing company limited）

股份有限公司是中国法定公司的主要形式，是在中华人民共和国境内依法（主要是《中华人民共和国公司法》）登记注册的经济组织。股份有限公司是必须由 2 人以上 200 以下的自然人发起的以 500 万元人民币为最低限额的注册资本的经济组织。股份有限公司有以下几方面的特征：第一，公司股份为等额股份，可以向社会公开发行股票筹资；第二，股东人数不得少于法律规定的数目，股东对公司的债务负有有限责任；第三，公司账目必须向全社会公开。医药生产股份有限公司就是采用股份有限公司这种形式而设立的、以生产（专营或者兼营）医药产品的经济组织。属于医药生产企业的一种，一般适于大中型股份制公司。

改革开放以前，中国并未有股份公司出现。改革开放之后，中国大陆进入经济体制改革时期。北京市天桥百货股份有限公司于 1984 年 7 月 20 日成立，是中国大陆第一家正式注册的股份制企业。随之，众多医药生产股份有限公司成立，如 1997 年上市的江苏恒瑞医药股份有限公司，是 21 世纪初国内最大的抗肿瘤药和手术用药的研究和生产基地，国内最具创新能力的大型制药企业之一。1999 年 10 月在上海证券交易所上市的浙江医药股份有限公司，分公司网络遍及全球，企业跻身于全国医药行业 50 强。

与医药生产有限责任公司相比，医药生产股份有限公司具有的优点：①融资优势。医药生产企业需要大量的资金投入来研发生产高科技产品，对资金的要求非常高。因此，医药生产股份有限公司可以通过公开发行股票的方式筹措更多的资金用于生产，加大了投资力度，加快了投资速度，极大地满足了医药生产企业的研发和生产需求。②管理优势。股份有限公司是最为典型的法人企业。作为股份有限公司，医药生产股份有限公司依照国家法律法规建立了完备的组织结构。这种组织结构决定了医药生产股份有限公司有着明显的管理优势。专业化的董事和经理专门管理企业生产和经营，极大地提高了医药生产股份有限公司的管理水平。股东不直接参与公司经营，但是通过股票交易行情监督企业生产经营。如果医药生产股份有限公司管理不善，股东通过投票迫使董事和经理为公司尽职服务。

与医药生产有限责任公司相比，医药生产股份有限公司具有的缺点：①设立的程序严格且复杂。医药生产股份有限公司在设立之初就必须具备一系列法定条件，且必须履行一系列严格的法定程序。国家按照相应的法律法规管理和监督医药生产股份有限公司。②公司抗风险能力较差，大多数股东缺乏责任感。相对于医药生产有限责任公司而言，医药生产股份有限公司是彻彻底底的合资公司。也就是说，医药生产股份有限公司的股东的个人之间没有信誉、地位、声望等方面的联系。

（茅宁莹）

wàizī yīyào shēngchǎn qǐyè

## 外资医药生产企业 （foreign-capital pharmaceutical manufacturer）

在东道国境内设立，由外国投资者投资的从事医药生产的企业。其设立和经营活动应当遵守东道国的有关法律规定，包括遵守东道国对外资企业的法律规定和对医药生产经营活动的法律规定。

**法律体系**　对外资企业的法律体系主要有 3 种：①没有统一的外资法或法典，以有关外资的特别法令、法规或专门法律作为外国投资的基本法，辅之以其他相关的法律构成外国投资法律体系，例如中国、苏联和东欧的社会主义国家。但是中国从 2020 年 1 月 1 日起施行《中华人民共和国外商投资法》，同时废止《中华人民共和国中外合资经营企业法》《中华人民共和国外资企业法》《中华人民共和国中外合作经营企业法》。这标志着外商投资企业的法律适用准则将从特别法（外资三法）转向普通法（《公司法》和《合伙企业法》），统一裁判尺度，规范对象也从外商投资企业形态转变为外国投资者和外国投资行为。②本国的有关法律同样适用外商投资，即内外资立法统一的"单轨制"立法模式。例如一些发达国家，如美国、英国、德国、法国等。③制定比较系统的外国投资法或外国投资法典，作为调整外国投资的基本法律的立法模式。例如发达国家韩国等。外国投资法主要规定外国投资者的准入、限制、审查、监督及鼓励措施等，在企业组织和税收方面直接依据国内相关部门法进行调整。

**分类**　根据产权属性的不同，一些国家将外资企业分为外商独资企业和外商合资企业。例如在中国，外资医药生产企业可以分为外商独资医药生产企业和中外合资医药生产企业。外资立法采取依据企业形式分别立法的模式，分为《中华人民共和国外资企业法》和《中华人民共和国中外合资经营企业法》。其中，外商独资医药生产企业是由外国企业和其他经济组织或个人投资设立并由外国投资者全额出资的从事医药生产的企业。特点为自主经营，自负盈亏，自担风险。中外合资医药生产企业是由外国企业和其他经济组织或个人与中国企业或其他经济组织共同投资设立的从事医药生产的企业。《中华人民共和国外资企业法》要求"设立外资企业，必须有利于中国国民经济的发展。国家鼓励举办产品出口或者技术先进的外资企业"。《中华人民共和国中外合资经营企业法》要求"在合营企业的注册资本中，外国合营者的投资比例一般不低于百分之二十五"。

**在中国的产生与发展**　1978 年中国实行改革开放政策，医药工业作为最早对外开放工业之一，伴随中国国内低成本优势和潜在的巨大市场，80 年代初跨国制药企业开始通过技术授权等手段在华建厂投产。1981 年，日本大冢制药株式会社在中国投资设立了第一家制药合资企业——中国大冢制药有限公司。产生了以中国大冢、上海施贵宝、西安杨森等为代表的第一批医药合资生产企业。90 年代初中期，由于第一批投资企业获得了丰厚的利润，吸引了更多的跨国制药企业建立独资或者合资生产企业参与竞争，外资医药生产企业进入了快速发展的阶段。其中包括辉瑞、默克、葛兰素等跨国制药企业。

中国加入世界贸易组织后，对外开放程度更进一步，跨国制药企业进一步加大了在华投资力度，包括通过中外合资、外商独资、收购兼并、设立研发中心等多种方式。2002 年，阿斯利康、诺和诺德等跨国制药企业在华投资设立研发中心。随后，礼来、葛兰素史克、罗氏等跨国制药企业也纷纷在华投资设立研发中心。外商投资的方式更多地倾向于采用独资或者通过收购中方股东的股份对原有合资企业实现独资。合资医药生产企业呈现独资化趋势。2005 年，上海第一生化药业将其持有的股权转让给了美国强生，由此上海强生由一家合资企业变为了独资企业，其他包括北京诺华、费森尤斯等也都是由合资变为独资。

到 2010 年，跨国制药企业已经在中国经历了 30 年的发展。积累了一定的资本、生产、管理等方面的实力。此后，跨国制药企业已经由单一生产方面的投资向研发、生产、销售等方面全方位的投资发展，外资医药生产企业不再仅仅是生产医药产品。

**在中国的职能与作用** 外资医药生产企业在中国的设立对中国医药行业产生了深远的影响。首先，促进了中国医药工业的迅速发展，在医药工业产值中有重要的贡献作用，同时引入了大量新品种，缓解了中国疾病临床需求。其次，提高了中国医药企业生产技术水平，外资医药生产企业的进入带来了新的生产技术，管理等方面经验，同时带来了新的质量标准，推动了中国药品生产质量管理规范的发展；另一方面也提升了中国本土医药生产企业的研发实力，外资医药生产企业通过技术转让或者技术交流等

方式对中国本土医药生产企业的研发能力产生了一定的促进作用。除此之外，还影响了中国医药行业药品营销模式。在外资医药生产企业进入中国之前，中国医药生产企业普遍采用全国代理商或者区域代理商模式销售药品。外资医药生产企业进入中国之后，受其影响，中国医药生产企业开始改变传统营销理念，开展一系列包括自建营销团队、开展学术推广、组织学术活动等营销新模式。最后，外资医药生产企业进入中国医药行业也培养出了一批本土人才，促进了中国医药产业的发展。

（茅宁莹）

guóyǒu yīyào shēngchǎn qǐyè

**国有医药生产企业**（state-owned pharmaceutical production enterprises） 由中央政府或者地方政府投资参与控制，符合相关法律规范从事医药生产的企业。

**分类** 按照产权属性的不同，国有医药生产企业可以分为国有独资医药生产企业，国有控股医药生产企业和国有参股医药生产企业 3 种。其中国有独资医药生产企业是由中央政府或地方政府全额出资设立的从事医药生产的企业。以社会公共目标为主，经济目标次之。国有控股医药生产企业是由中央政府或地方政府部分出资并占主要股份成立的从事医药生产的企业。社会公共目标和经济目标并重，并依托经济目标实现社会公共目标。而国有参股医药生产企业是由中央政府或地方政府作为普通参股者投资设立的从事医药生产的企业。以经济目标为主导，和普通商业企业相似，没有强制性社会公共目标。

**产生与发展** 中华人民共和国成立之时，中国制药工业基础

薄弱，以进口原料药简单加工为主，中国面临药品不足问题。20 世纪 50 年代中国制定第 1 个"五年计划"并把制药工业也列入其中，华北制药、东北制药、太原制药等一批国有医药生产企业应运而生，改善了中国药品不足状态。改革开放之后，中国确立了以公有制为主体，多种所有制经济并存的基本经济制度，国有经济比重开始下降。从 2002—2011 年 10 年间，国有医药生产企业比重由 36.1% 下降到 28.3%。如华北制药即华北制药集团有限责任公司是中国化学制药企业之一。前身是华北制药厂，1953 年 6 月开始筹建，1958 年 6 月建成投产，是中国"一五"计划期间的重点建设项目，主要解决了当时中国面临的抗生素供应不足问题。1992 年经过重组成立了华北制药股份有限公司，两年后又在上海证券交易所挂牌上市。1996 华北制药厂经过改制最终成为国有独资公司——华北制药集团有限责任公司。又如东北制药即东北制药集团股份有限公司是国有大型综合性制药企业集团。前身为东北制药总厂，始建于 1946 年，公司于 1996 年在深圳证券交易所挂牌上市。再如山西太原药业有限公司是一家集化学制剂、中药制剂生产、研发、销售于一体的综合性、现代化大型制药企业。公司前身为太原制药厂，始建于 1958 年，2004 年改制重组为山西太原药业有限公司。

**职能与作用** 国有医药生产企业具有实现经济责任、政治责任和社会责任的功能整合作用，肩负着政治任务和社会责任，同时也具有民营医药生产企业不具备的创新发展和结构调整的资源优势。《医药工业"十二五"发

展规划》提出，"建立健全以企业为主体的技术创新体系，重点骨干企业研发投入达到销售收入的 5% 以上，创新能力明显提高"的目标。国有医药生产企业承担着技术创新、促进社会经济发展、增加就业、保护人民生命健康、救灾防疫和战备军需等多方面社会责任和发展目标。例如，1976年唐山大地震，是由上海医药采购供应点负责运送药品，各药厂加班加点生产救灾药品，满足救灾需要。

基于生产要素资源的优势，国有医药生产企业在中药和生物产品等医药产业子领域已经取得了良好的创新绩效、出口优势和结构调整优势，是基于创新活动实现我国医药经济增长的主要力量，是国家创新能力建设的基础。

(茅宁莹)

mínyíng yīyào shēngchǎn qǐyè

**民营医药生产企业** ( private pharmaceutical production enterprises) 以民间资产作为投资主体，符合相关法律规范从事医药生产的企业。民间资产包括资金、动产和不动产。狭义上的民间资产并不包含国有资产和国外资产（境外所有者所拥有的资产）而是特指中国公民的私有财产。因此，民营医药生产企业是指：在中国境内，除外资医药生产企业和国有医药生产企业之外所有的医药生产企业。按照产权属性对民营医药生产企业进行分类，可分为个人独资医药生产企业、医药生产有限责任公司、合资医药生产企业和医药生产股份有限公司。

**产生与发展** 中国民营医药生产企业产生于改革开放之后。随着改革开放的深入和市场经济的发展，"县以下不许办药厂"、"药厂只能国家办"等条例被打破，复星医药、健康元等一批民营医药生产企业应运而生并快速发展。例如复星医药即上海复星医药（集团）股份有限公司是中国领先的医疗健康产业集团。复星医药以促进人类健康为使命，主营业务涉及医疗健康领域整个产业链，主要包含医药与医疗器械研发与制造、医药分销与零售以及医疗服务与医学诊断。前身是创立于 1994 年的上海复星实业股份有限公司，1998 年在上海证券交易所挂牌上市，2004 年公司名称变更为上海复星医药（集团）股份有限公司。又如健康元即健康元药业集团股份有限公司，是一家专业化综合性制药企业，主营业务覆盖原料药、非处方药、处方药和保健品四大领域。前身是创立于 1992 年的深圳太太保健食品有限公司，1995 年经过战略转型成功进入医药行业，并将公司名称变更为深圳太太药业有限公司；1997 年通过成功收购深圳市海滨制药有限公司实现了从保健品企业到制药企业的成功转型；1999 年经过公司股份制改革之后又将公司名称变更为深圳太太药业股份有限公司；2001 年太太药业在上海证券交易所挂牌上市，是当时 A 股上市募集资金最多的民营企业，募集资金高达 17 亿；2003 年公司名称又变更为健康元药业集团股份有限公司。

**职能和作用** 民营医药生产企业对中国医药产业的发展有很大的推动和促进作用，同时也是中国医药创新的重要力量。相比国有医药生产企业，民营医药生产企业具有市场灵活性和适应性等方面优势，注重市场盈利和绩效。同时还具有创新效率高和创新产出能力强的优势，相关研究显示民营医药生产企业在单位产值专利申请、发明专利数量以及人均专利申请和发明专利数量方面均在整个医药行业居首。自 1999 年以来，国家药品监督管理部门审批的新药（含仿制药）中，70% 以上的品种申报主体是民营医药生产企业。

(茅宁莹)

yīyào liútōng qǐyè

**医药流通企业** ( pharmaceutical distribution enterprises) 从事药品、医疗器械、仪器设备、保健食品、药包材、辅料、消毒品、化工原料和中间体等医药产品流通的企业。作为医药流通环节中的各类中间商，可以帮助医药生产企业执行分销业务，从医药生产企业采购医药产品，批发给下游医药分销企业、医院和药店等，将医药产品从生产企业流转到医生和患者手中。医药流通环节包含批发环节和零售环节，根据资本属性的差异，分为外资医药商业公司、国有医药商业公司和民营商业公司；根据企业所从事流通环节的区别，分为医药产品批发企业和医药产品零售企业，前者将医药产品批量销售给医药产品生产企业（如销售化工原料的批发企业）、其他医药产品批发公司、医药产品零售企业和医疗机构；后者是除医疗机构之外的医药产品主要销售终端，医药产品零售企业向医药产品批发公司采购医药产品，再将其提供给患者。

**产生与发展** 国际上医药流通行业起源于 19 世纪，经过不断地发展和兼并重组，现在形成了大公司占据主要市场份额的局面。美国的医药流通市场走坚持高度市场化的道路，由最初区域型的小型批发企业通过不断收购和扩张，现已形成了高度集中的寡头垄断市场。

中国医药流通企业的发展经历了 3 个阶段：第一阶段，计划经济后期（1984—1999 年）。1978 年改革开放前，在计划经济的体制下，中国医药公司统筹规划全国的医药流通企业，设定指标层层调拨医药产品，实行统购统销。1984 年，政府逐渐取消这种模式；开始利用市场，实施多渠道、多层级医药产品的销售模式；到 20 世纪 90 年代末期，随着政府对医药流通市场管制的放开，行业进入壁垒变低，涌现出大量中小规模医药流通企业，全国医药商业企业数量约为 1.6 万家，全国医药流通领域呈现出效率低、秩序乱的局面。第二阶段，医药行业初步改革期（1999—2004 年）。1999 年 10 月，国家经贸委员会出台《医药流通体制改革指导意见》，指出要建立优胜劣汰的医药流通市场竞争机制，并且鼓励多种所有制经济参与到医药流通。2000 年 7 月，国务院召开了全国医疗保险改革和医药卫生体制改革大会，提出要对药品生产流通体制、医药保险制度、医疗卫生体制进行改革；此后，更多的民营企业加入到医药流通领域。2003 年，按照中国政府当时加入世界贸易组织的承诺，中国放开药品分销体系，外商进入医药流通领域。第三阶段，市场竞争时代（2004 年之后）。2004 年 12 月 11 日，医药分销正式对外开放，标志着中国的医药流通进入了全面竞争时代。竞争的加剧带来了细的分工和高的专业化，由此产生了越来越多的交易次数和复杂的交易形式；为了规范药品流通秩序、压缩流通环节，2017 年 1 月 9 日，国家卫生和计划生育委员会在官网上发布《关于在公立医疗机构药品采购中推行"两票制"的实施意见（试行）》的通知，"两票制"是指药品生产企业到流通企业开 1 次发票，流通企业到医疗机构开 1 次发票。这个制度的推行旨在净化医药流通市场，与此同时，带来了药品流通企业的优胜劣汰和大量兼并重组，医药流通业集中度将继续提高。

**职能与作用**　医药流通企业主要有两个功能：仓储配送和代理功能。

**仓储配送**　医药产品作为与人们生命健康密切关联的特殊商品，需要特殊的运输条件，比如某些药品对环境要求较高，在运输周转和储存中需要专门储存，并需配送到不同区域，单个生产单位很难独立承担这样的任务。因此，经由社会化分工产生的专业医药流通企业有了存在的价值，它们可以在全国范围内提供运输、仓储和配送的功能。

**代理销售**　医药生产企业不能直接将医药产品供给终端消费市场，所以需要通过医药流通企业来实现代理销售；同时，生产研发企业专攻科研生产，单靠企业自身的能力，很难通过资本运作支撑市场开拓，医药流通企业以契约协议形式，获得医药生产企业的产品经销权，以中间商的角色对多种医药产品进行统一的营销，利用自己的销售力量与销售网络，为医药企业提供市场营销、推广服务和物流配送等。

（茅宁莹）

yīyào chǎnpǐn pīfā qǐyè

## 医药产品批发企业（pharmaceutical wholesale enterprises）

向药品生产企业、其他药品批发企业、药品零售企业、医疗机构销售医药产品的经营单位。批发企业通过成批购进和成批出售，将获得所有权的医药产品储存于仓库，再根据客户需要，送至指定地点。开办医药产品批发企业必须获得药品监督管理部门的许可。医药批发企业按照业务领域可划分为全国性医药批发企业和区域性医药批发企业。截至 2017 年底，中国有 4 家全国性医药批发企业，分别是中国医药商业公司、华润医药控股有限公司、上海医药集团股份有限公司和九州通医药集团有限公司。美国医药产品批发的三大巨头分别是美源伯根（Ameri-source Bergen）、麦克森（McKesson）和康德乐健康（Cardinal Health），这 3 家公司在美国医药批发市场总占比约 90%。

**产生与发展**　世界主要国家的医药批发市场份额分布格局基本是几家大型的企业占据了绝对优势，剩下的市场被一些小型的医药批发企业瓜分。美国医药批发企业竞争格局的形成得益于行业内的兼并重组过程，从分散到集中，用了近 20 年；在 1980 年之前，美国的医药批发企业呈现的是区域分散竞争的态势；1980—2000 年，美国医药批发行业出现了大量兼并整合，市场集中度迅速提升；2000 年之后就形成了三大巨头垄断医药批发市场的局面。

中国的医药商业活动起始于传统的中药批发商业，最早出现在秦汉时期。汉代开辟了"丝绸之路"，中国的大黄等药材就由商人沿此路运到阿拉伯和欧洲进行交换。当代的药材交易会（药交会）源于中国古代的药市；具有庙会和药材交易两种结合性质的古代庙会，其最早出现在中唐时期的梓州（今四川省三台县），梓州是北方药材运进四川或者四川药材北运去中原的交通枢纽，并且梓州和临近地区当时都盛产药材，吸引了不少外国药商。唐末五代的成都药市，规模和热闹场面都大大超过了梓州。到宋代，药市经营的品种得到了进一步丰富，但药材仍是主要的交易商品。1368 年，正值洪武元年，在朱元璋诏令下，全国药商在药材贸易繁盛的禹州（今河南省禹州市）集结交易，全国市场初步形成。明清以后，全国陆续出现许多颇具影响的地方药市，其中"南樟北祁"（江西樟树药市、河北祁州药市）作为地区甚至全国性药材交易的典型代表影响甚大。

中华人民共和国成立后，由专业药材公司对药材批发业务实施计划调拨，庙会逐渐消失。在计划经济的体制下，1950 年 8 月，中国医药公司正式成立，其作为全国医药商业的行政主管部门，进行药品批发。并在北京、广州、上海、天津和沈阳设立了 5 个一级医药采购供应站，省、自治区、直辖市设立省级医药公司所属的二级医药批发站，在地级市和县设立了三级医药批发站（县级医药公司），还有 2 万多个基层零售网点和 5 万多个基层供销社、卫生院代批代销点。当时，药品的生产和供应都是按照国家计划进行，统销统购，价格统一被控制。

20 世纪 90 年代后期，随着医药商业管理体制改革的深入，企业自主权扩大，在购销开放政策下，市场化竞争在各级医药商业公司之间日益激烈。各医药商业企业普遍深化内部改革，进一步加强了集约化、集团化、总经销、总代理及连锁化经营，由此加速了医药商业的改革与发展。经济的蓬勃发展塑造了医药流通行业更为激烈的竞争格局，医药批发行业的整合速度加快，商务部

2016 年 12 月发布了《全国药品流通行业发展规划（2016—2020 年）》，指出到 2020 年，药品批发市场 90% 以上的份额将由药品批发百强企业占据；加上各项医改政策的逐步落实，医药产品批发行业兼并重组进一步加快。

**职能与作用** 医药产品批发企业的职能是将各种医药产品从单一的聚集地分销至市场，在这个过程中，既可以节约医药生产企业的成本，提高医药产品销售效率，同时，又方便广大消费者更快地获得不同品种的医药产品。随着互联网技术的发展，医药产品批发企业逐渐采用现代化的电子信息管理技术和物流技术，正在进入现代化企业的行列，同时兼具传统医药批发企业的两大功能：①降低医药产品销售中的交易次数。交易次数的变多会带来相应的人力物力和财力成本，同时也会带来更高的差错发生率；通过医药批发企业销售医药产品可以节省相当一部分资源，产生更多的经济效益。②集中与分散功能。医药产品批发企业从各生产企业购进医药产品，再按需调拨各地，在医药产品供应上，起到了巨大的调节作用。一方面，减少了上游企业的库存压力；另一方面，又方便各社会药房、医疗机构等能就近及时地购买到相关医药产品。

（茅宁莹）

yàodiàn

**药店**（retail drugstore） 将购进的医药产品直接面向消费者销售的零售营业场所。又称零售药店、零售药房、社会药房、药品零售企业。按照中国有关法律，药店需要有药品监督管理部门发给的《药品经营许可证》和工商部门发给的《营业执照》，并通过

《药品经营质量管理规范》认证。根据经营方式的不同，可将药店分为单体药店和连锁药店。药店不仅需要保障合格药品的供应，还应由执业药师或其他依法经过资格认定的药学技术人员为消费者提供专业的药学服务，指导消费者合理用药。

**产生与发展** 国际上的一些大型药店经过发展演变，其经营范围已经不局限于药品，还包括其他与人们生命健康相关的产品，如全球首家以药店为主导的世界级医药保健企业沃尔格林（Walgreens）。美国的零售药店行业居于世界领先水平，其产生最早可追溯至 18 世纪下半叶的殖民地时期，当时药店只出售药品；到 19 世纪初，药店逐渐演变为城镇居民的重要社区健康中心，除了经营药品外，还经营卫生保健用品、化妆品、饮料、杂货等，并且美国的零售药店均为私有制；20 世纪 90 年代，美国零售药店由零散向连锁发展，截至 2017 年，美国零售药店的三大巨头分别是西维斯（CVS）、沃尔格林、来德爱（Rite Aid）。

中国的药材零售活动最早始于秦汉时期，东汉人韩康，常到名山采药、在京城长安出售；晋代时期，民间出现了成药的生产和销售活动；经历唐代的发展，到宋朝，在首都开封出现了中医史上第一家官办药店"太医局熟药所"，也叫"买药所"，是现代中药店的前身；这一时期，民营药铺也得到了很大发展；到明清时期，出现了药材铺、膏药铺、眼药铺、香药铺、生熟药材铺等多种专营店铺。古代的药店，品类基本是中药，药店也基本医药不分，即"前店后厂模式"，以中药饮片、药店自制的丸散膏丹、

贵细药材等为主。

化学药品类在药店的引进是在晚清时代，第一个引进的是在清朝康熙年间引进的"金鸡纳霜（奎宁）"。随着西医在19世纪传入中国，现代医药商业活动逐渐得到发展。1850年，英国商人在广州开办了"屈臣氏"药房，除了经营药品，还生产汽水等饮料。这是最早西药房的雏形。中国的罗开泰于1882年在广州首先开办了第一家中资西药房——泰安大药房。随着经济的发展和科学技术的进步，更多人从事医药生产，由此带来了医药零售的进一步扩大繁荣。

1949年后，国家完善了药品采购供应体系，由"公私合营"，到私人开办的西药房和中药房由当地的医药公司和药材公司直接管理，医药公司管理西药房，药材公司管理中药房，这种格局一直延续到20世纪80年代初期。此后，随着中国市场经济机制的建立和完善以及医疗体制改革的深入，中国药店所有制和经营模式经历了从国营到私营，从集体到股份制，从个体到连锁等方面的发展变化。药品零售领域逐步形成了多种所有制并存，多种经营方式互补，多渠道的药品经营模式和覆盖全城的药品流通体系。药品零售行业的集中度不断提高，资源配置得到优化。

**职能和作用**　药店虽然经历了很长时间的发展变迁，但其主要性质和功能仍然是药品零售。作为药品流通的终端市场，药店除了零售药品并且保障药品的合格供应以外，还具有以下3方面的功能：①提供以药学服务为中心的健康服务；消费者一般对药品没有识别真假的能力，需要相关药学技术人员应对其进行指导，

同时，药店还可提供免费测量血压、身高、体重、电话购药、送药上门等健康服务。②提供以用药信息为主的健康信息；药店以橱窗布置、宣传物、药品展示、健康指导、用药咨询等多种形式向消费者提供健康相关信息，其中药品的功能主治、适应证、用法用量、用药注意事项等信息是消费者购买药品时需要了解的基本信息。同时，药店除了经营药品，也会向广大消费者提供提高身体素质、预防疾病、健康保健等方面的相关信息。

（茅宁莹）

liánsuǒ yàodiàn

**连锁药店**（retail chain drugstore）　在一个连锁总部的统一管理下直接销售药品给消费者的连锁药品经营企业。以统一进货或者授权加盟等多种方式，把有着共同经营理念、服务规范和完整质量管理体系的单体药店联合起来，以实现统一标准规范化的管理。药品零售连锁企业应是企业法人，每个门店需要取得其所在地县级以上地方药品监督管理部门批准并发给《药品经营许可证》，并且必须取得《药品经营质量管理规范》的合格认证证书。

**分类**　连锁药店按照生产资料所有权和经营权的集中程度可以分为直营连锁、特许加盟和自由连锁。①直营连锁（regular chain），采取由公司总部直接参与经营管理、投资、管理各个零售店的经营方式。其所有权和经营权集中于总部，总部能够切实保证连锁药店人员的素质和服务质量。但是由于完全是由总部出资和管理，市场扩展的速度较慢。②特许加盟（franchise chain），受许人在缴纳一定的加盟费和保证金后得到特许人的商业经营许可，

在特许者的管理和协助下进行相关业务。双方签订加盟合约，规定权利和义务，受许店铺被授权允许其使用加盟企业商号、形象、品牌、声誉等。③自由连锁（voluntary chain），这种连锁药店的经营模式是由一个管理中心负责管理一批所有权相对独立的商店，管理中心负责联营采购，提供货源、推销计划和账目处理。

**产生与发展**　世界上最早的连锁药店出现在20世纪初的美国，虽然相比于食品和服装等连锁店出现的时间晚，但发展较为迅速。在美国等发达国家，连锁药店是药品零售业发展的主流模式，如美国的三大药品零售连锁企业西维斯（CVS）、沃尔格林公司（Walgreens）和来德爱（Rite Aid）等。连锁药店之所以能在发达国家成为主流，其根本原因是在药品这样一种特殊商品的经营效率和经营规模以及保障产品质量和服务上，连锁药店相比于单体药店更具竞争优势。

与美国相比，中国连锁药店的起步较晚，但随着鼓励连锁药店发展的政策和资本对于连锁药店的投资热情高涨，中国连锁药店行业快速发展。①直营连锁为主的初步发展时期。20世纪80年代以后，中国原有医药公司下属的药品零售商店以及供销社下属的基层门市部基本都改制成了药品零售连锁企业的门店，医药公司则组建为药品零售连锁企业的总部。20世纪90年代中期，深圳中联广深医药股份有限公司成立了深圳中联大药房，在其带动下，深圳的"一致"和"海王"等连锁药店也相继发展起来。中国连锁药店发展的初期，连锁药店门店都是药品零售连锁企业直接经营的直营店。1998年后，民营资

本加入连锁药店行业，加速了连锁药店的快速发展，但是由于加盟的条件苛刻，限制了加盟连锁的快速发展。②加盟连锁为主的快速扩张时期。进入21世纪，中国药品零售行业进一步放开，国家有关鼓励跨区域地区连锁经营药店、允许外资介入药品零售等政策的出台。在政策鼓励下，中国连锁药店进入了以加盟店形式来扩张事业版图的时期，促进了药品零售业的快速发展。在此时期，出现了一批如海王星辰、益丰、老百姓等中国知名的药品零售企业。在此时期，中国连锁药店经营监管体系逐步完善。③回归直营连锁和采购联盟模式的慢速发展时期。随着加盟连锁药店门店的大量增多，总店对于门店的管理难度明显增加，意识到其控制管理能力不能与门店的数量同步提高，于是直营连锁的优势再次显现，众多连锁药店又转移为发展直营店，加盟式拓展药店的方式开始逐步放缓。2010年起，连锁药店开始侧重于内涵式和规范式发展，除了价格竞争，还开始注重产品质量、门店运营、药学服务，而随着医药分业，药房将在慢病管理等方面继续发展和推进。随着药店零售业竞争日渐白热化，运营成本不断提高但利润不断下滑，中小型的单体药店形成了中小型药店采购联盟（pharmacy trade organization, PTO）。2005年1月，贵州"一树"、上海第一医药商店、湖南"民生堂"、安徽"丰原"等9家药品零售企业共同出资，发起成立了深圳市匹特欧药店管理有限公司，标志着PTO开始进入实质性运作，PTO模式由联盟会员集中采购，大大提升了议价采购的能力。

**功能与优势** 连锁药店总部负责质量管理、门店管理、采购配送、财务管理、人事管理等职能，总部对各下属门店进行定期检查与考核，以加强管理。受许门店在总部的统一管理下，销售由总部配送中心直接供应的药品，为患者提供各种药学服务，包括答复患者购药咨询、指导选购药品以及记录患者购药历史等服务活动，保障患者的合理用药。相比于单体药店来说，连锁药店具有众多优势。药品的安全性和有效性直接关系到人们的生命健康，因此连锁药店的统一规划、统一实施、统一监控使得在药品经营的各个环节的全面质量管理成为可能，使得全面质量营销活动更具备稳定性和长期性。连锁药店还具备成本优势，可以降低进货成本、服务成本和管理成本。相对于单体药店来说，连锁药店的品牌优势和物流管理优势也很突出。除了管理上的优势外，在对消费者的服务方面，连锁药店可以为消费者提供专业的药学服务，随着中国老龄化程度的加深，连锁药店还承担起了慢病管理"一把手"的任务。连锁药店可利用互联网技术和强大的信息处理技术建立全面的顾客资料数据库，为顾客量身定制服务。

（茅宁莹）

dāntǐ yàodiàn

# 单体药店（monomer drugstore）

单个独立经营管理的向消费者直接销售药品的药店。相对于连锁药店而言，单体药店或为单个独立经营管理的药店门店，或者由多个没有单独获得经营连锁资质的门店组成的药店。开办单体药店需要取得其所在地县级以上地方药品监督管理部门批准并发给《药品经营许可证》，同时必须按照《药品经营质量管理规范》的要求进行认证，对认证合格的，发认证证书。2016年版《药品经营质量管理规范》对单体药店在执业药师的配备、信息化仓储、自动温测、冷链管理、设备验证等方面都有很多硬性要求，这对单体药店的生存提出了新的挑战，因此单体药店的数量逐年降低，根据中国药品监督管理部门2017年发布的年报显示，单体药店数量由2011年的近28万家下降到2017年的22万多，截至2017年11月底全国共有药品单体零售药店22.5万家。

**发展历史** 单体药店的发展历史可追溯到秦汉时期，东汉人韩康，常到名山采药、在京城长安出售；晋代出现了成药，民间已经有很多人进行商业销售，经历唐代的发展，到宋朝，在首都开封出现了中医史上第一家官办药店"太医局熟药所"，也叫"买药所"，是现代中药店的前身；这一时期，民营药铺也得到了很大发展；到明清时期，出现了药材铺、膏药铺、眼药铺、香药铺、生熟药材铺等多种专营店铺。清代废止了官营药局体制，民间药业蓬勃发展，民国以后，中药商业迅速发展。古代的药店，品类基本是中药，药店也基本医药不分，即前店后厂模式，以中药饮片、药店自制的丸散膏丹、贵细药材等为主。

化学药品类在药店的引进，是在晚清时代，第一个引进的是在清朝康熙年间引进的"金鸡纳霜（奎宁）"。随着西医和西药在19世纪传入中国，现代医药商业活动逐渐得到发展。1850年，英国商人在广州开办了"屈臣氏"药房，除了经营药品，还生产汽水等饮料。这是最早西药房的雏形。中国的罗开泰于1882年在广州首先开办了第一家中资西药房泰安大药房。随着经济的发展和科学技术的进步，更多人从事医药生产，由此带来了医药零售的进一步扩大繁荣。

中华人民共和国成立后，国家健全了各级医药商业机构，完善了药品采购供应（销售）体系，药品零售领域出现了多种所有制并存，多种经营方式互补，多渠道的药品经营模式和覆盖城乡的药品流通体系。在社会主义市场经济体制改革的进程中，一些供销社或者国有企业改制成单体药店或连锁药店，此外，城乡集体和个体都可以开办药品零售企业，为了规范药品零售企业的发展，国家建立了以《中华人民共和国药品管理法》和《药品经营质量管理规范》为核心的监管体系以提高整个行业的经营标准。随着药品零售企业的集中度逐渐提高，资源配置逐渐优化，药品连锁药店逐渐成为药品销售的主流，单体药店的生存空间变窄，但是在地域辽阔的中国，单体药店有其不可替代的作用。

**职能与作用** 单体药店的职能包括确保药品质量和促进消费者合理用药，单体药店的执业药师或依法经过资格认定的药学技术人员需依法承担起消费者药品选择的技术指导职责，并提供药学服务。虽然2010年代开始药店行业进入结构性调整阶段，药店的连锁率和集中度逐渐提升，但是在幅员辽阔的中国，区位差异大，较难进行标准化统一管理，单体药店仍然有其不可取代的地位，此外单体药店因其一般靠近社区，有广泛的群众基础，方便居民购药，故赢得部分固定客户。单体药店一般规模较小，但是分布较广，能够有效缓解城镇乡村

基层人民的用药需求，对推动健康服务产业发展有着非常重要的作用。此外，很多单体药店是有悠久历史的，对于当地居民生病规律以及用药习惯有足够的了解，单体药店的从业者中还有一部分人传承着传统中医养生的疗法，有着不可替代的作用。但是面对日益激烈的竞争环境，单体药店缺乏采购优势，运营优势和专业化的形象，21世纪初单体药店症开始调整战略定位。为特定患者如儿童、老年高血压、糖尿病和心脏病患者提供"特色服务"正在成为单体药店发展的趋势。

（茅宁莹）

wàizī yīyào shāngyè gōngsī

## 外资医药商业公司 （foreign pharmaceutical business company） 由外国投资者投资设立，符合所在国家药品经营质量规范及其他药品监管法律法规等规定的药品经营资质，从事医药商品交换、仓储、配送等活动和服务的商业公司。是外资贸易性企业，可分为医药批发企业和医药零售企业，属于医药流通企业。按照产权属性分类，可分为中外合作医药商业公司、中外合资医药商业公司、外商独资医药商业公司和外商投资股份医药商业有限公司；按照业务模式分类，可分为药品批发企业和药品零售企业（药店）。

**产生与发展** 2001年，中国加入世界贸易组织时承诺，中国于2004年12月11日正式放开药品分销业务，外商可在中国从事药品采购、仓储、运输、零售以及售后服务。国内巨大的医药市场吸引了许多外资企业在国内开设业务。

外资进入中国药品零售行业有专业药房和平价药房两种模式。

2002年6月，由全球第一大医药零售特许经营公司美国美信医药（Medicine Shoppe）公司和海王星辰合办建立的美信专业药房成立，该药房是中国首家外资专业药房。2004年12月，中国首家合资平价大药房由澳大利亚医疗保健公司与上海市民大药房有限公司合资成立。2005年10月，舒普玛药妆店成立，是中国首家药妆店，由贵州一树药业与荷兰零售投资集团（Global Relail Investment Group，GRI）合作建立。2017年11月30日，国药集团一致药业股份有限公司发布公告，全球最大的医药保健企业沃博联将在香港设立的全资子公司作为增资主体，以人民币276 670万元的价格认购国大药房40%股权。

外资主要通过建立独资或者合资医药商业公司进入中国药品批发行业，在中国医药分销和物流领域占据市场。在正式放开药品分销业务的1年前，2003年12月12日，瑞士裕利医药控股有限公司投资成立了中国永裕新兴医药有限公司，该公司是中国第一家合资企业。永裕新兴主要从事药品进口、仓储、配送及分销等服务。永裕新兴的业务范围覆盖到北京各大医院、连锁药店以及全国29个省市的药品批发企业。2005年10月，中国第一家外商独资医药商业公司日美健药品（中国）有限公司完成注册，于2006年1月1日正式开展业务。日美健公司是由日本大型药品批发企业日本三九本草坊、阿尔布莱沙以及伊藤忠商事3家公司出资600万人民币共同组建。成立之初，日美健公司在中国的主营业务仅涉及代理日本药品在中国境内的储运、销售。

广州医药有限公司，成立于

1951 年，是广药集团控股子公司广州药业股份有限公司下属子公司。2007 年 12 月 28 日，经国家相关部门批准，合资外方联合美华出资 5.45 亿元人民币，占 50% 股权，广州医药有限公司正式成为中外合资公司。广州医药是 21 世纪初中国医药流通领域最大的中外合资企业，经营国产、进口、合资厂家不同规格的 3 万多个品种，包括各类中西成药、化学药品、医药原料、医疗器械、化学试剂、玻璃仪器及保健用品等；经销代理品种 1000 多个。为全国范围内 1 万多家医疗单位、药店及 1 千多个分销商提供药品配送服务。

**职能与经营范围** 外资医药商业公司，是享有进出口权的外贸型企业，主要从事以药品为对象的医药商品和药品服务的交换活动，包括原材料、药品制剂、医疗器械、保健品等。经营范围包括依据《药品经营许可证》核准的药品经营企业的药品经营范围和品种类别。外资医药商业公司入驻中国对中国医药贸易的发展产生了重要影响，首先，外资医药商业公司带来了大量的资金，一定程度上解决了中国医药贸易产业发展过程资金短缺的问题，促进了医药产业的发展。其次，外资医药商业公司，引入了国外最新上市的药物和大量医疗保健类产品，为国内患者提供了多样化治疗药品和健康产品。最后，外资医药商业公司拥有先进的管理理论和丰富的管理经验，在发展中建立了成熟完善的医药贸易体系，为中国药品流通体系提高运营效率和服务质量提供了有益的示范和辐射效应，在一定程度上保证了药品可及性。

(茅宁莹)

guóyǒu yīyào shāngyè gōngsī
**国有医药商业公司** （state-owned pharmaceutical business company） 由中央政府或者地方政府投资参与控制的、从事医药商品交换、仓储、配送等活动和服务的商业公司。其需要符合《药品经营质量管理规范》规定的药品经营资质，是国有贸易性企业，可分为药品批发企业和药品零售企业（药店）。属于医药流通企业。

国有医药商业公司，其实质是生产资料属于全体人民共同所有，同时具有营利性和公益性的特点。营利性体现在国有资产的保值和增值，公益性体现在国家保证药品的可及性，保证人民健康的基本目标。按照产权属性，国有医药商业公司可分为国有独资医药商业公司、国有控股医药商业公司和国有参股医药商业公司。按照业务模式，国有医药商业公司分为药品批发企业和药品零售企业（药店）。

**产生与发展** 1949 年中华人民共和国成立后直至 1984 年，在高度集中的计划经济体系下，中国的医药流通体系由中央一级的医药采购供应站、省（地、市）的二级医药采购批发站和县级的医药公司组成。药品供应按一、二、三级批发逐级调拨，医药批发企业根据各行政区的划分设置，有北京、上海、沈阳、天津、广州 5 家一级批发站，地市级 1000 余家二级批发站，县级 3000 余家三级批发站。

1984 年后，一、二级采购批发站部分被改制为国有医药商业公司，也有相当一部分被民营企业收购改制为民营医药商业公司。其中国有医药商业公司凭借着以往采购批发站的业务和渠道优势，

加上改制后带来的体制活力和资金实力等，逐步形成了一批在区域乃至全国具有较强影响力和竞争力的大型医药商业批发公司，是中国现代医药商品流通体系的关键主体。

根据国家商务部发布的 2016 年《药品流通行业运行统计分析报告》，国有及国有控股企业的收入占药品流通企业主营业务收入的 60.7%。从批发企业主营业务收入来看，排名前 3 的公司分别为中国医药集团总公司、华润医药商业集团有限公司和上海医药集团股份有限公司；从药品零售销售总额来看，排名前 3 的分别为国药控股国大药房有限公司、中国北京同仁堂（集团）有限责任公司和重庆桐君阁大药房连锁有限责任公司。此外，上海医药旗下的上海华氏大药房作为华东地区拥有药房最多的医药零售公司之一，在药品零售企业销售总额排行中位居第 10。

相比于国药集团、华润医药商业和上海医药，南京医药股份有限公司业务范围较小，主营范围在江苏、安徽、福建等地，影响范围呈现区域性。其次，还有个别国有医药商业公司承担着中央医药储备任务，例如，中国医药北京采购供应站于 2003 年改制为国药控股北京有限公司，是国药控股股份有限公司的直属企业，承担着中央医药储备任务，以保障国家药品应急供应。

**职能与经营范围** 国有医药商业公司经营范围涉及所有医药相关产品。包括原料药、化学制剂、中成药及饮片、生物制品和大健康等多种类的医药产品以及医疗器械等。21 世纪初，国有医药商业公司仍然是中国医药流通体系的重要组成部分，在保障社

会药品供应和医药市场调控等方面发挥着积极作用。不仅如此，国有医药商业公司还是国家医药供应储备体系的核心主体，在药品战略储备、应急供应和短缺供应等国家安全和满足社会需求、承担社会责任方面发挥重要作用。例如，国有医药商业公司作为药品储备单位之一，需要按照卫健委提出的储备药品目录储备药品，目录药品可按规定比例在市场上流动、更新库存，但在国家出现灾情、疫情时，必须按时按量提供。

（茅宁莹）

mínyíng yīyào shāngyè gōngsī

## 民营医药商业公司（private pharmaceutical business company）

以民间资产（包括资金、动产和不动产）作为投资主体，符合所在国家药品经营质量规范及其他药品监管法律法规等规定的药品经营资质，从事医药商品交换、仓储、配送等活动和服务的商业公司。是民营贸易性企业，可分为药品批发企业和药品零售企业（药店）。属于医药流通企业。从狭义说，民间资产特指该国公民的私有财产，不包括国有资产和国外资产（境外所有者所拥有的资产）。因此，中国的民营医药商业公司包括：在中国境内，除国有医药商业公司和外商医药商业公司以外的所有医药商业公司。

1984年之前，中国是计划经济体制下高度集中的医药流通体制。医药流通企业对药品包购包销；药品供应按一、二、三级批发逐级调拨。在此阶段，中国还未有民营医药商业公司的存在。随着改革开放地深入和市场经济地发展，1985年前后，原有的计划体制被打破，中国的医药流通体制慢慢实现了从医药系统内部的封闭向开放式转变，医药流通领域得以快速发展，医药流通企业的数量急剧增加。随后在2004年，中国医药商业取消了对外国商业资本参与批发服务和零售服务的地域、股权等限制条件，民营资本和国外资本的进入，对中国传统的药品批发、零售模式产生重大的影响，推动了行业在药品采购、批发零售和售后服务等全方位销售服务领域管理水平的提高，同时使市场竞争环境更加激烈。药品流通渠道主要有两种：一是药品生产企业→药品零售企业→消费者；二是药品生产企业→药品批发企业→医院（药房、医师）→患者（消费者），由此可见，药品无论是通过药品零售企业还是药品批发企业到消费者手中，在流通过程中都需要大量民营医药商业公司的存在，且大多数民营医药商业公司都为小企业，因此造成了中国医药商业运行的"小、散、乱"的状况。

**销售模式** 大量医药商业公司出现后，出现了两种主要的销售模式：经销商模式和代理商模式。所谓的经销商模式，是指厂家有自己的销售团队，经销商主要负责配送；而代理商模式则是厂家需要借助代理商在当地的资源进行销售，在这种模式下，厂家需要支付给代理商在销售过程中的所有费用，俗称大包。

**分类** 按照产权属性，民营医药商业公司可分为个人独资医药商业公司、合资医药商业公司、医药商业有限责任公司和医药商业股份有限公司。按照业务模式，民营医药商业公司包括药品批发企业和药品零售企业（药店）。

在医药商业批发领域，九州通医药集团股份有限公司，成立于1999年3月，是21世纪初中国医药批发领域规模最大的民营医药商业公司。九州通业务领域主要涉及西药、中药、器械，在全国重点城市建立了大型医药物流中心和地区配送中心，建立了覆盖全国95%以上行政区域的营销网络，连续多年位列中国医药商业企业第四位。

在医药零售业务领域，在2016年，国家商务部发布的《药品流通行业运行统计分析报告》中，大参林医药集团股份有限公司、云南鸿翔一心堂药业（集团）股份有限公司和益丰大药房连锁股份有限公司在零售企业销售额的排名中均位于前列，分别位于第4、第6和第7位。综合来看，上述3家民营连锁零售企业，大都以零售药店连锁经营为核心理念，集药材加工与销售、中西成药批发零售为一体的营销模式。

**职能与经营范围** 民营医药商业公司具体经营范围根据该公司获得的《药品经营许可证》中许可事项确定。中国特殊药品实行定点经营制度，未经批准不得从事特殊药品经营，企业可提交定点经营申请获准后在该企业《药品经营许可证》经营范围中予以注明。

**优缺点** 民营医药商业公司的优势在于敢于开拓创新，在符合药品经营质量管理规范条件的前提下，建立现代医药物流运作模式。借助现代化信息技术，不断更新管理信息系统，实现药品编码、批号、补货管理等现代化物流管理，以降低成本、提高效率，同时促使国有医药商业公司提高自身的医药流通效率，从而极大程度上改善整个药品流通行业的秩序。除此之外，21世纪以来，随着互联网的普及和发展，许多民营医药商业公司开始试水企业对企业（B2B）和企业对消费者（B2C）模式。尽管如此，民营医药商业公司由于其规模较小、业务覆盖面窄、营业范围有限，难以形成如国有医药商业公司的规模化经营效应。

（茅宁莹）

yīyào zīxún gōngsī

## 医药咨询公司（pharmaceutical consulting company）

通过委托代理方式为医药健康产业部门、企业或从业人员提供专业信息和战略咨询服务的商业性软科学服务机构。又称医药咨询服务公司、医药科技咨询公司、医药行业咨询公司、医药顾问公司。医药健康软科学研究机构主要利用自身的专业知识和规模信息优势，通过对信息的收集、整理、加工和分析，向客户提供诸如区域性销售报告、科技项目研发、产业跟踪报告和行业的诊断预测服务等研究成果，能够为客户提供可靠的决策依据和实施建议，是医药健康行业的市场情报资源提供商。也属于医药企业。

中国医药健康行业内较为系统的咨询服务从 20 世纪 80 年代开始。原国家医药管理局成立后，在全国建立了 9 个专业中心情报站，随后在全国 29 个省、自治区、直辖市相继建立医药情报研究所，承担咨询业务。同时，一些大专院校、研究院所和一些大中型企业等均建立了经营咨询业务的情报信息机构。20 世纪 90 年代开始，中国一些民营、私营的提供信息咨询服务的市场调研公司涌现出来，一些外资咨询公司也开始涉足医药健康行业。2004 年 8 月，上海致联市场研究有限公司宣布加入世界第一大医药与健康市场咨询公司——爱美仕（IMS Health），标志着中国医药零售市场研究方面的服务及其他咨询服务也将由此逐步与世界接轨。

**特征** 21 世纪初，全球医药工业一直保持着较快的发展速度，与之相对应的医药咨询服务市场规模也呈高速增长态势。其行业呈现出 5 个特点：①独特性与一次性。服务的不可分离性、不可储藏性说明医药咨询服务是一次性的、不可逆的。任何一次的咨询服务都是一个独立的管理过程。即使它在形式上或内容上有相似，也由于客户要求的特定目标及确立的不同合同而导致在调研、分析、咨询的过程中产生差异而具有独特性。②明确的目标。医药咨询服务是为了解决客户的具体问题，每一次的咨询服务都是目标导向的，如：医药生产企业为进行流程再造而实施的企业资源计划（ERP）系统咨询，某个药品为实现年销售额翻番而进行的市场营销环境分析等。③资源约束性。医药咨询服务一般都有时间、费用、人员、技术等资源的约束，要按客户的要求及提供的条件严格执行成本控制，保质、保量、准时地提供客户所需的方案。④临时的组织。为了保证咨询活动有秩序、按计划实施，通常要建立临时的组织——项目组织，它不同于一般组织运营结构，随每次咨询合同的确立而产生，其成员经常跨越多个部门被临时组织在一起，随咨询任务的完成而解散。⑤运作程序的项目化。一个医药咨询服务合同不管大小，都包含启动、计划、实施、控制和收尾等步骤，与项目过程一致。可见，医药咨询服务拥有一个项目所必须具备的条件，医药咨询服务的这些项目化特征决定了可以采用项目管理的运作方式，即将每一个咨询合同作为一个项目，按照项目的特点和规律对其进行组织管理。

**类别、性质和分类** 医药咨询服务实际上是咨询业从横向角度，按行业划分出来的一个分支，医药咨询的主要服务对象是医药企业和相关机构，具有医药行业专业性和服务行业商业性的双重特征，为营利性机构；公司注册登记方面多为医药科技有限公司。中国的医药咨询服务机构可分为管理咨询公司、专职的医药咨询公司（按体制不同，分为依托于政府部门的医药咨询公司和民营的医药咨询公司）、市场调查公司、医药专利咨询服务机构等。

**职能和作用** 医药咨询公司作为医药卫生领域的专业化高度分工之后的产物，为医药科技发展、企业管理、决策咨询等方面提供了专业化服务，凸显了医药卫生行业知识管理，为医药卫生行业健康发展起到了积极促进作用。医药咨询公司所提供的医药咨询服务按服务类型可分为以下几类：①主要提供综合性的医药信息咨询的公司，为医药行业从药品早期的研发到上市，一直到这个药品的专利期满等提供全套的信息咨询服务。②主要提供专业的医药技术咨询的公司，主要包括医药工程咨询，如厂房设备的设计和测试、质量管理体系认证和法规事务咨询等。③主要提供市场调查分析的公司，主要研究药物市场方面的竞争信息和顾客信息。④主要提供医药卫生健康数据分析的公司，主要针对健康大数据进行相关性分析，获得人工智能和战略发展的决策参考。⑤主要提供一般管理咨询的公司，包括企业战略规划、人力资源、客户关系管理、业务流程再造、IT 咨询等业务。

（王广平）

yīyào hángyè xiéhuì

## 医药行业协会（pharmaceutical profession association）

由从事医药行业的企业和事业单位以及相关的经济组织依照国家法律规定、自愿成立的，经社会团体登记管理机关核准登记的非营利性、行业性社会团体。又称医药协会、医药企业协会。医药行业协会属于医药行业非政府的民间组织，是政府与企业的桥梁和纽带，主要发挥为政府、行业和企业提供服务的作用，旨在促进医药经济和医药产业健康、稳定、可持续发展。针对不同的医药产品、产业形态或会员特征等，实施行业自律和行业管理，主要有医药工业协会、医药商业协会、中药协会、医疗器械协会、生物制药协会、药包材协会与药师协会。

**演变过程和发展**　20 世纪 70 年代以来，政府职能和社会管理模式开始发生变化，政府在许多领域由强势干预转为了间接管理，即由以管理为主转为了以监督为主，这一变化为第三方组织的医药行业协会参与药品监管提供了契机。21 世纪初期中国加入世界贸易组织，根据世界贸易组织的基本原则和协定协议，政府不能代替企业行使职能，企业也不能代替政府行使职权；加入世界贸易组织后，医药行业中的贸易不停增长，随之贸易摩擦也不断出现，企业这一单体主体已经不足以面对和承担这些风险，故此时需要行业协会大力发挥其应有的作用。

中国的医药行业协会大多是在政府的主导推进下自上而下产生，既有全国性的，也有地方性的。据不完全统计，截至 2017 年底，中国共有全国性医药行业协会 20 余个，分别涵盖了药品（化学药品、中药、生物技术制品、生化药品及上述药品中的非处方药）、保健品、医疗器械、制药机械、药品包装材料、制药原料，医药物资的生产、经营、外贸企业和教育培训、科研、技术审评等领域。地方性行业协会则主要是各省综合性的医药行业管理协会和以省主导的医药产品企业服务专业协会。随着中国医药经济的快速发展和医药市场主体的迅速增多，医药行业的地方性行业协会也得到了很大的发展，组织机构较完善的地方性医药行业协会有北京、上海、深圳、天津、湖北湖南、陕西、浙江、广州、宁波等 20 多家医药行业协会。

**类别和性质**　医药行业协会既不是政府组织，也不是市场组织，而是社会中介组织，是同行业的市场经营主体在市场经营领域内自愿组成的维护行业共同利益的自律性社会经济团体，具备以下基本特征：①中介性。即指其是介于政府组织和营利性组织之间的复杂的组织群，其主要职能是在会员之间、会员与政府之间、会员与社会消费者之间沟通、协调并提供相应的服务和指导。②非营利性。即行业协会的宗旨不是为了获取利润并在此基础上谋取组织本身的发展壮大，而是为了实现整个社会或者一定范围内的公共利益，为其成员提供一些公共性服务。③自律性。行业协会由所有参加的成员制定本行业的行规行约来自我约束成员的经营行为。

中国医药行业协会的组织形式基本为会员大会、常任理事会、监事会、协会会长、会议会长、秘书处和其他机构等。

**职能和作用**　医药行业的管理除了政府的监管外，很大程度上是由医药行业协会来管理的。医药行业协会的业务多以会展、培训、评优、研讨、讲座、技术咨询等形式展开。其中，行业协会最基本的任务是维护本行业中的企业整体利益，为行业中的企业提供服务，促进本行业中的企业实行自律性管理。具体来说，主要包括服务职能、协调职能和参谋职能。

**服务职能**　①信息服务。协会通过大量的调查研究，收集、筹备、分析、加工、总结行业经营与管理方面的经验与信息。②咨询服务。由于行业协会占有的资料与信息多为协会内部的企业提供，因此可以开展有关市场、经营、管理方面的咨询。③开拓市场服务。组织会员企业产品展览、展销推广会员企业产品，帮助会员企业开拓市场，为会员企业之间的经济技术协作牵线搭桥等。④培训服务。行业协会有计划、有组织地组织人才、技术、职能管理法规等方面的培训。此外，还包括行业协会与其他有培训能力的单位联合办学。⑤技术服务。制定推荐性行业标准、服务标准、质量标准，参与制定行业的国家标准、国际标准、质量管理，推荐高新技术产品、名牌产品，组织科技成果鉴定和推广作用。

**协调职能**　要在政府与企业之间、政府与市场之间、行业与行业之间以及本国与外国之间起到良好的沟通作用。同时各种经济资源的协调分配方式，包括：将行业间各企业布局、网点安排、人才流向等，通过协商、建议等方式，将行业内部的组织安排得合理有序，使其健康发展。利用行业协会的组织关系，经常召开各种会议、行业评比等促进行业内部各企业间发展正常的关系，共同遵守行业制度与行业职业道德。利用中介地位，对行业中不遵守职业道德的企业经营行为予以劝说、制止，使行业中各企业按照合理的行为运作。

参谋职能　主要是针对行业协会与政府部门之间的关系而言的，政府应该从直接管理企业为主转为间接管理为主，从部门管理为主转为通过行业协会实现行业管理，通过行业协会了解企业的情况，让行业协会协助政府部门对本行业进行调查研究，为政府部门对本地的产业布局、市场规划、行业管理、结构调整、企业发展等提建议、当参谋，协助政府指导本行业长足发展。

（王广平）

yīyào gōngyè xiéhuì

## 医药工业协会　（pharmaceutical industry association）　由从事医药制造业的生产企业和工业领域的事业单位以及相关的经济组织自愿组成的跨所有制、非营利的行业性社会团体法人。属于医药制造业非政府性的民间组织。在政府与企业之间发挥着桥梁和纽带作用，推行企业行业自律，维护会员单位的权益，推进医药工业质量提升和行业健康发展。

产生与发展　1949—1979年间，中国已经建立起了一定规模的、比较配套的医药工业体系；到20世纪60年代初期已做到药品基本自给，保证了医疗卫生事业的需要，并有部分药品出口，中药药材公司多次在卫生部、商业部之间调整，化学制药也多次

在轻工部医药工业管理局、化工部工业局、燃化部和化工部医药局之间调整；20世纪80年代，中国实行改革开放政策，医药工业得到快速健康发展，并进入化学药品、生物药品、中成药等不同子行业的快速发展阶段。随着国家改革开放不断深入，1998年医药管理行业实现了政企分开，成立医药行业的行业管理和行业自律显得尤为重要。

主要机构　中国主要的医药工业实体协会有中国化学制药工业协会、中国生化制药工业协会、中国生物医学工程学会、中国制药装备行业协会及中国医药工业科研开发促进会。

中国化学制药工业协会（Chinese Pharmaceutical Industry Association，CPIA）　成立于1988年9月，是民政部核准登记的全国性社会团体，主要由从事（化学）药品生产的多种经济类型的骨干企业（集团）、地区性医药行业协会、医药研究及设计单位和大中专院校等组成，为化学制药工业企业提供专业化服务和实施行业自律。协会内设政策事务、杂志编辑、环保、信用建设等10个部门，以及药用辅料、注射剂、固体制剂、抗生素等16个专业委员会。业务主管单位是国务院国有资产监督管理委员会。2017年5月中国化学制药工业协会召开了第九届理事会工作。协会网址：http：//www.cpia.org.cn。

中国生化制药工业协会（China Biochemical Pharmaceutical Industry Association，CBPIA）　成立于1991年11月27日，由国家商业部组建，旨在贯彻执行国家有关方针、政策、法令、法规，在政府与企业之间发挥桥梁与纽带作用；做政府行业管理工作的

参谋和助手。是中国唯一的全国性生化制药行业社团组织，为生化制药企业提供专业化服务和实施行业自律。截至2017年底协会拥有团体会员近300家，协会网址：http：//www.cbpia.org。

中国生物医学工程学会（Chinese Society of Biomedical Engineering，CSBME）　1980年11月在北京正式成立，同时召开了第一次会员代表大会，中国协和医科大学校长黄家驷为第一届理事会理事长；这是在“六五”期间，经黄家驷倡议，由国家科委正式批准成立了生物医学工程专业学科组，之后1980年中国科协批准成立了中国生物医学工程学会。生物医学工程学会理事长由历届中国医学科学院院长黄家驷、顾方舟、巴德年、刘德培、曹雪涛担任。其中，中国生物医学工程学会及其医学物理分会已于1986年正式成为国际医学生物工程联合会（IFMBE）和国际医学物理组织（IOMP）的团体会员。学会于2012—2015年、2015—2018年被评为优秀科技社团。业务主管单位为中国科协，挂靠单位为卫生部。学会拥有29个分支机构（专业委员会），11 350名个人会员；学会分支机构包括：医学物理分会、人工器官分会、医学图像信息与控制分会、生物医学传感技术分会、干细胞工程技术分会、纳米医学与工程分会等。学会网址：http：//www.csbme.org。中国生物医学工程学会出版的学术期刊包括《中国生物医学工程学报》《中国血液流变学杂志》《中国心脏起搏与电生理杂志》。2006年学会成立了知识产权与标准工作委员会；2017年1月学会成立了“医疗器械标准工作委员会”，下设无源医疗器械标

准技术委员会、体外诊断试剂标准技术委员会、有源医疗器械标准技术委员会和通用标准技术委员会。

中国制药装备行业协会（China Association For Pharmaceutical Equipment，CAPE）成立于1991年。协会下设：全国制药装备标准化技术委员会、中国制药装备行业协会自律委员会、中国制药装备行业协会专家委员会等。协会会员单位有300多家。协会网址：http：//www.phmacn.com。中国制药装备行业协会制订了制药装备国家/行业标准、举办了国际及全国制药机械博览会、国内外技术交流会及其培训、行业统计工作等。2007—2017年期间，协会组织赴印度、越南、俄罗斯、德国、美国、韩国、巴西等国家参展、参观和学习；协会连续举办全国制药机械博览会暨中国国际制药机械博览会53届，促进了医药工业机械领域产品技术的宣传推广、技术交流与合作。

中国医药工业科研开发促进会（China Pharmaceutical Industry Research and Development Association，Sino-PhIRDA）经国家民政部批准，是具有法人资格的全国性专业社会团体，有会长及会员单位133家，下设药物研发、药物临床研究、医药政策会、医药创新投资和创新研发服务等专业委员会。成立于1988年；2014年10月，更名为中国医药创新促进会。协会网址：http：//www.phirda.com。开展的工作包括：①举办各种论坛、发布会、大型会议等活动。②与国外医药行业协会、企业、科研机构和外国驻华使馆合作，搭建国际交流平台。③开展医药政策研究。④提供医药信息收集，发布《医药信息简

报》《国际医药产业发展动态与研发信息简报》等内部刊物。⑤为会员单位拓宽了医药创新投融资渠道、搭建了合作平台。

（王广平）

yīyào shāngyè xiéhuì

## 医药商业协会（pharmaceutical commerce association）

医药商业相关企业、事业单位自愿结成的、在政府、行业和企业间发挥桥梁纽带作用并提供专业化服务和引导企业行业自律的行业性、非营利性社会组织。承担国家管理医药商业经济的参谋作用，促进医药经济和医药产业健康、稳定、可持续发展。与医药商业协会相关的相关协会包括：中国医药商业协会和中国医药物资协会。

中国医药商业协会（China Association of Pharmaceutical Commerce，CAPC）是1989年经国家民政部批准成立的全国性社会经济团体，是医药商业相关企业、事业单位自愿结成的行业性、全国性、非营利性社会组织，截至2017年底，中国医药商业协会共有会员单位400多家。2009年、2015年中国医药商业协会被国家民政部授予"AAAA级中国社会组织"称号；2010年被民政部评为"全国先进社会组织"。中国医药商业协会连锁药店分会成立于2001年，是国家民政部批准成立的中国医药商业协会的分支机构，会员单位近300家，其中副会长单位11家，理事单位50余家。其分支机构包括：零售药店分会、医药供应链分会、政策法规专业委员会、智能化应用分会、社会医药物流分会、创新促进分会、药学服务分会等。

协会在政府主管部门的指导和广大会员企业的支持下，充分

发挥桥梁和纽带作用，积极参与政府决策和政策法规调研，反映企业诉求，维护行业利益和企业合法权益；开展行业自律管理和诚信建设；组织国内外交流、考察、培训活动；介绍企业改革、管理经验，在行业内推动医药供应链管理；开展行业基础信息调查研究，进行医药市场发展趋势分析预测，引领行业向规模化、集约化、现代化、国际化方向发展。协会每年组织全国60余家医药商业企业156个品种销售数据统计分析；全国26家商业企业全部销售品种数据分析；全国30个省市109个药品零售物价指数分析；全国药品零售连锁企业基本情况（包括门店数量、经营面积等指标）、销售、利税百强统计等内容的调查、排序，并在国内主要媒体发布。协会网址：https：//www.capc.org.cn。

中国医药物资协会（China Medical Pharmaceutical Material Association，CMPMA）由国家民政部于1989年批准成立的全国性行业组织，是非营利性社会团体一级法人组织。拥有国内外的会员单位5000多家，涵盖医药行业相关领域包括：医药工业、医药商业、医药零售与联盟、民族医药、电子商务、医疗器械、道地药材、中药饮片、国医馆、名老中医专家、医药互联网、健康网络媒体、执业药师管理等各类分支机构。中国医药物资协会已与中国红十字会共建"成长博爱基金"，与中华慈善总会共建"成长爱心基金"，彰显企业社会责任；协会确立在每年12月12日举办"中国药店国际博览会暨连锁药店国际论坛"；协会相继发布《西湖宣言》《北京倡议书》《质量宣言》《北京公报》《东湖宣言》

《诚信宣言》《曼谷宣言》等文件，以促进行业自律、推动行业进步。

协会坚持立足国内、面向世界，为全中国乃至全世界的医药产品、健康用品及相关物资的研发、生产、经营和服务等广泛相关领域的企事业单位服务，同时积极参与各级政府及相关组织开展的、有利于医药大健康行业发展的各类有益活动。中国医药物资协会坚持服务行业与会员健康发展，促进行业与政府之间的联系，维护会员合法权益，加强行业自律，加快推进中国医药物资行业的改革与发展，全力推动建设健康中国，努力拓展中国大视野、融入国际大格局、登上世界大平台。协会网址：https：//www.cmpma.cn。

（王广平）

zhōngyào xiéhuì

## 中药协会 （traditional Chinese medicine association）

依照国家有关法律、法规和政策，企业自愿组成的自律性、非营利性的中药社会社团法人组织。发挥政府与企业之间的桥梁和纽带作用，是政府的参谋和助手，是中药行业的中介组织和社团法人组织。协会积极开展各种活动，向广大会员提供有效的服务。中药协会既不是政府组织，也不是市场组织，而是社会中介组织，是中药企业的市场经营主体在中药领域内组成的维护行业共同利益的自律性社会经济团体。

中医药作为中国传统医学的代表，具有几千年发展历史。中药与化学药品、生物药品是中国医药产品三大主要的支柱产业。中药产业作为中国医药工业的子行业，起着祖国传统医学健康发展的基础作用；中药行业包括中

药饮片加工和中成药制造，中药协会是中药领域的企业自愿组成的社会团体组织。中国中药协会是中药协会中唯一的一级社会团体，另外，中药相关的一级协会还有中华中医药学会、世界中医药学会联合会。

中国中药协会 （China Association of Traditional Chinese Medicine，CATCM）筹建于 1999 年，2000 年 7 月经国家民政部上报国务院，2000 年 12 月 18 日由国家民政部批准，中国中药企业管理协会更名为中国中药协会，归口国家中医药管理局主管。2001 年 5 月 20 日在北京的人民大会堂举行了中国中药协会成立大会。是以中药生产企业为主体的，并以研究、开发、推广、交流与运用中药新技术（包括新辅料、新设备）并使其产业化为宗旨的社会团体组织。当前，中国中药协会下设机构包括：石斛专业委员会、中药材市场专业委员会、中药材种植养殖专业委员会、中药饮片专业委员会、中药材种子种苗专业委员会、中药材检测认证技术专业委员会和中药新技术专业委员会等多个委员会。主要职能包括：组织对中药新技术的研究开发、制造工艺、新设备、新材料以及生产质量管理、质量控制等问题进行探索和交流，提高中药企业的核心竞争力，并与国际同行业进行交流，促进中药及天然药物产业升级和科学技术发展。2008—2017 年中国中药协会发布了《中药学基本术语》《药用植物资源调查技术规范》《中药机器煎药规范》等 40 项团体标准；其中，《道地药材标准通则》等 27 个道地药材标准的颁布，为道地药材购销活动提供鉴别标准，为道地药材生产者、经销商在道地

药材生产和经营中提供了技术规范及法律依据。

（王广平）

yīliáo qìxiè xiéhuì

## 医疗器械协会 （medical devices association）

依照国家有关法律、法规和政策，企业自愿组成的自律性、非营利性的医疗器械行业社会社团法人组织。是政府与企业间的桥梁和纽带，是医疗器械企业的行业自律和专业化服务组织，向企业会员提供有效的专业化服务。与医疗器械行业管理的相关行业协会包括：中国医疗器械行业协会和中国医学装备协会。

中国医疗器械行业协会 （China Association for Medical Devices Industry，CAMDI）成立于 1991 年，是由从事医疗器械研发、生产、经营、投资、产品检测、认证咨询及教育培训等相关工作的单位或个人在自愿的、全国性的行业性非营利社会组织，具有社会团体法人资格。截至 2017 年底，协会有分会及专业委员会 40 个，拥有各类会员近 4000 家。协会包括 3D 打印医疗器械、口腔科设备及材料、手术器械、骨科生物材料与器械、卫生材料、医疗器械包装、医学数据分析等多个专业委员会。协会的业务主管单位为国务院国有资产监督管理委员会，并接受国家药品监督管理部门的业务指导。中国医疗器械行业协会主办的《中国医疗器械信息》于 1995 年创刊，由国家药品监督管理部门主管。协会网址：https：//www.camdi.org。

中国医学装备协会 （China Association of Medical Equipment，CAME），是 1990 年经国家民政部批准成立，原国家卫生部为主管单位；是全国医学装备工作者（从事医学装备应用、管理、科研

教学、工程技术、生产营销的单位和个人），是发展中国医学科学技术和医学装备的重要社会力量。现有团体会员 420 家、个人会员 12 000 余人；协会设立了技术交流部、政策研究咨询处、教育培训部和学术委员会等 10 个内设机构。协会分支机构包括医学装备信息交互与集成分会、医学实验室装备与技术分会、CT 工程技术专业委员会、核医学装备与技术专业委员会、药房装备与信息技术专业委员会、现场快速检测装备技术分会、远程医疗与信息技术分会、智能装备技术分会和康复医学装备技术专业委员会等 45 个分会或专业委员会。从 2001 年开始，每年承办中国国际医院设备展览会暨学术交流会（"中国医学装备论坛"），促进医学装备领域的学术交流和技术合作；2003 年 12 月，协会正式建立开通"中国医学装备网"；2004 年 9 月，由原国家卫生部主管、协会主办的《中国医学装备》杂志作为协会会刊。中国医学装备协会受原卫生部委托，承担了医学装备技术评估选取型推荐工作，为各地卫生厅局的集中招标工作提供技术服务。同时，还承担医疗机构设备配置标准的制定工作。协会网址：https://www.yxzb.org.cn。

（王广平）

shēngwù zhìyào xiéhuì

## 生物制药协会（biopharmaceutical association）

由从事生物药品的生产企业和生物医药工业领域的事业单位以及相关的经济组织自愿组成的跨所有制的非营利的行业性社会团体。又称生物工业协会。属于生物药品制造业的非政府民间组织，是政府与生物医药工业企业的桥梁和纽带。

协会主要发挥为政府、行业和企业提供服务的作用，旨在促进生物医药经济和医药工业健康、稳定、可持续发展。生物医药协会是生物医药制造产业领域的工业协会总称，包括：生物医学工程学会和生化制药工业协会等与生物医药工业相关的协会。

生物制药主要是指运用了生物学、医学等领域的研究成果及其技术，从微生物、人体、动物、植物、海洋生物等自然界的生物材料中提取原料或者人工合成与其相同成分的原料制作出的用于预防、治疗、诊断的医药用品。20 世纪 80 年代后，中国开始重视起来生物制药产业的发展，生物制药产业虽然起步较晚，但在改革开放以后也取得了飞快地进步。生物制药协会作为医药工业子行业的非营利性、非政府性的社会组织，在行业自律、会员权益保护和政企信息沟通方面，发挥着重要作用。中国的生物制药协会的实体协会包括：中国生化制药工业协会、中国生物医学工程学会及中国医药生物技术协会等。

中国生化制药工业协会（China Biochemical Pharmaceutical Industry Association，CBPIA），成立于 1991 年 11 月 27 日，由原国家商业部组建，旨在贯彻执行国家有关方针、政策、法令、法规，在政府与企业之间发挥桥梁与纽带作用；做政府行业管理工作的参谋和助手，是中国唯一的全国性生化制药行业社团组织。截至 2017 年底，协会拥有团体会员近 300 家，业务主管单位是国务院国有资产监督管理委员会。协会网址：https://www.cbpia.org。

中国医药生物技术协会（China Medicinal Biotechnology Association，CMBA），成立于 1993 年，是全国性医药生物技术研发单位、企业的行业性的社会团体组织。现有会员单位 400 余家，下设的 27 个专业委员会/分会。协会会刊为《中国医药生物技术》杂志。该协会专注于医药生物技术研究、教育、开发、生产与应用；为会员单位搭建了技术与行业交流、转化医学、行业发展战略与政策研究 3 个核心工作平台。2011 年 2 月协会组织编制了中国医药生物技术协会《生物样本库》的标准，以促进临床诊治技术研发、药物研发、健康（预测预防）研究与产业化。协会网址：https://www.cmba.org.cn。

（王广平）

yàobāocái xiéhuì

## 药包材协会（pharmaceutical packaging association）

由从事医药包装材料的工业企业和包装相关领域的企事业单位，以及相关的经济组织自愿组成的跨所有制的、非营利的行业性社会团体组织。全称医药包装材料协会。药包材协会是政府与企业间的桥梁和纽带，主要发挥为政府、行业和企业提供专业化服务的作用，旨在促进医药经济和医药工业健康、可持续发展。药包材品类众多、原料来源广泛，它与药品质量及医药工业发展和质量安全密切相关。在中国，全国性的药包材协会是中国医药包装协会，另外还有一些地方性的药包材协会，如河北省沧县的杜生镇药包材协会、江苏省医药包装药用辅料协会等。

中国医药包装协会（China Pharmaceutical Packaging Association，CNPPA）于 1980 年 6 月在广州市成立，最初组建名称为"全国医药包装技术中心站"，1986 年 7 月经国家经委复查并改名为"全国医药包装技术中心"。1989 年 7 月经国家医药管理局批准，全国医药包装技术中心迁至北京。1991 年 8 月，全国医药包装技术中心经国家民政部复查并改为"中国医药包装协会"。1999 年中国医药包装协会固定办公地点移至北京中仪大厦内。协会主办的《医药 & 包装》《医药包装 & 用药安全》和《医药包装信息》，是面向医药包装行业和临床的专业技术杂志。自 2006 年，每两年由协会主办"输液包装发展论坛"。协会网址：https：// www.cnppa.org。协会现有会员近 400 家，主要为制药企业和包装材料生产企业、检验机构等。协会下属 10 个专业委员会：药用包装材料专业委员会、药用玻璃容器专业委员会、设计专业委员会、气雾剂专业委员会、药用空心胶囊专业委员会、药用胶塞专业委员会、药用包装机械专业委员会、标准化工作委员会、输液药品用包装专业委员会、药品冷链包装专业委员会。协会下属两个培训基地：中国医药包装协会胶塞培训基地和中国医药包装协会药用玻璃培训基地。中国的医药包装工业已自成体系，基本满足国内制药企业的行业需求。中国医药包装协会的工作宗旨就是搞好双向服务，协助政府有关部门对行业依法进行宏观指导、管理，促进国际交流；维护协会会员和企业一切合法权益的任务。中国医药包装协会与国内外同行进行交流与合作，推动中国医药包装行业的进步。在行业自律方面，协会编制了《中国医药包装协会行规行约》。

**杜生镇药包材协会**　河北沧县杜生镇为中国北方药包材生产基地，药包材生产已有几十年的发展历史；早在 20 世纪 60 年代初杜生镇建起了村办塑料厂，主要生产包装材料。现已发展药包材企业 232 家，主导产品有：普通片剂瓶、液体药瓶、保险液体药瓶、直喷和侧喷及导管式喷瓶、罗口式及直插式眼药瓶、栓剂盒、各种药膏、软膏管等各系列等 100 多个品种。杜生镇药包材协会的性质是以杜生镇已形成的药包材行业企业为基础，包括塑料药包材、玻璃药包材等生产、加工、经营单位自愿组成的非营利性区域社会团体；协会主管部门为沧县杜生镇人民政府，业务上接受其指导和监督管理。

**江苏省医药包装药用辅料协会**　原名江苏省医药包装协会，1992 年成立，是由江苏省 180 余家医药、医药包装及药用辅料等企事业单位及个人自愿参加组成的行业性、非营利性社会组织。浙江省医药包装行业协会于 2010 年 5 月成立；会员单位由从事生产、经营、流通、药品包装材料的骨干企业组成是公益性、非营利性的社团组织，拥有会员 150 多家。

（王广平）

yàoshī xiéhuì

# 药师协会（pharmacists association）

由具有药学专业技术职务或执业资格的药学技术人员及相关单位会员自愿结成的行业性、非营利性社会组织。药师协会作为一种社会经济结构中的医药行业特殊组织所具有并且能够发挥作用的功能。药师协会发挥着沟通政府部门，反映会员诉求，发挥桥梁和纽带作用。药师协会宗旨是自律、维权、协调、服务。协会致力于加强药师队伍建设与管理，维护药师的合法权益；增强药师的法律、道德和专业素质，提高药师的执业能力；保证药品质量和药学服务质量，促进公众合理用药，保障人民身体健康。

药师协会的作用包括服务、自律、维权、协调，以及咨询培训、调查研究、行业监督和交流平台。协会主要职责包括：履行团体职责，加强药师的自律管理和维护药师合法权益；参与药事法规和合理用药的宣传和贯彻；发挥和落实在合理用药管理方面的工作目标和管理规范；宣传、推广药学新理论、新知识、新技术、新方法等；保证药品质量和药学服务质量，增进人民用药安全、有效、经济、合理；促进药品终端市场的健康发展。

截至 2017 年底，药师协会形成了国家层面的中国药师协会、省级药师协会 22 个、市级药师协会若干，基本形成了 3 个层面的药师行业管理的金字塔结构。

中华人民共和国成立后，中国先后经历了单一的药师资格准入制度时期（1952—1956 年）、单一的职称药师制度时期（1957—1993 年）、职称药师与执业药师的双轨制时期（1994—2003 年）、药师管理专业化和职业化时期（2014 年以后）。1994 年，中国开始实施执业药师制度，执业药师队伍数量逐渐增加。1995 年 10 月，中国举行了首次的执业药师资格考试，诞生了第一批执业（中）药师，标志着执业药师制度的开始。中国第一家执业药师协会湖北省执业药师协会成立于 1998 年；执业药师协会发展进程中，在国家政策的实施与宣传、执业药师的继续教育、出版医药书籍和刊物等方面发挥了一定的积极作用。1999 年人事部与国家药品监督管理局发布了新修订的《执业药师资格制度暂行规定》和《执业药师资格考试实施办法》，且对执业药师的资格考试实行了 5 个统一的管理方式，即统一名称、统一政策、统一管理、统一考试、统一注册。

中国执业药师协会（Chinese Pharmacists Association，CPA），2003 年 2 月 22 日经国家民政部批准正式成立。药师协会接受登记管理机关民政部和业务主管单位国家食品药品监督管理总局的业务指导和监督管理。2003 年 12 月 1 日，协会创办了《中国执业药师》杂志。2006 年 10 月，协会发布了《中国执业药师职业道德准则》。2009 年 5 月，协会组织编写并出版了《中国医师药师临床用药指南》，以指导医疗机构合理用药。2014 年 5 月，经国家民政部批准，中国执业药师协会正式更名为中国药师协会。2015 年 1 月，协会组建了执业药师继续教育工作委员会，7 月出了《执业药师继续教育管理试行办法》和《执业药师继续教育十三五发展规划》。自 2009—2017 年以来，协会连续主办 8 届"中国药师大会"；协会网址：https：//www.clponline.cn。

（王广平）

*yīyào qǐyè guǎnlǐ*

## 医药企业管理（pharmaceutical enterprise management）

根据客观规律的要求，运用科学的方法和程序，对医药企业的人、财、物、时间、信息等各种资源和供应、生产、销售等各个生产经营环节进行有效的计划、组织、指挥、协调和控制的过程。其进行的活动，都是受到市场经济规律和客观运行规律制约的活动，其目的是充分合理的运用企业的各项资源，最大限度地获取社会效益和经济利益，实现企业的经营目标。医药企业管理同时具有自然属性和社会属性，自然属性是指管理是医药企业生存与发展的必要条件，以适应社会化生产的需要；社会属性是指管理必须适应医药企业运行过程中产生的某种生产关系，实现生产的目的。

医药企业管理的主体是在医药企业生产经营的活动中所有参与管理活动的行为主体，如高层领导、中层领导、基层领导或广大职工甚至是代表。

**历史沿革** 医药企业作为企业的一种类型，其管理理论的形成与一般企业管理理论的形成一脉相承。

*管理思想的产生* 工业革命为管理理论的形成奠定了坚固的基础，英国的经济学家和哲学家亚当·斯密是这一时期的典型代表，早期的企业管理最重要最显著的特征是业主管理、经验管理，缺乏普遍、正规的教育培训的管理，即企业管理者通常就是企业资本的拥有者，缺乏专职的经营管理人员，管理者主要凭自己的经验办事，没有统一的技术标准和操作程序。

*管理理论的产生和发展* 19 世纪末期，逐渐出现了以美国管理学家、经济学家弗雷德里克·温斯洛·泰勒（Frederick Winslow Taylor）为代表的科学管理理论，提出了标准化、工时定额、明确计划职能与作业职能等标准化管理的内容；法国科学管理专家亨利·法约尔（Henry Fayol）提出了经营与管理是不同的概念，全面系统地阐述了管理的职能，即计划、组织、指挥、协调、控制。这个阶段企业管理的特点在于经营管理、企业管理、技术培训都已经规范化、科学化和职业化，管理的重点在企业内部。

*管理理论的形成与发展* 20 世纪社会科学相关理论得到了蓬勃发展，管理理论也在这些理论的基础上得到了不断地丰富和完善。行为科学理论中的人际关系学说、需要层次理论、双因素理论和 X-Y 理论等，都为管理理论的不断丰富提供了素材和发展方向。之后出现的社会系统学派和决策理论学派、系统管理理论学派、权变理论学派、管理科学学派、管理过程学派分别在协调分工与合作、决策的重要性、系统化管理、因地因时制宜、依靠数学模型和电子计算机作为管理逻辑的基础、将管理看作一个整体等不同方面将管理理论的发展向前推进。至此，形成了现代企业的管理特点：管理理论得到了极大的发展、着重调查研究企业的外部环境、广泛应用现代科技的新成就、重视资产的管理等。

*管理理论的新发展* 21 世纪初，随着计算机技术的普及以及信息技术的发展，管理理论也在不断进行新的探索和发展。在管理理念上，更强调"人本管理"，提出"企业再造"的新理论，更重视无形资产如知识产权的保护等；在管理方法上，广泛吸纳其他学科的最新理论，将管理学、经济学、数学、社会学、运筹学、博弈论等运用到管理实践中来；在公司管理结构上，由原来的单一金字塔形不断向多样化发展；管理手段也充分应用现代信息技术。

**管理内容** ①医药企业的经营管理，主要是指对企业经营活动所进行的管理活动的总称，包括对企业所处的宏观环境与微观环境的分析，其中宏观环境是指政治、经济、文化等社会大环境，微观环境则是指企业所处的市场状况；此外医药企业的决策与计划、产品研发、顾客服务、财务管理等也都属于经营管理的范畴。②医药企业的生产管理，则是医药企业最基础的管理内容，主要是指企业将各种原材料通过各种生产活动最终转化为产品的管理过程，一般情况下生产劳动的组织、设备和动力管理、物资管理与质量管理是其核心内容。③医药企业的项目管理，主要指对企业经营活动和生产管理活动中的具体项目进行管理的活动。具体包括：医药企业战略管理、医药企业研发管理、医药企业生产管理、医药企业供应链管理、医药企业质量管理、医药市场营销管理、医药企业人力资源管理、医药企业财务管理、医药企业风险管理、医药企业危机管理。

**管理系统**　医药企业的管理系统是指为了达到医药企业的生产经营目的，由许多相互联系的部门组成的具有特定功能的有机整体。其基本功能就是为了合理有效地组织和利用企业资源，为社会提供各种医药产品，并获取一定的经济、社会效益。医药企业的管理活动必须在医药企业的管理系统中进行。系统是由相互作用、相互依存的若干要素为实现某种功能和目的而组成的有机整体。个体、联系、整体是系统的三要素。系统具有整体性、关联性、目的性、有序性、环境适应性以及动态性。医药企业的管理是基于医药产品生产与营销展开的各种工作的综合，因此其管理过程也是一个系统过程。这种系统就是在有限的资源与条件下，通过已有资源的利用，完成或超额完成企业的生产与营销计划，在这个过程中，必须由企业内部的各个部门协调运作，在一定的

顺序下进行生产活动，与企业内部环境、外部环境进行资源交换与适应，成为一个良好的运行整体，实现企业的经济社会效益目标。

现代医药企业已经形成了一个复杂的社会技术系统，是由经济系统、社会系统、人文系统、社会组织结构系统和管理系统共同交互融合的复杂系统，其基本要素是人、物资、设备、资金、信息等。这五大系统最终形成了医药企业内部的三大流动形态，物质流、价值流、信息流；管理系统的内部部门又可以根据不同的内容分为：生产系统、客户系统、技术系统、质量管理系统、物资供应系统、人力资源系统、财务系统、信息系统等多种系统。

（史录文　管晓东）

yīyào qǐyè zhànlüè guǎnlǐ

# 医药企业战略管理　（pharmaceutical enterprises strategic management）医药企业根据组织外部环境和内部条件设定企业的战略目标后，依靠企业内部能力付诸实施，以及在实施过程中进行控制的一个动态管理过程。医药企业战略管理是涉及企业发展的全局性、长远性的重大问题。

**作用与意义**　战略管理对于医药企业发展有着重要的意义：①为明确企业的发展指明方向。战略管理主要涉及企业的方向性问题，如经营领域的选择、产品方向的变更、企业规模的扩大、发展多角经营等，是有关企业未来发展的全局性谋划和决策。战略管理为企业确定发展方向和主营业务，有利于企业的长期稳定发展。②有助于企业准确判断外部环境的危机与机遇。企业只有正确识别和评价外部机会与威胁才能制定明确的任务，设计实现

长期战略目标所需的战略及相应的政策，并随着企业外部竞争环境的变化做适度的调整。企业战略管理可以提高企业的预测能力，避免出现投机的短期行为，有效规避风险，及时准确地做出科学的应对方案。③有助于明确企业核心竞争力。通过战略管理中对企业的内部分析，使企业认清自己的优势与弱势，明确企业的核心能力，制定有效的战略活动领域，使企业获得长久的竞争优势。④有助于优化整合企业人力资源，提高企业效率。人在企业生存、发展中起着决定性的作用。战略管理作用的发挥需要企业各个部门的管理者、职员之间的团结合作。通过战略管理可达成企业的共同愿景，树立员工信心，增加企业的凝聚力。

**层次**　医药企业战略可分为3个层次：总体层战略、业务层战略、职能层战略。

*总体层战略*　又称企业战略，是公司最高层次的战略，是公司全体的战略总纲。主要回答企业应该在哪些领域进行生产经营活动以便使企业长期盈利最大化问题。涉及经营范围和资源配置等要素。具体包括医药企业发展型战略、医药企业稳定型战略和医药企业收缩型战略3种，其中，成长型战略包括一体化战略和多样化战略。

*业务层战略*　又称运营单位战略，是企业总体战略的具体化形式，是企业生产经营活动所在行业与市场上所运用的战略，有助于企业形成竞争优势，达成经营业务目标。通常企业会在内部划分若干个战略经营单位，每个单位分别采取不同的经营战略。具体包括医药企业竞争战略和医药企业并购战略，竞争战略又包

括成本领先战略、差异化战略和集中战略。

**职能层战略** 主要涉及企业内各职能部门，如营销、财务和生产等，其作用主要是如何更好地为各级战略服务，从而提高组织效率。

**过程** 战略管理过程是战略分析、战略制定与选择、战略实施与控制 3 个环节相互联系、循环反复、不断完善的一个动态管理过程。

**战略分析** 对影响企业现在和未来生存和发展的一些关键因素进行分析，这是战略管理的第 1 步。战略分析主要包括对外部环境分析、对内部条件分析和战略目标的设定 3 个方面。对外部环境分析主要是分析评价企业的外部环境，一般包括下列因素或力量：即政府–法律因素、经济因素、技术因素、社会因素以及企业所处行业中的竞争状况。特别是要评价企业所面临的机遇与挑战。内部条件分析主要是评价企业内部条件，也就是企业所具备的素质，它包括生产经营活动的各个方面，如生产、技术、市场营销、财务、研究与开发、员工情况、管理能力等。特别是对企业的优势和劣势进行分析。战略目标的设定主要是在对企业外部环境和内部条件分析的基础上确定企业的经营的宗旨，科学地描绘出企业战略期内的发展目标。（见医药企业战略分析）

**战略制定与选择** 确定战略目标之后，企业要组织构思实现战略目标的可行性方案。战略选择阶段的主要工作是拟定几种可供选择的发展战略方案，对可供选择的各种战略方案进行分析评价，最终选择出一套可执行的战略方案，为战略的实施制订政策

和计划。

**战略实施与控制** 企业战略方案确定后，下一步的任务就是把战略方案付诸实施，即细化为具体的战略活动，包括建立一个能够成功执行战略的组织；制定预算，将企业的资源分配给对企业战略起着关键作用的内部活动；建立起对企业战略起着支撑作用的政策和运作程序；制定相应的奖惩制度；建立企业的信息系统；营造一种有利于战略实施和执行的工作环境和企业文化等。由于外部及内部因素处于不断变化之中，所有战略都将面临不断调整与修改。如果战略执行的业绩低于预期的水平，或者战略实施进展很慢，则必须采取校正措施；如果外部环境出现了新的变化，也需要采取相应的措施进行调整。

（陈　敬）

yīyào qǐyè zhànlüè fēnxī

**医药企业战略分析**（pharmaceutical enterprises strategic analysis）通过资料的收集和整理，分析医药企业的内外环境。目的是为了应对企业所处外部环境的复杂性，了解企业所处的环境变化，及这些变化将带来机会还是威胁；了解企业的地位、资源和战略能力，正确认识企业所处的位置以及将来所要达到的目标。是战略管理的首要环节，也是战略制定的基础。

**内容** 企业战略环境分析，包括对外部环境和内部条件的分析两个内容。

**对外部环境的分析** 根据外部环境因素对企业生产经营活动影响的方式和程度，企业外部环境一般可分为两大类：一类是企业的一般社会宏观环境因素，包括政治法律因素、经济环境因素、社会文化因素和科学技术因素，

它们对企业的影响往往是间接的或潜在的；另一类是行业环境因素。行业环境分析包含对行业周期分析、行业集中度分析、行业吸引力分析、行业结构分析及竞争对手分析等。行业周期分析是根据行业生命周期的不同阶段（引入期、增长期、成熟期、衰退期）和企业在行业中的竞争地位（主导、较强、有利、维持、脆弱）进行的分析，目的是确定企业采取的发展战略。行业集中度分析是对确定行业发展的现状和趋势的分析，包括行业市场是否已经被几个大的寡头所垄断，企业能否从中分得一份较大的市场份额，应采取何种竞争策略等。行业吸引力分析是为了确定行业发展是否有前景进行的分析。行业结构分析则是根据波特的五种竞争力模型进行的分析，即行业内现有竞争者、潜在进入者、卖方议价能力、买方议价能力、替代品威胁五种影响行业结构的因素，从而确定行业内的竞争态势和竞争平衡性。竞争对手分析则需要比较详尽地对从事同类或类似产品的企业，从其战略目标、现行战略、经营能力、可能采取的策略等方面的分析，以便决定自身采取的对策，保证在竞争中获胜。

**对企业内部的分析** 从企业具有的资源和能力两个方面进行分析。

**企业资源分析** 首先要分析现有的有形和无形资源，有形资源包括财务资源、人力资源、物质资源、组织资源等，具体表现为厂房、设备、机器、员工、资金等；无形资源包括技术、创新能力、声誉等，具体表现为技术专利、信誉、品牌、外部合作等形式，分析资源的利用情况、分

析资源的应变能力，从而分析资源的平衡性，确定战略的适应性，保证充分利用企业的资源条件，并确保通过资源重新配置或增加资源的方式来保证战略的顺利实施。

**企业能力分析** 主要包含对企业产品的竞争能力、企业管理水平、生产运营能力等方面分析，企业产品竞争能力主要体现在产品市场占有率、市场覆盖率、产品收益水平、销售增长率、产品结构等方面；企业管理水平则体现运营管理效率、资源利用率、快速反应能力、信息处理能力、制度健全性等方面；生产运营能力则主要反映在企业的盈利能力、偿债能力、资金周转能力等方面，具体有很多财务性指标可以进行衡量。企业内部分析，主要是为了确定企业自身的资源条件、运营能力、管理水平、产品竞争能力、技术创新能力等方面，从而为企业改进经营管理，提高自身运营能力，提高资源利用率，充分认识自身条件的优势和不足，为发展战略的制定确定基本的思路。

**工具** 常用的战略分析工具包括PEST分析模型、五力分析模型、价值链分析模型、SWOT分析模型、内部因素评价发和外部因素评价法等。

**PEST分析模型** 分析宏观环境的有效工具，对宏观环境因素做分析，不同行业和企业根据自身特点和经营需要，分析的具体内容会有差异，但一般都应对政治（political，P），经济（economic，E），社会（social，S）和技术（technological，T）这四大类主要外部环境因素进行分析。

**波特"五力"分析模型** "五力"模型是一种行业竞争态势的分析工具，通过对各行业进入壁垒、替代品威胁、买方议价能力、卖方议价能力以及现存竞争者之间的竞争进行分析，从行业层面分析企业的外部竞争。

**波特价值链分析模型** 价值链分析是一判断企业各种经营活动的价值产出状况的分析工具，通过价值链分析，寻找各种活动的价值产出大小，为企业提升竞争力指明方向。

**SWOT分析模型** 是一种能较客观而准确地分析和研究一个单位现实情况的方法，SWOT分别代表：优势（strengths，S）、劣势（weaknesses，W）、机会（opportunities，O）、威胁（threats，T）。SWOT分析通过对优势、劣势、机会和威胁加以综合评估与分析得出结论，然后再调整企业资源及企业策略，来实现企业的目标。

**波士顿矩阵法** 又称市场增长率-相对市场份额矩阵、四象限分析法等。是对企业内部条件进行分析，规划业务组合的方法。这种方法以销售增长率和市场占有率角为坐标，将企业业务分为明星、问号、现金牛、瘦狗4类，企业采取不同决策，实现产品及资源分配结构的良性循环。

**内部因素评价法** 又称内部因素评价矩阵（IFE矩阵），是对企业内部因素进行分析、总结的最常用工具，该矩阵用于评价企业各项内部资源和能力的优势与劣势，并为确定及评价这些因素间的关系提供基础。

**外部因素评价法** 又称外部因素评价矩阵（EFE矩阵），是一种对外部环境进行分析的工具，其做法是从机会和威胁两个方面找出影响企业未来发展的关键因素，根据各个因素影响程度的大小确定权数，再按企业对各关键因素的有效反应程度对各关键因素进行评分，最后算出企业的总加权分数。通过外部因素评价法，企业就可以把自己所面临的机会与威胁汇总。

（陈　敬）

PEST fēnxīfǎ

# PEST分析法（political，economic，social and technological analysis）

对政治（political，P）、经济（economic，E）、社会（social，S）和技术（technological，T）4类影响企业战略的主要外部环境因素分析的工具。主要是对企业战略管理中对企业所处总体宏观环境中影响战略的因素进行分析。是进行医药企业战略分析的主要工具之一。

**原理** 公司战略的制定离不开宏观环境，而PEST分析法能从4类因素上比较好的把握宏观环境的现状及变化的趋势，有利于企业对生存发展的机会加以利用，对环境可能带来的威胁及早发现避开。①政治法律环境，是指一个国家或地区的政治制度、体制、方针政策、法律法规等方面。这些因素常常影响着企业的经营行为，尤其是对企业长期的投资行为有着较大影响。如2015年8月，国务院印发的《关于改革药品医疗器械审评审批制度的意见》，2016年3月继续发布的《关于开展仿制药质量和疗效一致性评价的意见》，以及2017年10月中共中央办公厅和国务院办公厅联合印发的《关于深化审评审批制度改革鼓励医疗器械创新的意见》，以及国家食品药品监督管理总局先后发布的关于仿制药质量和疗效一致性评价的相关技术指南和指导意见，标志着中国要通过仿制药一致性评价工作，提升仿制药以及制药行业的整体水平，保障药品安全性和有效性，促进医药产业的升级和结构调整、增强国际竞争力。对于中国的医药企业具有十分重要及其深远的影响。②经济环境，指企业在制定战略过程中必须考虑的国内外经济条件、经济结构、经济发展水平及未来的经济走势等多种因素。③社会环境，主要指组织所在社会中成员的民族特征、文化传统、价值观念、教育水平以及风俗习惯等因素。构成社会环境的要素包括人口规模、年龄结构、种族结构、收入分布、消费结构和水平、人口流动性等。④技术环境，是指企业业务所涉及国家和地区的技术水平、技术政策、新产品开发能力以及技术发展的动态等。

**应用** 不同行业和企业根据自身特点和经营需要，分析的具体内容会有差异。医药企业在分析宏观外部环境时，可以从以下方面分析：①政治法律环境。如中国为保障医药行业健康、有序地发展，政府相继推出了一系列政策法规来规范医药产业，医药行业的标准和壁垒不断提高。随着医改的推进，医疗服务、医疗保障、医药供给等多项政策改革及相关配套政策措施陆续落地，必将对医药行业产生多方面影响。②经济环境。21世纪初经济全球化发展日益明显，中国总体经济水平迅猛提升，已位居世界第2。国民经济的平稳较快发展是保证医药行业发展的经济基础与前提，但作为典型的消费类行业，刚性的需求原则以及明显的弱周期性特点决定了医药行业对宏观调控具有一定的防御性，因此行业受国内经济波动的影响相对较小。在国民经济保持平稳较快发展、

城乡居民收入继续增长的宏观环境下，居民自我保健意识的逐步增强拉动了医药行业内生性消费的增长。与此同时，在国内医疗需求未充分释放以及医药卫生体制改革持续推进的大背景下，由支付能力提升带来的需求扩容也将继续推动医药行业保持确定性增长。③社会文化环境。中国人口的绝对增长、人口结构老龄化、城镇化进程加快，人民价值观转变，商业模式的颠覆式创新，消费结构和产业结构的升级，都在给中国医药行业带来更大的契机和挑战。中国人口老龄化危机日趋严峻，老龄化带来的问题不只是有社会养老的相关问题，还有对基础医疗设施服务需求增多等亟待解决的健康产业发展问题。随着人们知识水平的提升，民众健康素养的提升，使得越来越多的人开始关注自身健康问题，从而带来了对健康咨询和保健行业的大幅度需求。另外，观念的改变带来消费者消费和投资偏好的转变也进而影响着医药业的发展。④技术环境。在科学技术迅速发展变化的今天，技术环境对医药企业会产生重要的影响，医药企业必须要预见这些新技术带来的变化，在战略管理上做出相应的战略决策，以获得新的竞争优势。

（陈 敬）

SWOT fēnxī

**SWOT 分析**（strengths, weaknesses, opportunities and threats analysis） 把企业内外环境所形成的优势（strengths, S）、劣势（weaknesses, W）、机会（opportunities, O）和风险（threats, T）4个方面的情况结合起来进行分析的方法。目的是寻找制定适合企业实际情况的经营战略和策略。是一种进行医药企业战略分析的

方法，被广泛应用于战略管理领域，用来分析企业本身的竞争优势、竞争劣势、机会和威胁，是帮助战略管理者制订战略的重要匹配工具。成功的经营战略能够及时地抓住时机，避开威胁，充分发挥企业自身的优势，有效地克服企业自身的劣势，因而SWOT分析成为企业经营战略决策的基础性工作。

**原理** 竞争优势是一个企业超越其竞争对手的能力，由组织机构的内部因素所决定。竞争优势可以包括在产出规模、组织结构、劳动效率、品牌、产品质量、信誉、新产品开发以及管理和营销技术等方面所具有的各种有利条件。弱势是企业在竞争中相对薄弱的方面，也由组织机构的内部因素所决定，例如设备老化、管理混乱、缺少关键技术、研究开发落后、资金短缺、经营不善、产品积压、竞争力差等。机会是组织机构的外部因素，例如新产品、新市场、新需求、市场壁垒解除等。威胁也是组织机构的外部因素，例如新的竞争对手、替代产品增多、市场紧缩、行业政策变化、客户偏好改变、突发事件等。

SWOT分析法通过列出企业的优势、劣势、机会和威胁四种因素，使复杂的信息明朗化，使企业决策者能够清楚地认识到企业所处的情况并加以分析，可以提高决策的准确性。然后通过构建SWOT矩阵，即优势-机会战略、劣势-机会战略、优势-威胁战略、劣势-威胁战略，进行甄别和选择，确定企业应该采取的具体战略与策略。其中优势-机会战略是一种发展企业内部优势与利用外部机会的战略，是一种理想的战略模式。当企业具有特定方

面的优势，而外部环境又为发挥这种优势提供有利机会时，可以采取该战略。劣势-机会战略的目标是通过利用外部机会来弥补内部弱点。优势-威胁战略是利用本企业的优势回避或减轻外部威胁的影响。劣势-威胁战略是一种旨在减少内部弱点、同时回避外部环境威胁的防御性技术。

**方法**　进行 SWOT 分析时，主要有 3 个步骤：①罗列出企业的优势和劣势，可能的机会与威胁。运用各种调查研究方法，分析出企业所处的各种环境因素，即外部环境因素和内部能力因素。外部环境因素包括机会因素和威胁因素，它们是外部环境中直接影响企业发展的有利和不利因素，属于客观因素。内部环境因素包括优势因素和劣势因素，它们是企业在其发展中自身存在的积极和消极因素，属主动因素。②将调查得出的各种因素根据轻重缓急或影响程度等排序，优势、劣势与机会、威胁相组合，形成优势-机会战略、优势-威胁战略、劣势-机会战略、劣势-威胁战略，即构造 SWOT 矩阵。③对 4 种策略进行甄别和选择，确定企业应该采取的具体战略与策略。制定战略决策的基本思路是：发挥优势因素，克服劣势因素，利用机会因素，化解威胁因素；考虑过去，立足当前，着眼未来。运用系统分析的综合分析方法，将排列与考虑的各种环境因素相互匹配起来加以组合，得出一系列企业未来发展的可选择对策。

如中国某省医药企业在进行国际贸易时，运用 SWOT 分析方法进行了医药产品出口战略的规划与选择。罗列其优势、劣势、机会和威胁如下：①战略优势。包括医药产品出口成本和市场价格较低，在国际市场有竞争优势；医药专业人才储备丰富，有利于该省医药企业出口发展的需要。②劣势。包括自主研发能力差，缺乏核心竞争优势；低水平重复建设导致产能过剩，造成资源浪费和经济损失；缺乏对国外线性药品生产质量规范的理解，导致国际认证失败；外部存在不正当竞争，扰乱出口秩序，也影响自身利益。③机会。包括仿制药市场扩大；欧美各国政府鼓励仿制药的发展，该省医药企业具有成本优势；全球医药市场容量增大，利好因素增多。④挑战。包括欧美等市场知识产权保护强劲，稍有疏忽，将面临侵权诉讼，法律风险较大；市场准入条件高，获得相关认证较难；医药市场竞争激烈，各种保护手段增多。根据以上分析，该省医药企业在进行战略选择时有以下几种选择：①优势-机会组合。该省几家医药企业规模较大，具有相对竞争优势，可以依靠自身的价格优势排挤对手，迅速占领目标市场；进行资本积累，逐步并购其他中小企业，更新经营理念与技术、设备，开发科技含量高、附加值高的产品及品牌，拓展更广泛的国际市场；注重对人才的引进和培养；提高承接国际医药产业转移的能力，与国外其他厂商进行洽谈与合作。②劣势-机会组合。根据目标市场需求，进行仿制药生产，控制产量，避免产能过剩，降低出口成本，提高出口竞争力；开拓新市场，实现市场多元化，巩固旧有优势市场的前提下，努力寻求新的出口地区；抢抓机遇，迎接挑战，充分利用现有资源进行生产，关注不同市场的需求与动态，拓宽销售渠道。③优势-威胁组合。采取措施缓解贸易摩擦，建立健全应对摩擦的快速反应机制和预警机制，同时利用法律武器，依法保护自身的合法权益；充分利用人才优势，积极应对反倾销、反垄断等各种贸易壁垒；建立企业风险管控机制，及时发现来自各方面的风险，及时解决问题，以便企业更快更好的发展，变危为机。④劣势-威胁组合。加强行业规范与企业自律，杜绝恶性竞争，避免低价恶性竞争，损害企业正当利益、妨碍企业发展；加速医药产业重组，通过参股、联合、收购等形式，集中整合优势企业与优势品种，提高企业竞争力；加强对药品国际认证的认识，提高出口医药产品质量。经过以上的因素分析与矩阵构造，该省医药企业可以根据自身特点及产品需求，进行自身的出口战略选择。

**特点**　该方法具有显著的结构化特征。首先在形式上，SWOT 分析法表现为构造 SWOT 结构矩阵，并对矩阵的不同区域赋予了不同分析意义；其次内容上，SWOT 分析法的主要理论基础也强调了从结构分析入手，对企业的外部环境和内部资源进行分析。SWOT 方法用系统的思想将这些独立的因素相互匹配起来进行综合分析，使得企业战略计划的制定更加科学全面。通过 SWOT 分析法，列出企业的优势、劣势、机会、威胁，使复杂的信息明朗化，使企业决策者能够清楚地认识企业所处的情况并加以分析，提高了决策准确性。通过 SWOT 分析法来构建 SWOT 矩阵，有利于人们对企业所处情景进行全面、系统、准确的研究，采取相应的战略。因此，运用 SWOT 分析法将使企业决策更具战略性。

（陈　敬）

bōshìdùn jǔzhèn fēnxī

## 波士顿矩阵分析（Boston consulting group's matrix analysis）

对企业内部条件进行分析，规划业务组合的方法。又称波士顿咨询集团矩阵、BCG 矩阵、市场增长率－相对市场份额矩阵、四象限分析法等。是。是进行医药企业战略分析的重要工具之一。

**原理** 波士顿矩阵分析认为一般决定产品结构的基本因素有两个：即市场引力与企业实力。市场引力包括企业销售量（额）增长率、目标市场容量、竞争对手强弱及利润高低等。其中，最主要的是反映市场引力的综合指标——销售增长率，这是决定企业产品结构是否合理的外在因素。企业实力包括市场占有率、技术、设备、资金利用能力等，其中市场占有率是决定企业产品结构的内在要素，它直接显示出企业竞争实力。因此，波士顿矩阵选取了市场占有率和销售增长率两个基本参数来考察。通过以上两个因素相互作用，可以产生 4 个不同的象限，划分出 4 类性质的产品/业务：销售增长率和市场占有率都较高的产品/业务，称为明星产品/业务；销售增长率和市场占有率都较低的产品/业务，称为瘦狗产品/业务；销售增长率高而市场占有率低的产品/业务，称为问号产品/业务；销售增长率低而市场占有率高的产品/业务，称为现金牛产品/业务。波士顿矩阵分析的目的在于通过产品/业务所处不同象限的划分，使企业采取不同决策，以保证其不断地淘汰无发展前景的产品/业务，保持"问号""明星""现金牛"产品/业务的合理组合，实现产品及资源分配结构的良性循环。

**应用** 波士顿矩阵应用基本步骤，主要包括 3 步。

核算企业各种产品的销售增长率和市场占有率 销售增长率可以用本企业的产品销售额或销售量增长率。市场占有率，可以用相对市场占有率或绝对市场占有率，基本计算公式为：

$$本企业某种产品绝对市场占有率 = \frac{该产品本企业销售量}{该产品市场销售总量} \times 100\%$$

$$本企业某种产品相对市场占有率 = \frac{该产品本企业市场占有率}{该产品市场占有份额最大者（或特定的竞争对手）的市场占有率} \times 100\%$$

绘制四象限图 用于确定销售增长率和市场占有率的高低临界点。一般情况下，使用的 10% 作为销售增长率的临界点，10% 的确定是基于产品生命周期理论，其认为增长率在 10% 时是产品由成长期进入成熟期的临界点。使用 1.0 确定相对市场占有率高低临界点。相对市场占有率为 1.0 时，表示本企业产品市场占有率和该产品最大竞争者的市场占有率相同，本企业和竞争对手实力相当；对市场占有率大于 1.0 时，表示本企业在该产品上是市场领先者，小于 1.0 表示本企业弱于竞争对手的实力。以 10% 的销售增长率和 1.0 的相对市场占有率为高低标准分界线，可将坐标图划分为 4 个象限。然后把企业全部产品按其销售增长率和相对市场占有率的大小，在坐标图上标出其相应位置（即确定圆心）。定位后，按每种产品当年销售额的多少，绘成面积不等的圆圈，顺序标上不同的数字代号以示区别。定位的结果即将产品划分为四种类型。明星产品可能成为企业的

现金牛产品，需要加大投资以支持其迅速发展。现金牛产品又称厚利产品，已进入成熟期，财务特点是销售量大，产品利润率高、负债比率低，可以为企业提供资金，而且由于增长率低，也无须增大投资，因而成为企业回收资金、支持其他产品尤其明星产品投资的后盾。

确定问题产品 此类产品是处于高增长率、低市场占有率象限内的产品群。前者说明市场机会大，前景好，而后者则说明在市场营销上存在问题。其财务特点是利润率较低，所需资金不足，负债比率高。对问题产品应采取选择性投资战略。瘦狗产品也称衰退类产品，财务特点是利润率低、处于保本或亏损状态，负债比率高，无法为企业带来收益。对这类产品应采用撤退战略。企业经营者的任务是通过波士顿矩阵四象限法的分析，掌握产品结构的现状及预测未来市场的变化，进而有效地、合理地分配企业经营资源。

（陈 敬）

yīyào qǐyè fāzhǎnxíng zhànlüè

## 医药企业发展型战略（pharmaceutical enterprises growth strategy）

使医药企业在现有的战略水平上向更高一级目标发展的战略。发展型战略又称成长型战略、成长战略、增长型战略、扩张型战略（expansion strategies）。它以发展作为核心，引导企业不断开发新产品，开拓新市场，采用新的管理方式、生产方式，扩大企业的产销规模，增强企业竞争实力。

**类型** 从企业发展型战略的具体实施来看，可以分为密集增长战略、一体化战略、多元化战略等多种类型。

密集发展战略　在现有的业务领域内寻找未来发展的各种机会的战略。主要包括市场渗透、市场开发、产品开发3种战略形式。市场渗透是指企业在现有市场上通过更强的营销手段增加现有产品的市场占有率。市场开发指将现有产品或服务打入新的地区市场。产品开发是进行技术改进与开发研制新产品。这种战略可以延长产品的寿命周期，提高产品的差异化程度，满足市场的新需求，从而改善企业的竞争地位。

一体化战略　企业充分利用自己在产品、技术、市场上的优势，根据物资流动的方向，使企业不断地向深度和广度发展的一种战略。一体化战略是企业的一个非常重要的发展型战略，它有利于深化专业分工协作，提高资源的利用深度和综合利用效率。一体化战略按照业务拓展的方向可以分为纵向一体化和横向一体化。纵向一体化战略，又称为垂直一体化战略，是指企业沿着产品或业务链向前或向后延伸和扩展企业现有业务的战略，又可分为向前一体化战略和向后一体化战略。向前一体化战略是企业向产品销售方向发展的战略。企业可以自行对本公司的产品做进一步深加工，或对资源进行综合利用，或建立自己的销售组织来销售本公司的产品或服务的战略。如制药公司收购医药分销公司、医药物流公司等。向后一体化战略是企业向原料供给方向发展的战略。即企业自己供应生产现有产品或服务所需要的全部或部分原材料或半成品。如连锁药店收购中药饮片厂，制药厂建立符合《中药材生产质量管理规范》的药材种植基地等。横向一体化战略

是指企业收购、兼并或联合竞争企业的战略。企业采用横向一体化战略的主要目的是减少竞争压力、实现规模经济和增强自身实力以获取竞争优势。

多元化战略　企业在原主导产业范围以外的领域从事生产经营活动。它是与专业化经营战略相对的一种企业发展战略。多元化战略一种是相关多元化战略，这是一种全产业链式的多元战略模式，就是企业在主业相关行业范围内开展多元化生产和经营。例如某医药集团经营范围涉及医药研发、医药生产、医药流通等多领域。另一种是非相关混合多元化战略，就是多元化方向同企业基本战略没有相关性的多元化战略。例如，某医药集团涉足房地产业务等。

**适用条件**　采用增长型战略的适用条件：①具有良好的外部环境。企业要实施增长型战略，就必须从环境中获得更多的资源。如果未来阶段宏观环境和行业微观环境较好的话，企业比较容易获得这些资源，所以就降低了实施该战略的成本。②顺应政府的政策和法规。增长型发展战略必须符合政府管制机构的政策法规和条例等的约束。③企业具有良好的内部条件。企业获得资源的能力，信息的收集、加工、处理、传递的能力，企业的灵活性，企业文化等也能满足增长型战略的要求。

**利弊分析**　优点：①企业可以通过发展扩大自身价值，这体现在经过扩张后的公司市场份额和绝对财富的增加。②企业能通过不断变革来创造更高的生产经营效率与效益，使企业总是充满生机和活力。③增长型战略能保持企业的竞争实力，实现特定的

竞争优势。

缺点：①容易导致企业盲目的发展，从而破坏企业的资源平衡。②容易使企业领导者更多地注重增加投资、收益率、市场占有率等，而忽视产品和服务的质量，忽视企业内部管理工作的改善等，因而使企业不能达到最佳状态。

（陈　敬）

yīyào qǐyè wěndìngxíng zhànlüè
**医药企业稳定型战略**（pharmaceutical enterprises stability strategy）　医药企业在内外部环境约束下基本保持原有资源分配和经营业绩水平的战略。按照稳定型战略，企业在经营方向、核心能力、产品及市场领域、企业规模及市场地位等都大致不变或以较小的幅度增长或减少。

**适用条件**　采取稳定型战略的企业，一般处在市场需求及行业结构稳定或者较小动荡的外部环境中，因而企业所面临的竞争挑战和发展机会都相对较少。但是，有些企业在市场需求以较大的幅度增长或是外部环境提供了较多的发展机遇的情况下也会采取稳定型战略。这些企业一般来说是由于资源状况不足以使其抓住新的发展机会而不得不采用相对保守的稳定性战略态势。

**类型**　从稳定型战略的具体实施来看，可以分为4种类型。

无变化战略　企业在经过各种条件的分析后，只希望能保持在现有战略的基础水平上的一种战略。企业不仅对其战略经营活动希望按照原有方针在原有经营领域内进行，而且对其在同行业中所处的市场地位、产销规模、效益水平等也都希望维持现已达到的状况，保持不变。采用它的企业可能基于以下两个原因：一

是企业过去的经营比较成功，并且企业内外环境没有发生重大变化。二是企业并不存在重大的经营问题或隐患，因而战略管理者没有必要进行战略调整，或者害怕战略调整会给企业带来资源分配的困难。

**维持利润战略**　为了维持原有的利润水平而牺牲企业未来成长的战略。维持利润战略注重短期效果而忽略长期利益，其根本意图是度过暂时性的难关，因而往往在经济形势不景气时被采用，以维持过去的经济状况和效益，实现稳定发展。

**暂停战略**　在一段时期内降低企业目标水平，放慢快速成长的步伐，使企业能够将各种资源合并在一起使用的战略。

**谨慎实施战略**　当企业外部环境中的某一重要因素难以预测或变化趋势不明显时，企业有意识地降低实施进度，谨慎行事，步步为营的战略。

**利弊分析**　从积极的角度看稳定型战略的优点：①企业的经营风险相对较小。由于企业基本维持原有的产品和市场领域，从而可以用原有的生产领域、渠道，避免开发新产品核心市场的巨大资金投入、激烈的竞争抗衡和开发失败的巨大风险。②能避免因改变战略而改变资源分配的困难。由于经营领域主要与过去大致相同，因而稳定战略不必考虑原有资源的增量或存量的调整，能够避免资源重新配置和组合的成本，防止由于发展过快、过急造成的失衡状态。③能给企业一个较好的修整期，使企业积聚更多的能量，以便为今后的发展做好准备。

缺点：①稳定型战略的执行是以市场需求、竞争格局等内外条件基本稳定为前提的。一旦企

业外部环境发生较大变动，企业战略目标、外部环境、企业实力三者之间就会失去平衡，采用这种战略将会使企业陷入困境。②稳定型战略也会使企业的风险意识减弱，甚至形成害怕风险、回避风险的文化，降低企业对风险的敏感性和适应性。

（陈　敬）

yīyào qǐyè jǐnsuōxíng zhànlüè
**医药企业紧缩型战略**（pharmaceutical enterprises retrenchment strategy）　医药企业从原有的战略经营领域收缩或撤退的战略。任何企业都不是直线成长，而是螺旋式上升、波浪式前进。应根据市场的变化、企业自身实力以及竞争对手情况的变化采取不同的战略，有进攻、有撤退、有扩张、有收缩，自觉调整自身的产业结构和产品结构，以保证企业内部资源配置的最优化，所以企业的退出与企业进入一样，也是构成企业发展战略的重要组成部分。

**类型**　采用紧缩型战略的企业可能是出于不同的动机，从这些动机来看，有3种类型的紧缩型战略：适应性紧缩战略、失败性紧缩战略、调整性紧缩战略。①适应性紧缩战略是企业为了适应外界环境而采取的一种战略。这种外界环境包括经济衰退，产业进入衰退期，对企业的产品或服务的需求减小等情况。在这些情况下，企业可以采取适应性紧缩战略来度过危机，以求发展。因此，适应性战略的使用条件就是企业预测到或已经感知到了外界环境对企业经营的不利性，并且企业认为采用稳定型战略尚不足以使企业顺利度过这个不利的外部环境。②失败性紧缩战略，它是指企业由于经营失误造成竞

争地位的下降，经济资源的短缺，经营状况恶化，只有采用紧缩型战略才能最大限度的减少损失，保存企业实力。失败性紧缩战略的使用条件是企业出现重大的问题，如产品滞销、财务状况恶化、投资已无法收回的情况下。③调整型紧缩战略，它是指企业为了利用环境中出现的新机会，谋求更好的发展，使有限的资源分配到更有效的业务单位而采用的战略。

按照实现紧缩性战略的途径分类，紧缩型战略共有3种类型，即转变战略、撤退战略和清理战略。①转变战略。转变战略使企业在现有的经营领域不能维持原有的产销规模和市场面时，不得不采取缩小产销规模和市场占有率，或者企业在存在新的更好的发展机遇的情况下，对原有的业务领域进行压缩投资，控制成本、改善现金流、改善经营效益的战略方案。②撤退战略是指将企业的一个或几个部门转让、出卖或停止经营，将企业资源集中到企业的主导产品、核心市场上。这个部门可以是一个经营单位，一条生产线或者一个事业部。战略撤退的主要目的是要保存企业实力，增加现金来源、摆脱亏损的经营领域，通过资金的筹集来加强和巩固保留下来的业务的优势。③清算战略。即企业由于无力清偿债务，通过出售或转让企业的全部资产，以偿还债务或停止全部经营业务而结束企业的生命时的战略。显然，只有在其他战略都失败时才考虑使用清算战略。但在确实毫无希望的情况下，尽早地制定清算战略，企业可以有计划的逐步降低企业股票的市场价值，尽可能多的收回企业资产，从而减少全体股东的损失。

**利弊分析** 紧缩型战略的优点有：①能帮助企业在外部环境恶劣的情况下，节约开支和费用，顺利地度过面临不利的处境。②能在企业经营不善的情况下最大限度的降低损失。③能帮助企业更好地实行资产的最优组合。通过采取适当的紧缩型战略，可以进行产品结构的调整，提高资产流动性，提高资产的利用效率。

紧缩型战略也能为企业带来一些不利之处：①采用紧缩型战略，企业即陷入消极经营的状态，职工士气低落，这种状态的本身就威胁到企业的生存，更加剧了企业经营的困难。②实行紧缩型战略的尺度较难以把握，因而如果盲目地使用紧缩型战略的话，可能会扼杀具有发展前途的业务和市场，使企业的总体利益受到伤害。

(陈 敬)

yīyào qǐyè jìngzhēng zhànlüè

# 医药企业竞争战略 （pharmaceutical enterprises competitive strategy）

医药企业为获取竞争优势而制订的总体规划。是医药企业战略中最主要的战略。在美国迈克尔·波特（Michael Porter）的《竞争论》中指出：竞争战略是由独特而有价值的定位所创造出来的，是企业在同一使用价值的竞争上采取进攻或防守的长期行为。医药企业竞争战略核心作用是通过对市场以及竞争对手的分析而为企业的未来发展做出前瞻性的指导，确立未来的发展方向。

**制定** 医药企业制定竞争战略的步骤：①明确企业在医药行业中的相对位置。通过对企业具有的竞争能力分析，明确行业中业已存在和潜在的机会与风险，有利于促使企业努力寻求良性发展最具潜力的领域。②明确企业的目标、任务以及远景规划，确立企业的战略核心。通过综合考虑市场的切入点、产品、顾客群、市场的地理位置等各种因素，制定各种方案并进行比较，做出最具价值的选择，确定企业建立核心竞争力的领域，使企业获得长久的竞争优势。③制定明确的战略目标。通过制定战略目标，优化组合企业人力资源，增强企业的执行力，加强资源的合理配置，优化资源结构，最大限度地利用和发挥资源效能。④制定明确的竞争行动。通过竞争行动来影响各种力量的平衡，从而改善自己在竞争中的相对地位。在竞争对手意识到这些影响因素变化之前采取行动，可使各种力量达到一种新的竞争均衡。

**影响因素** 波特认为行业中存在着决定竞争规模和程度的5种力量，它们综合起来影响着产业的吸引力以及现有企业的竞争战略决策。其分别为同行业内现有竞争者的竞争能力、潜在竞争者进入的能力、替代品的替代能力、供应商的讨价还价能力以及购买者的讨价还价能力（见波特五力模型）。因此医药企业在制定竞争战略时，应重点分析企业面临的顾客（包括药品批发商、药品零售商和医院）、供应商（原料药供应商）、现有的竞争者（即生产同种药品的企业）、即将新进入的竞争者（新增加的生产同类药品的企业）、替代性药品生产商（即与其生产的药品有同样药理作用的其他药品生产企业）5个方面能力之间的关系，以明确自身的竞争能力与优势领域和劣势领域，以确定企业应长远发展的核心竞争力（见医药企业核心竞争力）的领域。基于不同的影响因素，可选择不同的竞争战略类型。

**类型** 竞争战略是以竞争为核心的战略，包括3种基本类型：成本领先战略、差异化战略、集中化战略。

**成本领先战略** 通过有效途径，使企业的全部成本低于竞争对手的成本，以获得同行业平均水平以上的利润。成本领先战略要求企业必须建立起高效、规模化的生产设施，全力以赴地降低成本，严格控制成本、管理费用及研发、服务、推销、广告等方面的成本费用。为了达到这些目标，企业需要在管理方面对成本给予高度的重视，确保总成本低于竞争对手。通过建立目标成本体系，从进货起就建立严格的采购制度、供应商档案与准入制度、确定标准采购价，从根源上降低成本；同时在生产、制备等方面，结合市场需求、同行业售价等对产品利润进行严格把控；通过数学建模与分析等方法，优化运输成本与运输方案，并运用新型网络系统和自动化器械平台，将装运工作转向集约化；在内部完善员工的奖惩机制，提高员工积极性与工作效率，以最少的人力取得最大的效果，降低人力成本，最终实现销售收入增加。部分药品企业通过成本领先战略可以达到占领市场的目的。

**差异化战略** 企业通过向市场提供与众不同的产品和服务，以满足顾客特殊的需求，形成企业竞争的优势战略。差异化战略要求准确把握"顾客需要什么？"在此基础上，准确地为企业能向顾客提供的产品进行定位。医药企业实现产品差异化的途径多种多样，如产品设计、品牌形象、技术特性、销售网络、用户服务等。例如，有的药品企业，针对企业的产品、营销和服务三大领域，制定适合企业发展的全面的差异化战略，根据自身的品牌特点，打造品牌优势，注重产品的质量，进行适度创新；根据消费者的需求进行产品改进，根据消费者需求进行特定的产品生产；建立新型的营销网络，将网络线上销售与线下药品物流业务相结合，同时结合临床使用与药店零售，形成线上线下共同销售的新型销售网络，实现产品的销量增长。

集中化战略 又称聚焦战略。是指企业或事业部的经营活动集中于某一特定的购买者集团，或产品线的某一部分以及某一地域市场的一种战略。集中化战略的前提是：公司业务的专一化能够以较高的效率、更好的效果为某一狭窄的战略对象服务，从而超过在较广阔范围内竞争的对手。公司或者通过满足特殊对象的需要而实现差异化，或在为这一对象服务时实现低成本，或二者兼得。具体来说，集中化战略可以分为产品线集中化战略、顾客集中化战略、地区集中化战略、低占有率集中化战略等。如中国的民营医药企业将其产品生产定位在发展前景较好的中药及其制剂，或是新兴的生物制药领域，避免进行竞争激烈的化学仿制药的重复生产；其产品的销售可以针对某个特定地区市场或特定的顾客群；或是针对整个药品研发、生产、流通销售的一个细分区段，将其做精做细，从而在市场中获得更高的收益。

（陈 敬）

yīyào qǐyè héxīn jìngzhēnglì

# 医药企业核心竞争力 （pharmaceutical enterprises'core competitiveness） 医药企业在经营过程中形成的、不易被竞争对手

仿效的、能带来超额利润的、独特的能力。是医药企业内部经过整合了的知识和技能。核心能力亦即企业不断获取战略性资源，并对资源进行有效的配置、开发、利用和保护的能力。核心竞争力本质上是企业的一种可提供具有特异性或成本优势的关键性产品或服务的能力，因而是一种生产力。核心竞争力是企业持续竞争优势之源，是组织集体智慧的结晶，是强势企业的功能属性。核心竞争力能使企业在竞争中领先，获取持久竞争优势。

特征 医药企业核心竞争力应具有价值性、集合性（整合性）、延展性、独特性（异质性）、时间性（动态性）五大特征。①价值性，是核心竞争力最基本的特性。核心竞争力极富战略价值，它必须特别有助于实现用户所看重的核心价值，也为企业带来较为长期的超额利润。换言之，核心竞争力能使企业在降低成本和提高效率方面比竞争对手做得更好，能提供给顾客"可感知"的效用，能创造更多的"消费者剩余"。如一个医药企业所具有的被医生和患者认可的该企业主打产品，其所带给企业的价值性不仅具有长期的利润，还因其创造出的被医生和患者认可的信任感，更有利于他们对该企业生产的新医药产品接受和使用。②集合性（整合性），是核心竞争力的显著特征。核心竞争力绝不是单一的，它是企业经过整合了的知识和技能，是企业的多种能力融合、提炼、升华的结果，是对企业内外资源优化整合、充分利用以发挥最大效力的过程，是各关键构成要素有机结合而形成的体系。每一个医药企业都具有其特有的具创新能力的团队，他

们在该企业对政治法律环境、经济环境、社会环境以及技术环境的认识上具有敏感性和快速适应性，能够根据外部环境的变化不断提出该企业新的发展方向，从而具有带领该企业在竞争中获胜的能力。③延展性，是指企业能够从核心竞争力衍生出一系列的新产品和新服务以满足客户需求的能力。核心竞争力有从核心竞争能力→核心技术→核心产品→最终产品的延展能力，即企业的核心竞争力包含着一项或几项核心技术，而这些核心技术相互配合形成1个或多个核心产品，再由核心产品衍生出最终产品。这个延展过程中，企业的核心竞争力是主导力量。核心竞争力的延展性使企业能够在较大程度上满足客户的需求，不仅是当前的需求，而且包括了潜在的需求。这是一个医药企业在原有医药产品生产过程中不断发展新产品的能力。④独特性，又称异质性，是指企业的核心竞争力中具有独一无二、为企业所特有，没有被当前和潜在的竞争对手所拥有的能力。独特性还要求核心竞争力具有不可模仿和难以被替代的特性。因而使企业具有市场控制力，能为企业带来竞争优势。常常表现为一个医药企业所具有的生产医药产品的特殊技术或特殊技术体系。⑤时间性（动态性），企业核心竞争力是在长期的经营实践中逐步积累形成的，它作为支撑企业长期发展的主动力，具有较强的稳定性，其生命周期也远远超过了一般产品的生命周期。但是企业的核心竞争力总是与一定时期的产业动态、管理模式以及企业资源等变量高度相关，随着时间的推移，企业核心竞争力必然发生动态发展演变。企业必须对

核心竞争力进行持续不断地创新，不断赋予核心竞争力新的内涵，对其拓宽、深化，发展和培育，维持并扩大核心竞争力与竞争对手间的领先差距，才可获取持久竞争优势。这是一个医药企业所具有的随着时间的推移、新技术的引进，可以不断创造出具有更高质量或特殊类型的医药产品的能力。

**作用** 核心竞争力在企业成长过程中的主要作用表现在：从企业战略角度看，核心竞争力是战略形成中层次最高、最持久的，从而是企业战略的中心主题，它决定了有效的战略活动领域；从企业未来成长角度看，核心竞争力具有打开多种潜在市场、拓展新的行业领域的能力；从企业竞争角度看，核心竞争力是企业持久竞争优势的来源和基础，是企业独树一帜的能力；从企业用户角度看，核心竞争力有助于实现用户最为看重的核心的、基本的和根本的利益。

（陈 敬）

bōtè wǔlì móxíng

# 波特五力模型 （Michael Porter's five forces model） 美国管理学家迈克尔·波特（Michael Porter）提出的用产业中的 5 种竞争力量分析行业竞争态势的战略分析工具。有效分析客户竞争环境的一种竞争战略分析方法，波特认为企业竞争优势是由产业结构决定的，是由一个产业中的 5 种竞争力量，即新进入者的威胁、替代品、买方的议价能力、供应方的议价能力和行业内现有竞争者所决定的，这 5 种基本竞争力量的状况及其综合强度，决定了行业的竞争激烈程度，从而决定了产业最终的获利潜力。要对抗这些竞争力量，企业就要采取相应的发展策略，建立自己的竞争优势。

**原理** 模型中的提出了 5 种竞争力量。

新进入者的威胁 竞争性进入威胁的严重程度取决于两方面的因素，这就是进入新领域的障碍大小与预期现有企业对于进入者的反应情况。行业的进入壁垒是指新进入某行业的企业需要承担的额外成本，而该成本是现有行业所不需要承担的，如规模经济、产品差异化、大额的资金需求等都可能成为行业的进入壁垒。因此当行业的进入壁垒越大时，潜在竞争者进入该行业的难度就越大。

替代品 绝大多数产品在本行业或其他行业中存在替代品，替代品的存在将影响产品的销售。当市场上存在紧密替代产品时，它增加了客户响应价格上涨而转向替代品的可能性。这降低了供应商的力量和市场的吸引力。

买方的议价能力 购买者希望通过较少的价格支出获得较高质量的产品或服务，从而直接影响企业的利润。购买者的议价能力主要受以下因素的影响：购买者购买数量越大，其议价能力越强，相反，其议价能力越弱；企业作为卖方，若卖方市场中多为分散的、小规模生产者，则相对而言购买者的议价能力较强。

供应方的议价能力 供应商为企业提供商品及相应服务，通过抬高价格赚取利润而变相降低了企业的利润，因此可通过降低供应商的议价能力来实现企业利润的增加。供应商的议价能力受多方面因素影响，供应商的集中程度越大，越形成规模，其议价能力越强；供应商提供的供应量占自身的产量越大，则该业务的丧失将对其利润影响巨大，因此

其议价能力越低；同时，供应商提供的产品，如零部件，对于企业最终产品完工的重要程度越高，则供应商议价能力越强；市场中往往存在替代的供应商，若替代供应商具有产品的优势，且企业的转移成本在可接受范围内，则现有的供应商议价能力越低；供应商有前向一体化的能力，往往会增加供应商的议价能力；买方，即企业自身，其对于供应产品价格的敏感度越高，说明产品的价格对于企业选择供应商的影响程度越大，在这种情况下，供应商的议价能力越低。

行业内现有竞争者 主要驱动力是市场竞争对手的数量和能力。行业内企业竞争的目标在于使自己的企业获得相对于竞争对手的优势。现有企业之间的竞争常常表现在价格、质量、服务、广告、销售网络、创新等多个方面。

**应用** 用波特五力模型分析中国的医药行业，可以看出：潜在的进入者面临着较高的门槛。医药行业是朝阳产业，具有投入大、利润高、风险大等特点。医药行业技术含量相对较高，关系国计民生，进入壁垒也较高。进入者必须面临规模经济的考验，若以低投入进入，则产品和市场得不到保证；若以高投入进入，市场需要培育期，短期回报率不能达到预期。同时，由于顾客对药品质量和品牌忠诚度不同，新加入者需要花费较长时间攻克这一壁垒，树立自己的企业和产品品牌形象。另外，在进入医药行业时，如果没有自己的分销渠道，也会面临进入障碍。医药生产企业-医药商业公司-医院，这种传统分销渠道的特殊性导致新加入者在选择和建立分销渠道时需要

花费大量的时间和资金。行业内产品的知识产权和专利保护限制了新加入者对产品的选择，没有特殊优势的产品也无法赢得竞争。国家行政干预、药品招标限价政策、新建厂房需进行《药品生产质量管理规范》认证等都限制了新加入者的进入难度。

现有的竞争者之间竞争的领域。截至2018年底，中国的医药企业多为中小型企业，这些企业在规模与资源上势均力敌，行业内竞争异常激烈。药品创新缓慢，导致药品同质化现象严重，各药企之间不得不展开激烈的价格战和服务战，市场增长缓慢。与此同时，跨国医药企业通过独资、合资模式与本土药企建立联系，凭借美誉度较高的产品和服务获得顾客认可，不断扩大市场占有率，加剧了竞争的激烈程度。

仿制药有可能成为原研药的替代品。药品属于特殊商品，一种新药从研发、临床试验、上市后大规模人群使用，需要投入大量的人力、物力和财力。研发过程少则十几年，多则几十年，且可能面临研发失败的风险，因此替代品对医药行业竞争威胁不大。但中国国内过多的专利期外的仿制药品一旦通过了质量一致性评价，将成为国外原研药的替代品，以相同机制、价格低廉对原研药物造成威胁。供应商的议价能力，直接影响着医药企业的生产成本。医药供应商包括原料药及辅料生产厂家、能源的提供商等等。我国是全球主要的原料药出口国，拥有大量的原料药生产厂商，原料药行业的竞争也异常激烈。因而在原料药采购的议价方面，医药企业占据一定的优势。但特色原料药是技术壁垒较高的细分领域，在供需结构逐渐优化的背景下，生产高质量原料药的企业在战略地位和议价能力方面将有显著优势。

在国家药品招投标等政策下，购买者具有较大的主动权。医药生产企业的购买者主要有药品批发企业、医疗机构药房和零售药店等。21世纪初，药品批发企业逐渐形成战略联盟，规模化、集团化趋势明显，大型药品批发企业在市场中发挥越来越大的作用，市场份额逐年加大，在与药企谈判时具有较强的议价优势。中国医疗机构在药品集中招标采购中，通过整合医疗机构间的采购需求，联合议价，达到降价目的。

（陈 敬）

yīyào qǐyè bìnggòu zhànlüè

## 医药企业并购战略（mergers and acquisitions strategy of pharmaceutical enterprises）

企业通过兼并及收购使两家或两家以上企业合并成为一家企业时所采用的长远性、全局性的谋划或方案。是医药企业战略管理中的一种战略。

医药企业并购包括兼并和收购，其中兼并又称吸收合并，通常是指两家或两家以上独立企业合并组成一家企业，一般表现为一家占优势的公司吸收其他公司的活动。收购是指一家企业使用现金或者其他资产购买另一家企业的资产或者股票，以获得对该企业的全部资产或者某项资产的所有权，以便获得对该企业的控制权的行为。医药企业并购通常是某一或某一部分权利主体通过出让其拥有的对企业的控制权而获得相应的受益，而另一部分权利主体则通过付出一定代价而获取这部分控制权，是在一定的财产权利制度和企业制度条件下实施。因此，医药企业并购过程实质上是企业权利主体不断变换的过程。其中，以发行股份、债券或支付现金意图交换或购买另一个或几个公司股份的公司为并购方，被交换或购买股份的公司为被并购方。

**实施条件**　医药企业根据自身的经营环境，决定是否采用并购策略。当医药企业处于良好的经营环境中，企业拟持续扩张自身的产销能力时，采用并购策略就是快速扩大产能，提升市场占有率的有效手段。在医药企业扩张时期，可围绕同行业企业或者上下游产业链展开并购。但是，当医药企业处在不良的经营环境中，企业就可能成为行业龙头企业的被并购方。此外，当医药企业遭遇发展瓶颈时，医药企业可以采取纵向并购和混合并购等手段，加快推进转型的进程，以转变企业的经营方向、运营模式及其相应的组织方式、资源配置方式等，可以有效地重塑医药企业的竞争优势。

医药并购中的并购方需满足以下条件：第一，投资管理能力，即医药企业是否能够以"正确的方式"去把握"正确的投资机会"的一种素质，包括"机会的发现、识别、捕捉和延伸"。第二，融资管理能力，通过构建融资能力，可以优化控制资金风险、资本结构、降低资金成本。第三，决策支持的能力，包括对决策支持信息、决策支持组织、决策支持报告体系等企业决策支持能力的影响因素。第四，风险管理能力，指企业是否能够有效控制并购的风险。此外，被并购方需要具备的条件包括：独特的品牌和巨大的市场，并购方亟须的技术，要有一定的规模效应和具有可以进行全球布局的潜力，有成熟的产业链关键环节等。

**并购的类型及方式**　按不同的分类方式可将医药企业分为多种类型，其中按并购双方所处产业的异同，可以将医药企业并购分为医药企业横向并购、医药企业纵向并购和医药企业混合并购。按照不同的并购行为方式，可以分为：医药企业公开市场收购、医药企业股权置换、医药企业借壳上市、医药企业杠杆收购（包括医药企业管理层收购等）以及医药企业现金协议收购等。

**医药企业横向并购**　医药行业的两个或两个以上的企业之间进行的并购。此类并购有利于减少行业间的同质竞争恶性局面的发生。横向并购能够有效降低经营成本，提高市场占有率从而达到规模效应。

**医药企业纵向并购**　纵向并购又称垂直并购，是指处于产业链的上下游企业之间的并购行为，又分为前向一体化并购和后向一体化并购两种。前向一体化并购是指医药企业获得其分销商或零售药店的所有权，能够降低交易费用，整合产业链下游资源；后向一体化并购是指沿着产品实体流动的反向所发生的并购，如获得药品原材料供应商，中药材种植基地和药包材供应商。

**医药企业混合并购**　混合并购是横向并购与纵向并购相结合的并购。简单地说，当并购方和被并购方分别处于不同的市场、不同的产业部门，且这些产业部门的产品没有密切的替代关系，并购双方企业也没有显著的投入产出关系，那么称这种并购为混合并购。

**医药企业公开市场收购**　医药企业的收购方通过向目标公司股东公开发出要约购买其持有的股份，从而取得对公司的管理权或控制权，进而实现对该公司进行兼并和收购的行为。公开市场并购又称要约收购。是各国证券市场中最主要的收购形式，是一种特殊的证券交易行为。

**医药企业股权置换**　医药企业公司股东与战略性合作伙伴经交叉持股，建立利益关联的方式。通常是在维护公司利益的前提下引入战略性投资或合作伙伴时，采用的一种医药企业并购战略的方式，通常不涉及控股权的变更。

**医药企业借壳上市**　医药企业是借壳方，通过收购、资产置换等方式取得已上市公司的控股权，并利用上市医药公司的融资渠道，增发股票进行融资，并把自己的资产转换为上市医药公司资产，从而达到上市目的的行为。

**医药企业杠杆收购**　医药收购企业利用被收购企业的资产和未来收益作为抵押，举债融资收购目标企业，并利用被收购企业的资产和未来收益还本付息的策略，杠杆收购又称融资式兼并。其中，管理层收购是一种特殊的杠杆收购方式，主要方式是医药企业公司管理者利用融资资本购买公司股份，以实现对公司的控制、重组的行为。

**医药企业现金协议收购**　医药企业以单一现金作为对价，按照约定的价格购买股东所持股份的行为。现金协议收购又称不公开收购。其目的是实现兼并或者控股。

值得注意的是，在进行并购方式的选择时，基本思路是以企业的竞争环境为背景，全面分析企业的核心能力以及未来可发展方向，再以此为基础，制定合理的并购模式。

**并购的动机**　主要有3种。具体表现为：①迅速进入，争取市场机会，规避各种风险。与新建公司相比，并购可以节约组建新公司的时间，获得现成的管理人员、技术人员和生产设备，迅速在新的市场经营。②获得协同效应。与新建方式相比，并购是一种合并，成功的合并可以获得协同效应，可以资源互补，并通过技术转移或经营活动共享产生的效益。例如，企业的横向并购可以扩大生产经营规模，降低成本费用，通过并购能够形成有效的规模效应。③克服企业负外部性，减少竞争，增强对市场的控制力。微观经济学理论表明，企业负外部性的一种表现是"个体理性导致集体非理性"。两个独立企业的竞争表现了这种外部性，竞争的结果常常是两败俱伤，而并购战略可以减少残酷的竞争，还能够减少对其他竞争对手的竞争优势。

**并购失败的原因**　各并购方式的失败率是很高的，在医药企业并购的实践中，许多企业并没有达到预期的目标，甚至遭到了失败。造成并购失败的主要原因有4种。

**决策不当**　企业在并购前，或者没有认真地分析当时企业的潜在成本和效益，过于草率地并购，结果无法对被并购企业进行合理的管理；或者高估并购对象所在产业的吸引力和自己对被并购企业的管理能力，从而高估了并购带来的潜在经济效益，结果遭到失败。

**并购后不能很好地进行企业整合**　企业在通过并购战略进入一个新的经营领域时，并购行为的结束只是成功的一半，并购后的整合状况将最终决定并购战略的实施是否有利于企业的发展。

企业完成并购后面临着战略、组织、制度、业务和文化等多方面的整合，其中，企业文化的整合是最基本、最核心，也是最困难的工作。企业文化能否融为一体，影响着企业生产运营的各个方面。如果并购企业与被并购企业在企业文化上存在很大的差异，企业并购以后，被并购企业的员工不接受并购企业的文化，并购后的企业则很难管理，而且企业效益会受到严重影响。

**支付过高的并购费用** 不论是否通过股票市场，价值评估都是并购战略中卖方与买方较量的焦点。如果不能对被并购企业进行准确的价值评估，并购方就可能承受支付过高并购费用的风险，高代价并购会增加企业的财务负担，使企业从并购的开始就面临效益的挑战。

**跨国并购面临政治风险** 对于跨国并购而言，规避政治风险日益成为企业国际化经营必须重视的首要问题。

**注意事项** 并购的实施策略主要有以下几项考虑。

**重视企业利润的提升和研发能力的巩固和整合** 医药企业在并购时应在质量以及药品研发能力上多加关注，对于多元化一定要小心，一定要确保有相应的承受能力。对于中小型医药企业，最重要的是使企业强大起来，这时候除了以上提到的两点还需要增加现有产品的营销渠道以及尽量压缩成本。建议企业在选择并购目标企业时尽量选择在产品生产、专利、研发能力有突出优势的企业，从而提升企业竞争实力。

**尽可能多地掌握目标企业信息** 掌握目标企业的信息量决定着并购后面临麻烦的数量，在成本以及条件允许的情况下，应尽可能地搜集以下关于目标公司信息，如公司发展历程、财务收支、生产经营、人员构成、战略导向、研发专利、企业文化等方面。

**重视并购后的整合工作** 在成功并购后，整合并购资源是整个并购重组工作的重中之重。并购后，并购方应根据并购双方的具体状况进行合理的整合，告知对方企业自己的管理、企业文化，调节人力资源，从而快速有效地完成整合工作。

（杨 男）

yīyào qǐyè héngxiàng bìnggòu

## 医药企业横向并购 （horizontal mergers and acquisitions of pharmaceutical enterprises）

两个或两个以上处于竞争关系的医药同行业企业间进行兼并和收购的行为。医药企业的横向并购有利于医药企业整合发展，集中发展资本，提高医药企业的竞争实力。属于医药企业并购战略中的一种类型。

**优缺点** 横向并购在一定程度上减少竞争对手、提高市场份额，还可以使企业整合技术，进行专业分工，形成规模效应，使企业既能提高产品质量又能减少单位成本，从而使企业的垄断实力与市场竞争力提高。但医药企业横向并购也容易形成垄断，破坏自由竞争，降低医药市场竞争氛围，不利于和谐市场的形成。

**实施策略** 横向并购在企业发展中发挥的价值在于弥补了企业资产配置不足的情况，由于规模效应而使生产成本降低，提高了市场的份额，从而大大增强了企业的赢利能力和竞争力。在横向并购的实施战略上，主要有以下几项考虑。

**专业化策略** 医药产业专业区分性强，技术集中度高，单一医药企业不可能在任何领域都能取得竞争优势。医药企业横向并购必须通过市场的准确定位，实现医药企业专业化的过渡。

**优势互补策略** 强强联合通常占据了医药企业横向并购的主导地位。如果参与并购的两个企业都在医药行业中占据相当的份额，都拥有强大的经济实力，将使合并以后的新的医药企业形成资源优势、市场优势的汇合与互补，从而具有更强的竞争力与垄断地位。

**连锁经营策略** 连锁经营的主要目的就是要让医药企业取得协同效应，并且通过该协同效应降低医药交易成本，获得企业利润。如果仅是一家巨无霸的医药企业的话，所有的药品交易过程都要经过企业自己完成，这样花费太大、交易成本高。同时，这样还会严重降低企业在其他地区的影响力。因此，横向并购医药企业合并后期形成连锁经营模式，有利于扩大知名度，增加市场竞争力，推进医药企业现代化发展，从而实现医药企业整体的规范化、制度化。

**影响因素** 横向并购中常常不能达到预期成功的主要原因有5个。

**并购目标公司选择不当** 医药企业横向并购目标公司选择恰当与否直接关系到并购的成败。目标公司选择不当会使并购无法实现预期的协同效应。缺乏对并购和行业相关法律法规的及时了解、过高的估计自身实力、不切实际的并购战略、并购团队低效、不当的搜寻目标公司的方法、缺乏足够的谨慎性调查和合理的决策方法都可能导致并购目标公司的选择不当。

**现金支付的高风险** 现金支

付是在企业并购中使用频率最高的支付方式。如果企业有很好的偿债能力，以现金方式支付对业绩具有强的正效应；但如果企业的偿债能力差，采用现金支付方式则可能使企业掉入债务的陷阱。

**交易价格过高的风险** 交易价格过高是导致并购公司从并购活动中获得负收益的主要原因。并购公司对目标公司信息掌握的不充分和并购公司领导层过高的自我估计都会使对目标公司价值评估产生失误。当并购者为并购支付了溢价以后，则需在满足市场已经预期的业绩目标以外，还需为满足并购溢价所要求的更高的业绩目标而承担风险。

**整合的忽视与进程缓慢** 并购协议的签订不是并购的结束，而是并购整合的开始。忽视并购后的整合，会使企业在急剧变化的市场中丧失宝贵的机会，也会使企业的后期投入在低效率的组织中低效的发挥作用。

**并购方公司缺乏竞争优势** 医药行业巨大的竞争压力会使并购方公司本身由于创新能力不足、知识产权意识不强等原因缺乏持续良好发展的势头。

(杨 男)

yīyào qǐyè zòngxiàng bìnggòu

# 医药企业纵向并购（vertical mergers and acquisitions of pharmaceutical enterprises） 处于产业链的上下游医药企业间进行兼并和收购的行为。纵向并购又称垂直并购。

**分类** 可分为前向一体化并购和后向一体化并购两种类型，并通过前向并购和后向并购两种途径进行，主要内容如下。

前向一体化并购 医药企业获得其分销商或零售药店的所有权的并购。这类并购能够降低交易费用，整合产业链下游资源，从而提升营销能力。当一个医药企业发现产品批发和零售等环节对其整个产业链具有较大影响时，可以选择前向一体化并购，通过控制批发零售环节，在一定程度上提高产品销售效率，大力提高企业业绩。

后向一体化并购 医药企业获得药品原材料供应商、中药材种植基地和药包材供应商等所有权的并购。通过整合产业链上游资源，有助于降低成本，形成产品价格竞争优势，从而有利于形成产业链垄断。相比前向一体化并购，后向一体化并购在医药企业中更为常见。当医药企业发现药品原材料、中药材或药包材对企业的整个产业链有着至关重要的作用时，企业可以考虑后向一体化并购以便控制后向环节。

**特点** 纵向并购的企业通常在生产和经营方面联系密切、互相衔接，能够帮助企业实现一体化经营，能够控制其供应系统或销售系统，降低经营成本，缩短生产周期，这也有利于保证药品质量。但是，纵向并购存在一定的风险，同时易导致基础设施需求巨大，而有资金链短缺的风险。

**策略** 正确策略的实施有利于并购的成功。

选择符合企业发展战略的目标企业进行并购 20世纪90年代以来，在国际上掀起了并购浪潮，中国多数企业认为并购重点在于资产规模和销售规模的扩大，导致了只注重多元化经营和低成本扩张，这样的情况很容易形成并购双方企业都陷入困境的一种局面。而以往证据表明，在全球化竞争的时代，专业化程度低的多元化企业因缺乏核心竞争力很难在医药行业立足，选择符合企业发展战略的目标企业，充分利用并购企业的现有资源，利用其优势填补或加强自己的弱项，才可使企业在医药行业全面发展获得更为便捷的途径，提升企业国际市场竞争力。

重视双方企业优势资源的整合 合理整合并购企业和被并购企业的优势资源能够起到优势互补的作用，同时扩大了企业规模，对建立规模经济起到促进作用。在整合双方企业资源时，调整产品结构是至关重要的。但是，对于并购企业和被并购企业两个成熟企业而言，各自产品结构及竞争优势总会存在互相冲突，如何整合双方的优势资源，从而合理分配资源，调整产品结构，是并购成功的关键所在。

加强被并购企业的科学管理 加强被并购企业的科学管理对于提高企业效益是必要的。被并购企业通常存在管理方式不当、管理观念落后以及管理水平低下的问题，这些问题如果不解决，将对产品质量、企业效率、企业文化带来严重的不良影响。科学的管理需要做到以市场为导向，勇于突破传统保守的思想理念，建立一套有效的激励机制和约束机制，同时建立以效率为先、以公平为先的分配制度。此外，在选拔制度和奖惩制度上同样也不能懈怠，要实事求是，切勿空谈。管理的重心一定要围绕公司的主营业务发展，以提高公司资产质量为目的，注意不要偏离方向。

(杨 男)

yīyào qǐyè hùnhé bìnggòu

# 医药企业混合并购（mixed mergers and acquisitions of pharmaceutical enterprises） 所并购企业双方既非同为医药行业的竞争对

手，也不存在着像是客户或是供应商这样的纵向关系，企业在生产和职能上几乎没有任何联系。混合并购的主要目的主要是增大医药企业所涉足的领域，帮助企业实现多元化发展。

**分类** 有相关混合并购和非相关混合并购两种。

**相关混合并购** 企业以现有业务或市场为基础进入相关产业或市场的战略。相关可以是产品、生产技术、管理技能、营销渠道、营销技能或用户等方面的类似，采用相关混合并购有利于企业利用原有产业积累的优势获得一定的竞争优势。

**非相关混合并购** 企业进入与当前产业和市场均不相关的领域的战略。如果企业现有的产业增长乏力，企业也不能利用现有产业的优势进行相关多元化，则企业可以采取非相关混合并购战略，以获得新的增长点或降低经营风险。

**优点** 此类并购可以使企业不用靠自身劳动力就能迅速实现多元化，因此混合并购是企业实现多元化发展的重要途径。企业采用多元化战略具有如下优点。

**分散风险** 当现有产品及市场失败时，新产品或新市场可能为企业提供保护。首先，对于新产品，往往一项新产品都会申请专利，而专利具有排他性，让拥有新产品的企业在一定范围内具有只配地位，可以为企业自身带来客观的经济效益。通常来说，新产品会带来新市场，而新市场对于企业的发展来讲是具有巨大潜在前景的，一定程度上讲可以为企业的发展和成长保驾护航。

**更易从资本市场中获得融资** 当一个企业不单单是经营一项业务，投资者会认为该企业经营

风险较低，增长潜力较大，更愿意投资。

**获得新增长点** 当一个企业无法在原产业快速增长，或者原产业所在市场已经达到瓶颈时，那么该企业可能会通过此类并购尝试多元化经营，开发新产品，获得新的增长点。

**利用未被充分利用的资源** 当一个企业在原产业取得一定的成功，有盈余资金或其他未被现有产业利用的资源时，企业更愿意去投入新产业而获得更大的投资报酬，而不是放到银行收取利息。

**风险** 有以下5项主要风险。

**来自原有经营产业的风险** 企业的资源是有限的，管理层的注意力也是有限的，当一个企业将有限的资源投入多个领域时，必然会造成原有经营产业的资源被削弱、原有经营产业得到的关注被降低。因而有可能造成原有经营产业的风险。

**市场整体风险** 市场经济中的广泛相互关联性决定了多元化经营的各产业仍面临共同的风险。在宏观力量的冲击之下，企业多元化经营的资源分散反而加大了风险。

**产业进入风险** 企业在进入一个新产业之后，必然会向新产业不断地投入资源，而如果后续该产业发展不力，则会给产业带来风险。

**产业退出风险** 企业在进入一个新产业之后，可能会遭遇失败，而当企业进入新产业失败后，其开始投入的资金可能大部分不能收回，这就是产业退出风险。

**经营整合风险** 企业进入一个新产业，必然会给原有产业带来方方面面的影响，而每一个产业都有其特有的业务流程和市场

模式，新产业与原有产业对企业的管理机制有不同的要求时，就产生了冲突，而企业作为一个整体，要想实现规模经济和协同效应，必须把不同业务对其管理机制的要求以某种形式融合在一起，这就带来了企业的整合风险。

（杨 男）

yīyào qǐyè gōngkāi shìchǎng shōugòu

## 医药企业公开市场收购（open market mergers and acquisitions of pharmaceutical enterprises）

收购人通过向目标公司股东公开发出要约购买其持有的股份，从而取得对公司的管理权或控制权，进而实现对该公司进行兼并和收购的行为。公开市场收购又称要约收购。是各国证券市场中最主要的收购形式，是一种特殊的证券交易行为。

**产生与发展** 由于市场的激烈竞争，企业之间的并购整合越来越频繁，最初的并购方式往往是收购方与目标方控股股东的私下交易，但这种方式往往会损害中小股东的利益，同时它的不透明性也可能会扰乱正常的经济秩序，在这种情况下，要约收购就应运而生，虽然都以取得或强化对上市公司的控制为目的，但要约收购必须向该公司的全体股东发出要约（公告），而不再针对个别股东。这种公开、公平、公正的收购方式越来越得到资本市场的欢迎。

最早的要约收购产生于20世纪50年代初期的英国，因其公平、公开等优点逐渐在英国资本市场得到认可，随后开始在美国出现，到1966年就出现了100多家的要约收购。1993年12月22日国务院颁布的《股票发行与交易管理暂行条例》（下称《股票条例》）中首次提到了要约收购。

《股票条例》第四十八条规定：发起人以外的任何法人直接或者间接持有一个上市公司发行在外的普通股达到30%时，应当自该事实发生之日起45个工作日内，向该公司所有股票持有人发出收购要约，按照下列价格中较高的一种价格，以货币付款方式购买股票：①在收购要约发出前12个月内收购要约人购买该种股票所支付的最高价格。②在收购要约发出前30个工作日内该种股票的平均市场价格。前款持有人发出收购要约前，不得再行购买该种股票。

在新一轮改革浪潮中，受药品上市许可持有人制度、一致性评价工作、加强质量监管等因素的影响，从优化药品库存品种以及优化药品存量厂家的角度净化行业，优化竞争环境，减少医药领域低端供给和无效供给，实现去产能；同时加强对企业研发的引导，加快审批，优化鼓励创新的政策环境。受上述情况影响，医药并购活动将继续保持活跃，并购数量和金额也可能会刷新，由此产生的投资需求将保持强劲。

与此同时，医药行业的并购也将呈现以下趋势：①上市公司之间相互整合情况增加。由于许多小市值医药上市公司面临巨大生存压力，在竞争激烈的情况下，会有更多的上市公司进行参股或者整合、并购。②上市公司高价收购亏损企业情况增加。以前，上市公司资产并购更多是出于利润考虑，而目前则是出于公司发展战略的考虑，不得不并购一些亏损的企业来搭建发展平台。③医院将成为医药企业并购的主要对象之一。实务中，有不少医药上市公司纷纷布局医疗服务，并购医院资产。因为，药企欲进入终端，则需要掌握一些医院的资源，这个问题可通过医院并购实现。④海外并购逐步复苏。受政策、外汇和海外监管机构等影响，虽然近年来医药行业海外并购交易有所降温，但随着国内整合浪潮接近尾声，整合后的企业极有可能会将放眼海外市场，中长期前景广阔。

**特点** 有以下两点。

收购方式更公平 要约收购和协议收购是资本市场中上市公司常用的两种并购方式，其中，要约收购是收购人以收购要约人的身份，向目标公司全体股东发出收购要约，表明将以一定的价格在某一有效期内买入全部或一定比例的目标公司股票的意思而进行的收购；而协议收购是指收购人与目标公司的控股股东相协商，购买控股股东的股份，从而达到控制目标公司的目的。从上述定义可以看出，要约收购的谈判对象是全体股东，而协议收购的谈判对象只有控股股东，而忽视了中小股东的权益。在协议收购中，除非触发了30%的要约收购点，协议收购的整个交易流程都只针对控股股东，只有当交易结束了，其他中小股东才会知道交易结果，在这个过程中，协议收购使控股股东增加了为自己谋取利益的机会，而其他中小非流通股东却没有机会分享大股东的控制权溢价，这对中小股东是不公平的。而要约收购面向全体股东，不论大股东小股东都一视同仁，都是以同等的价格对股票进行收购，因此，相比协议收购，要约收购是更公平的收购方式。

信息披露制度更加完善 协议收购在信息披露上较为滞后，披露的信息不够充分，造成收购的透明度不高，难以保证真实性、及时性、完整性。而对于要约收购，信息披露是一项强制性的要求，交易的双方必须在法律规定的基础上，对交易的信息进行披露，这一项制度极大地保证了交易的透明，确保了交易双方处在一个公平的交易环境中。

（杨 男）

yīyào qǐyè gǔquán zhìhuàn
**医药企业股权置换**（equity replacement of pharmaceutical enterprises） 医药企业公司股东与战略性合作伙伴经交叉持股，建立利益关联的方式。通常是在维护公司利益的前提下引入战略性投资或合作伙伴时，采用的一种医药企业并购战略的方式，通常不涉及控股权的变更。股权置换通常有3种方式：一是股权置换，不涉及资产、现金的支付，通常发生在优势互补的公司之间；二是股权与资产式的置换，不需要现金便可以获得优质资产，扩大企业规模，通常有优质资产的公司会选择这样的方式，利用优质资产提升另一方的生产效率；三是股权与现金式的置换，除了置换股权还需要支付一定的现金。

**方式** 通常有母公司与子公司之间的股权置换和同行业之间的股权置换两种。

母公司与子公司之间的股权置换 当母公司需要增加资产投资，在公司内部或者金融市场上发行股份，子公司购买股票成为股东，此时母子公司相互持股，实现相互牵制。母子公司交叉持股可以稳定公司产权结构，防止外部恶意并购与内部经营冲突，同时也可以促进母子公司间的合作，有利于提高运营效率、促进多元化发展以及发展规模经济。但同时也会存在着虚增公司资本、扭曲公司治理结构、破坏证券市场交易秩序等问题。

同行业之间的股权置换 通常进行置换的企业双方可以优势互补,通过此方法进行资产重组,提高经营效率改善经营状况。

**类型** 有股权直接置换、股权加资产置换和股权加资金置换3种。

**股权直接置换** 两家股权置换的公司直接以股权置换股权的方式,不需要支付任何现金就能完成置换。在形式上,仅为股东名册发生了一定的变化。这种置换形式通常发生在两个需要优势互补且相对确定的企业之间,不需要让股权进入市场流通。在此情况下,置换股权的双方公司必然是经济雄厚、稳定可靠的,且不需要资金的介入,从而有利于降低财务风险。

**股权加资产置换** 置换双方中,一个公司的股东用股权加上资产作为置换的标的来置换对方公司的单纯的股权。其优点在于不用支付现金即可获得优质资产。这种方式通常用于一方的股权更为优质的情况下,而这部分优质资产可以迅速提高一方的生产能力和规模,而且不支付现金也降低了财务风险。

**股权加资金置换** 置换以现金加股权的方式来完成。通常发生在转让价格非常高的情况下,置换后,强势的一方对弱势的一方取得支配性的地位。这样也有利于小企业的存活与发展。

**过程** 通常要经过以下5个步骤。

**评估双方股价** 股价是股权置换的标的物,是后续拟定合同的基础,公平合理客观地评估股价是保证顺利进行股权置换的先决条件,可以请专业的资产评估机构对企业资产及权益进行评估,出具评估报告。

**签订股权置换合同** 合同对双方的行为具有约束性,能保障双方按约定履行义务并实现应得权益,签订股权置换合同,表示需要真实有效。

**法定变更与登记** 合同生效后,双方应该到工商管理部门进行变更登记手续,在法律上确定合同的有效。

**更新股东名册** 更名后可以保障企业股东的权益,也有利于对公司的管理。

**资产交换登记** 股权置换后,双方对股权实际掌握或资产交换登记,表明股权置换成功。

(杨 男)

yīyào qǐyè jièké shàngshì

## 医药企业借壳上市(back door listing of pharmaceutical enterprises)

医药企业是借壳方,通过收购、资产置换等方式取得已上市公司的控股权,利用上市医药公司的融资渠道,增发股票进行融资,并把自己的资产转换为上市医药公司资产,从而达到上市目的的行为。通过借壳上市,医药企业知名度可大幅提升、融资渠道拓宽,生产技术与效应都得到相应提高,实现企业良性发展。通常是通过现金收购、资产或股权置换,以及两种方式结合使用来实现借壳上市。

**理论基础** 主要包括以下4个方面。

**效率效应理论** 医药企业在借壳上市过程中往往伴随着并购业务的发生。基于效率理论,双方企业间因经营业务需要并购前做预计,各自现评估价值要小于并购后的总体价值,并购后的企业可以通过优化资源配置,提高管理效率,给股东带来利益回报,同时也为社会带来利益增长。

**协同效应理论** 协同效应理论类似于效率效应理论,均认为企业通过并购业务,借壳上市后形成的企业集团整体效益大于业务发生前企业各自的效应。因为在财务方面,借壳上市通过壳资源在证券市场直接融资,拓宽了其融资渠道;在经营方面,优势企业向弱势企业输入先进的管理经验,比如有更好的医药品牌效应、更广泛的医药销售渠道等。总体上,获得了协同的优势效应。

**信息信号理论** 借壳上市前,价值被低估的企业往往成为被收购的对象。当此信息被传出时,市场参与者将会对其股票重新定价。此后,在并购公告日和并购停牌重新上市时,市场会调整前期对它的评价,从而使企业获得超额收益。同时,要约收购信息同样会将信息传递给目标企业的管理者,从而激励管理层的管理效率巨大良性变化。这种预期也会促使投资者继续提高其估价,给企业集团带来更多的财富效应。

**委托代理理论** 上市公司经营中,公司中所有权与经营权的分离已成为普遍的现象。虽然股东希望实现自己的利益最大化,但管理层可能会存在道德风险,甚至可能为了自身的利益而牺牲公司股东利益,由此产生代理成本。借壳上市中,壳公司往往管理效率低下,借壳公司接手则可以为企业传递合理的管理经验,提高管理效率,有效地降低代理成本。

**风险** 主要存在4种情况。

**因交易双方信息不对称引起的风险** 壳公司可能会因为自身经营问题而卖壳,但是在交易时为了取得较高的价格而隐瞒自己的真实情况,这样会给借壳公司的日后经营带来许多麻烦与损失。

资金风险 在借壳上市后，公司后续的重组经营都需要巨大的资金支持，如果重组企业的融资能力不足、资金供应无法保障，那么对经营者则会造成巨大的负担。

经营风险 借壳上市并不意味着可以成功融资，企业后续的发展还是要依赖于管理者的经营。此时需要双方企业的交流磨合，经营理念达成一致。如果双方在经营管理方面有分歧，难以实现共同利益，那就违背了借壳企业的初衷。

审核风险 借壳上市通常比直接上市快，但是并不代表其监管力度小，借壳上市同样也需要许多相关部门的审批，如果财务、合同、发展前景等问题不符合相关规定，也会对审批形成阻碍。

流程 借壳重组首先应该在市场上寻求优质的壳公司，这是整个环节中至关重要的一步，关系到后续重组上市经营过程是否能取得成功。另外，应该设法取得壳公司的控制权，通常包括通过股份转让、增发新股和间接收购三种方式获得。最后进行资产重组时，应将壳公司原有的资产、人员、业务等置出，再将借壳公司的资产、人员、业务等置入。

（杨 男）

yīyào qǐyè guǎnlǐcéng shōugòu

# 医药企业管理层收购 (management buy-outs of pharmaceutical enterprises)

医药企业公司管理者利用融资资本购买公司股份，以实现对公司的控制、重组的行为。目的是获得产权预期收益。管理层收购是一种特殊的杠杆收购方式，收购后，公司的经营者与所有者为同一人。

过程 医药企业管理层收购的过程可以分为 4 个阶段：第 1 阶段，需要由医药收购企业筹措接管所需要的资金并设计出一套管理人员激励体系，如基于股票价格的激励报酬，让管理层真正参与到公司经营中。第 2 阶段，一般有两种形式：一种是医药收购企业通过购买目标公司所有发行在外的股票，并将其转为非上市；另一种是医药收购企业通过组建一个新公司购买目标公司的所有资产。第 3 阶段，管理人员通过做出削减经营成本、改变市场战略的调整，从而增加利润和现金流量。如果调整后的公司已达到投资企业的目标，投资企业在第 4 阶段则可能使公司重新变为公众持股公司，进行第二次股权发行，从而提高现有股东的流动性。

方式 收购的主要方式有：①资产收购。管理层收购企业的大部分或者全部的资产，实现对企业的控制，通常用于对企业子公司、分支机构的收购。②股票收购。管理层收购企业股东的股票，与股东进行谈判，有关交易事项达成一致即可。③综合证券收购。管理层利用现金、股票、所认股权证公司债券等多种形式出价，可以避免支付现金而造成财务风险，此种收购已经被越来越多的使用。

缺点 管理层收购的主要问题有两点：①对管理层激励不足。医药企业管理层收购是通过增加管理人员持股，激励管理层提高经营业绩。但客观上来说，这与上市公司的股东利益是相冲突的。而且，公司管理者并不承担其决策的全部财富效果，以致影响所有股票的价值。同时，当获取有关的管理人员经营情况的信息成本较高时，错误地撤换在位的管理人员可能造成浪费资源，还可能使其成为潜在的竞争者。②具有财富转移效应。管理层收购主要是通过重新分配社会财富来解释企业并购活动对社会的影响，并不能提高社会总体效益。管理层收购是公司管理层利用高负债融资买断本公司股权，使公司私有化，从而达到控制和重组公司并获得超额回报的并购方式。其在概念上属于杠杆收购的范畴，只是收购主体是管理层。管理者一般主要代表股东利益，他们可以通过使公司价值最大化来实现股东利益最大化；还可以利用股息政策、通过融资和投资决策将利益从债券持有人转到股票持有人，使债券持有人遭受损失。

特点 管理层收购也具有它独特的特点。首先，管理层收购的主要投资者是目标公司的经理和管理人员，这一类人员对本公司的情况非常了解，且他们的经营管理能力很强。通过管理层收购，上述管理层人员的身份将由经营者角色迅速变为经营者与所有者合一的双重角色身份。其次，管理层收购的实现主要通过借贷融资来完成，因此，管理层收购的财务结构由股权、优先债（先偿债务）与次级债（后偿债务）三者构成。管理层人员是公司全方位信息的知悉者，目标公司只有在具有良好的经济效益和经营潜力，且存在潜在的管理效率提升空间的情况下，才会成为管理层的收购目标。最后，管理层收购常常发生在拥有稳固现金流量的成熟行业。管理层收购属于杠杆收购，这就要求管理层必须首先进行债务融资，然后再用被收购企业的现金流量来偿还债务。一般情况下，成熟企业现金流量比较稳定，有利于收购顺利实施。

**优点** 管理层收购的优势主要体现在以下 4 点：①完美避开了相关法律对诸多问题特别是股票来源的限制，使持股方案能成功施行。②管理层人员和其他员工自身出资购买公司股份，既可保障激励，又可确保约束。③转让的法人股，相对的成本较低。④以协议的方式进行转让，价格高于公司每股的净资产，比较容易获得国资管理部门的许可。

（杨 男）

yīyào qǐyè gànggǎn shōugòu

## 医药企业杠杆收购 （leveraged buy-out of pharmaceutical enterprises，LBO） 医药收购企业利用被收购企业的资产和未来收益作为抵押，举债融资收购目标企业，并利用被收购企业的资产和未来收益还本付息的策略。杠杆收购又称融资式兼并。在整个交易过程中，收购方的现金需求将降到最低。医药企业杠杆收购主要应用在专业的金融投资公司增加收益，小企业完成对大企业的收购，或大企业实现迅速扩张的过程中。

**特点** 医药杠杆收购企业在快速获得高额资金后，通过合理、有效的经营方式能使公司增值并获得预期利益，但同时也面临着高风险，可能会因为高额负债而导致并购失败。其主要特点表现在四个方面。

**高负债** 在杠杆收购中，收购方的通常只需要筹集收购价格 10%左右的资金，剩下的可以通过外部融资来解决。通常情况下，杠杆收购呈现倒金字塔形的基本结构：金字塔顶端是银行贷款，占据收购资金比例最高，通常约60%；金字塔中间是夹层资本，

也叫作夹层债券，通常占收购资金的 30%；金字塔最底端是收购者的自有股权资本投入资产，占据收购资金的 10% 左右。

**高风险** 企业依靠大量的外部融资进行杠杆收购，面临着较高的运营风险、财务风险以及信用风险。运营风险包括向银行等机构大量借贷使其在经营管理上受到金融机构的管制，后期经营管理需要大量的资金时融资能力下降，以及重组企业的经营状况难以估计；财务风险指高额负债产生的高额利息；信用风险通常指信贷到期以后，借款人无法按照约定履行其义务而导致债权人利益受损，信用是金融市场的基础，如果收购企业面临很高的信用风险将影响后续经营状况。

**高收益** 如果收购企业可以将双方优势整合在一起，妥善经营目标企业，成功完成杠杆收购，则可以获得丰厚的收益，甚至产生"空手套白狼"的效果。

**高效率** 杠杆收购面临着巨大的借贷压力，迫使管理人员投入大量的精力将现有资源重新配置以提高经营绩效和管理效率，因而杠杆并购也成为促进管理优化的有效工具。

**应用条件** 主要有 3 方面。

**收购企业处于持续盈利状态** 收购企业应当一直处于持续盈利状态。当企业经营状况相对稳定时，现金流量也处于稳定状态，可确保其在进行杠杆收购时的负债较低。

**收购前企业具备大量有形资产** 在杠杆收购之前，收购企业应当拥有大量的有形资产，保证有充裕的资金。

**收购后企业有周全合理的经营计划** 在通过杠杆收购之后，企业管理层需要具备较高的管理

技能，可有效保证企业顺利重组并运行。

**风险** 主要有 3 方面。

**运营风险** 在杠杆收购后，收购企业和被收购企业需要对双方的经营和资源进行整合改进。在此过程中，企业主要面临融资渠道的维系风险和收购后预期效应的不确定性风险。

**财务风险** 以举债方式获得的资金而产生的杠杆收购，在举债时，高额利息大大增加了企业的财务风险，过大的财务风险可能导致企业破产。收购完成后，企业的经营业绩与预期业绩相差较大时，企业也会在盈利能力、偿债能力和股东收益方面临巨大的风险。

**信用风险** 杠杆收购后，如果企业没有充足的现金流量和收益来偿还债务，势必使企业面临巨大的信用风险。企业面临很高的信用风险时，不仅会影响到单独的业务，还会产生累计效用，影响企业整体运行。

**风险防范** 要有效降低杠杆收购风险，首先，应该合理选择目标企业，对经营状况进行科学、合理及客观的评价，采用科学的方法衡量预期风险与收益，考虑自身的风险承受情况；其次，选择适合且合理的融资方式，考虑金融机构的规模、借贷利率、借贷时间、资金到位的及时性等因素；最后，应该了解外部政策，此时是否有良好稳定的经济环境、金融市场是否规范、相关法律法规是否完善等。

（杨 男）

yīyào qǐyè xiànjīn xiéyì shōugòu

## 医药企业现金协议收购 （cash offer of pharmaceutical enterprises） 医药企业以单一现金作为对价，按照约定的价格购买股东

所持股份的行为。现金协议收购又称不公开收购。其目的是实现兼并或者控股。这是在投资者与目标公司的股东（特别是大股东）之间就股票价格、数量进行协商并达成一致后，通过签订股票转让协议后进行的。现金收购方便、快捷，在各种支付方式中占了很大比例，且尤其适合敌意收购。敌意收购，又称恶意收购，是指收购公司在未经目标公司董事会允许且不管对方是否同意的情况下，所进行的收购活动。当事双方采用各种攻防策略完成收购行为，并希望取得控制性股权，成为大股东。由于协议收购是不公开进行的，投资者与股东签订协议后才向国务院证券监督管理机构及证券交易所报告。

**优点** 现金协议收购的优点有3个：①双方交易价格简单明确，以协议约定的为准，只涉及目标公司股票的股价，可以迅速完成，同时也免去了其他支付方式烦琐的交易过程。②现金交易速度快，可以使其他竞争公司措手不及，难以在短时间内筹集到大量资金与之抗衡，可以增加协议收购的成功率。③对于收购方来讲，使用现金而不是股票进行交易，不会受到以后持股公司发展状况、通货膨胀等外在因素的影响，资本没有贬值的风险。

**缺点** 医药企业现金协议收购也存在以下几方面缺点：①通过现金支付的方式，股东需要承担较重的税赋，相当于间接地增加了交易成本，造成某种程度上股东权益的损失。②对于投资者来说交易过程涉及大量现金，投资者容易受到自身可流动资产的限制，不如股份、资产等支付方式灵活。③如果当市场出现新的机会时，投资者往往会因为缺乏资金而错失机会，影响公司的日常经营。此时，如果投资者为了把握机会利用外部融资来解决资金问题，但这样投资者需要承担额外的资金成本。

**影响因素** 医药企业以现金协议收购时，交易双方对收购、支付方式的选择是交易的重点，与双方的利益密切相关，通常会受到以下3个因素的影响：①收购目的。若是敌意收购，那么投资者会倾向于选择现金协议收购，因为此方式是投资者与个别股东之间的交易，达成协议后才信息披露，现金交易又迅速、高效，完全可以在公司其他股东不知情的情况下完成并购。②税收因素。股东收到现金以后需要立即纳税，而采用股票支付的方式可以延期纳税，股东提早了纳税时间，不能享受税收上的优惠。因为延期纳税，又被叫作"税负延迟缴纳"，是指允许纳税人将其应缴纳的税款进行延期缴纳或进行分期缴纳。此种方式适用于各种税收，特别是数额较大的税收。延期纳税主要表现为将纳税人的纳税义务向后推延，其实质上相当于在一定时期内政府给予了纳税人一笔与其延期纳税数额相等的无息贷款，这在一定程度上可以帮助有经济压力的企业解除财务困难。此外，对于政府而言，延期纳税相当于推后收税，其损失的是一定数额的利息。③投资方的股权结构。如果采用股票支付的方式，意味着投资方企业会增加新的股东，从而会不同程度的对原有股东的实际股权造成影响，而当采用现金收购时则不会出现上述情况。但是，当股权高度集中或者分散时，投资方对支付方式并没有明显偏好；当实际控股人持股在中间水平时，会更倾向于现金收购。此即阐明了医药企业在适宜情况下选择现金协议收购的好处。

（杨 男）

yīyào qǐyè yánfā guǎnlǐ

## 医药企业研发管理（research & development management of pharmaceutical enterprises）

医药企业围绕产品研究开发开展的一系列管理活动。包括确定研发战略和研发方针、研发策划、研发资源的组织和协调、研发过程管理、研发绩效的评价与改进等，是实现医药企业可持续发展的重要医药企业管理内容之一。医药企业的研发是围绕着医药产品展开的，内容包括通过创造性运用医药领域的新知识和新科技，开发新药或新的医疗产品（见医药企业研发创新）；对现有仿制药进行改进，形成新的医药产品；开发新的药品生产工艺或改进现有工艺；以及开发医药研发新技术和医药生产新技术，或对现有技术进行改进以提高效率等。

**历史沿革** 企业研发管理经过了4个时期的发展。①20世纪50年代末至60年代初，采用的是"直觉型"管理模式，即为雇佣的科学家和工程师提供最好的物力资源和最优的工作环境以及研究自主权，以期发现好的研发思路。②60年代初至80年代末，采用的是"目标型"管理模式。为解决资金、技术等资源匮乏的问题，通过有目标、有规划地进行研发项目管理，强调提高质量、缩短时间、降低成本。③80年代末至90年代末，采用的是"战略规划型"管理模式。随着技术的迅速发展，企业的研发管理与企业短期发展和长远发展规划相结合。④90年代末以后，企业研发管理已成为技术创新与市场需求互动型的管理。技术创新是企业获得竞争能力的主要手段；战略性收益管理和知识产权管理是企业研发管理的主要目标；通过战略联盟推动技术创新。

**内容** 主要有以下5项。

研发战略和研发方针的制定 结合企业发展战略和对医药领域环境因素、竞争对手、市场需求、法律法规要求以及政策变化趋势等，以及对企业优劣势、资源条件和收益目标等的内外环境分析，考虑新药或新工艺、新技术研发的投入、产出、创利与市场占有率、市场成长率的关系等，组织制定产品研发战略并明确研发方针。

研发策划 根据研发战略和研发方针，策划研发实施方案，包括研发目标、研发领导和组织、研发投入、研发风险控制、预期研发成果等。

研发资源的组织和协调 构架企业研发领导和管理机构，企业研发实施机构，确定和保证企业研发所需的人力资源、财务资源、设施和设备，并收集、分析和协调、利用适宜的外部资源，创造符合研发所需的环境。

研发过程管理 根据研发各阶段的具体目标，对研发周期、研发经费及研发资源、研发机构和人员的沟通、研发阶段成果及满足需求的程度进行评价和管理，并对研发过程中涉及的信息、技术、产品等知识进行管理，采取措施控制研发风险。（见医药企业知识产权管理）

研发绩效的评价与管理 通过对研发成果和产品是否满足研发计划、研发风险是否有效应对、研发产品创新及知识产权属性，以及研发投入收益及对企业创新发展贡献分析等，进行研发绩效评价与管理。

（胡　明）

yīyào qǐyè yánfā chuàngxīn

**医药企业研发创新**（research & development innovation of pharmaceutical enterprises） 医药企业以药品上市为目标通过化学、生物学、药学、临床等研究，对知识、科学技术和高科技含量的无形资产以及智力资产的开发与占有。医药企业研发创新主要包括根据市场健康需求确定研究药物方向，开展药物基础研究、药学研究、临床试验研究、药品上市后研究。研发创新是医药企业在激烈竞争中提高竞争优势、占领市场份额的重要影响因素，健康需求的市场竞争越激烈，企业技术创新的动力越强。研发创新的手段主要有自主创新（见药品自主创新）、模仿创新（见药品模仿创新）和延伸创新（见药品延伸创新），其主要成果体现在专利产出和新产品产出方面。

**影响因素** 医药企业研发创新的影响因素主要包括：研发周期、资金投入、企业管理层决策、政策导向、预期获利、科研成果转化、教育资源与人才资源储备等。

研发周期 一般指医药企业从确定药物研发方向到药品批准上市的时间。创新药物的基础开发研究、药学研究、临床研究到药品上市整个周期平均要经历15~20年的时间。由于企业面对的市场需求、相关领域新科学技术的进步以及新的监管规范等因素可能发生变化，新药研发周期也存在巨大的不确定性。研发周期的不确定性很大程度上会影响企业对研发创新的投入情况。

资金投入 一般指医药企业从确定新药研发方向到产品正式上市的所有资金支出，研发资金占企业主营业务收入的比重，是衡量医药企业研发投入的一个关键数据。创新型医药企业的研发投入约占主营业务收入的15%~20%，该比例随着医药企业研发创新竞争激烈程度的增加而不断提高。

企业管理层决策 一般指医药企业管理层为了实现药品研发创新目标，在已有经验和信息的基础上，借助企业的设备、技术、方法和措施，对影响药品研发创新的诸因素进行分析、计算和判断选优后，作出的具体行动计划。医药企业管理层必须平衡企业短期目标和长期规划之间的关系，只重视短期目标，会导致企业对研发创新重视不足、创新能力下降，影响企业的长期获益；只重视长期规划，忽视短期利益，也会削弱企业长期研发创新投入的经济基础。

政策导向 医药企业创新研发的政策范围广泛，从不同的角度有不同的划分。如果从管理部门职能划分，一般包括财政税收政策、药物创新研发政策、药品监管政策、药品保障政策、药品使用政策、企业监管政策等；如果从管理内容进行划分，一般说来主要包括战略谋划、创新平台建设、企业创新发展、临床审批机制以及创新生态环境等政策。如果政策利好研发创新，医药企业一般会选择加大对创新领域的投入；如果政策相对抑制创新，医药企业则更可能在创新领域审慎行动。

预期获利 一般指医药企业对其医药产品上市后利润的预估。预期获利越高，医药企业越愿意将更多资源投入研发创新。医药企业根据现有的产能资源和政策条件，预估未来研发创新后的产品将会极大提升其市场竞争力并获取客观利润，企业自愿投入人财物推进产品创新研发。企业预期创新产品获利较低，资金投入存在一定风险，企业很可能倾向于收紧该产品创新研发的投入。

科研成果转化 主要指从实验室的基础研究转化为可供医药企业大批量生产的产品。科研成果转化受到自主发明率、科技产业化链条完整性等多种因素影响，这些因素都制约基础研究成果转化成创新产品。

教育资源与人才资源储备 教育资源与人才储备资源是影响医药企业创新研发的重要因素，拥有高专业素养、较强创新能力、国际领先的医药生物人才可以提高医药企业研发创新的能力。高素质人才的培养离不开完备的高等医药院校和高水平的科研院所等教育资源。

**发展趋势** 主要分6个方面。

研发创新模式多样化 医药企业研发创新逐渐形成多学科交叉、临床需求引导、联合创新等模式。随着科技和疾病谱的变化，医药企业对新产品的研发无法仅靠单一学科进行，多学科交叉创新日益成为主流；临床需求引导医药企业研发创新产品的趋势也逐渐明朗，如新冠疫情爆发后，医药企业纷纷加快了相关产品的研发创新；医药企业还会联合其他创新团队进行合作，投资或购买新型管线产品助力本公司创新研发；医药企业也在与高校、科研机构紧密协作，由学研机构进行大量基础性、前沿性的研发创新工作，医药企业在此基础上继续投入，将创新研发结果进行产业化。

管理层决策难度增加 随着行业竞争加剧，医药企业研发创新过程中，管理层的决策难度越来越高。短期目标与长期研发创新投入的平衡需要考量的因素越来越多，只靠单一的经验型决策已经无法满足企业发展的需求，必须结合科学的决策工具和手段，多方面进行风险评估，才能更合理地做出有利于公司发展的决定。

企业研发创新投入不断增加 随着全球医药企业研发创新趋势的不断增强，各医药企业在研发创新领域的投入不断增加，呈明显上升趋势。全球研发投入前十的医药企业2019—2020年总研发投入分别为近820亿美元和958.8亿美元，上升了近138.8亿美元；其平均研发占营收比也从18.01%上升到19.72%。

研发创新趋势集中 21世纪初期，医药企业研发创新重点越发集中，重点关注的疾病有肿瘤、心脑血管疾病、代谢性疾病、复杂及患病人群基数较大的疾病等；重点关注的技术主要有免疫疗法、靶向药和基因技术、生物技术、个性化药物和精准医学等。在重点疾病领域的重点技术方面，各大医药企业更是着重细化创新，如免疫治疗已经细化到单克隆抗体类免疫检查点抑制剂、治疗性抗体、癌症疫苗、细胞治疗和小分子抑制剂等。

围绕高端创新人才的竞争加剧 随着新型技术兴起、疾病谱变化以及经济水平的发展，医药企业研发创新需求不断扩大，其对人才要求也逐渐增高。这些人才不仅需要具备生物、化学、医学、药学、材料科学、信息科学等多学科知识，同时还需要了解足够的行业知识和政策。而符合条件的医药研发高精尖人才有限，无法满足现实需求，各医药企业间创新型高端人才竞争愈发激烈。

国际合作紧密 随着经济全球化和互联网技术的不断发展，医药企业的国际合作日益增加。国际合作已经成为医药企业扩大市场、吸收学习创新研发技术的重要手段，是未来医药企业发展主要趋势之一。医药企业国际合作的主要表现为医药企业内部的跨国合作与医药企业间国际合作。医药企业内部的跨国合作，主要针对企业自身的产品进行多国同步研发和上市。医药企业间的国际合作，主要集中在研发经验分享、新型技术合作开发、人才交流、政策互通、新产品知识产权跨国交易等方面。

（史录文　林芳卉　张珺怿）

yàopǐn zìzhǔ chuàngxīn

**药品自主创新**（independent innovation of drugs） 拥有具有自主知识产权的独特核心技术的新药及新技术的过程。药品自主创新能力是医药企业自主集成和应用各种技术知识并由此获得竞争优势的能力，反映了一个企业乃至一个国家医药科技进步和医药产业实力的核心竞争力所在。

药品自主创新通常有3种类型：药品原始创新、药品集成创新、药品引进消化吸收再创新。①原始创新，即具有前所未有的重大科学发现、技术发明、原理性主导技术等特点的创新成果。原始创新意味着在研究开发方面，特别是在基础研究和高技术研究领域取得独有的发现或发明。在医药领域，药品原始创新往往表现为突破性新药，即在一定的医学理论和科学设想指导下，通过反复的设计、合成和药理、生理或生物筛选，创制出新型结构并具有生物活性的药物，即创新药

（me-new）。包括新化学实体（new chemical entities，NCEs）、新分子实体（new molecular entities，NMEs）或新活性实体（new active substances，NASs）；另外，从天然药物，如植物药、动物药或矿物药中提取、发酵提取有效成分和有效部位，也是当前创新药研发的热点。但由于研发战略、投入、机制等方面的原因，独立开展药品原始创新难度很大，国际上一些知名药企之所以能够引领全世界新药发展的方向，就是因为它们曾经创制出具有原始创新性的新药，如第一个他汀类降血脂新药、第一个喹诺酮类和第一个半合成头孢菌素类抗菌新药就具有原始创新的特点，因此很快在世界范围内形成了这类新药的产品树。②集成创新，即通过对各种现有技术的有效集成，形成有市场竞争力的产品或者新兴产业。通过以综合性大平台为骨干的创新体系或具有特色的单向平台、以企业为核心的制药孵化基地和产学研联盟等方式开展医药行业药品集成创新成为药品自主创新发展方向之一。③引进消化吸收再创新，是在引进国内外先进技术的基础上，学习、分析、借鉴，进行再创新，形成的具有自主知识产权的新技术、新产品。

（胡 明）

yàopǐn mófǎng chuàngxīn

## 药品模仿创新（imitation innovation of drugs）

通过学习模仿原研药的创新思路和创新工艺，引进或破译其核心技术和技术秘密，并在此基础上改进完善，进而开发出新产品的过程。

**分类** 模仿创新主要分为两种形式，一种是完全模仿创新，另一种是模仿后再创新。结合医药行业特点，药品模仿创新可分为两种：一种是对市场现有药品渐进式的完全模仿创新，如对同种有效成分药品的剂型、给药途径等的改进，即me-too药物；另一种指在避开别人专利或通过合法手段使用专利的情况下，对新出现新药或市场前景好的已知药物进行较大的分子改造，寻找作用机制相同或类似，在治疗上具有某些优点的新化学实体，即me-better药物。

**特点** 药品模仿创新具有以下特点：①化被动为主动的新药模仿跟随，模仿者存在研发能力薄弱或者资金的限制等一系列不利因素。跟随新药模仿创新在一定程度上能够更好地利用企业现有资源进行研发。②新药研发更具有针对性和方向性，模仿创新不仅是跟随着研发率先者的步伐，更可以在率先者的基础上进行完善和改进。③资源的集中度和利用率保证了创新的成功率。

**优缺点** 药品模仿创新可通过引进技术的方式缩短了企业的技术创新周期，节约研发资金，能使企业在缺乏技术和资金的条件下快速积累知识资源、培养技术能力、提高企业的整体研发水平。另外，模仿创新的产品具有低风险、低成本、符合市场消费需求等竞争优势，所以通过模仿创新还可以为企业用低成本取得高收益，增加企业的资金积累。药品模仿创新存在的主要局限是被动性。由于模仿创新者不做研发方面的广泛探索和超前投资，而是做先进技术的跟进者，因此，在技术方面有时只能被动适应，在技术积累方面难以进行长远的规划。在市场方面，被动跟随和市场定位经常性的变换也不利于营销渠道的巩固和发展。新药模仿创新战略有时会受进入壁垒的制约而影响实施的效果。这种壁垒一方面是自然壁垒，如核心技术信息被封锁，反求困难，模仿创新难以进行等；另一方面是法律保护壁垒，模仿创新有时会和率先者知识产权发生矛盾，产品技术受专利保护的率先创新企业会通过法律保护自身的利益，阻碍模仿创新的发生。由于这方面的原因，也使得模仿创新战略的实施受到一定程度的影响。

（胡 明）

yàopǐn yánshēn chuàngxīn

## 药品延伸创新（extension innovation of drugs）

通过对现有药品及其化学结构的修饰和改造，使其在药品的适应证上得以拓展，或者开发出专属性更强、疗效更高或安全性更好的新药。如拆分已知化合物的光学异构体，开发已知药物的新适应证，开发控释、缓释等药物新剂型或新给药途径，设计新的复方制剂等。

与模仿性新药力求寻找与原研药结构相似的新药物实体相比，药品延伸创新主要目标在于在原研药化学结构基础上进行改造或拆分，或在原适应证范围基础上开发新的适应证，从而提高药品效能或拓展药品使用范围。与仿制药物研发的区别在于前者仍有一定意义创新，而后者更注重于着眼产品的模仿和一定范围的工艺改进，或者酸根碱基改变，而不改变药物化学结构。

由于药品延伸创新研发成本相对较低而市场潜力巨大，往往是创新能力不足情况下医药企业常见的研发战略之一，也是中国医药行业发展阶段曾经主要的新药研发思路。在国际知识产权保护体系日益完善的情况下，药品延伸创新范围大大缩小，药品延伸创新需要以不侵犯他人专利权为前提。

（胡 明）

yīyào qǐyè yánfā xiàngmù guǎnlǐ
## 医药企业研发项目管理（research & development project management of pharmaceutical enterprises）

在医药企业研发项目活动中，通过对现有知识、技能以及工具和方法的有效利用，确保项目可以在一定资源限定条件下达到最终目标的过程。

**历史沿革** 20世纪以前，中国使用的药品多为进口药品或中草药，医药企业研发项目管理松散。20世纪以后，中国自主研发水平有了明显进步，新药注册与审评审批管理条例逐步出台。2015年，国家食品药品监督管理总局发布了《国家食品药品监督管理总局关于发布国际多中心药物临床试验指南（试行）的通告》（2015年第2号），提高了中国创新药物的综合研发和审评审批能力，培养了一大批临床研究、监察、数据分析、伦理、审评审批等科学技术人员，对中国自主创新有推动作用。

**管理主体** 医药企业项目研发管理的主体为医药企业，其管理的职责是通过科学的估测与推算，在研发项目中对人力、物资、时间等进行合理分配，并通过对项目的监控保证其完成。

**管理模式** 理论研究与实证研究将研发项目管理分为3个模式：以新产品推出为导向、以保护市场为目的的核心品种或核心技术的提高、创造和开发新产品技术平台。

以新产品推出为导向的管理 此模式遵循调查研究→品种开发→新产品推出→产品推出后管理的基本流程，为最基本的研发项目管理模式。在此种管理模式下，核心研发团队参与整个过程，产品开发的高峰期常有人员补充，除项目管理外，核心团队几乎不承担任何责任。此管理模式多被中小型企业或自主创新能力较弱的企业在短期内采用。

以保护市场为目的的核心品种或核心技术提高的管理 此模式的基本流程为组合规划→任务和资源计划→技术任务→转移到其他模式。此模式下单个项目的技术输出通常依次传递给其他项目，项目团队承担品种推出或生产制造一体化的责任。通常情况下项目已与特征产品或工艺建立联系、并与客户建立了良好联系，多被中小型企业或研发创新能力较强的企业在中短期内采用。

创造和开发新产品技术平台的管理 此模式的流程遵循构建设想→调查研究→证实概念→转移到其他模式的流程。这种模式在考虑了正在开发的品种和市场，在对市场、社会和环境变化以及所要求的品种或技术做出长期预测的基础上，为了产生潜在的经营机会，需要更多的概念性的思想；因为市场反应很难评价，所以这种项目具有较大的风险；需要一个多技能团队。许多大中型企业，特别是具备较强的研发能力和技术能力的企业，在比较长的时期内常常采用这种模式，并且可以取得良好的创新绩效。

**流程** 结合新项目生命周期，研发项目管理团队应当进行以下管理流程。

制定完备、详细且具有可操作性的项目计划 制定完备、详细且具有可操作性的项目计划。制订一个构思缜密的项目计划，确定项目的范围、进度和费用，是实施项目管理的首要目标。要制订一个完善的项目计划，有必要对项目进行分解，即将复杂的项目逐步分解成一层一层的子任务，直到具体明确为止。

确立职责明确、工作有效的项目工作组织 对于新药研发来说，各个子过程之间的衔接非常重要，因此，必须确保项目团队中的信息流畅通无阻，及时将最新变化反馈给团队中的其他成员。虽然目前不少新药研发项目已在采用一种"职能型＋矩阵型"的组织结构，但依然凸显出"职能型"烙印，这在项目管理中被称为"弱矩阵、强职能"组织结构形式。

进行严密的项目监控 当项目开始实施后，必须有效地进行控制，一般需要在各个关键时刻召开会议，对整个项目进行总体评审。对于采用医药研发合同外包方式的项目，特别需要加强对项目干系人的管理。对于新药研发项目的管理者来说，客观风险虽不可控，但主观风险却是能够通过努力而加以避免的。因此可以说，任何一个项目监控不力导致延期，归根结底都是缺乏对人的良好管理。实施项目管理，必须识别哪些个体和组织是项目的干系人，以确定其需求和期望，然后设法满足和影响这些需求、期望，方能确保项目成功。

（管晓东）

yàopǐn shàngshì xǔkě chíyǒurén
## 药品上市许可持有人（marketing authorization holder，MAH）

拥有药品技术的药品研发机构、科研人员、药品生产企业等主体，提出药品上市许可申请并获得药品上市许可批件，并对药品质量在其整个生命周期内承担主要责任的制度。在该制度下，药品上市许可持有人与药品生产许可持有人可以是同一主体，也可以是两个相互独立的主体。根据自身状况，上市许可持有人可以自行生产，也可以委托其他生产企业进行生产。如果委托生产，上市许可持有人依法对药品的安全性、有效性和质量可控性负全责，生产企业则依照委托生产合同的规定就药品质量对上市许可持有人负责。

2015 年 11 月 5 日中国开始药品上市许可持有人制度试点，此前实行的是药品批准文号与生产企业捆绑模式，仅允许药品生产企业在取得药品批准文号，并经药品生产质量管理规范认证后，方可生产该药品。药品研发机构和研发科研人员无法取得药品批准文号，因此，新药研发机构获得新药证书后只能将相关药品技术转让给药品生产企业。由此造成药品在其生命周期内的安全性、有效性保证责任主体不明。开展药品上市许可持有人制度试点工作，借鉴和吸纳了国际先进经验，强化了药品注册申请人与药品上市许可持有人责任主体地位，体现了质量源于设计的药品质量全生命周期控制理念，有利于药品研发机构和研发科研人员积极创制新药，有利于产业结构调整和资源优化配置，促进专业分工，提高产业集中度，避免重复投资和建设，对于鼓励药品创新、提升药品质量具有重要意义。

**中国药品上市许可持有人制度及试点实施**　2013 年 12 月，中国启动《中华人民共和国药品管理法》的修订工作时，很多专家和学者建议引入国际上通行的药品上市许可持有人制度。2015 年 08 月 18 日，国务院出台《关于改革药品医疗器械审评审批制度

的意见》（国发〔2015〕44 号），明确开展药品上市许可持有人制度试点。2015 年 11 月 4 日，第十二届全国人民代表大会常务委员会第十七次会议通过了《全国人民代表大会常务委员会关于授权国务院在部分地方开展药品上市许可持有人制度试点和有关问题的决定》，授权国务院在 10 个省、直辖市，包括北京、天津、河北、上海、江苏、浙江、福建、山东、广东、四川，开展药品上市许可持有人制度试点，授权的试点期限为 3 年，即 2015 年 11 月 5 日—2018 年 11 月 4 日，实施期限为 3 年。2016 年 5 月 26 日，《药品上市许可持有人制度试点方案》已经国务院同意并予以印发，该方案明确了试点内容、试点范围、申请人和持有人条件、受托生产企业条件、申请人和持有人的义务与责任、受托生产企业的义务与责任、持有人的申请、监督管理、实施时间，为做好药品上市许可持有人制度的试点工作起到积极的推动作用。其中规定的试点药品范围主要包括试点方案实施后批准上市的新药、按新标准批准的仿制药以及试点方案实施前已批准上市的部分药品。不包括麻醉药品、精神药品、医疗用毒性药品、放射性药品、预防用生物制品、血液制品。

**药品上市许可持有人制度政策的实施**　2015 年 12 月 17 日，国务院批复国家食品药品监督管理局，同意建立药品、医疗器械审评审批制度改革部际联席会议制度，联席会议由食品药品监管总局、中央编办、发展改革委、科技部、工业和信息化部、财政部、人力资源和社会保障部、卫生计生委、中医药局、总后勤部卫生部等 10 个部门和单位组成。

要求加强协调指导，及时制定推进改革的政策措施。2016 年 1 月，北京市率先启动药品上市许可持有人制度试点工作，并得到了国家食品药品监督管理局给予的审评审批、绿色通道等多项政策支持。上海也已选定首个生物制药合同生产试点企业，开展药品上市许可持有人制度的试点工作。至此，药品上市许可持有人制度试点改革的多项政策，在中国逐步启动实施。

**药品上市许可持有人对药品质量承担相应的责任**　《药品上市许可持有人制度试点方案》中提出，试点行政区域内的药品研发机构或者研发科研人员可以作为药品注册申请人（以下简称申请人），提交药物临床试验申请、药品上市申请，申请人取得药品上市许可及药品批准文号的，可以成为药品上市许可持有人（以下简称持有人）。法律法规规定的药物临床试验和药品生产上市相关法律责任，由申请人和持有人相应承担。药品注册申请人和药品上市许可人应确保提交的研究资料和临床试验数据真实、完整、可追溯，并对药品在其全生命周期内的药品安全、有效和质量可控等所有药品质量属性承担法律责任。药品注册申请人获得药品的上市许可后，自行生产药品的应先取得药品生产许可；委托具备相应资质的药品生产企业生产的，应当与受托企业签订委托协议，明确双方权利、义务和责任。无论其是否将药品委托给其他企业生产，发生药品不良事件后，药品上市许可持有人都要承担相应的民事或刑事责任，然后依据合同约定对生产企业进行追责。药品上市许可持有人应定期分析、评估药品的安全性信息，撰写

"定期安全性更新报告"，发布与药品安全相关的警戒信息，保障药品质量和患者用药安全。药品上市许可持有人应根据科学研究的发展、潜在风险及风险改变、药品不良反应和风险评估主动展开药品再评价。

**国外药品上市许可持有人制度** 药品上市许可持有人制度是欧洲、美国、日本等制药发达国家和地区在药品监管领域的通行做法，该制度采用药品上市许可与生产许可分离的管理模式，允许药品上市许可持有人即药品生产企业、研发机构或者科研人员自行生产药品，或者委托其他生产企业生产药品。

美国药品上市许可持有人制度 该许可持有人制度分为临床试验申请和上市申请两个阶段。在临床试验申请阶段，临床试验申请人可为研发人员、研发机构、政府组织、制药企业等。临床试验申请人、上市申请人、获批后申请人，三者可为不同的个人或单位，在申请阶段和申请批准后均可依据法定程序变更。

日本药品上市许可持有人制度 日本采用的是资格准入型药品上市许可持有人制度，即取得某一类的药品上市许可持有人执照后，才可以提出具体产品的上市申请。此外，日本的药品上市许可持有人制度要求设立3名有资质的全职管理人员，分别负责总体监管，药品质量监管和上市后安全监管，即"生产/销售三人管理"模式。

（管晓东）

yīyào qǐyè zhīshí chǎnquán guǎnlǐ

# 医药企业知识产权管理 （intellectual property management of pharmaceutical enterprises）

为实现医药企业经济效益最大化和提高国际竞争力目标，对其所拥有和控制的知识产权资源进行计划、组织、领导、控制的综合性管理和系统化运筹过程。以知识产权创造为基础，利用保护维权、商标管理的手段，实现专利资产保值增值，经济利益最大化的目标。医药企业知识产权管理是企业管理的重要组成部分，医药企业知识产权管理体系构建要以专利工作机制建设为重点，以专利工作体系建设为基础。

医药企业知识产权保护 知识产权保护助力企业维护自身权益、实现专利价值。由于公司员工的流动性和专利的无形性等特点，容易造成知识产权外溢，不利于企业自身利益的维护。重研发、轻保护不仅无法获得应有的经济效益，而且还挫伤了技术人员的积极性，形成恶性循环。因此，企业要加强自身专利的维权保护意识，同时也要强化专利风险防范意识，提升风险管控能力。医药企业可以在研发、注册以及上市等重点环节加强知识产权侵权风险防范，要建立"事前预防、事中控制、事后应对"的知识产权侵权风险防范机制。

医药企业知识产权运营 知识产权管理的最终目标是实现专利价值。仅有知识产权创造和保护，无法将专业转化成经济成果，无法推动技术人员积极性和支持企业的正常运行。知识产权资源具有无形性，企业应注重将知识产权成果进行市场化经营、产业化生产，赋予其经济与社会的双重效益，才能实现知识产权资源的最大效用。促进专利技术的转化实施和价值实现，首先需要对专利价值进行合理的评估，应基于专利获利价值和专利战略价值两个层面，即分别为企业盈利和企业战略发展带来的利益。

药品商标管理 商标也是知识产权的重要组成部分。一个优质的商标产品及其服务，能够树立企业良好的商业信誉，从而推动企业的可持续发展。企业要注重提高产品的质量和服务，加强对商标的管理和保护，加强商标的宣传力度，向驰名商标的目标不懈努力，同时有拓展海外市场的企业要做好提前规划。

企业专利管理体系 企业专利管理体系为专利创造、保护和运营机制提供重要保障。医药企业结合自身特点，从业务板块与发展阶段两个角度衡量企业特色，可着重加强制度、人才、岗位、信息化以及文化方面的体系建设。

加强知识产权保密制度的法律维护体系 企业可根据发展需要制定或适时修订基础制度及相配套的工作流程文件，成熟企业可与领域内先进企业进行对标，或开展专利管理国家标准贯标工作。需在合同层面明确职工的保密义务和违约责任，通过员工培训等形式，建立职工的保密意识。

明确设立知识产权管理机构 现阶段多数企业未明确设立专门的知识产权机构，导致员工职能混乱、时间分配不均、专业能力不强，无形中造成知识产权资产的损失。专利工作需要配备专人专岗或设置知识产权工作部门。明确岗位职责，建立各部门专利工作协调机制。还需加强专利人才队伍建设，逐步培养既懂专利法律和医药管理的复合型人才。

完善信息化支撑体系 专利信息包含重要的竞争情报，医药企业应加强专利信息的应用。建立本企业优势产品或研发项目专利档案并对其进行监测，专利信息快速传递、反馈。建立完善的信息化支撑体系不仅可以对远期市场进行预测，还可以反映竞争对手的研发动向，为己所用。

加强知识产权文化体系建设

知识产权文化以对创新的尊重和保护为基石，是企业文化的重要组成部分。作为企业管理高层应具有知识产权保护和利用的意识，企业普通员工要有保密意识与责任，技术人员要有创造思维和知识产权法律观念。形成良好的知识产权文化环境，有利于无形资产的产生、升华与增值，实现企业的良性发展。

（管晓东）

yīyào qǐyè zhīshí chǎnquán chuàngzào

# 医药企业知识产权创造

（intellectual property creation of pharmaceutical enterprises） 医药企业对以药品为主的发明创造和智力劳动成果的财产权的创造过程。知识产权创造的目的是将企业创新投入所形成的创新成果进行有效市场布局，谋求市场利益最大化。知识产权创造是医药企业知识产权管理的重要内容之一，也是所有医药企业知识产权活动的基础前提。

**知识产权分类** 知识产权是创新主体对其智力活动创造的成果和经营管理活动的标记、信誉依法享有的权利。可对医药企业知识产权基于法律概念进行合理分类，从而有针对性地进行创造和运营。

**医药专利权** 医药专利权是医药知识产权最重要的组成部分，其中药品专利是医药企业知识产权创造和运营的主要对象。药品专利包含发明专利、实用新型专利和外观设计专利3类，后两者技术含量较低且数量较少，而药品发明专利又可细分为产品专利、方法专利和用途专利。可授权的

药品专利申请主要包括：新药用化合物、新药物组合物、新活性提取物、新药物制剂或剂型、新晶型、新水合物或溶剂化物和新生物药物。可授权的药品方法专利申请主要包括：制备上述专利产品的方法、制备已知药物或已知药物中间体的新方法和制备新的药物中间体的方法。可授权的药品用途专利主要包括：新化合物的医疗用途、已知药物的新医疗用途和未药用过的已知化合物的医疗用途。除药品专利外，医药专利还包括医疗器械、仪器设备等专利种类。

**其他知识产权** 除专利权外，医药企业知识产权还涉及医药商标权、医药著作权、医药商业秘密等。商标权是医药商标所有人对其在国家商标局依法注册的商标所享有的权利，药品商标是药品生产单位对该药品主要事项的技术性、标准性介绍。医药著作权主要包含由医药组织人员创作医药相关作品或在提供资金、资料等创作条件下承担责任的有关医药相关编辑作品及医药相关计算机软件的著作权。医药商业秘密是指医药商业中不为公众所知悉、能为权利人带来经济利益、具有实用性、并经权利人采取了保密措施的技术信息和经营秘密。此外，医药知识产权还包括同其他单位合作中涉及研究开发、市场营销、技术转让、投资等与经营管理有关的需要保密的技术、产品信息和药品说明书。

**创造方法** 医药知识产权创造方法的理论基础由技术创新方法和知识产权法律体系构成，医药领域的创新现状和发展趋势、知识产权趋势则制约着知识产权创造方法的实施，医药企业知识产权经营、决策和市场布局则确

定知识产权创造成果的商业应用。同时，知识产权创造的成果也为医药企业知识产权经营、决策和市场布局提供了关键的决策支撑。医药企业知识产权创造包括专利创造、版权创造、商标创造和商业秘密创造等。药品专利创造是医药企业知识产权创造中最核心的部分。

**药品专利创造方法** 药品专利创造方法应用在医药企业技术创新活动和专利申请代理过程中，目的在于使技术创新成果有效率地被授予专利权。一般流程包括立项开发、成果分析、专利情报挖掘、专利申请分析、专利申请代理等。具体来说，医药企业重点科研项目立项前应进行专利评议工作，以明确研发方向；在专利申请前，企业应展开系统检索以实现成果分析和专利情报挖掘，确保获得专利授权和最大保护范围。此外，药品专利创造方法也广泛运用于企业知识产权战略规划、实施和专利布局中。医药企业在技术研发时不仅关注重点品种以形成核心专利，同时还应围绕核心专利申请一系列外围专利和防御专利，以形成保护网络并阻碍竞争对手。

**其他方法** 除药品专利创造方法之外，医药企业知识产权创造方法还包括医药商标权、著作权和商业秘密创造方法等。医药商标权创造以商标注册为主要手段，与药品商标战略结合紧密，在医药企业知识产权运营与企业整体经营战略中均发挥重要作用。医药著作权创造以提交著作权申请为主要手段。而医药商业秘密创造与公开技术的专利申请相对，免除了申请和审查等环节，通过必要的保密措施，将企业技术创新成果作为商业秘密进行保护。

中国人工麝香的配方就属于商业秘密类的知识产权被加以保护。

（管晓东）

yàopǐn zhuānlì qíngbào

## 药品专利情报（drug patent information）

一切药品专利活动过程中所产生的相关信息的总和。包括专利法律法规、各类专利文献、专利管理、实施、合同等信息。狭义上是指药品专利申请书、药品专利说明书以及申请药品专利相关的其他文件。

**功能** 药品专利情报具有技术情报功能、经济情报功能和法律功能，是企业经营发展和国民经济发展的重要决策依据。其中，技术情报功能体现在专利文献中不仅详细记载了解决某项问题的最新技术方案，而且基本上展现了某一技术领域里最先进技术情报全貌，因此是最佳的技术情报来源；经济情报功能体现在通过对专利情报进行分析，可以了解到潜在的技术市场和经济势力范围；法律功能体现在专利情报所包含的法律内容反映了专利的权利范围、地域效力、维持时间和权利人等，是相关主体准备输入或引进该项技术或产品而避免侵权的法律依据，也是专利审查、专利纠纷、专利转让、专利技术引进等法律事务的法律依据。

**来源** 由于药物名称复杂多变，难以用一两个关键词描述；专利文献中新药是通过化学结构或生物序列等方式描述，难以通过常规关键词进行有效检索；药物中所含化学物质常常出现同分异构现象；因此，药品专利信息的检索难度较大，除了需要检索通用的专利信息数据库还需要借助专业化的检索系统。通用的专利信息数据库包括各个国家或地区的知识产权管理部门对公共开放的免费数据信息系统，如中国国家知识产权局网提供的中国专利数据库（SIPO 系统）、美国专利商标局的美国专利数据库（SUPTO 系统）、日本特许厅的工业产权数字图书馆（IPDL）、加拿大知识产权局的加拿大专利数据库（CIPO 系统）、德国专利商标局的德国专利文献数据库（DPMApublikationent 数据库），以及世界知识产权组织的世界知识产权组织专利数据库（PATENTSCOPE 系统）、欧洲专利局的 Espacenet 数据检索系统等。此外，国内外一些商业公司或第三方组织通过对原始的专利数据进行深度加工建立了收费的数据信息系统，可以提供更为全面、快速、多检索途径的增值服务。专业性数据库有药物专利数据库、化学资源数据库、基因治疗数据库、基因序列数据库、中药方剂数据库、专利法律状态数据库等。

**检索** 药品专利情报检索是获取与药品专利相关技术信息的过程。基于专利本身的特征，专利情报检索具有技术导向性、时效性和区域性的特点。根据不同的检索目的，可以分为法律状态的检索、侵权检索和专利分析检索等。药品专利检索时应该按照厘清检索目的、界定检索范围、利用检索工具以及选定合适的检索方法 4 步进行。药品专利情报检索的方法包括字段检索（如专利权人/申请人、发明人、专利号码、专利申请号等）、专利分类号检索、关键词检索（如药物的名称、关联物质、功能、效果、操作过程、参数等）、结构式检索（如核心结构、取代基等）以及生物序列检索等。

**分析** 在进行药品专利情报分析前，需要对检索获得的专利数据进行清洗，排除重复、冲突和缺失的数据，以保证检索结果的准确性；然后，再采用定量（趋势、数量分布、技术生命周期分析、布拉德福分析等）、定性（技术特征、法律状态、同族专利、合作关系、技术发展过程分析等）和拟定量（专利景观图、专利矩阵、关联、引证分析等）分析。专利情报分析形成的分析报告一般具备前言、数据来源与检索方法、专利情报分析要点、结论与建议和附录 5 个部分。对制药企业来说，开展专利情报检索无论在技术研发管理、竞争手的监测、专利诉讼策略的制定和执行、专利转让或许可的谈判、人力资源管理还是企业并购中都发挥着重要作用。

（杨 男）

yàopǐn zhuānlì shēnqǐng

## 药品专利申请（application for drug patent）

药品专利文件递交给专利行政部门，到获得专利号、取得专利权的过程。药品专利的申请需要以书面或电子文件的形式提出。药品专利申请提出后经过专利主管部门审查后，可能会有不予受理、驳回申请、撤回申请或授予专利权 4 种结局。

**类型** 药品专利申请包括发明专利申请、实用新型专利申请和外观设计专利申请 3 种类型。其中，发明是指对产品、方法或者其改进所提出的新的技术方案；实用新型是对产品的形状、构造或者其结合所提出的适于实用的新的技术方案；外观设计是对产品的形状、图案或者其结合以及色彩与形状、图案的结合所作出的富有美感并适于工业应用的新设计。

**途径** 医药企业一般都设置有专门的知识产权管理机构或部

门，有专门从事知识产权运营的专职人员，他们可以直接代表单位或组织向国家专利行政部门提交专利申请文件；药品专利申请人也可以委托具有相应专业技术背景和资质的专利代理人或机构承办专利咨询、代写专利申请文件、办理专利申请、请求实质审查或者复审等相关事务，以提高药品专利授予的可能性。

**程序** 依据专利法及专利审查指南等的相关要求，药品发明专利申请的审批程序包括受理、初审、公布、实审以及授权五个阶段。药品实用新型或者外观设计专利申请在审批中不进行早期公布和实质审查，只有受理、初审和授权3个阶段。

药品专利拟在国外申请的，可以到目标国进行单独申请，也可以通过《专利合作条约》（*Patent Cooperation Treaty*，PCT）进行国际专利申请。PCT的申请流程如下：PCT国际专利申请由专利申请人向其主管的受理局提交，并由世界知识产权组织认可的国际局进行国际公开，并由国际检索单位进行国际检索。然后，经申请人的申请，该PCT国际专利申请会经由国际初步审查单位进行国际初步审查。其中，前述国际检索的目的是提供与该PCT国际专利申请有关的所有现有技术资料；国际初步审查的目的是为该PCT国际专利申请提供有关该专利三性，即新颖性、创造性和实用性的初步审查意见。经过国际检索、国际公开和国际初步审查（如果要求了的话）等国际阶段后，专利申请人将办理进入国家阶段的手续。国家知识产权局是中国区域的主管受理局，同时也是国际检索单位和国际初步审查单位。比如，中国申请人提出

PCT国际专利申请，可以直接向国家知识产权局提交申请。此处应当注意是，专利申请人只能通过PCT途径申请专利，不能直接通过PCT途径获得专利权。要想获得在某个国家的专利，专利申请人还必须履行进入该国家的相关手续，由该国的专利局对该专利申请进行审查，符合该国专利法规定的，即授予专利权。

**需提交文件** 根据药品专利申请的不同类型，在中国所需提交的文件也有所不同，若PCT国际专利申请还需要提交PCT专利申请委托书。

药品发明专利的申请文件应当包括：发明专利请求书、说明书摘要（必要时应当提交摘要附图）、权利要求书、说明书（必要时应当提交说明书附图）。涉及氨基酸或者核苷酸序列的发明专利申请，说明书中应当包括该序列表，把该序列表作为说明书的一个单独部分提交，并单独编写页码，同时还应提交符合国家知识产权局规定的记载有该序列表的光盘或软盘。依赖遗传资源完成的发明创造申请专利的，申请人应当在请求书中对遗传资源的来源予以说明，并填写遗传资源来源披露登记表，写明该遗传资源的直接来源和原始来源。申请人无法说明原始来源的，应当陈述理由。

药品实用新型专利的申请文件 应当包括：实用新型专利请求书、说明书摘要及其摘要附图、权利要求书、说明书、说明书附图。

药品外观设计专利的申请文件 应当包括：外观设计专利请求书、图片或者照片（要求保护色彩的，应当提交彩色图片或者照片）以及对该外观设计的简要

说明。

**药品专利布局** 在申请药品专利时，对药品专利的布局策划提高药品专利的整体价值。所谓药品专利布局，从广义的角度可以指医药企业在某时、某地、某个领域申请的药品专利网络；从狭义的角度是指医药企业通过对其某一主题的专利进行系统筹划，从而形成有效的专利排列组合，构成严密的专利保护的行为。常见的药品专利布局有以下6种。

专利阻绝与回避设计策略 仅将实现某一技术目标之必需的一种或几种技术解决方案申请专利，或采用不同于已知的专利保护的技术方案，设计新的规格、性能、手段等，从而避开他人专利权的保护范围。

实施策略式专利 专利权人通过布局一系列关键专利，从而避免让竞争对手有回避设计的机会；这类专利可能未必是专利权人必须用到的专利，甚至不是核心或基础的专利。

地毯式专利布局 通过系统地将实现某一技术目标的所有可能的技术解决方案全部申请专利，以阻断竞争者进入。

专利围墙布局 将实现某一技术目标之所有规避设计方案全部申请专利，形成一道围墙，以防止竞争对手有任何缝隙刻意回避。

包绕式专利布局 通过围绕核心专利设置若干小专利，将核心专利包围起来，即可形成一个牢固的包围圈；这些小专利的技术含量也许无法与核心专利相比，但其组合同样可以给竞争者造成很大的麻烦。

组合式专利布局 以一个基础性专利包绕几个次要的应用型专利，甚至以多个包绕式专利布

局形成紧密的专利网络，阻绝竞争者的研发方向。

（杨 男）

yàopǐn héxīn zhuānlì

## 药品核心专利 （drug core patent）

在药品专利技术领域中处于关键地位，后续技术更新和产业化发展都难以避开的，且蕴含巨大经济价值和战略意义的专利或专利组合。又称药品基础专利。药品核心专利在一定程度上代表了该项技术的重要创新，意味着该项技术的价值。由于药品知识产权的保护方式不仅限于专利，某些药品的核心技术也可能采用商业秘密、行政保护等方式进行保护，因此，药品核心专利不必然等同于药品核心技术。在药品核心专利的基础上，实施进一步研发或改进而产生的新的专利权则形成药品外围专利或衍生专利。

**特征** 不可替代或替代成本巨大不可行是药品核心专利的根本特征。此外，药品核心专利还具有以下特征：一般引用的其他药品专利较少，而被引用频次较高；专利家族数量较庞大，权利要求项也较多；容易引起专利纠纷或出现交叉许可现象；申请人和发明人数量较多；专利实施率较高；更容易获得政府医药专项政策的支持等。

**识别** 药品专利数量庞大，但对某项技术起到关键作用的核心专利却为数极少，通过海量的专利文献判断核心专利非常困难。但由于药品核心专利有助于国家确定医药研发战略的方向与重点；对药品生产和研发企业把握研发重点、发现市场机会、强化标准战略、保护核心技术可提供支持；并能激发药品研发人员的创新灵感，促进创新活动的成功。因此，

药品核心专利识别是药品专利分析与服务的主要内容。由于专利信息数量庞大、格式特殊、数据处理复杂，药品核心专利识别是一项复杂而困难的工作，基于不同的识别方法和工具可能产生不同的识别结果。实践中，药品核心专利识别方法有：专家智慧法、专利指标频次统计法、专利指标体系法、基于布拉德福定律的分析方法、专利共类分析法、政府投资背景分析法、专利诉讼信息分析法等。其中，专家智慧法，又称德尔菲法，是指医药领域专家通过阅读专利说明书，再基于自己的专业知识和经验来识别药品核心专利的方法。由于专家智慧法的主观性较强，一般不会单独使用。专利指标频次统计法是基于对药品专利相关指标（如被引次数、同族专利数、权利要求数量等）出现的频次进行统计，专利指标的数值越大，则越有可能是该领域的核心专利。专利指标体系法是由医药领域专家通过多次意见权衡设立评价指标，并采用层次分析法、与理想解相似的顺序偏好技术（technique for order preference by similarity to an ideal solution，TOPSIS）法等对指标赋予权重，再计算每件专利的值。按照该体系计算出药品专利的综合得分值高的专利可能是核心专利。基于布拉德福定律的药品核心专利识别是通过对药品专利数据集的国际专利分类号（international patent classification，IPC）进行布拉德福统计。一般来说，药品专利文献大部分都集中分布在少数几个 IPC 下，即位于第一区域，多数专利文献分布比较分散，处于第二区域、第三区域等。该方法认为通过布拉德福定律统计出的第一区域的 IPC 为

核心 IPC，核心 IPC 对应的技术即为核心技术领域，核心技术领域的专利为核心专利。

（杨 男）

yàopǐn wàiwéi zhuānlì

## 药品外围专利 （drug surrounding patent）

在药品生产过程中非必须使用的，通过在药品核心专利基础上做出一些改进的替代技术专利。外围专利最初出现仅仅是为了提高产品的性能；到了 20 世纪时，美国由于实施了一系列专利利好政策，使得申请数量猛增，一些专利甚至可以形成专利网络实现扩大保护范围、延长保护时间、突破技术垄断的目的。由此专利逐渐从一种技术保护手段演变成为竞争工具。因此，企业可以通过申请一系列具有障碍性的外围专利，形成专利墙（patent wall）或专利篱笆（patent fence）来阻碍对手或增加谈判筹码，从而赢得市场竞争的有利地位。特别是在药品这样的复杂高新技术领域，针对一个主题往往需要申请多项专利并进行系统地筹划，形成有效排列组合的布局才能更有效地阻碍对手、提升专利整体价值。同时，制药企业也会围绕竞争对手的专利实施一系列外围专利布局，通过制造障碍以遏制其核心专利的实施或迫使其签订交叉许可协议（相互授权使用对方的专利），以获取核心专利的使用权。

在整个药品研发过程中，制药企业可以从生物靶点或药物靶标、化合物（通式化合物、药学上可接受的盐、活性代谢产物、前药、手性药物光学异构体、中间体、衍生物、杂质、中药提取物、生物药）、晶型（单晶、多晶、共晶、水合物、溶剂化物、无定形、特定粒度）、药物制剂、

药物组合物/复方制剂、制备方法、分析方法、用途（适应证、用法用量）、联合用药等方面实施全方位的专利保护和布局策略。

外围专利有利于企业实现对竞争对手的制衡，但也可能引起专利泡沫泛滥，加剧专利审查的压力，耗费稀缺的行政资源，给专利管理带来困扰；同时也会削弱专利对创新的保护和激励作用，放大专利的垄断效应，抑制市场竞争。因此，企业需要在海量的专利数据信息中对外围专利进行准确的识别和测度，才能展开针对性的对策。测度外围专利的方法包括：①问卷调查法，即直接以问卷形式调查企业申请专利的动机，以此确定外围专利数量。②专利引证信息法，如破碎指数法，通过测度企业专利引用分散化的程度，进而预测企业面对密集外围专利的可能性。③外围专利测度指数法，是通过分析外围专利的生成机制和基础数据，基于典型专利族的差异来进行测度的方法。

（杨 男）

yàopǐn fángyù zhuānlì

### 药品防御专利（drug defensive patent）

药品专利布局中能起到防御作用的专利。即在已经有一项核心药品专利的基础上，由专利权人自己继续申请该专利的衍生专利。部分制药企业在已经获得一项核心专利后，会围绕该核心专利继续申请衍生专利，以构成对已获核心药品专利的防御性保护。如果没有实施防御性保护专利的策略，由此产生的结果是虽然本企业拥有核心专利权，但多数技术衍生方向都不能实施应用；而竞争对手则可以用外围专利平衡该核心专利对其产生的威慑，达成较有利的交叉许可协议。

由此可见，制药企业申请防御专利的目的并不在于主动攻击竞争对手，而是预防在市场竞争中受到对手专利战略进攻或者竞争对手的专利对本企业经营活动构成的妨碍，打破市场垄断格局、保护自身利益、最低限度地减少损失或防止他人对专利的制约。

防御型药品专利战略是相对于进攻型战略而言的。经济实力有限且技术上不具竞争优势的制药企业为了自身利益和长远发展，通常会利用专利制度提供的法律保护采取防御型药品专利战略。专利网是防御型药品专利策略的重要手段，它通过围绕基本专利，设置许多原理相同的小专利以组成地毯式的专利网。专利网一方面可以保护专利权人的基本专利免受他人外围专利的攻击，同时在专利网中也可能含有具开发前景的专利；另一方面，针对竞争对手的基本专利实施专利网战略，设置大量的有关小专利也可以使竞争者在实施基本专利时举步维艰。此外，防御型专利战略的常见手段还有：①针对已经无效的某技术核心专利再申请其衍生专利，从而使自身获得该专利的主导地位。②在某核心专利不受保护的地域针对其再在该地域申请该核心专利的衍生专利，从而获得与同领域竞争对手洽谈合作的机会。③通过分析、调查竞争对手的专利，以其不符合新颖性、创造性和实用性进而无效对方专利的策略。④通过公开自己的技术发明使其不再具有新颖性来阻止部分对手申请专利、获得专利的文献公开战略。⑤将专利技术作为合同标的，与竞争者进行对等交换，以获得专利的交叉许可。

（杨 男）

yàopǐn zhuānlì shòuquán

### 药品专利授权（drug patent authorization）

专利行政部门通过对药品专利申请文件进行形式以及实质性审查后，按照相关法律规定判断申请文件所记载的技术是否符合授予专利权条件的过程。

专利应当具备新颖性、创造性和实用性后才能被授予专利权。其中，新颖性是指该发明或者实用新型与外观设计不属于现有技术；也没有任何单位或者个人就同样的发明或者实用新型在该文件申请日以前向专利行政部门提出过申请，并记载在申请日以后公布的专利申请文件或者公告的专利文件中。创造性是指与现有技术相比，该发明具有突出的实质性特点和显著的进步，该实用新型具有实质性特点和进步。实用性是指该发明或者实用新型能够制造或者使用，并且能够产生积极效果。中国的《中华人民共和国专利法》将专利分为发明、实用新型和外观设计 3 种。发明专利权的期限为 20 年，实用新型专利权的期限为 10 年，外观设计专利权的期限为 15 年，均自申请日起计算。药品专利中的发明专利可以授予具有全新化学结构的、有较好疗效的新化学实体及其制备方法也可以已上市药品进行生产工艺的改进研究、治疗新用途的研究以及对原有剂型的改进研究、中医药中的组方研究（配伍成分的种类或其用量及其所达到的效果）等授予发明专利权。实用新型专利是对产品的形状、构造或者其结合所提出的适于实用的新的技术方案的保护，提取工艺和制剂工艺对应的生产线和设备可以申请实用新型专利保护。和外观设计专利是指对产品的形状、图案或其结合以及色彩与形状、图案的结合所做出的富有美感并适于工业应用的新设计的保护。值得注意的是，疗效研究、机制研究属于基础理论研究，不受专利保护。此外，专利具有一定的地域性，即通过国家知识产权局申请授权的非 PCT 专利仅在我国有效，专利授权后由国家知识产权局授予专利权人专利证书。药品专利权被授予后，任何单位或个人未经专利权人许可，都不得实施其专利，即不得为生产经营目的制造、使用、许诺销售、销售、进口其专利产品，或者使用其专利方法以及使用、许诺销售、销售、进口依照该专利方法直接获得的产品。自专利行政部门公告授予专利权之日起，任何单位或者个人认为该专利权的授予不符合法律规定的，可以请求专利复审委员会撤销之前授予的药品专利，宣告该专利权无效。宣告专利权无效的审查决定发生法律效力后，由专利局予以登记和公告。宣告无效的专利权视为自始即不存在。药品专利权保护期限已满，药品专利权人未按照规定缴纳年费以及药品专利权人以书面声明放弃其专利权等原因都会导致该专利权的终止，专利权法律效力的消灭。专利权终止后，该发明创造即成为社会公共财富，任何单位和个人都可以无偿使用。

（杨　男）

yīyào qǐyè zhīshí chǎnquán yùnyíng

## 医药企业知识产权运营

（intellectual property operation of pharmaceutical company） 医药企业充分运用知识产权的确权和保护等制度，以知识产权获得财产收益的专业化管理活动。医药企业知识产权的核心是指与医药产业相关的智力劳动成果的财产权利，包括专利权、商标权、与医药相关的著作权和商业秘密等。

**特点**　医药产业既是高新技术产业也是公共健康产业，且医药企业知识产权运营的对象是其研发成果，因此具有特殊性，也决定了医药企业知识产权运营具有如下特点：①合法性。包括两个方面的内容：一是药品的合法性。药品的研发、生产、经营、使用各环节都有着严格审批、审查程序，保证药品的合法性是医药企业知识产权运营的基础。二是医药企业知识产权运营的方式和途径的合法性。只有合法、合规的知识产权运营才受到法律保护。②保密性。医药产业的基础是研究，具有高投入、高风险、回报周期长、高利润等特点，因此在知识产权运营过程中需要注重保密性，减少侵权行为的发生，才能减少损失或创造更大的利润。③信息及时性。在高新技术产品市场，保证信息的及时性对于保持知识产权运营在市场上的优势、占领市场具有十分关键的作用。

**内容**　知识产权是一种无形资产，医药企业知识产权运营的实质是通过对无形资产的运作，实现知识产权的价值。其运营内容涵盖了企业财务目标的制定、知识产权运营组织的构建、知识产权模式的选择。其中对于医药企业知识产权商业化运作有直接体现作用的是企业财务目标的制定，这也是决定医药企业知识产权运营是否成功的关键。因此，在医药企业知识产权运营中，医药企业财务目标的制定是极其重要的组成部分；实现企业知识产权运营的主体是知识产权运营组织，它是实现企业知识产权运营

目标，组织整合人力、物力、信息的重要组织；知识产权运营是企业考量外部环境和自身条件的变化后，实施的运营无形资产的方式方法，知识产权运营模式对于企业资源分配和运营范围起着决定性作用，模式选择的适当与否直接关系到企业知识产权运营是否成功有效。知识产权运营模式主要包含许可、转让、投资、融资和资产证券化融资等方式。

**基础架构**　医药企业进行知识产权运营需要相应的组织结构，形成知识产权管理体系。知识产权管理体系由企业决策层、技术部门、知识产权部门、情报部门、市场部、专家顾问团队和相关的人力资源部门组成。其中企业决策层起主导作用，所以说医药企业知识产权运营是企业总战略的组成部分，它决定着知识产权运营的方向、经营范围和资源分配。在知识产权管理中，存在有知识产权结构与知识产权开发、保护结构的相互重叠，这是因为知识产权管理中的各个阶段是相互影响、相互协同的统一整体。它们的共同职能部门在医药企业知识产权运营中承担着不同的功能，其运作方式为：技术研发部门和商业情报部门对企业决策层起着支持作用，企业决策层通过决策来领导知识产权运营部门的执行，知识产权运营部门和市场部配合、协调，完成决策，实现知识产权的商业化，最终实现财务目标。

**运营方式**　医药企业知识产权运营方式包括：①产业化。重点在于积极实施专利，利用专利制造产品，实现专利技术的产品化、商品化。②贸易化。通过专利转让（可能伴随新药技术转让）、专利许可（见药品专利许

可）和专利购买等活动，促进专利的转化应用。③投融资。专利权人通过药品专利价值评估，以其专利权或者专利使用权作为出资形式，从而取得相应股权、股份或者财产份额，或者利用专利权质押贷款等方式进行融资，实现专利权资本化。④标准化。关注标准化组织的标准化活动和相关政策，了解标准涉及专利的处置规则，包括必要专利、专利信息的披露、专利实施许可等有关规定。⑤其他运营方式。包括商业宣传、技术合作、产业孵化、交叉许可、并购重组、专利诉讼等方式。

（杨 男）

yàopǐn zhuānlì xǔkě

## 药品专利许可（drug patent licensing）

药品专利权人将其所拥有的专利技术许可他人在一定期限、一定地区、以一定方式实施，并收取使用费用的行为。属于一种医药企业知识产权运营方式。在专利许可中，专利权人成为许可方，允许实施的人成为被许可方，许可方与被许可方要签订专利实施许可合同。专利许可只允许被许可方实施许可方的专利技术，而不转移许可方的专利所有权。专利许可有助于实现专利技术成果的转化、应用和推广，有利于科学技术进步和发展生产，从而促进社会经济的发展和进步。

**类型** 按不同的划分角度，药品专利许可有多种类型：①按照实施期限，可以分为在专利整个有效期间的实施许可或在专利有效期间某一时间段的实施许可。②按照实施地区，可以分为在中国境内的实施许可和在特定地区实施许可。③按照实施范围，可以分为制造许可、使用许可、销售许可及制造、使用、销售全部许可。④按照实施专利用途的多少，可以分为一般实施许可和特定实施许可。⑤按照实施条件，还可以分为普遍实施许可、排他实施许可、独占实施许可、分售实施许可和交叉实施许可。普遍实施许可也称一般许可，指权利人与被允许使用人使用其专利外，权利人还可以允许第三人使用其专利（即由权利人和多家被许可方使用）；排他实施许可指权利人与被允许使用人在合同中约定的时间和地域内，只有专利权人和被允许使用人有权使用该专利，其他任何人无权使用该专利；独占实施许可指权利人与被允许使用人在合同中约定的时间和地域内，只允许被许可方实施该专利技术，其他任何人，包括许可方自己，不得行使其专利技术；分售实施许可指专利权人和被允许使用人可以使用其专利，同时专利权人和被许可使用人都有权允许其他人使用其专利；交叉实施许可也称相互实施许可，指两个专利权人互相允许对方在约定的时间和地域、范围内实施自己的专利，也就是说，甲允许乙实施甲的专利，乙允许甲行使乙的专利。由于专利实施许可有多种类型，所以在专利实施许可合同中必须明确实施范围。⑥上述 5 种类型均属于自愿许可，但药品专利许可形式还存在一种特殊情况，即为药品专利的强制许可，指专利行政部门基于紧急状态、非常情况或有益于公共利益等法定条件下，允许第三人未经药品专利权人的同意使用受专利保护的药品相关技术或产品。强制许可是一种非自愿许可，同时也是一种有偿许可，即法律通常规定在实施强制许可时，知识产权的使用人要为使用该项许可向专利权人支付一笔相应的费用。

**相关法律法规** 专利强制许可最早出现于《保护工业产权巴黎公约》中，其目的是为了防止专利权人滥用专利权、阻碍发明创造的实施和利用、阻碍科学技术的进步与发展，以保证专利权人利益与公众利益的平衡，保证公平、正义目标的实现。为了解决发展中国家及最不发达国家的公共健康问题，2001 年世界卫生组织多哈部长级会议通过了《<与贸易有关的知识产权协议>与公共健康多哈宣言》（简称《多哈宣言》），明确了世界卫生组织各成员政府具有采取措施保护公共健康的主权权利。《多哈宣言》为各国合作与疾病斗争提供了可能，也为拥有制药能力的世界卫生组织成员根据国际规则，帮助那些发生公共健康危机但又无力生产急需药物的成员迅速控制和缓解危机。根据《多哈宣言》，最不发达国家可以在 2016 年 1 月 1 日前暂时不对药品提供专利或者商业秘密的保护。1998 年，南非在全球范围内率先启用药品强制许可程序。2003 年 8 月，世界卫生组织通过了《关于<与贸易有关的知识产权协议>和公共健康的多哈宣言第六段的执行决议》，允许成员方就专利药品放弃执行《与贸易有关的知识产权协议》第 31 条（f）和（h）款中确立的义务，即强制许可的药品应当主要用于投放国内市场，以及在任何情况下都应当向专利权人支付许可使用费的规定。这一决议意味着那些没有制药能力或制药能力不足的成员方可以利用其他国家的强制许可制度，获得经强制许可制造的低价仿制药，从而维护本国的公共健康。

2020 年 10 月 17 日最新修订的《中华人民共和国专利法》（简称《专利法》）中针对专利的强制许可有单独的规定。《专利法》指出，以下情况可对药品专利实施强制许可：①专利权人自专利权被授予之日起满 3 年，且自提出专利申请之日起满 4 年，无正当理由未实施或者未充分实施其专利的；专利权人行使专利权的行为被依法认定为垄断行为，为消除或者减少该行为对竞争产生的不利影响的，国务院专利行政部门根据具备实施条件的单位或者个人的申请，可以给予实施发明专利或者实用新型专利的强制许可。其中，发明创造为半导体技术的，其实施强制许可仅限于依法被认定为垄断行为和公共利益目的。②在国家出现紧急状态或者非常情况时，或者为了公共利益的目的，国务院专利行政部门可以给予实施发明专利或者实用新型专利的强制许可。③为了公共健康目的，对取得专利权的药品，国务院专利行政部门可以给予制造并将其出口到符合中华人民共和国参加的有关国际条约规定的国家或者地区的强制许可。④一项取得专利权的发明或者实用新型比前已经取得专利权的发明或者实用新型具有显著经济意义的重大技术进步，其实施又有赖于前一发明或者实用新型的实施的，国务院专利行政部门根据后一专利权人的申请，可以给予实施前一发明或者实用新型的强制许可。在依照该规定给予实施强制许可的情形下，国务院专利行政部门根据前一专利权人的申请，也可以给予实施后一发明或者实用新型的强制许可。⑤除专利权人行使专利权的行为被依法认定为垄断行为和为了公共健康目的，取得专利权的药品，强制许可的实施应当主要为了供应国内市场。⑥强制许可属专利权人自专利权被授予之日起满 3 年，且自提出专利申请之日起满 4 年，无正当理由未实施或者未充分实施其专利的和一项取得专利权的发明或者实用新型比前已经取得专利权的发明或者实用新型具有显著经济意义的重大技术进步，其实施又有赖于前一发明或者实用新型的实施的，申请强制许可的单位或者个人应当提供证据，证明其以合理的条件请求专利权人许可其实施专利，但未能在合理的时间内获得许可。⑦国务院专利行政部门做出的给予实施强制许可的决定，应当及时通知专利权人，并予以登记和公告。给予实施强制许可的决定，应当根据强制许可的理由规定实施的范围和时间。强制许可的理由消除并不再发生时，国务院专利行政部门应当根据专利权人的请求，经审查后做出终止实施强制许可的决定。⑧取得实施强制许可的单位或者个人不享有独占的实施权，并且无权允许他人实施。⑨取得实施强制许可的单位或者个人应当付给专利权人合理的使用费，或者依照中华人民共和国参加的有关国际条约的规定处理使用费问题。付给使用费的，其数额由双方协商；双方不能达成协议的，由国务院专利行政部门裁决。⑩专利权人对国务院专利行政部门关于实施强制许可的决定不服的，专利权人和取得实施强制许可的单位或者个人对国务院专利行政部门关于实施强制许可的使用费的裁决不服的，可以自收到通知之日起 3 个月内向人民法院起诉。

（杨　男）

## 新药技术转让（technology transfer of new drugs）

xīnyào jìshù zhuǎnràng

药品上市许可持有人（marketing authorization holder，MAH）将新药的上市许可转让给其他药品持有人的行为。2019 年颁布实施的《中华人民共和国药品管理法》第四十条规定，经国务院药品监督管理部门批准，药品上市许可持有人可以转让药品上市许可。受让方应当具备保障药品安全性、有效性和质量可控性的质量管理、风险防控和责任赔偿等能力，履行药品上市许可持有人义务。国外的新药转让主要采用"技术转移"的概念。美国的药品技术转移，包括不涉及产权的药品生产场地变更和药品上市申请持有权的变更，生产场地变更包括合同生产商的产地变更。欧盟与美国相似，"转移"即上市许可变更，根据变更前后药品上市许可持有人法律实体是否与原来的相同，包括药品上市许可持有人名称、地址改变或替换生产商等微小变更及上市许可转让两种情况。另外，针对原料药还有原料药欧洲药典适用性证书持有权的转让。

**资质要求**　新药技术的转让方应当是药品上市许可的持有者。接受新药技术转让的药品企业也应当具备药品上市许可持有人的资质。转让新药生产技术时，持有人应当与受让方签订转让合同。多个单位联合研制的新药进行新药技术转让时，应当由新药证书上联合署名的单位共同提出，并签订转让合同。

美国和欧盟则采取药品上市许可持有人和药品生产许可持有人分离的制度。药品上市许可申请人在提交上市申请材料中即应当写明生产商信息，这里的写明的生产商可以是申请人自己，也可以是与其签订合同的其他生产企业，药品上市许可持有人获得上市许可证后也是可以更换生产商的，均不受监管部门的行政干预，由药品上市许可持有人自行决定。药品上市许可持有人可以是研发机构、商业企业或生产企业，产权始终均由其掌握。

**申报方式及申报资料** 《药品注册管理办法》第七十八条规定，持有人转让药品上市许可，持有人应当以补充申请方式申报，经批准后实施。提交的材料包括药品注册申请表、资质证明文件、质量安全责任承担能力相关文件、药品批准证明文件及其附件、证明性文件、药品说明书、标签样稿和药学研究资料等。美国药品上市申请持有权转让的程序简单，无须开展相关研究，只需新持有人根据《美国联邦法规》21 条§314.72 款的规定向美国食品药品管理局提交申请表及各项声明资料，并告知美国食品药品管理局新产权转让的生效日期即可。若新持有人改变了生产场地或更换生产商，则需根据变更程度的大小选择对应的变更类别另行提交变更申请。欧盟的药品上市许可转让需提交转让申请，要求除药品上市许可持有人信息变化外，其他产品信息不能有变动。该申请独立于变更申请，除药物警戒受权人因药品上市许可转让而变更可作为转让申请的一部分申报外，其他如生产场地变更，均应按变更申请另外申报。对于原料药欧洲药典适用性证书持有人（非公司并购或出售原因）将欧洲药典适用性证书转让给批准以外的法人机构，不能作变更申请，而应重新申报欧洲药品质量管理局批准。

美国药品上市申请持有权转让申请的资料要求均较简单，新持有人需提交的资料包括：①将遵循合约和原批准申请中规定的各项条件，履行职责的承诺书。②一份完整的已被保存的原始批准申请副本的声明，包括原始新药申请、所有批准的补充申请和所有以前的年度报告。③对之后出现的各种变更将会进行申报或在下一年年度报告中告知美国食品药品管理局的承诺书。④新产权转让的生效日期。同时原持有人需要向美国食品药品管理局提交一份转让声明，声明内容为表明相应申请的所有产权均转让给新持有人。欧盟转让申请的申报资料也比较简单，主要包括首页函和产品信息两部分。首页函中除转让双方基本身份信息外，还应当提供证明转入方具有足够能力可以承担原药品上市许可持有人要求的所有责任的各项材料：①药物警戒受权人和负责质量缺陷及产品召回的人员等经验人员的配置。②具备收集并及时告知不良反应的必要方式方法。③转入方须对后续措施或特定的义务进行说明和担保。产品信息部分则要求提供修订后的以多种语言书写的产品信息（包装标签、说明书等）及内外包装模型样本。申报资料均需按照 EU-CTD 格式的标题和编号进行编写。

（杨 男）

yàopǐn zhuānlì jiàzhí pínggū

**药品专利价值评估**（value assessment of drug patent） 采取一定方式评估药品专利的货币价值（市场价值）和实用价值。狭义药品专利价值评估是指对专利定价或估价，而广义的专利价值评估不仅包括专利定价，还包括从法律、商业、技术等层面，结合同一类型的其他药品专利，对被评估专利进行广泛的定性分析。药品专利价值评估方式分为定性分析方法和定量分析方法两种。

**定性分析** 通过对影响药品专利价值的指标进行打分，诸如该药品专利创新度如何、要求保护的范围大小等，然后为各项指标设定权重，进行加权求和，打出分数，将其作为专利的价值度，从而定性地描述一项药品专利的价值大小。结合国家知识产权管理部门提出的专利价值分析体系，对专利价值的影响因素可划分为技术价值（包括专利技术质量、行业发展趋势、专利技术宽度、配套技术依存度、可替代性和成熟度等）、法律价值（包括专利稳定性、不可规避性、依赖性、有效期和专利许可情况等）、经济价值（包括市场应用情况、市场前景规模、市场占有率、竞争情况、政策适应性等）3 种。实践中，有一些对于药品专利价值的评估较为重要的指标。国外的专利价值分析体系中涉及的专利分析评价指标主要用于两大领域：一是对具体专利或专利组合进行评价，其中包括技术价值和权利价值评价两大方面；二是对企业整体专利情况的评价，可以分为内容指标、时间指标、引用指标、国际指标、科学指标及其他指标。其中，技术价值是指专利技术本身的性能带来的价值，主要包含 4 个维度，分别为创新度、应用范围、可替代度和成熟度。专利权是一种法定权利，只有在法律保护的限定期限和范围内才具有效力。此外，专利权同时具有垄断性，在法律的保障下，专利权人可以获得一定的垄断利益。主流观点中对于专利的权利（法律）

价值主要涉及专利独立、许可实施状况、专利撰写质量、专利族规模、专利保护范围、专利保护剩余期限、法律稳定性等。

药品专利技术的先进性 这是药品专利技术质量的主要内涵，专利技术创新度主要是指其对所属技术领域的技术贡献如何，即专利技术的主要性能或性状、技术指标等优于同类技术方案的考量；技术思路创新造成的技术优越性是否明显，特别是在创新大量存在的医药领域是否能够脱颖而出；是否在技术上有质的飞跃和突破，以致使整个制药产业的技术更新换代不可避免；是否缺乏可替代技术方案以致无法规避该专利等。

专利技术宽度 根据中国《专利法》第五十六条规定："发明或者实用新型专利权的保护范围以其权利要求的内容为准，说明书及附图可以用于解释权利要求。"对于一个发明，独立权利要求概括是否宽泛，宽泛到什么程度，从属权利要求数目是否繁多，限定技术特征是否逐步细化，直接决定了专利权的保护范围。有实证研究表明，美国生物技术公司的专利价值随着专利涉及范围的扩大而增加。这里以专利具有的分类号数量的多少来衡量专利涉及的范围。专利涉及的分类号数量越多，说明专利涉及的范围越广。

专利在专利族中的地位 这是对配套专利的依存度进行评价的重要指标，确定单个专利的价值离不开其所属的专利族。一个专利是属于核心专利还是属于其他核心专利配套的外围专利，这一点对药品专利的价值评估起到至关重要的作用。若是核心专利，则需要进一步评估其与其他核心

专利关系如何；若是外围专利，则需要进一步对其是否与多个核心专利关联以及与邻接的其他外围专利关系如何两方面进行评价。研究表明，单个专利的价值依赖于其所属专利族的规模，也依赖于该专利在所属专利族中的功用。通常来说，一个药品生产企业的专利族尚不足以覆盖一个技术领域时，就往往需要获得其他企业或者科研机构拥有的专利技术的许可使用权。这时，两者间通常会进行交叉许可。专利或专利族在交叉许可中作为筹码的能力从一个侧面反映了专利或整个专利族的价值。

专利的可替代性 在当前的时间点，是否存在解决相同或类似问题的替代技术方案、是否存在用于治疗某疾病的其他药品方案等，这既关系到药品专利的技术价值，也在某种程度上直接决定了其经济价值的大小。

专利的法定寿命和经济寿命 专利的法定寿命，也就是专利的有效期，即对于该专利的保护从何时开始，持续到何时；而专利的经济寿命则反映了该专利在市场上具有的价值。一般认为在专利权有效期的不同时段，专利带来的回报是不同的。由于技术发展和市场变化，专利的经济寿命一般要远远低于专利的法定寿命。一项药品的相关专利并不一定能给研发机构或企业带来可观的经济收益，或者这种对经济收益的期待会随着替代性新专利的产生而淡化，所以通常来讲对于药品专利的价值评价，其经济寿命的评估在多数情况下更为重要，而对于一项稳定的、突破性明显的、在某一领域占据统治地位的药品专利而言，其法定寿命会显得更为重要。

专利的稳定性 药品专利法律价值评价中的一项重要指标，体现在其是否容易遭受侵权或诉讼，这实质上涉及的是专利的保护范围。而专利的保护范围是限定在权利要求中的，因而权利要求项数的多少，对其稳定性的影响起到至关重要的作用。研究表明，有价值的专利表现为专利权要求的数量多而且技术覆盖范围广，遭遇侵权和诉讼的频率也较高。

成果转化潜力、收益及风险 药品专利经济价值中的指标，药品专利价值的实现最终需要通过专利技术的成果转化来实现。产业化专利技术的市场潜力如何，收益前景是否明晰，投资风险几何有赖于对专利技术产业化后的市场容量、需求弹性、市场门槛、生产规模、产品价格、竞争状况、市场占有率、边际成本、利润空间，以及已有技术同种产品的收益等诸多因素做出全面细致的商业分析。

**定量分析** 专利定量分析方法主要有3种。

成本法 定价原则为重置原则，即以重复专利技术开发过程中的投入作为重置成本，并扣除其贬值因素，从而确定专利技术的价值。成本法未考虑专利特有的垄断性和潜在增值性，因而将会低估专利价值。因此，在实际应用中，通常采用增加专利技术带来的收益项或利润项、引入技术开发的风险性、复杂性、创造性等修正系数，对成本重置法进行改进，相当于将成本法与收益法结合起来进行专利价值评估。

市场法 通过市场调查，选择若干个与待评估专利产品相同或类似的产权交易作为参考，并针对已交易的专利权与待评估的

专利权的差异对交易价格做出适当调整，从而得出评估价值的方法。对于技术上有较多相似性的专利权，市场法是一种简单易行的评估方法，但由于专利权的垄断性特征，很难在市场上找到与之相同或类似的参照专利权交易。此外，企业产权交易大多是在保密情况下进行的，相关交易数据不易获取。

**收益法** 用收益法进行专利定价的理论基础是经济学中的预期效用理论，即资产价值取决于其未来创造的效益。

（杨 男）

yīyào qǐyè zhīshi chǎnquán bǎohù

# 医药企业知识产权保护

（intellectual property protection of pharmaceutical enterprises）
医药企业主动或被动对已拥有的知识产权权利（包括专利权、商标权、著作权等）采取各种专利诉讼等方式进行维权的保护行为。随着知识经济时代的到来，知识已成为医药经济增长的内在核心要素，而知识产权也成为医药企业中难以替代的无形资本和首要财富。知识产权保护的实施效果决定着企业的核心竞争力和利润的结构和空间。医药企业为获得垄断利润，加速医药科技成果产业化、提高医药市场竞争力会选择多种方式来保护自己的创新成果和知识产权。医药企业在保护其知识产权时，可以采用药品专利保护、药品商标保护、药品行政保护（如新药监测期保护、外国药品行政保护、中药品种保护、药品数据保护）、医药商业秘密保护以及医药著作权保护等多种手段。

**药品专利保护** 医药领域知识产权保护类型中最为全面的保护方式。实施药品专利保护是国际上对药品发明创造进行知识产权保护的主要手段。药品专利保护通过授予专利权人一定期限的垄断权，换取发明人将发明成果公开，推动科技进步，提高社会的整体利益。药品专利保护具有独占性、公开性、时间性和地域性的特征。如果企业将自身研发的药品进行专利保护，企业除在我国范围内申请专利保护以外，若想要取得该专利药品的更多市场占有权，可通过专利合作协定的方式进入如美国、德国、英国国家进行专利保护。因此，医药企业对于自己在新药创制过程中具有新颖性、创造性和实用性特点的研究成果应当积极申请国内和国际专利，以获得有关知识产权的最为全面的保护。

**药品商标保护** 医药企业使用药品商标是为了将自己的产品或服务与其他企业的产品和服务加以区别。商标是一个企业的无形资产，是一项重要的知识产权。增加产品商标的知名度，可以促进产品的销售，巩固其市场地位。商标所有人可以通过在国家商标局依法办理药品商标注册申请，获准商标注册，取得药品商标权后，即可以享有注册商标的相关权利。如，商标权人可在核定使用的医药商品或服务上使用核准的注册商标；商标权人有权禁止他人未经许可使用其注册商标或以其他方式侵犯其商标专用权；药品商标权人在法律允许的范围内，可将其注册商标有偿或无偿转让；商标权人具有以收取使用费用为代价，通过合同的方式许可他人使用其注册商标的权力等。而商标同样具有地域性，若商标权人欲扩大自身商标的市场影响力，亦应当在遵循《与贸易有关的知识产权协定》《商标国际注册马德里协定实施细则》《商标国际注册马德里议定书》《商标国际注册马德里议定书》《保护工业产权巴黎公约》等与商标相关国际条约的规定的条件下对本企业的药品申请国际商标保护。

**新药监测期保护** 为了保护公众健康，中国药品监督管理部门允许对批准生产的新药品种设立监测期（不适用于进口药）。监测期自新药批准生产之日起计算，最长不得超过 5 年。监测期内的新药，每满 1 年提交 1 次定期安全性更新报告，同时国家药品监督管理部门不再批准其他企业生产、改变剂型和进口同类的新药。这也是一种对医药企业知识产权保护的措施。

**其他国家的药品行政保护** 国际上诸多国家也针对本国药品会采取一定行政保护。比如，美国对药品的保护除了实行专利保护之外，国会还授权美国食品药品管理局对药品进行一些非专利保护，比如给予企业一定期限的市场独占权。美国对新药的保护的范围非常广，通常情况是只要企业做了临床试验，美国食品药品管理局一般都会给予企业一定年限的市场独占权。美国食品药品管理局对新药保护的具体规定主要体现在以下几方面：①7 年市场独占权。1983 年国会制定了《罕用药物法》。通过其为罕用药开发者提供：7 年的市场独占权；对开发罕见病药品有关的某些临床研究的费用提供 50% 的税费减免，旨在刺激制药企业从事对罕见病用药的开发。在此政策的激发下，自 1983 年通过该法后的 20 年间，已经有超过 220 种治疗罕见病的药物或生物制品进入了市场；相反，在 1983 年之前的 10 年里，只有不到 10 种这样的产品进入市场。②5 年市场独占权。美国食品药品管理局授予新分子实体自批准之日起 5 年的市场专有权，以保护新药开发商的利益。该权利与专利保护同时生效。因此即使专利到期，该市场专有权仍然有效。例如，有些药品专利还未获批就即将到期，因此药品的有效专利时间很短。美国食品药品管理局通过这种市场垄断的方式来保护新药开发商的利益。③3 年市场独占权。根据美国药品管理局的规定，符合下列条件的新药应被授予 3 年的市场独家经营权。如果是新药申请需满足下列条件：依照 USC505（b）条件申报新药；新药在 1984 年 9 月 24 日以后批准；该药物活性成分在以前另一申请中曾得到批准；包含申请人发起的新药申请所必需的临床研究报告（非生物等效性）。如果是一个新药补充申请需满足下列条件：在 1984 年 9 月 24 日后被批准；包含了由申请者发起的、对于新药申请是必需的临床研究资料（非生物等效性）。④6 个月市场独占权。在专利有效期内，如果相应专利药物的儿童使用的药物申请获得批准，该药物可以将专利保护期延长 6 个月。⑤180 天市场独占权。为推动仿制药尽快上市，减轻消费者和国家负担，《哈奇-韦克斯曼法》鼓励仿制药生产企业挑战现有专利药，给予成功者 180 天的市场垄断权。

**中药品种保护**　中国政府高度重视对名优中成药的保护，1993 年开始实行中药品种保护制度，属于一种行政保护措施。受保护的中药品种是没有申请专利保护的中国境内生产制造的中药品种，包括中成药、天然药物的提取物及其制剂和中药人工制成

品，但必须是列入国家药品标准的品种，或经国务院卫生行政部门认定，列为省、自治区、直辖市药品标准的品种中药品种保护的期限为 7~30 年。被批准保护的中药品种，在保护期内仅限于由获得《中药保护品种证书》的企业生产。

**药品数据保护**　中国对创新药、罕见病治疗药品、儿童专用药、创新治疗用生物制品以及挑战专利成功药品注册申请人提交的自行取得且未披露的试验数据和其他数据，给予 3~10 年的数据保护期。数据保护期自药品批准上市之日起计算。通过赋予权利人在数据保护期内对药品试验数据享有独占权，从而鼓励创新药研发及申报。这里的独占权是指在数据保护期内，审批机构不得依赖权利人的数据批准其他申请人就已有国家标准的相同品种提出的仿制药申请，但申请人自行取得的数据或获得上市许可的申请人同意的除外。创新药企业可以关注不同类型的创新药的数据保护期，根据药品类型，结合专利保护和药品试验数据保护，最大程度延长药品可获得保护的期限。在国际上，药品测试数据也有一定的保护策略。1984 年，美国在《药品价格竞争与专利期补偿法》（Hatch-Waxman 法案）中首次引入了药品的试验数据保护策略系统，作为促进新药创新和平衡新药制造商和仿制药制造商利益的重要措施。随后，欧盟、日本等发达国家和地区纷纷引入这一制度，并通过双边、多边协议等向其他国家强制实施。1993 年，世界贸易组织框架下最重要的知识产权协定《与贸易有关的知识产权协议》第 39.3 款中，首次规定了世界贸易组织成员方对

药品试验数据进行保护的义务，并确认药品试验数据保护是区别于专利、商标、著作权、商业秘密的一种新型的知识产权保护形式。2015 年 10 月，加拿大、日本、澳大利亚和许多其他国家签署了《跨太平洋伙伴关系协议》，该协议规定了更高的药物检测数据保护标准。

**医药商业秘密保护**　商业秘密所有人对于其所拥有的不为公众所知悉、能为权利人带来经济利益、具有实用性并经权利人采取保密措施的技术信息和经营信息享有不受非法侵犯的权利。医药商业秘密具有非周知性、价值性、实用性、保密性、历史性、合法性和风险性等特征。中国自主研制的人工麝香的配方就属于医药商业秘密，已作为中成药原料药保证了 400 多个中成药品种正常生产，保证了对含麝香中成药、民族药的传承和发展，满足了中医临床用药的需求。

此外，国际上诸多国家尤其是该国家的企业也对商业秘密的保护极为重视。其中，美国把商业秘密视为企业的生命，极为看重。美国政府官员、商业领袖和员工都有很强的保护商业秘密的法律意识。美国在 100 多年前开始保护商业秘密，其立法主要由判例法组成。美国各州行使具备行驶美国商业秘密法的立法权。1979 年，《统一商业秘密法》由美国统一州法委员会正式批准通过。该法是一个示范法，其作用主要供各州制定各自州的《商业秘密法》时参照。《统一商业秘密法》的基本框架已被 39 个州采纳，而且各州针对本州实际情况，分别对该法的一些方面作了修改、完善。另外一部关于商业秘密立法的重要法律文件是《侵权重

述》。它是美国法学会在判例法基础上编纂的一项重要法律原则。虽然该法律是非法的，但它被法院广泛引用，事实上具有一定的约束力。

在法国，商业秘密可以由有形载体（如文件）表示，权利持有人随后将文件交付给官方或私人组织保存，目的是证明商业秘密的存在和权利持有人的保护要求。有两种机构可供选择，主要是向工业产权局存款和向民间交存。交存后，如果权利持有人受到侵犯，当法院寻求对侵权行为进行制裁时，交存的文件可以向法院证明权利持有人的商业秘密内容。通过比较被告的侵权行为及其后果很容易确定是否存在侵权行为。

此外，日本是一个开放的国家，但日本人毫不犹豫地使用各种保密措施来保护自己的国家利益，特别是公司的利益。在日本，对于企业和公司的所有利益，例如关键技术、设备价格和各种商业信息，都有保密措施，针对不同的对象采取不同的策略。日本人具有明确的保密重点：一是他们拥有一定水平的先进技术、具有竞争力的产品设计和制造工艺技术等；二是针对性强，任何你没有的和你想知道的都必须对你保密。原则上，不花钱不给；三是企业整体在一定范围内可以不保密，但具体进行的某些项目必须保密，如生产的产品、研究的课题，开发的技术、各种产品的价格等，均不能随意向外透露。

韩国企业在长期实践中形成了一套保护自身商业秘密的做法。其中许多做法是基于西方发达国家的经验，已为国际社会所接受；还有一些是韩国公司根据自己的实际情况独创的，主要包括以下几个方面：①韩国公司把加强人事管理放在首位。通常，在雇佣人员之前，通过面试和调查，检查被招聘人的职业道德和职业理念，以确保入职顺利；雇佣时，必须要求被雇佣者签署誓言和合同，以确保严格遵守公司机密；雇佣后，还必须以宣誓书或合同的形式保证他们在就业期间不会从事除自己工作以外的兼职业务；离职时，应及时以书面合同的形式向退休人员提交其在任职期间所掌握的商业秘密的内容，并要求其保守秘密，在一定期限内不得使用。同时，公司还支付相应的"保密费"。②把加强信息管理作为保护商业秘密的重要内容。韩国公司通常根据其内部秘密、外部秘密及其重要性将其商业秘密分为1~3个级别，并根据其价值确定1~3年的保密期。加盖相应的商业秘密章后，放入保险箱或装有专用安全装置的器具中存放。③韩国公司非常重视自己公司的涉密场所的管理。其办法是：保护企业秘密、科研生产设施和其他需要保护的场所，根据其重要性确定一定范围为禁区、地段、禁区，限制或禁止外来人员进出；为了防止工业间谍潜入和窃取机密，在重要设施和关键位置安装磁卡检查装置或电视监控装置。④商业秘密的保护必须有相应的管理制度保障。韩国公司的惯例是在企业内部成立商业秘密管理委员会或专门小组，负责保密事务；明确保密范围和保密责任人的责任；研究确定合适的管理办法，制定严格的管理规定。

**医药著作权保护**　医药著作权是作者对其创作的作品所享有的各项人身权利和财产权利。著作权人通过对这些权利的行使，来实现其精神利益和经济利益。这里的医药著作包括医药有关年鉴、文献、期刊、教材、百科全书、论文、档案、资料、产品说明书等，也包括医药企业的计算机软件、药物临床前和临床试验数据等。著作权自作品创作完成之日起自动产生。受著作权法保护的作品要求具有独创性，且必须能够复制再现。此外，针对国外医药著作权保护的问题，主要可以通过以下几种方式进行在国外得到著作权保护。在没有条约的情况下，在互惠基础上进行国际保护；通过订立双边、多边条约、地区性公约进行国际保护，比如，美洲国家间订立的《泛美公约》；通过签订世界性的著作权保护公约。如《保护文学艺术作品伯尔尼公约》《世界版权公约》。

当药品知识产权发生侵权或者被侵权时，则会采取包含药品知识产权纠纷调解、行政和民事诉讼等手段进行维权。此处需要说明的是，在药品知识产权领域较为多见的侵权纠纷类型为专利的侵权纠纷，侵权人如果认为权利人的专利有瑕疵不应当被授予专利权的，可以向国家知识产权局申请专利无效。

（杨　男）

yàopǐn zhuānlì jiūfēn guǎnlǐ

**药品专利纠纷管理**（management of drug patent disputes）当事人与当事人之间及专利机构与当事人之间在药品专利的申请、取得、转让、保护过程中产生纠纷后，当事人在处理该纠纷过程中对行动策略的选择。对平等主体之间发生的以药品专利为内容的社会纠纷的管理。药品专利纠纷通常发生在专利权人、发明人、设计人、专利机构之间，围绕专利侵权行为、专利许可合同、专利权转让合同、专利申请以及专利权属等问题展开，是医药企业知识产权保护工作中经常遇到的问题。

**分类** 药品专利纠纷可分为药品专利行政纠纷和药品专利民事纠纷两类。①药品专利行政纠纷是指当事人不服专利管理机构所做出的行政行为，向人民法院起诉状告专利管理机构，要求专利管理机构撤销或变更其具体行政行为的纠纷。通常有以专利复审委员会为被告的专利行政纠纷、不服专利复审委员会的专利权无效决定纠纷、不服专利行政部门复议决定的纠纷。②药品专利民事纠纷是指公民、法人、其他组织等平等主体之间因专利的权利义务所发生的纠纷。其内容包括因专利申请权、专利权权属、专利权转让合同、专利实施许可合同、侵犯专利权而发生的专利民事纠纷。

**特征** 有以下几点：①专业性强，纠纷复杂、对纠纷管理的要求高。药品专利具有无形性，在当今社会传播速度快、传播范围广，导致药品专利纠纷具有多样性。药品专利纠纷中的侵权人也十分广泛，包括了自然人、法人、非法人组织等民事主体。药品专利纠纷通常都是法律性和技术性的高度融合，具有极强的专业性。正是因为这些特征，使得药品专利纠纷管理的难度非常高，需要结合各方知识做出决策。②药品专利纠纷管理牵涉到双方当事人较大的利益。药品专利作为一种无形资产往往具有巨大的经济价值。在药品专利纠纷中，专利权人不仅要将对侵权人提起侵权损害赔偿纳入考虑，还要认识到纠纷会给自己未来的利益带来的消极影响。而对于侵权人来

说，不仅会产生需要承担的侵权赔偿，还会有因为侵权导致停止使用专利而带来的投资失败以及丢失市场的消极影响，这在市场化竞争中对于企业将会是重大的打击。③药品专利纠纷管理需要快速、高效。专利具有时效性，专利的价值会受到专利保护期的影响，药品专利亦是如此。而在药品专利纠纷管理过程中，专利权的保护具有不确定性，解决纠纷耗时过长会有损于专利权人的正当利益。因此，在药品专利纠纷管理中要尽可能高效，以维护专利权人利益。

**策略** 主要包括药品专利纠纷的调解和药品专利的诉讼两种策略。

**药品专利纠纷调解** 药品专利纠纷调解具有专业性、高效性、保密性、灵活性等特点，是较好地解决药品专利纠纷的方式。按照中立第三方和调解机构的性质可将药品专利纠纷调解分为司法调解、行政调解和民间调解 3 种。其中司法调解是药品专利纠纷调解中的主要方式。

**药品专利诉讼** 广义上的药品专利诉讼指所有关于药品专利权争议的诉讼。狭义的药品专利诉讼仅指对专利机关有关专利权的决定不服，而向法院提起的诉讼，不包括药品专利侵权纠纷和药品专利权的合同纠纷所引起的诉讼。其主要可分为 5 类：①专利权属诉讼，是指涉及一项专利申请权或专利权最终归属于何主体的诉讼。②专利侵权诉讼，是指专利权人因专利权受到非法侵害而引发的诉讼。③专利合同诉讼，是指因为不履行或部分履行专利实施许可合同或专利转让合同而引发的诉讼。④专利行政诉讼，其严格含义是指专利行政行

为的司法审查诉讼案件，包括：当事人因不服专利复审委员会作出的维持驳回专利申请的复审决定或无效宣告请求审查决定而提起的行政诉讼；当事人不服国家知识产权局作出的具体行政行为（包括行政复议决定）而以其为被告的行政诉讼；当事人不服地方知识产权管理部门关于停止侵权行为的处理决定、关于假冒他人专利或冒充专利作出的处罚决定而提起的行政诉讼。⑤其他诉讼。

（杨 男）

yàopǐn zhuānlì qīnquán kàngbiàn cèlüè

**药品专利侵权抗辩策略**（counterplead strategies for drug patent infringement litigation） 在药品专利侵权诉讼中，被告（被诉侵权人）针对原告（专利权人及其利害关系人）的诉讼请求提出的免责或者减轻责任的事由。这属于医药企业药品专利纠纷管理的工作内容。在此过程中，被控侵权人针对专利权人及其利害关系人的诉讼请求而提出的证明其诉讼请求不成立或者不完全成立的事实称为抗辩事由。专利侵权抗辩的适用规则，是指在专利侵权诉讼过程中，能为被诉侵权人提供使用抗辩事由的明确的、可操作性的程序性规则。在司法实践中，药品专利侵权的抗辩事由或策略一般包括：滥用专利权的抗辩、不构成侵权的抗辩、免责事由的抗辩、现有技术的抗辩、合同抗辩以及诉讼时效抗辩等。

**滥用专利权的抗辩** 被诉侵权人以专利权人是恶意取得专利权且滥用专利权对提起的侵权诉讼进行抗辩。被诉侵权人以专利权人滥用专利权进行抗辩需要满足 5 个构成条件：①专利权人已经取得专利权。②专利权人的专

利从客观上来看是属于不应当获得专利保护的发明创造。③专利权人取得专利权的方式是故意规避法律或采取了不正当手段。④专利权人取得的专利权是恶意的主观状态，其目的在于获得不正当利益或制止他人的正当实施行为。⑤专利权人已经提起侵权诉讼。以滥用专利权进行抗辩的，由被诉侵权人提供相应的证据。

**不视为侵权的抗辩** 为防止专利权人滥用专利权，平衡专利权人和社会公众的利益关系，专利法规定了一些不视为侵犯专利权的行为。比如：①专利权用尽，指专利权人制造或者经专利权人许可制造的专利产品售出后，其专利权已得到了实现，不能再对售出的产品行使控制；他人再使用或销售该专利产品的行为，应当认为是得到了专利权人的默许。②先用权，专利权人不一定是首先作出发明创造的人或首先实施该发明创造的人。在专利申请日前，可能有他人已经研究开发出同样的发明创造，并且已经实施或者准备实施。这种情况下，该先用者可以在原有范围内继续实施该发明创造。③临时过境，对临时过境的外国运输工具给予保护是一个国家给予另一个国家的待遇，需要通过双方签订协议或者共同参加的国际条约规定。④科学研究及实验，主要指专门针对专利技术本身进行的科学研究和实验，目的在于考察专利技术的特性或技术效果，或对该专利技术作进一步改进，而不是泛指一般的科学研究和实施。⑤医药器械审批需要，药品生产者或研发机构为提供行政审批所需的信息而使用专利药品或者专利医疗器械的行为。

**不构成侵权的抗辩** 专利侵权判定主要适用两个原则：全面覆盖原则和等同原则。如果被诉侵权物包含了专利权利要求书中的全部必要技术特征，则落入专利权保护范围，构成相同侵权。如果被控侵权物缺少权利要求书中的某一或某几个必要技术特征，在全面覆盖原则判定不构成侵权的情况下，适用等同原则。即如果被控侵权物的技术特征与专利权利要求中的相应技术特征相比，以基本相同的手段，实现基本相同的功能，产生基本相同的效果，同样也落入专利权保护范围，构成等同侵权。因此，在侵权诉讼中，被告可以通过证明新的技术方案有别于专利权人所描述的必要技术特征；或被诉侵权的技术特征在功能、效果上明显优于已有专利权中对应的必要技术特征来抗辩侵权诉讼。

**免责事由的抗辩** 为生产经营目的，使用或者销售不知道是未经专利权人许可而制造并出售的专利产品，属于侵犯专利权的行为。但是使用者或销售者能证明其产品是合法来源的，不承担赔偿责任，但应当承担停止侵权的法律责任。所谓"合法来源"是指，使用者或销售者通过合法的进货渠道、正常的买卖合同和合理的价格从他人处购买的。

**现有/公知技术的抗辩** 在专利侵权诉讼中，若被诉侵权人有证据证明自己实施的技术是专利权人申请专利日之前就已经存在的公知技术，或与公知技术相近似的技术，则被诉侵权人不构成侵权责任。公民或单位有权利使用自由已有技术，这个权利不应当由于专利授权而受到损害，此时应当将公众的利益放在优先的地位考虑。在申请日以前，有公知技术存在，但由于专利制度本身的缺陷以及专利审查过程的疏漏使得专利被授予，法院就可据此判定抗辩成立，这是符合专利法本意和社会利益平衡要求的。

**合同抗辩** 在侵权行为成立的情况下，被告如果能证明其使用或销售的侵权产品是通过合法的进货渠道、买卖合同和合理的价格从他人购买的，则不必承担侵权赔偿责任。如果实施的受让技术，侵犯他人专利技术，被告可以申请追加技术转让合同的让与人为共同被告。如果原告不同意追加，被告在承担侵权责任后，可另行通过合同诉讼或仲裁的方式向让与人求偿。对于技术进口合同，合同的受让人按照合同约定使用让与人提供的技术，被第三方指控侵权的，可直接由让与人承担责任。

**诉讼时效抗辩** 专利侵权的诉讼时效为两年。被告提出时效届满的抗辩，受理案件的法院会依职权调查诉讼时效问题。如果调查表明时效届满，法院将驳回原告的诉讼请求。被告因时效届满获得抗辩权，对抗原告的诉讼请求，不再承担赔偿义务。但是并不能免除停止侵权行为的义务。

在专利侵权诉讼中，不同个案的被告可能会存在不同的抗辩策略，选择了适当的抗辩策略也许会直接关系到案件的成败，更好地维护自己的合法权益。

（杨 男）

yàopǐn zhuānlì qīnquán sùsòng cèluè
**药品专利侵权诉讼策略**（strategies for drug patent infringement litigation） 制药公司等拥有药品专利权的主体对其竞争对手就专利侵权提出的诉讼过程中采用的相关策略。具体来说，是指通过向具有管辖权的法院起诉而解决药品专利纠纷的一种形式。在药品专利诉讼过程中，看似是专利权人和竞争者对专利的法律效力之争，而本质上双方的目的都在于获取专利所附着的经济利益，依这种经济较量的目的不同可以将药品专利诉讼分为竞争性专利诉讼和非竞争性专利诉讼两类，其中竞争性专利诉讼以市场竞争为目的，其又依诉讼人的角色不同分为进攻性专利诉讼和防御性专利诉讼。非竞争性专利诉讼常以从专利被告处获得经济赔偿或和解补偿金为目的。

**竞争性专利诉讼**　通过诉讼手段使自己在市场竞争中获得优势，其与非竞争性诉讼的不同就在于其目的是维护市场份额或抢占市场，另外竞争性诉讼也不必然追求在法庭上获得胜诉，只要求实现其在市场竞争中占得先机。

进攻性专利诉讼　一方针对另一方侵犯药品专利权的行为，主动通过诉讼手段追究其侵权责任，使自身利益得以维护的诉讼策略。这种诉讼主要由品牌药公司发起，其诉讼对象多数为仿制药企业，有时也会对其他品牌药企业发起此类诉讼，其诉讼目的和意义在于通过专利权利的合法垄断逐渐排挤竞争者，维护其当前的利益。

防御性专利诉讼　仿制药企业对专利权所有者就品牌药专利无效等事项主动提起专利诉讼，以对专利权人将来可能发起的侵权诉讼进行主动、事前防卫。这其中最主要的诉讼策略是防御性专利无效诉讼，这是指仿制药企业对可能会影响其仿制行为的专利权人提起诉讼，请求宣告其专利无效，又可以分为主动的防御性无效专利诉讼和被动防御性无效专利诉讼。

主动的防御性无效专利诉讼

仿制药公司主动提起专利无效诉讼，从而为仿制药的研发和生产解除专利限制。主动提起专利无效的仿制药公司期望在研发和上市销售产品之前能够确认品牌药专利权无效，这种类型的无效诉讼是出于对未来专利权人的可能对自己发起侵权诉讼的一种事前防卫，意图在于通过主动提出无效专利来为自己的产品进入市场扫清障碍，同时也为解除不愿意承担有可能侵权连带责任的合作伙伴的顾虑，在确认专利无效后，仿制药公司能够没有顾虑的进行更深入的技术创新。

被动的防御性无效专利诉讼

仿制药在品牌药公司提起的专利侵权诉讼中为抗辩专利侵权而提起的专利无效反诉，从而使自身摆脱不利的诉讼局面，是避免或减少损失的一种诉讼策略。这种诉讼的重点在于找到对方的"软肋"，即己方向对方主张权利的依据，从而逼迫对方在仅供诉讼中做出妥协和让步，避免两败俱伤。被动提起专利无效更多的是一种心理战略，期望专利事实上并不完美，品牌药公司在专利可能被无效的情况下能够与仿制药公司达成和解或是授权仿制药公司使用专利权。

**非竞争性专利诉讼**　一方针对另一方侵犯专利权的行为，主动通过诉讼手段追究其侵权责任，使自身利益得以维持的诉讼策略，但其主要目的并非在于在市场竞争中取得或保持优势，而在于追回自己的应得利益或损失。

**药品专利诉讼的目的**　按照专利诉讼的动机和具体措施可以将药品专利诉讼的目的进行如下分类：①防止药品专利遭遇侵权，追回预期利益和损失。从法律的角度考虑，防止侵权是药品专利

诉讼最为直接的目的，它不仅作为非竞争性诉讼的主要诉求，也为竞争性诉讼中诉讼方的第一要求，更是提起诉讼方进而表达其他诉求的基础和前提。②通过专利诉讼确定自己专利权的最终范围。专利的获得有时并不意味着社会公众，甚至专利权人自身很清楚专利权的范围，此时有些较大的制药企业便可以选择一个小型制药企业或者新成立的企业进行诉讼，通过法院判决以最终确定专利权保护范围，为自己企业制定研发和发展计划提供帮助。③促使被起诉方与自己接洽，商谈相关专利许可事宜。一些药品研发企业尤其是高科技企业，其自身并不生产药品，而是专门以专利许可授权等形式运营从而获取高额利润，对于采用这种发展模式的企业而言提起专利诉讼并非最终目的，让被告与自己签署专利许可协议并向其缴纳专利使用费才是终极诉求。④促使被起诉方与自己接洽，商谈双方专利的交叉许可或组成专利策略联盟事宜。此种情况下的原、被告制药企业一般在业界处于同等规模，双方在专利领域形成互相不可或缺的对峙局面。此时主动提起专利诉讼可成为促使双方合作的一种策略和手段。⑤通过诉讼吓阻竞争对手进入特定市场。药品专利权是一种法定的垄断财产权，这就使得拥有药品专利的公司有一种独占市场的习惯思维模式，当他们发现有新的竞争对手出现在相关市场时，就会考虑使用专利诉讼手段，提醒该竞争者进入该市场的法律风险，而医药领域作为一种需要高技术、高投入、高风险、长周期的行业，竞争者会更加慎重地考虑潜在的风险和市场准入的门槛，这就使得一部

分希望进入某一药品生产领域的企业放弃与专利拥有者进行市场竞争的努力。⑥通过专利诉讼毁损对手商誉，使被起诉方的客户意识到潜在风险而转而与己交易。专利纠纷一旦进入诉讼阶段，原告因拥有一项或数项专利权，占据着一定优势，在诉讼的实际过程中，再通过商业运作实施一些其他行为（如发警告函等），损害被告商誉，从而达到使被告的客户为了避免今后成为共同侵权人转而与原告合作、交易的目的。

（杨 男）

*yàopǐn shāngbiāo guǎnlǐ*

## 药品商标管理（drug brand management）

国家主管机关和企业依法对药品商标注册和使用的过程。属于医药企业知识产权管理的内容之一。药品商标是药品生产者、经营者为使自己的药品或服务与他人的药品或服务相区别，而使用在药品及其包装上或服务标记上的由文字、图形、字母、数字、三维标志和颜色组合，以及上述要素的组合所构成的一种可视性标志。

**药品商标的功能** 药品商标具有表彰药品来源、广告宣传的作用，是医药企业重要的无形资产；消费者可以通过注册商标所代表的药品质量和厂家信誉，正确地选择使用安全有效的药品；政府部门可以通过对医药商标的规范化管理，监督药品质量；药品商标是药品是否合法经营的依据，是药品质量的保证。

**药品商标权** 中国实行商标的自愿注册原则，不申请商标注册，商标使用人不享有专用权，但享有使用权。药品生产者、经营者使用药品注册商标，需要向商标局申请，经核准后注册。办理药品商标注册申请是获准商标注册、取得药品商标权的前提和必经程序。药品商标权包括：①专有使用权，指商标权人在核定使用的医药商品或服务上使用核准的注册商标的权利。②禁止权，指商标权人有权禁止他人未经许可使用其注册商标，或以其他方式侵犯其商标专用权的权利。③转让权，指药品商标权人在法律允许的范围内，将其注册商标有偿或无偿转让的权利。④许可权，指商标权人以收取使用费用为代价，通过合同的方式许可他人使用其注册商标的权力。

**药品商标的保护范围及期限** 注册商标的专用权，以核准注册的商标和核定使用的商品为限。中国注册商标的有效期为10年，自核准注册之日起计算。注册商标有效期满，需要继续使用的，商标注册人应当在期满前12个月内按照规定办理续展手续；在此期间未能办理的，可以给予6个月的宽展期。每次续展注册的有效期为10年，自该商标上一届有效期满次日起计算。期满未办理续展手续的，注销其注册商标。商标通过续展注册可以得到永久性保护。

**药品商标的注册申请** 商标注册申请人按规定的商品分类表填报使用商标的商品类别和商品名称，提出注册申请。商标管理部门收到商标注册申请文件后对其进行审查。审查过程中，商标管理部门认为商标注册申请内容需要说明或者修正的，可以要求申请人做出说明或者修正；凡不符合有关规定的驳回申请；公告期满无异议的，予以核准注册，发给商标注册证，并予公告。

**注册药品商标的要求** 申请注册的药品商标应当有显著特征，便于识别，并不得与他人在先取得的合法权利相冲突。国家名称、国旗、国徽；带有民族歧视性的；夸大宣传并带有欺骗性的；有害于社会主义道德风尚或者有其他不良影响的标志不得作为商标使用。药品的通用名称、图形、型号；直接表示药品的质量、主要原料、功能、用途、重量、数量及其他特点的标志；直接表示药品的功能、用途特点的，易误导消费者，造成药物滥用的标志不得作为商标注册。申请人用药品商标时，应当附送药品监督管理部门发给的药品批准证明文件，且必须经过国家工商行政管理部门的审批注册后方可使用。

**药品商标的保护手段** 医药商标权的保护，包括行政保护、司法保护、自我保护和消费者的社会保护。行政保护是指医药商标侵权的行政保护。是商标管理机关通过行政程序依法查处商标侵权行为来保护商标专用权。司法保护是指医药商标侵权的司法保护。是司法机关通过司法程序依法审理商标侵权案件，制裁商标侵权行为，保护企业商标专用权。自我保护和消费者的社会保护是指商标权人通过配备商标管理人员，采取各种预防措施，在发生侵权时及时向相关行政机关或司法机关提出保护请求。商标权人的自我保护是行政保护和司法保护的基础，没有商标权人自我保护的配合，行政保护和司法保护难以启动和运行。消费者的维权打假行为，对商标权也起到间接的保护作用。

**企业对药品商标的管理** 为适应市场竞争的需要，医药企业要不断提高商标意识，学习了解商标法律法规的内容和规定，积极制定药品商标管理制度，全面保护药品商标。一般说来，医药企业内部的药品商标管理制度应包括以下内容：①企业应设立专门的职能部门，全面负责公司药品商标的管理和决策。企业领导班子要充分重视药品商标工作，将药品商标战略的制定纳入企业管理体系。虽然很多企业加强了内部药品商标管理，但管理职能分散，职责不清，不利于科学管理。从实践经验看，将药品商标管理分散到多个职能部门是不合适的。大型企业应设立知识产权部门，也可以将管理整合为一个综合性的商标职能部门。例如，百格集团成立了商标管理机构，统一管理商标工作。②企业内部药品商标管理工作是一项艰巨的工作，应建立健全商标内部管理的各项工作制度。③重视企业药品商标档案管理，充分发挥药品商标档案的作用。企业药品商标档案是企业在药品商标注册和使用过程中保存的有关文件、资料。企业药品商标档案是否完整，管理是否到位，关系到药品商标能否得到有效保护。两个申请人同日在同一药品上申请同一注册商标的，依照《商标法》的规定，对同日申请注册的商标按照相在先用原则予以驳回。此时，公司设计和使用的药品商标原始数据资料成为关键证据。做好企业药品商标档案工作包括3个方面：一是收集商标注册相关文件，包括设计流程、设计日期、设计说明、申请日期等；二是收集整理保护商标专用权的有关材料，包括商标案件的综合投诉、执法机关的检查和处理等；三是收集整理商标使用的每种产品的经营业绩记录，用于宣传商标的广告等。企业建立商标档案，通常，最好为一个商标创建一个档案文件。这些文件将在企业管理过程中以及侵权人需要赔偿损失时发挥作用。

（杨 男）

yīyào qǐyè shēngchǎn guǎnlǐ

## 医药企业生产管理（manufacturing management of pharmaceutical enterprises）

对医药企业的生产活动采取的计划、组织和控制等一系列综合性活动。由于医药产品的特殊性，除了包括一般性生产计划和生产组织外，特别需要遵循相应的生产质量管理规范要求控制生产过程，以期最大程度保障产品的均一和稳定，并减少差错、污染和交叉污染。从设计开始即充分考虑技术性、经济性以及产品对环境、物质、人员等条件的要求；制定完整的生产管理、操作及质量控制系统文件；通过编制具有可实施性的使生产系统优化运行的生产计划，严格按照相应的生产质量管理规范要求对生产过程进行质量监控，协调企业生产过程内外的各种关系，实现预期的生产品种、质量、产量、时限和生产成本的目标。

**历史沿革** 传统的生产管理主要指"设计、生产技术、制造"的一系列活动，但随着社会发展、法规更新、技术进步和市场需求的日益变化，必须对产品和管理不断地提升和改进，投入更大精力和资金进行新产品的研究与开发，于是产品管理被持续延伸了。另外，生产管理的职能范畴再也不能局限于生产系统的内部运行管理，而必须与法规、市场、利润、顾客更紧密地联系，拓展生产管理关注的领域。因此，生产管理的定义就拓展为对生产进行计划、组织与控制，它在确认各种资源条件的基础上编制生产计划，围绕计划，进行合理配置与管理，符合所规定的流程、时间和地点要求；通过生产管理，可使生产目标与企业资源有机结合，再通过灵活的手段，优化的生产组织，实现高效、低耗、高质和准时，生产出符合要求的产品并为顾客提供满意服务。

20世纪国际上发生过两次生产管理的变革。一次是20年代美国开创的流水线和大批量生产模式，把每一个人的活动都变成了一道工序，每一道工序进行高度重复操作，各工序集合达成大批量生产目的；另一次是60年代前后开始的多品种切换的生产管理技术和模式，旨在突破大批量生产模式的局限性。

进入21世纪，世界市场竞争格局已经发生改变，不再局限在产品及生产能力本身的竞争，而是发展为生产体系间的竞争，企业必须能够快速响应市场变化和创造出新产品来满足更多市场需求，创新生产组织方法，从而赢得竞争；同时，随着自动化、微电子、计算机等新技术的飞速发展，也为生产管理带来新的手段和提出新的要求。对于医药产品来讲，《药品生产质量管理规范》同样在经历了数次完善和修订，社会和市场都对产品质量、性能要求变得更高，特殊商品属性要求医药生产管理采取最严格的措施保障质量。随着需求的多层次变化，医药产品的生命周期越来越短，更新换代加速，企业是选择生产常规品种以批量取胜，还是更多地转向多品种、中小批量生产，或者二者结合，同时生产产品种类迅速增长，每一具体类别都有各自独立的特性，这些都要求企业生产管理体制和管理方法相应地改变，值得欣慰的是技术的不断进步为实现效率更高、更有灵活性的生产管理系统提供了有益的帮助。

**管理内容** 生产管理的主要内容包括生产计划、生产运行、生产控制3个主要环节。医药企业生产管理除了一般性考虑的成本、技术和生产组织外，由于医药产品与人的生命健康息息相关，具有特殊商品属性，各国都通过制定相应法律与规范，如中国2010年修订的《药品生产质量管理规范》涵盖了机构与人员、厂房与设施、设备、物料、卫生、验证等多个方面的操作和管理要求，最大限度地避免药品生产过程中的污染和交叉污染，降低各种差错的发生，是医药产品生产管理必须遵从的法则。因此，医药企业生产管理涉及政策、技术、市场、环境等多种因素，现行法规制度、企业发展目标、领导决策、管理制度、人力资源配备、厂房设施条件以及资金投入等共同决定生产管理的模式、层次和结果。

**药品生产计划** 医药企业对生产任务做出的规划和部署安排。包括具体拟定生产产品的品种、数量、质量和时限要求，即编制生产计划，给出生产系统运行的基本方案。医药企业在编制生产计划时，要考虑到不同产品的生产中间间隔问题，留出足够的清洁和消毒的时间。产品生产计划既是实现企业经营目标的不可或缺的环节，也是组织生产活动有序进行的指导依据。编制生产计划应充分考虑生产组织及其形式，合理的生产计划安排，有利于改进生产组织。

**药品生产运行** 对企业的人力资源、设备、材料和系统等生产资源进行配置，使各种条件有机衔接，相互协调，以确保医药生产顺利进行。从设计角度包含厂址选择、工厂布局、设备选择

等，具体产品的日常生产运行包含过程管理、人员管理、物料管理、设备管理、文件管理等工作。医药生产运行需要生产过程管理和劳动过程管理高度统一，同时质量因素贯穿始终。

**药品生产控制** 医药生产控制包括控制生产进度、生产库存、生产成本控制，也包括生产环境及生产现场控制，同时必须严格控制生产原辅包材料质量、中间产品和成品质量，严格医药生产过程的质量控制，确保实现预定目标。

（刘兰茹）

yàopǐn shēngchǎn jìhuà

## 药品生产计划（drug manufacturing plan）

医药企业对生产任务作出的规划和部署。包括拟定生产药品的品种、数量、质量和时限要求，给出生产系统运行的基本方案。医药企业在编制生产计划时，要考虑到不同产品的生产中间间隔问题，留出足够的清洁和消毒的时间。编制药品生产计划是生产管理的一项基本任务，药品生产计划既是实现企业经营目标的不可或缺的环节，也是组织生产活动有序进行的指导依据。一个好的生产计划是在充分了解资源和需求的基础上做出的，具有高度统筹性，并不阐述具体生产细节，却能够合理运用医药企业技术、人员、物料、设备、动力等资源条件，安排计划期内的生产指标，不仅保障销售库存平衡，还可使生产能力达到平衡。

**分类** 药品生产与其他行业生产相比，具有多变性。往往需要制定多种计划，还需要根据实际情况进行适当调整。因此有多种计划种类，可以按时间分类，按生产类型分类，也可以按计划的层级分类。按时间分类即可分

为年度生产计划、季度生产计划、月度生产计划、周计划和日计划等；按生产类别可分为口服固体生产计划、大容量注射剂生产计划、冻干粉针生产计划等；按计划层级可分为公司生产总计划、车间计划、主生产计划和作业生产计划等。还可以按计划内容性质分类如生产进度计划、人员配置计划、设备配置计划等。

**主生产计划** 根据企业经营销售计划，结合库存数量，原辅料采购、制造周期、检验周期等因素，确定的每个品种的生产数量及生产时段。制定主生产计划的目的是部署在相对较长的时间周期内的整体生产安排，为各相关部门制定相应工作计划提供依据，事先筹划，打好提前量，平衡资源安排，降低成本。

**生产作业计划** 为了落实"主生产计划"所规定生产任务所做出的明确具体时间、进度、设施、设备、任务承担者等事项，是具体指挥日常生产活动的方案。

**制定步骤** 药品生产计划的制定主要包括3个步骤。

**主生产计划的制定** 企业首先根据历年市场情况、未来发展趋势等预测对各个品种的需求量，制定经营销售计划，生产计划制定部门依据经营销售计划，结合库存量、存放时限、生产周期、检验周期及生产能力来制定主生产计划。药品生产企业的生产能力是由企业公共设施、生产车间生产设备、质量控制能力、人员配备等综合条件决定的，主生产计划的制定，需要初步计算资源平衡，确保主生产计划的可实施性。

**生产作业计划的制定** 生产作业计划是主生产计划的具体落实，生产作业计划需要细化到具

体生产车间具体生产线的日生产安排，是根据当时生产线实际状况做出的安排，有明确的生产安排数据。

**批生产指令的形成** 药品生产与其他行业生产相比，批的概念尤为重要，药品生产是根据生产能力一批一批制造的，为了避免差错，每批药品生产前，需要对该批生产的批量、所用物料、执行工艺、生产时间等提出清晰的要求，形成以批为单位的作业计划，并加上必要的编号形成一个指令，称为批生产指令。每一批次的药品生产必须按照批生产指令执行。

**管理** 药品生产计划是保证生产活动正常、均衡、连续、稳定运行的关键。为了确保企业生产计划完整、及时和具有实际指导意义，对生产计划的有效管理非常重要，一般应包含明确起草、审核和批准生产计划编制的责任人、规定生产计划的编制时间，生产计划的下达时间、范围及生产计划修订和执行情况总结等。

**生产计划的信息管理** 为了制定生产计划而搜集的各类信息，包括市场信息、客户需求、生产能力、物料供应等，进行归集、分析和处理，是制订生产计划的基础。

**生产计划的发放与存档** 生产计划是企业的重要文件之一，应规定计划批准后发放责任人，发放部门、计划的发放时间及计划的签收等。各部门应根据自身的需要对生产计划进行保存，文件销毁应执行企业关于文件销毁的相关制度。

**生产计划的监控** 为了保证及时完成生产计划，维护生产计划的权威性，需要对实施的情况进行检查，督促和控制实施进度和实施质量，以便能及时发现生产计划执行中发生或可能发生的问题，并迅速采取措施予以纠正或预防。

**生产计划的动态调整** 生产计划下达后，即将执行或已部分执行时，由于市场、生产筹备或已经生产过程发现问题等方面原因而需要对生产计划进行必要的调整。比如外部突发重大灾害急需某种药品超量供应、在执行生产作业计划过程中突发设备故障，都需要对计划进行调整。由于医药产品的特殊性，生产计划是动态的，可调整的。

（刘兰茹 朱 虹）

yàopǐn shēngchǎn yùnxíng

## 药品生产运行（drug manufacturing operation）

将各种生产要素输入后转化为药品输出的过程。又称药品生产运作。是创造药品、进而实现价值增值的过程。是医药企业生产管理的重要内容。药品生产运行是药品生产企业的基本职能之一，也是药品生产企业创造价值的主要环节和竞争力的重要源泉。一种生产运行方式并不是一种具体方法的运用，而是在一种基本指导思想下的一整套方法、规则构成的体系，它涉及药品生产企业的每一个部门和每一项生产活动。药品生产运行必须遵循相关的法律法规的规定，以药品质量为基础、以价值创造为核心。在中国，与药品生产运行有关的法律法规包括《中华人民共和国药品管理法》及其实施条例、《药品生产质量管理规范》等。

**要素** 药品生产运行系统包含两类要素：硬件要素和软件要素。

**硬件要素** 构成药品生产运行系统主体框架的那些要素，主要包括：生产技术、生产设施、生产能力、生产系统的集成等。硬件要素是形成药品生产运行系统框架的物质基础，建立这些要素需要的投资多，一旦建立起来并形成一定的组合关系之后，要改变它或进行调整是相当困难的。

**软件要素** 在生产运行系统中支持和控制系统运行的要素，主要包括：人员组织、生产计划、生产库存、质量管理等。对生产运行系统的软件要素做出改变和调整相对较为容易。因此，采用何种软件要素，决策风险不像硬件要素那样大。但在实施过程中，软件要素容易受其他因素的影响，因此，对这类要素的掌握和控制比较复杂。

**管理内容** 药品生产运行管理是对药品生产运行系统的设计、运行与维护过程的管理，它包括对药品生产活动进行计划、组织和控制。具体内容可包括：药品生产企业厂址选择、药品生产企业工厂布局、药品生产过程管理、药品生产物料管理、药品生产设备管理、药品生产人员管理、药品生产文件管理、药品生产质量管理、药品生产安全管理和药品生产三废管理等；其任务与目的可概括为：敏捷、高效、优质、准时地向社会和用户提供所需的药品，为维护健康、发展经济做贡献。

**发展现状** 从古至今，生产运行经历了手工生产运行方式、大批量生产运行方式、准时制生产方式等发展阶段。当前，生产运行的发展日新月异，新的方式、技术不断涌现。现代生产运行系统充分运用了物料需求计划、制造资源计划、企业资源计划系统、业务流程再造、准时制生产方式和计算机集成制造系统、敏捷制造、绿色制造等技术和理念，主要特征有4个方面：无缺陷的全面质量管理、准时制生产方式、充分授权的工人自主式管理、满足社会和消费者要求的高度柔性的创造系统。

现代药品生产运行管理面临着市场竞争日趋激烈、产品更新换代加快、用户需求趋于多样化、政府管制和政策影响日益增大等环境的变化，经历着3个方面的转变：①从成本和效率向价值创造的转变。②从大量制造到敏捷的和定制化生产的转变。③为了提高绩效，职能专业化向系统化发展的转变。

（颜久兴）

yàopǐn shēngchǎn qǐyè chǎngzhǐ
xuǎnzé

## 药品生产企业厂址选择（site selection of drug manufacturer）

新建原料厂或制剂厂的建厂具体地理位置的合理选定。是保证药品生产运行的基础。选择厂址是药品生产企业开办或扩建需要首先考虑的问题，合适的厂址选择，是药品生产企业生产合理布局、生产成本有效控制和经营顺畅运作的基本保证。

**步骤**　厂址选择一般分为两个阶段：确定选址范围和建厂具体位置。确定选址范围，主要结合区域规划，区域技术经济政策，结合资源情况通过区域经济分析的理论方法进行；位置选择则主要通过项目设计任务书和厂区总平面布置的有关要求及投资约束条件进行技术经济分析和方案比较与选择来进行。

**确定选址范围**　药品生产企业厂址选择具有工业企业厂址选择的共性，确定选址范围要考虑政策法规限制和社会经济状况的约束以及自然条件、社会和人文的约束。其中定性因素如气候、环境、政策法规，区域规划，工业成组布局以及厂际生产协作条件等，定量的指各种成本包括采购成本以及原材料供应；运输设施和成本；供水、排水及电源；土地成本、建筑材料及施工力量与成本；人力资源素质及成本；交通便利度；税收政策等。

**位置选择**　确定厂址最后具体位置的选择。需要关注具体位置场地的具体条件，主要为：区域面积是否满足规划项目用地需求，地块形状和地势坡度是否适合厂区布局安排、地质状况是否适合厂房建设，周边环境影响如何，如若临近山体是否存在滑坡及泥石流风险、是否处于地震带及是否存在污染源等。药品生产企业厂房的选址，必须考虑药品生产对设计、布局、建造、改造和维护的特殊要求，遵循药品生产质量管理规范，应根据药品工艺质量特点，选择能够最大限度地降低物料或药品遭受污染风险的环境。当然还需要考虑土地征用的数量、质量及处理难度等因素。厂址的选择直接关系到新建项目的投资、建设工期，并持续影响企业的经营、管理效率等。反过来，一个生产企业的入驻也会对所在地区的经济发展、自然资源的开发利用和环境保护有重要意义。

**影响因素**　环境因素包括自然环境条件和社会环境条件，是药品生产企业厂址选择的首要因素。

**自然环境条件**　包括气候条件、空气质量、土质、鼠、虫灾害等。

**气候条件与空气质量**　气候即地区的自然条件，在确定选址范围时就应该首先考虑，因为气候条件直接关乎企业建设要求、建设和运营成本。而空气质量好坏反映了空气污染程度，其对药品生产会带来直接影响，尘埃成分与化学颗粒物大小，还会影响空调净化等系统的寿命、运行效率和效果。除了尽量选择在大气含尘、含菌浓度低，无有害气体，自然环境好、气候适宜的区域，避免多风沙的地区和有严重灰尘、烟气、腐蚀性气体污染的工业区外，还需关注风向和风向频率的影响，特别是全年主导风向情况，并结合周围的实际情况（如有无污染空气环境的企业和居民区、与拟选址地的相对位置、该区域今后的发展规划）进行综合考虑，如不能远离严重空气污染区时，则应位于其最大频率风向上风侧，或全年最小频率风向下风侧等。

**水源要求**　重点考察原水的质量和四季的供水量保证，以及水源地的远近和给排水的扬程；水中物理颗粒和化学颗粒（原水）应符合国家《生活饮用水卫生标准》，如采用城市自来水管网系统，到厂供水压力要达标，必要时可实行双路供水。

**土质及改造**：药品生产企业厂区需要建设厂房、库房等，要求土质质量便于施工，建成的厂区要求地面与路面不起尘、不发尘，还要具备一定的自净能力，所以，需要做硬化或绿化改造，绿化改造不宜种植花木，因为药品生产需要远离花粉传播源，并避免鼠害与昆虫。

**社会环境条件**　非自然环境因素的其他因素，包括社会政治环境、经济环境、文化环境等，除了考虑政府支持、治安管理及人力资源供给等社会人文条件外，应重点考虑经济环境包括当地电力供给、交通道路、周围企业、环境保护与安全生产条件等。①人口密度，本着既"不让民扰也不扰民"的原则，药厂应考虑选择在人口密度小的区域，远离铁路、码头、机场、交通要道等人流、物流集中的区域，既可以避免人口密度大造成的污染，也可以防止药厂的污染对周围人群生活工作造成影响。②周边企业与环境保护，也要本着"不被周边污染也不污染周边"的原则，其他企业的"三废"排放的种类与数量对药品生产企业生产的药品质量安全影响很大，因此，应避开或远离粉尘大、烟气和有害有毒气体的污染企业，尤其不可处于其下风侧。另外，企业应最大限度地安排清洁生产，提高效率减少废物产生，同时要配备足够的设备采取有效措施进行"三废"处理，执行国家有关环境保护标准。③交通道路，交通是否便利是任何企业选址都要考虑的因素，四通八达的运输环境条件会使企业运输成本大大降低。在企业规划时，还要考虑药品生产企业的特殊性，物流通道与人流通道分开，以避免运输过程中产生不利影响，减少差错与混淆。④电力供给。充足的电力供给是保证药品生产连续、完整和高质量的必备条件，药品生产企业要求电力供应时要考虑采用双回路供电，即复路电源，确保动力来源的稳定可靠，保证不间断供应，以避免停电或不稳定对药品质量带来的负面影响。

药厂厂址选择是一项综合性工程，要兼顾政策、技术和经济等多种因素通盘考虑，应依据医药行业生产特点，对自然、社会等方面进行充分调查、分析、论证，最终找到理想的厂址。

（刘兰茹　朱虹）

yàopǐn shēngchǎn qǐyè gōngchǎng bùjú
## 药品生产企业工厂布局
（factory layout of drug manufacturer） 对于药品生产、储存、质量管理与控制所需空间的管理。药品生产厂房通常分为单体式和集中式两种组成形式。单体式厂房多应用于原料药生产企业，将工艺过程的一部分或几部分分散于几个厂房中。集中式厂房将生产区、辅助生产区及生活用室等安排在同一厂房内，多适用于制剂生产企业以及生产规模小、工段联系紧密的药品生产。厂房的层数可以分为单层和多层，厂房平面形状常见的有长方形、L形、T形等形状，一般以长方形最为多见。无论是什么形状，厂房或区域都必须符合生产工艺的要求，同时必须满足药品生产与质量管理的特殊要求，尤其是标准的洁净要求。

厂房的选址、设计、布局、建造、改造和维护必须按照药品生产要求，最大限度避免污染、交叉污染、混淆和差错，便于清洁、操作和维护。内部布局要符合《药品生产质量管理规范》和建筑设计标准的规定，由一系列药品生产硬件设施组成，包括空气净化处理设施，电气与安全设施，预防、减少、清除污染、交叉污染、混淆和差错的相关设施，消毒与卫生设施，通风除尘设施等。

在药品生产厂房的建设与管理中最重要的就是对生产环境的控制。其主要控制途径为洁净室（区）的建设与管理。洁净室（区）是指将一定空间范围内空气中的微粒、有害气体、细菌等污染物排除，并将室内温度、洁净度、室内压力、气流速度与气流分布、噪声振动及照明、静电控制在某一需求范围内，而所给予特别设计的房间。

《药品生产质量管理规范（2010 年修订）》附录 1 中规定，洁净区的设计必须符合相应的洁净度要求，包括达到"静态"和"动态"的标准。无菌药品生产所需的洁净区可分为 4 个级别：A 级，高风险操作区，如灌装区放置胶塞桶和与无菌制剂直接接触的敞口包装容器的区域及无菌装配或连接操作的区域，应当用单向流操作台（罩）维持该区的环境状态。单向流系统在其工作区域必须均匀送风，风速为 0.36 ~ 0.54m/s（指导值）。应当有数据证明单向流的状态并经过验证。在密闭的隔离操作器或手套箱内，可使用较低的风速。B 级指无菌配制和灌装等高风险操作 A 级洁净区所处的背景区域。C 级和 D 级是指无菌药品生产过程中重要程度较低操作步骤的洁净区。

作用：药品生产厂房是构建药品生产企业《药品生产质量管理规范》硬件部分的主要元素，也是一个药品生产企业实施《药品生产质量管理规范》的基础，应严格遵守《药品生产质量管理规范》的规定设计，是保证药品安全与质量的重要条件。

（刘兰茹）

yàopǐn shēngchǎn guòchéng guǎnlǐ
## 药品生产过程管理
（process management of drug manufacturing） 从生产要素准备和输入开始，经过计划、制造、检验、包装等程序达成药品输出的过程。对生产过程的管理，是保证药品质量的关键。药品生产过程根据生产进程分为准备阶段、生产阶段、包装阶段和成品放行阶段，阶段不同，管理的内容和重点也有所不同。对于药品生产来说，产品质量不是检验出来的而是设计出来和生产出来的，所以要对生产全过程进行管理并将质量管理融入其中。

**准备阶段管理** ①计划管理。为了使生产有序进行，根据药品市场销售计划和成品库存制定产品生产计划，再结合实际设备设施、人员及物料情况编制及下达生产指令及批号。②文件准备。在下达批生产指令同时，应明确本批生产执行的工艺规程，要求所有岗位的标准操作规程及生产、检验记录等文件必须完备。③物料准备。生产前应确保所需要的物料（包括原辅料、包装材料等）采购到位并经检验确认处于合格状态，各工序按规程领取所需的物料，记录和填写必要的交接单。④生产前清场管理。生产前操作人员必须对生产区域的卫生、设备状况、计量器具等进行检查，确认无上次生产遗留物，环境在清洁有效期内。

**生产阶段管理** ①投料管理。原辅料、中间体投料前要进行物料核对，称量及投料都应有操作复核。②生产工艺及操作规程管理。每个药品生产均应制定工艺规程，工艺规程编制不能违背该品种的注册工艺，根据岗位特点结合生产品种要求编制岗位标准操作规程和批生产记录，工艺规程、标准操作规程及生产记录必须经企业批准后方可执行，执行必须严格，不准擅自变更。③状态标志管理。为了最大限度防止差错，要求每一生产操作区或生产用设备、容器应有标明所生产产品或物料名称，批号，数量等状态的标志。④物料平衡核算和偏差管理。生产过程各关键工序

结束时要进行物料平衡检查，确保投入与产出在平衡标准范围，出现偏差需要进行调查，确保无潜在质量问题方可递交下道工序。偏差处理要经质量管理部门批准，并在有关人员严格控制下实施。⑤不合格品处理。对于质量部门确认的不合格品，应立即将其移至专用存放区内，进行有效隔离，悬挂不合格品标识，按企业不合格品处理管理流程，由相关人员提出处理意见，经质量部门审核同意后在监督下处理。⑥清场管理的要求。各生产工序在生产结束必须由生产操作人员清场并填写清场记录，清场操作根据接续生产安排如更换品种、规格或换批号，采取不同的清场处理方法，清场方法须经事先批准。

**包装阶段管理** ①包装材料管理。必须采用经注册批准的与药品直接接触的包装材料。②现场管理。包装生产前应对场所、机器、包装材料及文件记录进行检查，确保场所清洁无上批遗留物，拟包装物、包材数量质量及记录与批包装指令一致，做好状态标识，包装操作执行批准的操作规程。注意降低污染与交叉污染，避免混淆或差错，数条包装线同时进行包装时，应当采取物理隔离或其措施。③印刷包装材料的管理。包装用标签、小盒、中盒等属于印刷性包材，应制定针对性管理规程。打印批号、生产日期等信息需进行检查确保无误，印刷性包材根据批包装指令限额发放，已打印批号的剩余包装材料应当由专人负责全部计数销毁，并有记录。④药品的中间控制检查管理。在包装操作过程中要对药品与包装材料的符合性、打印信息和包装数量的准确性及包装外观完整性等随时进行检查，

如有在线监控装置应确保其功能正常。⑤物料平衡检查。包装完毕后核对包材使用数、剩余数、残损数，如与领用数发生差额时，应当进行调查，查明原因，未得出结论前，成品不得放行。

**放行阶段管理** ①药品检验合格。药品必须符合注册批准的质量标准，每批药品放行前必须按经批准的检验方法进行检验，检验完成后形成检验报告单，不合格产品不准出厂。②过程检查合格。除了对产品本身检验合格外，还要对生产过程进行质量审核，确保所有工艺、方法都经过验证并在验证有效期内，所有必需的检查都已完成并符合规定，所有的质量控制均已完成并符合相关标准，所有的偏差变更已经调查并恰当处理。③记录审核合格。药品放行前对有关记录进行审核，批生产记录、批包装记录、岗位记录、质量抽查记录、成品检验记录、偏差分析记录等完整无误经主管人员签名。④药品放行后管理。要对检验合格的物料、药品进行留样观察并记录，还需制定发运与召回管理制度并跟踪市场销售情况。

（刘兰茹　韩月）

yàopǐn shēngchǎn wùliào guǎnlǐ
**药品生产物料管理**（material management of drug manufacturing）　对生产药品所需的原料、辅料、包装材料等的管理。药品生产用原料、辅料、包装材料统称为物料，是构成药品生产的关键要素，直接或间接影响药品质量。物料包含原始物料和生成物料。原始物料一般指未经本企业加工处理的外购物料，包括各种原料、辅料、包装材料等；生成物料则是指经过一定制造过程产生的物料，如化学原料药合成过

程的中间体。制剂生产的半成品等，成品一般不称作物料。按检验状况可分为待验物料、合格物料和不合格物料。

**管理内容**　对药品生产来说，原始物料质量是决定中间生成物料的关键，中间生成物料的质量直接影响成品的质量，同时直接接触药品的容器和包装材料乃至外包装材料都会对药品质量产生重大影响，所以药品生产的物料管理必须包含对所有物料的管理。对于原始物料管理应该延伸到对供应商的管理，对生产过程生成物料一方面要严格控制制造工艺，另一方面应制定内控标准，明确贮存方法等。

基本要求：所有物料均应建立质量标准，均应建立接收、贮存、发放、使用的管理规程，对关键物料必须进行现场质量审计，制剂使用的原辅料必须符合药用要求，其中生产药品所使用的原料药，必须具有国家药品监督管理部门核发的药品注册证书或者进口药品注册证书、医药产品注册证书，或在制剂申报时进行关联审评，主要辅料及与药品直接接触的包装材料，需经国家或省级药品监督管理部门批准注册，或者在制剂注册时进行关联审评。印刷性包装材料印制的内容应与国家药品监督管理部门核准的一致，并保存经签名批准的印刷包装材料原版实样。特殊物料如毒麻物料应执行国家有关规定。对生成物料，必须建立内控质量标准，检验合格方可流转到下一工序。物料从采购开始到车间流转使用的整个流程应置于质量管理部门的监督和控制之下。

**管理环节**　药品生产物料管理主要环节有采购、验收、检验、入库、储存、养护、出库、运输、发放、使用等，每个环节都要有规程，每个操作都要有记录，时刻注意防止污染、交叉污染、混淆和差错，保证合格的物料用于药品生产。

**物料采购管理**　要建立物料供应商档案，进行必要的质量审计，对关键物料供应商要进行现场质量审计，经评估确定每种物料的合格供应商。物料必须从经质量部批准的合格供应商处采购，不同物料遵循相应要求的运输、贮存条件，对关键的原辅料需要签订质量保证协议，供应商物料发生变更要及时进行变更评估。

**物料验收管理**　对所有到货物料均应检查，确认供应商为合格供应商，并与采购合同一致；入库前对物料外观进行检查，若发现外包装损坏或其他可能影响物料质量的问题，应当向质量管理部门报告，并进行调查和记录。

**物料入库管理**　将经过验收的物料，应按规定程序进行统一编码，置于规定的库房内，挂待验标识，向质量部门提出物料检验申请。

**物料检验管理**　每种物料均应建立质量标准制定检验规程，要求按照规定的取样规程进行取样检验，并出具检验报告，出现检验异常，应进行调查。加强对质量不稳定物料的监控，规定复验周期，对于中间体、半成品应按质量标准进行检验，合格方可转入下道工序。

**物料贮存管理**　根据物料性质、用途、存储条件要求等情况，贮存于相应的库房内，按批存放。应科学设置物料的状态标志，有名称、来源、规格、批号、数量和检验状态标识，确保在药品生产的全过程都能准确区分和识别不同物料，物料检验状况分为待验、合格、不合格。不合格的物料要专区存放，并按有关规定及时处理。采用计算机管理仓库的，还要有防止系统故障的措施。

**物料发放管理**　经质量管理部门批准方可放行。由使用者申请，经过必要的审批，并做好领发记录。发放物料遵循先进先出和近效期先出的原则。

**物料使用管理**　经质量管理部门批准放行并在有效期或复验期内的原辅料方可使用，并按经批准的生产工艺正确使用，应加强对物料的领用、定置、称量、投配等各项复核及确认制度执行情况的核查。

药品生产过程中的物料管理是药品生产过程控制的关键内容之一；药品生产物料管理应以药品生产质量管理规范为指导原则，将物料流转与质控点有机地结合，将差错、混淆和污染等质量事故风险降至最低点，保证药品质量的安全。

（刘兰茹　韩　月）

yàopǐn shēngchǎn shèbèi guǎnlǐ

**药品生产设备管理**　（device management of drug manufacturing）　对生产药品的设备从选型开始，到安装、调试、验证、运行使用、清洗、维护、检修、保养，直至报废的全过程进行管理。设备是生产过程关键要素之一，是支撑药品生产按照预定的工艺顺利产出必不可少的条件。药品生产的设备，对材质和与药品接触的表面等有较高的要求。药品生产企业建立健全相应的设备管理制度，对其使用、清洁、维护、检查等一系列活动做出明确规定，还要求设备使用前必须经过验证或确认等，以确保设备以完好状态运行。使用中的设备还应当按照规定进行标志。

**设备选型** 设备的性能、规格、技术参数等满足生产要求是任何生产设备选型都应首先遵从的基本原则。对于药品生产来说，还应从选用设备开始，就要考虑到是否易于清洗、是否耐消毒或灭菌，是否便于维修保养，是否能够有效防止差错和减少污染的问题，如要求与药品直接接触设备的表面应光洁、平整、易清洗、耐腐蚀，不与物料发生化学反应，内部结构应有利于清洁、防止污染和交叉污染。随着技术的进步，设备的更新换代不可避免，越来越多地向密闭、高效、多功能、连续化和自动化方向发展。

**设备安装** 设备安装应按工艺布局、空气洁净级别设计选择合适的位置，安装前确认主体设备、辅机及配件与设计及采购合同一致，熟悉设备安装图纸，检查必要的基础和预埋地脚，按照安装程序图纸依次安装，设备安装应考虑使用、维修、保养操作，留出足够空间，当设备安装在跨越不同的洁净等级的房间或墙面时，除考虑固定外，还应采取密封的隔断装置，以保证达到不同等级的洁净要求。

**设备验证** 设备验证（含确认）是对某一个或某一组设备（如单机设备和联动线设备）对产品工艺适应性做出评估的一系列活动，包括设计确认、安装确认、运行确认及性能确认。设计确认是证明设计符合预定的用途并符合药品生产质量管理规范要求，安装确认是证明制造和安装符合设计要求，运行确认是证明运行符合设计标准，性能确认往往结合生产工艺验证同步进行，证明按照常规操作和工艺条件能够持续符合标准。设备运行和性能确认，基于预先制定的设备操作和维护的规程，通过验证可以对这些规程进行适当的修订。

**设备校准** 企业需定期对生产和检验用衡器、量具、仪表、记录和控制设备以及仪器等进行校准和检查，校准的量程范围应当涵盖实际生产和检验的使用范围，确保得出的数据准确、可靠，因为这些数据直接影响对生产、检验操作和结果的判断。校准应有记录，并对校准状态、校准时间、校准效期等明显标识，未经校准或者超过校准效期的不允许使用。

**设备使用运行** ①制定规范的具有可操作性的设备标准操作（使用运行）规程。②根据设备操作的难易程度，合理配备操作工人，进行严格地培训、考核，确保完全掌握。③应严格按设备操作规程操作；设备不得带病运转和超负荷使用。④使用后应进行及时清洁、日常维护保养和定期维修。⑤所有操作均应记录。

**设备标志** 设备标志除了出厂时设置的基本信息外，还应对其内容物和运行状态予以标识，标明正在加工何种物料，运行状态有运行、停止、维修、清洗等。管道标明管内物料名称、流向。对停运的设备应标明其性能状况、待修或停用等。对已报废的设备，则应从生产线上清除。

**设备清洁** ①明确清洁方法和清洁效期，严格按照操作规程清洁设备，可移动的设备宜移至清洗区清洗。②关键设备的清洗方法及效果均需经过验证。③清洗过程及清洗后检查的有关数据要记录并保存。④无菌设备尤其是直接接触药品的部位和部件，清洁后一般需进行消毒灭菌处理，需标明灭菌日期和效期。⑤要明确清洁后设备的保存要求，避免再次污染。

**设备维护保养** 应制定设备维护和保养规程，定期检查，及时维护和保养，操作不得影响药品的质量。设备所用的润滑剂、冷却剂等不得对药品或容器造成污染。

**设备维修** 根据具体设备运行要求和设备状况，应制定合理的设备维修计划，如年度大、中修计划，配备必要的备品备件，及时更换损耗件。维修操作不得影响药品质量，经过较大维修后应进行再确认。

**设备档案管理** 药品生产企业需建立设备档案，设备档案包括：①基本信息：生产厂家、型号、规格、生产能力。②技术资料：包括说明书、设备图纸、装配图、易损件备品清单。③安装位置、施工图。④检修、维护、保养内容、周期和记录。⑤改进记录。⑥验证记录。⑦事故记录等。

（刘兰茹）

yàopǐn shēngchǎn rényuán guǎnlǐ

## 药品生产人员管理 （personnel management of drug manufacturing） 与药品生产相关的人员配备、培训、卫生3个方面的管理。人员是影响药品生产质量的最关键要素，因此药品生产人员的管理是企业运营管理的核心。人员管理的精要是人员配备，将合适的人员放到合适的职位上，从事合适的工作，从而实现"人适其位，位得其人，适才适所"。

**人员配备管理** 人员配备在管理中尤为重要，配备合适的人员去充实组织机构中所规定的职务，以保证组织活动的正常进行，进而实现组织的既定目标。药品生产企业为了实现生产经营和保障用药安全的目标，应采用科学的方法，基于责权一致、用人之长、不断培养原则，科学合理地确定组织员工的聘任标准和聘任程序。以职位对人员的实际要求为根本，选拔、录用各类人员，尤其是与组织的兴衰存亡密切相关、对产品生产质量起决定作用的关键人员的配备。人员配备的5项原则：①经济效益与社会效益并重的原则。②任人唯贤原则。③因事设岗，因岗择人原则。④量才使用原则。⑤程序化、规范化原则。

药品生产企业必须配备足够数量的与药品生产相适应的具有专业知识、生产经验及组织能力的管理人员和技术人员。企业负责人、生产管理负责人、质量管理负责人和质量受权人等关键人员必须是企业的全职人员。企业关键人员的任职条件有明确的资质要求（含学历、职称、专业培训和实践经验）。对生物制品、血液制品以及中药制剂企业、中药材和中药饮片等特定岗位的质量管理人员要求有相应专业知识和专业能力。质量管理负责人和生产管理负责人不得互相兼任，质量管理负责人和质量受权人可以相互兼任，应当确保质量受权人独立履行职责，不受企业负责人和其他人员的干扰。

**人员培训管理** 所有的企业人员应当明确并理解自己的职责及相关要求，并接受必要的培训，包括岗前培训和继续教育培训。培训是提高人员素质的重要途径，企业需要建立完善的培训体系，培训管理工作由指定部门或专人负责，培训制度、方案或计划应由生产管理负责人或质量管理负责人审核或批准，针对培训的对象确定培训内容，培训的内容应与岗位的要求相适应，强调

培训工作的针对性、有效性、持续性。加强员工的质量意识及实际操作技能，基本内容应包括：药事法规、全面质量管理及质量体系的概念、工作职责、工艺规程、岗位操作方法、标准操作规程、相应岗位的职责、技能的培训；培训记录应当予以保存，并定期评估培训的实际效果。对于高污染风险区（如高活性、高毒性、传染性、高致敏性物料的生产区）工作的人员应接受专门的培训。

**人员卫生管理** 在药品生产过程中，人员是重要的污染来源之一，为满足企业洁净生产的各种需要，应最大限度地降低人员在药品生产过程中造成污染的风险。①企业应建立与健康、卫生习惯及人员着装等内容相关的人员卫生操作规程，确保人员卫生操作规程的执行。②企业应当对人员健康进行管理，并建立健康档案；与药品直接接触的人员，上岗前应当接受健康检查，每年至少体检1次，体表有创伤或有传染性疾病的员工不得从事直接接触药品的生产。③任何进入生产区的人员均应穿着工作服。工作服的选材、式样及穿戴方式应与所从事的工作和空气洁净度等级要求相适应。参观人员与未经培训的人员不得进入生产区和质量控制区，不可避免时，应对个人卫生和穿着工作服等事项进行指导。进入洁净生产区的人员不得化妆和佩戴饰物。④生产区、仓储区应当禁止吸烟和饮食，禁止存放食品、饮料、香烟和个人用品等非生产用物品。操作人员应当避免裸手直接接触药品、与药品直接接触的包装材料和设备表面。

（刘兰茹）

**药品生产文件管理**（documents management of drug manufacturing） 对药品生产过程中文件的起草、制订、修订、审核、批准、印制、分发、培训、替换、撤销、归档、保管和销毁等流程进行有效管理的活动。是药品生产企业质量保证体系的重要部分，也是保证药品生产运行的重要内容之一。企业应当建立文件管理的操作规程，药品生产文件应经企业质量管理部门审核。文件管理的重点是完善文件管理系统，是指企业将药品生产管理体系中的全部要素、要求和规定及执行情况编制为文件，文件的内容应当与药品生产许可、药品注册等相关要求一致，并有助于追溯每批产品的历史情况。工作现场的文件应当为批准的现行文本。医药生产企业文件系统分为程序类文件和记录文件两类。

**程序类文件** 药品生产程序类文件包括质量标准、生产工艺规程、岗位操作法、标准操作规程。质量标准包括物料质量标准、成品质量标准，必要时还有中间产品或待包装产品质量标准。生产工艺规程是生产管理和质量监控的基准性文件，是为生产一定数量成品所需起始原料和包装材料的量，以及工艺生产过程中对产品处方、工艺、规格标准、质量监控以及生产和包装的全面规定与描述。岗位操作法是生产操作要求说明。标准操作规程是经批准用来指导满足具体操作的药品生产活动的通用性文件。

**记录文件** 记录文件作为质量体系运行的见证，用来保证程序类文件的执行有据可查，每项活动均应有记录，以保证产品生产、质量控制和质量保证等活动

可以追溯。记录应当及时填写，内容真实，字迹清晰，不易擦除。使用电子数据处理系统的，只有经授权的人员方可输入或更改数据，更改和删除情况应当有记录；应当使用密码或其他方式来控制系统的登录；关键数据输入后，应当由他人独立进行复核。应当尽可能采用生产和检验设备自动打印的记录、图谱和曲线图等，并标明产品或样品的名称、批号和记录设备的信息，操作人应当签注姓名和日期。

为了使生产与质量管理文件起到"标准及指南作用"，并使文件具有良好的可追溯性，企业从有效实施《药品生产质量管理规范》出发，在生产作业中，将部分文件兼备标准和记录双项功能，如批生产记录及批包装记录，它们在实施前或实施时，是指令，是操作的标准；在实施后，引进了相关记录，将指令的内容及填写的记录融为一体，就成了历史文件。

每批药品应当有批记录，批记录是可记述每批药品生产、质量检验和放行审核的所有文件和记录，可追溯所有与成品质量有关的历史信息。包括批生产记录、批包装记录、批检验记录和药品放行审核记录等与本批产品有关的记录，可追溯该批产品的生产历史以及与质量有关的情况。批生产记录、批包装记录应当依据现行批准的工艺规程的相关内容制定，批检验记录应依据质量标准及检验操作规程设置相关内容。生产、包装及检验过程中每项操作都应及时记录并签注姓名和日期，记录应当保持清洁，不得撕毁和任意涂改。记录填写的任何更改都应当签注姓名和日期，并使原有信息仍清晰可辨。用电子方法保存的批记录，应当采用磁带、缩微胶卷、纸质副本或其他方法进行备份，以确保记录的安全，且数据资料在保存期内便于查阅。批记录应当由质量管理部门负责管理，至少保存至药品有效期后 1 年。文件应定期审核、修订，使用现场应为修订后的现行版本，已撤销的文件除留档备查外，不得出现再工作场所，避免误用。各版质量标准、工艺规程、操作规程及稳定性考察、确认、验证、变更等重要文件应当长期保存。

要保证生产的药品质量优质，不但要有规范、系统的文件，更重要的是执行标准的操作程序，通过对机构和人员、设施和设备、环境和卫生、原料、辅料、半成品和成品以及生产全过程管理，进行合理控制。

（刘兰茹）

**yàopǐn shēngchǎn ānquán guǎnlǐ**

## 药品生产安全管理（safety management of drug manufacturing）

药品生产企业从技术上、组织上和管理上采取有效措施，解决和消除各种不安全因为，防止事故发生的活动。是制药企业组织实施安全管理的规划、指导、检查和决策活动。是对药品生产中一切人员、设备、物料、环境、方法等的状态管理与控制，是保证药品生产运行的重要组成部分，也是保证药品生产处于最佳安全状态的根本环节。在中国，药品生产安全管理必须遵循《中华人民共和国安全生产法》《中华人民共和国药品管理法》《药品生产质量管理规范》等法律法规的规定。安全管理是管理科学的一个重要分支，是一门综合性的系统科学。它是为实现安全目标而进行的有关决策、计划、组织和控制等方面的活动。

生产安全管理亦即安全生产管理。为了加强安全生产工作，防止和减少生产安全事故，保障人民群众生命和财产安全，促进经济社会持续健康发展。中国于2002年制定了《中华人民共和国安全生产法》，自 2002 年 11 月 1 日起施行，并于 2009 年、2014 年和 2021 年进行了修改。现行《中华人民共和国安全生产法》自 2021 年 9 月 1 日起施行，共 7 章 119 条，对生产经营单位的安全生产保障、从业人员的安全生产权利义务、安全生产的监督管理、生产安全事故的应急救援与调查处理和违反该法的法律责任等都进行了详细的规定。在中国领域内从事生产经营活动的单位（包括制药企业）的安全生产，都要遵守《中华人民共和国安全生产法》。

**内容** 主要包括：从战略到战术、从宏观到微观、从全局到局部，做出周密的规划协调和控制，以及安全管理的指导方针、规章制度、组织机构的建立，对职工的安全要求、作业环境、教育和训练、年度安全工作目标、阶段工作重点、安全措施项目、危险分析、不安全行为、不安全状态、防护措施与用具、事故灾害的预防等均做出科学的分析，并制定有效措施。

药品生产过程中存在的不安全因素主要包括：①疏散通道的复杂性。药品生产企业的生产区域包括一般生产区、洁净区。尤其是洁净区，有 A 级、B 级、C 级和 D 级等不同区域，对进出口要求非常严格，进入生产区域均要经过换鞋区、更衣室、缓冲间等房间，有 3～4 道门。如果在生产过程中发生事故，非长期在车间内工作的人很难快速而顺利地找到出口。②各项生产设备、包装用房的独立性导致火灾的隐蔽性。在医药生产车间，往往设有一个一个的小生产间，大到百余平方米，小到一两平方米，由于生产工艺的现代化，许多房间不需要人照看。生产过程中一旦发生火灾，其初起火灾的地方很难被人迅速发现。③化学危险物品使用的多元性导致的危险性。医药生产过程中，经常使用、合成多种化学危险物品，如用化学合成方法生产的原料、中间体和副产品，大多是易燃易爆物品，闪点和燃点都比较低，热值大并能发生爆炸。

决定药品安全生产的基本因素主要有以下 6 项：①人员。这是决定安全生产最重要的因素。操作人员必须做到按规程操作，正确使用设备，及时发现、处理异常或危险状态；及时巡视检查，正确使用防护用品，熟悉避险方法；准确、及时、全面地提供生产过程中的各种信息资料，不弄虚作假，不隐瞒真相；服从指挥，忠于职守，勇于同一切危及自身或他人安全、健康的行为做斗争。②设备。这是重要的物质基础，设备都有寿命，都需要保养维护，任何设备的故障都有其规律性，避免故障就有可能避免事故。③物料。生产过程中使用的原料、材料、备品备件、工具等，了解物料的特点、性能是避免事故的前提。④环境。是指作业的环境和作业的时间，要考虑夜班、节假日、人的情绪、生物钟等因素的影响，要百倍警惕事故多发时刻。⑤技术方法。任何先进技术都有特殊的安全问题，选择生产技术的首要条件是安全可靠，安全技术研究就是针对生产过程中

可能发生的事故、出现的危险现象、潜在的危险现象，以及结合新技术发展提出的新问题开展研究。⑥管理。管理缺陷是所有事故的普遍原因，管理失误往往是多重失误造成的。

**原则** 药品生产安全管理的主要原则包括：①安全第一，预防为主。在生产中注意安全，时刻预防安全隐患的发生。②坚持"全员、全过程、全方位、全天候"的"四全"动态管理。安全管理不是少数人和安全机构的事，而是一切与生产有关的人共同的事；同时，安全管理涉及生产活动的方方面面，涉及全部的生产过程，涉及全部的生产时间，涉及一切变化着的生产因素。因此，生产活动中必须坚持全员、全过程、全方位、全天候的动态安全管理。③遵守安全操作规程。安全操作规程是从生产实践中总结出来的，是带有普遍性和规律性的科学准则。因此，现场操作人员必须严格遵守各项安全操作规程。④贯彻"不做""不准做"危险操作。凡是规定"不做""不准做"的，无论任何人、任何理由都不能做。⑤谁管理，谁负责。从总经理到各部门经理、生产主管、班组长都要对本范围内的安全生产负责。

（颜久兴）

yàopǐn shēngchǎn sānfèi guǎnlǐ

# 药品生产三废管理 (the three wastes management of drug manufacturing)

对药品生产过程中排出的废气、废水、废渣进行综合处理的活动。目的是使之达到规定的排放标准，减轻环境污染。也是保证药品生产运行的重要内容之一。

药品生产三废是指药品生产过程中排出的废气、废水、废渣。

废气是指药品生产过程中排放出的各种不再使用的气体，包括烟尘、臭气、刺激性气体及其他有害气体。废水是指药品生产过程中排放出的，经过使用而退出循环系统的、含有各种有机物、无机物、有毒物的污水。废渣是指药品生产过程中排出的固体废弃物。三废中含有多种有毒、有害物质，若不经妥善处理，将未达到规定的排放标准而排放到环境（大气、水域、土壤）中，当超过环境自净能力的容许量时，就会对环境产生污染，破坏生态平衡和自然资源，影响工农业生产和人民健康。

为适应环境管理需要，中国污染物排放标准体系正在由以综合性排放标准为主向以行业性排放标准为主转变。国家环境保护部门为加强对制药企业的环境管理，降低排污强度，于 2008 年 8 月 1 日开始实施《制药工业污染排放标准》。2010 年 7 月 1 日，国家环境保护部门发布的《制药工业水污染物排放标准》也已经全面强制实施。此系列标准共分六大类，分别是发酵类、化学合成类、提取类、中药类、生物工程类和混装制剂类。

制药工业是国家环境治理重点监测的 12 个行业之一。首先因为药品生产过程中原材料投入量大、产出比小，生产过程大部分物质最终以废弃物形式出现，污染问题突出；其次是工艺过程中产生的废气、废水、废渣等属于极难处理的污染物，成分复杂、毒性强，是主要的环境污染源；再次，制药行业产品更新快，生产规模小，种类繁多，生产过程复杂，治污难度较大。

21 世纪初，中国已成为世界化学原料药最大的生产国和出口

国。但是，医药制造业在对中国总体经济增长做出重要贡献的同时，也产生了大量的三废污染。因此，药品生产三废管理至关重要。同时，废物的资源化处理技术，在减少污染的同时还可节约资源、增加经济效益，因此已成为人们关注的热点。

药品生产三废管理的具体内容包括建立管理制度、设计处理流程、选择合理的处理方法和进行环保验收等，其中的关键问题在于三废的处理。

**药品生产废气处理** 一般而言，药品生产过程中溶剂消耗量大，基本上为低沸点的挥发性有机物，其中相当一部分将以废气形式排放，产生大量的溶剂废气。溶剂废气有数 10 种之多，如甲醇、二氯甲烷、溶剂油、甲苯、丙酮、乙醚、乙酸乙酯、四氢呋喃等，按类别划分有醇类、卤代烃类、苯类、醚类、酮类、脂类、有机胺类等，按水中溶解度可分为水溶性和非水溶性溶剂废气，水溶性的有醇类、有机胺类等，非水溶性的有卤代烃类、苯类等。溶剂废气产生于整个药品生产过程中。据调查，溶剂废气占医药化工废气排放总量的 95%（质量分数）以上。因此，在排入大气前应采取净化措施处理，使之符合废气排放的标准，这一过程称为废气净化。常用的废气净化方法有：吸收法、吸附法、冷凝法、燃烧法、生物法、低温等离子法、复合光催化法、蓄热式氧化法、特种光量子技术等。

**药品生产废水处理** 不同种类的废水需要不同的处理方法。

药品生产中的废水种类 ①药物主生产过程排水。药物主生产过程排水是最重要的一类废水，此类废水浓度高、危害大，包括废母液（从滤液中提取药物后废液）、废滤液、溶剂回收残液等。其温度和酸碱性变化大、药物残留量高、有机污染物含量高、水量较小，但对全部废水中的化学需氧量贡献比例大，较难处理。②辅助生产过程排水。主要包括动力设备冷却水（如制冷机冷却水、空气压缩机冷却水）、工艺冷却水（如消毒设备冷却水、发酵罐外冷却水）的排污；其他如循环冷却水系统排水、蒸馏（加热）水环真空设备排水、去离子水制备过程及设备冷凝水排水等。此类废水污染物浓度低、水量大、季节性强，不同企业间水量差异较大，因此该类废水也是 21 世纪初各行业节水的主要目标。③冲洗水。包括过滤设备冲洗水、容器设备冲洗水（如发酵罐冲洗水）、地面冲洗水、树脂柱（罐）冲洗水等。分为初期冲洗与正常冲洗水，例如，树脂柱（罐）冲洗水水量较大，初期冲洗水污染物浓度高，且酸碱性变化大，是一类重要废水。而过滤设备冲洗水（如转鼓过滤机、板框过滤机等过滤设备冲洗水）污染物浓度高，且主要存在形式为悬浮物，如果控制不当，会造成严重污染等。④生活污水。该类污水比较容易处理，水质、水量与企业的人数、管理状态、生活习惯密切相关，因其可生化性较高，与其他废水混合进行处理比较好。

制药废水的主要处理技术 ①物理处理。一般不作为主要处理工艺，可根据制药废水的特点，采用物理处理作为生化处理的预处理和后处理的工艺。常用的物理处理方法主要有沉淀法、气浮法、电解法、吸附法、氨吹脱法、膜分离法等。②化学处理。化学处理包括化学氧化还原法（芬顿试剂、$H_2O_2$、$O_3$）、铁炭法、高级氧化技术等。用化学方法处理制药废水时，要特别注意一些试剂使用不当极易导致水体第二次污染，因此，在化学法的工艺设计前应要做好科学严谨的试验研究。③生化处理。21 世纪初生化处理技术是处理制药废水中应用最为广泛的技术，包括好氧生物法、厌氧生物法以及好氧-厌氧组合方法等。此外，随着膜分离技术的不断进步，膜生物反应器在制药废水处理中的应用研究也逐渐深入。该技术法综合了生物处理与膜分离技术的优点，具备容积负荷率高、占地面积小、抗高强度冲击、剩余污泥量低等优点。随着膜技术的不断完善，必将在制药废水处理中得到更为广泛的应用和推广。

**药品生产废渣处理** 废渣是制药企业中最严重的环境污染物之一，主要是中药废渣。中药药渣中含有大量纤维素、多糖、蛋白质等有机物以及各种微量元素等，同时具有相当大的开发应用价值。中药药渣的综合利用和处理方法主要有 5 种。

食用菌栽培 中药废渣作为食用菌的培养基材料，在取得丰厚经济效益同时，经食用菌酶分解后剩余的残渣富含有植物所必需的氮、磷、钾 3 种元素是优质的天然有机肥料。

禽畜饲料 将中药废渣变为禽畜饲料，特别是通过微生物发酵将药渣转化为高蛋白菌体饲料，可大幅度提高药渣的利用价值增加附加值。蛋白饲料药渣中不仅含有丰富的营养成分促进禽畜的生长，还含有一些药物成分可防治禽畜的一些疾病，具有一定的预防和治疗作用。

有机肥 国家极力推荐的发

酵方法可以产生有机肥。使用有发酵装置机械化（动态）堆肥，具有堆肥周期短、物料混合均匀、供氧效果好、机械化程度高等特点。

焚烧　适用于绝大多数中药药渣的处理。因为每个制药企业都有自己的锅炉房，可以将药渣与煤混合后就近进行焚烧处理，燃烧后的废气大部分为二氧化碳，对空气污染较小，同时还节约了锅炉的燃料。

其他　中药药渣除了以上的用途外，还可做中药渣制造药品的包装，做絮凝剂处理造纸废水等。

（颜久兴）

yàopǐn shēngchǎn kòngzhì

**药品生产控制**（drug manufacturing control）　在药品生产企业中，按照药品生产计划组织实施，通过全面掌握生产情况，了解偏差，及时调整进度、人力、设备、物料、运输等，达到预期目标的管理活动。是医药企业生产管理的重要内容之一。

根据生产管理理论，控制贯穿于生产系统运动的始终。生产系统凭借控制的动能，监督、制约和调整系统各环节的活动，使生产系统按计划运行，并能不断适应环境的变化，从而达到系统预定的目标。生产系统运行控制的活动内容十分广泛，涉及生产过程中各种生产要素、各个生产环节及各项专业管理。

**内容**　药品生产控制主要包括对制造系统硬件的控制、药品生产进度控制、药品库存控制、药品生产成本控制、药品生产现场控制和药品生产质量控制等。

制造系统硬件控制　对机器设备、生产设施等制造系统硬件的控制，主要包括设备的维修与保养。其目的是尽量减少并及时排除物资系统的各种故障，使系统硬件的可靠性保持在一个相当高的水平。如果设备、生产设施不能保持良好的正常运转状态，就会妨碍生产任务的完成，造成停工损失，加大生产成本。因此，选择恰当的维修方式、加强日常设备维护保养、设计合理的维修程序是十分重要的。

药品生产质量控制　药品生产中的质量控制非常重要。《药品生产质量管理规范》规定：药品生产企业应当建立质量控制系统，质量控制包括相应的组织机构、文件系统以及取样、检验等，确保物料或产品在放行前完成必要的检验，确认其质量符合要求。药品生产企业质量控制的基本要求包括：①应当配备适当的设施、设备、仪器和经过培训的人员，有效、可靠地完成所有质量控制的相关活动。②应当有批准的操作规程，用于原辅料、包装材料、中间产品、待包装产品和成品的取样、检查、检验以及产品的稳定性考察，必要时进行环境监测，以确保符合本规范的要求。③由经授权的人员按照规定的方法对原辅料、包装材料、中间产品、待包装产品和成品取样。④检验方法应当经过验证或确认。⑤取样、检查、检验应当有记录，偏差应当经过调查并记录。⑥物料、中间产品、待包装产品和成品必须按照质量标准进行检查和检验，并有记录。⑦物料和最终包装的成品应当有足够的留样，以备必要的检查或检验；除最终包装容器过大的成品外，成品的留样包装应当与最终包装相同。《药品生产质量管理规范》还对质量控制实验室管理、物料和产品放行、持续稳定性考察、变更控制、偏差处理、纠正措施和预防措施等方面内容作了具体规定。

**方式**　药品生产企业有3种控制方式：事后控制、事中控制与事前控制。

事后控制　生产活动的事后控制方式是指根据当期生产结果与计划目标的分析比较，提出控制措施，在下一轮生产活动中实施控制的方式。它是利用反馈信息实施控制的，控制的重点是今后的生产活动。其控制思想是总结过去的经验与教训，把今后的事情做得更好。经过几轮的反馈控制是可以把事情做得越来越好。这种方式在中国企业中有着广泛的使用，例如在质量控制与成本控制中到处可见。特别是成本控制，大量沿用这种方式。事后控制的优点是方法简便，控制活动量小，控制费用低。但其缺点也很明显，不良结果一旦发生，损失已经造成，无法挽回了。

事中控制　生产活动的事中控制方式是一种对进行中的生产系统作日常性控制的控制方式。事中控制方式是利用反馈信息实施控制的。通过作业核算和现场观测获取信息，及时把输出量与控制目标进行比较分析，做出纠正偏差的控制措施，不断消除由干扰产生的不良后果，确保计划目标的实现。事中控制活动是经常性的，每时每刻都在进行之中。显然，它的控制重点是当前的生产过程，要把生产活动置于严密的控制之中，保证计划的顺利执行。事中控制可以避免完不成计划的损失，但是频繁的控制活动本身也需要付出代价。

事前控制　生产控制中的事前控制方式是在生产活动之前进行调节控制的一种方式，是利用前馈信息实施控制，重点放在事前的计划与决策上，即在生产活动开始以前根据对影响系统行为的扰动因素做种种预测，制订出控制方案。这种控制方式是十分有效的。例如，在产品设计和工艺设计阶段，对影响质量或成本的因素做出充分的估计，采取必要的措施，可以控制质量或成本要素的60%。

（颜久兴）

yàopǐn shēngchǎn jìndù kòngzhì

# 药品生产进度控制（progress control of drug manufacturing）

药品生产企业在生产计划执行过程中，对有关药品生产的数量和期限的控制。又称药品生产作业控制。其主要目的是保证完成生产计划所规定的药品产量和交货期限指标。是药品生产控制的内容之一。

药品生产进度控制贯穿整个药品生产过程，从生产技术准备开始到成品入库为止的全部药品生产活动都与药品生产进度有关。因此，药品生产进度控制是药品生产控制的基本方面和核心内容，故狭义的药品生产控制就是指药品生产进度控制。

**内容**　药品生产进度控制的基本内容包括投入进度控制、工序进度控制和出产进度控制等，其基本过程主要包括分配作业、测定差距、处理差距、提出报告等。

**主要环节**　有7个主要环节。

物料控制、可追溯性和标识　药品生产过程所需原料、辅料、包装材料等物料的类型、数目及要求要做出相应规定，确保物料的质量，保持中间产品的适用性；对过程中的物料进行标识，以确保物料标识和验证状态的可追溯性。《药品生产质量管理规范》规定：药品生产所用的原辅料、与药品直接接触的包装材料应当符合相应的质量标准；药品上直接印字所用油墨应当符合食用标准要求。进口原辅料应当符合国家相关的进口管理规定。应当建立物料和产品的操作规程，确保物料和产品的正确接收、贮存、发放、使用和发运，防止污染、交叉污染、混淆和差错；物料和产品的处理应当按照操作规程或工艺规程执行，并有记录。

设备的控制和维护　对影响药品质量特性的设备工具、计量器具等应做出相应规定，在使用前均应验证其精确度，在两次使用间合理存放和防护，并定期验证和再校准；制定预防性设备维修计划，保证设备的精度和生产能力，以确保持续的过程能力。《药品生产质量管理规范》规定：设备的设计、选型、安装、改造和维护必须符合预定用途，应当尽可能降低产生污染、交叉污染、混淆和差错的风险，便于操作、清洁、维护，以及必要时进行的消毒或灭菌。应当建立设备使用、清洁、维护和维修的操作规程，并保存相应的操作记录。应当建立并保存设备采购、安装、确认的文件和记录。

生产关键过程控制管理　对不易测量的药品特性、有关设备保养和操作所需特殊技能以及特殊过程进行重点控制；及时改善和纠正过程中的不足，在药品生产过程中，以适当的频次监测、控制和验证过程参数，以把握所有设备及操作人员等能满足药品质量的需要。《药品生产质量管理规范》规定：所有药品的生产和包装均应当按照批准的工艺规程和操作规程进行操作并有相关记录，以确保药品达到规定的质量标准，并符合药品生产许可和注册批准的要求。应当建立划分产品生产批次的操作规程，生产批次的划分应当能够确保同一批次产品质量和特性的均一性。应当建立编制药品批号和确定生产日期的操作规程；每批药品均应当编制唯一的批号；除另有法定要求外，生产日期不得迟于产品成型或灌装（封）前经最后混合的操作开始日期，不得以产品包装日期作为生产日期。每批产品应当检查产量和物料平衡，确保物料平衡符合设定的限度。如有差异，必须查明原因，确认无潜在质量风险后，方可按照正常产品处理。

文件控制　保证药品生产计划的要求得以实现，并保证在生产过程中使用的有关文件都是有效版本。《药品生产质量管理规范》规定：企业必须有内容正确的书面质量标准、生产处方和工艺规程、操作规程以及记录等文件。企业应当建立文件管理的操作规程，系统地设计、制定、审核、批准和发放文件。文件的内容应当与药品生产许可、药品注册等相关要求一致，并有助于追溯每批产品的历史情况。文件应当定期审核、修订；文件修订后，应当按照规定管理，防止旧版文件的误用。分发、使用的文件应当为批准的现行文本，已撤销的或旧版文件除留档备查外，不得在工作现场出现。与《药品生产质量管理规范》有关的每项活动均应当有记录，以保证产品生产、质量控制和质量保证等活动可以追溯。记录应当留有填写数据的足够空格。记录应当及时填写，内容真实，字迹清晰、易读，不易擦除。

过程更改控制　确保过程更改的正确性及其实施，明确规定更改职责和权限，更改后对产品进行评价，验证更改的预期效果。《药品生产质量管理规范》规定：企业应当建立变更控制系统，对所有影响产品质量的变更进行评估和管理；需要经药品监督管理部门批准的变更应当在得到批准后方可实施。应当建立操作规程，规定原辅料、包装材料、质量标准、检验方法、操作规程、厂房、设施、设备、仪器、生产工艺和计算机软件变更的申请、评估、审核、批准和实施。

**验证状态的控制** 采用适当的方法对过程的验证状态进行标识，通过标识区别未经验证、合格或不合格的产品，并通过标识来识别验证的责任。

**不合格品的控制** 制定和执行不合格品控制程序，及时发现不合格品，对不合格品加以明确的标识并隔离存放，决定对不合格品的处理方法并加以监督，防止顾客收到不合格品及不合格品的非预期使用，避免进一步加工不合格品而发生不必要的费用。

（颜久兴）

yàopǐn shēngchǎn kùcún kòngzhì

# 药品生产库存控制（inventory control of drug manufacturing）

药品生产企业对其药品生产全过程所需要的各种物料、中间产品、成品以及其他资源进行的管理和控制，使各种生产库存物资的种类、数量、存储时间维持在必要的水平上。又称药品生产库存管理。是药品生产控制的内容之一。目的是使其储备保持在经济合理水平，既保障供应、又降低成本。

**库存（inventory）** 是指仓库中现存的现金或物资，一般应为全新未开封未经使用过的商品，也是为了满足未来需要而暂时闲置的、有经济价值的资源。药品

生产的库存过大或者过小都会产生问题。过大所产生的问题：增加仓库面积和库存保管费用，从而提高了产品成本；占用大量的流动资金，造成资金呆滞，既加重了贷款利息等负担，又会影响资金的时间价值和机会收益；造成产成品和原材料的有形损耗和无形损耗；造成企业资源的大量闲置，影响其合理配置和优化。过小所产生的问题：造成服务水平的下降，影响销售利润和企业信誉；造成生产系统原材料或其他物料供应不足，影响生产过程的正常进行；使订货间隔期缩短，订货次数增加，使订货（生产）成本提高；影响生产过程的均衡性和装配时的成套性。

**分类** 可以分为两类：一类为生产库存，另一类为流通库存（或称销售库存、经销库存、市场库存等）。生产库存是面向生产环节的，用于满足生产过程中各环节对物料的需求，包括原材料库存、在制品库存等；而流通库存则不同，它的服务对象是市场上的客户，用于满足市场（或社会）消费的需要。

**控制目标** 控制的目标为：①保障供应，提高需求满足率，追求高的服务水平。工序、车间、企业内的原材料库、在制品库就是为了满足企业生产的需要，保障企业生产的顺利进行而设立的。如果不能够满足企业生产的需要，则它们的存在就失去了意义。满足需要，就是要保证在发生需求的时候不缺货，一旦缺货就会导致生产的停顿，造成重大的损失。但这就意味着生产成本的增加。②追求低成本，以获取高收益、高利润。库存就是成本，降低成本，就是要合理地降低库存。进行库存量的控制，既保障供应、

又降低成本。

**影响因素** 药品生产库存控制要考虑的主要因素包括：生产需求、采购周期、到货周期、特殊季节、特殊需求等。生产需求是生产环节对各种物料的需求量和需求时间；采购周期是采购部门进行物料采购的时间间隔；到货周期是进行采购后，供应商物料到货的时间；特殊季节和特殊需求是指特殊时间或者其他特殊因素影响药品的销售，进而影响其生产进度，需要进行特殊处理。

**发展现状** 21世纪初，中国很多药品生产企业在库存控制方面存在不足，其主要原因在于：①重视程度不够、人员素质偏低。②药品品种规格批次多、管理难度大。③信息网络共享程度低、信息传递滞后。④产品质量要求高、检验环节多。⑤销售变动大、预测不准确。⑥周期性和季节性的影响等。

新的理念有：供应商管理库存、客户管理库存、联合库存管理等。供应商管理库存或客户管理库存是生产企业与供应商（客户）之间的合作性策略，对双方来说都是最低的成本优化产品的可能性，在一个相互同意的目标框架下由供应商（客户）管理库存，这样的目标框架被经常性监督和修正，以产生一种连续改进的环境。联合库存管理强调供应链节点企业同时参与，共同制定库存计划，使供应链管理过程中的每个库存管理者都能从相互之间的协调性来考虑问题，保证供应链相邻的两个节点之间的库存管理者对需求的预测水平保持一致，从而消除需求变异放大现象。

**常用控制方法** 包括：经济批量法（economic order quality,

EOQ)、ABC 分类法、定量订货法、定期订货法等。经济批量法即通过库存成本分析求得在库存总成本为最小时的每次订购批量，用以解决独立需求物品的库存管理问题。ABC 分类法是以某类库存物资品种数占物资品种数的百分数和该类物资金额占库存物资总金额的百分数大小为标准，将库存物资分为 A、B、C 三类，分别用不同的手段进行管理。定量订货法是指当库存量下降到预定的最低库存数量（订货点）时，按规定数量（一般以经济批量 EOQ 为标准）进行订货补充的一种库存管理方法。定期订货法是按预先确定的订货时间间隔进行订货补充库存的一种管理方法。

（颜久兴）

yàopǐn shēngchǎn chéngběn kòngzhì

**药品生产成本控制**（cost control of drug manufacturing） 在生产过程中对生产消耗的监督和控制，使其不超过计划和定额，以便不超过总的目标成本，保证企业经营能够盈利。生产成本控制是药品生产企业致力于满足药品生产成本要求的管理活动。满足药品生产成本要求主要是指满足顾客、最高管理者、相关方以及法律法规等对药品生产的成本要求。是药品生产控制的内容之一。

按照中国成本协会给出的定义，成本是为过程增值和结果有效已付出或应付出的资源代价。生产成本是指生产单位为生产产品或提供劳务而发生的各项生产费用，包括各项直接支出和制造费用。直接支出包括直接材料（原材料、辅助材料、备品备件、燃料及动力等）、直接工资（生产人员的工资、补贴）、其他直接支出（如福利费）；制造费用是指企业内的分厂、车间为组织和管理生产所发生的各项费用，包括分厂、车间管理人员工资、折旧费、维修费、修理费及其他制造费用（办公费、差旅费、劳保费等）。生产成本控制是企业为了降低成本，对各种生产消耗和费用进行引导、限制及监督，使实际成本维持在预定的标准成本之内的一系列工作。

**要点** 主要在人工成本、物料成本、设备及能源动力成本等几个方面进行控制。

**人工成本控制** 在一定程度上，企业的成本管理也是对于人的管理。人是各项成本的最基本的驱动元素，当公司员工增加的时候，各项成本也会随之增加。而且，除了人员数量会影响成本之外，在职人员的对于工作的熟练程度和工作效率也极大影响企业的成本。因此，企业在用人方面的精髓是：用最少的人创造最大的效益。

药品企业实行《药品生产质量管理规范》认证后启用新的生产线，自动化水平也随之提高，生产岗位人员需求量减少，同时要求生产人员必须具备相应的文化素质和专业技能。这就需要按照《药品生产质量管理规范》的要求对员工进行培训，每个人自觉融入质量管理的体系中，以保证从原料选择到成品出厂的每一道环节都在一个标准的稳定控制之中。将"药品质量是生产出来的，不是检验出来的"这一观念深入到每一个生产人员的头脑中，这是控制人员成本的有效途径。

**物料成本控制** 《药品生产质量管理规范》要求药品生产必须使用合格的原辅料。物料成本控制涉及两个过程：物料采购过程和生产过程。①采购过程中，实施成本控制的前提是购买的原辅料必须是符合《药品生产质量管理规范》的要求；采购人员采购前应熟悉所购买物料的价格组成，了解供应商的源头价格；选择好的供应商，通过建立供应商档案和可靠、稳定的采购网络，从而实现物料采购成本的有效控制。②在生产环节成本控制可以采用目标成本法，其主要思路是以市场乐意支付的价格为前提，以此来制定企业产品的价格，再由财务部门协助将目标成本根据成本的形成过程分解成若干个工序成本，从而对于各个工序成本进行控制。

**设备及能源动力成本控制** 《药品生产质量管理规范》对于机器设备、工艺、湿度、温度、洁净度等方面的要求很高。对于新的设备，为了降低设备维修率，最大限度降低维修成本，必须严格执行先培训后上岗制度，要求员工熟悉必要的设备使用保养维护制度，实行专人负责制度并进行考核，要求维修人员定期维修保养并做好记录。对于水电气等能源成本，通过生产细节探索节能降耗技术措施，积极寻找节能降耗的途径。根据实际生产需求节约用水、用电，避免浪费；供气管路设计要有利于降低输送损耗，尽量安装压力装置等。

（颜久兴）

yàopǐn shēngchǎn xiànchǎng kòngzhì

**药品生产现场控制**（field control of drug manufacturing） 药品生产企业用科学的管理制度、标准和方法对药品生产现场各生产要素进行合理有效的计划、组织、协调、控制和检测过程。又称药品生产现场管理。各生产要素包括人（工人和管理人员）、机（设备、工具、工位器具、工装夹具）、料（原料、辅料、包装材料）、法（加工方法、检测方法）、环（环境）、信（信息）等。目的是使其处于良好的结合状态，达到优质、高效、低耗、均衡、安全、文明生产。药品生产现场控制是药品生产第一线的综合管理，是药品生产控制的重要内容，也是药品生产系统合理布置的补充和深入。

**内容** 药品生产现场控制是药品生产企业管理的重要内容，其核心要素为六大要素，即：①人员，包括数量、岗位、技能、资格等。②机器，包括检查、验收、保养、维护、校准等。③物料，包括效期、品质、成本等。④方法，包括生产流程、工艺规程、岗位职责、操作规程、质量标准与检测方法等。⑤环境，作业、施工的环境。⑥信息，作业过程中的信息传递和人员交流。

按照《药品生产质量管理规范》的要求，药品生产现场控制主要包括人员管理、厂房设施和设备管理、物料管理、生产现场的卫生管理、生产的现场管理、质量管理等方面的内容。

**人员的现场管理** 人员是药品生产和质量管理的执行主体，是药品生产现场管理的一个重要因素。人员的工作质量对产品质量起着决定性作用，为保证产品质量，每个员工必须具备与岗位相适应的知识、技能、职业道德和《药品生产质量管理规范》意识，具有基础理论知识和实际操作技能，学习过相关的专业知识或经过专业培训并经过实际操作考核合格。《药品生产质量管理规范》还强调，药品生产企业应当建立生产管理机构和质量管理机构，明确各级机构和人员的职责，强化质量保证职能。

**厂房、设施和设备的现场管理** 《药品生产质量管理规范》要求药品生产企业消除混药和污染，最大限度地减少对药品生产所产生的不良影响。为达到这一目的，药品生产企业生产必须具备与其生产相适应的厂房和设施，这包括规范化厂房以及相配套的净化空气处理系统、照明、通风、水、气体、洗涤与卫生设施、安全设施等。

制药设备是直接与药品接触的装备，其质量的好坏直接影响到药品的质量。《药品生产质量管理规范》要求：设备的设计、选型、安装应符合生产要求，易于清洗、消毒或灭菌，便于生产操作和维修、保养，并能防止差错和减少污染；与药品直接接触的设备表面应光洁、平整、易于清洁或消毒、耐腐蚀，不与药品发生化学变化或吸附药品；设备所用的润滑剂、冷却剂等不得对药品或容器造成污染；设备的维护保养、使用状态标志、记录等都要符合相应的要求；每次使用完或使用前都要对设备进行清洁，确保药品生产现场所用设备符合标准。

**物料的现场管理** 药品生产是在生产现场将物料加工与制作转换成产品的一系列实现过程。产品质量基于物料的质量，形成于药品生产的全过程。可以说，物料质量是产品质量的先决条件和基础。因此，良好的物料现场管理系统是药品生产现场控制的基础。《药品生产质量管理规范》要求：用于药品生产的物料必须符合相应的质量标准；药品生产所使用的物料必须经检验合格，必须保证物料在使用的过程中不受到污染；进入洁净区的物料必须对其外包装处理，在药品生

产现场中，流转过程的物料必须密闭，盛装物料的容器具必须是无毒的。

**生产现场的卫生管理** 药品生产现场的卫生管理即药品生产所处的整个环境卫生的管理工作。根据《药品生产质量管理规范》的规定，做好环境卫生工作是药品生产企业最重要的工作之一，具体包括如下几个方面。

外部环境卫生 药品污染的最大污染之一来自环境，药品生产企业必须有整洁的生产环境，厂区地面、路面及运输等应不对药品产生污染，生产行政、生活和辅助区的总体布局应合理、不得互相妨碍。药品生产企业不得有高大的乔木及产生花粉、绒毛、花絮等对空气有影响的树种，土地应绿化，不得有露土，避免易产生尘粒的物质污染环境。

生产环境卫生 生产区环境卫生包括洁净区环境卫生和一般区环境卫生，做好生产现场的卫生工作，可以避免药品受到污染，确保产品的质量。

生产现场卫生 生产现场的卫生管理工作不善将会导致产品受到严重的污染，从而使到影响产品的质量，因此有必要加强药品生产现场的卫生管理工作。生产前注意上批药品清场是否在有效期内，超过有效期应重新清场且符合现场药品生产的卫生要求，确保生产前的卫生工作符合《药品生产质量管理规范》要求，生产过程中应随时保持现场的清洁卫生工作，避免出现脏、乱、差的场面。

人员卫生 人员是药品生产过程中引起产品污染的最大污染源之一，生产人员总是直接或间接地与药物接触，对药品质量发生影响。因此必须保证人员卫生

符合要求，传染病患者、皮肤病患者、药物过敏者、体表有伤者在药品生产过程中不能从事直接接触药品的操作；药品生产的操作者要保持良好的个人卫生习惯，要做到勤洗澡、勤洗手、勤刮胡子、勤剪指甲、勤换衣；进入洁净室区的人员不得化妆和佩戴饰物，不得裸手直接接触药品；生产区不得存放非生产物品和个人杂物。

**生产的现场管理**　药品生产是物料到成品的实现过程，也是物料的使用过程，物料质量与生产过程质量共同形成了药品质量。药品生产中复杂的工艺流程、物料的频繁流转、人员、设备和生产环境等各种因素的影响，是造成物料及药品被污染、混淆的主要因素。要注意以下几个环节：①药品生产必须依据批准的工艺规程，按规定的处方、批量和制法进行；依据工艺规程制定批生产指令和生产记录，记载每批的生产历史和与生产质量相关信息。②药品生产必须按照现场工艺规程规定处方进行衡量投料，标准处方在生产指令中体现；按生产指令进行称配，在药品生产的称量过程中需要严格按规程仔细进行，称量配料过程必须经过独立的复核。③药品生产必须严格按照工艺及操作规程规定方法、步骤进行，并对关键操作进行复核。为防止药品被污染和混淆，生产操作应采取生产前检查、操作过程控制以及结束后清场 3 方面措施。④在每批的一个工序或生产阶段结束时，需要将物料用量或产品的产量的理论与实际之间比较，如果偏差超出正常情况，意味着可能已发生了混淆和差错，说明物料或产品可能不正常，存在质量风险，必须经过调查评价

排除质量问题后才能流入下一工序或出厂。

**质量管理**　药品生产现场的质量管理主要是制定和实施药品质量方针的全部管理职能，从药品质量角度上，是对影响到生产现场的药品质量的各种活动进行规范、控制的过程。主要包括以下内容：①有效控制药品质量，药品生产企业必须建立独立的质量管理机构，受企业负责人直接领导，配备相应人员，明确职责，赋予一定的权限。②质量控制部门应足够的面积，必要的仪器和设备，以及能满足各种测试需要的理化分析和微生物实验室。③修订企业质量标准，检验操作规程和检验设备、仪器、试剂、试液、标准品的滴定液、培养基、实验动物等管理办法。加强留样观察、质量分析等质量管理基础工作。④会同有关部门对主要原料、包装材料供应商质量体系进行评估。做好原料采购、接收、留验、评价、生产、包装、成品检验、评价和销售等生产全过程的质量控制。

（颜久兴）

yīyào qǐyè gōngyìngliàn guǎnlǐ
## 医药企业供应链管理（supply chain management of pharmaceutical enterprises）　医药企业对从原材料供应商到产成品的消费者的整个供应渠道的物流、信息流、资金流的协调和整合的艺术和科学。具体地说，是指在满足终端医疗机构或患者的需求和服务水平的条件下，为使整个医药供应链系统的响应时间最短，到货速度最快，成本达到最小，而把原材料供应商、生产商、批发商、零售商、仓库、配送中心等企业或部门有效组织起来，进行医药原材料的采购、医药产品

的生产、贮存、转运、分销和零售的管理过程或活动。

医药产品从生产到消费的过程会历经许多环节，花费许多时间，供应链管理是抹平或缩小各环节缝隙，缩短物流时间，提高物流效率，维护产品质量的重要手段。供应链管理实质是市场竞争的产物，为了在市场竞争中胜出一筹，必须改变传统的物流管理方式，采用更先进、更有效的管理模式。在医药企业供应链管理中，医药企业参与构成一个或若干个物料、零部件和产成品的供应链网络，在网络中可能处于不同的节点上，如原料药供应商、制药商或批发商。由于与传统的单一企业管理不同，供应链管理是跨企业管理，因此，其利用的巨大资源明显优于其他物流方式，但也带来了供应链管理的复杂性和困难。然而，依赖于供应链上多个企业的合作，提升产品质量和价值，提高效率，增强竞争力，有利于供应链网络中的所有企业，因此，医药供应链管理成为医药物流发展最具前景的方式。

**起源与发展**　20 世纪 80 年代，美国哈佛商学院教授迈克尔·波特（Michael Porter）在《竞争优势》一书中提出了价值链的概念，即企业活动可以分解为内部物流，采购和分配、生产作业；外部物流，销售和服务等环节，这些环节构成了具有价值联系的网链。1992 年，闪客（Shank）和美国达特茅斯大学戈文达拉扬（Govindarajan）教授进一步完善了价值链思想，认为企业的价值链是从最初采购所需的原材料，直到将最终产品送到用户的全过程，过程中的每一环节都为最终产品的增值做出各自贡献。1996 年，美国麻省理工学院

的詹姆斯·沃麦克（James Wornack）教授和英国的丹尼尔·琼斯（Daniel Jones）博士在其《精益思想》一书中，将精益生产融入价值链，即把价值链拓展为包括产品流、服务流、资金流和信息流的价值流。同年，赖特（Reiter）在整合价值链和价值流的基础上，提出了供应链的概念，即"供应链是一个实体网络，产品和服务通过这一网络传递到特定的顾客市场"。此后的 20 多年，供应链的概念被人们不断接受、发展和完善。企业供应链管理的目的是使供应链起到积极有效的作用，即企业以最小的成本，从采购开始，到满足最终用户需求的所有过程。

医药企业供应链管理是在一般企业供应链管理的基础上发展形成的。因为企业供应链管理是对企业物流的一种集成管理思想和方法，它是企业对整个供应中参与业务流程的各相关企业、相关部门之间的物流、服务流、信息流和资金流进行协调和控制。目的是提高组织运作效率，提升业务流程，增强企业赢利能力。中国医药企业供应链的发展始于 2001 年，有企业对医药行业连锁经营管理提出供应链的解决方案。2002 年，上海医药和太极集团研究并试行了医药供应链管理的可行性。随后，医药企业供应链管理受到医药企业的普遍关注，有关医药企业供应链的学术论文迅速增长。中国的知名药企，如国药集团、上药集团都从网状供应链的角度理解和实施供应链管理，取得了巨大的成功。

**特征**　供应链管理不是一个目标而是一个过程，因此，一个有效的医药供应链管理应有一些共同特征。

**供应链网络**　医药供应链是由原材料供应商、制造商、批发商、零售药店或医疗机构组成的网状结构。网链中各节点不是彼此分割的，而是相互联系的一个有机整体。医药企业供应链管理就是要把物流、信息流、资金流、服务流的管理贯穿于整个供应链的全过程。它以该供应链的某个医药企业为核心，向上或向下延伸，覆盖整个物流，从原材料和零部件的采购与供应、产品制造、运输与仓储到销售各种职能领域。它要求各节点企业之间实现信息共享、风险共担、利益共存、并从战略的高度来认识供应链管理的重要性和必要性，从而真正实现整体的有效管理。

**集成化管理**　供应链管理的关键是采用集成的思想和方法进行管理。它是一种从供应商开始，经由制造商、分销商、零售商、直到最终客户的全要素、全过程的集成化管理模式，是一种新的管理策略，把不同的企业集成起来以增加整个供应链的资源利用效率，注重集成和合作，集各家之长，汇各家之力，充分的合作，以达到全局最优。

**复杂性管理**　首先，医药物流具有批量少、批次多、包装成本高、仓储专业性强、时限性强等特点。与其他行业的物流相比，药品物流品种繁多、分类复杂，因而对储存和运输条件提出了更高、更为复杂的要求。其次，受气候、地理、生活习惯等影响，以及疾病发病率的影响，医药产品的市场需求波动比较大，不同类别、不同品种的医药产品的市场需求会各不相同。再次，由于大多数药品对储存、运输都有一定的特殊要求，也增加了药品物流的复杂程度。例如，按药品经营品种划分，有化学原料药、化学药品、中成药、中药材、中药饮片、抗生素、生物制品等；按储运要求划分，有常温品种、低温品种、冷冻品种等；按管理要求划分，有精神药品、麻醉药品、医疗用毒性药品等。最后，医药产品的生产经营必须遵守相关的药品管理法规。在中国，《药品经营质量管理规范》《药品流通监督管理办法》对医药企业的规范化经营均作了详细要求。

**全新的库存理念**　传统的库存思想认为：库存是维系生产与销售的必要措施，是一种必要的成本。而供应链管理的库存则认为，由于供应链上的各个企业成员建立了战略合作关系，有可能通过采用准时制生产供应和科学合理地配置医药仓库，增强快速反应能力来降低不同节点的库存量，甚至达到零库存，从而使整个供应链的库存总成本减小。

**信息化管理软件**　供应链管理要依靠及时、准确、共享的大数据，才能做出恰当的决策。因此，它应构建有一个包括分布式库存管理监控系统、采购管理系统、销售支持系统、运输优化调度系统、客户呼叫中心平台、客户关系管理系统等，以及辅助的地理信息系统和全球定位系统的供应链管理综合系统，通过这一系统，才能有效运作一个统一而完整的医药企业供应链管理。

**以患者驱动的经营导向**　无论构成供应链的节点的企业数量有多少，也无论供应链节点企业的类型有多少，医药企业供应链的形成都是以医疗机构或患者的需求为导向。正是由于有了医疗机构和患者的需求，才有了供应链的存在。只有尊重医药市场的规律，把握患者需求，才能确保医药企业供应链的有效运转。

**作用** 医药企业实施供应链管理，可以减少整个供应链的库存总量，降低库存成本；可以压缩医药物流的流通费用，实现规模效益；可以实现良好的供求结合，提高供应保障的服务质量；可以实现信息资源共享，提升医药企业持续发展能力，从而增强了企业的市场竞争力。基于供应链管理的快速反应和有效客户反应的理念，把产品供应和物流服务与最终用户的需求紧密结合起来，为赢得市场提供更多可能。一项为期2年的研究，调查了90家离散型制造企业和75家流程型制造企业，发表了《1997年供应链绩效研究报告》，该报告的结论是：有效实施供应链管理可以使总成本下降10%左右，供应链系统中企业的按时交货率提高15%以上，订货生产的周期缩短了25%～35%，供应链中企业的生产率提高了10%以上，主导企业的资产增长率提高20%以上。

**发展趋势** 医药企业生产和流通的供应链管理将成为现代医药生产和流通的主要方式。在中国，广泛和普遍地实施供应链管理将促进医药企业的集中度，即以大型医药企业为核心形成若干个大型配送中心，向上链接医药制造商、原材料供应商，向下辐射到区域配送中心，再辐射到基层医疗机构和零售药店，组成一个覆盖全国的网状医药供应链。借助于医药大数据，实现从简单的覆盖式供应保障转向精准供应保障。随着患者对医药产品个性化需求的增长，以及社会和居民对社会环境、产品质量、节能等方面的"绿色"要求愈益强烈，绿色和可持续的医药企业供应链管理成为发展趋势，并将快速地向全球化、绿色性和个性化服务方向发展。

（陈盛新）

*yīyào qǐyè gōngyìngshāng guǎnlǐ*
## 医药企业供应商管理 （supplier management of pharmaceutical enterprises）
在医药企业管理中对供应链上的原料、辅料、包装材料和药品等供应商进行分类、审计、批准和评价等综合性管理活动的总称。医药企业供应商与医药企业客户分别位于医药企业供应链的首尾端，是医药企业供应链上的重要组成部分，因此医药企业供应商管理属于医药企业供应链管理的重要组成部分。医药企业生产和经营活动中的物料和药品是必不可少的要素，生产加工过程中的物料和流通过程中的药品直接影响着药品的疗效及使用安全性，甚至会关系或危及使用者的生命安全。故有关与药品生产和经营密切相关的供应商管理，不可简单地从经济成本控制的角度来考虑，而应纳入医药企业质量管理体系之中，从质量、成本、关系、服务等方面综合考虑。随着生产和经营的不断进行，物料和药品需要不断地进行补充，管理和维护好医药企业的供应商特别是长期供应商，对企业的生产和经营的好坏将会产生影响重大。因此，医药企业供应商管理不仅仅是质量保证部门的事情，也是采购部门的重要职责，寻找和培养适合战略需要的供应商已成为医药企业战略管理的方向和内容。从供应链的理念角度来看，医药企业核心优势的发挥，要依赖于资源集成作用，才能最大限度地提升自身业绩水平。而在供应链的环境下，医药企业强调供需双方的合作关系，根据企业间的互相配合全面提升双方的盈利能力，进而达到互利共赢的终极目标。供应商管理的最终目的就是根据采购需求建立一个稳定可靠的供应商管理队伍，通过选择不同供应商的管理方法、采取竞争、选择、评价、评估、合作等机制，构建符合医药企业战略发展需求的供应商同盟，为企业提供质优价廉的物料或药品，以及敏捷高效的高质量的供应保障服务。

**发展历程** 从医药企业与供应商间关系的角度分析，可以将医药企业供应商管理划分为4个时期。①传统时期，20世纪80年代以前，供应商与医药企业间的形成的是一种简单交易、短期合同关系，这一时期的特点是对同一种物料或药品采购，医药企业常常通过向多个供应商购买，形成竞争而获得低价的同时保证供应，通过采购数量的分配对供应商加以控制。②竞争时期，1985年前后，这一时期的特点是医药企业和供应商之间表现为普通企业之间的竞争关系，许多医药企业参与到原料药和药品的供应中来，供应商之间的竞争也日益激烈。③合作时期，20世纪90年代前后，这一时期由于国际医药市场的竞争，中国医药企业和供应商由过去的竞争纷纷转向一种较为紧密的合作，部分医药企业与供应商之间出现一种一体化的现象。④战略联盟时期，21世纪以来，随着医药企业供应链管理理论的发展，医药企业与供应商间形成了一种长期的战略合作伙伴关系，通过核心医药企业紧密合作与战略联盟，实现企业与企业、企业与供应商之间的合作共赢。

**管理主体** 中国医药企业供应商管理主体包括两个方面：一是国家监督管理。依据国家制定的法律、法规、规章，对原料药、辅料、包装材料及药品供应商及其活动进行监督管理。二是企业部门管理。依据内部战略规划、规章制度、岗位责任、管理流程，由企业设立的供应商管理部门进行管理。

国家监督管理　中国药品监督管理部门将风险管理及监督管理机制引入供应商管理，根据物料用量及物料对药品质量的影响程度等因素，将物料进行不同的分类及划分风险等级，按不同的分类对供应商进行监督管理，并采取了不同的评估、审计等方式。《药品生产质量管理规范》明确规定，所有生产用物料的供应商都要进行质量评估，对主要物料供应商（尤其是生产商）的质量体系进行现场质量审计，向物料管理部门分发经批准的合格供应商名单，与主要物料供应商要签订质量协议，对每家物料供应商要建立质量档案等要求。2017年国家商务部发布的《药品批发企业对供应商管理规范》从供应商审核与准入、质量管理体系与质量保障能力、采购协议/合同签订与执行管理、交易环节中的基本要求、信用与风险管理、合规经营、档案管理与信息更新等方面，规范医药企业和供应商行为，起到了贸易标准的作用。

企业依法管理　医药企业供应商管理是提高企业核心竞争力、降低企业生产经营成本、防范药品生产经营过程质量风险的重要管理手段之一，企业必须依据药品相关法律、法规建立健全供应商管理机构及相应的管理制度。供应商管理涉及医药企业生产质量管理部门、采购部门、生产或流通部门，需要从企业高层部门来建立有效的管理机制，协调各

部门的供应商管理工作。在大多数的跨国医药公司中，供应商管理的基本准则是质量（quality，Q）、成本（cost，C）、交付（delivery，D）与服务（service，S）并重的原则，即"Q.C.D.S"原则。所以在医药企业供应管理中，首先是质量因素，要先确认供应商是否具有原辅料、包装材料及药品的生产和经营的合法资质，然后再确定是否建立有一套稳定有效的质量保证体系。其次是成本与价格，要运用价值工程的方法对所涉及的产品进行成本分析，并通过双赢的价格谈判实现成本节约。在交付方面，要确定供应商是否拥有足够的生产和经营能力，人力资源是否充足，有没有扩大产能的潜力。再次，供应商供应服务必须能满足医药企业生产经营的需要，非常重要的是还要做好供应商的售前、售后服务的记录，确保物料和药品的可追溯性。

管理内容　为保证药品质量，医药企业必须对需要原料或药品从采购到销售整个过程的供应链上的供应商进行全过程严格的管理与控制。供应链条件下的医药企业供应商管理内容，通常包括供应商的分类、供应商的质量审核，质量评价等内容。

供应商分类　药品生产企业所需要的物料包括原料、辅料、包装材料以及与药品接触的辅助类物料等。因此要针对不同的物料进行物料供应商管理，首先要做的就是对物料进行分类，查找检验、运输、存储、有无毒性或分解的性质、投料占比、是否为有效成分、GMP及其他法规要求等各个因素，并利用失效模式和效果分析法列出物料风险等级，找出关键物料和非关键物料，将

物料分为一类（包括制剂原料药、大宗辅料）、二类（内包装材料、一般辅料、明胶空心胶囊、中药材或饮片）、三类（化工原料、化学试剂、添加剂及其他物料）。然后按照物料的分类进行供应商分类，即为A、B、C类供应商，针对不同类别物料供应商，采取不同的管理与控制方法与策略。药品经营企业可按照普药、特殊管理的药品、中药、危化药品划分不同供应商进行管理。

供应商审查　药品生产企业需要采购物料时，或变更、添加供应商时，首先要在市场上筛选该物料供应商（生产商或经销商或代理商），经过初步筛选后对这些供应商的资质进行审查，并要求供应商提供必要的文件证明材料。针对不同类别的物料供应商审查的内容有所不同。A类供应商的审计流程一般为供应商初选、对供应商资质证明性文件进行审核、小样检验、中批试用（必要时进行稳定性考察）、大批试用、现场审计、列入合格供应商、建立供应商档案等过程。B类供应商可以在上述流程基础上省去现场审计的步骤，C类供应商可以在上述流程的基础上省去中批试用、大批试用和现场审计等步骤。药品经营企业供应商的审查包括供应商资质、人员、品种、票证、印鉴等方面，对特殊管理药品、生物制品、冷链药品等风险较高的药品供应商要重点审查，必要时进行现场检查。

现场审计　现场审计对于评估供应商质量体系有非常关键的作用。不论是新增供应商或是已经批准合格的供应商，在必要时都需要经过现场审计。现场审计就是审计人员亲临生产现场，通过询问、观察现场操作活动、查

阅现场管理文件及记录等手段，针对现场审计表所列项目内容一一检查，同时根据对这些项目的现场审查情况，给出审计结论及报告。现场审计应当核实资质文件和检验报告的真实性（是否具备检验条件），并对供应商的质量管理体系进行检查。要做好现场审计，首先应当对法律、相关法规非常了解和熟知，熟悉供应商的生产工艺和技术标准。这样才能在审计过程中做到思路清晰，有理有据。其次，要做好现场审计表的设计工作，让现场审计工作更加规范化、客观化，不因审计人员主观的变化而变化。再次，要做好现场审计的准备工作，每次现场审计前对供应商的一些基本情况了解清楚，才能做到有的放矢，有针对性地去进行审计。最后，平时应当注意实践经验的积累，不断地提高现场审计的水平。

**供应商评价**　对供应商进行定期评价是企业进行供应商质量控制的一项重要内容，企业对提供原材料的所有供应商均应有评价，周期可灵活掌握。一般对关键原材料供应商每年都应有评价，根据评价结果调整合格供应商名单，鼓励优秀供应商，淘汰不合格供应商。对供应商的评价内容主要是对周期内的产品质量、供货情况及售后服务进行统计打分。可建立规范的供应商年度评估表，对原料的质量水平、合格率、退货率、包装情况、供货及时性、价格情况、特殊情况的处理及其他影响产品质量的情况等进行综合评价，按照规定量化打分，根据分数对供应商进行优秀、合格、不合格的分类。对优秀供应商应进行激励及相应的优惠政策，如缩短付款周期、增加使用量、加

强沟通、建立长期合作伙伴关系等。对合格供应商应促进其发展，向其提供有效资源，帮助其发展为优秀供应商。对不满足企业采购要求的不合格供应商应及时终止与其合作。

**供应商记录**　医药企业应对所有供应商建立档案，档案内容应当包括供应商的资质证明文件、质量协议、质量标准、样品检验数据和报告、供应商的检验报告、现场质量审计报告、产品稳定性考察报告、定期的质量回顾分析报告，将其法定资质、基本情况调查表、现场审察报告、历次评价结果及出现的质量问题等进行汇总，由专人负责管理，资质过期的应当及时更新，保证各项文件的及时归档。药品经营企业必须利用计算机系统对药品供应商的资质审查、质量管理体系与质量保障能力、采购协调与执行管理、供应服务、风险评估等过程建立相应档案材料并及时更新。

（刘照元）

yīyào qǐyè kèhù guānxì guǎnlǐ

## 医药企业客户关系管理（customer relationship management in pharmaceutical enterprises）

在医药企业管理中进行判断、选择、争取、发展和保持客户所实施的管理活动过程。属于医药企业供应链管理的重要组成部分。医药企业客户与医药企业供应商分别位于医药企业供应链的尾首端，是医药企业供应链上的重要组成部分。医药企业客户关系管理是企业以客户为中心，以客户关系为重点，通过再造企业组织体系和优化业务流程，系统展开客户研究、提高客户满意度和忠诚度、提高运营效率和利润收益的工作实践；也是企业为最终实现信息化、运营目标所创造和使用的软

硬件系统及集成的管理方法、解决方案的总和。客户关系管理的支持工具是科学的管理知识和先进的信息技术，是现代管理科学与先进的信息技术相结合的产物。主要任务或目标是：①准确而快速的反应并提供优质的服务，获得并保持新老顾客。②优化业务流程，减少成本，实现效益最大化。③提高顾客的满意度和忠诚度。

**历史沿革**　20世纪80年代中期，医药企业为了降低成本，提高效率，增强医药行业竞争力，针对业务流程进行了重新设计与再造。为业务流程的重组提供技术支持的企业资源计划系统（enterprise resource planning，ERP）应运而生，提高了医药企业内部业务流程的自动化程度与内部运作效率和质量。此时的医药企业有更多的精力关注外部相关利益者的互动，对客户服务的及时性和质量等方面都提出了更高的要求。医药企业在处理与客户的关系时，经历了融合"接触管理""关系营销""客户关怀""客户关系管理"等理论，发展了应用企业客户关系管理的方法，开发使用了医药客户关系管理系统与客户建立良好的关系等过程。20世纪90年代中期推出了将内部数据处理、销售跟踪、市场动态和客户服务请求融合一体、软硬件相结合的，为公司的员工可提供全面的、及时的客户数据，为客户提供相应的服务的整合交叉功能的客户关系管理系统解决方案。随着计算机信息技术的迅猛发展，医药企业客户关系管理系统解决方案的服务能力的进一步拓展，医药企业客户关系管理进入了一个快速蓬勃的发展时期，医药行业也从一个以产品为中心到以客

户为中心的管理模式转变。

**管理主体** 医药企业的客户包括经销商、零售（连锁）药房（店）、医院药房、消费者，医药企业客户关系复杂，管理主体包括两个方面：一是国家监督管理。依据国家制定的法律、法规、规章，对医药企业客户关系中的主客户利益依法保护，对企业的客户关系管理及其活动进行监督。二是企业部门管理。依据内部战略规划、规章制度、岗位责任、管理流程，由企业设立的客户关系管理部门进行管理。

**国家监督管理** 中国医药产品监督管理部门实行追溯管理制度，医药企业客户关系管理必须依据相应的医药监督管理法律法规要求，建立在明晰的医药产品可追溯体系之上。国家对医药企业的客户资质审核、不良反应监督、退（召）回等制度落实情况进行监督管理。医药生产、经营企业必须对客户，尤其是对特殊管理医药产品的客户购买资质进行审核。医药生产、经营企业依据《医疗器械召回管理办法》《药品召回管理办法》对存在缺陷的医疗器械产品、存在安全隐患药品必须进行召回。《药品不良反应报告和监测管理办法》《药品不良反应报告和监测检查指南（试行）》要求药品生产企业、药品经营企业、医疗机构必须经常考察本单位生产、经营、使用的药品质量、疗效和反应，发现可能与用药有关的严重不良反应及时向药品监督管理部门汇报。

**企业依法管理** 医药企业通过实施客户关系管理，可以融合各类资源、优化业务流程、提升对客户的快速反应和反馈能力，从而提高交易效率、降低经营风险、提高盈利能力和核心竞争力。

企业必须依据药品相关法律、法规建立健全医药企业客户关系管理机构及相应的管理制度。医药企业应该主动去关注客户关系管理的完善与改进，包括研发、生产销售、客户服务、市场推广活动和调研等环节上一切与客户关系相关的平台、资源与流程等。医药企业进行有效的客户关系管理，必须以深入贯彻以客户为中心的经营理念，确定以创造客户价值为中心的战略思维，建立以客户关系管理软件为技术支撑的客服中心，加强对员工创新管理理念的培训与灌输等步骤与方法开展。医药企业决策管理层是否能从企业战略层面上看待客户关系管理的价值，转变医药企业管理观念，是决定客户关系管理实施成功与发挥重大作用的关键。

**管理内容** 通过医药企业客户关系管理部门充分挖掘最有价值的客户，与之形成满意度的、忠诚的、战略型的伙伴关系，实现客户价值和企业利润最大化。医药企业客户关系管理内容，通常包括客户识别、客户关系建立与维护。另外，还包括软件系统的建立与基于客户关系管理理念下的现代化管理手段联合应用。

**客户识别** 医药企业客户关系管理的首要环节与基础和保障。客户识别的主要工作在于通过客户的特点将客户进行分类，进而识别出当前以及将来对医药企业发展有价值的客户，针对这些客户进行关系的建立和维护。只有识别出医药企业的潜在客户、有价值客户以及客户的需求，才能为医药企业的客户管理提供有价值的信息，使医药企业客户关系管理更有针对性，避免因盲目的管理而产生不必要的浪费，甚至更大的损失。客户识别就是通过

一系列技术手段，根据大量客户的特征、购买记录等可得数据，鉴别哪些是潜在客户、交易型客户、关系型客户，找到客户的需求是什么、哪类客户最有价值等，并把这些客户作为客户管理实施的对象，为医药企业成功实施客户关系管理提供保障。

**关系建立** 客户关系的建立是客户关系管理的核心部分，也是最主要的部分。客户关系是指医药企业为达到其经营目标，主动与客户建立起的某种联系。这种联系可能是单纯的交易关系、通信联系，也可能是为客户提供一种特殊的接触机会，还可能是为双方利益而形成某种买卖合同或联盟关系。客户关系不仅仅可以为交易提供方便、节约交易成本，也可以为企业深入理解客户的需求和交流双方信息提供机会。企业在具体的经营管理实践中，建立何种类型的客户关系，必须针对其医药产品的特性和对客户的定位做出抉择。医药企业应通过各种方法，与不同类型的客户和不同的生命周期建立合适的关系，以保证医药企业客户关系管理持续有效地进行，进而保证企业深入了解客户，获得更有价值的信息。

**客户保持** 客户保持所带来的不仅仅是客户的保留，因为客户对医药企业的满意和忠诚，客户保持成本要远远低于吸引一个新客户的成本。医药企业必须通过努力来巩固及进一步发展与客户长期、稳定的客户关系，达到与客户相互了解、相互适应、相互沟通、相互忠诚，并与客户进行良好的沟通，让客户满意，最终实现客户忠诚。客户保持管理包括建立和管理并充分利用客户数据库、通过客户关怀提高客户

的满意度与忠诚度、利用客户投诉和抱怨来分析客户流失原因，然后根据分析原因采取感情投资、优质服务、价格优惠等相应的客户保持方法。

客户挽留 运用科学的方法对将要流失的客户采取措施，争取将其留下的营销活动。它将有效地延长客户生命周期，保持市场份额和运营效益。客户挽留首先要树立服务第一、客户为先的理念，因为优质的客户服务可以为企业带来更高的利润，并保证医药企业常青。其次要注重客户关系的培育和积累，留住医药企业的优质客户需要与客户处好关系，因为企业成功＝（能力＋勤奋＋机遇）×客户关系。最后理解良好的客户关系就是核心竞争力，这种核心竞争力是需要医药企业在很长的一段时间内形成的、独具的，但可以支撑企业过去、现在和未来的竞争优势，并能使医药企业长时间在竞争环境中取得主动的核心能力。

（刘照元）

*yīyào qǐyè wùliú guǎnlǐ*

## 医药企业物流管理 （logistics management of pharmaceutical enterprises）

在医药企业管理中医药产品从制药企业向消费者转移过程所进行的管理活动过程。是医药企业供应链管理的重要组成部分。其目的是在保证医药企业物流服务水平的前提下，实现医药企业物流运作的优化与协调，通过使医药企业物流功能达到最佳组合，向客户提供满意的医药企业物流服务，实现物流成本的最低化，提高企业效益。随着医药企业对物流管理的日益重视，已逐渐把医药企业物流管理当作一种企业战略，通过制定各种医药企业物流措施，来增强医药企业的竞争能力。把医药企业物流管理上升到战略地位，经历了一个长期发展的过程。从纯粹为了降低医药企业内部的物流成本，到为提高医药企业收益而加强内部物流管理，通过向客户提供满意的医药物流服务来带动销售收入的增长，发展到从长远和战略的观点去思考医药物流在企业经营中的定位，甚至超越了本医药企业从供应链的角度管理医药企业的物流。

发展历程 按照国家经济体制改革进程，中国药品物流经历了由计划经济向市场经济演变推进的 4 个发展阶段。

政府计划管理阶段 1978 年改革开放以前，中国实行的是计划经济体制，政府是医药企业物流各个环节的完全直接控制者，采购、运输、仓储、包装、加工、配送等物流的各个环节均完全通过政府计划手段进行管理。企业在物流过程中没有自主管理权，药品不能按市场规律有效流动，物流概念没有正式引入，缺乏有关物流理论的研究。

企业内部管理阶段 改革开放到 20 世纪 90 年代初期，国家成立了国家医药管理总局，地方成立医药管理局或医药总公司，计划经济体制逐步向市场经济体制转型，医药商业推向了市场。医药企业物流活动主要是由企业内部的储运部门或仓储部门完成，物流职能实现的侧重点在于通过加强企业内部物资管理降低药品生产或销售成本，特别是通过加强仓储管理来减少物资损耗、降低仓储费用。

企业综合管理阶段 20 世纪 90 年代，医药流通体制改革步伐加快，产权结构向多元化方向发展，民营资本开始进入药品物流领域，医药企业物流活动从企业内部向企业外部扩展，物流服务功能从仓储扩展到采购、配送、运输、流通加工等多领域。药品流通模式开始转变，总代理、总经销、区域代理、物流配送、连锁经营等新的经营方式不断涌现，一些企业还积极进行了医药电子商务的探索与试点。

现代物流管理阶段 2000 年以来，是中国物流大发展的时代。《药品经营许可证管理办法》对新开办药品批发企业提出了物流和计算机的要求，将拥有现代物流条件作为行政许可的强制规定。《国家药品安全十二五规划》和《全国药品流通行业发展规划纲要》（2011—2015 年）把发展现代医药物流，提高药品流通效率作为一项主要任务。现行的《药品经营质量管理办法》进一步明确了医药物流过程中的可追溯性和医药产品冷链物流建设的具体管理要求。

管理主体 中国医药企业物流管理主体包括两个方面：一是国家监督管理。依据国家制定的法律、法规、规章，对物料及药品流通过程及体系进行监督管理。二是企业部门管理。依据内部战略规划、规章制度、岗位责任、物流流程，由企业设立的物流部门进行管理。

国家监督管理 药品是涉及人民身体健康和生命安全的特殊商品，法律法规对其运输、保管、养护、储存等物流管理方面都有非常严格的标准和要求，从事或涉及药品物流领域必须符合相关资质条件，以确保药品在流通过程中的质量绝对安全。《药品流通监督管理办法》《麻醉药品和精神药品管理条例》《疫苗储存和运输管理规范》《药品生产质量管理规范》《药品经营质量管理规范》

等有关法律法规、规章、标准、规范性文件，对于低温、冷藏储存的药品以及麻醉药品、精神药品、疫苗等的运输管理都有明确规定；对药品生产、经营企业在普通药品运输管理方面也有明确具体要求。

企业依法管理　随着经济全球化步伐的加快和中国经济的快速发展，全球医药产品贸易规模逐渐不断扩大，医药物流的深度和广度也随之扩展，因而对于医药企业物流的快速反应能力、物流信息化、物流活动的效率都提出了更高的要求。医药企业物流管理不再是传统意义上简单的药品或物料的进、销、存或者是药品配送的管理，而是依据国家药品管理相关法律、法规要求，依托一定的物流设备、技术和物流管理信息系统，有效整合生产、营销渠道上下游资源，通过优化物料和药品供销配运环节中的验收、存储、分拣、配送等作业过程，提高订单处理能力，降低货物分拣差错，缩短库存及配送时间，减少物流成本，提高服务水平和资金使用效益，实现自动化、信息化和效益化。同时，医药企业物流需求高度化、个性化、多元化，要求医药企业物流服务企业必须不断改进和优化企业的经营管理模式、提升物流服务、有针对性地开发新型物流服务，以适应医药企业物流市场的变化，提高医药企业的竞争力。

**管理内容**　医药企业物流管理是医药企业供应链管理的一部分，包括在企业战略指导下进行物料或药品的采购管理（见医药企业采购管理），确保原料药和药品数量与质量的验收（见药品验收）、库存（见药品库存管理）、出库等管理，进行装卸搬运管理、

包装管理、配送管理，以及医药企业物流信息管理和客户关系管理等。从医药企业物流系统的角度看，医药企业物流管理主要包括人、物、财、设备、方法，以及信息管理等内容；从物流活动中具体职能管理上划分，医药企业物流管理主要包括计划管理、质量管理、技术管理、经济管理等内容；从医药企业物流过程管理角度，可将医药企业物流管理的内容包括采购物流管理、生产物流管理、销售物流管理、逆向物流管理、第三方医药物流管理等。从医药企业物流管理的主要物流活动要素的角度包括医药企业采购管理、运输管理、储存管理、装卸搬运管理、包装管理、流通加工管理、配送管理、物流信息管理、客户关系管理等。

**采购管理**　药品生产企业和经营企业的采购是医药企业物流起点，也是药品质量管理的首道关卡，做好医药企业采购管理对于药品质量管理和成本控制具有重大意义。医药企业采购管理一般包括采购计划管理、采购合同管理、采购记录管理、采购人员管理等内容，以及相关市场调查管理及供货商等医药市场资源管理。《药品生产质量管理规范》《药品经营质量管理规范》从医药企业采购的组织机构、人员资质、部门职责、采购活动、文件记录、信息系统等方面做了详细要求。医药企业必须在建立和完善采购管理体系各项要素基础上，加强采购管理的过程控制，才能有效防范或降低药品生产、经营风险。采购过程控制主要包括确定供货单位、物料或药品、销售员的合法性，签订采购合同，做好首营企业和首营品种的审核工作，获取合法票据，建立采购记录等

内容。

**运输管理**　医药企业运输管理尤其冷藏与冷冻药品的运输管理，是药品质量稳定性保证的重要环节，应根据及时、准确、安全、经济的原则，遵照国家药品运输的各项规定，合理地组织运力，把药品及时安全地运达目的地。运输管理涉及多个部门，必须加强医药企业部门之间的联系，合理编制运输计划、加强运输工作部门的安全管理和经济核算，以及做好运输人员的业务培训工作。企业应配备与经营规模相适应的、并符合药品质量要求的运输设施设备，如适应各类有温湿度储存条件要求的运输工具、防护设施，尤其对于冷藏药品，发运人员在搬运、装卸药品时应轻拿轻放，严格按照外包装图示标志要求堆放并采取相应的防护措施。在药品运输过程中，应针对运送药品的包装条件及道路状况，采取相应措施，防止药品的破损和混淆。特殊管理药品、冷藏冷冻药品和危险品的运输应按国家有关规定办理。企业应根据运输路途的距离，规定相应的运输时间、运输方式及防护措施。危险药品运输管理除按一般药品运输的要求办理外，还必须严格遵照交通部《危险货物运输规则》的各项规定，做好安全运输工作。特殊管理的药品运输必须按照《麻醉药品和精神药品运输管理办法》《医疗用毒性药品管理办法》等规定办理，应尽量采用集装箱或快件方式，尽可能直达运输，减少中转环节。冷藏冷冻药品运输必须按照《药品经营质量管理规范》附录1冷藏、冷冻药品的储存与运输管理的基本准则和操作标准，在设施设备配置、人员条件、制度建设、质量追溯、技

术指标、操作规程、人员培训等方面加强过程活动管理。

储存管理 药品或物料从生产和消费流通过程中，总会出现在某一环节停留现象，这便形成了药品储存。药品储存是保证药品稳定性的重要环节之一，储存不当会降低药品效价，影响药品质量甚至出现药害事件，医药企业做好储存管理十分重要和必要。药品储存管理过程中，要针对影响药品稳定性内在因素和储存环境的外界因素，以及各种因素间对药物商品质量变化的相互促进、相互影响的问题，根据药物商品的特性，全面考虑可能引起变质的各种因素，选择适当的储存条件和保管方法，以防止药品变质或减缓变质速度。为了保证药品储存质量，对药品仓库实行科学规范的管理，按照安全、方便、节约、高效的原则，正确选择仓位，合理使用仓容，规范牢固堆码。根据药品的性能及要求，将药品分别存放于常温库、阴凉库、冷存柜，保证药品的储存质量。仓管员应凭验收员签字的入库凭证收货，不同批号药品不得混垛，做好温湿度调控工作并做好记录，确保药品储存安全。药品存放实行色标管理、分区、分类和效期管理。特殊管理药品及贵细药品应专人保管、专柜或专库存放、专账管理。建立药品保管账，动态、及时记载药品进、存、出状况，便于采购及其他部门及时了解药品库存信息。

装卸搬运管理 装卸搬运在医药企业物流活动转换中具有承上启下的联动作用，在物流成本中占有较大比重，是提高物流系统效率的关键因素，对药品质量和药品安全有着直接影响，装卸搬运管理是医药企业物流管理基本职能之一。药品流通许多环节都涉及，但由于装卸搬运的、附属性、伴生性和起讫性，装卸搬运管理常常被忽视。药品作为特殊的商品，在装卸搬运管理中具有特殊要求，《药品经营质量管理规范》明确规定，企业应当严格按照外包装标示的要求搬运、装卸药品；搬运和堆码药品应当严格按照外包装标示要求规范操作，堆码高度符合包装图示要求，避免损坏药品包装。《危险化学品安全管理条例》明确规定，危险化学品的装卸作业应当遵守安全作业标准、规程和制度，并在装卸管理人员现场指挥或者监控下进行。《麻醉药品和精神药品运输管理办法》规定，要采取相应的安全措施，防止麻醉药品、精神药品在装卸和运输过程中被盗、被抢或丢失。冷冻冷藏药品的温度散失非常容易发生在药品的装卸货过程中，装卸搬运药品时的温度控制十分关键。装卸搬运系统设计优化是药品装卸搬运管理重要内容，按照合理化路径和最小费用原则，进行作业的科学化管理，防止无效装卸搬运，充分利用重力和消除重力影响进行，少消耗装卸搬运，充分利用机械化、自动化设备，提高装卸搬运的规模和搬运活性，对提高作业效率、节约作业成本有着重要作用与意义。

包装管理 包装管理必须根据医药企业的具体情况，用科学、合理、经济的方法对药材包装进行控制活动，对于保证产品的包装质量、降低产品的包装成本、促进药品的销售和提高经济效益具有重要作用。药品包装与医药企业内部和外部的许多部门有关，包装管理是一项综合性的工作，医药企业要提高对包装管理重要性的认识，加强医药企业的包装管理工作。《中华人民共和国药品管理法》规定，药品包装必须适合药品质量的要求，方便储存、运输和医疗使用。《药品包装用材料、容器管理办法》规定，直接接触药品的包装材料和容器，必须符合药用要求，符合保障人体健康、药品生产企业不得使用未经批准的直接接触药品的包装材料和容器；药品包装必须按照规定印有或者贴有标签并附有说明书；麻醉药品、精神药品、医疗用毒性药品、放射性药品、外用药品和非处方药的标签，必须印有规定的标志。药品包装管理可从以下方面着手：①实行质量监督，把检验药品质量与药品包装质量放在同样重要的地位，严格按技术标准对药材包装进行检验。②加强包装药品的储存运输试验，如跌落、滚动、振动、压力和堆码试验等，及时测试各种包装的强度和牢度，以确保药品包装在流通中的安全。③促进医药企业的包装改进，积极推荐采用产品包装的新技术和新成果，进一步提高包装的质量。④加强储存运输的质量管理，按包装标志做好药品的装卸和运输交接工作，选择最佳的装卸方式和药材的积载方法。⑤进行包装费用管理，开展包装的计划、控制、核算和分析工作，挖掘包装作业的潜力、节约成本、杜绝浪费。

流通加工管理 流通加工的根本目的是为了药品的市场销售，与之相关联的药品储存手段、配送形式、运输方式可以看作为流通加多样化的目的，流通加工不仅是医药企业物流的桥梁与纽带，更重要的在于其可促进医药产品的销售，也是物流中唯一创造经济价值的作业活动，对于提高物流效率、降低物流成本具有重要作用。为此，流通加工管理是医药产品在流通领域中的包装、切割、计量、分拣、刷标志、拴标签、组装等简单作业的管理，类似于医药企业生产的组织与管理，但其管理的侧重点是面向医药销售市场。由于药品是一种特殊的商品，流通加工管理也具有特殊要求，需要符合相应的法律法规的规定，流通加工管理主要存在于中药材、中药饮片和医药物流企业管理中。流通加工管理首先要从投资管理的角度分析设置药品流通加工的可行性和经济性，并从投资决策和经济效果的角度进行评估。然后对流通加工的生产过程和加工质量进行管理，制订流通加工计划、下达生产任务、组织与协调生产、监督检查流通加工的药品质量稳定性等内容；在流通加工过程中，必须按药品生产、流通相应规定，对质量进行检验检查。流通加工合理化也是药品流通加工管理的重要内容，必须综合考虑安全性、经济性、配置与空间，技术与方法等各种因素，还要注意采取与配送、运输、储存等环节相配套的措施，合理划分加工的供应区域，合理分布加工点，从而提高医药企业物流的经济效益，降低医药企业物流成本。

**配送管理** 物流中一种特殊的、综合的管理活动形式，是商流与物流管理紧密结合，包含了商流活动和物流活动，也包含了物流中若干功能要素的一种管理作业形式。一般医药企业物流管理是侧重于运输及保管，而药品配送则是侧重于运输及分拣配货，分拣配货是配送的独特要求，也是配送中有特点的活动。配送作业管理是医药配送企业或医药企业部门运作的核心内容，因而配送作业流程的合理性以及配送作业效率的高低都会直接影响整个物流系统的正常运行。配送中心作业管理包括收货、检验和入库的进货入库作业管理，以及储存作业管理和配货作业管理。配送作业管理了理货、拣货以及制订、实施、评价配送计划3个阶段。药品配送还可采取专业配送、加工配送、共同配送、送取结合配送、准时配送、即时配送等方式。医药物流配送中心是未来物流发展的重要方向与趋势，配送管理中心选址及优化布局、配送机械的合理配置与调配、配送作业流程的制定与优化、经济性与可行性、专业性与准许制方面要充分考虑并重点加强管理。

**物流信息管理** 对医药流通过程中反映物流的活动内容、物流要求、物流作用和物流特点等方面的信息所进行的搜集、加工、处理、存储和传输，以及提供信息服务的活动过程。随着国家对医药企业物流信息化的重视、计算机信息科技的发展、医药电子商务的兴起，信息管理在物流管理中的作用越来越重要。物流信息管理借助于先进的医药企业物流信息管理系统，对物流信息资源进行统一规划和组织、制订相应的物流信息政策并监督落实，对物流信息活动的全过程进行合理控制，在促进物流供应链各环节协调一致，实现信息共享和互动，减少信息冗余和错误，辅助决策支持，改善客户关系等方面，最终实现信息流、资金流、商流、物流的高度统一，达到提高物流供应链竞争力的目的。《药品经营质量管理规范》规定，医药企业应当按照国家有关要求建立药品追溯系统，实现药品可追溯；医药企业应当建立能够符合经营全过程管理及质量控制要求的计算机系统，实现药品可追溯。《全国药品流通行业发展规划（2016—2020年）》强调，要推动移动互联网、物联网等信息技术在药品流通领域广泛应用，鼓励企业开展基于互联网的服务创新，丰富药品流通渠道和发展模式。

（刘照元）

yīyào qǐyè cǎigòu guǎnlǐ

**医药企业采购管理**（procurement management of pharmaceutical enterprises） 在医药企业供应链管理全过程中，为保障物料或药品等物资的连续供应而进行的采购进货管理活动。采购是医药企业物流的起点，因此医药企业采购管理属于医药企业物流管理的一个重要内容。医药企业采购管理不仅仅局限于一个部门，它与企业的各个部门都存在着具体联系，对于药品生产或经营企业的发展具有战略意义。医药企业采购管理不仅仅是将企业所需的物资或原材料采购回来，还需要保证采购的时间和量恰到好处、保证花费的资金不浪费、保证采购医药物资的质量。作为医药企业物流过程的重要环节，药品生产企业和药品经营企业必须按照药品生产质量管理规范或药品经营质量管理规范的要求，向符合规定的医药企业或相关企业购买物资，来维持药品生产和经营物流活动的正常开展，保证医药企业生产、经营或服务的连续运行，确保企业或患者获得质量合格、价格合理的药品。首先，医药企业药品采购管理具有保证药品质量，杜绝假劣药进入物流环节的第一道屏障过滤作用；其次，医药企业的药品购入和持有费用占到医药企业生产或经营成本的很大比重，从战略层面将供应链管理思想融入采购管理，可以有效降低企业运营成本，增加企业盈利能力和市场竞争力，提高企业的整体经济效益；再次，通过医药企业采购活动可以促进医药市场信息的传递，加快新药、新技术和新材料的引进和推广应用。医药企业采购管理包括采购活动的管理、对采购人员的管理、采购资金的管理、运储的管理、采购评价和采购监控，还包括建立采购管理组织、采购管理机制、采购基础建设等。

**发展历程** 随着中国经济的发展和医药产业改革的逐步深入，医药企业的采购管理发生了较大的变化，也被赋予新的内涵。从20世纪80年代起，中国医药企业采购管理的发展经历了4个主要阶段。

以价格谈判为主要手段的采购管理模式 处于计划经济条件下的医药企业采购管理的主要职能是一味地追求低价，对供应商采取尽可能压价的办法，对品种维护和供应商关系管理方面比较欠缺。

以采购成本为核心的采购管理模式 这一阶段的医药企业采购管理引入了成本管理的概念，对供应商及其产品质量、价格、服务等进行评估并设计采购流程，并在采购过程中设置了各类控制权限。

以流程优化为核心的采购管理模式 这一阶段注重了采购上下游流程的有效衔接，通过加强内部组织和过程管理，有效降低成本提高采购的经济效益。

以提升竞争优势的供应链管理模式 在这一阶段，更加注重战略采购的观念，将采购管理作为供应链管理的重要环节，以供应商的开发、评审、过程控制与持续改善为手段，通过共担经营风险、提供增值服务、降低物流成本、提升客户服务达到采购管理的目的。

**管理主体** 中国医药企业采购的管理主体包括两个方面：一是国家监督管理。依据国家制定的法律、法规、规章，对物料及药品采购过程及体系进行监督管理。二是企业部门管理。依据内部战略规划、规章制度、岗位责任、采购流程，由企业设立的采购部门进行管理。

国家监督管理 《中华人民共和国药品管理法》明确规定，药品生产企业、药品经营企业必须从具有药品生产、经营资格的企业购进药品（没有实施批准文号管理的中药材除外）；《药品流通监督管理办法》也对药品生产、经营企业购销药品做出规定，明确要求药品经营企业对药品购销行为负责，监督管理的重点是防止假药、劣质药品进入药品供应渠道；《药品生产质量管理规范》明确规定，物料供应商的确定及变更应当进行质量评估，并经质量管理部门批准后方可采购；《药品经营质量管理规范》明确规定，企业应当在药品采购环节采取采购前审核企业、药品的合法性，采购时签订合同并索要发票，采购后做好采购记录等有效的质量控制措施，确保药品质量，并按照国家有关要求建立药品追溯系统，实现药品可追溯。

企业依法管理 医药企业采购管理有着自己的独特行业特性，采购管理出现失误轻则延误交货期，重则影响人们的生命安全。如果采购的原辅料达不到产品规定的质量要求，会造成巨大的社会及经济影响。企业必须依据药品相关法律、法规建立健全采购组织机构及相应的管理制度。在人员管理方面要按规定对从事采购工作的人员具有的教育背景和任职经历设立底线，并经专业和相关药品法律、法规及职业道德等方面的培训，考核合格才能允许上岗。在制度管理方面应进一步加强公司经营管理、规范药品采购行为、明确经济责任、提高采购效率、降低采购成本、防止经济损失、确保公司合法采购等制度的形成与完善。在采购实际工作中，制订并实施医药企业采购标准操作规程，在供应商的合法性和药品合法性审核、合同签订、付款交货等方面做出详细的规定。加强特殊管理物料及药品的采购管理，充分利用计算机信息技术，做好采购的记录和采购信息的可追溯。利用大数据分析、挖掘、处理、利用供应商信息，加强医药企业客户关系管理和战略合作。

**管理内容** 医药企业采购管理是现代医药企业物流管理中的一个基础环节，它的管理状况关系着整个物流的进程。一般包括市场调查管理、供应商管理、采购计划管理、采购合同管理、采购记录管理和采购人员管理等内容。

市场调查管理 做好医药市场调查是保证采购质量的第一环节，除零星采购之外，医药企业所有批量采购、重复采购都必须在充分开展市场调查的基础上进行。进行市场调查的不仅仅由采购员完成，有条件的医药企业应该设置专职或兼职的市场调查员，将企业所需的主要物料或药品，每种至少调查三家以上供应市场或三家以上供应商，以确保企业有供应商选择的主动权，并做好记录形成报表，由专人整理归档，审核确认资质的合法性和供货的合法性后，收录形成本企业的《意向供应商名录》。

**供应商管理** 供应商选择与评估是供应商管理的重要手段，医药企业必须定期组织采购、技术、生产、工艺、品质、成本、物流负责人进行供应商评估，对首营企业和首营品种必须进行评估，其他物资最好一年进行一次。从供应商资质、供应能力、配合度、物料或药品合格率等方面进行等级评定。每种主材供应商都评出优先等级。采取加大优质供应商订货、减少或淘汰次等供应商供货的方式，不断优化企业的供应商队伍。将供应商档案管理纳入质量管理文件体系，记录内容包括供应商供货情况、结算情况、退货换货情况并及时更新，为企业优化供应商队伍提供数据支撑。

**采购计划管理** 根据历史经营状况、当前库存情况及市场需求预测，以及公司经营目标与资源配置等综合情况，以市场需求为导向，按需购进、以销定进、择优采购，以物料或药品质量为重要依据，进行具体品种和货源渠道的筛选，制订采购计划。采购计划制定时要听取销售部门和质量管理部门的意见，注意购进物料和药品的时效性，合理控制药品库存结构，建立购销平衡，保证供应，避免脱销。采购计划制定后，需要得到公司相关领导审批同意后，方能执行。

**采购合同管理** 企业对于大批量采购、重复采购的材料，应该先和供应商签订买卖合同，进行采购订单确认，确定双方的合作方式、送货、验货标准、结算频率、结算方式，约定违约责任。

签订购进合同必须明确质量条款。①物料和药品质量符合国家药品标准和有关质量要求。②随货附物料和药品出厂检验报告书。③物料和药品内外包装符合有关规定和货物运输的要求。④进口物料或药品应提供符合规定的注册证或批件和进口药品检验报告书的复印件。购进合同签订必须加盖公司业务合同专用章后方能生效。购进合同一经签订即产生法律效力，双方应诚实守信、认真履约。在合同执行中如需变更，签约双方必须沟通达成一致意见，并有书面文件留存备查。采购部门负责购进合同的管理，建立合同档案并做好相关记录。

**采购记录管理** 购进药品或物料时，必须要求供货单位开具正规票据，并对其开具的发票合法性进行审核，对发票填写内容目的的准确性进行复核，并要做到票、账、货相符。购进发票由采购人员负责索取、登记，交财务部门存档备查，除发票以外的随货同行票据由验收人员留存备查。物料和药品购进必须按规定做好药品购进记录，要做到真实、完整、可靠、准确。采购人员负责对计算机管理信息系统自动生成的进货日志进行分类备份，并做好药品购进记录的管理和存档。

**采购人员管理** 采购人员应依照国家职业技能准入规定，取得药品购销员资格证书，持证上岗。药品采购人员必须在医药企业授权的范围内依法采购药品，依法规范药品购进行为。公司对派出的医药企业采购人员出具授权书。授权书原件应当载明授权书采购的品种、地域、期限，注明采购人员的身份证号码，并加盖本企业原印章和企业法定代表人印章（或者签名）。采购人员授

权书有限期应有时间限制，到期重新授权。采购人员授权书应留有与原件项目一致的存档文件备查。

（刘照元）

yàopǐn yànshōu

**药品验收** （drug acceptance）

验收人员依据国家药典标准、相关法律法规和有关规定以及企业验收标准对采购药品或销后退回药品的质量状况进行检查的活动过程。属于医药企业物流管理的一个内容。目的是区别责任，确保入库药品的数量准确、质量合格，防止不合格药品和不符合包装规定要求的药品进入仓库。《药品经营质量管理规范》明确规定，企业应当设置质量管理部门负责药品验收，质量管理部门下设药品验收部门具体负责药品验收；验收工作人员应当具有相关专业学历或者相应的专业技术职称，以及从业年限或工作经历；企业还要建立健全验收人员岗前、继续培训制度和健康档案。开展药品验收首先要制订企业验收标准，设置药品待验区及药品验收的设备设施；然后要查验文件和检查药品的名称、规格、数量、质量和包装等，并按规定进行抽查检验；最后填写相应记录并做好药品管理工作移交。

药品验收主要依据《药品经营质量管理规范》及其配套文件附录4《药品收货与验收》，其明确规定了到货验收时检查的具体内容、到货药品与采购记录不符等情况的处理办法，强调冷藏、冷冻药品到货时应当检查的项目，细化退货药品的管理措施，对验收记录也做了详细的规定。具体验收内容包括查验文件、抽取样品、检查核对、填写记录、退货验收5项。

**查验文件** 药品验收应查验同批号的检验报告书。普通药品查验同批号的出厂检验报告书，进口药品查验《进口药品注册证》或《医药产品注册证》《进口药品检验报告书》或注明"已抽样"字样的《进口药品通关单》。进口药材需查验《进口药材批件》；批签发生物制品需查验批签发证明文件；进口麻醉药品、精神药品以及蛋白同化制剂、肽类激素需查验《进口准许证》。从生产企业购进药品应查验出厂检验报告书原件；从批发企业购进药品应查验加盖供货单位质量管理与用章原印章的检验报告书原件或复印件。采用电子数据形式传递和保存检验报告书，应确认其合法性和有效性。无同批号检验报告书的，不得验收。首营品种药品，供货单位还须提供该品种的生产批件和该批号的质量检验报告书。

**抽取样品** 每次到货药品须逐批抽样验收，抽取的样品应当具有代表性。除生产企业有特殊质量控制要求或者打开最小包装可能影响药品质量等情况外，同一批号的药品应当至少检查1个最小包装，特别是破损、污染、渗液、封条损坏等包装异常及零货、拼箱的，应当开箱检查至最小包装。封口不牢、标签污损、有明显重量差异或外观异常等情况的，应当加倍抽样检查。按照《药品经营质量管理规范》附录4《药品收货与验收》中规定，对到货的同一批号的整件药品按照堆码情况随机抽样，开箱抽样检查时，从整件的上、中、下不同位置随机抽取，对存在封口不牢、标签污损、有明显重量差异或外观异常等情况的，至少再增加一倍抽样数量，进行再检查。

**检查核对** 按照《药品包装、标签和说明书的管理规定》的规定要求，验收人员对抽样药品的外观、包装、标签、说明书等应逐一进行检查、核对，出现问题的，报质量管理部门处理。具体检查包装有无破损、污染、渗液、封条损坏，外观信息和式样、外包装、中包装、销售包装等是否符合要求，必要时与药品质量档案进行比对确认。中药材必须有包装，中药饮片包装应与药品性质相适应。还要查验标签、说明书的内容、格式、标识、警示语、印刷等应该符合《药品说明书和标签管理规定》规定。查验结束应将抽取的完好样品放回原包装箱，并加封签、标示。待验药品应在规定时限内验收结束。

**填写记录** 验收药品应当做好验收记录，包括药品的通用名称、剂型、规格、批准文号、批号、生产日期、有效期、生产厂商、供货单位、到货数量、到货日期、验收合格数量、验收结果等内容。中药材验收记录应包括品名、产地、供货单位、到货数量、验收合格数量等内容。中药饮片验收记录应当包括品名、规格、批号、产地、生产日期、生产厂商、供货单位、到货数量、验收合格数量等内容，实施批准文号管理的中药饮片，应当记录批准文号。销售退回的药品验收记录内容还应包括退货单位、退货日期、退货原因等。验收人员应当在验收记录上签署姓名和验收日期。

**退货验收** 企业应当加强对退货药品的收货、验收管理，保证退货环节药品的质量和安全，防止混入假冒药品。收货人员要依据销售部门确认的退货凭证或通知对销后退回的药品进行核对，确认为本企业销售的药品后，方可收货并放置于符合药品储存条件的专用待验场所。对销后退回的冷藏、冷冻药品，根据退货方提供的温度控制说明文件和售出期间温度控制的相关数据，确认符合规定条件的，方可收货；对于不能提供文件、数据，或温度控制不符合规定的，给予拒收，做好记录并报质量管理部门处理。验收人员对销后退回的药品要进行逐批检查验收，并开箱抽样检查。整件包装完好的，按照《药品经营质量管理规范》附录4《药品收货与验收》第十条规定的抽样原则加倍抽样检查；无完好外包装的，每件须抽样检查至最小包装，必要时送药品检验机构检验。销后退回的药品经验收合格后，方可入库销售，不合格药品按《药品经营质量管理规范》有关规定处理。

（刘照元）

yàopǐn kùcún guǎnlǐ

## 药品库存管理（drug inventory management）

根据药品对库存的要求和企业订购的特点，预测、计划和执行库存补充的行为。又称药品库存控制。属于医药企业物流管理的内容。是药品生产、经营企业与医疗机构在药品生产、经营、使用全过程中对所需要的各种物品、产成品以及其他资源进行管理和控制，使其储备保持在经济合理水平的行为。药品库存管理是生产、经营、计划和控制的基础，可以及时反映药品的仓储、药品库存成本、药品养护、药品流向情况，为生产、经营管理和成本核算提供依据。

通过库存分析，为管理及决策人员提供库存资金占用情况、物资积压情况、短缺、超储情况；通过对药品批号的跟踪，实现专批专管，保证质量跟踪的贯通。库存管理应起缓冲作用，使物流均衡通畅，既保证正常生产和供应，又能合理压缩库存资金，以得到较好的经济效果。库存管理的目的是保持合适的库存量，既不能过度积压也不能短缺。

库存就是具有经济价值的任何物品的停滞与储藏，是供将来使用的所有闲置资源。库存的特点是：占用大量资金；发生库存成本（占有资本利息、保管费用、物品价值损失等）（见药品库存成本）。有以下几种库存：①周转库存。为满足日常生产经营需要而保有的库存。周转库存的大小与采购量直接有关。企业为了降低物流成本或生产成本，需要批量采购、批量运输和批量生产，这样便形成了周期性的周转库存，这种库存随着每天的消耗而减少，当降低到一定水平时需要补充库存。②安全库存。为了防止不确定因素的发生（如供货时间延迟、库存消耗速度加快等）而设置的库存。安全库存的大小与库存安全系数或者说与库存服务水平有关。从经济性的角度看，安全系数应确定在一个合适的水平上。③调节库存。用于调节需求与供应的不均衡、生产速度与供应的不均衡以及各个生产阶段产出的不均衡而设置的库存。④在途库存。处于运输以及停放在相邻两个工作或相邻两个组织之间的库存，在途库存的大小取决于运输时间以及该期间内平均需求。

合理的库存周转率是库存管理的根本目的。库存周转率的提高，单单靠实物库存管理是远远不够的，它应该是整个需求与供应链管理这个大流程的输出，而这个大流程除了包括仓储管理这个环节之外，更重要的部分还包括：预测与订单处理、生产计划与控制、物料计划与采购控制，库存计划与预测本身，以及成品、原材料的配送与发货的策略，是信息流与资金流的管理。也就是说，库存本身是贯穿于整个需求与供应管理流程的各个环节，要想达到库存管理的根本目的，就必须控制好各个环节上的库存，而不是仅仅管理好已经到手的实物库存。

企业无法准确预测未来市场的需求变化，为了有效地缓解供需矛盾，保持不间断地生产经营活动，就必须持有一定数量的库存。零库存可以表现为加快供应节拍、缩短节拍间歇，从而减少物料备货数量；也可以表现为减少储存环节，在追求生产与销售顺畅及资源配置充足的前提下，保证最合理的库存量和最短的在库时间，以及采购成本、库存持有成本和缺货损失构成的库存费用最小化。如果是供不应求的产品，有升值的潜力，适当的库存可能会带来较高的收益；反之，可采用"零库存管理"。库存作为企业生产和销售的物资保障服务环节，在企业的经营中占有重要地位。企业持有一定的库存，有助于保证生产正常、连续、稳定进行，也有助于保质、保量地满足客户需求、维护企业声誉、巩固市场的占有率。零库存是一种特殊的库存概念，是库存的理想状态。零库存并不是等于不要储备和没有储备。也不是指以仓库储存形式的某种或某些物品的储存数量真正为零，而是通过实施特定的库存控制策略，实现库存量的最小化。库存即是浪费，零库存就是其中的一项高效库存管理的改进措施，并得到了企业广泛的应用。

**方式** 有供应商管理库存、客户管理库存以及联合库存管理3种方式。

**供应商管理库存**（vendor managed inventory，VMI） 一种在用户（分销商）和供应商之间的合作性策略，对双方来说都是以最低的成本优化产品。这是一个在相互同意的目标框架下由供应商管理库存，这样的目标框架被经常性监督和修正，以产生一种连续改进的环境。通过集中管理库存和各个零售商的销售信息，生产商或分销商补货系统建立在真实的销售市场变化基础上，能够提高零售商预测销售的准确性、缩短生产商的生产提前期和分销商的订货提前期，在链接供应和消费的基础上优化补货频率和批量。

**客户管理库存**（customer managed inventory，CMI） 按照与消费市场的接近程度，零售商在配送系统中由于最接近消费者，在了解消费者的消费习惯方面最有发言权，因此库存由零售商管理应该是库存管理最核心的一环。

**联合库存管理**（jointment managent inventory，JMI） 一种基于协调中心的库存管理方法。联合库存管理是解决供应链系统中由于各节点企业的相互独立库存运作模式导致需求放大现象、提高供应链同步化的一种有效方法。是由供应商与客户共同管理库存，进行库存决策。在配送系统的上游，通过销售点提供的信息和零售商提供的库存状况，供应商能够更加灵敏地掌握消费市场变化，销售点汇总信息使整个系统都能灵活应对市场趋势；在系统另一端，销售点通过整个系统的可视性可以更加准确地控制资金的投入和库存水平。由于减少了需求的不确定性和应对突发事件所产生的高成本，整个系统都可以从中获益。在联合库存管理环境下，零售商可以从供应商那里得到最新的商品信息以及相关库存控制各种参数的指导或建议，但是由于是独立的组织，零售商同样需要制定自己的库存决策。

联合库存管理的优点：为实现供应链的同步化提供了条件和保证；降低了诸多不确定性因素的影响，提高了供应链的稳定性；库存作为供需双方的信息交流和协调的纽带，可以暴露供应链中缺陷，为改进供应链管理水平提供了依据。

**方法**　库存管理的方法主要有 ABC 管理法、定量订货法、定期订货法等。

ABC 管理法　ABC 分类法又称帕累托分析法或巴雷托分析法，平常也称之为"80 对 20"规则。是意大利数理经济学家、社会学家维尔雷多·巴累托·巴雷特（Pareto）在研究资本主义社会国民财富分配状况时提出的一个思想分析方法。就是以某类库存物资品种数占物资品种数的百分数和该类物资金额占库存物资总金额的百分数大小为标准，将库存物资分为 A、B、C 三类，进行分级管理，广泛应用于药品库存管理中。

ABC 管理法的基本原理：对企业库存（物料、在制品、产成品）按其重要程度、价值高低、资金占用或消耗数量等进行分类、排序，一般 A 类物资数目占全部库存物资的 10% 左右，而其金额占总金额的 70% 左右；B 类物资数目占全部库存物资的 20% 左右，而其金额占总金额的 20% 左右；C 类物资数目占全部库存物资的

70% 左右，而其金额占总金额的 10% 左右。A 类药品品种数量相对少但金额大，应该缩短采购周期，减少库存量，提高周转率；B 类与 A 类相似，其库存下限的设定比 A 类药品适当增加，适当延长采购周期；C 类药品由于品种数多，占用金额较小，只有适当增加储存量，延长采购周期，确保品种供应齐全，从而减轻采购工作量，提高工作效率。

定量订货法　当库存量下降到预定的最低库存数量（见药品再订货点）时，按规定数量（一般以经济订货批量为标准）进行订货补充的一种库存管理方式。

经济订购批量（economicorderquality，EOQ），即通过库存成本分析求得在库存总成本为最小时的每次订购批量，用以解决独立需求物品的库存管理问题。EOQ 库存管理模型中的成本主要包括：①取得成本。是指为取得某种库存物资而支出的成本，包括订货成本和购置成本。②储存成本。是指为保持库存而发生的成本，包括库存占用资金应付的利息以及使用仓库、保管货物、货物损坏变质等支出的各项费用，也分为固定成本和变动成本。③缺货成本。是指由于存货供应不足造成供应中断而造成的损失，如失去销售机会的损失、停工待料的损失以及不能履行合同而缴纳罚款等。

定期订货法　按预先确定的订货时间间隔进行订货补充库存的一种管理方法。预先确定一个订货周期和最高库存量，周期性地检查库存，根据最高库存量、实际库存、在途订货量和待出库商品数量，计算出每次订货量，发出订货指令，组织订货。

（邵瑞琪）

**药品库存成本**（drug inventory cost）　存储在药品仓库里的物品所需的成本。包括保管费、订货费、紧急购买费等。库存是供应链环节的重要组成部分，是一个组织所储备的所有物品和资源，库存成本就是那些物品和资源所需成本。将库存成本控制在最低水平是药品库存管理的目的。库存占用企业的流动资金，如果库存量过大，流动资金占用量过多，就会影响药品企、事业单位的经济效益。库存量过小，又难以保证生产持续正常进行。因此，库存量的多少必须以掌握适度定额和合理库存周转量为原则。如果控制库存不力，有可能导致库存的过剩或不足。

**组成**　药品库存成本包括库存持有成本、库存获得成本和库存缺货成本 3 种。

库存持有成本　保有和管理库存而需承担的费用开支。具体可分为资金占用成本、运行成本、服务成本和风险成本。①资金占用成本是为购买库存药品而发生的资金成本，资金成本往往占持有成本的大部分。②运行成本是为维护仓储管理而发生的各项费用，主要是仓储成本。自营型的仓库体现为建造仓库的固定投资的摊销费用，外包型的仓库则体现为仓库的租金，运行成本还包括仓库中的设备投资成本和日常运作费用（水、电、暖、人工等）。③服务成本主要是与药品出入库有关的活动所发生的成本。如：药品的搬运、装卸、分拣、堆垛、拆垛等。④风险成本是企业为了预防无法控制的原因所发生的成本。一般包括：废弃成本、损坏成本、损耗成本、移仓成本。如药品过期、变质、存放过程中

破损、产品滞销、失窃等。风险成本还包括：企业通过借款来获得库存，这时的成本还应包括借款的利息支出。为了减少库存的损失，大多数的企业会为其库存的安全购买保险，其费用也是库存成本。

**库存获得成本** 企业为了得到库存而需承担的费用。如果库存是企业直接通过购买而获得，获得成本体现为订货成本，包括与供应商之间的通信联系费、货物的运输费、人员差旅费、办公费、订单处理费等。订购或运输次数越多，订货成本就越高。

**库存缺货成本** 由于库存供应中断而造成的损失。包括原材料供应中断造成的停工损失、产成品库存缺货造成的延迟发货损失和销售机会丧失带来的损失、企业采用紧急采购来解决库存的中断而承担的紧急额外采购成本等。

**控制手段** 在企业经营过程中降低库存成本的关键是减少库存周期与库存数量。对企业来说，其所经营的产品少则几十种，多则成千上万种，在大多数的情况下，不需要也不可能对所有的产品都准备库存。所以企业的首要任务就是正确确定库存和非库存的物料。在实际的管理工作中，除了根据企业的产品特性，确定正确的库存管理模式外，更重要的是对所确定的库存产品要区别对待，分类管理，如 ABC 分类法。减少不可用库存是降低库存成本另一重要方面，虽然很多时候库存是必须要存在的，但并不是所有的库存都能随时发挥其作用来满足生产或交货的需要，对于一个企业来说，在途库存、淤滞（滞销）库存、预留库存（可交货的订单因其他方面的原因而不能交货）、待检品都是不可用的库存。

（邵瑞琪）

**yàopǐn cāngchǔ guǎnlǐ**

## 药品仓储管理（drug warehouse management）

对药品仓库和仓库中存放药品进行科学、规范管理的活动。属于药品库存管理的工作内容。目的是保证药品质量，是药品生产、经营、使用等企事业单位药品质量管理的一个重要环节。药品仓储的基本功能包括了药品的进出、库存、分拣、包装、配送及其信息处理 6 个方面。由于药品的特殊性，药品库房有不同的分类：如常温库、阴凉库、冷藏库；普通药品库、贵重药品库、特殊管理药品库、危险品库；原料药库、制剂库等。随着现代物流业的发展，还出现了大型自动化的高架药品仓储。不同类型的药品仓库，仓储管理的要求也不同。

要根据药品的质量特性，按照《药品经营质量管理规范》的有关规定合理储存，并符合相关要求。①对库存药品基本做到分类定位，设立标签，整齐存放，并为药品提供冷藏、避光、防潮、通风、防盗等措施。②做好药库的温湿度监测和调控工作，每日上午、下午各监测并记录 1 次药库内温湿度，根据温湿度状况，采取相应的通风、降温、除湿等调控措施以保障药品的质量，并做好记录。③药品出库遵循"先进先出、近期先出"的原则，对质量可疑的药品，须经检验合格后方出、入库。对于麻醉、精神药品按特殊药品管理办法的要求进行采购、保管和发放。④制定仓储管理制度，强化仓库管理执行力。药品仓库管理程序多，项目繁杂，小到货物的摆放，大到全部货物的采购，都应该有一个可以遵循的制度，以条例管理，以制度执行，仓储管理才有效果。

（邵瑞琪）

**yàopǐn yǎnghù**

## 药品养护（drug maintenance）

防止在库药品质量变异、维护药品质量的仓储管理活动。根据储存药品的物理、化学和生物学特性，以及质量变化规律，运用现代科学的药品储存技术与方法，防止药品变质，维护药品原有的质量的一种管理。药品养护是一项涉及质量管理、仓储保管、业务经营等方面的综合性工作，按照工作性质及岗位职责的不同，要求各相关岗位必须相互协调与配合，保证药品养护工作的有效开展。药品的功能是由药物本身性质所决定的，每种药物的内在成分与其他物质一样，时刻在不断运动和变化，这就构成了它在贮藏期间引起变化的内在因素，加上自然条件（如温度、湿度、空气、光线、时间、微生物和昆虫等）的影响，必然发生物理、化学以及生物学等变化。而这些相互影响又互为关联的变化，要求药品养护人员不仅要掌握药品内在质变的形式，同时还需要了解自然条件变化的规律。

按照《药品经营质量管理规范》的要求，药品养护的各项工作内容都应围绕保证药品储存质量为目标。主要工作内容有检查控制在库药品的储存条件，对药品进行定期质量检查，对发现的问题及时采取有效的处理措施。药品的储存质量是受储存环境和药品性状的制约和影响。在实际工作中，应根据经营药品的品种结构、药品储存条件的要求、自然环境的变化、监督管理的要求，在确保日常养护工作有效开展的基础上，将部分药品确定为重点养护品种，采取有针对性的养护方法。具体做法：定期检查在库药品储存条件及库存药品质量，针对药品的储存特性采取科学有效的养护方法，定期汇总、分析和上报药品养护质量信息，建立药品养护档案。

按照养护周期可以分为：①每个季度1次，对药品储存环境的调节，如调节温度（空调降温等），调节湿度（除湿或洒水加湿）。②重点养护的品种半个月1次。重点养护品种范围一般包括：主营品种、首营品种、质量性状不稳定的品种、有特殊储存要求的品种、储存时间较长的品种、近期内发生过质量问题的品种及药品监督管理部门重点监控的品种。③一般养护品种，可采用"三三四"方法养护，即：每季度里第1个月养护药品的30%，第2个月养护药品的30%，第3个月养护总量的40%，每个季度将全部药品养护1遍。

另外，应根据药品的剂型及储存要求分类保管，存放于相应的库房。①对入库药品仔细检查，货单不符、质量异常、包装破损污染、标识模糊的药品不能入库储存。②按照《药品经营质量管理规范》要求对库存药品实行色标管理，销后退回药品、待验药品、合格品、不合格品和待运药品按规定存放于相应的区域内、分开堆码。③特殊管理药品专库储存，双人双锁管理。④对库房温湿度实行有效调控。⑤近效期药品要有标识。⑥发现库存外观质量异常、包装标签不符合规定或标识模糊等药品，及时向质量管理部门反馈，保证在库药品质量安全有效。

（邵瑞琪）

yàopǐn zàidìnghuòdiǎn

## 药品再订货点（drug reorder point）

原有药品储备量下降到必须再次订货，以便及时补充药品库存量的界限。提出订货时的储备量称为订货点量，亦称"再订货点""请购点"。再订货点是用来明确启动补给订货策略时的货品单位数，一旦药品存货量低于再订货点即补给订货。再订货点的确立，是药品库存管理的重要组成部分。当需求量或完成周期存在不确定性的时候，须使用合适的安全库存来缓冲或补偿不确定因素。企业为了保证药品生产经营活动的顺利进行，必须提前若干天购入存货，提前的天数就是订货提前期。一般情况下，订货提前期应等于交货天数。提前进货的条件下，企业再次发出订货单时尚有存货的库存量，就是再订货点。

再订货点 = 采购提前期消耗量 + 安全库存

再订货点的计算：

再订货点 = 订货至交货时间内存货平均每天用量 × 订货至交货间的天数 + 安全存量

定量订货法是当库存量下降到预定的最低库存量后进行订货补充的库存控制方法。把库存预先确定一个订货点和订货批量，随时检查库存，当库存下降到订货点时就发出订货。定量订货法的再订货点和订货量都是事先确定的，而且检查时刻是连续的，需求量是可变的。优点是库存控制的手段和方法相对清晰和简单，并且可对高价值药品的库存费用精确控制；缺点是它必须不断连续核查仓库的库存量，并由于一种药品的订货可能在任何时刻，

因此很难把若干药品合并到同一次订货中，由同一供应商来供应从而节省一定的费用。

定期订货法是按预先确定的订货间隔时间进行订货补充的库存控制方法。把某个确定的时间设为订货点，订货周期一般根据经验确定，主要考虑制订生产计划的周期时间，常取月或季度作为库存检查周期。优点是可以多种药品合并订货，降低订货及运输费用；无须每日盘点，到期才盘点；有了订货周期，方便根据该周期制订计划。缺点是若需求量突然变动，但还没到订货周期，此时就可能出现药品缺货。

定量订货法与定期订货法的区别：①提出订购请求时点的标准不同。定量订货法提出订购请求的时点标准是当库存量下降到预定的订货点时，即提出订购请求；而定期订货法提出订购请求的时点标准则是，按预先规定的订货间隔周期，到了该订货的时点即提出请求订购。②请求订购的药品批量不同。定量订货法每次请购药品的批量相同，都是事先确定的经济批量；而定期订货法每到规定的请求订购期，订购的药品批量都不相同，可根据库存的实际情况计算后确定。

再订货点确立后可用各种方式、方法采购药品。采用药品电子订货系统可以大大提高工作效率并节约库存，有条件的药品经营企业和医疗机构已逐步引进药品电子订货系统。

（邵瑞琪）

yàopǐn diànzǐ dìnghuò xìtǒng

## 药品电子订货系统（drug electronic ordering system）

药品企业间利用通信网络和终端设备以在线连结方式进行订货作业

和订货信息交换的系统。能及时准确处理订单以及从新产品资料说明直到会计结算等药品交易过程中的所有作业。药品电子订货系统在零售商、供应商、医疗机构之间建立起了一条高速通道，使双方的信息及时得到沟通，使订货过程的周期大大缩短。能及时产生订货信息，既保障了药品的及时供应，又加速了资金的周转，实现了零库存战略。

电子订货系统（electronic ordering system，EOS）必须有供应商、生产商、批发商、零售商、网络（用于传输订货信息、订单、发货单、收货单、发票等）和计算机系统。为医药行业量身定制设计的 EOS，可增加药品规格、生产厂家、生产批号、有效期等属性，可按药品批号进货入库、销售出库，按批号查询统计，并将药品厂商、批发商、零售商和医疗机构间所发生的订货数据输入计算机，通过计算机通信网络连接的方式即刻将资料传送至医药总公司、药品批发商、药品供货商或药品制造商处，它涵盖了整个商流。①实现订货业务的合理化、效率化。相对于传统的订货方式，EOS 可以使用户随时上网订货，缩短了订货的传递时间，减少了订单的出错率，节省了人工费，提高订货效率。②提高商品管理的精度。利用 EOS 补货，加快商品的周转，有利于减少企业库存水平和库存资金，提高企业库存管理效率，防止缺货。③提高物流效率。利用 EOS，有利于企业调整药品生产和销售计划，实现库存、发货、运输、配送的系统化，从而提高了物流效率。

电子订货系统在药品零售商和药品供应商之间建立起了一条高速通道，使双方的信息及时得到沟通，使订货过程的周期大大缩短，既保障了药品的及时供应，又加速了资金的周转，实现零库存战略。

**系统构成** 标准的电子订货系统绝不是"一对一"的格局，即并非单个的医疗机构、药品零售店与单个的药品供应商组成的系统，而是"多对多"的整体运作，即许多零售店和许多供货商组成的大系统的整体运作方式。

**系统配置** 无论采用何种形式的电子订货系统，皆以门店订货系统的配置为基础。

硬件设备配置 一般由 3 个部分组成：①电子订货终端机。其功能是将所需订货的药品和条码及数量，以扫描和键入的方式，暂时储存地记忆体中，当订货作业完毕时，再将终端机与后台电脑连接，取出储存在记忆体中的订货资料，存入电脑主机。电子订货终端机与手持式扫描器外形有些相似，但功能却有很大差异，其主要区别是：电子订货终端机具有存储和运算等电脑基本功能，而扫描器只有阅读及解码功能。②数据机。它是传递订货与接单电脑信息资料的主要通信装置，其功能是将电脑内的数据转换成线性脉冲资料，通过专有数据线路，将订货信息从用户传递给商品供方的数据机，供方以此为依据来发送商品。③其他设备。如个人电脑、价格标签及店内码的印制设备等。

确立电子订货方式 EOS 的运作除硬件设备外，还必须有记录订货情报的货架卡和订货簿，并确立电子订货方式。常用的电子订货方式有 3 种：①药品电子订货簿。是记录（包括药品名称、供应商名称、药品进、售价等）

资料的书面表式。利用电子订货簿订货就是由订货者携带订货簿及电子订货终端机直接地现场巡视缺货状况，再由订货簿寻找药品，对条码进行扫描并输入订货数量，然后直接接上数据机，通过电话线传输订货信息。②电子订货簿与货架卡并用。货架卡就是装设在货架槽上的一张药品信息记录卡，显示内容按《药品经营质量管理规范》的有关要求制作。利用货架卡订货，不需携带订货簿，而只要手持电子订货终端机，一边巡货一边订货，订货手续完成后再直接接上数据机将订货信息传输出去。特殊管理的药品，可借助于订货簿来辅助订货。③低于安全存量订货法。将每次进货数量输入电脑，销售时电脑会自动将库存扣减，当库存量低于安全存量时，会自动打印货单或直接传输出去。

**业务流程** 可以分成销售订货业务、采购订货业务、物流作业和仓储作业 4 个部分。

销售订货业务流程 ①各药品批发、零售企业和医疗机构根据自己的销售情况，确定所需药品的品种、规格、数量，通过网络中心发出 EOS 订货需求。②网络中心将收到的补货、订货需求资料发送至业务管理部门。③业务管理部门对收到的数据进行汇总处理后，通过网络中心向需求单位发送批发订单确认。

采购订货业务流程 ①业务管理部门根据配送中心药品库存情况，向指定的供应商发出药品采购订单。②网络中心将业务管理部发出的采购单发送至指定的供应商处。③指定的供应商在收到采购订单后，根据订单的要求通过网络中心对采购订单加以确认。④网络中心将供应商发来的采购订单确认后发送至业务管理部门。⑤业务管理部门根据供应商发来的采购订单确认，向配送中心发送订货信息，以便配送中心安排检验和仓储空间。⑥供应商根据采购单的要求，安排发运货物，并在向总公司交运货物之前，通过网络中心向配送中心发送交货通知。⑦配送中心根据供应商发来的交货通知安排商品检验并安排仓库、库位或根据配送要求进行备货。

物流作业流程 ①供应商根据采购合同要求将发货单通过网络中心发给配送中心。②配送中心对接收到的网络中心传来的发货单进行综合处理，或要求供应商送货至配送中心或发送至各药品批发、药品零售连锁、药品零售、医疗机构。③配送中心将送货要求发送给供应商。④供应商根据接收到的送货要求进行综合处理，然后根据送货要求将货物送至指定地点。

仓储作业流程 当仓库收到配货中心配资清单后：①按清单要求备货，验证正确后出库待送。②药品送交客户后，客户应按药品质量管理的有关规定进行验收。③当客户发现包装破损、有效期已到等不符药品质量要求的情况时，应按药品经营质量管理规范的有关规定进行处理。这些商品处理的流动过程也影响到总库存量的变化，掌握和控制这些药品的流动过程也就有效地控制和掌握了总库存量。

在要求供货商及时补足售出商品的数量且不能有缺货的前提下，更需要采用 EOS 系统。EOS 内含许多先进的管理手段，因此在国际上使用非常广泛，并且越来越受到企业的青睐。

（邵瑞琪）

yīyào pèisòng guǎnlǐ

**医药配送管理**（pharmaceutical distribution management）供应方根据使用方的要求，依托一定的物流设备通过对医药商品的分拣、配货、配装、装卸、运输等一系列工作，将医药商品运送到用户手中的管理活动或过程。把用户需要的各种医药商品搭配好，并负责运送，配货和送货合二为一。一般物流是运输及保管，而配送则是运输及分拣配货，分拣配货是配送的独特要求，也是配送中有特点的活动。因此，配送是物流中一种特殊的、综合的运动形式，是商流与物流的紧密结合。医药配送涵盖整个医药行业，不仅局限于化学原料和药品，还包括医疗器械、卫生材料、制药机械、药用包装材料等。

**管理主体** 2009 年 1 月 17 日，国务院有关部门联合印发《关于进一步规范医疗机构药品集中采购工作的意见》，其中规定，"列入国家基本药物目录的药品必须由具有现代物流能力的药品经营企业向医疗机构直接配送"。同年 3 月 10 日，《物流业调整和振兴规划》中提出，"实行医药集中采购和统一配送，推动医药物流发展"。8 月 18 日，《关于建立国家基本药物制度的实施意见》中又明确提出，"基本药物由招标选择的药品生产企业、具有现代物流能力的药品经营企业或具备条件的其他企业统一配送"，表明药品配送已成为药品流通的一种主要形式。2017 年 1 月 24 日，国务院办公厅《关于进一步改革完善药品生产流通使用政策的若干意见》中强调指出："推动药品流通企业跨地区、跨所有制兼并重组，培育大型现代药品流通骨干企业。整合药品仓储和运输资源，实现

多仓协同，支持药品流通企业跨区域配送，加快形成以大型骨干企业为主体、中小型企业为补充的城乡药品流通网络。鼓励中小型药品流通企业专业化经营，推动部分企业向分销配送模式转型"。同年 10 月 5 日，又出台《关于积极推进供应链创新与应用的指导意见》："鼓励批发、零售、物流企业整合供应链资源，构建采购、分销、仓储、配送供应链协同平台""鼓励流通企业与生产企业合作，建设供应链协同平台，准确及时传导需求信息，实现需求、库存和物流信息的实时共享，引导生产端优化配置生产资源，加速技术和产品创新，按需组织生产，合理安排库存。"医药物流行业与民生健康紧密相关，具有较大的发展空间。行业持续快速发展对于完善健康保障、决胜全面建成小康社会具有积极意义。

各省药品监督管理部门依据国家法律、法规结合本地实际情况制定本省药品采购配送监督管理办法，指导药物采购服务机构对药品生产、配送企业资质和相关药品证明文件合法性、真实性进行审核；提出遴选药品配送企业的办法和配送企业条件。药品配送的集聚、储备、分散功能，既为药品生产企业提供了服务，也为消费者就近、及时买到药品提供了方便。因而，它同样具有药品运输的空间效用和药品储备的时间效用，是连接药品生产和消费的重要桥梁。药品配送本身行使的药品批发功能，降低了药品生产企业与零售企业、医疗机构药房的交易次数。药品配送模式的发展完善，将进一步降低社会流通成本，提高企业利润。

**管理内容** 医药配送必须严格执行药品管理有关法律法规和

行政规章，依法配送。药品批发、零售企业、医疗机构坚持"质量第一"，贯彻"按需配送"的原则。零售连锁门店所经营的全部药品必须由公司总部统一配送，零售连锁门店无任何其他途径的购货权。药品配送中心给医疗机构送货时，可以同时配送多家医院，一所医院也可以有多家医药公司配送。由于药品品种多、规格多、质量要求高，根据需求可以采用多种方法配送，如配送中心配送、仓库配送。可以单（少）品种大批量配送、多品种少批量配送。

基本要求　①优化库存结构、保证经营需要，避免积压滞销。②药品配送数量要根据近几个月的销量和当前的时令确定，符合实际情况。③收集、分析、汇总所经营药品的适销情况和质量情况，及时反馈。④"配送订单"确认后，计算机系统自动生成"配送记录"，并将数据传输至储运部，配送开票确认后，计算机系统打印"药品配送单"提示出库及复核。"药品配送单"包括药品通用名称、剂型、规格、批号、数量、生产厂商、有效期配送数量、单价、金额、配送日期、开票员、发货人员、复核人员等内容。"药品配送单"应当至少保存5年。⑤对配送收货验收、陈列过程中发现的不合格药品应按照《不合格药品、药品销毁管理制度》规定退回并及时查明不合格原因。

对药品的要求　①交付药品的规格必须与采购合同规定的规格相一致；计量、数量单位应该使用国家通用的计量、数量单位。②技术规范应与国家有关部门最新颁布的相应标准和规范为准。③生产企业和配送企业所提供药

品的有效期不得少于1年。④生产企业和配送企业提供的全部药品均应按标准保护措施进行包装，以防止药品在转运中损坏或变质，确保药品安全无损运抵指定地点。⑤每一个包装箱内应附1份详细装箱单，每个批号的药品应提供1份质量检验报告书；包装、标记和包装箱内外的单据等应符合相关规定要求，包括医疗机构提出的特殊要求。

交货时间、数量、运费的承担　①配货时间：每次供货配送的时间以采购计划和网上订单时间为准。②交货数量：以采购计划和网上订单数量为准。③交货时间：急救药品在接到医疗机构订单后4小时送达，一般品种在24小时内送达，部分缺货品种在1周内送达。④交货方式：一般采用现场交货方式，其他交货方式在合同特殊条款中规定。现场交货的方式由供货方（即生产企业和配送企业）办理运输和保险，将货物运抵收货方指定仓库现场。有关运输和保险的一切费用供货方承担。⑤货物应当场验收，如发现药品名称不符、零货数量短少、整件数目不符或药品外包装挤压、破损的，供货方应当场签字确认。⑥在使用过程中如发现药品名称不符、零货数量短少、整件数目不符或药品外包装挤压、破损的，供货方必须在收到通知24小时内到现场确认，超出上述时间供货方未确认的将以收货方确认数量为准。⑦所有货物的交货日期以运抵采购人收货签字日期为准。

伴随服务　供货方必须提供下列服务项目：①产品的现场搬运或入库。②提供产品开箱或分装的用具。③对开箱时发现的破损、近效期产品或其他不合格包

装的产品及时更换。④对储藏有特殊需求的，要进行现场讲解或培训。⑤供货方应具备解决紧急问题的能力，如医疗机构在使用药品的过程中发现问题，供货方应及时到现场解决。

质量保证及检验　供货方交付的药品质量应符合国家药品标准并与报价时承诺的质量一致；需要进行药品质量检验的，应提出书面申请，将具体要求通知供货方。供货方同意进行药品质量检验或通过检验证明药品存在质量问题，则检验的费用由供货方承担；收货方在接受药品时，应对药品验货确认。对不符合合同质量、数量、包装、标识等要求的，可以拒绝接受。

(邵瑞琪)

yàopǐn lěngliàn pèisòng

**药品冷链配送**（pharmaceutical cold-chain distribution）　采用专用设施设备，使冷藏、冷冻药品从生产企业、经营企业、物流企业成品库到使用单位药品库的过程中，温度始终控制在规定范围内的物流过程。是医药配送管理中非常重要的一个环节。药品冷链配送是一个全程的低温管理，大多数冷藏、冷冻药品对温度敏感、稳定性差，对贮藏条件的温度要求苛刻，重要的就是不间断的保持低温、恒温状态，使冷链药品在出厂、转运、交接期间的物流过程以及在使用单位符合规定的冷藏要求而不"断链"。

范围　冷藏、冷冻药品范围：生物制品（血液制品）、疫苗、胰岛素类、部分（活菌制剂、抗肿瘤药物、抗生素）等。冷藏品应在2~8℃避光贮藏、运输。冷冻药品则要求在0℃以下，最好在环境温度-25~-10℃的条件下贮藏、搬运和运输。冷冻药品使用方法

及注意事项（以药品说明书为准），如：巴曲酶注射液5℃以下（不可冰冻）；前列地尔注射液0~5℃（不可冰冻）；注射用牛肺表面活性剂（珂立苏）－10℃以下；地诺前列酮栓（欣普贝生）－20~－10℃；卡前列甲酯栓（卡孕）－5℃以下。乙肝疫苗、百白破疫苗、白破疫苗、乙脑灭活疫苗、A群流脑疫苗、A+C群流脑疫苗、乙脑减毒活疫苗在2~8℃条件下运输和避光储存；麻疹类疫苗、脊灰疫苗在-20℃以下的条件下运输和避光储存；其他疫苗的储存和运输温度要求按照药典和疫苗使用说明书的规定执行。冷冻药品使用方法及注意事项（以药品说明书为准）。

**要求**　①需冷藏、冷冻的药品从生产企业成品库到使用单位药品库的温度应始终控制在规定范围内。②采用信息技术和设施，提供温度监控记录，确保冷藏、冷冻药品在物流过程中温度的可跟踪和可追溯。③制定确保温度要求的管理制度及温度异常应急处理预案；④需要委托运输冷藏、冷冻药品的单位，应对被委托方的冷链资质进行严格审核合格后，签订合同，明确药品在贮存运输和配送过程中的温度要求。

**设备**　冷链物流的主要设备有冷藏车、冷库、冰箱、疫苗冷藏箱、疫苗冷藏包、冰排等。重要的是把这些设备与监控技术、信息技术、网络技术整合成一个系统，做到全程监控、实时反馈、反应迅速、处理及时。运输冷藏、冷冻药品的冷藏车及车载冷藏箱、保温箱应当符合药品运输过程中对温度控制的要求。对储运温湿度监测系统以及冷库、冷藏运输等设施设备进行定期及专项验证。企业应当按照规定对冷藏、冷冻

药品温度监测设备定期校准。冷藏设施应配有备用发电机组或安装双路电路。

**冷藏车**　①应当具有独立制冷、制热系统自动调控温度的功能，能够实时监测、显示、记录、报警运输过程中温度监测数据，温度检测数据可以导出并采用全球卫星定位技术实施上传。②车厢具有防水、密闭、耐腐蚀等性能，车厢内部留有保证气流充分循环的空间。③必须装有车辆跟踪系统，能够对冷藏药品的配送情况进行实时跟踪，驾驶室内有温湿度实时显示设备，有温湿度自动记录设备并实时采集上传数据。对于即将投入使用的冷藏车，要进行空载温度分布验证，达到要求后方可投入使用。正式使用后，要进行1次冷藏车配送在途（满载）温度分布验证。根据冷藏车温度分布验证结果，制定冷藏车使用操作细则，明确装车要求、货品摆放位置及注意事项。

**冷藏箱及保温箱**　应当具有实时监测和记录箱体内温度的功能，温度数据能够在箱体外部显示，并可以根据要求导出。使用保温箱运送冷藏药品，按照经过验证的标准操作规程，进行药品包装和装箱的操作。①冰排的制备：高温、常温环境条件下，将冰排置入冷藏柜，在-30~-20℃连续冷冻36小时以上，达到蓄冷剂完全固态。②低温环境条件下，将冰排置入2~8℃温度环境中制备，使蓄冷剂温度符合规定要求。③装箱前将保温箱打开盖子，放置于冷库内包装材料预冷区，预热或预冷至符合药品包装标示的温度范围内。④装箱前，将制备完成的冰排放置在冷库内进行平衡释冷，等冰排表面的霜融化后，擦拭干净，迅速正确放入保温箱

中。⑤按照验证确定的条件，在保温箱内合理配备与温度控制及运输时限相适应的冰排，保温隔离层将冰排与药品存放区域隔开。药品装箱后，启动温度监测设备，检查设备运行正常后，将箱体密闭。

**实施措施**　药品冷链配送对温度的要求从收货、验收以及发货开始，在运输过程中要能实时监测控制温度，异常报警。

**收货、验收**　①收货区应根据药品说明书上规定的贮存温度要求而设置在相应的温度条件下，不得置于阳光直射、热源设备附近或其他可能会提升周围环境温度的位置。收货方应用温度探测器检测药品及环境温度。②收货方应索取运输交接单，做好实时温度记录，并签字确认。每个交接环节的收货方都要签收交接单。③冷藏药品的验收、收货、转移到待检区应根据药品说明书上规定的贮存温度要求在相应的温度条件下进行。④对退回的药品，接收企业应视同收货，并做好记录，必要时送检验部门检验。退货方应提供药品贮存温度记录证明。疫苗不能退货。

**发货**　备货、拆零、拼箱、装箱、装车应使冷藏药品处于规定的贮存温度下并选择适合的运输方式。冷藏车厢内提前加装隔离护栏，药品与厢内前板距离不小于15厘米，与后板、侧板、底板间距不小于5厘米，药品码放高度不得超过制冷机组出风口下沿，确保气流正常循环和温度均匀分布。①装载冷藏药品时，冷藏车或冷藏（保温）箱应预冷至符合药品贮存运输温度，应在规定时间内完成装运，与冷藏（保温）箱配套的蓄冷剂/蓄热剂应符合冷藏药品温度的要求。②发货

时应提前打开制冷机组和温度监测设备，对车厢内预热或预冷至规定的温度。冷库开门作业时，操作时间尽可能短，以免影响库内温湿度。药品出入库作业，在规定的开门时间不能完成，多次作业时，作业间隔至少30分钟，在冷库温湿度稳定在合规的区间后再次作业。检查冷藏药品、装载环境及运输设备温度并做好记录，双方在运输交接单上签字确认。当温度记录仪显示达到规定温度后，通知冷库保管员进行发货装车。③开始装车时关闭制冷机组，并尽快完成药品装车。药品装车完毕，及时关闭车厢厢门，检查厢门密闭情况，并上锁。启动温度调控设备，检查温度调控和监测设备运行状况，运行正常方可启运。④采用冷藏车运输时，应配置至少4个温度记录设备（分别置于验证后的两个药品高温点和两个药品低温点）随货发运；采用冷藏（保温）箱运输时，每种规格的冷藏（保温）箱中应放置1个温度记录设备随货发运。⑤放置冷藏药品不得直接接触控温物质，防止对药品质量造成影响。采用冷藏车运输冷藏药品时，应根据冷藏车标准装载药品，合理码放。

运输 ①根据药品数量多少、路程、运输时间、贮存条件、外界温度等情况选择能确保温度符合要求、合适的运输工具。②制定符合冷藏药品运输管理的规章制度，配备有确保冷藏药品温度要求的设施、设备和运输工具。冷藏（保温）箱上应注明贮存条件、启运时间、保温时限、特殊注意事项或运输警告。③制定冷藏药品发运程序。发运程序内容包括出运前通知、出运方式、线路、联系人、异常处理方案等。

④运输人员出行前应对冷藏车及冷藏车的制冷设备、温度记录显示仪进行检查，要确保所有的设施设备正常并符合温度要求。在运输过程中，要及时查看温度记录显示仪，如出现温度异常情况，应及时报告并处置。⑤冷藏车在运输途中要对温度进行实时监测，数据应可导出或上传且不可更改。温度记录应当随药品移交收货方。⑥冷藏药品运输及配送时，要在规定时限内送达，运输及配送途中不得开启冷藏（保温）箱，确保在规定的温度范围内冷链运输及配送。⑦制定冷藏药品运输应急预案，对运输过程中出现的异常天气、设备故障、交通事故等意外或紧急情况，能够及时采取有效的应对措施，防止因异常情况造成的温度失控，应急预案包括应急组织机构、人员职责、设施设备、外部协作资源、应急措施等内容。

温度监测和控制 ①冷藏药品在收货、验收、贮存、养护、发货、运输过程中应进行温度监控，可采用温度记录仪、温度电子标签、温湿度监控仪等温度记录设备和温度检测材料。②手工温度记录的温度监测数据应保留原始单据，自动温度监测数据可读取存档。冷库温度记录间隔时间不得超过30分钟/次，冷藏车、冷藏（保温）箱的温度记录间隔时间不超过10分钟/次。③温度报警装置应能在临界状态下报警，有专人及时处置，并做好温度超标报警情况的记录。应按规定对自动温度记录设备、温度自动监控及报警装置等设备进行校验，保持准确完好。④环境温度低于0℃时，且车厢温度不能有效维持在2~8℃，必须使用保温车运输。

冷藏车发运 当温度达到的运输温度范围且车辆各项指标检查合格后，上传温度数据，放行出车，配送员填写《冷藏药品运输交接单》中相关内容。中途卸货时，开启车门前应关闭制冷机组，卸货时应快进快出并随手关门，在规定时间内将冷藏药品取出车厢，若单次卸货量较大，规定时间之内不能卸货完成的，应关闭车门，启动制冷机组，让车厢降温至制冷机组停机后，关闭制冷机组，打开车门进行再次卸货；依此类推，直到全部药品卸货完毕。运输途中应保持均衡制冷并关注冷藏车车辆温控系统温度显示仪所显示温度，监控货厢内温度变化情况自动温湿度监测系统实时监测冷藏车车厢的在途温度，温度超标时将报警信息以手机短信方式发送至仓储部负责人、质量管理部门负责人、养护员等人，相关人员收到手机信息报警后，应第一时间指导和监管运输人员处理。药品运输途中，配送员如发现温度异常变化、车辆或制冷设备故障无法制冷等意外情况时，及时通知配送部门负责人按《冷链药品运输应急预案》处理。

为了保证计划免疫所应用的疫苗从生产、贮存、运输、分发到使用的整个过程有妥善的冷藏设备，使疫苗始终置疫苗冷藏包于规定的保冷状态之下，保证疫苗的合理效价不受损害，中国与联合国儿童基金会建立了冷链合作项目。全国30个省、市、自治区所有的县（区）已基本完成了冷链装备。冷链的配套设备包括贮存疫苗的低温冷库、冰排速冻器、普通冷库、运送疫苗专用冷藏车、疫苗运输车、冰箱、冷藏箱、冷藏背包以及计算机和零配件等。

**发展现状** 美国的医药冷链物流以大型制药企业和药品批发企业为中转枢纽,药品由制造企业集中到批发企业的物流中心,各医院和医药零售连锁店直接向批发企业提出配送要求,并由物流中心为各销售终端进行最终配送,资金的结算则由总公司和批发企业间统一完成。日本冷藏药品市场有独特的流通体系和准入制度,国内基本没有进口药品,成熟的供应链管理思想促使大部分药品的进货直接面向制造商,收发货周期的可控性强。欧洲国家冷链药品销售的主要渠道为批发企业—零售药店—患者。欧洲的医药冷链物流依靠企业标准化操作、先进的技术手段以及遍布各市场区域的分销网络,实现了物流系统的高效率运作。

在中国,药品生产、批发、物流企业经营冷藏、冷冻药品的,应当按照《药品经营质量管理规范》《药品冷链物流运作规范》的要求,在收货、验收、储存、养护、包装出库、运输配送等环节根据药品的储存特性,采用专有的技术和设施,实行严格、不间断的温度控制,使冷藏、冷冻药品在以上过程中的温度始终控制在规定范围内,以确保药品质量稳定、有效。

(邵瑞琪)

yīyào dìsānfāng wùliú

## 医药第三方物流(pharmaceutical third party logistics)
由供方与需方以外的物流企业提供医药物流服务的业务模式。又称第三方药品物流(the third party pharmaceutical logistics)。建立在药品供应链架构下,物流服务内容比较完整的专业平台。要求从事第三方物流的企业对医药商品验收、入库、存储、养护、出库等服务,覆盖干线配送、终端配送等各环节。第三方物流(the third party logistics,TPL)又叫合同制物流(contract logistics),是一种由供方与需方以外的物流企业提供物流服务的业务模式。从事第三方物流的企业在委托方需求的推动下,从简单的存储、运输等单项活动转化为提供全面的物流服务,其中包括物流活动的组织、协调和管理、设计建议最优物流方案、物流全程的信息搜集、管理等。与传统的物流模式相比,第三方物流的配送流程更加专业,合同规范性更加突出。此外,第三方物流可以根据配送要求制定个性化服务路线,为客户带来更好的消费体验。从内容上来看,第三方物流包括动态服务系统、货物管理、货物代理、货物存储、运费支付等若干环节。从性质上来看,第三方物流需要签订硬性法律合同,因此具有一定的契约性质。第三方物流以现代网络信息技术作为依托,形成了较为完整的配送网络。将这一物流模式应用在医药行业,不仅能提高药品配送效率,还能有效降低中间成本。

20世纪90年代物流工业(logistics industry)的杰出成就之一是第三方物流服务供应商(third-party logistics service provider,3PLs)的广泛兴起,将公司核心业务以外的作业外包(outsourcing),通常被认为是现代的高效率供应链管理的标志。欧洲使用第三方物流服务的比例约为76%,美国约58%。如:美国医药批发企业把物流运输部分外包给第三方物流公司,将药品直接送进连锁药店或医院药库,实现"库房到库房"的运输配送服务。

**国家相关政策** 《关于加强药品监督管理促进药品现代物流发展的意见》(国食药监市〔2005〕160号)指出:发展药品现代物流,是深化药品流通体制改革,促进药品经营企业规模化、规范化和进一步规范药品流通秩序的重要措施。鼓励具有药品现代物流条件的药品批发企业通过兼并、重组、联合发展,促进规范化、规模化,使企业做大做强。允许其接受已持有许可证的药品企业委托进行药品的储存、配送服务业务。允许有实力并具有现代物流基础设施及技术的企业为已持有许可证的药品企业开展第三方药品现代物流配送,第三方药品现代物流企业应在不同区域设有储运设施,能够为药品企业提供跨区市的药品储存、配送服务。仓储、运输条件要优于《开办药品批发企业验收实施标准(试行)》中相关条件的要求。

2016年2月3日,国务院印发了《关于第二批取消152项中央指定地方实施行政审批事项的决定》(国发〔2016〕9号),规定取消了对从事第三方药品物流业务需要批准等7项省级食品药品监督管理部门实施的审批事项,鼓励拥有完整质量体系的大型医药商业流通企业向供应链各方开放其物流资源,提高医药物流效率。

**特点** ①医药物流运输批量小、频次高、流通环节多且对运输工具有一定要求。药品通常有质量轻、价值高的特点,因此医药物流对车辆的要求一般不是吨位的要求,而是要求车辆有较好的平稳性,对于部分特殊的药品还需要低温运输。②医药物流作业过程中,要求对医药产品的存储、批次的管理等环节进行严格控制。有些药物对于储存的温度、湿度及避光等都有要求，而不同批次的药品由于生产时间不同，也要分开储存。③由于药品种类繁多，分类也十分复杂，药品需多次中转，配送时间长。④医药物流过程中存在很多拆零工作。药品经营是以零售为主，再加之药品种类繁多，所以针对医药物品的配送中会产生大量的拆零动作，有时整箱作业和拆零作业需要同时进行，每个环节需要的人力多，药品在储运和分拣中经营成本高。⑤药品在流通过程中的采购、验收、储存、销售等环节必须严格按照药品经营质量管理规范的规定进行操作，对企业的资质要求较高。针对医药物流供应链的特点，医药第三方物流的运营模式以社会化服务为导向，服务企业，接受药品生产、经营、使用单位的委托，采用现代化物流管理手段，以计算机网络技术为依托，通过优化药品供销配运环节中的验收、存储、分拣、配送等作业过程，提高订单处理能力，降低货物分拣差错，缩短库存及配送时间，可减少物流成本，提高服务水平和资金使用效益，实现自动化、信息化和效益化。医药第三方物流以现代物流设施、设备为基础，以完善的药品保障体系为核心，不仅可为药品生产、经营企业和预防、医疗单位用药，提供廉价、快捷、规范的新型药品物流综合服务平台，又因为提供第三方医药物流服务企业不得从事采购和销售经营活动，只针对药品生产企业、经营企业、医院和零售终端提供专业化的现代医药物流服务，可实现商流与物流有效的分离。第三方物流通过业务流和商流的有效分离，信息流引领物流和资金流，可实现医药流通供应链的优化。

**模式**  共有以下 4 种模式。

单纯承接医药生产流通企业的运输配送模式  由于医药流通企业在支线及边远山区的运输配送能力较弱，所以大多数医药流通会将自身能力较弱的运输配送业务外包给社会物流，（如：中国邮政、顺丰、京东等），该模式是 21 世纪初社会物流开展医药第三方物流的主要模式，且社会物流开展医药物流运输业务，无须单独申请《药品经营许可证》。

承接医药生产厂家存储配送模式  21 世纪初，有些社会物流企业开始承接从厂家到中央配送中心（central distribution center, CDC）的存储配送业务，因资质门槛要求高，社会物流已有顺丰、中国邮政等通过收购或者自建药品经营企业获得相关资质后开展，2017 年顺丰和赛诺菲合作算是一个经典案例。

接医药经营企业完成企业对终端消费者 B2C 配送模式  需要有资质的物流企业进行配送。

通过设立药品经营企业开展第三方医药物流模式  如中国邮政在福建、宁夏通过设立药品经营企业直接开展医药经销业务，同时利用资源开展第三方医药物流服务。

**要求**  ①不采购不销售。提供第三方医药物流服务企业，不得从事采购和销售经营活动，只针对药品生产企业、流通商业、医院和零售终端，提供专业化的现代医药物流服务，可实现商流与物流的有效分离，实现服务和经营的有效分离。②符合《药品经营质量管理规范》要求。由于药品和医疗器械对于仓储和配送的要求非常专业，提供第三方医药物流服务的企业，虽无须单独申请《药品经营许可证》，但必须达到现代医药物流标准。仓库应划分出与物流规模相适应的收货待验、储存、分拣发货等场所，不合格药品、退货药品应设定专用存放场所。承担中药材和中药饮片物流委托配送的还应设定专用储存、分拣场所。药品中的易燃等危险品种应设定专用储存场所。③流程高效，结算准确：空货不入库，空票不开出，必须做到合规合法。④建设功能强大的信息系统，可打通医药流通完整供应链：能够开展多种任务管理、多种作业流程管理、精准货位管理和精准结算管理，支持多种现代物流设备的使用，有自主知识产权，可扩展可升级，可无偿无限制地增加终端站点。

（邵瑞琪）

yàopǐn shēngchǎn jīngyíng qǐyè nèishěn

## 药品生产经营企业内审

（internal audit of pharmaceutical production and trading enterprises）  药品生产经营企业内部对财务、质量管理体系、重大生产经营项目等进行的监督和评价活动。通过药品生产经营企业内部专设的审计机构或专职审计人员，独立、客观、系统、规范地对药品生产经营活动及内部控制，进行适当性、合法性和有效性的审查和评价，改善风险管理和企业治理效果，促进组织目标的实现。与外部审计或第三方审计不同，内部审计是企业自我监督和自我控制，自我发现问题和自我纠正的重要举措，是企业依照法律法规要求，实施内部控制，履行财务监督的重要内容，也是保证企业经济安全的一项重要措施。

20 世纪 80 年代中期，中国借鉴国际经验，开始对大中型企业和事业单位建立内部审计机构，或配备专职审计人员，实行内部审计。至1991年，全国内审机构共审计43万家企业，查出损失浪费企业资产34亿元，查处贪污赇赇2144件；1992年全国查出损失浪费金额16亿元，查处违纪金额27亿元，通过内审，企业提高了遵纪守法的自觉性，加强了财务管理，改善了企业经营，促进了企业发展。1994年8月31日，全国人大常务委员会第九次会议通过了《中华人民共和国审计法》，要求国有企事业单位应当按照国家有关规定建立内部审计制度。2003年，国家审计署发布了《审计署关于内部审计工作的规定》，同年，中国内部审计协会发布了《内部审计基本准则》《内部审计人员职业道德规范》，为企业内审提供了法律法规依据。2010年版《药品生产质量管理规范》第三百零六条规定，"质量管理部门应当定期组织对企业进行自检，监控本规范的实施情况，评估企业是否符合本规范要求，并提出必要的纠正和预防措施"。2012年版《药品经营质量管理规范》第八条规定，"企业应当定期以及在质量管理体系关键要素发生重大变化时，组织开展内审"。因此，药品生产经营企业应按计划的时间间隔，定期进行内部审计。内审可以给企业管理者提供质量管理体系是否有效的信息，发现企业在生产经营过程中的薄弱环节，促使企业不断改进。药品生产经营企业质量管理体系内审，可以为企业通过药品生产质量管理规范认证、药品经营质量管理规范认证、质量标准体系（GB/T19000系列标准）认证创造条件，提供基础。

**内容** 药品生产经营企业内审的主要内容包括：①企业财务审计。以企业的财务资料为审计对象，通过检查各种会计凭证、会计账簿、会计报表，获取充分可靠的证据；或者应用计算机审计软件分析监控日常核算数据和大额资金流向，以发现出现背离审计界限或参数的情况，确保企业资产安全。②质量管理体系审计。依据质量管理规范和有关标准，对工作现场进行检查，包括流程、操作、控制的有效性，并如实准确记录、评价发现的问题和存在的缺陷及风险。应当采用前瞻性或回顾性的方式，对药品生产过程中或流通过程中的质量风险进行评估、控制、沟通和审核。③重要事项或项目审计。如企业物料设备采购审计、企业营销审计、企业物流管理审计、企业经济效益审计等。通过审计，对企业内部控制制度设计的完善性和执行的有效性进行评估，以完善内部控制的管理；同时，有助于通过审计发现反腐倡廉的重要依据和线索，成为企业监督评价机制内部治理结构的重要组成部分。④重大决策和风险审计。对企业整个经营活动进行系统的风险评估，以风险点为重点展开审计，有助于控制企业的风险，发挥止损作用。

**作用** 随着经济全球化的发展，特别是重要经济领域风险加剧和反腐倡廉的深入发展，药品生产经营企业应当按照国家法律法规的要求，建立企业内审制度。企业内审在企业内部发挥着防护性和建设性的双重作用。从防护性方面看，通过企业内审，有利于企业遵守财经纪律，形成增收节支、防微杜渐的良好风气；有利于企业查错纠弊，及时发现经营中的问题，堵塞漏洞，保护企业资产安全；有利于促使企业的经济活动在合法、合规、有效的轨道上运行，对各种违法、违规现象起到一定的监督和阻止作用。从建设性方面看，通过内部审计，可以促使企业的相关业务、管理、监督与控制活动良性发展，促进企业的管理者完善治理、增加价值和实现企业预定的目标。对于药品生产经营企业来说，企业内审将促进企业质量管理工作的持续改进，保证企业质量目标的实现。

（陈盛新）

yīyào qǐyè zhìliàng guǎnlǐ

**医药企业质量管理**（quality management of pharmaceutical enterprises） 医药企业为保证和提高产品质量或工作质量所进行的质量计划、组织、协调、控制、改进等各项活动的总称。是医药企业通过确定质量方针、目标和职责，并采用质量设计、质量控制、质量保证和质量改进等方式来指挥和控制组织的协调活动。加强医药企业质量管理不仅可以保证和提高产品质量，确保药品临床使用安全有效，而且可以促进医药产业发展，增加社会财富，满足人民提高健康水平的需要。质量是企业的生命线，在"买方市场"的大环境下，质量已成为企业发展成败的关键因素，产品质量好，自然会提升企业的品牌，培养用户的忠诚度，因此，质量管理已成为医药企业经营管理的主要战略。

**发展历程** 随着商品社会的发展，手工作业被工业化机器取代，工业革命带来了大批量生产的新方式，但也带来了大批量生产的产品质量问题，如部件互换性、零件标准化、测量精度等，这些问题的提出和解决，催进质量管理科学的产生。一般认为，

20世纪企业质量管理的发展分为3个阶段：①检验质量管理阶段。20年代，受美国泰罗（Taylor）《科学管理原理》影响，生产操作与检查监督职能开始分开，企业建立了质量检验部门，负责产品质量检验，原由工长负责的质量管理转变为由检验员负责的质量管理。检验质量管理保证了产品出厂的质量，受到消费者的欢迎。但是，对于生产出来的所有产品全数进行检验不现实，因为成本太高，而且有些检验项目是破坏性的，无法做到一一检验。②统计质量管理阶段。1924年，美国贝尔电话公司的沃特·阿曼德·休哈特（Walter A. Shewhart）博士运用概率论原理，提出了在生产过程中控制产品质量的方法，即质量控制图。统计质量管理的核心有两点：一是应用随机抽样方法获取样品，根据样品检验的结果，判断整批产品是否合格，显著提高了检验质量管理的效率；二是通过对生产过程的不同时间点采样，检验半成品和成品质量参数，找到产品质量波动的规律，发现影响产品质量的因素，进而修改生产工艺或操作规程，提高产品质量。然而，仅仅依靠检验的方法来保证产品质量仍然是不全面、不可靠的。③全面质量管理阶段。20世纪60年代，美国通用电气公司质量控制主管费根鲍姆（Feigenbaum）和美国朱兰（Juran）博士提出了全面质量管理的概念，认为产品质量不仅是生产出来的，还是设计出来的。一个设计有缺陷的产品，生产得再好，也无法成为优质产品。全面质量管理的内涵包括全过程的质量管理、全指标的质量管理、全方法的质量管理和全员参加的质量管理。随着国际贸易的迅速扩大，迫切需要制定质量管理国际标准，为此，国际标准化组织于1979年建立了质量管理和质量保证技术委员会，负责制订质量管理的国际标准，1987年3月正式发布了 ISO 9000-9004 系列标准，成为企业达到国际质量管理资质的认证标准。

中国一直重视医药企业质量管理，1961年以后，在"调整、巩固、充实、提高"八字方针指导下，全国医药行业进行了大调整。1962年，化工部颁发《药品质量管理暂行条例》，要求医药企业贯彻"质量第一"的方针，加强管理，建立各种质量管理和检验制度，保证药品质量。1979年，改革开放后，成立了国家医药管理总局和行业公司，颁布了一系列行政法规，如《医药工业质量管理办法》《中药行业质量管理暂行办法》《中药饮片质量管理暂行办法》《医疗器械产品质量管理办法》等。1985年，《中华人民共和国药品管理法》颁布施行后，医药企业进入了质量管理的快速发展期，《药品生产质量管理规范》《药品经营质量管理规范》成为医药企业质量管理的法律规范；国际标准化组织的《质量管理和质量保证》（ISO-9000 系列标准）成为医药企业质量管理的认证标准。自此，中国医药企业的产品质量显著提高，医药产业得以迅速发展。

**内容** 包括以下内容：①建立质量管理的战略理念。质量是医药企业的生存与发展的第一要素，产品和服务质量体现了一个企业质量管理的水平，反映了一个企业的综合实力。好的质量管理能够在最大程度上确保和客户利益一致，满足客户的需要。好的质量管理能够取得客户的足够信任，表明企业能够满足用户的最终质量要求。质量管理好比"质量大堤"保护着人民使用药品的安全，因此，企业应树立质量管理的思想，使质量管理深入企业员工之心。②建立健全质量管理体系。这是为实施质量管理所必须具有的组织机构、责任、程序、过程和资源构成的有机整体。涉及保证产品和服务质量的人力与物力资源，有关部门和人员的职责和权力，以及完成规定任务所需的各项程序和活动。企业是通过建立、健全质量管理体系来开展各项质量管理活动的，所以，也称为在质量方面指挥和控制组织的管理体系。医药企业质量管理体系是企业中相对独立的分系统，直属企业最高负责人领导，从而确保质量管理体系能正常实施和运行。③建立健全质量管理基础工作。主要有标准化工作，是质量管理的技术和管理依据，如开展质量认证；计量检验工作，是质量管理的基本手段和基本保证；质量管理教育是提高全体员工认识，自觉参与质量管理的群众性基础；质量控制，是为满足质量要求而使用的操作技术和活动，包括设计控制、原材料控制、生产和过程控制、设备和设施控制、记录文件和改变控制、纠正与预防措施。在设计质量控制方面有药品研发质量管理，在生产质量控制方面有药品生产质量管理，在经营质量控制方面有药品经营质量管理，形成了一整套质量控制的规范；质量保证，是对所有有关方面提供产品质量证据的活动。质量责任制明确到企业各部门、各环节的每一个人在质量工作上的具体责任、要求和权力；质量管理小组是企业中群众性质量管理活动的一种有效组织形式。④全面实施质量管理方法。用以控制产品质量特性波动的数理统计学方法，如帕累托图、因果分析图、直方图、控制图、统计调查分析表等，用以不断提高产品质量的科学方法，如美国沃特·阿曼德·休哈特（Walter A. Shewhart）博士提出的 PDCA 循环，即计划（plan，P）-执行（do，D）-检查（check，C）-处理（act，A）的工作循环，通过不断的评价、总结，找出存在的质量问题，予以纠正提高。用以有效避免企业质量风险的方法，如风险管理，即对风险隐患、缺陷项目及时加强检查，纠正和预防，从而消除安全隐患，提高产品和服务的质量。

**作用** 医药企业质量管理对于企业的生存和发展具有决定作用。首先，质量管理是企业最重要的基础管理，是企业产品和服务质量的根本保证。没有质量管理就没有优质产品，就没有市场，就没有企业发展。其次，质量管理可以降低生产经营成本，提高工作效率，如减少不合格品，减少退换货，降低流通和库存成本，降低客户投诉，减少法律风险损失。再次，质量管理能为客户提供超值产品和服务，提升企业竞争力和产品品牌。因为市场的需求是不断变化的，人们对质量的要求也在不断变化，企业质量管理需要顺应市场环境的变化，最大限度地确保和客户利益一致，不断改进和完善产品质量，提升企业产品和服务的使用价值。

（陈盛新）

*yàopǐn yánfā zhìliàng guǎnlǐ*

**药品研发质量管理**（quality management of pharmaceutical research and development） 医药企业管理过程中，依据药品研发规定要求确定研发质量方针、目标和职责，并通过研发质量体系中的质量策划、控制、保证和改进来实现研发目标的全部活动。属于医药企业质量管理的一个重要组成部分。药品研发过程中的质量管理是控制药品质量的最初活动，建立并执行良好的研发质量管理体系是形成良好的药品质量的关键。由于 21 世纪以来，对召回药品的分析表明，将近一半召回的药品不是药品有生产质量问题，而是药品设计有缺陷，由此产生了药物质量来源于设计，药品生产工艺和质量控制手段的成果都是建立在一个设计优良、品质可控的合格药品的研究基础之上的理念。

药品研发阶段可具体分为药物发现和成药性评价、临床前研究、临床研究 3 个阶段，主要内容包括通过试验研究不断改进药物性能，并证明该药物的安全性、有效性和质量可控性；完成药物临床试验申请及临床研究；以及完成药品上市许可申请，取得药品注册和上市许可。药品研发阶段既是药品生命周期的起始阶段，也是质量系统各要素实施运用的基础阶段和关键阶段。药品研发过程中的质量管理水平在很大程度上决定了最终药品的质量。质量管理工作的早期介入是药品研发的基础性工作之一，规范药品研发过程，尤其是在早期研究阶段，可以有效地节省资金、提高质量、加快药品研发进程。

**发展历程** 1985 年中国实施了《中华人民共和国药品管理法》和《新药审批办法》，确定了药品注册管理的法律制度。自 1987 年开始国家又陆续制订和颁布了涉及药物研发的一系列技术指导原则，进一步促进了中国的药品研发的质量管理。20 世纪 90 年代，国家药品监督管理部门、医药企业研发部门以及国内研究机构开始重视药品研发质量管理体系的建设，并逐渐开始在药品研发管理上借鉴和采用质量管理的一些方法，以满足药品注册审批制度的要求。1993 年国家颁布了《药品非临床研究质量管理规定（试行）》，1998 年制定了《药品临床试验质量管理规范（试行）》，2003 年正式颁布了《药物非临床研究质量管理规范》和《药物临床试验质量管理规范》，进一步明确了药物研究安全性评价和临床研究的质量管理要求，为药品研发质量管理监督提供法规依据。2002 年 12 月 1 日，国家颁布实施了《药品注册管理办法（试行）》（后 2007 年正式实施《药品注册管理办法》），进一步明确规定了药物研究各阶段的研究质量管理要求。1985 年以来，国家颁布的这些有关药物研发的文件，在引导药品研究开发，促进药品研发规范，保障药品研发质量，实行药品研究规范化管理上发挥了重要作用。

**管理主体** 中国对药品研发质量管理包括两个层面：一是国家监督管理。依据国家制定的法律、法规、规章，政府通过施行行政干预等多种办法加强对药品研发过程及体系进行监督管理。二是企业自律。企业在遵守国家法律法规的基础上，依据内部规章制度、岗位责任、内部检查进行的管理。

**国家监督管理** 药品不同于一般商品，具有既能治病又能致命的两重性，国家出台了一系列的法律法规，对药品研发质量严加管理。《中华人民共和国药品管理法》明确规定，研制新药，必须按照国务院药品监督管理部门的规定如实报送研制方法、质量指标、药理及毒理试验结果等有关资料和样品；药物的非临床安全性评价研究机构和临床试验机构必须分别执行《药物非临床研究质量管理规范》《药物临床试验质量管理规范》。《药品注册管理办法》《药品研究实验记录暂行规定》《药品注册现场核查管理规定》《药物研究与监督管理办法（试行）》《药品生产质量管理规范》等，对药品研发设计立项、人员场地、仪器设备、实验记录、样品采购等质量管理方面都有详细的监督管理规定。

企业自律　药品研发质量是在研发过程中形成的，靠药品研发人员及相关管理人员共同的工作质量来保证。药品是一种特殊的商品，药品研发质量管理也有其特殊要求，既要符合国家药品研发监督管理法律、法规、规章、指南等文件的规定，又要适应其高投入、高风险、多学科协作、研发周期长的药物研发特点。医药企业研发部门管理人员通过对药品研发的时间、成本、质量、风险等应实行综合有效的控制，来达到药品研究开发成功的目标。药品研发质量管理一般由药品研发质量计划、质量保障、质量控制、质量改进等部分组成。实现药品研质量管理，首先，要建立完善的药品研发组织机构并优化质量管理流程，落实药品研发质量管理文件；其次，引入风险管理机制，对药品研发过程进行风险评估决策；再次，以项目管理为手段，保证药品研发过程的质量管理；最后，多部门共同协作，形成多协作沟通机制，明确质量责任主任。

**管理内容**　药品研发质量管理是药品质量管理的一部分，包括在立项设计质量管理，非临床研究质量管理、临床研究质量管理等内容。在项目管理理论指导下，确定在药品研究质量方面所追求的目标，依据药品研发质量管理相关法规进行药品研发的质量策划、质量控制、质量保证等管理工作。

研发立项质量管理　医药企业对拟研发的药品立项时，应从自身发展的实际出发，采用合理的调研程序，综合考虑政策法规、知识产权、产品技术、市场和医学信息等因素来确定新项目。项目选择的质量直接关系到企业的可持续发展，医药企业应结合自身生产、研发和营销优势，引入风险管理、范围管理、人力资源管理等理念，重视前期调研，避免专利侵权和违法违规现象的出现。风险管理是对预立项药品关键质量属性通过获取的信息和实验来确定，来进行风险评估，识别哪些属性对于满足药品质量至关重要，并通过设计控制策略来规避质量风险。范围管理的作用是在项目启动前研究的基础上，对项目后续的范围加以说明，应更多关注于立项产品的理化性质、剂型特征、辅料间的相互作用、生物药剂学特征及药动学参数，掌握所要研发药物的性质，对药品研发范围及以后在过程中可能会遇到的问题有一个前瞻性的认识和考虑。药品研发质量管理的关键因素是人力资源，涉及不同专业和各类人员与机构，在研发立项时应重点关注研发团队的人员组成、学科结构、组织机构等要求，保障药品研发过程顺利进行和质量控制。

临床前研究质量管理　临床前研究管理的重点是时间管理、费用管理、质量管理、采购管理等，核心是质量管理，质量管理又包括药学研究质量管理和药效、药理、毒理学研究质量管理。药学研究质量管理应包括试验方案的管理、试验数据和材料的管理、试验仪器设备的管理、外包试验的管理、人员管理、合同管理、中试管理、验证管理等方面。药效、药理、毒理研究的质量管理应严格按照《药物非临床研究质量管理规范》的试验方案设计、组织实施、执行、检查、记录、存档和报告等全过程的质量管理要求，保证试验数据真实，并通过完整记录实现检测的可追溯性，降低可能造成错误的来源，确保实验数据质量可靠和重现性。医药企业应当针对药品的试验方案建立起完善的管理规范，并加强相应的执行力度，保证药品的试验方案可以真正做到"有据可查、有法可依"。试验数据与材料的管理是药品研发质量管理的重要环节，需要所有药品研发人员共同努力进行，实验数据、文件、材料的记录和管理应建立起完善的数据管理流程。试验仪器设备的管理要求医药企业应当对所有仪器进行详细登记，定期检查仪器质量，仪器在达到使用年限后及时进行更换，对仪器进行严格的计量检定，以此保证药品研发数据的准确性。

临床研究质量管理　临床研究阶段应注重对临床试验基地的资质选择及质量管理。严格实施《药物临床研究质量管理规范》，积极参与临床试验基地的质量管理。防止出现基地的伦理委员会流于形式，以致受试人员的安全健康、试验数据的合法性都无从保障的现象。试验的设计、试验记录的保存、试验药物的来源发放销毁等、受试人员的原始文件等所有这些记录的建立及保存要准确、可靠、可溯源。在临床研究阶段，医药企业还应当重视临床试验基地的相关资质，着重选择质量较高、口碑较好、经验丰富的临床基地。医药企业在临床研究工作中还需要与伦理委员会加强合作，严格保证参与试验人员的身体状况，还要保证相关试验数据的合理性。此外，在临床研究环节中，医药企业还需要对试验数据进行合理的保管与封存，必要时还要进行集中销毁。

（刘照元）

yàopǐn shēngchǎn zhìliàng guǎnlǐ

## 药品生产质量管理（quality control of pharmaceutical production）

医药企业对药品生产活动质量进行全面保证的管理活动。是解决药品生产质量问题的一种有效体系。药品生产质量管理强调药品质量是生产出来的，因此，药品生产质量决定了药品质量。要生产优质的药品必须对药品生产体系、药品生产工艺、药品生产过程、药品生产环境、药品生产的原料、辅料、包装材料、设施设备，以及生产人员进行优化组织、规范、协调和监控，确保每一环节都符合生产优质产品的要求。是医药企业质量管理的重要内容。

**发展历程** 在药品生产实践中，由于生产过程中原料、半成品等的混淆或污染曾经造成严重的药害事件，促使美国食品药品管理局对药品的生产和质量控制进行了严格规定。1941 年和 1945 年，美国食品药品管理局曾先后要求生产胰岛素和青霉素的制药商必须抽样送检每批产品，合格后方可销售。1962 年，美国坦普尔大学 6 名教授提出的"药品生产质量管理规范"，被美国食品药品管理局采纳，并作为了美国食品药品管理局的内部文件。同年10 月，美国国会通过了《科夫沃-哈里斯修正案》，要求药品生产必须符合"药品生产质量管理规范"。1963 年，美国食品药品管理局颁布了世界上第一部《药品生产质量管理规范》，要求制药企业必须对药品生产过程进行规范化的全面控制，严格药品工艺规程、管控环境设施、控制药品工序质量等，否则即认为其所生产的药品为劣药。美国的《药品生产质量管理规范》经过实践证明，完整的生产质量管理体系和规范化的管理制度确实有效，为此，1969 年，世界卫生组织建议各成员国的药品生产采用《药品生产质量管理规范》制度，1977年世界卫生组织颁布了《药品生产质量管理规范》法规。1992年，中国卫生部制定并颁布了中国的《药品生产质量管理规范》，据统计，到 2017 年底，全球已有100 多个国家和地区先后推行实施了《药品生产质量管理规范》。药品生产质量管理规范对全球药品生产质量的提高贡献诸多，但随着科学技术的进步和发展，药品生产质量管理也提高到了"基于设计的药品生产质量管理"和"基于风险管理的药品生产质量管理"新阶段。

**内容** 药品生产质量管理的内容非常丰富和广泛。从产品质量管理的角度看，包括药品原料、辅料、包装材料的质量管理、中间制品的质量控制、产成品的质量管理，主要是对这些物质的质量检验，可以称为药品质量控制；在药品生产的每一环节，药品质量都有可能受到机器设备的、环境的、人为的因素影响，甚至出现人为差错和污物异物引入，必须严格操作规程和工艺过程的质量管理，这称为药品质量保证。从生产质量管理的角度看，包括硬件系统和软件系统。前者包括药品生产布局、生产环境和设施设备，良好、完善的厂房、设施设备和卫生环境是生产合格药品的基础条件；后者包括组织机构、组织工作、生产工艺、操作记录、文件管理、质量监督制度和方法等，是实行规范化的生产，达到药品质量标准的有力保证。世界各国和地区，以及一些国际性组织的药品生产质量管理规范，都对药品生产质量管理规定了具体内容。以中国《药品生产质量管理规范》（2010 版）为例，包括总则、质量管理、机构与人员、厂房与设施、设备、物料与产品、确认与验证、文件管理、生产管理、质量控制与质量保证、委托生产与委托检验、产品发运与召回、自检和附则，全面包括了药品生产质量管理的主要内容。

21 世纪以来，药品召回的原因分析表明，大约将近一半的药品召回不是药品的生产质量问题，而是药品设计缺陷，由此产生了源于设计的药品生产质量管理，即药品的质量是设计并生产出来的。药品质量源于设计的观念把药品生产质量管理向上延伸，丰富了药品生产质量管理的内容，强调药品设计对药品质量的重要性，以及药品设计的科学性和可验证性。

**作用** 药品生产质量管理旨在最大限度地降低药品生产过程中污染、交叉污染，以及混淆、差错等风险，确保持续稳定地生产出符合预定用途和法定质量标准的药品。严格执行药品生产质量管理规范，就能为消费者提供满意的适用产品，确保人民用药安全、有效，满足疾病预防和治疗，提高人民健康水平的需要。药品生产质量管理不仅具有重要的社会意义，而且具有重大的社会经济意义，因为在一个注重质量绩效的市场中，质量是企业成败的关键环节，药品质量决定着医药产业的生产率水平，还决定着制药业的兴衰存亡。

（陈盛新）

## yàopǐn jīngyíng zhìliàng guǎnlǐ
## 药品经营质量管理（drug supply quality management）

在医药企业供应链管理全过程中能够保持、保存药品质量的管理活动。属于医药企业质量管理的一个重要内容。是对药品生产质量管理的延续，对已形成的药品质量的保持，也是药品使用前质量的保证。由于药品与人们的健康和生命息息相关，因此对药品质量要求非常严格。药品的纯度、稳定性、均一性与药品的使用价值有密切关系，所以药品只有合格与不合格之分，没有等级差别。法定的国家药品标准是判断和保证药品质量的标准，只有符合国家药品标准的合格品才能上市。药品经营质量管理的目的是保持药品的安全性、有效性、稳定性，确保药品不变化，不变质；控制和杜绝一切不合格的药品进入流通领域和使用环节。药品经营质量管理要求在药品流通过程中对药品在采购、仓储、配送、销售等能影响药品质量的各个环节采取有效的质量控制措施，确保药品质量。

20 世纪以前，中国的药品经营质量主要是由制药手工艺人的知识、经验和声誉所保证。20 世纪以后，随着生产力的发展，药品迅速销售到全国甚至世界上许多国家。因此，个别生产企业在药品生产上出现的问题就可能产生极其广泛的影响。20 世纪发生的多次药害事件，几乎都是多国性的。

中国自 1978 年开始推行全面质量管理。1984 年 6 月，中国医药公司制定了《医药商品质量管理规范》，由国家医药管理局发文在医药商业行业试行，是中国医药商品流通环节第一套正式的质量管理规范。《药品经营质量管理规范》于 2000 年发布并实施，2015 年又进行了修订。从实质意义上讲，《药品经营质量管理规范》是意在通过控制药品在流通环节中所有可能发生质量事故的因素，从而防止质量事故发生的一整套管理程序。药品经营企业应当从单纯地追求销售数量以达到利润增长，转变为既重视销售又重视质量，通过企业全员参加全过程的质量管理，从采购环节、质量检查、验收环节、储存养护环节、销售环节、出库运输环节、药品退货环节、售后服务环节存在的风险因素、缺陷原因进行分析，做出风险评估并提出管理措施。提高工作质量，改善经营管理，从而达到社会效益和经济效益同步增长的目的。

**管理主体** 在中国，对药品经营质量管理包括两个层面：一是国家监督管理。依据国家制定的法律、法规、规章，政府通过施行行政干预等多种办法加强对药品流通过程及体系进行监督管理。二是企业自律。企业依据内部规章制度、岗位责任、内部检查进行管理。

**国家监督管理** 药品不同于一般商品，具有既能治病又能致命的两重性，国家出台了一系列的法律法规，对药品经营质量严

加管理。《中华人民共和国药品管理法》明确规定，药品经营企业必须按照《药品经营质量管理规范》经营药品。为了规范药品流通秩序，保证药品质量，2007 年 1 月 31 日国家食品药品监督管理局局令第 26 号公布了《药品流通监督管理办法》，对药品生产、经营企业购销药品和医疗机构购进、储存药品作出规定。明确要求药品经营企业对药品购销行为负责。监督管理的重点是防止假药、劣质药品进入药品供应渠道；相关规章还有《药品经营许可证管理办法》《互联网药品信息服务管理办法》。1988 年世界卫生大会通过的《药品推销的道德准则》，1994 年世界卫生大会通过的《阻止不道德的药品促销和加强确保获得安全、有效、经济药品的努力》的决议，均进一步提高了药品经营企业对药品购销行为负责性的要求。

**企业自律** 药品全面质量管理规范的提出、质量管理体系的建立和不断完善，为药品经营质量管理提供了法律的依据。但是企业的自律才是药品全面质量管理的有效保障。药品质量管理要渗透到药品经营活动的每一个环节中去，形成全过程的质量管理，包括医药企业供应商管理、医药企业客户关系管理、医药企业物流管理、医药配送管理的全过程。质量管理工作要靠人来做，企业全体员工的工作都和质量管理有关，从企业经理到销售代表，从化验员到仓库保养员全体都要参加质量管理，形成全员参与的质量管理，只有通过全体职工的共同努力、协同配合，企业的质量管理工作才有实效。要实现全员的质量管理，必须抓好质量意识教育，同时实现规范化管理，制

定各级人员质量责任制，明确工作程序、标准和质量要求，规定每个岗位的任务、权限，各司其职，共同配合。

**管理内容** 药品经营质量管理是药品质量管理的一部分，包括在制定的药品质量方针的指导下，确定在药品质量方面所追求的目标，进行药品的质量策划、质量控制、质量保证。

药品质量策划 通过制定质量目标并规定必要的运行过程和相关资源，以实现质量追求的目标和要求。质量策划是对相关过程进行的一种事先的安排和部署，而任何过程必须由人员来完成，质量策划的难点和重点是落实质量职责和权限。针对药品经营的质量要求，企业需要从人员、设施、设备、经营场所、经营规模等方面做出全面的策划。这种策划的文件表现形式就是制定质量计划。GB/T 19000-ISO 9000 族标准提出的基本工作方法是：首先制定质量方针，根据质量方针设定质量目标，根据质量目标确定工作内容（措施）、职责和权限，然后确定程序和要求，最后是付诸实施，这一系列过程就是质量策划的过程。一般包括：①质量管理体系的策划。是一种宏观的质量策划，应由最高管理者负责进行，根据质量方针确定的方向，设定质量目标，确定质量管理体系要素，分配质量职能等。在组织上尚未建立质量管理体系而需要建立时，或虽已建立却需要进行重大改进时，都需要进行这种质量策划。②质量目标的策划。这是组织上已建立了质量管理体系，虽不需要进行重大改变，却需要对某一时间段的业绩进行控制，或需要对某一特殊的、重大的项目、产品、合同和临时的、

阶段性的任务进行控制时，需要进行的质量策划，以便调动各部门和员工的积极性，确保策划的质量目标得以实现。③过程的策划。是针对具体的项目、产品、合同进行的质量策划，同样需要设定质量目标，但重点在于规定必要的过程和相关的资源。这种策划包括对产品实现全过程的策划，也包括对某一过程的策划，还包括对具体过程的策划。④质量改进的策划。是一种特殊的、可能脱离了企业常规过程的策划。如果说有关过程的策划一旦确定，这些过程就可以按策划规定重复进行的话，那么质量改进则不同，一次策划只可能针对一次质量改进课题（项目）。质量改进策划可以是经常进行的，而且是分层次进行的。质量改进策划越多，说明建立的质量管理体系越充满生机和活力。

药品质量控制 药品质量管理最基本的作业活动，从制定药品质量要求开始。药品经营质量管理的质量控制就是针对药品经营全过程的各个环节制定质量要求，进行质量控制，以确保药品质量。

药品在经营过程中，由于内外因素的影响，药品的质量在受到各种自然因素（诸如空气、水分、日光、时间、温湿度等）和人为因素的影响下，随时都可能发生质量问题。药品经营企业必须严格执行药品经营质量管理规范，药品生产企业销售药品、药品流通过程中其他涉及储存与运输药品的企业，也必须符合其中的相关要求。药品经营企业的经营活动可分为售前、售中、售后工作 3 个过程。可再细分为市场调研、计划、采购、运输、验收、储存养护、洽谈业务、介绍药品、

用药指导、包扎或装箱送货、质量查询、药品退调等。这些工作是环环相连紧密相关的，药品经营质量管理的关键环节包括：采购、储运、养护、销售、运输等，药品质量综合反映了所有这些工作环节质量管理的状况和效果。药品具有品种多、规格多、数量大、移动性大的特点，同时要根据用户额度需要，将来自不同的地点、众多厂家的医药产品经过组合又重新分送到其他批发、零售企业或医疗单位，需要常运输、常装卸、常贮存。因此，根据药品流通易混淆、易差错、易污染的特点，为避免差错产生，确保药品经营质量，要对药品经营的全过程实施质量控制。因此，在整个流通环节必须实施一套严格的管理程序，防止流通过程中可能出现的一切不利因素，保证药品的安全性、有效性和药品质量的稳定性。

药品质量保证 药品质量保证是有计划的系统活动，一般包括：质量保证计划、产品的质量审核、质量管理体系认证。《药品经营质量管理规范》标准贯穿药品经营的各个环节，规定了药品经营企业质量管理体系包括：组织机构、设施设备、人员配置、管理文件、过程管理等，并对药品经营企业建立质量管理体系也做了详细严格的规定。一个健全的药品经营企业质量管理体系包含诸多要素和要求，企业只有具备这些质量管理体系的各项要素，才能确保药品经营质量有章可循、有据可查、有序展开、有效运行。药品经营企业需要：①建立质量管理体系并维护质量管理体系的有效运行，保证企业质量方针目标的实现。②确定各岗位质量管理职能，确保质量管理人员有效

行使职权。③审定企业质量管理体系文件。④研究并处理企业质量管理工作的重大问题。⑤实时组织药品经营质量管理规范的内审和质量风险评估，有效控制质量风险。⑥确保各环节质量的有效控制等。通过规范企业全体员工的行为，杜绝假药、劣药进入流通领域。

（邵瑞琪）

yīyào shìchǎng yíngxiāo guǎnlǐ
# 医药市场营销管理（marketing management of pharmaceuticals）
医药企业对经营过程中涉及的一切与顾客及其需求产品关系的管理。是医药企业为了实现企业的经营目标、满足消费者对健康的现实和潜在需求，在需要开展的以医药商品为主体的交换活动中，建立和维持与目标顾客的互惠交换关系的一种活动。属于医药企业管理的主要内容之一，管理的核心顾客是医药企业生存之根本。包括个人或组织对商品、服务、创意的构思、定价、促销和分销等进行的计划与执行，从而创造符合个人和组织目标的交换。

**市场营销核心概念**　市场营销管理的前提是需要清晰营销中的核心概念，这些概念互相关联，与营销管理密不可分的。医药市场营销管理活动的开展是围绕营销理念完成的。市场（market）即某种产品的现实及潜在购买者的集合，市场的构成三要素包括人口容量、购买力和购买欲望。包括药品、医疗器械、保健品等的现实及潜在消费者的集合，它的主体是医药企业，包括药品生产企业和药品经营企业。需要是一种人类的基本要求。需要包括基本的生理需要、归属和情感的社会需要、对知识和自我实现的个体需要。欲望是人类需要的形式，受文化和个人特征的影响而形成。当有购买能力作为支持时，欲望就变成需求。人们用产品来满足其需要和欲望，产品（product）是指任何提供给市场并能满足人们某种需要和欲望的东西。顾客价值（customer value）是拥有或使用一个产品所获得的价值，与获取这一产品所付出的成本之差。顾客成本（customer cost）是企业开发一个顾客所付出的营销成本。

**管理理论沿革**　市场营销管理是与市场营销思想和理论发展密不可分，营销的理论发展是从市场实践中总结归纳形成的。市场营销的思想起始于20世纪初的美国，以1923年尼尔森（A. C. Nielsen）创建的专业市场调查公司为标志，整个早期市场营销活动都是以市场调查为重心展开。此后，营销理论和思想在市场实践中不断提炼，营销管理遵循着营销思想创新的步伐。

*市场营销理论体系*　形成于20世纪50年代。尼尔·鲍顿（Neil Borden）于1950年提出市场营销组合概念，开始了市场营销理论体系构建的历程。同时齐尔·迪安（Qierdi Ann）采用了"产品生命周期"的概念，阐述了关于市场开拓期、市场扩展期、市场成熟期的思想。1955年西德尼·莱维（Sidney Levy）提出了品牌形象的概念。这个概念演绎了企业广告投入的价值与理由。1956年，温德尔·史密斯（Wendell Smith）创造性地提出了营销学的又一重要概念：市场细分，认为市场上不但产品有差异，市场本身也是有差异的，顾客需求各异，营销方法应该有所不同。1957年，约翰·麦克金特立克（John Mcgintek）阐述了关于"市场营销观念"的哲学，认为营销的观念是公司效率和企业长期盈利的关键，提出"当一个组织从脚踏实地发现顾客的需要，然后给予各种服务，到最后使顾客得到满足。"1959年，艾贝·肖克曼（Ember Shokman）还提出了企业定期进行"营销审计"的思想，用营销的工具检查公司的战略、结构和制度是否与他们的最佳市场机会相吻合，以完善和调整公司的经营策略。

*4P组合理论*　形成于20世纪60年代。1960年，杰罗姆·麦卡锡（Jerome McCarthy）提出了市场营销4P组合主张，即产品、价格、渠道、促销。1961年，西奥多·莱维特（Theodore Levitt）针对有的公司只重视产品本身而不重视顾客需要的情况提出了著名的"营销近视症"。1963年，威廉·莱泽（William Lacer）提出"生活方式"概念，关注消费者的需求的实质，就是要关注消费者的生活方式，即消费方式。随后，约翰·霍华德（John Howard）和杰克逊·西斯（Jackson Sith）提出了著名的"买方行为理论"，对生活方式理论进行了进一步的研究和深化。1969年，西德尼·莱维和菲利普·科特勒（Philip Kotler）提出了"扩大的营销概念"，将营销从企业领域扩展到社会活动领域，认为营销学不仅适用于经济的产品和服务，也适用于非经济的机构组织、人员、地点和创意。

*社会营销和定位理论*　形成于20世纪70年代。1971年，菲利普·科特勒和杰拉尔德·泽尔曼（Gerald Zimmerman）提出了"社会营销"的概念，强调企业在追求利润目标、满足消费者需求的同时，还要关注社会的整体和

长远利益，强调保持三方利益的平衡。1972 年，阿尔·赖斯（Al Rice）提出了营销思想"定位理论"，该理论认为，产品和品牌都会在消费者心目中占据一定的位置，企业应该首先分门别类进行传播以抢先占领这个特定的位置并获取竞争优势。随后林恩·休斯塔克（Lynn Hughes Tucker）提出服务营销概念，强调从产品营销思路的束缚中解脱出来。波士顿咨询公司也提出战略营销认为，销售增长率和市场占有率两个变量基于企业有限资源的有效投入，即著名的波士顿矩阵法。同时，"宏观营销"被提上议事日程。

内部营销和全球化营销　形成于 20 世纪 80 年代。1981 年，雷维·辛格（Ray Wissinger）考证了"营销战"概念以及军事理论在现代市场竞争中的应用。同年，克里斯琴·格罗路斯（Christian Groos）发表论文，从企业向内经营的视角提出了"内部营销"概念，主张企业应该把内部员工当顾客，企业的产品或服务在向外部顾客推广之前，需要让内部顾客接受。1983 年，西奥多·莱维特（Theodore Levitt）阐述了"全球化营销"的新观点，他主张跨国公司应该向全球市场提供统一产品，采用统一的推广手段，实施无差异营销。1985 年，巴巴拉·本德·杰克（Barbara Bender Jack）强调了关系营销学，认为关系营销较之交易营销更能抓住营销概念的精神实质。同一时期，麻省理工学院的经济学博士菲利普·科特勒（Philip Kotler）还提出了"大市场营销"的概念，将营销基本理论框架从 4P 发展成为 6P，他被称为"现代营销学之父"，提出"优秀的企业满足需求，杰出的企业创造市场""拓宽

了市场营销的概念，从过去仅仅限于销售工作，扩大到更加全面的沟通和交换流程"等观点，1995 年菲利普·科特勒获得国际销售和营销管理者组织颁发的"营销教育者奖"。

4C 组合理论和 4R 组合理论　形成于 20 世纪 90 年代。90 年代伴随信息技术的突飞猛进，互联网很快成为企业有力的营销工具。随后葛斯·哈泊（Gs Harper）提出差异化营销观念。是在市场细分的基础上，针对目标市场的个性化需求，通过品牌定位与传播，赋予品牌独特的价值，建立品牌的差异化和个性化核心竞争优势。1990 年，美国学者罗伯特·劳特朋（Robert Lauterborn）教授在其《4P 退休 4C 登场》中提出了 4Cs 营销理论。4Cs 分别指顾客（customer）、成本（cost）、便利（convenience）和沟通（communication），以消费者需求为导向，重新设定了市场营销组合的 4 个基本要素。唐·E·舒尔茨（Don E Schultz）在 4C 营销理论的基础上提出了 4R 营销理论，该理论的四要素：关联、反应、关系和报酬。这一时期，"绿色营销"受到引起学术界、企业界及政府的重视，"绿色消费"的研究、"绿色产品"的开发、"绿色标志"的运用、"绿色工程"的兴起以及"绿色营销组合策略"在全球范围内开展。随后"体验营销"的概念出现，将体验营销界定为"一种为体验所驱动的营销和管理模式"，目的是通过为消费者创造"难以忘怀的体验"以达到企业目标。

市场营销的思想起始于 20 世纪初的美国，对市场营销思想发展做出贡献的最早的 4 个人是爱德华·D·琼斯（Edward D.

Jones）、西蒙·李特曼（Simon Litman）、乔治·M·费克斯（Georege M. Fisk）和詹姆斯·E·海杰蒂（James E. Hagerty）。在市场经济的发展中，人们把在解决市场上所发生的种种问题的过程中形成的思想和方法引入了大学课堂。100 多年来，国际营销学术领域从孕育、成长到发展和普及，营销理论和思想不断丰富。营销思想的创新是营销领域前进的动力和知识源泉。

**营销管理理念**　营销管理理念是选择目标市场并与其建立营利性客户关系的一门艺术和科学。在原有的生产理念、产品理念、销售理念的基础上，1957 年，约翰·麦克金特立克（John Mcgintek）阐述了关于"市场营销观念"，1971 年，菲利普·科特勒和杰拉尔德·泽尔曼（Gerald Zimmerman）提出了"社会营销"的概念。①生产观念（production concept）认为消费者更偏爱那些随处可得、价格低廉的产品。②产品观念（product concept）认为消费者更喜欢高品质，包含更多性能和属性特色的产品。③销售观念（selling concept）认为消费者不会足量购买商品，除非企业进行大规模推销和促销。④市场营销观念（marketing concept）认为组织目标的实现在于理解目标市场的需求和欲望，并且比竞争者更好地向顾客提供他们所渴望的产品。⑤社会营销观念（societal marketing concept）认为企业应该明确目标市场的需要、欲望和利益，并以保护或者提高消费者和社会福利的方式，比竞争者更有效、更有利地向目标市场提供所期待的满足。

**内容与过程**　包括四大功能模块：分析营销机会、制定营销

战略、塑造市场供应品和实施与控制营销方案。

**分析营销机会** 分析营销机会包括通过市场导向的战略计划赢得市场、收集信息和测量市场需求、扫描营销环境、分析消费者市场和购买行为、分析企业市场和企业购买行为、参与竞争、辨认市场细分和选择目标市场。

**通过市场导向的战略计划赢得市场** 测算未来一定时期内医药市场供求趋势和影响医药市场营销因素变化趋势：在一个较长的时期内医药企业发展的长远规划对医药市场进行目标设计的医药市场营销战略。市场导向的战略计划是在组织目标、技能、资源和它的各种变化市场机会之间建立与保持一种可行的适应性管理过程。战略计划的目标就是塑造和不断调整企业业务与产品，以期获得目标利润和发展。战略计划有 4 个层次：企业层、部门层、业务层和产品层。企业总部应对建立战略计划过程工作负责。一个公司战略需要 4 项管理活动：确定公司使命、建立战略业务单位、为每个战略业务单位在市场吸引力和业务优势上安排资源、计划新业务和放弃老业务。

**收集信息和测量市场需求** 营销信息系统（marketing information system）由人员、设备和程序构成，这个系统对信息进行收集、分类、分析、评估和分发，为决策者提供所需的、及时的和精确的信息。一个营销系统依靠企业内部记录、营销情报活动和营销调研来运行。内部报告系统的核心是订单收款循环系统，为管理人员提供的是结果数据，而营销情报系统（marketing intelligence system）则为管理人员提供即时发生的数据。营销情报系统是使用的一整套程序和信息来源，用以获得有关营销环境发展变化的日常信息。市场需求预测：在市场调查的基础上，运用科学的方法或数学模型分析、调查数据或资料，测算未来一定时期内医药市场供求趋势和影响医药市场营销因素变化的活动。

**扫描营销环境** 市场营销环境主要包括宏观环境和任务环境，成功的企业可以从宏观环境中识别出尚未满足的需要和趋势并能够做出相应的反应。宏观环境主要包括：人口环境、经济环境、社会文化环境、自然环境、技术环境和政治环境。任务环境从事产品或服务的生产、分销和促销的组织或个体，具体包括生产企业、供应商、分销商、经销商和目标顾客。在实践中，营销人员必须密切关注这六类环境的发展趋势，并及时地调整营销战略。

**分析消费者市场和购买行为** 消费者行为受到 4 种主要因素的影响：文化因素、社会因素、个人因素和心理因素。对于消费者来说存在着多种购买类型，营销人员必须检查消费者的介入程度和品牌有效性的数目，以确定消费者属于哪一种购买类型，消费者的购买过程一般由以下步骤组成：问题认识、信息收集、可供选择的方案评价、购买决策和购后行为。营销人员的工作就是要了解消费者在每一阶段的行为。

**分析企业市场和企业购买行为** 研究药品消费者的心理活动过程和个性心理有助于医药企业了解的药品消费心理，从而影响药品消费者行为；研究药品消费者行为类型、购买行为模式和购买决策过程有助于医药企业有针对性地为目标市场提供药品和服务，促成药品消费者购买行为。

与消费者市场相比，企业市场一般包容着人数较少和购买量较大的买主，供需双方关系密切，购买者地理位置集中。企业市场的需求来源于消费者市场的需求和业务周期的影响。采购中心是购买组织的决策单位，它由发起者、使用者、影响者、决策者、批准者、购买者和控制者所组成。

**参与竞争** 企业最接近的竞争者包括那些寻求满足相同顾客和需要以及提供类似产品的人。企业应该注意潜在的竞争者，并且应当努力通过以行业和市场为基础的分析方法来辨认其竞争者。竞争情报需要连续不断地收集、解释和传递给相关的人，有了好的竞争情报，才能更好地制定营销战略。

**辨认市场细分和选择目标市场** 医药企业整合企业内外资源进行医药市场营销组合，对新医药市场进行细分，选择适合的目标市场，形成良好的市场定位，达到获得医药市场竞争优势。目标市场营销包括 3 个部分：市场细分、目标市场化和市场定位。市场的目标化有 4 个层次：细分、补缺、本地化和个别营销。消费者市场细分有两个基础：消费者特征和消费者反应。对消费者市场细分的主要变量有：地理细分、人文细分、心理细分和行为细分。企业在选择目标市场时需要考虑社会责任问题，营销人员应该为各个细分市场制订市场进入计划。

**制订营销战略** 所有的企业都要确定企业使命，建立战略业务单位，为每个战略业务单位配置资源和评估增长机会。组织存在的目标是为了完成某些目标，随着时间的推移，组织的使命可能会发生变化，以便利用新的机会或对新的市场条件做出反应。

一般而言，可以从 3 个方面来界定一个业务领域：顾客群、顾客需要和技术。战略业务单位建立的 3 个主要特征：它是一项独立的业务或相关业务的集合体，它有自己的竞争对手，有专门的人员负责战略计划和利润业绩；一旦界定了战略业务单位之后，企业就该决定如何分配公司的资源；评估成长机会包括计划发展一项新业务，减少或终止某项老业务。在制定企业目标之前要对企业进行优势、劣势、机会和威胁分析，也就是 SWOT 分析，这样企业就可以在计划周期内去制定具体的目标。目标可以指明企业想要向何处发展，战略则可以表明如何实现既定的目标。

**塑造市场供应品** 这主要包括 3 个方面：建立产品和品牌战略、设计与管理服务、开发定价战略与方案。

**建立产品和品牌战略** 产品是营销组合中一个重要的因素。产品战略要求对产品组合、产品线、品牌、包装和标签做出协调一致的决策。企业改变其营销组合中的产品成分可通过延长产品线长度的方法进行，或产品线填补，产品现代化，某些产品特色化，削减和排除最少盈利的产品。品牌是产品战略的一个主要课题，在品牌战略中，企业必须决策是否要制定品牌、是产品制造品牌还是分销商或私人品牌、用哪一个品牌名、是否要进行产品线扩展、品牌延伸、多品牌、新品牌或合作品牌。

**设计与管理服务** 服务是一方能够向另一方提供的基本属于无形的功效或利益而不导致任何所有权产生的行为。它的生产可能是与有些产品联系，也可能毫无关联。服务是无形的、不可分离的、可变的和易消失的。服务组合包括售前服务（促进和价值增加服务）和售后服务（客户服务部门、维修服务）。研究医药产品促销组合中人员推销、广告、公共关系和营业推广的内容有助于医药企业有效运用促销组合策略。

**开发定价战略与方案** 企业制定价格战略通常需要 6 个步骤：①选择定价目标。②确定需求线。③估计在不同产量水平上，以及随着生产经验和积累的不同水平，不同的营销提供物的成本是怎样变化的。④考察竞争者的成本、价格和提供物。⑤选择定价方法。⑥选定最终价格。企业通常要建立一种价格结构，它可以反映地理需求和成本、市场细分要求、购买时机、订单水平和其他因素的变化情况。

**执行与控制营销方案** 营销执行是将营销计划转化为行动和任务行动的过程，并保证这种任务的完成，以完成营销计划所制定的目标。托马斯·波诺马（Thomas Bonoma）认为能够影响有效实施营销计划方案的因素有 4 类：诊断技能、确定公司层次、执行技能和评价技能。对营销的控制也是很重要的，共包括 4 种营销控制的方法：年度计划控制、盈利能力控制、效率控制和战略控制。其中，年度计划控制的目的在于保证公司实现它在年度计划中所制定的销售、利润以及其他目标。年度计划的中心是目标管理，它包括 4 个步骤：销售分析、销售差异分析、微观销售分析和市场份额分析。盈利能力控制包括营销盈利率分析、决定最佳改正行动、直接成本与间接成本。效率控制包括销售队伍效率、广告效率、销售促进效率和分销效率。战略控制包括营销效益等级考评、营销审计、营销杰出企业考评、道德与社会责任考评。

（王淑玲）

yīyào shìchǎng diàoyán

## 医药市场调研（pharmaceutical market research）

系统、客观地识别、收集、分析医药市场信息的工作。有计划地围绕医药产品的市场信息，及时捕捉有关医药产品的质量、价格、供求关系、竞争对手状况、国家相关政策、产业结构及消费者心理等各类市场信息，为医药企业发现市场的变化趋势、捕捉新的机遇、调整经营策略提供科学依据。

**历史沿革** 1824 年，美国的宾夕法尼亚州在选举投票调查活动中进行了有记载以来的第一次市场调查。1879 年，美国艾尔广告公司（N. W. Ayre & Son）第一次明确的运用营销决策的调查，向全美国的农业官员发信征询各地农作物生产信息、天气和土壤信息等。1895 年，美国明尼苏达大学心理实验室的 H. 盖尔所开展的关于消费者对广告及广告商品的态度与看法的调查研究，是广告心理学调查研究的最早工作。1911 年美国柯蒂斯出版公司首先在企业内部设立了独立的市场调查部门，出版了《销售机会》书籍。1923 年 A. C. 尼尔森公司进入商业研究领域，提出市场股份。1929 年，美国进行了一次全美范围内的商业普查，这被视为是市场调查的一个里程碑。美国数学家乔治·盖洛普（Gallup George Horace）是抽样调查方法的创始人、民意调查的组织者，这些方法主要用于研究第二次世界大战中的士兵和后方家庭的消费行为。20 世纪中期对人口统计特征完善了调查技术。随后，市场调查在欧美等资本主义国家得到迅速的发展，各国开始成立专业性的市场调查机构，出版专业性的市场调查书籍。自20世纪60年代起，数学模型开始应用于市场调查，市场调研发展成为一个规范的、科学的、遵从统一国际准则的行业。中华人民共和国成立后，1984年广州市场研究公司成立，随后上海、北京、哈尔滨等地也出现了专业的市场调查公司。2001年4月，全国市场研究行业协会在广州成立，标志着中国市场调查行业走向成熟。

**调研目的** 目的是为提高医药产品的营销决策质量，以发现市场机会和解决医药产品营销中存在的问题。医药企业需要通过市场调研透过市场现象的偶然性、复杂性、流动性和模糊性，认识医药市场需求和医药商品流通的客观性、必然性、流动性和确定性，揭示医药市场的本质及其发展规律，从而更好地满足市场需求。医药市场调研主要目的包括3方面。

**量化市场需求** 探求企业医药商品潜在的销售数量。通过收集医药产品的购买、消费、意见及动机等市场信息，计算医药市场需求水平与企业的商品潜在销售数量。

**明确医药产品适销对路的途径** 获取医药产品消费者对医药产品的效用、使用便利性、质量、价格等方面的消费偏好信息，为正确制订医药产品生产经营计划提供依据。

**寻找合理的营销途径** 医药企业收集本企业与竞争者之间各自优劣态势的信息，保证本企业在发挥营销创造力的同时，抓住开创市场的机会。

**调研原则** 完成医药市场调研的任务需要经受时间、技能、费用和认识水平等条件的限制。做好医药市场调查需遵循实事求是、系统性和反馈性原则。

**实事求是原则** 在市场调查的过程中尊重事实，防止主观性和片面性。针对决策任务的需要决定是否需要开展市场调查，确定开展市场调研后，有计划地收集信息，让市场调查信息预期价值大于获取信息的成本。

**系统性原则** 为了对医药市场问题做出正确的分析、得出科学的结论，收集完整的资料，选择有代表性的调查对象，制定周密的调研计划。同时，通过科学的整理和综合分析来避免调查的片面性和主观随意性。

**反馈性原则** 当市场调研的结果被采用并付诸实践时，应继续追踪并提供与医药市场相关的新信息，不断反馈调查结果使用情况，总结调查的经验教训，提高医药市场调查信息的效用。

**调研类型** 根据研究的问题、目的、性质和形式的不同，医药市场调研分为探测性调研、描述性调研、因果关系调研和预测性调研等主要类型。

**探测性调研** 探寻所需研究问题的一般性质。研究者在研究之初对所欲研究的问题或范围不清楚时，应使用探测性调研发现问题、形成假设。

**描述性调研** 通过详细的调研和分析，对医药市场营销活动的某个方面进行客观的描述。大多数的市场营销调研都属于描述性调研。

**因果关系调研** 找出关联现象或变量之间的因果关系。就是找出足够的证据以验证提出的假设。

**预测性调研** 为推断和测量市场的未来变化而进行的研究。预测性调研对企业的生存与发展具有重要的意义。

**调研方法** 在收集医药市场营销数据、信息的行为过程中，市场调研的方法根据数据的来源可分为二手数据调查法和第一手数据调查法两种。

**二手数据调查法** 二手数据又叫现成数据或文献数据，是为其他的目的而收集、并可用于在研究问题的数据。在应用二手数据之前，应先判断其是否有相关性和准确。二手数据的相关性是指二手数据同市场调查与所需要信息的关联程度。在准确性方面，应尽量遵循使用最初报道的数据原则。

**一手数据调查法** 当二手数据不能为决策提供足够信息时，就需要进行原始数据收集，即收集第一手数据。一手数据调查法又可以分为以下7种具体收集数据方法。①观察法，研究人员采取不引人注目的方式来观察消费者购物和使用医药产品的情形，以收集最新的数据资料。②人类学研究法，研究人员通过使用人类学和其他社会科学领域中的一些概念和工具，对医药产品消费者的生活与工作方式进行深层次的了解。③访谈法，主要包括焦点小组访谈法和深度访谈法。焦点小组访谈是研究人员根据医药市场营销研究的目的，基于人口统计特征、心理统计特征和其他因素的考虑，谨慎地招募6～10人，将他们召集在一起，由主持人根据事先已经拟好的提纲，在规定的时间内与这些参与者进行讨论的一种方式。深度访谈法指调查者对被调查者的一种无结构的、直接的、个人的访问。通过深入地访谈一个被访者，以揭示某一问题的潜在动机、信念、态度和感情。④专家意见法，采用函询或现场深度访问的方式，反复征询专家意见，经过客观分析和多次征询，逐步使各种不同意见趋于一致。⑤调查法，通过电话、网络、邮寄等方式可以了解消费者对医药产品与服务的认知、信任、偏好、满意度等，测定这些指标的数值大小。⑥行为资料分析法，医药产品销售中心的扫描数据、目录采购记录和顾客数据库可以被用来观察消费者采购行为的踪迹。通过分析这些数据了解医药产品消费者的多种情况。⑦实验法，通过排除所有可能影响观测结果的因素来获得现象寻求真正的因果关系。

**调研工具**　在医药市场调研的过程中，调研工具在收集资料的过程中具有重要的作用。调研工具主要分调查问卷、定性测量、测量设备3种。

调查问卷　由被调查者需要回答的问题所构成，其作用在于测量，是医药市场研究中应用最广泛的一种测量形式。问卷是根据调查的目的和要求设计的，并将所需调查的医药问题具体化，获取必要的信息资料以方便统计分析。

定性测量　一种有多个可能答案的非结构测量方法，对提供信息的消费者来讲回答自由。定性测量是探索消费者对医药品牌认知和医药产品认知的第1步。当定性研究的样本量较小时，该方法因需要进行深层次的推敲而无法推广到更大总体。

测量设备　在调研过程中运用特定的设备测定消费者不同情况下的情绪、心理及反应等方面的变化。测量设备在实际的市场调研中使用的较少。

**调研步骤**　为完成医药市场调研的任务，必须有计划、有组织、有步骤地进行。根据调研活动中各项工作的自然顺序和逻辑关系，制订合理有效的调研计划。一个有效的营销调研过程一般包括4个阶段。

准备策划阶段　营销调研的准备阶段是市场调查的决策、设计、筹划阶段，也是整个调查的起点。这个阶段的具体工作包括确定调查任务，设计调查方案，组建调查队伍等。

搜集资料阶段　主要任务是采取各种调查方法，按调查方案的要求，具体实施方案，进行市场资料搜集工作阶段。市场调查搜集的资料必须做到真实准确、全面系统，否则准备阶段的工作和研究阶段的工作都失去了意义。

整理研究阶段　主要任务是对获得的资料进行鉴别与整理，并对整理后的市场资料做统计分析和开展理论研究。市场调查的研究阶段是出成果的阶段，是深化和提高的阶段，是从感性认识向理性认识飞跃的阶段。市场调查成果水平的高低，在很大程度上取决于整理研究阶段工作的水平、质量和科学性。

总结汇报阶段　主要任务是撰写市场调查报告，总结调查工作，评估调查结果和以何种方式呈现调研成果的阶段。调查报告是市场调查研究成果的集中体现，是对市场调查工作最集中的总结，而撰写调查报告是市场调查的重要环节，必须使调查报告在理论研究或实际工作中发挥重要作用，并对调查工作的经验教训加以总结。评估调查结果主要是学术成果和应用成果两方面，目的是总结市场调查所取得的成果价值。认真做好总结工作，对于提高市

场调查研究的能力和水平有很重要的作用。

**调研内容**　调研内容涉及市场营销活动的整个过程，为实现调查目标，需要根据市场调查的目的，确定具体的调查内容。医药市场调研的主要内容包括企业市场营销因素、医药市场竞争对手、医药市场需求和医药营销环境等方面。

医药市场营销因素　包括医药产品、价格、渠道和促销的调查。主要是了解医药市场上新产品的开发和设计情况、消费者的使用和消费评价情况、医药产品生命周期及其组合的情况。医药产品的价格调查主要是了解消费者对价格的接受情况、对价格策略的反应等。渠道调查主要包括了解渠道的结构、中间商的情况、消费者对中间商的满意情况等。促销活动调查主要包括各种促销活动的效果，如广告实施的效果、人员推销的效果、营业推广的效果和对外宣传的市场反应等。

医药市场竞争对手　对竞争企业进行全面的调查和分析，了解竞争医药企业的产品、价格等方面的情况，通过调查帮助企业确定企业市场竞争战略和策略。

医药市场需求　了解医药消费者的收入水平、医药产品需求量、消费结构以及消费行为等内容，主要掌握医药消费者为什么购买、购买什么、购买数量、购买频率、购买时间、购买方式、购买习惯、购买偏好和购买后的评价等相关信息。

医药营销环境　市场营销环境包括微观环境和宏观环境两种：①微观环境，与医药企业紧密相连，直接作用于医药企业的目标市场的直接环境，研究内容包括医药企业自身、医药市场营销渠

道中的企业、消费者、竞争者和社会公众。②宏观环境，与医药企业不存在直接的经济联系的间接环境。对其的研究内容为经济环境、政治环境、社会文化环境、科学环境和自然地理环境等。

（王淑玲）

yīyào shìchǎng yùcè

## 医药市场预测（pharmaceutical market forecast）

测算未来一定时期内医药市场供求趋势和影响医药市场营销因素变化的活动。这是在医药市场调研的基础上，运用科学的方法或数学模型，分析调查数据或资料进行测算，可帮助企业掌握医药市场变化的规律，从而为医药企业制订营销计划和进行营销决策提供科学的依据。

医药企业可根据不同的情况和目的，依据不同的预测原理，选择不同的预测方法，进行市场需求预测、消费者行为预测、市场竞争预测等诸多内容预测。市场预测除了能为企业提供计划或决策的科学依据外，还具有帮助医药企业掌握市场主动权、改善经营管理模式、提高经济效益等重要作用。

**历史沿革** 根据中国《史记》记载，公元前6—前5世纪，范蠡就懂得市场预测，"论其存余不足，则知贵贱，贵上极则反贱，贱下极则反贵"，根据市场上供求情况来预测商品的价格变化。19世纪下半叶，市场预测在两方面因素的影响下快速发展，一方面，资本主义经济中的市场变化极其复杂，为了获取利润和减少经营风险，就要把握经济周期的变化规律；另一方面，数理经济学对现象数量关系的研究已经逐步深入，各国统计资料积累日益丰富，市场预测的统计方法也逐步完善。

关于市场预测的里程碑是奥地利经济学家兼统计学家斯帕拉特·尼曼（Spalat Nieman）在1887年的"国际统计学会第一次会议"上首次提出以统计资料为基础，运用指数分析方法进行市场预测的理论，他运用指数分析方法研究了金、银、煤、铁、咖啡和棉花的生产情况，关于铁路、航运、电信和国际贸易方面的问题，以及1866—1873年的进出口价值数据。进入20世纪后，科学的市场预测迅速发展起来，第二次世界大战结束后，英国的约翰·梅纳德·凯恩斯（John Maynard Keynes）作为现代西方经济学最有影响的经济学家之一，凯恩斯的边际消费倾向递减、资本边际效率递减和流动性偏好陷阱三大理论成为市场预测原理的新的理论基础。

**原理** 医药企业从已发生的事实中认识到事物发展变化的规律性，就可以利用这一规律性对医药市场发展进行预测，并希望取得和实际情况相符合的结果。医药企业在预测时应遵循连续性原理、类推原理、相关原理、近似性原理等预测原理。

连续性原理（principle of continuity） 客观事物的发展具有合乎规律的连续性，事物未来的发展趋向同过去必然具有一定的联系，因此预测时应遵循连续性原理。

类推原理（analogy principle） 许多事物在发展变化规律上常有相似之处，利用预测对象与其他已知事物的发展变化在时间上有先后不同而又在表现形式上相似的特点，将已知事物发展过程类推到预测对象上，对预测对象的前景进行预测，因此预测时应遵循类推原理。

相关性原理（relevance princi-

ple） 各种事物之间常常存在着一定的关系并相互影响，即市场经济变量之间存在着一定的相关性，因此预测时应遵循相关原理。

近似性原理（principle of approximation） 当人们对某些预测对象的过去和现在的情况都不了解、无法掌握其发展的规律性时，可依据相近事物的发展变化情况和状态，来估计预测对象的未来趋势。

**作用** 为医药企业解决特定的营销决策问题而提供信息，其主要作用：①是医药企业经营管理决策的前提条件。②是医药企业制定生产经营计划的重要依据。③有利于医药企业掌握市场主动权。④有利于医药企业改善经营管理模式，提高经济效益。它能够帮助医药企业确定和选择恰当的营销目标，确定营销中存在的问题以及问题产生的根源，制订和评估解决营销问题的决策方案和选择营销方案。

**内容** 医药市场预测包括医药企业在特定市场上一定时期内，对医药产品的品种、规格、包装、品牌、质量等市场供给和需求状况的预测，它必须以宏观市场预测为前提。预测可分为医药市场需求预测、医药市场供给预测、医药产品生命周期预测、医药产品市场预测、医药科学技术发展趋向预测、医药消费者购买行为预测、市场竞争格局预测、医药企业经营状况预测等内容。

医药市场需求预测 对在一定的地理区域和一定时期内可以投放到市场以供出售的医药产品资源的预测，是对进入市场的医药产品资源总量及其各种具体医药产品市场可供量的变化趋势的预测。包括需求量的预测和需求药品的品种、规格、型号、质量、包装、品牌、商标、需要时间等变动趋势的预测。

**医药市场供给预测** 在一定时期内，对投放到市场以供出售的医药产品资源总量及其各种具体医药产品市场可供量的变化趋势的预测。

**医药产品生命周期预测** 对医药产品从进入市场研发至被淘汰退出市场的全部过程中，可分为研发期、投入期、成长期、成熟期、衰退期5个阶段，不同阶段有不同特点（见医药产品生命周期）。医药产品生命周期预测是指对一个产品正处于哪一个阶段判断和即将进入下一个阶段的预测。

**医药产品市场预测** 医药企业对医药产品的生产能力、生产成本、价格水平、市场占有率、市场覆盖率、技术趋势、竞争格局、产品要素、产品组合、品牌价值等进行的市场预测分析，可为医药企业确定产品的市场前景，制订有效的营销策略提供依据。

**医药科学技术发展趋向预测** 对医药科学技术的未来发展趋势及其对社会、生产、生活的影响，对企业生产经营活动影响的预测，可为制定企业科学技术决策及科研发展规划服务，包括药品生产新工艺、新产品开发与应用、新剂型发展预测等内容。

**医药消费者购买行为预测** 预测消费者购买什么、购买多少、何时购买、何地购买、何处购买、由谁购买、如何购买等医药购买行为及其变化。为医药市场潜力测定、目标市场选择、医药产品研发、营销策略制订提供依据。

**市场竞争格局预测** 对医药产品产量、销售量的分布格局，以及医药产品质量、成本、价格、品牌知晓度和满意度、新产品开发、市场开拓等要素构成的竞争格局及其变化态势进行的分析、评估和预测。

**医药企业经营状况预测** 对医药企业的资产、负债、权益、收入、成本费用、利润以及经营效率、偿债能力、盈利能力的变化趋势进行预测分析，为加强经营管理提供支持。

**预测方法** 市场预测的方法多种多样，根据是否使用预测工具可以分为两大类，即定性预测法和定量预测法。预测工具（predictive tool）是根据一系列数据表或其他数据源中的数据对未知数据或形势进行预测，可得到与每个预测值关联概率的工具。

**定性预测法**（qualitative prediction method） 又称判断预测法，即预测者凭着以往知识和经验，运用逻辑推理和判断能力，对未来事物的发展状况或运动变化趋势做出的一定预测。定性预测只对事物未来发展变化的大趋势做一个判断，不使用预测工具，简便易行，省时省费用，是缺乏量化数据时唯一可以使用的方法。定性预测法分为3种：①个人直观判断法（personal intuitive judgment），医药企业经营活动中，有关人员凭借个人的经验和知识对事物的未来发展趋势做出判断。这种判断的准确性，很大程度上取决于预测者获取数据资料和进行逻辑推理的能力。②集体经验判断法（collective experience judgment），医药企业领导人集合企业内外各方面人员，在以往和日常经济活动的基础上，进行座谈讨论共同研究，对市场发展趋向进行的预测。③专家判断法（expert judgment），即根据预测的目的和要求，向有关专家提供一些背景资料，然后请专家就某事物未来发展变化的趋势做出判断。

**定量预测**（quantitative prediction） 根据调查得来的数据或历史统计资料，运用统计工具和数学工具，对事物的发展变化进行量化推断的预测方法。该方法依据历史统计资料，较少受主观因素的影响，需要使用预测工具。常用的定量预测方法有两种：①时间序列预测法（time series prediction method），即利用预测对象的时间序列数据，通过建立和拟合数学模型，找出事物发展变化的规律，并据此外推，做出定量估计。时间序列预测法包括平均预测法，指数平滑法、趋势分析法、季节变动预测法等。②因果关系分析预测法（causal relationship analysis and prediction），根据事物之间的因果关系，知因测果，它从研究事物之间发展变化的因果关系入手，通过统计分析建立数学模型，并据此进行定量预测。因果关系分析预测法包括一元回归预测法、多元回归预测法、自回归预测法和非线性回归模型法。

（王淑玲）

yīyào shìchǎng yíngxiāo zhànlüè

## 医药市场营销战略（marketing strategy of pharmaceuticals）

医药企业通过制定企业目标并对未来一定时期内医药市场经营活动做出长远的规划。目的是实现营销利益的最大化，制定营销战略前，需对影响医药市场内外营销环境变化进行调研和预测。一个战略应该详细说明3个基本问题：①是什么，即企业需要达成的目标。②在哪儿，即以哪个行业和产品/市场为重心。③怎么做，如何给每一个产品/市场单元分配资源和活动，以适应市场机会和威胁，并获得竞争优势。

**历史沿革** 19 世纪 50 年代工业革命在以欧洲和美国为代表的西方国家迅速发展，伴随着工业革命产生了产品导向（product orientation）营销观，产品导向企业业务范围限定为某种定型产品，在不同从事或很少从事产品更新的前提下设法寻找和扩大该产品的市场。20 世纪 60 年代美国教授西奥多·莱维特（Theodore Levitt）提出了顾客导向营销观，也称市场导向（market orientation）营销观。随着时代变革，企业需要以市场需求为中心，进行生产经营活动的安排。市场导向营销观认为市场出现减缓或停滞的状况，其原因不是因为市场饱和了，而是因为管理的失败：失败源于顶层，应该对失败负责的是制定长远目标和政策的管理者。每一个死亡或者垂死的"增长"行业的历史都展示出一个自欺的循环，这个循环包括大规模扩展和不被觉察的衰退。

**特点** 一个设计充分的企业营销战略包括五大特点。

**全局性** 医药企业战略以企业全局为对象，规定了企业的全局性行动方略，着眼于企业的总体发展，追求总体协同效果。虽然战略必须考虑局部问题，但局部活动一定要服务于全局性战略活动的要求，对战略的实施发挥有效的支撑作用。

**长远性** 战略规定了医药企业在今后相当长一段时间内的发展方向、目标及工作的重点。一般来说，战略应当对医药企业未来 5~10 年的发展做出规划，是企业谋求长远发展要求的反映。

**方向性** 战略规定了医药企业的未来发展方向，描述了企业的发展蓝图，具有行动纲领的意义。战略要求医药企业在战略期内的各项工作都要围绕战略制定的方向展开，同时要求各部门在战略方向的指引下充分发挥各自的积极性和创造力。

**竞争性** 企业战略的本质特征。没有竞争，也无所谓企业战略。企业战略的实质，就是通过对战略的制定和实施，维持巩固或提高自己的竞争地位，努力使自身在同竞争对手的冲突中保持优势，从而使企业在激烈的市场竞争中生存、发展、壮大。

**互动性** 市场营销战略是企业战略的一部分，要服从企业的总体战略，以实现企业的总体战略目标为出发点。同时，它又是企业开展营销活动的主线，指导着企业营销部门的各项工作。所以，市场营销战略就是指企业在确定的总体战略指引下，根据市场等环境及自身条件的动态变化趋势，对企业市场营销活动做出总体的、长远的、全局性的谋划。市场营销战略一般包括两个方面内容，即企业的长远目标和实现目标的手段，后者也称市场营销策略或战术。

**构成要素** 医药企业市场营销战略一般由 6 个要素构成，即战略思想、战略目标、战略方向、战略重点、战略对策、战略阶段，各个战略要素相互联系，构成一个完整的战略体系。

**战略思想** 指导市场营销战略制定与实施的基本思想和观念，是企业整个市场营销战略的灵魂。它对营销战略起统率作用。有什么样的战略思想就有什么样的营销战略。营销战略思想的内容很多，如以消费者为中心、市场营销观念、经济效益观念等思想观念。

**战略目标** 在一段特定的时期内为每一个业务和产品/市场单元乃至整个公司制定详细的一个或多个业绩维度所期望达到的水平。如销售增长率、利润贡献率或投资回报率，它是一定战略期内医药企业完成任务的预期成果，它决定着企业的战略方向、战略重点、战略对策和战略阶段。战略目标应符合以下要求：①突出重点，医药企业在确定未来较长时间内要取得的成果时，往往有多方面的欲求，如提高市场占有率、提高盈利能力、提高企业或产品的声誉、扩大企业规模等，企业必须确定一个重点目标，不能全方位设定。②一致性，营销战略目标涉及医药企业营销活动多方面的要求，这些要求互相协调或一致。如果一方面的要求与另一方面的要求相抵触，就无法完成战略目标。③可测量性，市场营销战略目标应可以有效测量，并尽可能具体化、定量化。④可行性，战略目标对企业管理人员和员工来说，既要有一定的挑战性，又要有可行性，这种兼具挑战性和可行性的目标应是企业及员工经过努力能够达到的未来业绩成果。

**战略方向** 医药企业制定营销战略方案和战略决策的指导方向，包括企业营销发展方向和经营结构的调整，其中企业营销发展方向是营销战略方向的核心。企业要善于根据外部环境和内部条件发展变化的趋势，确定拟进入或推出、拟支持或限制的某些业务领域。例如企业要确定是在原有的产品和市场的基础上谋求发展，还是开拓新市场、扩大经营范围。企业经营结构调整方向主要是指企业经营的行业、业态、商品等结构调整方向。

**战略重点** 对实现医药企业市场营销战略目标具有关键作用，

需要着重加强的部门、环节、项目等关键部位，达到带动全局实现市场营销战略目标。营销战略重点也是资金、劳动和技术投入的重点，这使战略有物质上的保证，战略中的一个资源分配方案就是在业务单元、产品/市场单元、职能部门及营销活动之间进行资源分配的。营销战略重点也是营销决策人员实行战略指导的重点。

**战略对策** 为实现营销战略指导思想和战略目标而采取的重要方法、措施和策略。是战略管理的重要内容，战略制定就是确定对策，战略实施就是实施对策。

**战略阶段** 实施营销战略或实现市场营销战略目标所必须经历的步骤。一个较长的营销战略必须逐步实现、逐步推进，因此要划分成若干阶段。营销战略阶段的划分，因企业所处的行业和规模不同、市场营销环境的差异、战略目标的差别而有所不同。一般来说大的战略，可划分为准备阶段、发展阶段和完善阶段

**制定步骤** 医药企业营销战略制定包括两个层次：营销战略规划和业务部门营销计划。营销战略规划包括4个阶段，业务部门营销计划包括7个步骤。

**营销战略规划** 所谓战略规划是在医药企业的目标、能力和不断变化的市场营销机会之间发展和保持某种战略适应性的过程。战略规划制定为医药企业其余计划的制定做好了必要的准备，其制定步骤包括明确企业的使命，明确相应的企业目标，设计最佳业务组合，以及协调各职能战略。战略规划4个阶段：①明确企业使命，企业要在整体层次上确定总目标和任务，企业使命时通常通过任务书来完成。②确定企业

目标，企业的使命需要转化为企业各管理层的具体目标。每个营销管理人员都应该有明确的目标，并负责实现这些目标，这些目标也就是企业当前的营销目标。③设计业务组合，在企业使命和目标的指导下，管理部门应立刻着手规划企业的业务组合。业务组合是组成企业的业务和产品的集合。④市场营销策略，每个业务单位和产品单位必须制订支持企业总体规划的详细营销计划和其他部门计划。营销计划发生在业务单位、产品和市场3个层次，并通过对具体营销机会进行更详细的计划来支持企业的战略规划。

**业务部门营销计划** 制定和实施有7个主要环节：①根据医药企业任务，明确医药企业营销目标，目标主要包括经济目标、社会目标、政治目标和形象目标等。②分析市场机会，分析市场机会时应该关注将会影响战略制定和实施的可行性和最终成功的要素，包括企业的人力、资金和战略等内部资源；社会、经济、技术、政治制度等外部环境，如运用SWOT、十字形图表等方法分析医药企业相对于竞争对手的优势与劣势和竞争环境的发展趋势；现有的和潜在客户的需求和特征。③进行市场细分，营销者通过市场调研，依据消费者的需要和欲望、购买行为和购买习惯等方面的差异，把某一产品的市场划分为若干消费者群的市场分类过程。④选择目标市场，根据细分后的市场，企业评估各个子市场的有利条件，选择一个或几个子市场并进入。可以选择的策略有3种：无差异市场营销、密集性市场营销和差异性市场营销。⑤市场定位，通过市场定位让医药产品差别于其他产品处于有竞

争力的位置，并开发出详细的市场营销组合策略。⑥选择营销组合，是指医药企业为了满足目标市场的需要，有计划地综合运用企业都可以控制的各种市场营销手段，以达到销售产品并取得效益的组合策略。通常市场营销组合的基本元素是4Ps，即产品、价格、渠道、促销，这是组合的基础理论。产品策略包括产品发展、产品计划、产品设计、交货期、实施产品定位等决策的内容；价格策略包括确定定价目标、制定产品价格原则与技巧等内容；促销策略主要研究如何促进顾客购买商品以实现扩大销售的策略；分销策略主要研究使医药产品顺利到达消费者手中的途径和方式等方面的策略。⑦实施控制和审计，是指经常检查市场营销计划的执行情况，对营销活动进行监督和控制。主要包括年度计划控制、盈利能力控制、效率控制等。为了战略的有效实施，开展规范化的市场营销审计，包括过程审计、内容审计和组织结构和人员审计等。

**制定准则** 战略的制定需要遵守四点基本准则，独特性、合法性、原本性和创新性。①独特性，战略的生命线是其独特性，一个企业独有的、难以被对手模仿的特点可以帮助企业获取和保持竞争优势，这是战略的可靠基础。②合法性，当一个企业在拓展其独特性的边界时，也要考虑所谓的社会合法性问题，需要被对手、公众、政府、社区和整个社会所容忍和接纳。③原本性，顾客的实际需求是原本性准则的核心要义。④创新性，创新实际上和独特性、原本性紧密相连，随着竞争对手的模仿和替代，顾客需求的转变和发展，最终所有

的战略都会失去其独特性和原本性。

**类型** 医药企业赢得企业竞争优势的 3 种通用模型，即总成本领先战略、差异化战略、集中化战略。医药企业发展新业务时，可以选择的战略类型包括密集型发展战略、一体化发展战略、多元化发展战略和国际化战略。

**总成本领先战略** 医药企业必须建立起高效、规模化的生产设施，全力以赴地降低成本，严格控制成本，管理研发、服务、推销、广告等方面的成本费用，企业需要在管理方面对成本给予高度的重视，确保总成本低于竞争对手。

**差异化战略** 将医药企业提供的产品或服务差异化，树立起一些全产业范围中独特性的东西。实现差异化战略可以有许多方式，如设计名牌形象，保持技术、性能、顾客服务、商业网络及其他方面的独特性等。但这一战略与提高市场份额的目标不可兼顾，在建立企业的差异化战略的活动中总是伴随着很高的成本代价。

**集中化战略** 主攻某个特殊的顾客群、某产品线的一个细分区段或某一地区市场。前提思想是：公司业务的专一化能够以较高的效率、更好的效果为某一狭窄的战略对象服务，从而超过在较广阔范围内竞争的对手。

**密集型发展战略** 企业现有业务领域，即现有的产品或市场，还有赢利空间时，可以采用密集型发展战略将这一战略进一步细化，可分为市场渗透战略、市场开发战略、产品开发战略等形式。①市场渗透战略。通过加强调研和宣传，利用现有产品，在现有的市场上争取更大市场份额，增加销售数量，以达到扩大医药企业业务这一目的的战略。市场渗透战略方式包括鼓励现有顾客多买、争取竞争对手的顾客、争取尚未购买的潜在顾客等。②市场开发战略。通过增加市场开发费用和促销费用，以现有市场为基础不断向外扩张，开辟新的市场，以达到扩大业务目的营销战略。市场开发的方式主要包括在原有销售地区内增加新的目标市场、增加新的销售渠道、增加新的销售地区等。③产品开发战略。通过增加产品开发费用，对现有产品进行改进，使现有产品以新的姿态投放到现有市场上，以增强竞争力，扩大销售业务的一种战略。产品开发的方式主要有增加新的特色、增加新的档次、增加新的换代品等。

**一体化发展战略** 该战略是在现有业务基础上，通过收购、兼并、联合、参股、控股等方式，向现有业务的上游或下游方向发展，形成产、供、销一体化，以扩大现有业务。一体化发展战略包括后向一体化、前向一体化和水平一体化 3 种形式。①后向一体化，是指医药企业在现有业务基础上，向上游的业务发展，即通过收买、兼并、联合等形式拥有或控制企业的原材料、零部件及其他供应系统，实行供产一体化。后向一体化不仅扩大了现有业务，而且保证了现有业务的供给原辅料的稳定性。②后向一体化，是指医药企业在现有业务基础上，向下游的业务发展，即通过收购、兼并、联合建立经销系统，形成产销一体化，或者由现有原材料生产企业向成品生产发展，形成产品生产一体化，进而达到产供销一体化。③水平一体化，是指医药企业通过收买、兼并、联合同行业的企业形成一体化营销战略。对于大型企业和名牌企业来说，运用水平一体化战略，可以利用其他企业的场地、设备、人力、资金等资源，来扩大自身的业务，对于中小型企业而言，运用水平一体化战略，可以利用其他企业的技术、知名度等，来提高本企业的业务素质和声誉。

**多元化发展战略** 企业利用现有资源和优势，运用资本运营的各种方式，投资发展不同行业的其他业务的营销战略。根据所利用的资源的不同，多元化战略可分为同心多元化、水平多元化和复合多元化 3 种类型。①同心多元化，又称技术关系多元化，是指医药企业以现有业务领域为基础，利用现有的产品线、技术、设备、经验、特长等，增加产品的种类，向行业的边缘业务发展的战略。②水平多元化。又称市场关系多元化，是指医药企业针对现有目标市场上顾客的潜在需求，发展其他行业的有关业务的战略。③复合多元化，是指医药企业利用人才优势、资金优势或根据联合经营的需要，投资发展与原有业务无明显关系的新业务的战略。多元化经营使医药企业分散了风险，提高了经营的安全性，有利于企业向着有发展前途的新兴行业转移，在促进新兴行业发展的同时，也可能带动原有业务的发展，形成老带新、新促老，使企业不断发展的局面。然而，多元化发展战略又是一种高风险投资战略，企业必须谨慎从事。

**国际化战略** 医药企业发展壮大中，寻求跨越国界展开市场经营活动。包括出口、特许经营、合资、独资公司等方式达到国际化经营的目的。

（王淑玲）

## yīyào shìchǎng xìfēn

### 医药市场细分（market segmentation of pharmaceuticals）

把医药市场分割为具有不同需要、性格或行为的购买者群体，并对每个购买者群体采取单独的产品或市场营销组合的营销策略。细分市场是医药企业按照一定的细分变量，即影响购买者的欲望和需要、购买习惯和行为等因素，把整个医药市场分为若干个需求不同的子市场。每一个购买者群体就是一个细分市场，每一个细分市场都是由具有类似需求倾向的购买者组成的群体，同属一个细分市场的购买者彼此相似，而隶属于不同细分市场的购买者在某些方面是不同的，理论基础是市场"多元异质论"，购买者对大部分产品的需求是多元化的，具有不同"质"的要求。

**意义** 购买者是数不清的，他们的需求与购买行为变化很大，医药企业为各个消费市场提供服务的能力相差也甚大，医药企业不可能为市场上的所有购买者提供服务，至少不能用一种方法为所有购买者提供服务，需要确定自身能够更有效服务的市场，而不是试图在整个市场范围内与竞争对手抢夺市场。市场细分在目标营销中有着重要作用，在医药领域有利于满足消费者用药需求；有利于有效地选择目标市场和制定市场营销策略；有利于发掘市场机会，开拓新市场；有利于集中人力，物力投入目标市场；有利于整个医药行业提高经济效益。

**历史沿革** 美国市场学家温德尔·史密斯（Wendell Smith）于1956年在总结企业按照不同需要组织生产的经验中首次提出"市场细分"。根据时代和行业环境，市场细分这一概念形成了两大流派：以产品为导向的市场细分和以客户为导向的市场细分。①以产品为导向的市场细分，主要为营销决策者使用，根据不同的营销决策目标细分，无法做出深层次的系统分析，导致各种营销决策的细分方法缺乏连贯性，大大降低了整合效率。②以客户为导向的市场细分随着市场的不断发展，逐渐代替了以产品为导向的市场细分，产品的成功与否由市场决定，而市场的成功又取决于客户的成功，开始对消费者进行细分。

**目标市场选择步骤** 第1步，医药市场细分是实行有效的目标市场营销前提；第2步，目标市场选择，评估各个子市场的有利条件，选择1个或几个子市场并进入；第3步是医药市场定位，让医药产品差别于其他产品处于有竞争力的位置，并开发出详细的市场营销组合策略。

**类型** 医药市场由各种各样购买者组成，购买需求、购买态度和购买行为等均有不同，按购买者类型的不同分为消费者市场、组织市场以及国际市场。

**消费者市场细分** 消费者市场是为满足自身和家人需要而进行购买的所有与个人和家庭需求有关的市场。这类市场细分不是对产品进行细分，而是对消费者人群进行分类，其客观基础是消费需求存在年龄、性别、职业、地理、习惯、态度、民族、宗教、教育等众多差异。

**组织市场细分** 组织市场是由各种组织机构形成的对医药企业产品和劳务需求的总和。包括一切为了自身生产、转售或转租、用于组织消费而采购的所有组织构成的市场，分为产业市场、中间市场和政府市场。①产业市场又称生产者市场或工业市场，是所购买的货物和劳务用于生产其他货物和劳务，以出售、出租给他人的个人或组织构成的市场。②中间市场，是包括购买商品和服务并将之转售或出租给他人，以获取利润为目的的组织构成的市场。③政府市场，是包括为执行政府的主要职能而采购或租用商品的各级政府单位构成的市场。组织市场细分与消费者市场的许多细分变量相同，可根据地理、人口、忠诚度、使用者地位等细分组织市场，还可运用环境因素、采购方式、采购人员个人特征等变量细分组织市场。医药企业集中资源选择一个或几个细分市场，能够有效传递恰当和正确的价值主张影响所服务的市场，获得更大的利益。

**国际市场细分** 可以按照一定的细分标准，把整个国际医药市场细分为若干个需求不同的子市场，其中任一子市场的消费者都具有相同或相似的医药需求特征，并描绘出子市场的总体轮廓特征。根据不同需求和购买行为，

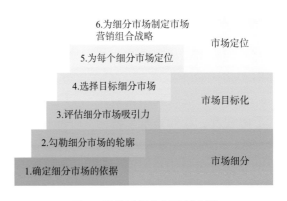

**图1 医药目标市场营销步骤**

以地理或经济因素划分国际医药市场，一个国家的经济形态影响其产品及服务需求，进而产生不同的影响机会。

**标准** 以消费者所具有的明显不同的特征为分类的依据。市场可以根据不同的因素进行细分，常用的细分因素是地理、人口、心理和行为因素。

**地理细分** 可根据地理位置、城镇大小、地形、地貌、气候、交通状况、人口密集度等差异特点，把医药市场细分为不同的地理单位。地理变数之所以可作为市场细分的依据，是因为处在不同地理环境下的消费者对于同一类产品往往有不同的需求与偏好，对企业采取的营销策略与措施会有不同的反应。

**人口细分** 根据年龄、性别、职业、收入、民族、国籍、宗教、教育、家庭规模、家庭生命周期等人口统计的各种变量，可把医药市场分割成不同的消费群体。人口因素是细分消费群体的最基本的依据，主要原因：消费者的需要、欲望和使用率紧随人口变量的变化而变化，以及人口变量比绝大多数其他变量容易衡量，即使应用其他变量，人口变量也是基础。

**心理细分** 按照社会阶层、生活方式或个性特征、性格、购买动机、态度等，把消费者分成不同的群体。处在同一人口群体中的人们可能会有相同或相似的心理构成。

**行为细分** 按照购买者对产品的了解程度、认知态度、使用以及反映，把购买者分割成群体。主要细分变量包括购买时间、购买数量、购买频率、购买习惯（品牌忠诚度）、对服务、价格、渠道、广告的敏感程度等。

**有效条件** 通过对消费者需求差异予以定位，选择众多的细分变量来取得较大的经济效益，即"求同存异"，在异质市场中找到需求一致的消费者群。产品的差异化导致生产成本和推销费用的相应增长，需在市场细分所得收益与市场细分所增成本之间做出权衡。因此，有效的细分市场必须具备 5 个条件。

**可测量性** 标准和变数及细分后的市场是可以识别和衡量的。如果某些细分变数或购买者的需求和特点很难衡量，细分市场后无法界定，那么市场细分就失去了意义。

**可接近性** 子市场能够接近、进入和提供服务，满足细分市场。有利于医药企业节约资源，提高效率。

**规模大** 子市场规模足够大并且能够盈利。规模大的市场值得医药企业设计专门的营销策略去占领且有可拓展的潜力，按计划能获得理想的经济效益和社会服务效益。

**可差别性** 子市场对不同的营销组合要素有不同的反应，易区分。

**可操作性** 在子市场中能够设计出吸引和有效的实行方案达成服务。

**方法** 医药企业可以自主选择细分方法。

**偏好划分法** 医药企业识别顾客偏好，由此划分出同质偏好、分散偏好和集群偏好等模式。①同质偏好（homogeneous preferences）是指所有消费者具有大致相同的偏好，市场内不存在惯常的细分市场。②分散偏好（diffused preferences）指消费者的偏好差别很大，可能在空间各处分布。③集群偏好（clustered preferences）是市场中出现具有不同偏好的消费群体，又称自然的细分市场。

**因素划分法** 市场细分的方法多种多样，每种市场细分都有客观的依据。具体细分方法有单一变量法、主导因素排列法、综合因素细分法、系列因素细分法等 4 种。①单一变量法。以医药企业的经营实践、行业经验和对组织客户的了解为基础，在宏观变量或微观变量之间，找到一种能有效区分客户并使医药企业营销组合产生有效对应的变量而进行的细分。②主导因素排列法。运用一个因素对市场进行细分，这种方法简便易行，但难以反映复杂多变的顾客需求。③综合因素细分法。运用影响消费需求的两种或两种以上的因素进行综合细分。④系列因素细分法。细分市场所涉及的因素是多项的，并且各因素是按一定的顺序逐步进行，可由粗到细、由浅入深，逐步进行细分。

**步骤** 医药市场细分根据不同因素可以划分不同的类别，根据具体情况步骤可以有所不同。医药企业的市场营销人员经常使用 7 个步骤：第 1 步，依据需求选定产品市场范围，企业根据市场需求来明确自己在医药行业中的产品市场范围，并以此作为制定市场开拓战略的依据。第 2 步，列举潜在顾客的基本需求，选定产品市场范围以后，可从地理、人口、心理等方面列出影响产品市场需求和顾客购买行为的各项变数大致估算潜在顾客的不同需求和需求总量。第 3 步，分析潜在顾客的不同需求，医药企业对不同的潜在顾客进行抽样调查，并对所列出的需求变数进行评价，看哪些需求对顾客更为重要，这一步骤需要有 3 个分市场以上。第 4 步，移去潜在顾客的共同需求，需要分析各分市场或顾客群的共同需求，共同需求虽然很重要，但是只能作为设计市场营销组合的参考，不能作为市场细分的基础。第 5 步，为分市场命名，对各分市场抛去共同需求剩下的需求，做进一步的分析，结合各分市场顾客特点，对该市场命名。第 6 步，深入认识各分市场特点，对每一个分市场的顾客需求及其行为做更进一步的调查分析，确认各分市场是否在细分，或重新合并。第 7 步，测量各分市场的大小，决定了各分市场的类型后，需把每个分市场同人口变数结合起来分析，以测量各分市场潜在顾客的数量。制定相应的营销策略，调查、分析、评估各细分市场，最终确定可进入的细分市场，并制定相应的营销策略。

（王淑玲）

yīyào mùbiāo shìchǎng xuǎnzé

## 医药目标市场选择（target market selection of pharmaceuticals）

医药企业预估每个细分市场的吸引力程度，并选择进入一个或多个细分市场的过程。医药企业发挥自身优势，找到市场潜力大、市场容量大并且能发挥医药企业优势的细分市场，有利于中小医药企业提升竞争能力，提高经济效益，进而及时调整营销策略。

**医药目标市场**（target market of pharmaceuticals）是医药企业在市场细分的基础上，根据自身条件选定为之提供相应的药品或服务的若干细分市场。是医药企业根据自身竞争优势，从细分的市场中选择一个或者若干个子市场作为企业的目标市场，并针对目标市场的特点展开营销活动，

以期在满足顾客需求的同时，实现企业经营目标。医药市场营销战略步骤中重要步骤为医药市场细分、医药目标市场选择和医药市场定位。选择医药目标市场是实行有效的医药市场营销战略采取的关键一步。

**历史沿革** 美国营销学家温德尔·史密斯（Wendell Smith）在 1956 年最早提出市场细分，美国营销学家菲利浦·科特勒（Philip Kotler）进一步发展和完善了温德尔·史密斯的理论，并形成包括市场细分（segmentation，S）、目标市场选择（targeting，T）和市场定位（positioning，P）的一套成熟的 STP 理论，目标市场选择已成为营销战略的核心内容。

**目的** 医药目标市场选择是医药市场细分的目的，医药市场细分是医药目标市场选择的基础和前提。这是因为各医药细分市场之间存在着彼此矛盾或排斥的现象，医药企业不可能有足够的资源，来满足所有细分市场的需求。各医药细分市场对医药企业的吸引力不同，两利相较取其重，两弊相较取其轻。选择医药目标市场是否适当，直接关系到企业的市场占有率和盈利情况。医药企业选择目标市场时，需要先评估细分市场，评估细分市场的规模及成长潜力，细分市场的盈利率、规模经济、风险等资源状况与企业的市场营销战略目标的吻合情况。

**条件** 医药细分市场的潜量、医药细分的吸引力以及企业自身优势是影响目标市场选择的条件。有效的目标市场选择使医药企业进入有利可图的细分市场，提供最好地服务，从而获得更高效率。

*细分市场的潜量* 医药企业

进入某一市场是期望能够有利可图，如果市场规模狭小或者趋于萎缩状态，企业进入后难以获得发展，不宜轻易进入。企业不宜以市场吸引力作为唯一取舍，应力求避免“多数谬误”，即与竞争企业遵循同一思维逻辑，将规模最大、吸引力最大的市场作为目标市场。共同争夺同一个顾客群的结果是，造成过度竞争和社会资源的无端浪费，同时另外的消费者群体需求得不到满足。

*医药细分市场的吸引力* 医药细分市场可能具备理想的规模和发展特征，然而从盈利的观点来看，它未必有吸引力。世界上竞争战略和竞争力方面公认的哈佛商学院著名教授迈克尔·波特认为有 5 种力量决定整个市场或其中任何一个细分市场的长期的内在吸引力，即波特五力模型，五力包括同行业竞争者、潜在的新参加的竞争者、替代产品、购买者和供应商等。

*医药企业优势* 还要看是否能发挥医药企业内部的相对优势。医药企业内部的相对优势，一般指原材料、机器设备、技术水平、职工素质、企业规模、研究开发能力、经营管理水平、交通运输条件、地理位置等所表现出来的综合发展能力。

**目标市场选择模式** 医药企业在评估不同的细分市场后，就需要对选择的医药细分市场做出服务决策，可以选择的五种模式分别是产品/市场集中化、产品专业化、市场专业化、选择专业化和市场完全覆盖。见图 1。

*产品/市场集中化* 又称单一市场化，只选择一个医药细分市场，只生产一种医药产品。通过集中营销，能更清楚地了解医药细分市场的需求，从而树立良好

的信誉，在细分市场上建立牢固的市场地位，通过生产和销售的专业化分工，能提高经济效益，医药企业一旦在细分市场上处于领导地位，就将获得很高的投资收益。单一市场营销的风险要比其他模式更大，较适合规模小的医药企业。

产品专业化 同时向几个医药细分市场销售同一种医药产品，医药企业可在特定的医药产品领域树立良好的信誉和较高的知名度。

市场专业化 集中满足某一特定顾客群的多样化需求。向他们提供众多产品类型，能有效地分散经营风险，但由于集中于某一类顾客群体，当这类顾客的需求下降时，企业也会遇到收益下降的风险。

选择专业化 有选择地进入几个不同的医药细分市场，每个细分市场都具有吸引力，且符合医药企业的目标和资源水平。各细分市场之间很少或根本不发生联系，但在每一细分市场上都可利用该策略分散医药企业的风险，在某一个细分市场上丧失了优势，还可以在其他细分市场上继续提供产品并盈利。

市场完全覆盖 为所有顾客群提供其所需的所有产品。如果采用完全覆盖，可能会增加生产经营的复杂性，难以提高企业的利润率。当医药企业实力较弱时运用该模式，一般先进入最有吸引力且最有条件进入的细分市场，在机会和条件成熟时有计划地进入其他细分市场，为全部市场提供产品，逐步发展壮大。

**目标市场选择策略** 目标市场是指一个消费者群体，群体里的消费者有共同的需要或特点，医药企业则是为这些需要来提供

服务的。医药目标市场选择策略是医药企业针对不同的目标市场，根据其特点采取相应的市场营销组合策略，以制定满足目标市场消费需求的经营决策。医药企业自主对目标市场的营销策略进行选择，包括无差异营销策略、差异营销策略、集中性营销策略和微观营销策略4种类型（图2）。

无差异市场营销策略 又称大众营销，医药企业把整体医药市场看作是一个大的目标市场，对构成医药市场的各个细分市场一视同仁，只顾及人们需求的共性，而不计其差异性，追求降低提供产品的生产、储存、运输、广告、调研和管理等成本，达到经济性，同时重视产品质量，以单一的医药市场营销组合，推出

一种医药产品，去试图吸引所有的购买者，争取在人们心目中树立最佳的产品形象。

差异性市场营销策略 把整体医药市场划分成若干细分市场，针对不同的医药细分市场，设计制造性能及包装等有区别的医药产品，采用不同的市场营销组合，分别满足不同的消费者群体对医药产品的需要，力争达到销售机会的最大化。

集中性市场营销策略 医药企业集中力量开发一种医药产品，设计一种市场营销组合，为一个或几个医药细分市场提供产品或服务。其优势为：集中资源和力量在有限的细分市场，能深入了解消费者的需求，提供针对性的营销策略，取得强势的市场地位。

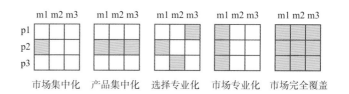

图1 医药目标市场选择模式

注：P1、P2、P3代表不同的医药产品；m1、m2、m3代表不同细分市场；黄色方框代表医药企业选择进入的市场；白色方框代表医药企业不进入的细分市场。

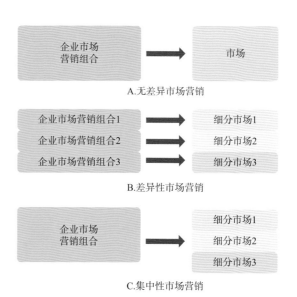

图2 市场营销覆盖战略

实行专业化的生产和分销，能够降低生产成本和经营费用，取得投资回报。相对于无差异市场营销策略可能增加了产品改造成本、生产成本、促销成本等。

**微观营销策略** 为适合特定个人和特定地区的口味调整策略，并非在人群中找寻顾客，而是在每一位顾客身上探寻个性。包括当地营销和个体营销，极端的微观营销就是个性化营销。

（王淑玲）

yīyào shìchǎng dìngwèi
# 医药市场定位（marketing positioning of pharmaceuticals）

建立消费者对产品的重要特征进行定义的方法。即与竞争品相比，本产品在消费者心目中的地位。企业根据竞争者现有医药产品在市场上所处的位置，以及消费者和医生对该产品特征属性的重视程度，塑造企业自身产品与众不同的个性，并把这种个性传达给消费者和医生，以确定本企业医药产品在市场上的位置。

**意义** 在消费者被太多产品和服务信息所包围，故不可能每次做购买决策时，都重新评估产品。为简化购买过程，消费者会在脑中将产品、服务和企业"定位"进行产品分类。一个产品的定位是消费者的知觉、印象和其他同类消费品比较产品后的感觉的综合评价。消费者定位产品时可以有营销人员的帮助，也可以没有，但营销者不愿意让产品听天由命。营销者必须策划定位，使产品在选定的目标市场中更具有优势，吸引细分市场中的重要群体，同时设计营销组合来实现计划中的产品定位。

**历史沿革** 最早定位一词来自美国总统竞聘过程中，竞聘者通过演讲等一系列活动，让民众认知竞选者的从政思路，形成竞争优势。1969 年，美国营销学家艾·里斯（Al Ries）和杰克·特劳特（Jack Trout）首次提出"定位（positioning）"概念，用来表述和定义里斯公司提出的"用一种最简单最清晰的方式"来表述营销哲学，认为企业关键不是产品之战，而是消费者心理之战。定位理论的第一篇署名文章《定位：今天"ME-TOO"市场中的竞赛》在《工业营销》杂志上正式发表。1970 年，被誉为"现代营销学之父"的美国经济学博士菲利普·科特勒（Philip Kotler）教授，将"定位"引入到营销之中。1971 年，被称为广告之父的英国人大卫·奥格威（David Ogilvy）在《纽约时报》（*New York Times*）刊登广告，列出了创造"有销售力广告"的 38 种方法，其中"最为重要的决定""广告运动的效果更多地取决于对产品的定位，而不是怎样去写广告"的定位方法排在 38 种的首位。1972 年，《广告时代》刊登了艾·里斯和杰克·特劳特的系列文章《定位时代》，以后刊印的单行本等开创了营销史上著名的"定位理论"，引领企业营销活动的方向。市场定位作为市场营销学中非常重要的概念，已成为营销战略的重要组成部分。1980 年，迈克尔·波特（Michael Porter）将定位引入到企业战略，作为战略的核心，开创了竞争战略。2001 年，"定位理论"被美国营销学会评选为有史以来对美国营销影响最大的观念。

**方法** 定位（positioning）即确定方位，指医药企业品牌通过措施在顾客的心智阶梯中占据有利的位置，使品牌成为某个类别或某种特性的代表品牌。定位要从一个产品开始。那产品可能是一种商品、一项服务、一个机构甚至是一个人，也许就是你自己。医药企业为找到准确、合适的定位方向，寻求特色、获得消费者和医生认同的宗旨，从两个方面树立自身特色。

**根据产品特点定位** 是采取产品差异化定位，从产品质量、款式等方面实现差异、寻求产品特征是产品差异化战略经常使用的手段，包括价格差异化、质量差异化、渠道差异化、类别差异化等，企业还可以从持久性、耐用性、可靠性、可修补性等方面让自身产品区别于其他产品。主要方法：①产品属性定位。根据产品成分、性能、功效等构成产品内在特殊属性来突出特征。②产品质量或用途定位。开发、生产什么档次水平的产品，与医药企业市场定位有关。药品用途定位是根据医药产品的适应证来突出特色，使之与别的药品区分开来。③复合定位。综合多种定位因素，使消费者觉得企业医药产品有多重特征和多重功能。④标志定位，可以提供很强的企业或品牌识别，以及形象差异。标志（logo）即品牌标志，即在众多品牌中可被认出、易于记忆的特征记号，包括符号、图案或明显的色彩或字体等。标志是企业把代表企业质量或其他特征的实物或人物联系起来的，需要通过媒介向外传播。⑤环境氛围定位，企业生产或者传递产品和提供服务的场所是塑造形象的另一种途径。④和⑤又称为形象差异化，在产品的核心部分与竞争者类同的情况下，塑造不同的形象可以获取差别优势。企业的产品品牌形象能够传达与众不同的利益与定位。

针对竞争对手定位 市场定位的核心是与众不同，即差异化。除了企业产品方面的定位外，可以从与产品相关的服务、人员和形象等与竞争对手进行区别。①价格定位。在什么样的价格水平下开发、生产医药产品，是与市场竞争有关的，有高价定位、低价定位、市场平均价格定位。②利益定位。向消费者提供其他品牌无法提供或者没有诉求过的服务功能，是独一无二的，是能产生利益的。③服务定位。向目标市场提供与竞争者不同的优质服务。企业的竞争力越能体现在顾客服务水平上，市场差异化就越容易实现，包括速度、便利、细致、运输、安装、给顾客培训、免费或收费咨询等方面取得竞争优势。④人员差异定位。通过聘用和培训比竞争者更为优秀的人员以获取差别优势。企业细致地挑选与顾客直接接触的员工，并进行系统认真的专业培训，是企业人员差异的前提。

**步骤** 每个医药企业都必须通过建立一整套独一无二的竞争优势来使自己不同于其他企业，从而充分吸引细分市场中的消费者。市场定位包括 3 个步骤：识别可能的竞争优势，选择正确的竞争优势，有效地向市场表明企业的市场定位。

识别可能的竞争优势 消费者一般都选择那些给他们带来最大价值的产品和服务。赢得和保持顾客的关键是比竞争对手更好地理解顾客的需要和购买过程，以及向他们提供更多的价值。向目标市场提供优越的价值，是企业的竞争优势。市场定位的关键是设法在产品上找出竞争优势，竞争优势可以从产品、服务、人员、形象等四大方面入手寻找。

选择正确的竞争优势 医药企业发现了自身若干个潜在的竞争优势后，企业必须选择其中几个竞争优势，并据此建立起市场定位。企业在众多优势里进行取舍时，必须确定传播多少种及哪几种优势。一般情况下，企业应选择一种优势，并对该优势进行大力宣传和推广。

选择一种优势是否值得建立市场定位很有必要进行衡量，不是所有的差异都有意义和价值，也不是每一种差异都能成为很好的区别因素。每一种差异都有可能在给顾客带来利益的同时也会增加企业的成本。企业选择差异的方法是，差异点要满足 7 条：①重要性，该差异能给目标购买者带来高价值的利益。②专有性，竞争对手无法提供这一差异，或者企业不能以一种更加与众不同的方法来提供该差异。③优越性，该差异优越于其他可使顾客获得同样利益的办法。④感知性，该差异实实在在，可为购买者感知。⑤先占性，竞争对手不能够轻易地复制出此差异。⑥可支付性，购买者有能力支付这一差异。⑦可盈利性，企业能从此差异中获利。

传播并送达选定的市场定位 医药企业在选择正确的竞争优势后，需有效地与消费者进行交流，并向市场传递企业定位，确定独特的竞争优势。一旦选择好市场定位，企业就必须采取切实步骤把理想的市场定位传达给目标消费者。企业所有的市场营销组合必须支持这一市场定位战略。给企业定位要求有具体的行动而不是空说，设计市场营销组合，即产品、价格、分销及销售手段，必须包括设计市场定位战略的策略性细节。

企业经常发现制定出一个好的市场定位战略比实施更容易些。建立或改变市场定位通常需要更长时间，相反，花了许多年建立起来的市场地位却有可能很快丢失。一旦企业建立起理想的市场地位，就必须通过不断的表现和接触，小心地保持这种地位。

**策略** 医药企业不仅要树立自身的特色，还要区别于竞争者来确定竞争中的地位。定位策略主要包括避强定位、迎头定位、重新定位、创新定位等策略。

避强定位（avoid strong-positioning）策略 力图避免与实力最强的或较强的医药企业直接发生竞争，可将企业医药产品定位于另一市场区域内，使产品在某些特征或属性方面与对手有显著的区别。优点是该策略能较快地在市场上站稳脚跟，并能在消费者中树立形象，但企业可能需要放弃某个最佳的市场位置，使企业处于最差的市场位置。

迎头定位（competitive positioning）策略 根据自身的实力，为占据较佳的市场位置，不惜与市场上占支配地位的、实力最强或较强的竞争对手发生正面竞争，而使企业产品进入与对手相同的市场位置。优点是在竞争过程中相当惹人注目，甚至产生轰动效应，企业及其产品可以较快地被消费者所了解，易于达到树立市场形象的目的，但具有较大的风险性。

重新定位（reposition）策略 以退为进的策略，目的是为了实施更有效的定位。企业在选定了市场定位目标后，如果定位不准确或初始定位得当但市场情况发生变化时，遇到竞争者定位与本企业接近，侵占了本企业部分市场，或由于某种原因消费者或用户的偏好发生变化，转移到竞争者方面时，就应考虑重新定位。

创新定位（innovation positioning）策略　创新定位又称插位，即寻找新的尚未被占领但有潜在市场需求的位置，填补市场上空缺的、生产市场上没有的、具备某种特色的产品。采用这种定位方式时，应明确创新定位所需的产品在技术上、经济上是否可行，有无足够的市场容量，能否为企业带来合理而持续的盈利。

在进行市场定位时，应慎之又慎，通过反复比较和调查研究，找出最合理的突破口，避免出现定位混乱、定位过度、定位过宽或定位过窄的情况。一旦确立了理想的定位，企业需通过一致的表现与沟通来维持此定位并经常加以监测，以随时适应目标顾客和竞争者策略的改变。

（王淑玲）

yīyào shìchǎng yíngxiāo zǔhé

## 医药市场营销组合（marketing mix of pharmaceuticals）

医药企业为实现战略目标将本企业可控的基本营销措施进行整合并综合形成的一个整体性活动。医药企业在目标市场中综合考虑企业的内外部资源、市场的竞争状况及外部环境等，并对可控因素加以优化组合和综合运用，以实现战略目标。最经典的医药市场营销 4P 组合主要就将医药产品策略、定价策略、分销策略和促销策略的具体措施进行整合形成，以消费者为中心的市场营销 4C 组合，以市场竞争力为核心的营销 4V 组合，以关系营销视觉的营销 4R 组合，企业无论采用何种方式的营销组合都是医药企业市场营销战略的重要组成部分，是应对竞争者强有力的手段，也是合理分配营销预算费用的依据。

**特点**　营销组合作为医药企业一个重要的营销管理方法，具有四大特点。

动态性　市场营销组合是一个动态组合，构成组合的各个营销因素由于内部条件和外部环境的影响经常处于变化状态，导致组合不断变化。

可控性　营销组合的各个因素是医药企业可以控制的，它的可控性决定了营销组合的可能性，同时会受到企业资源和营销目标的制约，还受到微观和宏观市场环境因素的制约。

复合性　营销组合的大因素各自包括若干中因素或更多小因素。如"4Ps"的组合，其中每一个 P 又包括多个次一级的中因素，在确定四大因素整体组合时，需要考虑各个因素的内部组合。

整体性　在组合条件下各个因素相互补充、协调配合、目标统一，使得整体功能大于局部功能之和。

**意义**　首先，市场营销组合的出现意味着市场经营观念完成了转变，即发展到了新观念——市场营销观念。其次，市场营销组合体现了现代市场营销学一个重要特点，那就是具有鲜明的"管理导向"，着重从市场营销管理决策的角度，着眼于买方行为，重点研究医药企业市场营销管理工作中的各项战略和策略。再次，市场营销组合是系统观念在市场营销活动中具体体现和运用，它以系统理论为指导，向医药企业决策者提供了为达到企业营销整体效果而科学地分析和应用各种营销手段的思路和方法。

**理论发展**　20 世纪 50 年代，美国哈佛大学教授尼尔·鲍顿（Neil Borden）第一次提出市场营销组合概念和 12 个营销组合要

素。1960 年，美国密西根大学教授杰罗姆·麦卡锡（Jerome McCarthy）在第一版《基础营销学》中首次提出"4P"营销组合经典模型，即产品（product）、价格（price）、渠道（place）、促销（promotion）。1986 年，美国市场营销学家菲利浦·科特勒（Philip Kotler）在"大市场营销"中提出 6Ps 组合，在 4P 的基础上增加权力（power）和公共关系（public relations）。之后，又扩展为 11Ps，除 6P 外增加探查（probe）、分割（partition）、优先（priorition）、定位（position）和人（people）。1990 年，美国学者罗伯特·劳特朋（Robert Lauterborn）在《4P 退休，4C 登场》一文中提出与传统营销 4Ps 对应的 4Cs 理论，即消费者问题的解决（consumer solution）、成本（consumer cost）、便利（convenience）和沟通（communication）。1994 年，台湾学者罗文坤首次提出 4Vs 营销组合理论，即产品的多样性（versatility）、价格的价值性（value）、通路的复合性（variation）、推广的互动性（vibration）。中南大学教授吴金明在 2001 年发表《新经济时代的"4V"营销组合》，则指出 4V 指差异化（variation）、功能化（versatility）、附加价值（value）、共鸣（vibration）。1996 年，美国学者舒尔茨（Don E. Schultz）提出 4Rs 组合理论，即市场反应（reaction）、顾客关联（relativity）、关系营销（relationship）和利益回报（retribution）。美国学者艾洛特·艾登伯格（Elliott Ettenberg）2003 年在《4Rs 营销—颠覆 4Ps 的营销新论》一书中提出 4Rs 的另一种表述则是关系（relationship）、节省（retrenchment）、关联（relevancy）

和报酬（reward）。随着市场营销学的发展，营销组合理论仍处于不断补充和完善之中。

**类型** 随着市场的发展，营销组合概念在不断创完善和创新，包括 4Ps 营销理论、4Cs 营销理论、4Vs 营销理论、4Rs 营销理论等，新的营销组合理论出现并不是代替了原有的营销组合理论，各种营销组合理论都是从不同的角度提出，医药企业可以根据自身情况灵活采用。

**4Ps 营销理论** 影响医药企业市场营销活动的可控因素，包括产品、商标、品牌、价格、广告、渠道等内容，而 4Ps 营销理论则是以下四大可控因素的归纳。①产品策略。以向目标市场提供各种适合消费者需求的有形和无形的医药产品的方式来实现医药企业营销目标，即医药产品策略。包括对同产品有关的品种、规格、式样、质量、包装、特色、商标、品牌以及各种服务措施等可控因素的组合和运用。②定价策略。按照市场规律制定价格和变动价格等方式来实现医药企业营销目标，即医药产品价格策略。包括对与定价有关的基本价格、折扣价格、津贴、付款期限、商业信用以及各种定价方法和定价技巧等可控因素的组合和运用。③分销策略。合理地选择分销渠道和组织商品实体流通的方式来实现医药企业营销目标，即医药产品渠道策略。其中包括对与分销有关的渠道覆盖面、中间商以及储存运输等可控因素的组合和运用。④促销策略。利用各种信息传播手段刺激消费者购买欲望，促进产品销售的方式来实现医药企业营销目标，即医药产品促销策略。其中包括对与促销有关的广告、人员推销、营业推广、公共关系等可控因素的组合和运用。

**4Cs 营销理论** 以消费者需求为导向，重新设定了市场营销组合的 4 个基本要素。①顾客。必须首先了解和研究顾客，根据顾客的需求来提供产品。同时，企业提供的不仅仅是医药产品和服务，更重要的是由此产生的顾客感知价值（customer perceived value）。顾客感知价值是相对于竞争者顾客对一种营销供给品的总利益与总成本之差所做出的评估。②成本。包括医药企业生产成本和顾客购买成本。医药产品定价的理想情况应该是既低于顾客的心理价格，亦能够让企业有所盈利。此外，购买成本不仅包括货币支出，还包括为此耗费的时间、体力、精力以及购买风险。③便利。为顾客提供最大的购物和使用便利。在制订分销策略时，要通过好的售前、售中和售后服务让顾客在购物的同时享受到便利。④沟通。通过同顾客进行积极有效的双向沟通，适应顾客的情感和需求，建立基于共同利益的新型企业/顾客关系。

**4Vs 营销理论** 强调企业应提高核心竞争力，是对传统 4Ps 组合理论的重新表述和完善。①差异化。凭借医药企业自身优势生产销售医药产品，使产品能与竞争产品区别开来，实施差异化营销。②功能化。针对消费者具体需求进行组合，向消费者提供不同功能的系列化医药产品供给，做到产品功能弹性化。③附加价值。随着附加价值在医药产品价值构成中的比重上升，提高医药产品在技术创新、营销与服务、文化品牌等方面的附加价值。④共鸣。通过为消费者提供价值创新使其获得稳定的最大限度满足，消费者会成为医药企业的终

生顾客，从而使双方产生相同感受与情感偏好。

**4Rs 营销理论** 立足于关系营销的分析视角，4Rs 营销理论重在建立顾客忠诚。舒尔茨和艾洛特·艾登伯格都提出了 4Rs 营销理论，两者各有不同。

**舒尔茨的 4Rs 理论** ①顾客关联，通过有效方式在业务、需求等方面与顾客建立关联，形成一种互助、互求、互需的关系，提高顾客的忠诚度，从而赢得长期而稳定的市场。②市场反应，站在顾客的角度认真倾听顾客的希望、梦想和需求，并及时答复和迅速做出反应，建立高度回应需求的商业模式和快速反应机制，不断提高对市场变化和顾客需求的反应速度与回应力。③关系营销，医药企业的经营从交易变成责任，从管理营销组合变为管理同顾客互动的关系，从营销关系转向建立友好合作的关系，从满足顾客需求转向为顾客创造价值，从抓服务质量转向对客户的高度承诺。④利益回报，市场营销的真正价值在于能为医药企业带来回报，追求回报是营销发展的动力。企业与顾客关联互动、对顾客要求做出快速反应、与顾客建立良好关系的目的，最终将归结于期望顾客给以货币、信任、支持、赞誉、合作、忠诚等物质和精神的回报，为医药企业赢得利益。

**艾洛特·艾登伯格的 4Rs 理论** ①关系。在医药企业和目标市场间构筑一种独特关系，实现这一目标的核心能力是服务和体验。要求企业提供全方位的、人性化的、人情味的优质服务，努力使顾客在交易时或使用产品与服务时的体验更独特、更愉悦。②节省。为节省时间，医药企业

主动去接近消费者而不是引导他们来接近企业产品，完成这一任务的核心能力是技术和便利。企业通过使用技术如电子商务等把医药产品、品牌、服务带给顾客，为顾客提供最便利的满足需要的机会和条件。③关联。将企业的品牌资产直接与主要的购买动机相联系，并通过专业和医药产品两种核心能力来做到这一点。专业就是使企业成为所在行业最重要的思想和信息的来源，并用"专业"能力把自己与竞争对手区分开来。"医药产品"能力就是通过使用独特的医药产品组合来反映和满足顾客的欲望。④报酬。酬谢顾客，包括品味和时间两种核心能力。品味策略就是要尽力寻找一切机会将企业的品牌与顾客追求的理想、生活方式、个性关联在一起。时间策略意味着使用品牌所需的时间是有价值的、快乐的和有效的。

（王淑玲）

yīyào chǎnpǐn cèlüè

## 医药产品策略（product strategy of pharmaceutical products）
为获得市场竞争优势，在医药市场营销战略确定后所采取的针对产品的开发、决策、包装等一系列推广产品的方案。医药企业从医药产品整体概念出发，可采用产品组合策略、产品生命周期不同阶段推广策略、包装策略、新产品开发策略、品牌策略等不同的产品策略，由于策略运用重点不同，根据资源和竞争对手情况，各种策略可以单独采用，也可以灵活组合运用，企业要根据具体情况而定。

**意义** 医药产品策略不仅是医药市场营销4P组合策略的核心，也是价格策略、渠道策略和促销策略的基础，同时也是医药市场营销活动的支柱和基石。产品整体概念有利于顾客识别产品核心利益，提高企业对非功能性利益的重视程度，给企业带来不同角度的市场竞争创意；产品组合策略有利于企业抓住市场机会、利用企业资源对生产和经营的全部产品合理确定种类和数量及组合方式，避开威胁和风险；产品生命周期策略有利于企业识别产品在市场上不同阶段的销售状况并采取适当应对策略、实现不同阶段的销售额、占有率、利润、品牌价值等市场目标；新产品开发有利于企业不断抢占空白市场和维持高市场占有率；包装策略有利于消费者识别和选择企业产品、美化和储存产品，达到赢得市场满意的效果；品牌策略有利于提高产品价值、稳定市场，达到增强企业实力的目的。

**产品组合策略** 医药企业根据市场需求、竞争态势和企业资源对产品组合宽度、广度、关联度进行的最优组合决策。包括产品组合策略和调整产品组合策略，每种策略可以单独使用，也可以灵活组合使用。

**产品组合策略类型** 产品组合策略主要有6种类型：①全面组合策略，指企业向所有的细分市场提供所需要的一切产品和服务，狭义的是指提供某一行业所需的全部产品，产品组合的关联度很强。广义的是指不受产品关联度影响，最大限度增加产品组合的广度和深度。②市场专门化组合策略，指企业向某一个专业市场提供其所需要的各种产品的产品组合策略。这种策略强调产品的宽度和关联度，产品组合的深度一般较浅。③产品专门化组合策略，指企业专注于生产和经营某一类产品，并将其推销给各类顾客的产品组合策略。该策略强调产品组合的深度和关联度，组合的宽度一般较小。④有限产品组合策略，指企业根据自身的优势集中生产和经营有限的甚至是单一的产品线，以适应有限的或单一的消费者需求的产品组合策略。⑤特殊性产品组合策略，指根据某类顾客特殊需要企业专门生产经营某一类特殊产品的组合策略。⑥单一产品组合策略，指企业凭借知识产权或特许经营权，排斥竞争对手，独占市场的产品组合策略。

**调整产品组合策略类型** 医药企业对现有产品线和产品组合进行分析评价后，针对问题采取的措施。主要包括：改变宽度、长度、深度以扩大或缩减产品组合，将产品线进行向上、向下或双向延伸等。①扩大产品组合策略，通过增加产品项目、产品线和品种来扩大产品组合的长度、宽度、深度和关联度，从而达到扩大经营范围的目的。②缩减产品组合策略，通过减少产品项目、产品线和品种来缩小产品组合的长度、宽度、深度和关联度，从而达到缩小经营范围的目的。③产品线延伸策略包括向上延伸、向下延伸和双向延伸策略。向上延伸是指原定位于中、低档价格市场的产品线向上延伸，即在中低档价格产品线中增加较高档次的产品项目。当高档产品市场潜力和需求增加，且企业具有相应技术实力时可采用该策略。向下延伸是指原定位于高、中档市场的产品线向下延伸，即在高中档产品线中增加较低档次的产品项目。当高档产品市场竞争激烈而增长缓慢，企业可采用该策略利用高档产品声誉进入低档产品市场以增加利润。双向延伸是指产品线向上下两个方向延伸，既增加高档产品又增加低档产品。原定位于中档产品市场的企业为占有更大市场采用此策略。

**产品生命周期策略**　根据产品在生命周期不同阶段的市场占有率、销售额、利润额相应发生改变，医药企业根据产品所处阶段采取不同营销策略以获取最大利益。（见医药产品生命周期）

**产品开发期策略**　企业通过市场调研寻找和形成医药产品创意，包括产品名称、消费者群体定位概念的设计，以及产品临床研究阶段的产品说明书内容的逐步形成和完善、产品注册等市场方案和推进措施。

**导入期策略**　新医药产品首次投入市场，进入导入期。该阶段持续时间长、销售增长缓慢，应把销售力量直接投向最有可能的购买者。可选择的主要营销策略有：快速撇脂策略（高价格-高促销策略）、缓慢撇脂策略（高价格-低促销策略）、快速渗透策略（低价格-高促销策略）、缓慢渗透策略（低价格-低促销策略）。

**成长期策略**　新医药产品在市场上被认可和接受，进入成长期。该阶段销量快速攀升，医药企业面临高市场份额或高利润的选择问题，更倾向于维持其市场增长率。可采取改善产品质量、增加新产品的特色和式样，或在适当时候调整医药产品价格等方法以吸引购买者。具体市场策略是产品策略、价格策略、渠道策略和促销策略等策略的组合应用。

**成熟期策略**　多数购买者已接受该医药产品，销量增长到达某一点时放缓，产品进入成熟期。该阶段持续时间长，竞争加剧，营销策略旨在延长产品的成熟期。医药企业可采取市场改良策略、产品改良策略、营销组合改良策略等，即增加现有产品销量、开发新用户和新细分市场、增加现有顾客的使用率、改变医药产品特点、增添产品新特性以扩大适用范围和改进营销组合等方法。

**衰退期策略**　销量下降、利润趋于零、销售量下降过程呈现出速度不一，可以是缓慢也可以是快速的。企业通过定期审查产品销量、市场份额、成本和利润趋势，识别处于衰退期的产品，再对衰退产品做出维持、收获或是放弃的决策。

**新产品开发策略**　医药企业自身开展的新产品发明、产品改进或调整、产品采用新品牌等系列策略。企业在产品处于生命周期的成熟期或衰退期时，为满足市场需求开发新产品，或在产品整体概念基础上推出不同内涵和外延的产品。

根据划分标准不同，新产品开发策略可细化为多个不同子策略，不同子策略间又可相互组合运用。以产品革新程度划分，新产品开发策略包含创新型策略和模仿型策略。实力雄厚的企业多采用前者，率先推出具有独创性的新产品以占据市场有利地位，但成本较高且风险也大。对于反应机制快速而实力不足的企业来说，后者则更为适用。这种对其他企业新产品加以仿制改进的策略既有助于减少成本和风险，又能借助新产品已有声誉迅速打入市场，但缺点是自投入市场就面对较大竞争且对企业反应速度要求较高。另外，以开发方式划分，新产品开发策略又可分为自主开发策略、联合研制策略、企业兼并策略等。实力非常雄厚的医药企业一般就结合创新型策略和自主开发策略以开发专利性产品。

正是由于新产品开发策略的内容丰富且形式多变，企业需要根据产品类型、企业实力、市场吸引力等综合运用各种新产品开发的子策略。

**新产品开发流程**　为了开发成功新产品，需要了解顾客、市场和竞争对手，制订有力的新产品开发计划，并建立系统的新产品开发流程来促进新产品的发现和成长。新产品开发流程包括8个主要阶段：①创意生成，系统地寻找新产品创意。②创意筛选，摒弃糟糕创意而保留好创意。③概念开发和测试，新产品创意经过提炼发展为产品概念后，以符号或实物形式展现给目标顾客来进行测试。④营销战略发展，设计出将产品导入市场的初步营销战略。⑤商业分析，包括审查新产品的销售量、成本和利润计划，以确定它们是否符合医药企业目标。⑥产品开发，开发并测试新产品概念的实体形式，进入试制阶段。⑦市场测试，产品和营销计划进入更真实的市场环境。⑧商品化，对新产品的上市进行决策。

**产品包装策略**　医药企业运用包装设计和包装差异实现医药产品价值提升的系列措施。包装（packaging）是在商品流通过程中能起到保护商品、方便运输、提高商品价值等作用的容器及辅助材料的总称。包装有两方面含义：一是指设计并制作容器或包扎物的一系列活动，二是指包装物。包装物要符合法规要求，医药产品包装包括内包装、中包装和外包装。企业对其产品包装进行设计与装潢，以实现包装保护产品质量、便于运输和储藏、便于消费和用药、美化商品和促进销售，增加产品的整体价值。

包装设计策略　包装设计应依据科学、经济、牢固、美观、适销的原则，对包装性状、大小、构造、材料、文字说明进行创造或选择。装潢是对产品包装进行装饰和艺术造型，对装潢结构和图案设计的要求有：①独特新颖，美观大方。②表里一致。③设计科学合理，经济、美观、牢固。药品包装要符合相关政策和法规，药品包装所涉及的法律问题是相当广泛的，不仅涉及国内法，也涉及域外法律及国际标准。包装与商标权、专利权、版权、反不正当竞争及消费者权益保护、环境保护、产品质量标准等法律问题存在紧密联系。药品包装也要符合医药法规的特殊要求，涉及法律法规包括《中华人民共和国药品管理法》所设的药品包装和分装内容，《药品包装标签和说明书管理规定》等。

包装策略类型　综合运用各种包装策略，适时调整。包装策略主要包括6种：①类似包装策略，医药企业对其各种产品包装均采用相近的图案、近似的色彩和共同的特征。这种做法使该企业产品更易被消费者识别记忆，有利于新产品上市，但只适用于同一档次产品，不利于品牌产品和普通产品的区分。②配套包装策略，也称集聚包装，把若干有关联的产品放在同一容器中。这节约交易时间，便于消费者购买、携带与使用，并有利于其中新产品的推销。③附赠品包装策略，包装本身是附赠品或包装里附有赠品。赠品按目标市场进行选择，引起消费者兴趣，有利于顾客重复购买。④再使用包装策略，产品用完后，包装物可回收利用或移作他用。企业回收包装既降低成本又减少环境污染；消费者再利用则有利于诱导重复购买，同时包装持续发挥广告宣传作用，但制作成本一般较高。⑤差异包装策略，将产品分成若干不同规格等级包装，一般产品采用单片或单只、多片或对只包装。这有利于消费者区别不同使用量，满足各类需要，但由于各包装产品批量相对较小故成本也相应增加。⑥变更包装，包装随新工艺、新技术和新材料的应用而不断更新。这有利于改变产品形象，打开新的销售局面。

**品牌策略**　医药企业为了建立与竞争对手的产品或服务相区别的名称及其标志并为塑造、维护品牌所采用的一系列具体措施。科学合理地制定品牌策略，是医药企业品牌运营的核心内容，主要策略包括5种。

品牌化策略　医药产品是否使用品牌，是医药企业采取品牌决策的首要问题。产品品牌运营的投入与产出是决定品牌建立与否的关键问题。

品牌归属策略　确定使用品牌决策后，需要抉择品牌归属。有3种可供选择的策略：①制造商品牌，医药企业使用自己的品牌，又称企业品牌或自有品牌。②中间商品牌，医药企业将产品出售给中间商，由中间商以自己的品牌将产品转卖，又称为经销商品牌。③混合品牌，企业对部分产品使用自有品牌，另一部分使用中间商品牌或其他生产者品牌。

品牌统分策略　对产品使用一个品牌还是多个品牌，有4种策略：①个别品牌，即医药企业对不同的产品使用不同的品牌。②单一品牌，即医药企业所有的产品采用同一品牌。③同类统一品牌，即对同一产品线的产品采用同一品牌，不同的产品线则品牌不同。④家族品牌，企业名称与个别品牌并行的策略，在不同的产品上使用不同的品牌，但每一品牌之前都冠以企业的名称。

品牌扩展策略　有5种策略选择：①产品线扩展策略，指医药企业现有的产品线使用同一品牌，当增加该产品线的产品时，仍沿用原有的品牌。②品牌延伸策略，指一个现有的品牌名称使用到一个新类别的产品上。③多品牌策略，在相同产品类别中引进多个品牌的策略。④新品牌策略，为新产品设计新品牌的策略。⑤合作品牌（也称双重品牌）策略，是两个或更多的品牌在一个产品上联合起来。

品牌更新策略　对品牌重新定位、重新设计，塑造品牌新形象的过程，其实质是对品牌补充能量。

（王淑玲）

yīyào chǎnpǐn zhěngtǐ gàiniàn
**医药产品整体概念**（total concept of pharmaceutical products）

对有形产品和无形服务的层次划分所形成的价值层次的整体的、综合性统称。对围绕医药品展开的某一具体有形产品或无形服务进行核心层、有形层、附加层等多层次划分后的整体的、综合性统称，包括满足治病疗伤需要的核心功能、剂型、包装、商标、品质、售后服务和保障等。现代营销意义上的医药产品已不仅包括产品实体及其品质、特色、品牌等有形物品，还包括给消费者带来附加利益和心理满足的无形服务。

产品开发者从不同层次来研究产品和服务。产品（product）指任何能够提供给市场供关注、获得、使用或消费，以满足欲望或需要的东西，包括实体、服务、时间、人物、地点、组织、创意等这些实体的组合。服务作为一种重要产品，包括本质上是无形的且不会带来任何所有权转移的、可供出售的活动、利益或者满意度。

**意义** 产品作为营销工作者用于满足顾客需要的最初手段和营销理论家用以构造理论的方法，得到了广泛的关注和研究。随着产品的定义从狭义发展到广义，对产品概念的理解和表述也更系统完善。狭义的产品是指具有某种特定物质形状和用途的物品，是看得见、摸得着的东西。广义的产品包括具有物质形态的产品实体，又包括非物质形态的利益。产品整体概念作为现代营销观念的基石，对市场营销管理活动具有重要的意义。首先，产品整体概念立足于消费者利益，帮助医药企业明确消费者所追求的核心利益是健康；其次，产品整体概念有利于医药企业认识到消费者对产品非功能性利益的重视，促使企业在满足功能性利益的基础上开发产品非功能性利益；再次，产品的层次化结构，提高顾客让渡价值，对医药品定价有指导意义；最后，产品整体概念为企业带来了新的竞争思路，企业可在款式、包装、品牌等各个方面创造差异来确立市场地位和提高竞争力。

**历史沿革** 产品整体概念内涵是一个发展的过程，一方面是由物品向产品转化的发展过程，称为延伸型发展过程；另一方面是产品结构层次从无层次到五层次模型结构发展过程。

由物品的狭义阶段向广义的产品转化的发展过程主要形成于20世纪70—80年代。20世纪50年代形成后营销理念，关注的主要领域先后是顾客营销、产业营销、非营利和社会营销等有形之物的领域，形成一种思维定式：无论是物品还是产品，营销均视同为有形之物。20世纪70年代开始强调产品不限于物品，代表人物菲利普·科特勒（Philip Kotler）1976年指出：重要的是不要将我们对产品的观念局限于物质本身，产品实际上为解决问题的工具，它包括人、场所、组织和观念。1984年，科特勒指出"提供物可以从纯粹的物品延伸至纯粹的服务，包括纯有形物品，附带有服务的有形物品，附带有少量物品和少量服务的主要服务，纯服务"。20世纪90年代，产品包括有形物品和无形服务的思想成为共识，1993年，美国营销学者阿德里安·佩恩（Adrian Payne）指出"产品一语经常在广义上被用于表示被制造的物品和服务。"产品从有形向"有形——无形连续体"的进化相对完成。

营销的产品整体概念发展于20世纪80~90年代。产品整体概念是侧重于产品结构层次从无层次的划分到五层次结构模型发展过程。1987年，美国戴维·L·库尔茨（David L. Kurtz）教授和美国营销学家路易斯 E. 布恩（Louis E. Boone）推出了一个正方形的两层次模型，1988年，贝内特（Peter D. Bennet）构建了一个三角形的两层次模型。1993年，美国学者西蒙·马杰罗（Simon Majro）、佩恩以及美国营销学教授威廉·G·齐克芒德（William G. Zikmund）等分别推出了圆形两层次模型。1986年，美国、现代营销学的奠基人之一的莱维特（Lewitt）提出四层次结构的产品整体模型。五层次结构的产品整

体模型最早见于科特勒1984版《营销管理》。

**类型** 产品整体概念类型在物品向产品转化，逐渐经历了一个多层次发展过程。包括两层次模型、三层次模型、四层次模型、五层次模型等，不同层次模型，都属于产品整体概念范畴，其中两层次模型中的正方形和三角形被认为忽视了核心产品。营销领域比较认可的是三层次产品整体概念和五层次整体概念。

**两层次产品整体概念** 两层次模型有3种不同形态，包括正方形、三角形和圆形。①库尔茨和布恩推出了一个正方形的两层次模型，内层正方形是提供给消费者的物品或服务的物理特征和功能特征；外面正方形包括品牌、包装和标签、保证和服务以及产品形象等，见图1。②贝内特构建了一个三角形的两层次模型，见图2，其附加产品被当做消费者真正购买的东西，包括送货、修理服务、品牌形象、保证、包装和信贷等，忽视了核心产品给消费

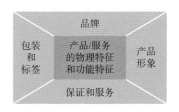

图1 库-布的两层次概念模型

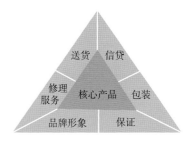

图2 贝尔特的两层次模型

者带来的利益。③齐克曼德（William G. Zikmund）和阿米科（D'Amico）共同推出的圆形模型由核心产品和附加产品构成，认为产品整体分为主要性状和附属方面两个层次，见图3。核心产品即主要性状，是核心提供物的基本特性和基本方面；附加产品即附属方面，包括具体特性、美学、包装、保证等，每一部分提供追加利益。此阶段的模型构建者在认识上不尽一致，对附加产品认识层的认识差异较大。

**三层次结构的产品整体概念**

科特勒提出3个层次的划分：核心产品、有形产品和附加产品，见图4。核心产品是指产品使用价值，即满足购买者需要的基本效用和利益；有形产品是指产品呈现在市场上的全部外部特征，包括质量、特征、式样、品牌名称和包装等；附加产品是指买主因购买产品取得的附加服务与利益。明确了3个层次的具体位置：核心产品位于产品整体的中心，有形产品位于中间层，附加产品位于最外层。

**四层次结构的产品整体概念**

四层次结构的产品整体模型是由莱维特提出，由内向外依次是：核心产品或一般产品，是产品的有形属性；期望产品，是消费者对有形属性或其他属性的期望，是需要满足的最低限度的购买条件；附加产品，是超出顾客期望的部分；潜在产品，是可能增加对购买者的效用或可能具有效用的特点和利益，见图5。

**五层次结构的产品整体概念**

五层次结构的产品整体模型（图6）由科特勒提出，由内向外依次是核心产品、一般产品、期望产品、附加产品、潜在产品。与三层次模型相比，增加了期望

产品（第3层）和潜在产品（第5层），改造了第2层，附加产品层被推向第4层。核心利益是最基本层次，是购买者真正购买的基本服务或利益；一般产品由核心利益转化而来；期望产品是购买者购买这种产品时期望得到的一组属性和条件；附加产品是期望产品之外的购买者欲求；潜在产品包括产品在将来可能经过的所有附加和转化。

**内容** 20世纪90年代后，五层次产品整体概念得到了普遍认可，是产品整体概念的最完整形态。

*核心产品（core product）* 顾客真正购买的基本服务和利益，在产品整体概念中也是最基本、最主要的部分。医药品的核心产品是指药物的预防、治疗和诊断

作用，顾客购买某种产品，并不是为了占有或获得产品本身，而是为了获得能满足某种需要的效用或利益。

*一般产品（basic product）* 又称形式产品，产品的基本形式，即向市场提供的实体和服务的形象。如果有形产品是实体品，通常市场表现为产品质量、外观特色、剂型、品牌名称和包装等。产品的基本效用需通过某些具体的形式才能实现，着眼于顾客购买产品时所追求的利益，以求更完美地满足顾客需要，从这一点出发再去寻求利益得以实现的形式，进行产品设计。

*期望产品（expected product）* 购买者购买产品时通常希望和默认的一组产品属性和条件。一般情况下，顾客在购买某种产品

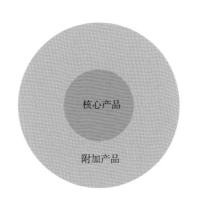

**图3 马杰罗和佩恩的两层次模型**

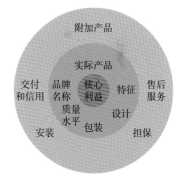

**图4 科特勒的三层次模型**

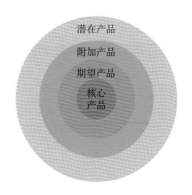

**图5 莱维特的四层次模型**

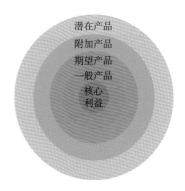

**图6 科特勒的五层次模型**

时，往往会根据以往的消费经验和企业的营销宣传，对想要购买的产品形成一种期望。顾客得到的是购买产品应该得到的，也是企业在提供产品时应该提供给顾客的，顾客在得到这些产品基本属性时，并没有太多的偏好，但是如果顾客没有得到这些，就会非常不满意。

附加产品（augmented product） 又称延伸产品，是顾客购买产品时获得附带的各种利益总和，包括提供信贷、免费送货、质量保证、安装、售后服务等。购买者的目的是为了满足某种需要，因而他们希望得到与满足该项需要有关的一切。

潜在产品（potential product） 产品最终可能实现的全部附加部分和将来会转换的部分。许多企业通过对现有产品的附加与扩展，不断提供潜在产品，给予顾客的不仅仅是满意，还使顾客在获得这些新功能时感到喜悦。潜在产品指出了产品可能的演变，也使顾客对于产品的期望越来越高。

（王淑玲）

yīyào chǎnpǐn shēngmìng zhōuqī

## 医药产品生命周期（product life cycle of pharmaceutical products）

医药产品从开发研发起，经过成功投放市场进行销售，直到最终被市场淘汰为止的整个时间阶段。研究医药产品生命周期是为了更好地制订医药产品策略。

**概念区分** 产品生命周期特指产品的市场经济寿命，其强调的是产品进入市场到退出市场的过程，与产品的自然寿命或使用寿命是两个截然不同的概念。产品的使用寿命是指一个产品的有效使用时间，即产品使用价值的消失过程，指产品的自然生命，是一种具体有形的变化。决定使用寿命长短的是产品本身的自然因素，与产品本身的性质、使用条件、使用频率等因素有关。而决定产品生命周期长短的是市场因素，与科技发展、社会需要、市场竞争、消费者偏好等因素有关，是抽象的、无形的演变。如：某一盒含有苯丙醇胺（phenylpropanolamine，PPA）的"康泰克"还没有过期，但因服用易出现严重的不良反应的原因，市场上已经不再有该药物品种存在了，即这种药品的市场生命周期已经结束，但该盒药品的使用寿命周期却还没有结束。

**周期曲线** 从产品开始研发、进入市场到最后退出市场，各阶段的利润值所连接形成的曲线。根据产品市场销售变化的规律，一个完整的产品生命周期曲线一般包括开发期、导入期、成长期、成熟期和衰退期5个阶段，类似于一个躺着的S形曲线。但完整的产品生命周期曲线适用于一般产品的生命周期，这是一条理论曲线，事实上市场上还有许多产品没有按产品生命周期的正常规律发展，还存在着其他的生命周期曲线，如：有的产品刚刚进入市场就由于种种原因很快夭折了；也有的产品一经上市就急速增长，很快达到销售高峰，跳过导入期，直接进入成长期，如受"非典"影响，一些企业所生产的重组人干扰素α2b注射液一进入市场就进入成长期；还有的产品采取有力的促销策略、增加产品特色或不断发现产品的新用途和新的消费群体，经过市场重新定位使产品焕发新的生命力，实现了循环—再循环的扇贝型曲线。例如，中药品种的很多经典丸剂，如六味地黄丸、乌鸡白凤丸等，已经历经数百年，仍然处于成长期和成熟期，没有衰退的迹象。因此根据产品经过不同的阶段，每个产品实际的生命周期曲线则完全不同。可以把产品生命周期曲线划分为典型产品生命周期曲线和特殊产品生命周期曲线。

**典型周期** 典型的医药产品生命周期一般包括开发期、导入期、成长期、成熟期和衰退期5

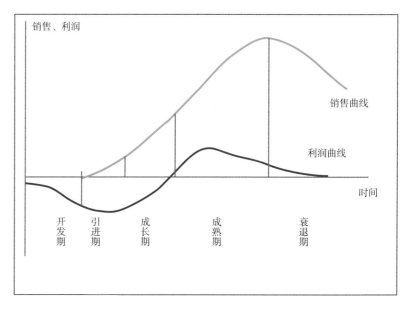

**图1 医药产品生命周期 S 曲线图（销售曲线）**

个阶段。

**开发期** 从开发药品的构思到药品正式上市前的阶段，此期间药品销售额为零，医药企业投资不断增加。

**引进期** 即导入期，是新产品首次上市的最初销售阶段。其特点是：①由于产品刚刚上市，医生和患者对新药品不了解，大多数医生和顾客不愿放弃或改变自己以往的处方习惯和消费行为，只有少数求新心理的顾客试用性购买，因而销量低。②产品尚未定型，产品的技术、性能、质量等需要不断改进，只能小批量生产，单位成本高。③设备利用率低，购买原材料的数量少，价格高，开辟营销渠道的费用、宣传费用高，所以成本高。④由于生产成本高、销量小，所以一般利润较低，甚至亏损。⑤尚未建立起药品从供应商——批发商——零售商——医院（业务负责人、医生、药师、药事管理委员会成员）——患者的最理想的分销渠道；产品的前途莫测，竞争者处于观望状态，竞争不激烈。这一时期可以根据产品的销售情况适当采取高价-高促销策略（快速撇脂策略）、高价-低促销策略（缓慢撇脂策略）、低价-高促销策略（快速渗透策略）和低价-低促销策略（缓慢渗透策略）。

**成长期** 产品试销成功后批量生产，销售扩大的阶段。经过市场导入期后，早期接受该产品的消费者对该产品已经熟悉，消费习惯已经形成，销售量迅速增长，产品进入成长期。其特点是：①在成长期，产品被消费者普遍接受，老顾客重复购买，并且带来了新的顾客，销售量迅速增加，企业利润迅速增长，达到高峰。②经过导入期的产品不断改进，

已经基本完善，进入大批量生产时期。③由于批量生产，成本和促销费用下降，产品价格下降。④随着销量上升，成本下降，利润增长速度加快。⑤竞争者看到新产品试销成功，有利可图，相继加入，仿制品出现，竞争日趋激烈。⑥随着竞争的发展，新的产品特性开始出现，产品市场开始细分，分销渠道增加。企业为维持市场的继续成长，需要保持或稍微增加促销费用，但由于销量的增加，平均促销费用有所下降。这一时期可采取如改善产品品质、寻找新的子市场、改变广告宣传的重点和降价等策略。

**成熟期** 市场已经达到饱和的阶段。在产品经过成长期的一段时间以后，销售量的增长会缓慢下降，利润也开始缓慢下降，这表明产品已经开始走向成熟期。其特点是：①当产品进入成熟期时，随着消费者及从众者购买的数量增多，产品普及并日趋标准化，成本低而产量大，销售量增长缓慢，逐步达到最高阶段，并逐渐出现缓慢下降趋势。②少数用户的兴趣开始转向其他产品和替代品。③产量达到最高点，设备利用率高，成本低，利润开始下降。④竞争十分激烈，各种品牌、款式的同类产品不断涌现。

这一时期可采取调整市场、调整产品和调整市场营销组合等策略。

**衰退期** 产品逐渐被市场淘汰的阶段。在产品成熟期后一段时间，如果销售量的下降速度开始加剧，利润水平很低，表明该产品已经进入到了衰退期。其特点是：①此段时期的产品销售量由缓慢下降变为迅速下降。②消费者的消费习惯已经发生改变，主要的购买者是一些比较保守或落伍的人，更多的消费者已经转向购买新产品。③更多的竞争者也因无利可图，产品滞销而退出市场。销售衰退的原因很多，包括技术的进步、新产品的替代、消费者用药习惯的改变、竞争的加剧、疗效不佳、产品的副作用被发现等。这一时期可采取继续策略、集中策略、收缩策略和放弃策略。

除开发期外，其他各阶段的市场销售特征总结如表1。

**周期阶段确定方法** 在产品生命周期的变化过程中，企业若能正确判断产品进入各个阶段的时间点，以便区分产品生产周期的阶段，就能制定合适的营销策略。当然，这是一项十分困难的事情，一般可以用以下两种方法来大致划分产品的生命周期阶段。

**类比法** 根据类似产品生命

表1 药品生命周期各阶段的特点

| 特征 | 引进期 | 成长期 | 成熟期 | 衰退期 |
|---|---|---|---|---|
| 销售量 | 低 | 剧增 | 最大 | 下降 |
| 销售增长 | 缓慢 | 快速 | 减慢 | 负增长 |
| 成本 | 较高 | 下降 | 最低 | 较高 |
| 价格 | 高 | 较高 | 一般 | 降低 |
| 利润 | 少，甚至亏损 | 增长 | 最高 | 下降 |
| 顾客 | 求新者 | 早期接受者 | 从众者 | 落伍者 |
| 广告投入 | 高 | 较高 | 低 | 无 |
| 竞争 | 很少 | 渐多 | 激烈 | 减少 |

周期变化的资料来判断企业某产品所处市场生命周期在何阶段的方法。如要对感冒药市场进行判断，可以以类似产品如止咳药市场的相关资料为依据作对比分析，进行判断。

销售增长率法　以某产品（如药品）的销售增长率来判断产品所处于的市场生命周期阶段的方法。以各年实际销售变化率为变量的动态分布曲线来进行衡量，即计算 $D_y/D_x$ 的值，其中 $D_y$ 表示纵坐标上销售量的增长率（变化率），$D_x$ 表示横坐标上时间的增长率（一般以年为单位）。根据经验表明：$D_y/D_x > 10\%$ 为成长期，$1\% \leqslant D_y/D_x \leqslant 10\%$ 为成熟期，$D_y/D_x \leqslant 1\%$ 为衰退期。例如某药品 1997—2005 年的销售额及其销售增长率（$D_y$）和时间增长率（$D_x = 1$）见表 2，通过计算可知成长期是在 1999 年前，成熟期是在 2000—2002 年，衰退期是在 2003 年后。

（孟令全）

yīyào chǎnpǐn zǔhé
# 医药产品组合（product assortment of pharmaceutical products）

医药企业生产或经营的全部产品的有机构成方式。是为满足制订医药产品策略而形成的组合。

**构成**　产品组合一般由若干条产品线组成，每条产品线又由若干个产品项目构成。产品项目（product item）是医药企业产品目录上列出的每一个药品，即具有不同型号、号码、规格、大小、价格的药品。产品线（product line）是密切相关的满足同类需求的一组药品项目。一个医药企业可生产经营一条或几条不同的生产线。所谓密切相关，是指这些产品功能类似（或顾客类似或渠道类似或价格类似等）。

产品组合中的产品线和产品项目的组合，要适应产品消费对象的需要，并与医药企业的目标市场和市场营销策略有着密切关系，可按不同的标准来划分（表 1 和表 2）。

**变化要素**　产品组合的变化要素有 4 个衡量变量：宽度、深度、长度和关联度。

**宽度**　企业产品组合中包含的产品线的数量，又称广度。产品组合的宽度大小可以反映企业经营范围的宽窄程度。一般说来，增加产品组合的宽度，有利于扩展经营领域、分散经营风险。产品组合的宽度大小有时还取决于产品线的划分标准。同样多的产品项目，可以根据不同的标准划分为不同数量的产品线。如乙药品生产企业的产品，若按相同的功能主治分，有抗肿瘤药、心血管药和内分泌药 3 条生产线，该企业的产品组合宽度为 3；若按照剂型来划分，有片剂、胶囊剂、注射剂和缓释剂 4 条产品线，则该企业的产品组合宽度为 4。

**深度**　一条产品线上包含的产品项目的数量。一条产品线上包含的产品项目越多，说明产品组合的深度越深。它反映一个企业在同类细分市场中满足顾客不同需求的程度，同时也反映一个企业产品开发能力的强弱。如乙药品生产企业的心血管药产品线包含厄贝沙坦片、马来酸依那普利片、盐酸维拉帕米缓释片和阿司匹林双嘧达莫缓释胶囊 4 种药品，则该企业心血管药产品线的深度为 4。

**长度**　企业各条产品线所包含的产品项目总数，即每条产品线深度之和。如乙药品生产企业，按照剂型分有片剂、胶囊剂、注射剂和缓释剂 4 条生产线，每条生产线包含的药品项目分别为 2、5、3、3，则该企业的产品组合长度为 2＋5＋3＋3＝13。一般来说，增加产品线长度，可以使产品线更加丰富。衡量一个企业产品组合的长度，一般用产品线中所包含的产品项目的平均数来表示。

**关联度**　每条产品线之间在最终用途、生产条件、销售渠道以及其他方面相互关联的程度。其关联程度越密切，说明企业各产品线之间越具有一致性；反之，缺乏一致性。如某药厂的产品最终用途是非处方药，都通过同一个销售渠道进入市场，其关联度较强。产品组合的关联度强，可以使企业充分发挥某一方面的优势，提高企业在某一地区或某一行业的声誉；产品组合的关联度弱，则可以使企业在更广泛的市

表 2　某药品 1997—2005 年销售额及其销售增长率

| 年份 | 销售额/万元 | 销售增长率/% |
| --- | --- | --- |
| 1997 | 545 | |
| 1998 | 641 | 17.6 |
| 1999 | 764 | 19.2 |
| 2000 | 788 | 3.1 |
| 2001 | 801 | 1.6 |
| 2002 | 810 | 1.1 |
| 2003 | 815 | 0.6 |
| 2004 | 818 | 0.4 |
| 2005 | 820 | 0.2 |

**表1　甲药品生产企业的产品按剂型分类形成的4条产品线**

| 产品线 | 产品项目 |
|---|---|
| 片剂 | 安降片、复方胃友片 |
| 胶囊 | 头孢氨苄胶囊、复方溴己新胶囊、酮洛芬肠溶胶囊、感冒灵胶囊、环丙沙星胶囊 |
| 冲剂 | 头孢氨苄颗粒剂、小儿速效感冒冲剂、活性钙冲剂 |
| 搽剂 | 复方地塞米松搽剂、麝香祛痛搽剂、骨质宁搽剂 |

**表2　乙药品生产企业的产品按相同的主治功能分形成的3条产品线**

| 产品线 | 产品项目 |
|---|---|
| 抗肿瘤药 | 卡培他滨片、奥沙利铂注射液、依托泊苷软胶囊、注射用甲氨蝶呤 |
| 心血管药 | 厄贝沙坦片、马来酸依那普利片、盐酸维拉帕米缓释片、阿司匹林双嘧达莫缓释胶囊 |
| 内分泌药 | 注射用唑来膦酸、盐酸雷洛昔芬片 |

场范围内发挥其影响力，这要求企业必须具有雄厚的多样资源和技术力量、完善的组织结构和管理体系。

分析产品组合的要素，有助于企业更好地制定产品组合策略。一般情况下，扩大产品组合的宽度，有利于扩展企业的经营领域，实行多角化经营，可以更好地发挥企业潜在的技术、资源优势，提高经济效益，分散企业的投资风险；增加产品组合的长度和深度，可以占领更多的细分市场，满足更广泛的市场需求；而加强产品组合的关联度，则使企业在某一特定的市场领域内加强竞争力和赢得良好的声誉。

**优化方式**　考虑到医药企业的资源、市场需求状况、竞争条件等因素，企业可以根据自己的营销目标对其产品组合的宽度、长度和关联度等进行最优化组合决策。

**全面化组合**　企业着眼于所有细分市场，提供细分市场所需要的一切产品服务。狭义的指提供某一行业所需的全部产品，产品组合关联度很强。广义的指尽

可能增加产品组合的广度和深度，不受产品间关联度的约束，力图满足整个市场的需要。在增加产品组合时，企业可以根据自身的条件，考虑产品组合的关系程度。如美国通用电气公司（General Electric Company，GE），其产品线很多，但其产品都和电气有关；而美国强生公司则不受产品系列之间的关联性的约束，除生产婴儿用品外，还生产医药产品、化妆品。

**市场专门化组合**　企业向某个专业市场（某类顾客）提供所需要的各种产品的产品组合策略。如某医疗器械厂专门为各大医院生产各种医疗器械。采用这种策略是强调产品组合的宽度和关联度，而产品组合的深度一般较浅。

**产品专门化组合**　企业专注于生产和经营某一类产品，并将其推销给各类顾客的产品组合策略。如某医药企业生产各种抗生素类药品，可以满足各类不同消费者的需求。采用这种策略是强调产品组合的深度和关联度，而产品组合的宽度一般较小。

**有限产品组合**　医药企业根

据自己的专长集中生产和经营有限的甚至是单一的产品线，以适应有限的或单一的消费者需求的产品组合策略。如某医疗器械企业只生产和经营各种轮椅，来满足一部分残疾人和老年的需求。

**特殊专业性产品组合**　企业根据某些顾客的特殊需要专门生产经营某一种特殊产品的组合策略。如某医疗器械企业专门为有听力障碍者生产各种助听器。由于产品特殊、市场容量小、竞争威胁小，有利于企业利用自己的专长树立产品形象，长期占领市场。但难以扩大经营，一般适合于小型企业。

**单一产品组合**　医药企业凭借特殊的条件，如凭借其拥有的知识产权或特许经营权，排斥竞争者的涉足，独霸市场的产品组合策略。如基因药品的生产，这种组合产品化简化，生产过程单纯，能大批量生产，提高了劳动生产率，技术上易于精益求精，提高产品的质量，降低成本，节省销售费用。但是生产经营单一品种，企业对产品的依赖性太大，适应性弱，风险较大。

**调整方式**　医药企业对现有产品线和产品组合进行分析评估之后，就可以针对所存在的问题采取相应的措施，对现有产品进行调整，调整产品结构，使其能达到更佳的组合效果。

**扩大产品组合的策略**　扩大产品组合的宽度和深度，即增加产品线和产品项目，增加品种，扩大经营范围。分为垂直多样化策略（即只增加产品线的深度）和水平多样化策略（即只增加产品线的数量，拓展广度）两种。

**缩减产品组合策略**　缩小产品组合的广度和尝试，即减少产品线或产品项目的数量。当外界

环境发生变化时，医药企业可以适当收缩产品组合，集中精力发展有优势的产品，提高经济效益。

**产品差异化策略**　通过市场调研活动，收集顾客需求信息和竞争对手的产品信息，对医药企业产品在质量、性能、用途、特点和剂型上重新定位，采取与竞争对手有明显不同特色的产品策略，改进老产品的结构，增加产品新的功能、规格和式样，引起顾客的浓厚兴趣，以期增强企业的竞争优势，从而为企业创造更多的利润。

**零售领域应用**　医药产品组合理论在药品零售企业中的应用，又称药品零售企业经营的全部产品的结构。它通常包括若干药品大类，即药品系列。每个药品系列又包括数目众多的药品项目，又称药品品目。医药产品组合在零售企业中的策略包括多系列全面型、市场专业型、产品专业型。

**多系列全面型药品组合策略**　这种策略着眼于可向任何顾客提供他们所需要的一切药品，采用这种策略的条件就是药品零售企业有能力满足整个市场的需要。整个市场的含义可以是广泛的，就是不同的消费者市场的总体；也可以是狭义的，即某个市场的总体。广义的多系列全面型药品组合策略就是尽可能增加药品系列的宽度和深度，不受药品系列之间关联性的约束。狭义的多系列全面型药品组合策略，是指提供在一个领域内所有的药品，也就是药品系列之间具有密切关联性。

**市场专业型药品组合策略**　这种策略是向某个专业市场，某类顾客提供所需的各种药品。如治疗糖尿病类，其产品组合就是以糖尿病并发症药品，糖尿病保健品、糖尿病食品、糖尿病医疗器械、糖尿病相关用品组成。一是糖尿病并发症药品丰富，新品种上市迅速，并开展药物代购业务，能最大化满足顾客需求；二是拥有糖尿病专业服务团队，随时接受糖尿病患者的咨询。这种药品组合方式不考虑各药品系列之间的关联程度。

**产品专业型药品组合策略**　企业根据自己的专长经营某些具有销路较好的药品项目，这种策略由于药品的特殊性，所能开拓的市场是有限，但竞争的威胁也很小。

（孟令全）

yīyào chǎnpǐn jiàgé cèlüè

# 医药产品价格策略 （pricing strategy of pharmaceutical products）

在制定价格和调整价格的过程中，企业为了达到经营目标而采取的定价艺术和技巧。医药产品价格是医药产品价值的货币表现。价格决定着企业的收入利润，又是企业从事市场竞争的主要手段。英国著名经济学家马歇尔（Alfred Marshall）说："一个企业将定价权委任给谁，即意味着将企业的命运维系于谁。"可见，价格制定的是否得当，关系到企业的生存和发展。然而，医药产品定价是一件非常复杂的工作，受诸多因素的影响，如需求情况、竞争情形、消费习惯、政府的法律法规及一般经济状况等。

**价格的职能**　价格本身内在所具有的功能和作用。价格是市场机制中最重要的一个机制，在市场经济的资源配置中起着基础性的作用。从商品经济活动的实践来看，价格至少有以下几种职能：①表价职能。即表现商品价值的职能，是指用一定量的货币来表现商品价值。②调节职能。即调节社会经济活动的职能，是指价格可以调节经济单位的收入以及生产、流通和消费。③传递信息职能。即价格作为一种信息载体能够反映、传递经济信息的一种功能。

**药品价格的作用**　在医药市场中药品价格作用主要有：①价格作为最重要的市场机制，能够引导医药市场主体最大限度的提高资源的利用效率，药品价格能够比较准确及时地反映医药市场供求情况的变化，而药品价格的变动又会自发地引导生产和消费。②药品价格也是医药产业经济中的指示器和晴雨表，它在生产运行过程中的生产、分配、交换和消费各个环节起着指挥、支配、调节和指导等作用。对于医药企业而言，药品价格决定着企业的利润和企业的行动指南，决定着产品的销路和资源、资金的流动。对于医药消费者而言，药品价格影响着其购买行为和消费关系。对于国家政府机构而言，药品价格则是合理控制医药企业收入、杜绝药品营销行为中的不良风气、促进医药行业健康稳定发展的有利调控手段和科学指标。

**医药产品价格的构成要素**　医药产品的价格形成及变动是比较复杂的，主要由成本、国家税金和企业利润构成。

**成本**　在实际工作中，成本又可分解为生产成本、期间费用、储运成本和机会成本，同时又可划分为固定成本和变动成本。

**生产成本**　医药企业生产过程中所支出的全部生产费用或称制造成本，是从已经消耗的生产资料的价值和生产者所耗费的劳动的价值转化而来，包括：原料、辅料、包装材料、燃料动力消耗费用的支出；生产工人和管理人员的工资支出；企业厂房和机械设备等固定资产的折旧；其他直接支出。而中药材的成本有所不同，它包括在中药材生产过程中使用的农机具的折旧、种子、肥料、农药、燃料及其他相关耗费等物质费用及工作人员的劳动报酬。当医药企业具有适当的规模时，医药产品的成本可以降低。但不同的医药产品，在不同的条件下，各自拥有理想的批量限度，其生产超过了这个规模和限度，成本反而要增加。

期间费用 又称流通费用或销售成本，通常是医药产品从生产领域到消费领域转移过程中所发生的劳动耗费的货币表现。在计划经济体制下，销售成本在商品成本中所占比重很小，因而对商品价格的影响也微乎其微。而在市场经济体制下，广告、推销等是药品实现其价值的重要手段，用于广告、推销的费用在药品成本中所占的比重也日益增加。期间费用包括企业的销售费用、财务费用（如利息）和管理费用。其中销售费用对医药产品价格的影响最大。它包括推广促销费用（如广告、宣传、技术推广费用）、销售机构费用（如销售人员工资、奖金、福利、培训、管理、展览、差旅等费用）、市场费用（如市场调查、市场管理等费用）、医学费用（如医药产品注册、临床试验等费用）、发运费用（如运输、运输保险、仓储等费用）等。控制医药产品销售费用在销售价格中的比重，对于医药市场的健康发展有着重要的意义。

生产成本加上期间费用等于完全成本，即真正意义上的总成本。在总成本中，不随医药产品种类及数量的变化而变动的成本叫固定成本，如厂房、机器、设备的折旧，市场调研费，医药产

品开发费等；随医药产品种类和数量的变化而变动的成本叫变动成本，如原材料、燃料、储运费用、销售提成等。通常制定价格的总成本并非某一企业的个别成本，而是社会成本。社会成本是指对某一医药产品所有企业在正常生产经营条件下的平均成本。在这种情况下，企业的个别成本低于社会成本便能获得超额利润；个别成本与社会成本相一致则能获得平均利润；个别成本高于社会成本则得不到平均利润，甚至亏损。因此，企业只有不断通过技术手段降低制造成本，有效控制个别费用，才能提高经济效益。

储运成本 商品从生产者手中到销售过程所必需的运输和储存费用。商品畅销时，储运成本较少，商品滞销时，储运成本增加。药品的储运主要体现在流通上面，医药企业产品的流通越快，其所需要的费用也就越少。

机会成本 医药企业从事某一项经营活动而放弃另一项经营活动的机会，即放弃了另一项经营活动所应取得的收益。商品的机会成本不是个别医药企业的商品成本，而是所有生产同一产品的生产企业的平均生产成本。在通常情况下，机会成本对个别医药企业的商品成本影响比较大，对平均生产成本的影响比较小，因而对商品价格的影响也很小。

国家税金 国家通过税法的形式，按规定的税率进行征收而取得财政收入的主要方式。它具有强制性和无偿性的特征。国家通过税法，在实现医药产品价值的过程中，预先把一部分社会纯收入转为国家财政收入，有利于国家有计划地安排各种开支。

中国现行税法规定企业应交纳的税种，按其与医药产品价格

的关系，可分为价外税和价内税。价外税（如所得税）是直接由企业利润来负担的，企业不能把这些税金再加入医药产品价格中转嫁给消费者；价内税（对医药产品来说就是增值税）可以加入到医药产品价格中，随医药产品出售而转嫁出去。税率的高低直接影响着医药产品价格的高低，因此，税金也是构成医药产品价格的重要因素。

企业利润 医药产品价格减去生产成本、期间费用和税金等相关费用后的余额。它不仅是价格构成中的重要因素，也是所有企业生产经营中追求的最终目标。在市场经济条件下，利润是反映企业经济活动效果的重要指标，它直接关系到国家财政收入和企业职工的切身经济利益。如果生产成本、期间费用和税率已定，则利润额的大小与医药产品价格水平的高低成正比。因此，合理确定价格构成中的利润十分重要，它直接影响着医药产品的价格水平，关系到医药产品价格的市场竞争力。医药产品是一种特殊的商品。对于政府定价的医药产品的利润，应根据国家的经济政策和价格政策来确定；对于实行市场调节价的医药产品的利润，可根据市场供求状况，按照公平、合理和诚实信用、质价相符的原则来确定。

**影响医药产品价格因素** 除了医药产品的生产成本外，诸如市场需求、市场竞争等也是影响产品价格的因素。

市场需求 市场需求受诸多因素影响，但主要是受人口、购买力和购买动机影响。购买力就是顾客的支付能力，它受收入和物价水平的制约。传统的做法是：首先制造产品，然后根据成本来

定价。现代营销学提倡的做法是：首先分析消费者的支付能力，确定产品价格的范围，再制造相应的产品来满足顾客的需求。购买动机反映了消费者对医药产品的向往程度。消费者的意愿强度不同，对于愿意支付的价格就有较大差别。

医药产品价格受其供给与需求的相互关系的影响，当医药产品的市场需求大于供给时，价格应高一些；当医药产品的市场需求小于供给时，价格应低一些。反过来，医药产品价格变动也影响市场需求总量，从而影响销售量。但一般而言，医药产品的需求价格弹性是非常低的，因此，医药产品价格的高低在一定程度上影响产品的销售量。测定需求要进行如下两方面的工作。

估算需求价格弹性　需求价格弹性（price elasticity of demand）反映了药品价格的变化对需求量变化的影响。如果某类药品需求量会随着价格的变化而变化，说明需求价格弹性较大，如名贵中药材。对这类药品，企业可以采用降价的方式来促进销售。反之，某些药品价格的需求量对价格反应比较迟钝，如处方药。对于这类药品，企业降价对销售额影响不大。对此类药品，企业降价对销售额影响不大。需求价格弹性，通常简称需求弹性，是指一种商品需求量对其价格变动反应程度的衡量，用需求量变动的百分比除以价格变动的百分比来计算。其公式为：

$$E = \frac{需求变动百分比}{价格变动百分比} = \frac{\dfrac{(Q_2 - Q_1)}{Q_1}}{\dfrac{(P_2 - P_1)}{P_1}}$$

式中 $E$ 代表需求的价格弹性，即弹性系数，$P_1$ 代表变动前的价格，$P_2$ 代表变动后的价格，$Q_1$ 代表变动前的需求量，$Q_2$ 代表变动后需求量。计算结果有 3 种情况：①当 $E>1$，表示需求量变动的百分比大于价格变动的百分比，叫做富有弹性或需求弹性大。在这种情况下，价格的变化会引起需求量大幅度地反比例变化。②当 $E=1$ 时，表示需求量与价格等比例变化，叫做单元弹性需求。在这种情况下，销售量虽然减少，但价格的提高使总收入不变。③当 $E<1$ 时，表示需求量变动的百分比小于价格变动的百分比，叫做缺乏弹性或需求弹性小。在这种情况下，价格的升降不会引起需求量较大幅度的变化。

不同医药产品的需求价格弹性不同，医药企业在定价时就应采取与之相对应的高价或低价策略。如果企业产品经分析为缺乏弹性需求，提高价格的可能性就较高；如为需求弹性大，则可以采取降价的方法，刺激需求，增加销售量。医药产品需求价格弹性的影响因素主要有几方面：①医药产品与人的生命健康关系的密切程度。凡是与人的生命健康关系密切的医药产品，需求的价格弹性就小，如处方药；反之，则弹性大，如一些名贵中药材、保健品。②医药产品本身的独特性和知名度。越是独具特色和知名度高的医药产品，需求的价格弹性越小，如专利新药、品牌药品；反之，弹性越大，如已上市普药。③替代品和竞争品的种类及效果。凡替代品和竞争产品少的医药产品，价格弹性小，如专科特效药；反之，则弹性大，如常见病、多发病的普通药品。④消费者对该医药产品的需求程度。需求程度大，弹性小。急诊科用药价格上升一般不会影响药品销量，而一些保健品价格的上升则会使需求量大幅度减少。⑤医药产品价格的高低。价格昂贵的医药产品需求弹性较大。

市场需求量　市场需求量包含了当前市场规模和未来的发展潜力两方面的内容。这两方面确定之后才能进行市场细分、选择目标顾客。影响市场需求量的因素主要有两大类：一是医药市场营销环境因素，如经济环境、政治法律环境、科学技术环境、社会文化环境以及居民消费水平、疾病发病率等，这些因素是企业本身不可控的因素；二是医药企业营销组合因素，即产品、价格、渠道和促销等策略组合，这些因素是企业可控因素。

市场竞争　企业在制定价格时，不仅要考虑消费者，还要考虑竞争者。成本因素和需求因素决定了价格的下限和上限，然而在上下限之间确定具体价格时，则很大程度上要考虑市场的竞争状况，市场竞争格局与竞争对手的价格策略对企业定价有着极大的影响。在缺乏竞争的情况下，医药企业可以依照消费者对价格变化的敏感性来预期价格变化的效果，然而由于有了竞争，对手的反应甚至可完全破坏企业的价格预期。因此，市场竞争是影响医药产品价格制定的一个非常重要的因素。

中国医药市场，国内药品生产企业曾达到近 7000 家，药品经营企业近 1.6 万家，加之许多跨国公司，竞争异常激烈。因此，制药企业要分析和研究市场的供求状况、竞争者的价格策略，本企业的竞争地位，潜在的竞争者等多方面的因素，制定合理的价格。此外，还需努力避免纯粹的价格战。纯粹的价格战会使竞争双方都蒙受损失，并且有可能影响产品的质量。

国家价格政策　任何企业都处于一定的宏观环境中，政府会对价格进行适当的调控与干预。中国的药品管理法、反不正当竞争法、价格法等法律法规，都在价格上对企业进行了约束与规范。中国过去采取政府定价、指导价和市场调节相结合的医药产品价格政策控制药价，随着医疗体制改革的不断深化，国家的医药产品价格政策也会做相应的调整，这就要求医药企业不断学习与研究药品的价格政策。

消费心理　对任何一种商品，人们在购买时会因个人条件和环境等不同而产生不同消费心理。市场营销人员研究消费者心理的目的是在制定价格时尽量与消费者的心理预期相吻合，以减少产品销售的难度。一般有以下几种心理因素影响药品的价格：①自尊心理。持这种心理的消费者一般收入较高，在消费过程中同时追求商品的使用价值带来的物质满足和高档次商品带来的心理满足。针对这种心理，定价时常采用整数定价法和高档次定价法。常见于一些高档保健食品的定价。②实惠心理。这是普通的大众消费心理，希望少花钱而能达到比较好的疗效，追求药品的高性价比。针对这种心理，企业定价常采用尾数定价法，以薄利多销赢得市场。常见于普通药品的定价。③信誉心理。这类消费者由于有一定的主观认识，比较重视药品的品牌、产地、医药企业的信誉，从而认为知名品牌、进口药品、按照《药品生产质量管理规范》要求生产的药品质量好，因此价格高是合理的、可接受的，特别是一些治疗疑难、危重病证的药

品。对于这类消费者，企业需要力创名牌，走优质优价之路。④对比心理。这类消费者多是具有较多医药知识的专业人员，或是久病成医型的患者，由于对药品的各类信息敏感，善于进行理智的分析对比，从而衡量想购买的药品价格是否合适。因此，要求医药企业在制定价格时，要参考同类产品的平均价格水平，并评估本企业药品是否具有有别于同类的优劣势，以此制定高于、低于或等于平均价格水平的价格，以便在销售中既能赢得可观的利润又能打开销路。

综上所述，医药产品心理定价主要有撇脂定价策略、渗透定价策略、满意定价策略、竞争定价策略、招徕定价策略、尾数定价策略、整数定价策略、声望定价策略、习惯定价策略、折让定价策略（见医药产品定价策略）。在实际的销售中，药品从生产领域要经过流通领域才能进入消费领域，在流通领域要经过批发、零售等不同环节，经过一个环节，就是一次买卖的过程，就会形成一种价格。因此，就出现了药品出厂价、药品批发价、药品零售价等药品价格的形式。

**企业产品定价的基本方法**
包括成本导向定价法、需求导向定价法、竞争导向定价法。

**企业的定价策略选择**　包括折扣与折让策略、差异定价策略、心理定价策略、地理定价策略、促销定价策略、医药产品生命周期不同阶段价格策略。

（孟令全）

yīyào chǎnpǐn xiāoshòu jiàgé cèlüè
**医药产品销售价格策略**（sales price strategy of pharmaceutical products）医药企业在销售产品的过程中，为了达到经营目标而

采取的定价艺术和技巧。医药产品和其他的产品一样，在进入市场进行销售时，会经历产品生命周期的导入期、成长期、成熟期和衰退期4个时期，每个时期特点不同，会有不同的销售价格策略。医药新产品是处于导入期的，但处于导入期的不一定都是新研发产品，其价格策略与导入期产品稍有不同。同时医药产品价格因环境等变量的变化，价格策略会适当地进行调整，并不是一成不变的。

**医药新产品销售价格策略**
新产品定价策略是指产品处于导入期的价格策略。产品从研发成功到进入市场销售，以一个新产品的形式进入市场。新产品定价是否合理，影响新产品的市场推广，许多新产品上市失败的原因就是价格策略失误造成的。常用的新产品定价策略有撇脂定价策略、渗透定价策略、温和定价策略和竞争定价策略4种。

撇脂定价策略　在新产品初入市场时，将其价格尽可能定高，又称为高价策略。撇脂的英文原意是在鲜牛奶中撇取奶油，先取其精华，后取其奶汁。这是利用消费者"求新""猎奇"心理的定价方法。一般而言，对于全新产品、拥有专利权的产品、需求价格弹性小的产品、流行产品等，可以采用撇脂定价策略。优点：利用高价策略，在新产品上市之初，迅速收回投资，减少生产经营的风险；高价容易彰显产品的高档次，创造高价、优质、名牌的印象；导入期产品制定高价，在其进入成熟期后可以拥有较大的调价空间，保持企业的竞争力，吸引更多顾客；利用高价可以限制需求的过快增长，缓解供需矛盾，并且可以利用高价获取的高

额利润进行投资，逐步扩大生产规模，使之与需求状况相适应。缺点：高价限制需求，不利于开拓市场、占领市场和稳定市场，容易导致新产品入市失败；高价格、高利润会诱发竞争，导致投资大量涌入，仿制品、替代品迅速出现，迫使价格急剧下降，则企业产品的高价优质形象可能会受到损害，从而失去一部分消费者；价格远远高于价值，在某种程度上损害了消费者利益，容易招致公众的反对和抵制，甚至诱发企业公共关系问题。

渗透定价策略　与撇脂定价相反的定价策略。在新产品上市初期，为迎合消费者"求实""求廉"的心理，低价投放新产品，给消费者以物美价廉、经济实惠的感觉，从而刺激消费者的购买欲望，将价格定得较低，又称低价策略。这一策略适用于市场需求对价格比较敏感、低价会刺激市场需求迅速增长以及企业的生产成本和经营费用会随着产销量的增加而下降的产品。待产品打开销路、占领市场后，企业再逐步提价。优点：新产品能迅速占领市场，薄利多销，并通过大批量的销售进一步降低成本，从而使产品能够进一步减价；微利阻止了竞争者的进入，有利于企业控制市场，增加自身的市场竞争力。缺点：利润微薄，投资回收期较长；低价可能会影响企业优质产品的形象；一旦价格策略失误，企业没有退路，风险较高。

温和定价策略　介于撇脂定价和渗透定价之间，既不太高，又不太低，以获取平均利润为目的，是一种中间价格，是以稳定价格为目标的策略。也称反向定价。不是依据产品定价格，而是依据消费者能接受的价格定产品。优点：产品能为多数消费者接受，获取平均利润，不会诱发竞争；稳定、温和的价格，可以稳定产品形象，适当延长产品生命周期；可以稳步调价，有回旋余地。缺点：温和价格，在竞争激烈的市场缺乏价格特色，缺乏竞争性和攻击性；由于价格稳定，对价格敏感的消费者缺乏吸引力。

竞争定价策略　也就是随行就市定价，即在新产品刚进入市场的时候，使用与竞争者相同或相近的价格。这种方法比较简单易行，但有可能在定价时忽视消费者的需求或产品成本中的某个或全部因素。对于规模相对较小的企业来说，根据竞争定价可能是企业长期发展的最安全策略。中国很多制药企业采用此策略。

**医药产品生命周期不同阶段价格策略**　这是一种根据医药产品在生命周期不同阶段的不同特点，而采用不同定价方法的策略。

导入期定价策略　针对导入期的特点企业可采取与医药新产品销售价格策略类似的3种定价策略：一是高价策略。即高价投放医药新产品，售价大大高于成本，力求短期内收获成本，并迅速获利。二是低价策略。即低价投放医药新产品，使医药产品在市场上广泛渗透，从而提高市场份额，然后再随市场份额的提高调整价格，实现盈利目标。三是中价策略。即价格水平适中，同时兼顾厂商、中间商及消费者利益，使各方面满意。导入期的总原则是努力取得市场占有率。

成长期定价策略　针对成长期的特点，可通过规模效益，适度降价来吸引消费者。成长期的总原则是努力扩大市场占有率。

成熟期定价策略　这个阶段的特点是销售量趋于平缓，企业利润稳定，市场竞争更为剧烈。企业必须根据市场条件的变化实行竞争价格策略。成熟期的总原则是力争巩固市场占有率。

衰退期定价策略　衰退期是产品在医药产品市场上逐渐被淘汰的阶段。针对其特点，可采用驱逐价格或维持价格策略。其中驱逐定价又称掠夺性定价、驱逐对手定价，是指企业为了把对手挤出市场和吓退试图进入市场的潜在对手，而采取降低价格（甚至低于成本）的策略。衰退期总的原则是力争维持局面，实现新老产品顺利交替，尽量减少企业损失。

**医药产品的价格调整方式及应对策略**　医药产品在销售时的价格会因环境的不断变化而变动，因此医药企业必须审时度势，在适当的时候对医药产品价格做出适当地调整。

医药企业变价分析　医药企业主动变价包括降价和提价两个方面。

医药企业降价动因分析　医药企业降价的原因很多，有企业外部因素、企业内部因素以及国家政策干预因素等。制药企业在生产能力过剩情况下，企业通过降价来扩大产品销售；制药企业在强大竞争者的压力下市场占有率下降，通过降价对抗竞争者的威胁；制药企业具有成本优势的情况下，试图通过主动降价来提高市场占有率；对于政府定价药品，国家强制降价，企业必须执行降价政策。

医药企业提价动因分析　医药企业提价的原因主要有两个方面：一是通货膨胀导致成本费用提高；二是医药产品供不应求。医药企业采取的某些变相提价措施，尽管可以缓解企业的价格压力，但会损害企业的声誉与形象，给企业的长远发展带来不利影响。总之，无论出于何种原因进行提价，总会引发消费者的一些不满情绪，为此医药企业在提价时应尽可能向有关方面说明提价的原因，以求得各方的理解。

顾客对医药企业变价的反应 医药企业的变价行动无论是降价还是提价对消费者都会产生一定的影响。对于医药企业的降价，消费者可能会做出种种判断：这种医药产品有某些质量问题，销售情况不好；这种医药产品要被新产品替代了等。对于医药企业的提价，消费者一般会有些抵触情绪，消费者有时会由此断定该产品是畅销货或这种医药产品的品质或价值有所提升等。消费者对价值高低不同的医药产品的价格调整反应是不同的。对价值高且经常购买的医药产品的价格变动会较为敏感，反之对于那些价值低或不经常购买的医药产品，消费者往往也不在意。

企业的应对策略 在现代市场经济条件下，医药企业经常会面临竞争对手变价的挑战。对竞争者的变价做出及时、正确的反应，也是企业定价策略的重要内容之一。

对于普通药市场，制药企业的同一产品没有明显的差异，消费者对医药产品价格的差别反应敏感。一家制药企业降价，其他企业也必须跟随降价，否则大部分顾客将转向价格较低的竞争者；一家制药企业提价，如果其他企业不都随之提价，那么提价的制药企业就无法继续坚持，否则顾客就转向未提价的企业。在专利药品或差异化大的医药产品市场上，由于各制药企业的医药产品在品牌、质量、服务、消费者偏好等方面存在差异，因此价格并不是消费者考虑的唯一因素，顾客对较小的价格差异反应不十分敏感。

面对竞争对手降价，制药企业的主要对策有 4 种：①保持价格不变，即依靠消费者对本企业产品的偏爱和忠诚度来抵御竞争者的价格进攻。②保持价格不变，加强产品、渠道、促销等非价格竞争措施。③部分或完全跟随竞争者的价格变动，采取较稳妥的策略，维持原来的市场格局，巩固已取得的市场地位。④提高价格并提升质量，或推出新产品，与竞争对手抗衡。

**医药产品销售价格形式** 中国医药市场的药品价格管理制度是通过确定合理的药品价格体系、流通领域中的进销差价和批零差价等措施来体现政府对药品价格的管理和监督。药品从生产领域要经过流通领域才能进入消费领域，在流通领域要经过批发、零售等不同环节，经过一个环节，就是一次买卖的过程，就会形成一种价格。因此，就出现了药品出厂价、药品批发价、药品零售价等药品价格的形式。

（孟令全）

yàopǐn chūchǎngjià

## 药品出厂价 （ex-factory price of pharmaceuticals） 药品生产企业向批发企业批发销售药品时的药品价格。又称药品生产者价格。它由药品生产过程中的成本加成药品生产企业应得的利润所得，是批发企业的药品收购价格或称药品进价。药品的出厂价是药品进入流通领域的第一道环节，它既关系药品生产企业的经济效益，也决定了药品批发价和药品零售价的水平。同时也关系到药

品经营单位、医疗卫生单位以及广大医药消费者的切身利益。

**计算方式** 包括国产药品、进口药品和中药饮片的出厂价的计算。以下的计算主要参考了《药品政府定价办法》（中华人民共和国国家发展计划委员令第2142号）。

**国产药品和进口分装药品的出厂价** 国产药品和进口分装药品的含税出厂价由制造成本、期间费用、利润和税金构成。具体计算公式如下：

$$无税出厂价 = \frac{制造成本 + 期间费用}{1 - 销售利润率}$$

$$含税出厂价 = 无税出厂价 \times (1 + 增值税率)$$

销售利润率也指进销差率。期间费用包括广告费（含推销费、宣传费等）等。

**进口药品口岸价** 进口药品的含税口岸价由到岸价、口岸地费用（包括报关费、检疫费、药检费、运杂费、仓储费等）和税金构成。具体计算公式如下：

$$进口药品的含税口岸价 = 到岸价 \times (1 + 关税率) \times (1 + 增值税率) + 口岸地费用$$

**中药饮片的出厂价** 中药饮片的出厂价和批发价实行同价，无税价与增值税分开。中药饮片出厂价计算公式为：

$$中药饮片含税出厂价（含税批发价） = [原料药实际进货价 / (1 - 损耗率) + 辅料费 + 各项费用] \times (1 + 成本利润率) \times (1 + 增值税率)$$

其中成本利润率一般为 5%。

**影响因素** 从药品的出厂价的计算公式可以看出，影响药品的出厂价的主要因素有药品的制造成本和期间费用。制造成本加

上期间费用就等于完全成本，也叫作总成本，其中包括固定成本和变动成本。固定成本是指不随药品种类及数量的变动而变动的成本，如厂房、机器、设备的折旧，市场调研费，药品开发费等。变动成本是指随药品种类和数量的变化而变动的成本，如原材料、燃料、储运费用、销售提成等。想要降低药品的出厂价，制药企业就要从这两个方面去降低成本。

**制造成本**　又称为生产成本，是医药产品的最低价格标准。药品的制造成本包括以下 4 个方面：一是原料、辅料、包装材料、燃料动力消耗费用的支出；二是生产工人和管理人员的工资支出；三是企业厂房的机械设备等固定资产的折旧；四是其他直接支出。如企业生产经营过程中所消耗的原材料、备品配件、外购半成品、生产工人计件工资，通常属于直接成本。车间管理人员的工资、车间房屋建筑物和机器设备的折旧、租赁费、修理费、机物料消耗、水电费、办公费等，通常属于间接成本。停工损失一般也属于间接成本。对制药企业而言，不可忽略的成本还包括企业排污减排的环保成本。

**期间费用**　又称流通费用，指生产领域到消费领域转移过程中所发生的劳动耗费的货币表现。期间费用是指不能直接归属于某个特定产品成本的费用。它是随着时间推移而发生的与当期产品的管理和产品销售直接相关，而与产品的产量、产品的制造过程无直接关系，因而不能列入产品制造成本。期间费用包括直接从企业的当期产品销售收入中扣除的营业费用、管理费用和财务费用，药品的期间费用包括：①推广促进的费用，如广告、宣传、技术推广费用。②销售机构费用，如销售人员工资、奖金、福利、培训、管理、差旅等。③市场费用，如市场调查、市场管理等费用。④医学费用，如药品注册、临床试验等费用。⑤发运费用，如运输、保险、仓储等费用。

（孟令全）

yàopǐn pīfājià

# 药品批发价 （wholesale price of pharmaceuticals）

药品批发企业向零售药店或医疗单位销售时的药品价格。由购进成本（即药品进价）加上进销差价构成。它处于药品生产价格之后，零售价格之前的一种中间价格。药品批发价连接着药品生产企业和它下游的医疗卫生机构和医药消费者，把生产和销售紧密地联系起来，因此合理地制定药品批发价格对药品价格体系的完善也具有举足轻重的作用，有助于稳定药品零售市场价格。

**计算方式**　包括药品和中药饮片的出厂价。以下的计算主要参考了《药品政府定价办法》（中华人民共和国国家发展计划委员令第 2142 号）。

**药品的批发价**　由以下公式计算得出：

含税批发价 ＝
含税出厂价 ×（1＋进销差率）

**中药饮片的批发价**　中药饮片的出厂价和批发价实行同价，无税价与增值税分开。中药饮片出厂价计算公式为：

中药饮片含税出厂价（含税批发价）＝
［原料药实际进货价／（1－损耗率）＋ 辅料费＋各项费用］×（1＋成本利润率）×（1＋增值税率）

其中成本利润率为 5%。

**相关术语**　包括进销差价和进销差率。

**药品的进销差价**　药品批发商在同一时间、同一市场购进和销售同一种药品的购进价格和销售价格之间的差额，又称购销差价。具体而言，就是同一种药品的出厂价和批发价之间的差额。其计算公式是：

药品进销差价 ＝
药品批发价－药品出厂价

药品进销差价主要由批发商在组织药品流通过程中的合理流通费用和一定的利润构成。

**药品的进销差率**　一种顺加的差率，即进销差价占批发价格的百分比。其计算公式是：

进销差率 ＝
药品进销差价／药品批发价×100%

**药品出厂价与批发价间互算**　通过药品的进销差价和进销差率，可以互算药品的出厂价与批发价。

**由药品出厂价格计算批发价格**　由批发商根据国家规定的进销差率来制定批发价格。在该种定价方法中，批发价随着出厂价格的变动而变动，一般称为顺加定价法。其计算公式是：

进销差率 ＝
进销差价／批发价格×100%

批发价格＝出厂价格×（1＋进销差率）

**由批发价格倒算出厂价格**　由批发商（或国家）制定出某种药品的批发价格，然后倒扣一定比例的销进差率（这是一种倒扣差率，即进销差价占批发价格的百分比）最终形成出厂价格。此时，出厂价格随着批发价格的变动而变动，一般称为销价倒推法、向后定价法。其计算公式是：

进销差率＝
进销差价/批发价格×100%

出厂价格＝批发价格×（1-进销差率）

（孟令全）

yàopǐn língshòujià

# 药品零售价（retail price of pharmaceuticals）

零售药店或医疗卫生机构向医药消费者销售时的药品价格。由药品批发价加成零售药店或医疗卫生机构应得的利润构成，是药品在流通领域中最后一道环节的价格。与医药消费者的利益联系最紧密，它体现着国家、药品经营者、广大消费者之间的经济关系。

**计算方式** 由购进成本（即药品进价）加上批零差价构成。批零差价量的大小可用批零差价和批零差价率这两种形式来表示。以下的计算主要参考了《药品政府定价办法》（中华人民共和国国家发展计划委员令第 2142 号）。

药品的零售价 由以下公式计算得出：

药品零售价格＝
含税批发价×（1+批零差率）

药品批零差价 药品批发价格与零售价格之间的差额。它是由零售商（零售药店、医疗单位）在经营药品的过程中形成的，它包括零售商的流通费用、合理利润及税金。计算公式为：

批零差价＝零售价格-批发价格

批零差价率 批零差价额占批发价的百分比，称为顺加批零差率，即通常所说的批零差率。在已知药品批发价格和国家规定批零差率的情况下，零售商可以确定其零售价格。其计算公式为：

批零差价率＝
批零差价/批发价格×100%

不含税零售价＝
批发价×（1+批零差率）

含税零售价＝
批发价×（1+批零差率）×
（1+增值税率）

不同药品的零售价 针对不同类的药品，精神和麻醉药品、医院制剂等的零售价国家都有一定的规定。

特殊药品零售价 麻醉药品和第一类精神药品由国家发展改革委统一制定零售价，作为药品最高零售价，任何零售商不得超过此价格出售。

医院制剂零售价 2000 年，原国家计委规定，医院制剂零售价格的计算公式为：

零售价格＝
制造成本×（1+制造成本利润率）

调剂购进的医院制剂，医疗单位应以实际购进价格为基础，加不超过 5% 的利润制定零售价格。

中药饮片和中草药零售价不制定具体销售价格，各类性质的医疗机构和零售药店经营的中药饮片和中草药均以实际进价为基础，顺加不超过 25% 的加价率销售。

**影响因素** 很多因素对药品零售价有影响。有时这些因素的影响可能不大，但是在某些情况下，它们对药品零售企业的零售价格的制定起着严格制约作用。

顾客与药品零售定价 药品零售价与顾客的购买行为及其对药品的看法有密切相关。不同顾客对药品价格的敏感程度也存在着差异，影响着药品的零售价格。

政府与药品零售定价 政府在招标采购时，降价和新医改中基本药物零差率等政策都在影响着药品零售定价。

招标采购 药品招标采购是对所有医院使用的药品进行招标，按照择优择廉的原则决定中标品种。2000 年 7 月 7 日卫生部、国家发展改革委、国家经贸委、国家药监局、国家中医药管理局联合发布了《医疗机构药品集中招标采购试点工作若干规定》，并确定河南、海南、辽宁和厦门作为国家试点地区。2001 年 11 月 15 日在海口结束的全国药品集中招标采购会议决定，在全国普遍推行药品集中招标采购制度。作为药品零售市场的两大阵营之一的医疗机构销售终端，其药品价格水平，将影响到社会药房的药品零售价格。

政府采取持续的降价措施 中国政府从 1997 年以来已经连续 20 余次采取降低药品价格的措施，尤其是最近几年，降价的幅度更是空前。毫无疑问，这些措施是为了解决药价虚高的问题。这项政策一定会影响到医药流通领域的各个环节。

新颁布的《基本药物制度》及零差率的政策 中国政府新颁布了《基本药物制度》，其中选择了 307 种基本药物，这些基本药物的价格实行零差率，由政府定价，并且报销比例较高。虽然基本药物制度以及零差率主要是针对医疗机构而言，但是这些制度实施顺利的话，势必会对现有药店带来影响。

2015 年 5 月 4 日，中国国家发展和改革委员会等七部委联合发布《推进药品价格改革的意见》中指出，一是按照使市场在资源配置中起决定性作用和更好发挥政府作用的要求，逐步建立以市场为主导的药品价格形成机制，最大限度减少政府对药品价格的直接干预。坚持放管结合，强化价格、医保、招标采购等政策的衔接，充分发挥市场机制作用，同步强化医药费用和价格行为综合监管，有效规范药品市场价格行为，促进药品市场价格保持合理水平。二是改革药品价格形成机制，除麻醉药品和第一类精神药品外，取消药品政府定价，完善药品采购机制，发挥医保控费作用，药品实际交易价格主要由市场竞争形成。其中：①医保基金支付的药品，由医保部门会同有关部门拟定医保药品支付标准制定的程序、依据、方法等规则，探索建立引导药品价格合理形成的机制。②专利药品、独家生产药品，建立公开透明、多方参与的谈判机制形成价格。③医保目录外的血液制品、国家统一采购的预防免疫药品、国家免费抗人类获得性免疫缺陷病毒药品和避孕药具，通过招标采购或谈判形成价格。④麻醉药品和第一类精神药品，仍暂时实行最高出厂价格和最高零售价格管理。⑤其他药品，由生产经营者依据生产经营成本和市场供求情况，自主制定价格。

药厂、批发商及其他供应商与药品零售定价　药厂、批发商及其他供应商与零售业企业常常会产生冲突，因为谁都想控制最终的价格。药厂可以通过独家分销系统控制价格，可以拒绝向降价的零售企业供货，或者建立自己的零售药店。如果一家零售连锁企业是某一家供应商的重要客户，也能控制价格。许多药厂是这样决定其零售企业的供货价格的，先估计最终零售价格，再从中减去零售企业及批发商的利润。零售企业的供应商还包括员工、设备制造商、店铺的所有者等都对价格有影响。

竞争与药品零售定价　当消费者可以在大量的药店之间做选择时，就产生了市场定价。在这样的情况下，药店的标价会相差不多，并且对价格控制力较小，因为消费者可以轻易地转换。如果竞争过于激烈，价格战就会爆发，药店会持续以低于正常水平的价格，有时甚至低于产品成本的价格，从竞争者吸引顾客。有时价格战很难停止，它将导致利润降低、亏损甚至一些竞争者破产。

制定步骤　包括 5 个步骤（图1）：目标、政策、策略、实施及调整。与任何其他策略行为一样，定价从明确目标开始，以适应或调整结束。在制定价格计划的第二步中，定价方针必须与整体零售组合结合起来。由于需求是不断变化的，加上考虑经营的许多药品种类，定价过程比较烦琐，另外，这个过程的所有方面都受到前面已阐述过的外部因素的影响。

药品零差价　医疗机构或药店在销售国家基本用药目录中药品的过程中，以购入价卖给患者，即零差价。这些医疗机构或药店一般会受到政府的补贴。2017年的《政府工作报告》中承诺，公立医院全部取消药品加成；2017年4月，国家卫计委等七部门联合发布了《关于全面推开公立医

院综合改革工作的通知》，对公立医院医改设定时间表，通过取消药品加成、调整医疗服务价格等手段，进一步强化公立医院公益性。

（孟令全）

yīyào chǎnpǐn dìngjià cèlüè

**医药产品定价策略**（pricing strategy of pharmaceutical products）　医药企业为实现定价目标采取的定价方针和价格竞争方式。针对不同的消费心理、营销条件、营销方式、销售数量而灵活调整产品价格，并有机地结合市场营销组合中的其他因素，是指导营销策划者正确制定价格的行为准则，是确保医药产品定价目标实现的重要手段，它直接为实现企业定价目标服务。

由于药品市场竞争激烈，当前医药企业十分重视定价策略，常常把它作为进入市场和争夺市场的有力武器。药品价格的制定，是一个非常复杂的决策过程，营销人员必须根据不同产品或市场情况，采取灵活多变的定价策略，以期更好地实现企业预期目标。医药企业定价策略的关键目标在于：如何把药品价格定得既能为购买者所接受，又能为企业带来更多的收益。

**分类**　医药产品定价策略主要有以下几种类型。

折扣与折让策略　为了鼓励消费者购买商品，在特定的条件

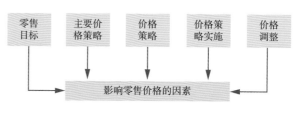

图1　影响药品零售策略的框架

下，以低于原定价格的优惠价格销售给消费者，以吸引其购买的一种价格策略。属于一种特殊的降价形式。条件不同，折让价格的形式也不同，折扣方式主要有5种。

现金折扣　对迅速支付账款的购买者的价格优惠，在规定的期限前付款者，按提前程度给予不同的折扣，因此也叫付款期折扣。例如，"2/10，30天付款"，意思是双方约定的付款期限为30天，但若在10天内付款，则给予2%的折扣。又如提前10天付款给予2%的折扣，提前20天付款给予3%的折扣，这在国际上很流行，在中国通常称为返利。在企业间相互拖欠货款现象比较严重的情况下，实行这种策略可以帮助企业加速资金周转，减少财务风险。这种策略有助于增加企业的变现能力，减少坏账损失。采用现金折扣一般要考虑折扣比例、给予折扣的时间限制和付清全部货款的期限3个因素。因此，实行现金折扣的关键是合理确定折扣率，一般来说，折扣率不能高于企业由于加速资金周转所增加的盈利，但要稍高于同期银行存款利率。

数量折扣　对购买医药产品数量大的顾客给予价格优惠。其目的是鼓励顾客大量购买，从而降低企业在生产、销售、储运、记账等环节中的成本费用。这种折扣策略可以刺激顾客在固定的地方订货与购买，培养顾客的购买忠诚度。数量折扣的实质是将大量购买时所节约费用的一部分返还给购买者，其关键在于合理确定给予折扣的起点、档次及每个档次的折扣率。数量折扣又可分为累计数量折扣和非累计数量折扣两类。

贸易折扣　又称功能折扣、同业折扣或中间商折扣等，是根据中间商担负的不同功能及对企业贡献的大小来给予不同的折扣优待。其目的在于鼓励中间商大批量订货，扩大销售，争取顾客，与制药企业建立长期、稳定的合作关系。贸易折扣的多少依据中间商在工作中承担风险的大小而定。贸易折扣的具体做法有两种：一种是先确定药品的零售价格，然后再按照不同的比率对不同的中间商倒算折扣率。例如，某企业生产的某种药品的零售价为30元，贸易折扣为40%和10%，则表示零售商享受的价格为：30×（100−40）% = 18元，批发商享受的价格是在此基础上再折扣10%，即：18×（100−10）% = 16.2元；另一种是先确定药品的出厂价，然后再按不同的差价率顺序相加，依次制定出各种批发价和零售价。例如，某企业生产的某种药品的出厂价为10元，给批发商的差价率为19%，给零售商的差价率为37%，则批发价为：10×（100+19）% = 11.19元，零售价为：10×（100+37）% = 13.7元。

季节折扣　对在淡季购买医药产品的购买者实行的价格优惠。由于有些医药产品的生产是连续的，而其消费却具有明显的季节性，采用这种策略可以鼓励客户早进货、早购买，减轻企业的仓储压力，加速资金周转，避免因季节需求变化所带来的市场风险。如中药材的销售就可以采用这一策略。

促销折让　企业对医药产品进行广告宣传、布置专用橱窗等促销活动的中间商给予减价或津贴，作为对其开展促销活动的报酬，以鼓励中间商积极宣传促销本企业的医药产品。这种策略特

别适合于医药新产品的导入期，为了促进新产品推广，打开新产品的销路，鼓励消费者积极购买新产品而制定的优惠价格，其实质是企业为开拓医药市场而支付的费用。

差异定价策略　差异定价是企业对同一医药产品制定两种或多种价格以适应顾客、地点、时间等方面的差异，但这种差异并不反映成本比例差异。差异定价策略主要有以下几种形式：①顾客细分定价策略。企业按照不同的价格把同一种医药产品卖给不同的顾客。例如，对老客户和新客户、长期客户和短期客户、城市客户和农村客户、国内客户和国外客户等，分别采用不同的价格。②产品包装定价策略。企业对不同包装式样或档次的医药产品定不同的价格。产品包装定价对于它们各自的成本是不成比例的。多用于中药材和保健品等产品。③渠道定价策略。企业对经不同渠道出售的同一医药产品制定不同的价格。如制药企业给批发商、零售商和用户的药品价格往往不同。④地点定价策略。对处于不同地点的同一医药产品制定不同的价格。这种定价策略目的是调节客户对不同地点的需求和偏好，平衡市场供求。⑤时间定价策略。企业对于不同季节、不同时期甚至不同钟点的医药产品分别制定不同的价格。如中药材的期货交易就是时间定价。

实行差别定价必须具备一定的条件，否则，不仅达不到目的，甚至会产生反作用。这些条件包括：市场能够细分；企业实行差别定价的额外收入要高于实行这一策略的额外成本；低价市场的医药产品无法向高价市场转移；在高价市场上，竞争者无法与企

业进行价格竞争；差别定价的形式合法。

消费者心理定价策略　针对消费者不同的需求心理，采用不同定价方式的策略。主要有5种形式。

尾数定价　在药品定价时，采用零头标价，保留价格小数点后的尾数，又称"非整数定价"或"奇数定价"。如100元的药品价格定价为99.98元。是企业利用消费者求廉、求实的心理，把医药产品价格定为奇数或有零头，以促使顾客购买，但只有那些需求价格弹性较大的中低档药品较适合采用这种方法。这种定价方法对消费者购买心理影响是巨大的，它会给消费者一种精确计算、最低价格的心理感觉，有助于提高消费者对企业的信任感，增加消费者对药品的便宜感。

尾数定价的应用比较广泛，各国的情况也不尽相同。在美国，5元以下的商品，习惯以9为尾数；5元以上的商品，习惯以95为尾数。在日本的家用电器习惯50、80、90为尾数，中国的许多商品常以8、88等为尾数。

整数定价　与尾数定价相反，企业有意将产品价格定为整数，以显示产品具有一定质量，又称方便定价法。此法针对消费者"求高""求方便"的心理，适用于价格特别高或特别低的商品。整数定价是针对消费者自尊心理，将医药产品价格有意定为以"0"结尾的整数。心理学研究表明，消费者往往倾向于以价论质，而将医药产品的价格定为整数，使商品显得高档，正好迎合了消费者的这种心理。整数定价一般多用于价格较贵的医药产品。例如，价值998元的定为1000元，就可能以"千元货"的面目赋予产品

以高贵的形象；而对于某些价值小的普通商品，如定价1元就比0.98元更为方便。当然，医药企业的定价策略还要以优质优价、质价相符为基础，过分看重心理定价，流于一种纯粹的数字游戏，只能哗众取宠于一时，从长远来看却于事无补。

声望定价　企业利用消费者仰慕名牌的心理来把医药产品价格定成整数或高价，因为消费者通常依据价格的高低来衡量医药产品的质量。对于医药产品而言，声望定价主要适用于名牌药品、稀有药品、医药保健品。采用声望定价应注意：①要确保药品质量上乘。②严格掌握声望定价与同类普通药品价格的差价。③不能只靠已有的声望维持高价，要不断提高质量。

习惯定价　对市场上销售多年、已形成固定价格的医药产品执行既定价格的一种惯例，又称固定策略和便利策略。主要用于质量稳定、需求大、替代品较多的常用药品，消费者需要经常、重复地购买，因此这类商品的价格在消费者的心理上已经定格，成为一种习惯性的价格。家庭生活日常用药如青霉素、六味地黄丸等。对这类药品，企业制定价格时应尽量顺应消费者的习惯价格，不能轻易改变，否则会引起消费者的不满，导致购买的转移。

最小单位定价　通过较小单位标价，让人感觉较为便宜，容易接受，从而促进销售的定价。例如，某种名贵中药材标价每10克6元会比标价每千克600元更容易让消费者接受。

地理定价策略　这根据医药产品销售地理位置的不同而规定差别价格的策略。价格是由货物成本加上调整后的运费构成的。

其具体形式如下。

产地交货价　在国际贸易术语中称为离岸价格或船上交货价格（free on board，FOB），是指企业在制定医药产品价格时，只考虑医药产品装上运输工具之前即交货之前的费用，其他一切费用（如交货后的运费及保险费等）一律由买方负担的一种定价。这种定价策略定出的价格较低，对于距离产地较远的买主是不利的，而对于距离产地较近的买主或有运输优势的买主来说比较容易接受。

目的地交货价　在国际贸易术语中称为到岸价格或成本加运费和保险费价格（cost，insurance and freight，CIF）。目的地交货价实际上就是生产者的全部成本。使用这种策略是卖主出于竞争需要或为了使消费者更满意，而由自己负担货物到达目的地之前的运输、保险和搬运等费用。虽然手续较烦琐，卖方承担的费用和风险较大，但有利于扩大医药产品销售额。

运费补贴价　为弥补产地交货价格策略的不足，减轻买方的运杂费、保险费等负担，由卖方补贴其部分或全部运费，其实质是运费折让。为了争夺远距离的潜在消费者，医药企业必须通过采取运费补贴价来扩大市场销售区域。该价格有利于减轻边远地区顾客的运费负担，使企业保持市场占有率，并不断开拓新市场。

统一运货价　统一运货价是不分买方距离的远近，一律实行统一价格，统一送货，一切运输、保险费用也都由卖方承担的定价方法。这种方法如同邮政部门的邮票价格，平信无论寄到全国各处，均付同等邮资，所以又称

"邮票定价法"。其优点是扩大了卖主的竞争区域；赢得消费者的好感；大大简化了计价工作。该策略适用于体积小、重量轻、运费低或运费占成本比例较小的医药产品。

分区运送价 也称区域价格，是在既定地区内向所有买主收取包括运费在内的同一价格，卖主支付实际运费，价格中的运费是该区平均运费。实行区域价格，处于同一价格区域内的顾客，就得不到来自卖方的价格优惠；而处于两个价格区域交界地的顾客之间就得承受不同的价格负担。它适用于交货费用在价格中所占比重大的大体积医药产品。

促销定价策略 医药企业为促进销售，在某些情况下，会暂时性地将其医药产品价格定在价目表的价格以下，有时甚至低于成本，这种价格就叫促销价格。促销定价策略主要有如下几种形式。

招徕定价 医药企业利用顾客在购买中求廉的心理，特意将一些顾客熟悉的、有代表性的医药产品或服务的价格定得很低，以此来吸引顾客。如零售药店可应用这种策略：①有的将一些常用的感冒药、维生素等低价销售，招徕更多的顾客，建立自己的顾客群。②有的提供免费服务，如测量血压、免费咨询、免费讲座等。③随机推出一些降价商品。④有的限时降价，每天、每时都有一两种商品降价出售，吸引顾客经常来购买廉价商品，同时带动其他正价商品的销售。但是这些被降价的药品的供货商可能不愿意看到自己的品牌成为牺牲品。这种定价策略有可能会损害品牌医药产品形象，而且会遭到其他零售商的不满或抵制。

特殊定价 医药企业在特定的季节可以制定特定的价格来吸引顾客。如有些零售药店在搞"爱眼日""爱耳日""爱牙日"等纪念活动时，配合一定的主题宣教的同时，对相应的专科用药制定临时性的优惠价格等。

心理折扣 企业开始时故意给医药产品制定较高的价格，然后大幅度降价出售。采取这种方式，不得违反有关法律法规，如不得虚增原价等。这种策略多用于中药材等产品的销售。

相关产品价格策略 相关产品，是指在最终用途和消费购买行为的方面具有某种相互关联性的产品。制造或经营两种以上产品的企业可以利用此特点综合考虑企业产品的定价。

互补产品价格策略 两种（或以上）功能互相依赖、需要配套使用的商品时，所采取的将价格高购买频率低的主件价格定得低些而把购买频率高的配用商品价格相对调高的策略。互补商品价格策略是企业利用价格对消费互补品需求进行调节，全面扩展销售量所采取的定价方式和技巧。

替代商品价格策略 针对功能和用途基本相同、消费过程中可以相互替代的产品，所采取的价格策略。替代产品价格策略是企业为达到既定的营销目标，有意识安排企业替代产品之间的关系而采取的定价措施。

企业若生产或经营着两种以上有替代关系的产品，这两种产品的市场销量常常表现为此消彼长，而这种增加或减少与商品价格的高低有着密切的关系。这是企业主动地运用这一规律来实行组合价格的策略。如把市场"热销"的产品的价格有意提高，将趋冷的替代品的价格适当降低，

从总体上把握企业的盈利水平。

定价程序 医药企业的产品定价是一项纷繁复杂的系统工程，涉及企业自身、竞争者以及消费者等多方面的利益。故依据科学合理的程序制定价格显得十分必要。归纳起来，对政府定价目录以外的药品，市场调节价格的药品企业在定价时的基本程序有7个步骤。

选择定价目标 制药企业在制定本企业新生产经营的药品价格时，必须对企业的内外条件进行细致的综合分析，在确定企业生产经营目标的基础上选择定价目标。

确定需求 在市场经济条件下，药品价格与市场需求的关系十分密切。一般情况下，药品价格与需求成反比例关系，即药品价格上涨则市场需求减少，价格下跌则需求增加。因此，企业市场行为中的定价高低，大多数情况下将直接影响其药品的销售量。

分析竞争者的价格和价格反应 企业制定产品价格时，除了应考虑市场需求与产品生产成本以外，还要充分考虑竞争者的价格与可能的价格反应。特别是在医疗单位普遍实行集中招标采购药品的条件下，企业更应根据实际情况，制定合理报价，争取中标，并尽力避免同行间的"价格战"，以免两败俱伤。

确定预期的市场占有率 医药企业拟寻求的市场占有率不同，则其定价的策略与方法可能完全不同。企业若以销售成长为导向，以市场占有率的扩大作为营销目标，往往采用强劲的广告攻势或其他非价格竞争手段，而不采取传统的价格竞争方式。此时企业应充分考虑：①企业生产能力。若实施低价政策使得产品市场占

有率迅速上升，但因生产能力不足而无法满足市场需求，则低价不仅不能创造利润，而且有损于企业声誉。②发展生产的成本。企业生产能力不足，可以采取扩充的方法解决，但若扩充的成本过高，则会得不偿失。③拓展市场的难易程度。企业市场的拓展必然导致竞争的加剧。故低价渗透拓展市场必须与迂回、包抄、侧翼进攻等营销战略相配合。倘若贸然发生正面冲突，则可能使企业处于十分难堪的被动局面。故一般企业最初定价宁可略为偏高，而将市场占有率的拓展放在第二位。

定价策略的选择　定价策略是医药企业为达到特定的营销目标而制定的相应定价方案的总称。一个良好的定价策略的制定与执行，是企业营销成功的必要条件。

定价策略与其他营销策略的配合　医药企业定价策略与营销因素组合中其他策略之间存在着相互依存又相互制约的关系。企业定价既要考虑其他因素对价格的影响，也要考虑价格对其他因素的影响。

设定最终产品价格　按照上述定价程序，经周密考虑后，就可着手设定企业产品的最终价格。制定价格还需采用一些科学、合理的定价方法。

定价方法（pricing method of pharmaceutical products）　医药企业在特定的定价目标指导下，依据对成本、需求及竞争等状况的研究，运用价格决策理论，对医药产品价格进行计算的具体方法。合理药品价格的标准使其价格既受消费者欢迎又使企业满意且具有相当的竞争力。因此医药企业在确定药品价格时至少必须考虑3个主要因素：产品成本、竞争者和替代品价格、消费者的认知价值，并且药品价格必须处于产品成本与消费者认知价值所组成的两个极端之间。产品成本是其价格最低下限，如果价格低于成本则企业无利可图；消费者的认知价值（或心理预期价格）是其价格的最高上限，如果实际价格高于消费者预期价格过多则产品就可能无人问津。医药企业的药品价格必然处于这两者之间并需充分考虑竞争因素。定价方法主要包括药品成本导向定价法、药品竞争导向定价法和药品需求导向定价法3种类型。

(孟令全)

yàopǐn chéngběn dǎoxiàng dìngjiàfǎ

## 药品成本导向定价法（cost-oriented pricing of drug）

医药企业以生产经营医药产品过程中所发生的成本为定价基础的定价方法。以成本为中心制定价格是对企业最有利、最常用和最基本的定价方法，也是医药企业定价首先需要考虑的方法。

原理　成本是企业生产经营过程中所发生的实际耗费，客观上要求通过商品的销售而得到补偿，而且要获得大于其支出的收入，超出的部分表现为企业利润。实际上成本导向定价法需要考虑的定价基础有4个方面：药品研发成本、药品生产成本、药品流通成本、药品物流费用。

药品研发成本　包括研究、临床试验、工艺开发等方面的成本。药品研发在药品成本中的所占比例较高，真正要研发出新药，往往需要投入大量的人力、财力和物力。

药品生产成本　通常包括原料及主要原材料费用、辅料费用、制造费用、包装材料费用和认证费用等。这些费用加上制药企业的利润、税收形成了出厂价。原材料成本是药品成本中不可忽视的部分，用于制药的原材料可以分为原料和辅料两种。

药品流通费用　药品流通环节包括资金流、药品物流、信息流的沟通，并涵盖了药品代理商、金融机构、物流企业、医院、医生等利益主体。其中，代理商产生了"影响成本（费用）"，即代理商要对其消费者施加额外的"影响费用"才能使消费者购买其药品，且要能转嫁这一影响成本，才能获得其期望的利润。

药品物流成本　药品自生产出来后，从药厂到达消费者（患者）手中这一过程的耗费，包括运输成本、检验成本、包装成本、仓储成本等。

定价程序　产品→成本→价格→消费者。它是一种以产品为导向的定价方法。也就是说，企业首先设计出一种"好的产品"，在此基础上投资、生产，然后对产品的实际耗费进行成本核算，最后加上一定的利润形成该产品的"目标价格"。显然这一程序过重地强调产品的创造价值，而忽视产品的实现价值。

此类定价方法的定价逻辑是："销售我们所生产的""我们需要一个什么样的价格才能收回成本并赚取利润""只要你是一个消费本产品的消费者，你就必须接受我确定的产品价格。"显然这是一种典型的"生产者主权"做法，与市场经济条件下"消费者主权"的做法格格不入。

定价方法　按照成本定价的性质不同，具体定价方法又可分为以下几种。

成本加成定价法　这是应用最普遍、最基本和最简单的一种定价方法，主要是基于对企业内部的考虑，在单位医药产品成本的基础上加上固定的百分率，即为该商品的出售价格。由于企业了解自己的产品成本，所以这种定价比较容易。其计算公式为：

单位产品的价格＝
单位产品成本×（1+加成率）

加成率即预期利润与产品总成本的百分比。如某药品生产企业化学药品的加成率为15%，则化学药品单价＝单位成本价×（1+15%）。

采用成本加成定价法，一要准确核算成本，一般以平均成本为基础；二要根据产品需求的价格弹性及产品贡献率确定恰当的利润率。这种方法的优点是简化了定价程序、简单易行，企业能够获得合理利润。其缺点是按照习惯比例加成定价，盲目性很大，忽视了竞争状况与需求的弹性，也没有考虑到产品生命周期的问题，灵活性较差，难以确保企业实现利润最大化。成本加成定价法在实际运用中，又分为以下两种情况。

总成本加成定价法　在生产产品时花费的全部成本，包括固定成本和变动成本两部分。产品价格等于单位产品总成本加一定比例利润（如毛利率），即：

药品价格＝单位总成本×（1+毛利率）

这种定价方法的优点是能够确保产品盈利，因为产品成本中已经包括各种成本，即使利润为零，也能保证产品不亏本。其缺点是价格较高，在市场竞争比较激烈时，这种定价方法难以让产品拥有价格优势。这种定价方法适用在药品刚上市竞争不是很激烈的导入期，消费者对产品不了解，没有其他替代产品。另外，

企业也要急于收回投资，所以可以采用这种定价方法。

变动成本加成定价法　在定价时只考虑变动成本，暂时不考虑固定成本，在变动成本的基础上加上预期的边际贡献即为产品价格。也称为边际贡献定价法。这种定价方法的优点是产品价格较低，在市场竞争中能够形成价格优势。其缺点是由于价格比较低，所以会让企业难以收回固定投资。这种定价方法适用于市场竞争比较激烈的情况，在市场竞争激烈的时候，产品价格过高就会失去市场，因此，企业必须制定较低的价格，但是价格太低会让企业亏损较大，而采用边际贡献率定价方法，可以保证在较低的价格下，企业能够收回变动成本，高于变动成本的价格可以适当弥补固定成本，不至于让企业亏损大。另外一个条件是企业的固定成本可以被其他产品所平摊，如在某条生产线上可以生产两种产品，一种产品为畅销产品，这种产品定价较高，已经可以收回固定投资，另外一种产品竞争比较激烈，低价格才能获得竞争优势，所以企业在这种产品上制定低价格，而这种低价格也不会让企业产生亏损。

盈亏平衡定价法　运用盈亏平衡的原理确定价格的一种方法，也称收支平衡定价法、量本利分析法、保本点定价法。这种方法是指在销量既定的条件下，企业产品的价格必须达到一定的水平才能做到盈亏平衡、收支相抵。既定的销量就称为盈亏平衡点（break even point，BEP），这种制定价格的方法就称为盈亏平衡定价法。科学地预测销量和已知固定成本、变动成本是盈亏平衡定价的前提。这种方法以总成本和

总收入保持平衡为定价原则。当总成本等于总收入时，企业利润为零收支平衡，此时的价格使企业不盈不亏为保本价格。通常盈亏平衡价格就是企业的保本价格。其计算公式为：

销售量×保本价格＝
固定成本+变动成本

此公式可以推导为：

保本价格＝
固定成本/销售量+单位变动成本

例如：某企业生产药品年固定成本为150 000元，每件产品的单位变动成本为60元，如果销量可达到5000件，其盈亏平衡价格＝150 000/5000+60＝90（元）

盈亏平衡价格若把企业的利润目标考虑进去，单位医药产品售价就等于盈亏平衡价格加上预期利润，则可将计算公式变为：

药品价格＝
（固定成本+利润额）/销售量+
单位变动成本

此法的优点是企业可以在较大的范围内灵活掌握价格水平，并且运用较简便。但这种定价法的前提条件是企业生产的医药产品应能全部销售出去。因此，医药企业应力求在保本点以上定价或扩大销售来取得盈利。这种方法侧重于企业总成本费用的补偿，对于有多条产品线和多种产品项目的企业尤为重要。

预期投资收益率定价法　医药企业预先根据投资回收期的长短，在单位总成本、产量等指标的基础上，考虑企业的投资所能获得的投资报酬率来制定价格的一种方法，也称为投资报酬定价法、投资回收定价法，是制药企业普遍采用的一种定价方法。这

个价格不仅包括在投资回收期内单位医药产品应分摊的投资额,也包括单位医药产品的成本费用。计算公式为:

药品价格(单价)=(总生产成本+总投资额×投资收益率)/产品量

如果医药企业对成本和预测的销售量都计算得较准确,采用这种方法确定的价格能实现预期的投资收益,且计算非常简单。但是,销售量要受到市场需求、竞争状况等诸多因素的影响,企业还应考虑销售量达不到产量的状况。采用此定价方法的条件是医药企业的医药产品具有较大的市场垄断性或在市场上处于领导者地位,其价格不易引起消费者的反感。

**目标收益定价法** 根据医药企业的总成本和估计的总销售量,确定一个目标收益率,作为定价的标准,也称为固定报酬定价法。这种方法实质是将利润作为医药产品成本的一部分来看待,此时的成本和利润是预期的,因此也可称作目标成本或目标价格。其计算公式是:

药品价格(单价)=(总生产成本+目标收益)/产品量

目标收益定价法是生产者追求长期利润的定价方法,一般适合于经济实力雄厚,有发展前途的生产者和产品,特别适用于新产品的定价。

例如,某企业生产一种药品,固定总成本为300 000元,单位变动成本为10元,预计企业药品产量为10 000件,企业期望获取的利润率为20%,求该药品的销售价格。此药品定价过程如下:

固定总成本:300 000元

变动总成本:10元×10 000件=100 000元

总成本:400 000元

目标收益:400 000元×20%=80 000元

总成本+目标收益:480 000元

则单位药品的售价:480 000元÷10 000件=48元

由于目标利润定价法是以企业的利润率或投资收益为基础进行定价的,其优点是能够实现一定的目标利润,其缺点是若销售量预测不准确,则难以实现目标利润。该方法适用条件是能够准确预测产品销售量,或者说产品竞争不是很激烈、产品销量波动不大,企业的利润率是可以被市场所接受的,这个利润对竞争对手具有一定的威胁,企业产品成本具有一定的优势,也就是说竞争成本会高于本产品成本,同样的利润率,竞争对手的产品价格没有优势。

总之,成本导向定价法简单易行,但是这种定价导向存在很明显的缺陷。因为在大多数行业中,要在产品价格确定之前确定产品单位成本是不可能的,原因就在于随着产品销量的变化单位成本也会随之变化。从发展趋势来看,绝大多数企业都废弃了单纯的成本导向定价法,而转变为需求导向定价法(见药品需求导向定价法)和竞争导向定价法(见药品竞争导向定价法),基于竞争和消费者心理的定价策略越来越受到重视。

**优缺点** 采用成本导向定价法的优点是:一要准确核算成本,二要确定恰当的利润率。企业可以在较大的范围内灵活掌握价格水平,简化了定价程序、简单易行,企业能够获得合理利润。缺点是:企业按照习惯比例加成定价,盲目性很大,忽视了竞争状况与需求的弹性,也没有考虑产品生命周期的问题,难以确保企业实现利润最大化。

**适用条件** 采用成本导向定价法的条件是医药企业的医药产品具有较大的市场垄断性或在市场上处于领导者地位,其价格不易引起消费者的反感。

(孟令全)

yàopǐn xūqiú dǎoxiàng dìngjiàfǎ

**药品需求导向定价法**(demand-oriented pricing of drug) 医药企业在定价时不再以成本为基础,而是以消费者对药品价值的理解和需求强度为依据来制定药品价格的一种方法。又称顾客导向定价法、市场导向定价法、理解价值定价法。普通药品价格以低为好,新特药品以价格高为优,这就是消费者对这些药品的理解价值。这种方法主要考虑企业外部因素,即以产品在市场上的需求强度为定价基础,根据需求强度的不同而在一定范围内变动。需求强时价高,需求低时价低,是以顾客对产品的"理解价值"而定。

**原理** 一种商品的需求是指消费者在一定时期内在各种可能的价格水平愿意而且能够购买的该商品的数量。如果消费者对某种商品只有购买的欲望而没有购买的能力,就不能算作需求,需求必须是指消费者既有购买欲望又有购买能力的有效需求。不同医药产品的需求价格弹性不同,医药企业在定价时就应采取与之相对应的高价或低价策略。如果企业产品经分析为缺乏弹性需求,提高价格的可能性就较高;如为需求弹性大,则可以采取降价的方法,刺激需求,增加销售量。

影响医药产品需求价格弹性的因素主要有几方面：①医药产品与人的生命健康关系的密切程度。凡是与人的生命健康关系密切的医药产品，需求的价格弹性就小，如处方药；反之，则弹性大，如一些名贵中药材、保健品。②医药产品本身的独特性和知名度。越是独具特色和知名度高的医药产品，需求的价格弹性越小，如专利新药、品牌药品；反之，弹性越大，如已上市普药。③替代品和竞争品的种类及效果。凡替代品和竞争产品少的医药产品，价格弹性小，如专科特效药；反之，则弹性大，如常见病、多发病的普药。④消费者对该医药产品的需求程度。需求程度大，价格弹性小。急诊科用药价格上升一般不会影响药品销量，而一些保健品价格上升则会使需求量大幅度减少。⑤医药产品价格的高低。价格昂贵的医药产品需求弹性较大。

一种产品的需求数量是由许多因素共同决定的，其中主要的因素有：该商品的价格、消费者的收入水平、相关商品的价格、消费者的偏好、消费者对该商品的价格预期，以及消费者人数等。

**定价方法** 医药企业在制定药品价格时，一般是以该医药产品的历史价格为基础，根据市场需求大小变化情况和消费者反应的不同，在一定的幅度内变动价格，以致同一医药产品可以按两种或两种以上价格销售。具体可采用以下 3 种方法。

**销售价格倒推法** 依据消费者能够接受医药产品的最终销售价格，反向推算出中间商的批发价和生产企业的出厂价格的定价方法，有的也称逆向定价法。该法被分销渠道中的批发商和零售商广泛采用。其特点是价格能反映市场需求情况，有利于加强与中间商的良好关系，保证中间商的正常利润，使产品迅速向市场渗透，并可根据市场供求情况及竞争状况及时调整，定价比较灵活。

倒推公式以市场需求状况、消费者的期望价格为基础，根据产销量、利润目标等因素制定出市场零售价，然后推算出批发价、出厂价，计算公式为：

含税批发价 =
零售价格/（1+批零差率）

含税出厂价 =
含税批发价/（1+进销差率）

例如，某药品的市场零售价为 30 元，其零售价加成为 20%，批发价加成为 10%，则这种药品的出厂价计算过程如下：

药品的零售价：30（元）

药品的零售价加成：30 - 30/（1+20%）= 5（元）

药品的批发价（即零售商成本）：30-5 = 25（元）

药品的批发价加成：25 - 25/（1+10%）= 2.27（元）

药品的出厂价（即批发商成本）：25-2.27 = 22.73（元）

采用此法的关键在于正确测定市场的期望价格或可接受的价格，既要与消费对象的支付能力大体相适应，又要与同类医药产品的市场价格水平大体相适应。测定市场期望价格的基本方法有主观评估法、客观评估法、试销评估法等。

**优缺点** 该方法的优点是指定的价格能够被市场所接受，因为这个价格是事先调查的市场价，是消费者能够接受的价格，而零售和批发环节的利润率也是行业能够接受的，所以指定的价格能够让目标市场和渠道成员都满意。其缺点是往往很难确定目标市场对产品价格的认知，即使能够确定这个价格，也是在一定市场条件下的价格，一旦市场条件发生变化，这个价格就会受到影响，如竞争对手一旦调低价格，目标市场就会降低产品价格的预期，企业产品的价格就会受到影响。

**适用条件** 利用零售价格倒推定价法进行定价时，必须在市场价格基本稳定、零售和批发环节的利润率也基本已知的情况下，如在产品成熟期可以采用这种定价方法。在产品成熟期，市场格局基本成型，竞争对手基本瓜分整个市场，彼此的竞争不会很激烈，而市场对产品价格也基本能够接受。

**需求差异定价法** 也称价格歧视定价法，这种方法是指医药产品价格的确定以需求为依据，首先强调适应消费者购买的时间、地点、附加利益等需求的差异，而将成本补偿放在次要的地位。企业根据这种需求差异进行定价，既能够满足不同的需求，又能够获得更多的收益。同样的药品，急诊用和家庭常备药物是不同的价格，若患者突发疾病，对药物的需求比较急迫、强烈，因此到医院看急诊，药费较贵；而平时作为家庭常备药物，往往只是为了备用而已，所以不是很急迫，会选择比较便宜的药店购买。因此，企业在药店终端销售的药物比医院便宜，这些不同的价格体现的是不同市场对该产品需求的迫切程度的差异，需求差异是其中很重要的原因之一。其好处是可以使医药企业定价最大限度地符合市场需求，促进医药产品销售，有利于企业获取最佳的经济效益。

定价形式 ①以不同消费者为基础的差别定价。因职业、阶层、年龄等原因，消费者需求会产生差异，产品价格也会存在差异，如针对儿童的药品，价格会相对较高。同一医药产品，根据医院终端和药店终端制定不同的两种价格，一般医院销售价格略高。②以不同产品包装规格为基础的差别定价。如同等质量的医药产品，包装规格小的可定价略高。③以不同地理位置为基础的差别定价。如同一医药产品，在不同国家和地区的售价不同，主要考虑当地购买力水平。④以不同时间为基础的差别定价。

前提条件 实行需求差异定价法要具备的条件是医药市场能够根据需求强度的不同进行细分；细分后的医药市场在一定时期内相对独立，互不干扰；对于医药企业来说，实行不同价格的总收入要高于同一价格的收入；高价市场中不能有低价竞争者；价格差异适度，不会引起消费者的反感。

优点和缺点 该方法能够满足不同的目标市场的需求，而企业也能够获得最大利润，经济学中已经做了相关证明。其缺点是，对于不同目标市场的需求难以把握，若运用不好，可能会引起目标市场的抱怨与反感。

适用条件 企业能够准确把握各个目标市场的需求，指定的价格不会让各个目标市场产生反感；目标市场相对独立，不存在目标市场之间的产品流动，即低价格的目标市场产品不会注入高价格的目标市场。例如，成人药物比较便宜，儿童用药较贵，且成人药物不适合儿童服用，否则目标市场就会购买低廉的成人用药而拒绝购买高价的儿童用药。

认知价值定价法 以消费者对产品价值的感受及理解程度作为定价的基本依据，也称觉察价值定价法。在定价时侧重考虑目标市场对产品的价值理解，并把这个理解价值作为定价的基础。

优缺点 优点是目标市场能够接受产品定价，因为这个价格是符合目标市场对产品的价值认知的。由于市场不对称，再加上企业的品牌影响和市场宣传，会让目标市场高估这种产品的价值，因此，企业可以借此制定较高的价格。在信息不对称的市场，消费者为了避免购买风险，就会选择品牌产品，甚至知名品牌的产品，因此，即使是同样的产品，知名品牌的定价高于其他品牌的产品价格，事实上这种价格差异对于目标市场来说是可以接受的；缺点是目标市场的价值认知难以把握，目标市场对产品价值的理解取决于多种因素，如品牌美誉度、服务、购买方便性等。同样的产品品牌美誉度较高，目标市场的口碑较好，目标市场对这种产品的理解价值相对也较高，相反则较低。

适用条件 认知价值定价法适用于那些买方市场的产品定价，消费者拥有较多的选择，并且购买那些认为"物有所值"的产品，品牌能够影响消费购买决策，能够增加消费价值认知。

**优缺点** 优点是：①以市场需求状况为定价依据，制定的价格也最容易得到消费者的认可；在成本允许的条件下，依据市场需求定价，也有利于企业获得最佳效益。②实行需求差异定价法要具备的条件是医药市场能够根据需求强度的不同进行细分；细分后的医药市场在一定时期内相

对独立，互不干扰；对于医药企业来说，实行不同价格的总收入要高于销售同一价格的收入；高价市场中不能有低价竞争者；价格差异适度，不会引起消费者的反感。

缺点是：①根据该法确定的能为消费者接受的价格并不一定是企业所乐于或能够接受的价格；在实践中操作难度较高。②顾客导向定价法虽可灵活有效地运用价格差异，对平均成本相同的同一产品，价格随市场需求的变化而变化，更好地适应市场经济，但是该方法要求确定消费者对于各种不同的产品感受的价值是多少，然而这很难衡量，而且费时费力。

（孟令全）

yàopǐn jìngzhēng dǎoxiàng dìngjiàfǎ
**药品竞争导向定价法**（competition-orientated pricing of drug） 企业通过研究主要竞争对手的药品价格、生产条件、服务概况等，以市场上相互竞争的同类药品价格为定价基础，以此确定同类药品价格的定价方法。该定价方法着眼于竞争者的价格，以竞争对手的价格为转移。其价格与药品的成本和市场需求不发生直接关系。药品成本或市场需求变动了，但竞争者的价格未变，自己企业的商品就应维持原价，反之，虽然成本或需求都没有变动，但竞争者的价格变动了，也应随着调整商品价格。

原理 该方法以竞争对手的药品价格对基础，对竞争对手进行识别与确认，是竞争者分析的基础。随着行业竞争的加剧及全球经济一体化的发展，正确地识别确认竞争者尤其关键。若竞争者范围过大，就会加大企业监测环境的信息成本；若竞争者范围

过小，则可能会使企业无法应付来自未监测到的竞争者的攻击，因此需要全面了解行业内当前竞争者的分布。确定行业内的最主要竞争者，识别行业内的潜在竞争者。

根据波特五力模型，产业竞争有 5 种竞争力：行业新加入者的威胁、现有竞争者之间的竞争程度、替代产品的威胁、购买者讨价还价的能力以及供应商讨价还价的能力。这 5 种竞争驱动力，决定了企业的盈利能力，并指出公司战略的核心应在于选择正确的行业，以及行业中最具有吸引力的竞争位置。企业要了解竞争者将向什么领域扩张、在什么领域撤退和维持、是否满足现有的竞争地位，以及对环境变化的反应等，必须分析竞争者在市场上追求什么目标。最通常的假设，是所有企业在市场上都追求利润最大化。但对长期利润和短期利润的侧重点不同，必然导致竞争者目标和行为的差异。

**定价方法** 这种方法是指以医药市场上竞争对手的价格为依据，随市场竞争状况的变化来确定和调整医药产品价格的定价法。这种方法具有在价格上排斥对手，扩大市场占有率的优点。一般可分为以下几种形式。

**随行就市定价法** 又称为流行水准定价，是指与本行业同类医药产品的价格水平保持一致的定价方法。适用这种定价法的医药产品，一般需求弹性小、供求基本平衡、市场竞争较充分，且市场上已经形成了一种行业价格，医药企业轻易不会偏离这个通行价格，除非它有很强的竞争力和营销策略。

在市场竞争中，产品同质性较强，若价格高于其他产品的价格，就有可能失去市场，而若价格低于其他产品的价格，就会减少利润。事实上，消费者往往认为同样的产品应该卖同样的价格。由于很多品牌的定位不清晰，无法通过品牌差异化实现价格差异，因此，只能按市场"平均价格水平"出售。

这种方法的优点是人们往往把平均价格水平认为是"合理价格"，所以易被消费者所接受。可以避免挑起价格战，降低竞争带来的风险，与竞争者和平共处，同时可以补偿平均成本，获得适度利润。因此，这是一种较为保守的定价法，尤其为中小企业所普遍采用。

**竞争价格定价法** 这种方法是指根据本企业医药产品的实际情况及与对手的产品差异状况来确定价格的方法。以市场占有率为自己的定价目标，会制定合适的价格，从而实现其市场占有率。这是一种主动竞争的定价法。一般为实力雄厚、产品独具特色的医药企业所采用。这种方法通常将企业估算价格与市场上竞争者的价格进行比较，分为高于竞争者定价、等于竞争者定价、低于竞争者定价 3 个价格层次。

以低价占领市场也称市场攻击定价法。有些产品在质量、品质、疗效等方面与竞争对手产品几乎没有差异，或许略逊一些，因此，必须低价才能占领市场。另外，还有些市场领导者，其产品质量、品质、疗效具有一定的优势，在一定时期内的目标扩大市场占有率，实现市场垄断，因此，以低价吸引其他品牌的消费者，待实现市场占有率后，再通过改进产品质量和功能的方式逐步提高产品价格。采用这种策略必须谨慎，否则极易引起价格战。

以高价占领市场也称优良品质定价法。如果知名企业生产或经营的产品质量上乘，并具有一定特色，企业声誉较高。另外企业也可以利用消费者的追求虚荣和认为价格与价值相符的心理进行定价，利用消费者求新、求名的心理，做到突出产品品质并且制定高价格。一方面通过较高价格建立优质药品的形象，另一方面通过较高价格获得超额利润，来支持企业的技术开发和新药产品开发。

**密封投标定价法** 这种方法是指在投标交易中，投标方根据招标方的规定和要求进行报价的方法。这也是中国医疗机构普遍实行集中招标采购药品以来医药企业必须采用的定价方法。企业经常通过计算期望利润的办法来确定投标价格。期望利润即某一投标价格所能取得的利润与估计中标的可能性的乘积，期望利润最大的投标价格，即为企业最佳的投标报价。在同质产品中，价格相对低的产品更具有竞争力。因此，投标报价时要尽可能准确地预测竞争者的价格，然后制定比竞争对手稍低的价格，就能获得投标成功。

**定价程序** 主要包括以下 3 个步骤。

**分析市场需求** 要分析目标市场对产品质量、品牌及价格的理解，若市场中存在一种虚荣心理、市场购买力充足，则可以选择高价、高品质策略，即提高产品品质和品牌影响力。若市场还有空白，潜在竞争对手开始注意这些空白的市场需求，或市场购买力不足，则企业应该降低产品价格，迅速占领这些空白市场，从而抵制潜在的竞争对手的入侵。

**了解市场预期价格** 要了解

市场的预期价格，无论是高价格还是低价格，都不能超越市场的价格预期，否则会导致定价的失败。

**分析竞争对手反应** 要认真分析自己制定的高价格或低价格时竞争对手的反应，是提价还是降价；提价或降价后，对自己销量和市场占有率的影响。应避免擅自改变价格后引起激烈的市场价格竞争，影响定价目标的实现。

**优缺点** 优点：①以市场竞争状况为定价的基本依据，其出发点是要保持和强化企业在一定市场条件下的价格竞争力，有助于企业从价格方面保持竞争优势。并且这种方法具有在价格上排斥对手，扩大市场占有率的优点。②随行就市定价法可以避免挑起价格战，与竞争者和平共处，同时可以补偿平均成本，获得适度利润，易为消费者所接受。

缺点：①竞争导向定价法看似安全实则危险，管理者往往会把这种方法当作自己的战略定价，而事实上这种策略并没有战略性。管理者在粗略获取竞争者价格之后，进行简单的加加减减就得出了自己产品的价格，看起来是个低风险的战略，可在"囚徒困境"时，竞争者往往是采用与自己相同的方法来定价，这就导致了"双镜效应"。此时，这个彼此决定的价格便不再是产品价格，而是产业价格，那么价格水平与市场需求失衡将不可避免。②竞争中的"强悍者"将祸及整个行业。利用低价是获取市场份额最简单迅速的手段，若市场份额是100%，如果把所有公司的份额目标加和，其结果肯定是大于100%的，所以，需要某些企业有所让步，但谁来让步，恐怕没人愿意。这样一来，如果行业内的所有企业均要努力实现目标的市场份额，其结果就是导致价格进入了下行通道，最后不只自身受到伤害，而整个行业也将会因此被牵连。

（孟令全）

*yīyào chǎnpǐn qúdào cèlüè*

## 医药产品渠道策略（sales channel strategy of pharmaceutical products）

医药企业为了使其医药产品或服务进入目标市场所进行的路径选择活动和管理过程。也称医药营销渠道策略，是4Ps组合策略（见医药市场营销组合）的一部分。

**概述** 医药产品渠道策略中渠道是核心，是促使产品或服务顺利地被使用或消费的一整套相互依存的组织和个人，也称营销渠道或流通渠道。渠道成员除生产者和最终用户，分销渠道还包括商人中间商（批发商和零售商）、代理中间商（经纪人、制造商代理人和销售代理人）和辅助机构（银行、保险公司、物流公司、仓储服务公司、广告公司和咨询公司等）。渠道成员与生产企业合作，使产品在市场上流通，并提供时间效用、地点效用和所有权效用等，在生产者和消费者之间发挥沟通和中介作用。

分销渠道职能主要包括：①沟通信息。在实现产品由生产者向消费者转移过程中，传递和反馈市场供求、销售状况、竞争趋势等信息。②促进销售。为吸引顾客，渠道成员会制作促销材料、开展促销活动，为产品的顺利转移创造条件。③协商谈判。为实现产品所有权或使用权的转移，渠道成员针对价格、成交条件等开展协商谈判，以便顺利成交。④融通资金。渠道成员相互提供信贷，如生产者、中间商允许买方分期付款或者买方向卖方预付款项等，还可借助辅助机构，如银行贷款等。⑤承担风险。渠道成员在分销过程中，要承担政策变化、自然灾害、产品供求转变、价格涨跌等引发的风险。⑥实体分配。指产品在实现时间、空间转移的过程中，渠道成员所进行的运输、储存、物流和供应链管理以及信息处理等活动。⑦所有权转移。分销渠道的主要职能是促使产品快捷、有效地从生产者手中转移到消费者手中，实现产品所有权的转移。

**意义** 有效地利用各种中间商和营销服务设施，加强医药产品或服务从医药企业经取得医药产品所有权或帮助所有权转移的所有商业组织和个人向消费者转移过程中的管理和路径选择，以便更有效的将产品和服务提供给目标市场，实现医药产品从医药企业向消费者或用户的转移的基本功能。

**历史沿革** 20世纪60年代"渠道策略"概念首次出现，是由美国密西根大学教授杰罗姆·麦卡锡（Jerome McCarthy）在4Ps组合策略中提出的，即"产品策略、价格策略、渠道策略和促销策略"，这一组合策略使人们从较为繁杂的营销变数中找到了最为重要的因素。20世纪90年代，由于市场营销的发展，原来的4P组合逐渐由4C组合取代，即"顾客、成本、便利和沟通"这4个要素的新的营销组合策略；在渠道策略方面更多地强调便利，即指为消费对象提供尽可能的方便的消费通道，使其消费的非货币成本降低。21世纪后开始强调关系营销。美国学者舒尔茨提出了新的"4Rs营销组合"理论，即市场营销应包含以下4个要素：关联、反应、关系和回报。在渠道策略方面强调关系营销，强调厂商应当与顾客建立长期、稳定且密切的关系，降低顾客流失率，建立顾客数据库，开展数据库营销，从而降低营销费用。从这个意义上说，强调关系营销的渠道战略开始回归营销渠道的核心和本义。

**模式** 医药企业传统的营销渠道呈金字塔式的体制，产品从出厂至消费者大致经过生产厂家、代理商、经销商、医院、药店等环节。典型的渠道模式有：①生产厂家→各级药品批发企业→医院→患者。②生产厂家→各级药品批发企业→药店→患者。这种金字塔式渠道有广大的辐射能力，为厂家产品占领市场发挥出了巨大的作用。

**类型** 可以按非处方药和处方药来划分。

**渠道的基本类型** 按渠道长度（有无中间商、渠道层次的多少）、按渠道层次同类型中间商数目多少等不同的标准分为不同的渠道类型。主要有以下的分类。

按有无中间商划分可分为直接渠道与间接渠道。①直接渠道（图1），又称零阶渠道，其优点是生产者与消费者接触较多，能及时、具体、全面地了解需求及变化，从而及时调整生产经营决策，能为消费者提供售前、售后技术咨询与服务，销售环节少，商品能很快到达消费者手里，从而缩短商品流通时间，减少流通费用，提高经济效益。但直销生产者要设置生产机构、销售设施和配备销售人员，这不但会增加相应的销售成本，还会分散生产者的精力。②间接渠道（图2），其优点是通过中间商交易，减少了相应的交易次数，节省了生产企业花费在销售上的人力、物力、

财力，可以借助中间商的销售经验、销售网络和商誉，扩大商品销售范围，提高市场占有率，可以减收资金占用，增加生产资金投入，减少生产者经营风险。但缺点是由于中间商的介入，增加了相应的销售环节，延长了商品流通时间。

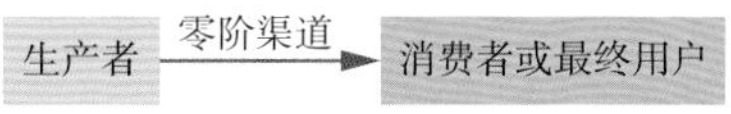

图1　直接渠道

按渠道层次的多少划分可分为长渠道与短渠道，分销渠道的长短决策取决于比较利益。

①长渠道。药品生产者使用两个以上的不同类型的中间商销售产品，这样的营销渠道称为长渠道。优点是渠道长，分布广，触角多，能有效地覆盖有效目标市场，扩大自己的产品销售。缺点是由于长渠道涉及的中间商多、环节多，使销售成本增加，最终造成药品销售价格提高，从而削弱了药品的价格竞争力。②短渠道。药品生产者在销售过程中只使用一个环节或者没有经过中间环节的销售渠道。优点为中间环节少，商品流通时间短、流通费用低，能增强药品的价格竞争力，

有利于生产企业了解市场信息，及时决策，也利于生产者与中间商合作。缺点为市场覆盖面较小，不利于药品的大量销售，生产者经营风险也较大。

按渠道层次同类型中间商数目多少划分可分为宽渠道与窄渠道。①宽渠道（图3）。在每一个产品流通环节上选用两个以上同类型的中间商分销产品则成为宽渠道。其优点为可以迅速进入市场，增加销售量，同类中间商互相竞争，可促进整体营销效率的提高，有利于生产企业对渠道成败进行评价。但缺点是中间商与生产者之间的关系不密切，很难保证中间商对生产企业的忠诚度，分销过程中有可能不专注于产品

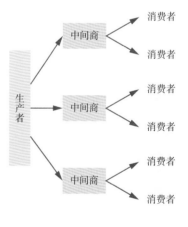

图3　宽渠道

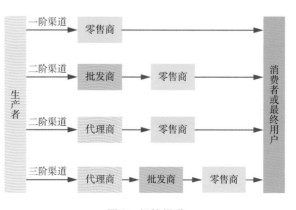

图2　间接渠道

销售，从而影响药品的销售甚至是企业形象，非处方药与普通药品生产企业常采取宽渠道。②窄渠道（图4）。药品生产者在每一层流通环节只选用一个中间商来销售自己的产品。优点是生产者与中间商协作关系紧密，生产者对中间商的支持力度相对较大，易于控制管理中间商。缺点是生产者对中间商的依赖性太强，一旦关系发生变化，生产企业将面临难以意料的市场风险。

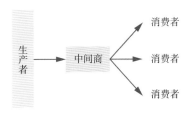

**图4 窄渠道**

医药产品分销渠道的宽窄是相对而言的，受药品市场特征和制药企业分销战略等因素的影响，中国医药分销渠道的宽度模式大致有3种：①多家代理制。这是中国制药企业使用最多的渠道模式，药品生产企业在各区域市场范围内，选择多家医药公司代理分销自己的产品，而且有关药品的宣传、推广、返款等工作也由医药公司负责。医药公司销售产品时广泛布点、形成分销网络。该模式的优点是：有利于提高产品覆盖率，由于在各区域市场范围内采用多家经销商，市场覆盖率一般可达到90%左右，甚至更高；减少了渠道中间环节，能帮助产品迅速铺货，占领市场速度快；鼓励多家经销商之间竞争，提高企业对分销渠道的控制力。缺点是：多家代理商在同一市场竞争易产生冲突，造成区域或价

格混乱，增加渠道管理难度。多家代理制模式主要适用于进入市场成熟期的普药，采用此模式分销，可快速占领市场、获得销量回报。②区域分销制。制药企业在各区域市场选择几家经销商，设立办事处并派驻销售代表进行市场开发、临床推广，经销商只负责其产品的实体分销和付款，有关药品的宣传、推广、返款等工作完全由制药企业自己负责。因制药企业直接参与临床促销活动，经销商只需提供物流和分销服务，所以经销商获得利润有限。该模式优点在于企业最贴近终端市场，对终端掌控能力强，有利于建立良好的企业品牌形象；企业自己的销售人员完成商流，能最大限度地降低对经销商的依赖，提高渠道控制力。该模式劣势在于，终端投入大、增加了企业销售成本和人力成本，经销商只提供物流服务，利润微薄、缺乏销售积极性。该模式主要运用于专业性强、技术含量高的药品，此类产品需要企业建立自己的销售队伍进行学术推广与终端开拓，提供高质量的售前、售中和售后服务。如许多合资制药公司建立地区办事处、招聘医药代表，进行临床推广和学术支持；产品线较宽的企业，建立自己的销售队伍可提供给终端客户更好的服务，同时多样化的产品结构能有效降低营销费用和人力成本。③独家代理制。可分为全国独家代理和区域独家代理两个级别，制药企业在全国或某一区域市场只选择一家代理经销商，由代理经销商全权负责其产品在此区域的市场开发、临床推广、实体分销及回款等全部流程，制药企业通常要留出足够的利润空间给代理商。独家代理制对代理商的要求很高，

代理商要有很强的布点铺货能力，能在短时间内发展若干有实力的经销商或二级代理商。代理商具有技术咨询指导和系统设计能力，指导经销商运作并直接为客户服务，代理商可以在统一市场促销决策中发挥作用。该模式的优点是通过代理商统一管理、协调运作，分销环节简便、分销效率高，产品可利用代理商网络和资金快速进入目标区域，避免区域内的价格竞争，保证中间利润，从而提高经销商的积极性。制药企业能减少销售投入，将更多精力转到研发和生产环节。该模式的缺点在于，对于制药企业来说存在一定市场风险，比如过分依赖代理商、缺乏终端客户反馈信息、无法控制代理商的行为、本企业产品品牌被弱化等等。独家代理制模式主要适用于进口药品，外资公司药品进入国内市场早期多采用此模式。此外，缺乏营销实力的国内制药企业缺乏分销渠道运营管理能力，通常会选择一家营销实力强的代理商，将产品全权委托对方销售。

综上，渠道策略可有：①直接渠道或间接渠道的营销渠道策略。②长渠道或短渠道的营销渠道策略。③宽渠道或窄渠道的营销渠道策略。④单一营销渠道和多营销渠道策略。

**非处方药分销渠道** 有以下几种。

**非处方药生产企业→药品消费者（零阶渠道）** 又称直接分销渠道，是非处方药生产企业通过建立自己的零售药店直接出售非处方药，或是医院药剂科按照国家有关规定向患者出售自制的医院制剂等的分销形式，一般是大型医药企业在所在地才可能采用这种方式。医药企业开展互联

网药品交易 B2C 模式后，也可以通过零售的方式将非处方药直接卖给消费者。优点是使医药生产企业增加分销渠道，可及时、准确地了解市场信息。缺点是投入大，难控制。随着网上药店、电子商务企业在医药领域的迅猛发展，真正意义上的非处方药直销，会越来越普及。

非处方药生产企业→医院药房或社会零售药店→药品消费者（一阶渠道）　这是非处方药分销中的间接渠道、短渠道。医药生产企业直接向医院药房或零售药店出售药品，非处方药生产企业也可以通过认证，获取互联网药品交易 B2B 销售牌照，将非处方药直接批发给医院药房或社会零售药店，再通过零售的方式卖给消费者。由于这种分销渠道层次较少，因此利润空间较大。

非处方药生产企业→代理商→医院药房或社会零售药店→药品消费者（二阶渠道）　经过了两道中间环节，是一种长渠道模式。由于代理商一般不承担药品滞销的风险，因此其积极性比较差，一般比较适合分销能力较弱的中、小制药企业。

非处方药生产企业→医药商业企业（如药品批发企业）→医院药房或社会零售药店→药品消费者（二阶渠道）　这是中国非处方药分销的主要方式，药品批发企业获得了药品的所有权，存在经营风险，因此销售积极性很高，销售得好也容易获得高收益。医药生产企业是否选择这种分销渠道模式，取决于非处方药的差异性及品牌知名度。

非处方药生产企业→代理商→医药商业企业（一般是药品批发企业）→医院药房或社会零售药店-药品消费者（三阶渠道）

该分销渠道模式优点是生产企业及时将非处方药销售给各药店及医院药房，以供消费者购买。缺点是：中间商特别是代理商掌握更多的药品销售权力，制药企业控制药品分销渠道的能力较弱，不利于企业建立长期、有效运行的分销渠道系统；渠道层次较多，无法及时了解市场变化信息，效率较差。

处方药分销渠道　有以下几种。

处方药生产企业→药品消费者（零阶渠道）　处方药生产企业通过建立自己的零售药店，直接向持有处方的药品消费者出售。随着中国互联网药品销售出台的一些新政策，网售处方药即将开禁，药品消费者也可以凭借医生开具的处方，通过互联网，直接从开展互联网药品交易 B2C 模式的生产企业处购买处方药。

处方药生产企业→医院药房或社会零售药店→药品消费者（一阶渠道）　对于处方药，生产企业销售的重点还是在医院药房。医药企业开展互联网药品交易 B2B 模式后，也可将处方药直接批发给医院药房或社会零售药店，再通过零售的方式卖给消费者。

处方药生产企业→代理商→医院药房或社会零售药店→药品消费者（二阶渠道）　经过了两道中间环节，是一种长渠道模式。

处方药生产企业→医药商业企业（如药品批发企业）→医院药房或社会零售药店→药品消费者（二阶渠道）　经过了两道中间环节，是一种长渠道模式。

医药工业品分销渠道　有以下几种。①零阶渠道。这一渠道是医疗器械、原料药、中间体等生产企业→医药生产者组织、医疗机构。这种分销渠道是最常见

的，由医药生产企业通过其销售部门或直营公司，直接向原料药、中间体等加工企业或医疗机构销售其产品。②一阶渠道。这一渠道是医疗器械、原料药、中间体等生产企业→代理商→医药生产者组织、医疗机构。以及医疗器械、原料药、中间体等生产企业→批发商→医药生产者组织、医疗机构。医药工业品的一阶渠道，一般适用于产品数量较少、品种较多的情况。这种分销渠道模式能充分发挥中间商的作用，将医药工业品快速转移到医药生产者组织或医疗机构，但不利于对分销渠道的控制。③二阶渠道。这一渠道是医疗器械、原料药、中间体等生产企业→代理商→批发商→医药生产者组织、医疗机构。这是医药工业品分销渠道中最长的模式，一般较少使用，只适用于极少数产品因数量较少、品种规格极多且体积不大的情况。

**影响渠道策略选择的因素**
渠道设计包括在企业创立之时设计全新的渠道以及改变或再设计已存在的渠道，渠道的选择对企业发展至关重要，影响医药营销渠道策略设计与选择的因素有很多，主要有几部分内容，包括医药产品的特性、市场特征、企业状况、营销环境因素。

**医药市场因素**　来自医药市场的因素主要包括：①目标市场范围。医药产品的目标市场范围越大，分销渠道应越长，反之则可短些。②顾客的集中程度。顾客越集中，越应采用直接渠道和短渠道，反之顾客较分散，则需更多发挥中间商的作用，采用长而宽的渠道。③是否季节性产品。季节性强的医药产品，旺季时市场需求量很大且销售时间集中，需充分发挥中间商的作用，以便

均衡生产，应多采用较长、较宽的分销渠道；淡季时分销渠道则可以短些、窄些。④顾客购买行为。指消费者的购买习惯、购买数量、购买地点及购买方式等。对一些普通药品，消费者要求购买方便，销售终端就应该多些，销售网点分散；而监管严格的特殊药品，应选择专业性分销渠道。⑤目标市场的竞争状况。一般来说，同类产品应与竞争者采用相同或相似的分销渠道，但在激烈的竞争中，若能选择独到的分销渠道，也有出其不意的效果。例如，医药企业灵活的价格政策，可使其分销渠道更具竞争优势，尤其是一些优质的终端用户往往掌握在投入市场较早和政策较为灵活的医药企业手中。

医药产品因素　医药产品因素是在选择分销渠道结构的过程中，最需要重视的一类因素。产品因素主要包括：①产品的理化性质。保质期短、易腐易损、对温湿度及储存运输设施要求度较高的医药产品，应选用较短较宽的分销渠道。②产品的体积和重量。体积大的笨重产品应尽量选择直接渠道，减少中间环节。③产品的单价。单价昂贵的医药商品应尽量选择直接渠道，减少中间环节；单价低廉的产品，分销渠道可长些。④产品所处生命周期阶段。新产品阶段和成长期，最重要的是尽快打开市场局面，尽量采用直接渠道，而处于成熟期和衰退期的产品，分销渠道可长些。⑤产品的技术性。产品技术越复杂，用户对其安装、使用和维修服务要求越高，越应采用直接渠道或短渠道。

价格管理因素　价格管理对医药产品分销渠道的影响深远。过去药品统一的出厂价，呆板的结算方式和严格的提货周期，往往导致医药企业的分销渠道过于薄弱和单一。而随着药品定价的放开，客户希望通过自己的努力，根据一次性订货数量的多少获取价格优势。所以特别看重价格管理信息对渠道价值的提升，会采取短期、大批量或长期、小批量的订货策略。

公司自身因素　企业的规模、经营策略决定了其对渠道进行控制和管理的能力，决定了哪些分销职能由企业自身执行，哪些应交给其他渠道成员来执行。通常，实力雄厚、管理能力强的医药企业才能在目标市场设立自己的分销机构，进行直接销售。因为这种渠道形式需要大量的资金和人员投入，对目标市场熟悉，才具备高效完成分销渠道职能的能力。

中间商特性　医药企业要利用中间商分销，就必须考虑中间商在沟通、促销和顾客接触等方面，以及市场占有率、信用状况、人员培训等方面的特性和能力，从中选择那些最能达到企业营销目标、又能满足消费者需求的中间商。

营销环境特性　市场营销的宏观环境和微观环境等因素，如经济发展水平、新出台的政策与法律、同业竞争状况等，都是医药企业选择和管理分销渠道的重要影响因素。

**渠道策略的类型**　可分为"推"式渠道策略和"拉"式渠道策略。"推"式渠道策略就是通过生产企业把产品给经销商，使经销商把产品销售给最终顾客。"拉"式渠道策略就是生产商制作广告，使最终顾客产生需求，使经销商主动向生产商进购产品。

**渠道的设计**　分为以下几个步骤。

分析消费者的分销渠道服务需求　这些服务要求通常包含以下4个方面：①购买批量。消费者每次的购买批量越小，分销渠道需要提供的服务水平越高。②交货时间。消费者对交货时间的要求越短，分销渠道需要提供的服务水平越高。③花色品种。消费品的花色品种越是复杂，分销渠道需要提供的服务水平越高。④购买便利。零售商的数量及其提供的服务，决定了消费者购买的方便程度。消费者越是要求购买便利，分销渠道应越宽。

建立渠道目标　企业的渠道目标，不仅要求建立的分销渠道达到总体营销规定的服务产出水平，还要求尽可能降低全部渠道费用。因此，企业可以根据不同细分市场的要求，选择目标市场，并为其设计个性化、有特色、高效率的最佳分销渠道方案。

设计可供选择的渠道方案选择的内容包括中间商的类型、数量及渠道成员的参与条件和相互责任。

选择中间商类型　产品的分销渠道有多种类型，每种都有其优缺点和适用范围。如果没有合适的中间商或者企业直接销售能带来更大的经济效益，企业不妨选择直接渠道，自设销售机构、培训企业自己的销售人员，直接向用户销售产品。随着现代科技的发展以及传统渠道费用的普遍上升，采用直接渠道具有良好的前景。当然，在更多的情况下，企业仍要采用有中间商参与的间接渠道，以克服现代化大生产条件下产销之间在时间、空间、信息、供求数量、供求价格、花色品种等方面存在的矛盾。

企业在设计间接渠道时，一般首先考虑短渠道方案，即直接使用零售商来销售产品。然后再考虑长渠道方案，即使用批发商、代理商来逐级分销产品。现在，越来越多的企业寻求更多的新型分销渠道方案，如连锁经营、销售俱乐部以及创新的互联网药品交易 B2B、互联网药品交易 B2C 和互联网线上线下交互式药品交易 O2O 等。

确定中间商的数量　①密集式分销（intensive distribution）。即生产者在目标市场使用尽可能多的批发商和零售商来销售产品。目的是获取高市场覆盖率或快速进入新目标市场，使众多的消费者和用户能随时随地买到企业的产品。②选择式分销（selective distribution）。即生产者在目标市场精挑细选有限的几个批发商和零售商来销售产品。目的是维护本企业产品的良好信誉，建立稳固的市场竞争地位。消费品中的选购品和特殊品，工业品中的零配件等，更适宜采用选择式分销。③独家分销（exclusive distribution）。即生产者在一定的市场范围内，仅选择一家批发商或零售商独家销售其产品。目的是有效控制渠道和市场，生产者和中间商一般要签订独家分销合同，规定在该市场范围内中间商不得经营竞争者的同类产品，生产者也只供货给选定的中间商。独家分销适用于具备专利技术、品牌形象、专门用户等的产品，可以强化产品的市场形象并获取高额利润。

规定渠道成员参与条件与责任　生产企业与中间商共同完成分销任务，必须确定渠道成员的参与条件和应负职责，主要有：价格协定；付款条件和产品保证；经销商的区域范围和权限。服务项目与责任条款。

评估主要渠道方案　企业需对几种初步设计的渠道方案进行评估，以便选出最佳分销渠道方案。评估的标准是：①经济性。比较每一方案的预期销售额及其销售费用，使用不同的分销渠道，如直接渠道与间接渠道、宽渠道与窄渠道，其预期销售额与成本费用是有差异的，企业应选择预期销售额尽可能高而销售费用相对较低的渠道。②可控性。生产者自建渠道的控制性最强，而使用中间商则意味着可能会失去部分或全部的控制。渠道越长，可控性就越弱。③适应性。评估外部环境发生变化时，各渠道方案能否迅速灵活地进行调整。

**渠道的管理**　医药企业对渠道进行设计管理，渠道策略要进行相应改进和调整，管理实施包括以下 4 个步骤。

选择渠道成员　企业可以综合评估中间商的经营经验、经营范围、财务能力、发展状况、合作愿望、信用等级等，选择具备优良经营条件，又与目标市场相符的中间商。

激励渠道成员　由于各渠道成员与企业所处的地位不同，考虑问题的角度不同，必然在渠道目标、利益等方面产生矛盾，因而要对渠道成员进行激励和控制，以便使渠道整体利益最大化。激励中间商的活动主要有：①销售权及专营权政策。确保中间商的销售区域和分销专营权，避免出现窜货或占着市场不开发等现象，主要从销售区域、授权期限、分销规模、市场覆盖、违约处置等方面加以激励。②奖励政策。如扩大合作规模和范围，给予合作奖励、回款奖励、返利奖励和年终奖励等。③促销支持政策。中间商在销售产品时，都希望能获

得生产企业的促销支持，如资金、人员、广告宣传、价格折让等，这些促销支持政策能促使中间商全力以赴地推销企业的产品。④客户服务政策。主要包括客户投诉处理程序、售后服务政策、业务处理结果、客户接待政策等，完善的客户服务政策可以解除中间商的后顾之忧，使客户满意度增加。

评估渠道成员　对中间商的工作绩效要定期评估，评估内容一般包括：销售定额完成情况、平均存货水平、按时交货率、损坏和遗失货物处理、对企业产品促销与培训计划的合作情况、货款返回状况以及客户服务水平等。正确评估中间商的目的是及时掌握分销渠道状况、及时发现问题，以便更有针对性地与中间商配合，提高分销渠道的效率。

调整分销渠道　为适应变化着的营销环境，企业对分销渠道要进行改进和调整。如消费者购物方式和消费行为发生变化、市场格局有了调整、产品生命周期进行了更替、新的竞争者加入以及创新的分销渠道出现等。调整分销渠道的方式主要有：①增减渠道成员。②增减分销渠道。③调整整个渠道。将企业原先设计的分销渠道整个推倒重来，这是分销渠道调整的最高层次。这一调整不仅要重新设计和建立新的分销渠道系统，而且可能迫使企业改变市场营销组合和营销策略，企业必须谨慎评估、权衡得失、科学决策。

**中国医药产品分销模式**　主要有以下几种。

集中招标采购模式　根据国务院和国家卫生行政主管部门出台的政策，特殊药品，如麻醉药品、精神药品、医疗用毒性药品、

放射性药品、防治传染病和寄生虫病的免费用药品、国家免疫规划疫苗、计划生育药品及中药饮片、国家定点生产药品等，都要按照国家规定的方式采购。医疗卫生机构使用的所有药品（不含中药饮片），均应通过省级药品采购平台集中招标采购。集中招标采购模式是新出现的一种药品流通渠道，还处在不断摸索之中。由于招标制的投标品种和标的数量均为设标机构控制，而且投标品种多为生产企业较多的品种，因此企业在这种新制度中所能发挥的作用有限。集中招标采购模式的特点：①品种数量少。进行药品招标采购的一般为医院常用药品，品种数量较少。一般纳入集中招标采购的品种以国家基本药物目录、省级基本药物增补目录、省级医保和新农合药品报销目录为基础。②品种档次较低。结合临床需要，一般省级集中招标采购的品种有用量大、达到一定规模采购金额的药品，低价药品和廉价药品，急（抢）救药品，妇产科和儿科非专利药品等。③竞争对手较多。招标为全国范围，因此投标竞争对手多，其他流通渠道中的地域优势、关系优势不再存在。

买断制销售模式　药品批发和销售的机构从医药生产者手中购入药品后进行销售的模式。从生产者手中购得药品后，就意味着药品的所有权已转移到经营者手中，他们负责药品的销售，并承担经营风险。药品的购买一般采用现款现货。

买断制销售模式的特点表现在：①分销职能外部化：医药生产企业将医药产品直接卖给从事销售的机构（公司和个人），并且采取的是现款现货或者是保证金的形式，降低了货款的回收风险，加快了资金回笼，生产企业可将注意力主要集中在药品的研发和生产上。②提高销量：从事销售的机构可以充分利用自己的销售经验和网络资源，快速将药品销售给最终用户，提高产品进入市场的速度，并可提高药品销售量。③渠道风险较大：医药企业容易在销售的过程中产生惰性，过度依赖于中间商，这种模式比较适合一些营销实力不太强又急于开拓市场的企业。④销售队伍不稳定：销售人员只注重眼前利益，不利于长期发展。

招商代理模式　医药生产企业在特定的区域内，通过招商的方式选择药品中间商的形式。供销双方在平等互利的基础上，通过契约或合同，确定中间商代表药品生产企业在区域内从事产品销售和营销管理工作。生产企业以保证自己获得一定的毛利率为前提，将产品销售给各省份的省级代理商，再由省级代理商供货给市级代理商，市级代理商供货给终端代理商，最后由终端代理商再销售给医院或者药店。代理模式一般可分为省级代理、地市代理、县级代理等几种形式。随着市场竞争的加剧，也有部分企业不设立省级代理或市级代理商。这种模式的优点是：①前期市场的开发较快。②能使产品较快地打入市场。③企业可以将主要精力放在药品的研发和生产上。不足之处在于：①从生产企业到终端消费者往往要经过2个或3个环节，有些甚至更多，企业对市场的控制力较弱。②由于产品价格较低，企业只能获得微利，不利于公司长期的品牌规划。招商代理模式是成长型医药、保健品企业普遍使用的分销渠道模式，

是市场上绝大部分医药企业采取的分销模式。

经销商销售模式　医药生产企业选择区域销售商作为开发区域市场的合作伙伴，利用区域经销商在当地市场的分销能力与终端促销能力来开拓市场，实现销售。经销商销售模式的优点：①药企可以充分利用经销商在当地的资源和销售经验，迅速开发药品销售市场。②由于药品生产企业选择的总经销商一般整体规模较大、业务运作比较规范，管理制度健全，易于生产企业对市场的了解和监控。③有利于自身销售队伍的建设。经销商销售模式的缺点：①经销商片面追求眼前利润。由于经销商也会代理销售其他药品生产厂家的产品，这导致经销商在考虑自己利益的时候，会忽略部分制药企业的产品销售。双方也会为利润分配产生争执，而影响到双方的长期合作。②法律上存在隐患。医药企业间缺乏必要的相互信任，容易出现大量应收账和呆账、坏账，会影响到制药企业的正常运营。

医药企业直销模式　药品生产企业不使用任何代理商、经销商或零售商环节，自己设立独立的医药公司，从事药品流通的方式。药品生产企业直接向医院或药店乃至消费者销售产品的方式。企业直销模式的优点是企业可以通过直销及时把握消费者的需求、准确地了解医药市场信息；缺点则是资金投入大，人员要求和管理难度高。随着网上药店、电子商务企业在医药领域的普及与发展，越来越多的医药企业开展互联网药品交易B2B模式，互联网药品交易B2C模式等，真正意义上的医药企业直销模式，会越来越普遍。

底价承包销售模式 医药生产企业按现款现货的方式，把药品按底价出售给底价承包商，由底价承包商销售到医院或药店供顾客使用的分销渠道模式。这种模式与买断制销售模式类似，其优点为：①医药产品生产者可以集中精力从事药品的研发和生产等。医药生产企业仅需安排少量的销售人员与底价承包商，做一些渠道协调工作。②药品可以利用底价承包商的销售网络快速进入到消费者手里，由于承包商的网络产品覆盖率较高，甚至能覆盖到边远地区。③现款现货的交易形式，避免了货款被拖欠。该分销模式的缺点：由于利益的驱动，底价承包商会在选择产品时，购买更低价格的产品来替代价格较高的产品，而市场完全掌握在承包商手里，医药生产企业没有主动权，不利于生产厂家提升自己在市场上的地位和影响力。

（孟令全）

yīyào pīfāshāng

## 医药批发商 （pharmaceutical-wholesalers） 

从事医药产品批量买卖的组织或个人。主要包括一些从事药品批发业务的药品批发企业。在医药产品流通过程中拥有医药产品的所有权，有权自行安排药品的销售渠道和范围，并承担一定的经营风险，获取一定的利润，生产企业对其管理、控制的力度相对较小。

医药批发商处在医药产品流通的起点和中间环节，在医药产品分销渠道中占据重要地位。从医药产品流通的环节上来看，医药批发商既充当医药零售商的"采购代理人"，即为本地区的医药零售商提供适销对路、品种齐全的药品，减少了零售商的购药成本；又要充当医药生产商的销售代理人，即拥有覆盖面较广的销售网络，为生产企业承担销售职能，并提供市场信息，有助于生产企业针对市场需求变化及时调整品种。向生产商提供的服务有：①提供市场占领。②充当与消费者联系的纽带。③保持一定数量的库存。④处理小额定单。⑤收集市场信息。⑥承担金融风险。为下游客户提供的服务有：①确保产品的真实有效性。②提供下游客户服务。③金融支持。④分类便利。⑤整批零卖。⑥建议和技术支持。

**特点** 由渠道的类型可知，对于环节较多的渠道而言，医药批发商相对于医药零售商更接近医药生产企业，特点是批量进货、批量销售，以降低药品单位分销成本。具体特点：①营销对象是医药单位、其他批发商、医药零售商和生产企业等间接消费者。②交易有一定的数量起点，交易次数少、批量大、交易金额较大、多以非现金结算为主。③企业规模较大。④分销经验较为丰富。⑤专业化程度较高。

**类型** 一般来说，批发商类型的复杂程度与所在国家的市场发达程度紧密相关。

商业批发商 又称独立批发商，指他们是独立的经营者，对经营的产品拥有所有权。商业批发商又可分为：①完全服务批发商。提供存货、推销人员、消费信贷、储运服务以及服务和建议等全部批发商职能的批发商，又可以分为综合批发商和专业批发商等。②有限服务批发商。只能向零售商和顾客提供部分批发商职能的批发商。主要有现金交易运货自理、货运、直营、专柜寄售、承销、邮购批发商、生产合作社、互联网药品交易B2B、电子商务批发商等。

经纪人和代理商 又称非独立的批发商，不拥有商品所有权，通过促成买卖双方达成交易，从中获取佣金的商人。①经纪人：收取委托人的佣金，为买卖双方牵线搭桥、协助谈判。一般不存储货、不购买商品所有权、不承担经营风险。最常见的有广告、房地产、保险和证券经纪人等。②代理商：代理商与经纪人的功能相似，可分为生产企业代理商、销售代理商、采购代理商、佣金商等。

在中国，随着市场经济的发展，批发商的类型越来越丰富。一些批发商通过重组，强化核心经营，拓展市场范围、发展海外业务，推行流程管理和全面质量管理，提升满足顾客的能力。批发商的发展趋势正朝着通过投资更多的先进材料处理技术，如编码和扫描、完全自动化的仓库、电子化数据的内部交换和高级的信息技术，以及通过互联网来减少运作成本、增加分销渠道价值的方向发展。

**功能与作用** 批发商之所以能在医药产品分销渠道上占据重要地位，主要是能对生产企业起到一定的分销职能，主要包括几方面。

市场覆盖 在长期业务经营中，大型的批发商和众多的零售商建立稳定的业务关系，具有较为稳定的市场覆盖面，因此能够满足生产企业产品快速覆盖某市场的要求。因此，医药生产企业完全可以借助于这些批发商的力量，使药品能够快速、平衡地到达最终消费者手中。

存货储备 因为从事的是医药产品的批量买卖业务，批发商一般都具有储备大量医药产品的能力，如建立大型物流中心或中心仓库，以提高供货能力，一方面间接为生产商提供资金支持，另一方面要平衡市场需求的波动。

**信息收集** 批发商与零售商联系较为紧密，在了解市场信息方面更具有一定优势，因此生产企业可以通过批发商了解市场相关信息，有利于生产企业更好地把握市场信息的变化。它既能将产品或企业信息通过各种方式传递给市场，从而提升市场需求，又能将市场信息反馈给生产者，以便于生产者及时调整生产经营计划和营销策略。

**客户支持** 由于批发商面对许多零售商，产品销售额的增长也会增加他们的利润，且由于拥有医药产品的所有权，所以承担一定的经营风险。因此，他们也非常关注产品的销售状况及客户满意情况，可以承担一些日常客服事务，如送货、换货及咨询服务等活动。

**优势** 与其他渠道成员相比，医药批发商具有几方面的优势。

**经营优势** 由于批发商长期从事批发业务，经营药品品种比较齐全，因此对于中小零售商来说，可以实现一站式购买，即在一家大型医药批发商中可以购齐自己所需要的全部或大部分药品，比分别向医药生产商直接购买节省成本并且医药批发商拥有一整套医药商品的储存、运输、设施及经营场地，拥有一批专业保管养护队伍，具有处理大量医药商品实物流通的能力。

**资金优势** 一般来说，由于每次交易医药产品数额较大，所以要求批发商的资金较为雄厚，才能保证交易成功。除此以外批发企业能够较多地取得银行等金融组织的贷款支持，能够为生产

企业减轻药品流通领域内的资金压力。

**信息优势** 医药批发商所处的地位，上联生产者，下联医院及零售企业，处在信息流通的枢纽位置，能够收集大量的市场信息，及时传递、反馈给生产企业，并将企业信息，特别是促销信息传递给零售终端，具有指导生产、引导消费的能力。

**发展趋势** 随着市场环境和市场经济的变化，竞争变得日益激烈，医药批发商的经营模式正在发生重大的改变。

**提高市场集中度，实现规模经营** 21世纪初，为应对激烈的市场竞争，医药批发企业之间通过合并、收购、联合等方式，优势企业不断壮大，企业数量减少，市场集约化和产业集中程度提高。行业中的企业相对集中，资源得到合理配置，市场竞争力和抵制风险能力不断提高。

**调整战略，多种业态并举** 根据中国医药批发行业的现状和未来的变革趋势，以及市场的整体复杂性，将来的医药批发市场不可能是某一种业态独霸天下。随着市场竞争的日趋激烈，各个企业的市场定位进一步细分，可以多种业务共存。

**现代化信息管理** 医药批发商的服务竞争力不仅体现在市场开发、商务运作、物流配送、客户服务等传统的4个方面。为更进一步提高核心竞争力，可以针对不同客户需求细分市场，开发独立的专业化应用软件、解决方案、自动化设备，为客户提供高效而便捷的服务。第一，以强大的、反应快速的配送中心作为公司的核心部位，体现效率和能力。第二，运用现代信息技术，实现商品流、信息流、资金流的动态

高效管理。由于自动化程度的提高，可以大大地提高经营管理人员的管理幅度，降低运营成本。

**物流服务** 包括以下服务：①医药零售商共享现代化社会配送中心。截至2018年底，大部分国内的医药零售连锁企业的发展是在重组原有流通格局的基础上进行的，还没有能为连锁药店服务的社会化配送中心。同时，根据中国《药品经营质量管理规范》及相关政策规定，每个医药零售连锁企业都必须由其总部建立只为本企业内部服务的配送中心。所以，每个药店都不得不自建配送中心，而建设配送中心的投入很大，营运成本几乎占到连锁药店总部管理成本的一半以上，这就意味着连锁企业将背负沉重的经济压力。但从物流管理的角度看，每个连锁企业都自建配送中心是一种资源的浪费。因此未来应当大力发展现代化社会配送中心，供医药零售商共享。②医药批发商承担"第三方物流服务"。对于大多数制药企业和零售企业来说，最明智的选择是根据自身的实际情况，合理利用"第三方"提供的物流服务。在医药流通领域，最有资格承担药品第三方物流服务的应该是医药批发企业，尤其是大型的批发企业，它们在建设现代物流方面有很好的条件，具体表现在以下几个方面。①地域优势：中国的大型医药批发企业一般都建设在交通便利的省会城市或地区，这就为发展物流配送中心提供了得天独厚的便利条件。②设施设备优势：为完成药品批发职能，批发企业必然拥有大面积的土地，建设大量的仓库，并且配备相当数量的汽车及其他仓储、运输、装卸、搬运等机械设备，同时还要有适合药品运输、

保存的特殊设施设备。这些条件都是物流配送中心所必须具备的。③专业技术优势：长期的批发业务，培育了一大批具有丰富的采购、存储、运输管理经验的专业技术队伍。从现代经济理论和信息技术等方面加以再培训，这支队伍将会成为物流配送的骨干力量。④传统的组织网络优势：虽然改变了传统的隶属关系，但在几十年的业务交往过程中，批发企业与生产企业之间、批发企业与批发企业之间、批发企业与零售企业之间必然会形成一种较为密切相互信赖的关系，这也是物流配送网络建设的基础。

基于以上优势，批发企业在发展配送中心时，更易于开拓市场，提高并巩固其配送商品的市场占有率，并且通过扩大代理权实现契约化配送，逐步走向规范化、专业化。批发企业只要充分利用现有的品种、人员、仓储、运输、质量保证等资源优势，实施流程再造，即可组建成大型的区域性物流中心，然后在此基础上，整合、利用中小型批发企业和零售连锁企业已有的配送网络，最后形成全国性的医药专用物流配送网络。

(孟令全)

yīyào dàilǐshāng

## 医药代理商 （pharmaceutical agents）

受制药企业或具有药品经营许可资格的医药公司委托，替委托人销售药品或完成其他经营的行为并收取一定佣金的国内外的组织和个人。药品代理制度最早始于保健品和非处方药品销售，后在医院处方药市场得到更为广泛的使用和出人意料的成功。药品代理的实质是一种委托代理，药品制药企业和代理人是委托代理的关系。生产者并不是将其产品直接出售给最终顾客，在生产者和消费者之间有一系列的营销中间机构构成渠道并执行着不同的功能。这些中间机构包括买卖中间商，代理商和辅助机构3种。买卖中间商是买进产品、取得产品所有权，然后再出售，如批发商和零售商。代理商也称为经纪人，如制造商代理人和销售代理人，它们寻找顾客，有时也代表生产厂商同顾客谈判，但是不取得产品所有权。辅助机构，如运输公司、独立仓库、银行和广告代理商等中间机构支持分销活动，但既不取得产品所有权，也不参与买卖谈判。

**与委托方的关系** 代理商与委托方有着长期稳定的关系。但它只拥有销售代理权，而不拥有对代理商品的所有权。销售代理商按委托方的意志，在代理权限内行事。销售代理商行为的法律效果应由委托方承担。代理商与经销商的区别在于前者代表着代理经销方式，而后者代表着买断经销方式。买断制也叫经销制，是指生产者在分销产品的同时将产品的所有权转移给批发商或零售商的经销方式。代理制也叫代销制，是指生产者在分销产品的同时不将产品的所有权转移给第一个买者（或渠道成员），而是当这一成员就产品转卖给下一个买者，产品所有权同时完成从生产者至第一个代理商、第一个代理商至第二个经销商的转移的经销方式。代理商可以进行买卖，有代理权，是代理制度发展的产物。

**营利模式** 代理商的营利模式是：挂靠一家大一级的商业公司、底价进货后再转调一级、二级或三级商业企业销售、在当地提取大量利润或现金。

**优势** 代理商在医药行业价值链中处于承上（生产企业）启下（医药产品销售终端——医院）的作用，其固有优势在于药品推广能力，具体表现在3个方面：①产品学术营销能力。新形势下企业竞争战略集中于生产专利产品或差异化产品，而新药品上市后要使客户接受，利用学术营销以改变客户观念就显得至关重要，如2009年新出的"特利加压素"，分析中国全国数据后发现，如果当地代理商有较强的学术推广能力，那么该药品在该地销量排名也必定靠前。②公关能力。代理商有区域市场招标、医保、药监、卫生、纪委等公关优势。③终端控制能力。低价进药、开发医院客户并与之保持良好关系及覆盖终端的能力，而这些能力是医药工业企业所缺少的。

**类型** 根据代理商负责的区域大小可将医药营销代理制分为全国总代理、大区总代理、省级总代理、地级总代理及县级总代理几种形式，还可以按其它的指标进行分类。

**直接销售代理与间接销售代理** 直接销售代理是指代理商以委托人的名义替委托人销售药品，其法律和经济后果直接由委托人承担。在这种情况下，委托人授予被委托人的是代理权而非经销权，通常自然人或专业推广公司多采用此种方式。间接销售代理是指代理商以自己的名义代替委托人销售药品，其法律和经济后果由代理商自己承担，非运输和仓储引起的产品质量问题由委托人承担。在这种情况下，代理商与经销商的身份是统一的，委托人授予被委托人代理权中含经销权，通常拥有合法经营资格的商业公司多采用此种方式，在结算时，多考虑采用底价现款结算形式。

独家代理与多家代理 独家代理是指厂商根据地域、产品、终端群情况授予代理商特定的独家权利，并给予适当的地域、产品、终端保护。如产品有不同剂型和不同规格，终端有非处方药市场、医院处方药市场等等。独家代理商应当在一定时期内达到最低销售额，否则将被视为严重违约。多家代理是指厂商不直接根据地域、产品、终端群情况授予代理商的独家代理权，一个地区可能有多个代理商，厂家根据代理商资源、能力状况给予代理商明确的终端保护和目标终端开发计划。如一些医院交给甲公司开发维护、另一些医院交给乙公司、丙公司开发维护等。商业、招标、物价等工作由厂商为主导进行协调。厂家也可以直接建立办事处，在当地采取组合营销模式。

总代理与分代理 总代理又分为全国总代理和区域总代理，其特点是可以通过多层次的分代理进行多级分销代理。在总代理制度下，总代理商被称为一级代理商，分代理商则被称为二级、三级代理。分代理商大部分由总代理商自己选定，也有厂商直接指定的，但分代理商受总代理商的统一管理。独家代理商不一定是总代理商，它不一定具有指定分代理商的权利。

佣金代理与代理权代理 佣金代理是指代理商的收入主要来自佣金的一种代理方法。代理权代理是指给予流通企业代理权买断经营的方式，它的收入主要来自买卖差价，并且在限定的区域和时间里拥有产品或品牌的使用权利。

功能作用 医药代理商在销售代理权限内代表委托人搜集订单、销售药品及办理其他与销售有关的事务，代理商在产品销售完成后领取一定的佣金，其所起的作用不仅仅是担任一个中间商或物流配送的角色，主要是局部区域市场的开拓能力，尤其是医院或药店的开发能力和维护能力。具体体现在 7 个方面的功能。

资本功能 可减少生产企业的资金占有，提供资本来源。通常生产企业在购买原料、包装时都采取赊销方式，可以占有上游企业的资金，在采用代理制方式后，代理商通常采用现款现货购进药品，提前订货和及时付款，有时也根据市场、产品情况还需要交纳一定数量的市场保证金、花费一定数量的基金购买区域经销权，这部分资金是可以短期占用或不返还的。这意味着生产厂家同时又可以占有下游企业的资金，减少了生产企业的资金压力。

产品分销功能 代理商具有整买整卖能力、规模经济效益。代理商通晓市场销售业务，有利于扩大产品销售。即使大型企业自建分销机构，也要考虑成本问题，从而不得不把业务交给代理商。

渠道功能 终端开拓能力强，多在区域市场有自己的销售网络和销售队伍，可以快速启动市场。

仓储与运输功能 大的代理商可利用自己的运输工具快速向买方送货，减少厂家的库存成本。

节约成本功能 交易降低交易繁复程度，节省劳动力，降低流通费用。

共担风险功能 有利于调节产销关系，满足消费者需要。在分销过程中，产销双方共同拥有商品的所有权，可以分担风险。

信息功能 为生产者提供信息，使生产者的产品适销对路。促进厂家正确认识与满足客户的真正需求，是厂家和终端、和消费者之间的信息纽带。可以促进厂家开发适销对路的产品和挖掘新的适应证。

优势 医药代理商是医药生产企业在各地选择有一定实力的经销商为其销售代理在全国建有市场开发网络的产物，其优势在于以下几个方面：①帮助医药生产商在最短的时间里，充分利用各地代理商的终端和资金优势，迅速抢占市场，扩大市场份额，增加销售量。②在销售管理上比较简化，利益划分清楚，运营成本很小，货款回笼快。对于寻求代理的厂家而言，多家代理商能够构成完善、有层级关系而又不会重叠太多的分销网络，生产商同时能够有效管理这些网络，使得厂家与代理商能够共同承担市场风险和获利。对于代理商而言，适合的分销网络建设工作（不一定越大越好），高成本和随机市场（个人关系能够做到的市场）是中小代理商的两大特征。

劣势 ①代理商良莠不齐。有很多中小型药品代理企业，身份为二包型批发企业（主要行为是转包一级批发企业的产品，而自身缺乏稳定的零售终端），通过较低的价格全权代理一些国外的产品或者国内小型医药生产商的产品，再以较高的价格招商分销给二级经销商，完成协议规定的任务量，赚取中间差价，而这些代理商无法提供更多的服务。②代理过程比较简单。大多数情况下，很多企业在实施代理制营销模式时，仅会在几个方面约束代理商，代理过程较为简单，如供货价、保证金、首批进货量、年销量、返利、终端支持等，只要代理商能够接受这样几个条件，即可从事代理活动。③代理关系较为疏松。医药生产商与代理商之间仅限于利益关系，如只要保证金和首批货款如期到账即可确认彼此的代理关系，缺乏对代理商的信用管理。当然，市场销量好时，可能不会出现较大的矛盾和冲突；一旦市场销量不好，就可能产生一些矛盾和冲突，如价格争议、激励措施不到位、市场策略不稳定、对市场份额过高的要求、缺乏完善的后续服务与支持。

（孟令全）

yīyào jīngxiāoshāng

## 医药经销商（pharmaceutical distributor）

将购入的医药产品以批发的形式通过自己拥有的分销渠道向零售商或批发商进行销售的独立或连锁的商业机构。用资金从上游买进产品，然后进行医药产品的转售，医药经销商获取的是产品差价，因此对利差的关注往往高于对产品实际价格的关注。经销双方是一种买卖关系（以自己的名义购进货物，对商品有所有权），与委托方有长期稳定的关系。

与医药代理商不同，医药经销商代表着一种买断方式。代理商是作为企业与市场之间的中介，帮助企业将产品销售到市场上，并不具有产品的所有权，只能得到相应的佣金酬劳；经销商是用资金向企业进货再卖出去，得到的利润是其中的利差。另外，经销商作为一个独立经营机构，能够经营多个品种，并且几乎不受供货商的限制，自主空间和利润都较大；代理商却不一定是独立机构，在经营过程中需要接受供货商的控制，仅仅能赚取利润与提成。通常设置一级经销商、二级经销商，将产品的所有权转移给批发商或零售商。

**类型** 按照规模分类有一级医药经销商和二级医药经销商等。

**一级医药经销商** 医药流通领域的大型经营企业，经销范围可为区域代理。按企业性质分为以下几种：①集团企业的子公司。具备独立法人资质的医药经销企业，经营区域范围受其母公司具体情况决定。②完全独立经营的经销商。规模较大，是纯粹的药品代理经销企业，经销药品种类繁多，具备多个直接向上游的医药生产企业采购渠道和代理资质，下游也与多家医院、药房等终端机构建立购销渠道。③同时具备生产与销售经营资质的大型企业集团。经销范围面向全国各区域，并在销售公司下在各区域设立分公司、销售网点以及零售点。

**二级医药经销商** 一般为中小企业、不具备直接向医药生产企业采购资质，通过大型医药经销商获得成品药，进而向终端市场销售。销售的药品为普药，受大型经销商和一级经销商的约束，经营的医药品种具有严格的局限性，经营范围仅能辐射部分区域，且下游以药店和医疗服务机构居多，医院较少。

**特征** 医药经销商具有以下特征：①独立的经营机构。②拥有商品的所有权（买断产品/服务）。③获得经营利润。④多品种经营。⑤经营活动过程不受或很少受供货商限制。⑥与供货商责权对等。

**经销模式** 经销的模式有独家经销和非独家经销等。

**独家经销**（exclusive sales） 在一定时间一定区域内，经销商对供货商产品具有独家购买权和销售权。这种经营方式适合于流通较强、品牌知名度较高、销售量较大的产品。独家经销分为3种类型：①专销，专门销售供货商的系列产品，不经营其他任何企业的产品。②专营，专门销售供货商的系列产品，不再经营任何同类型竞争性产品。③独家经营，经销商对供货商产品具有独家购买权和销售权，但可以经营任何企业产品，包括竞争性产品。

**非独家经销**（non-exclusive sales） 企业的特定产品由几家经销商共同经销，适合流通较差、品牌知名度较低、销售量不大的产品。

**优势** 经销商的核心价值在于销售渠道。经销商对企业，不仅仅是进货销货那么简单，有其先天优势。经销商对所处市场的状况及购买力最为了解。市场适合哪种档次的产品，当地市场的消费观念及消费能力处在何种层次，经销商对这些都有深入透彻的分析。经销商不仅仅是销售产品的一个载体，同时也从侧面展示着生产企业的形象，更是让消费者对产品产生购买欲望的信息发布者。

**劣势** 医药经销商作为医药销售渠道中的关键组成部分，给医药市场发展带来了潜在的经营风险和不确定性。经销商的趋利因素增加了产品的市场成交价格，削弱了企业的产品竞争力，导致产品推广和经销商的产品推广达成一致性的难度加大，不利于产品的迅速扩张。

**选择经销商的主要条件** 认可公司产品，有共同发展的愿望；在区域市场拥有良好的终端资源和政府关系资源；合作期间不做同类竞争产品；人员有较高素质和一定的技术水平；有做过同类产品推广和销售的经验；在区域、行业拥有较好的口碑；是竞争产品的经销商等。首选的应该是对招商企业产品高度重视，投入的精力和资金所占比例较大、能够热情地接受招商企业指导的经销商。

（孟令全）

yīyào chǎnpǐn cùxiāo cèlüè

## 医药产品促销策略（promotion strategy of pharmaceutical products）

医药企业为向消费者沟通信息、刺激消费者需求而采取的策略。医药产品促销策略与医药产品策略、医药产品价格策略、医药产品渠道策略共同构成医药市场营销组合。医药企业实施促销策略的目的是增强顾客购买的积极性、提升医药企业或产品的知名度和美誉度、提高医生和零售药店店员对医药产品的推荐率，从而促进销售。

**类型** 医药产品促销策略可分为两类：①推动策略（push strategy），又称为"高压策略"，主要促销对象是中间商，强调的重点是分销渠道各环节的人员促销。医药企业通过在渠道方面的支持和投入，让中间商快速成长壮大，形成渠道推力，最终将医药产品销售给消费者。推动策略的优点是风险较小、销售周期短、资金回收快。运用推动策略需要医药企业与中间商一致看好产品的市场前景，双方愿意合作。②拉引策略（pullstrategy），又称为"吸引策略"，主要促销对象是最终消费者。医药企业运用广告、公共关系、营业推广等促销方式向消费者展开强大的促销攻势，使之产生强烈的兴趣和购买欲望，纷纷向中间商询购该医药产品，促使中间商产生需求并向医药生产企业采购产品。拉引策略的优点是促销效果更为有力和持久、与顾客讨价还价时更具优势。当中间商因市场风险高而不愿意经销新医药产品时，医药企业可以采用拉引策略。推动策略和拉引策略的运作模式如图1所示。

**促销组合** 这是医药企业根据促销的需要，对各种促销方式进行的适当选择和综合编配。医药促销方式一般分为两类：医药人员促销和非医药人员促销（non-personal selling）。非人员促销常用的方式包括医药产品广告、医药公共关系以及医药产品营业推广。医药人员促销、医药产品广告、医药公共关系和医药产品营业推广各有其优点和缺点。在实际制定促销策略的过程中，营销人员需灵活地选择和运用各种促销方式，使促销效率最高而促销费用最低。医药产品促销组合4种方式的优缺点比较如表1所示。

**影响因素** 促销组合方式之间互相联系、互相影响，医药企业需要将具体形式有机地结合起来，形成整体的促销策略。制定促销策略时主要考虑以下5个因素。

**促销目标** 促销的总目标是通过营销传播实现医药产品由生产领域向消费领域的转移。在总目标的前提下，医药企业对特定时期的特定医药产品又有具体的促销目标。医药企业要根据具体的营销目标对不同的促销方式进行适当选择、组合使用。

**医药产品性质** 对于不同性质的医药产品，消费者的状况和购买要求也会存在差异，因而医药企业应根据医药产品性质制定相应的促销策略。一般来说，如果医药产品的价值比较小、技术难度较低、消费者众多，可以采用广告进行促销；如果医药产品的价值较大、技术难度较高、消费者比较集中，可以采用人员促销的方式。公共关系和营业推广对不同性质的医药产品的反应相对较均衡。

**医药产品市场生命周期** 医药企业在医药产品市场生命周期的不同阶段应根据促销的重点目标制定不同的促销组合，见表2。

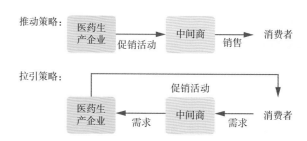

**图1 推动策略和拉引策略的运作模式**

**表1 促销组合4种方式的优缺点比较**

| 促销方式 | 优点 | 缺点 |
|---|---|---|
| 人员促销 | 双向性、灵活性强、针对性强、效果明确 | 费用高、影响面小、管理困难 |
| 广告 | 覆盖面广、传播迅速、影响力大、形式多样、相对费用低 | 间接性、单向性、盲目性、效果不易测定 |
| 公共关系 | 影响面广、易取得信任 | 见效慢 |
| 营业推广 | 影响力大、刺激性大、效果直接 | 信任度低、不宜长期使用 |

**表2 医药产品生命周期各阶段的促销方式**

| 市场生命周期阶段 | 重点目标 | 主要方式 |
|---|---|---|
| 导入期 | 知晓产品 | 广告 |
| 成长期 成熟期 | 增进兴趣和偏爱 | 改变广告形式，以说服型广告和提醒型广告为主 |
| 衰退期 | 促成信任并购买 | 以营业推广为主、广告等为辅 |
| 市场生命周期全过程 | 消除不满意感 | 运用公共关系，改变广告内容 |

**市场性质** 市场性质受到市场地理范围、市场类型和潜在顾客的数量等因素的影响。对于不同性质的市场，医药企业应制定不同的促销策略。一般来说，目标市场范围广、潜在顾客数量多的市场属于消费品市场，促销组合方式以广告为主；目标市场范围小、潜在顾客数量少的市场属于工业品市场，促销组合方式以人员促销为主。

**促销预算** 促销预算的额度决定了医药企业可选择的促销组合方式和促销力度。促销预算可以确定为医药企业销售收入的一个比例，也可以针对竞争者的促销预算来确定预算额度。

**实施步骤** 医药产品促销策略的实施需要遵循8个基本步骤。①确定目标顾客。明确目标顾客的范围、类型、数量等内容。②确定促销目标。促销目标包括增加医药产品的销售、提升医药企业或产品的知名度和美誉度、吸引新客户、保留老客户、应对竞争等方面。③设计传播信息。根据目标顾客和促销目标设计促销信息的内容。④选择传播渠道。促销信息传播渠道分为人员传播渠道和非人员传播渠道。⑤确定促销预算。制定促销预算时需要考虑竞争格局、医药企业的实际情况和医药产品的特点。⑥确定促销组合并实施。根据促销目标、医药产品性质、医药产品市场生命周期、市场性质、促销预算等因素确定促销组合方式。⑦评价促销效果。比较促销策略的实施情况和促销目标，衡量促销目标能否实现。⑧协调促销过程。在评价促销效果的基础上，协调所选择的促销方式，从而实现促销目标。

（范广伟）

yīyào rényuán cùxiāo

## 医药人员促销（personal selling of pharmaceuticals） 医药企业的促销人员与中间商、消费者进行直接的宣传介绍活动从而增加医药产品销售的促销方式。是医药产品促销策略之一。医药促销人员包括医药代表、药品学术推广和销售人员，医药代表不能销售药品。

**形式** 人员促销的形式主要为上门推销、柜台推销、会议推销和电话推销。①上门推销（doorstep selling）。促销人员主动到目标顾客的单位或家庭进行推销。积极主动的上门推销被视为最"正宗"、最典型的人员促销形式。②柜台推销（counter selling）。

促销人员在固定营业场所的柜台进行推销，为顾客介绍医药产品并提供药学服务。该方式在零售药店得到广泛的应用。③会议推销（conference selling）。促销人员在发布会、订货会、交易会等医药产品的购销会议场所进行推销。会议场所会聚集众多的医药生产企业、中间商、消费者等用户，也会存在竞争者的促销人员。④电话推销（telephone selling）。促销人员利用电话向目标顾客进行推销。人员促销四种形式的优缺点如表1所示。

**促销人员的职责** 医药促销人员的职责一般包括以下6个方面：①探寻。促销人员既要了解和熟悉现有顾客，又要挖掘潜在顾客，寻找新的目标市场。②沟通。促销人员应向顾客沟通医药产品信息，同时也要注意了解顾客的需求并向医药企业反馈。③销售。促销人员通过与顾客的直接接触，促使顾客形成对医药产品的偏好并采取购买行动。④服务。促销人员需要向顾客提供各类服务，如用药指导、技术咨询、准时交货、融资安排等。⑤调研。促销人员利用与顾客直接接触的机会进行市场调研和情报收集工作，为医药企业开拓市场和有效促销提供依据。⑥分配。在医药产品供应不足时，促销人员应指导客户合理利用资源。

**促销队伍的结构** 可供选择的促销队伍结构主要有4种：

**表1 人员促销4种形式的优缺点**

| 形式 | 优点 | 缺点 |
|---|---|---|
| 上门推销 | 主动性强，效果显著 | 费工费时，劳动量大 |
| 柜台推销 | 容易取得顾客信任，所费人力较少 | 缺少主动性 |
| 会议推销 | 短时间内进行大量洽谈活动，省时省钱 | 竞争激烈 |
| 电话推销 | 省时、范围广 | 不能单独用于复杂推销 |

①区域式结构（regional structure）。即按区域设置促销队伍。医药企业将目标市场分为若干个区域，每个促销人员负责一个区域的全部促销业务。地区式结构适合于同一医药企业的促销活动，可以明确促销人员的责任、增进其与客户的联系、因活动区域固定而减少开支。②医药产品式结构（pharmaceutical structure）。即按医药产品设置促销队伍。由于医药产品技术日益复杂、种类增加以及产品间关联度下降，促销人员难以掌握全部医药产品的信息。医药产品式结构适用于医药产品类型多的促销活动，有利于促销人员熟悉特定医药产品的知识、有效组织销售。③顾客式结构（customer structure）。即按顾客的特点设置促销队伍。医药企业的目标市场按顾客的特征、规模大小、职能状况等属性进行分类，由每一个促销人员向一类顾客进行促销。市场式结构适用于同类顾客比较集中的促销活动，每个促销人员可对特定顾客的需求进行深入了解，然而当各类顾客较为分散时，促销人员的开支较大。④综合式结构（composite structure）。即将区域、医药产品和顾客综合起来设置促销队伍，具体分为医药产品-区域综合式、顾客-区域综合式、医药产品-顾客综合式、区域-医药产品-顾客混合式4种结构。综合式结构适用于医药产品类型多、顾客类别多且分散的促销活动，能够增强医药企业营销能力，但由于形式复杂而增加管理的难度。

**促销队伍规模** 医药企业通常采用工作量法来确定促销队伍的规模。该方法主要包括5个步骤：①按年销售量对顾客进行分类。②确定每类顾客一年所需的

访问次数。③确定各类顾客所需的年总访问次数。④确定一个促销人员每年可进行的平均访问次数。⑤将年总访问次数除以每个促销人员的平均访问次数便得到所需的促销队伍规模。

**促销人员的薪酬制度** 医药企业可采用的促销人员的薪酬制度一般包括3种：①纯薪金制（pure salary system）。促销人员获得的工资是固定的，与销售业绩无关。医药企业承担促销人员开展业务所需的费用。②纯佣金制（pure commission system）。促销人员的工资完全与其销售额或利润挂钩，并自己承担开展业务所需的费用。③薪金佣金混合制（salary commission mixed system）。促销人员的工资分成相对固定的薪金和佣金两部分。医药企业根据实际情况确定薪金与佣金的比例。

**促销人员的促销策略** 处方药和非处方药有不同的促销策略。

**处方药的促销策略** 处方药只能由医生开具处方使用而不能由患者自由选择，因而医生对处方药的选用具有决定性的作用。医药代表向医生促销处方药的方式主要为学术拜访和学术会议。①学术拜访（academic visit）。医药代表到医疗机构拜访医生传递药品信息，目的是使医生了解并认可本企业的药品。由于医生大多比较忙碌，用于接待医药代表的时间有限，因此医药代表应在拜访之前做好充分准备，尽可能在最短的时间内将药品信息准确无误地传递给医生。②学术会议（academic conference）。医药代表召开或参加医药学术性话题为主题的会议，通过在学术会议上介绍药物作用机制、药物代谢动力学、药物间相互作用、临床试验数据、不良反应及处理等信息使

广大医生了解并使用本企业的药品。

**非处方药的促销策略** 非处方药一般不需要医生处方和监督便可直接购买，因而消费者是非处方药整个销售环节中最重要的环节。在促销非处方药时，促销人员应根据不同的环境、气氛、对象和药品灵活采取不同的促销策略。①试探性促销策略（exploratory promotion strategy），又称为"刺激-反应策略"。促销人员在不知道消费者需求的情况下，通过试探性的询问了解消费者的真实需求，并进一步引起消费者对药品的兴趣，刺激消费者的购买欲望，促成购买行为。促销人员运用能令消费者产生兴趣和购买欲望的促销语言，根据消费者的反应采取相应的促销措施。②针对性促销策略（targeted promotion strategy），又称为"配方-成交策略"。促销人员在基本上了解消费者需求的情况下，有目的地宣传和介绍药品，说服消费者购买。促销人员运用针对性较强、能投消费者所好的促销语言和措施，促销时言辞恳切、有理有据、对症下药，使消费者产生强烈的信任感，达成药品交易。③诱导性促销策略（inducible promotion strategy），又称为"需求-满足策略"。促销人员运用能激起消费者需求的诱导性语言促使消费者购买药品。促销人员设身处地地为消费者着想，适时地向消费者介绍药品，强调所促销的药品恰好能满足其需求，从而诱导消费者购买。

**优点** 与非人员促销相比，医药人员促销的优点主要表现在以下4个方面：①双向性。促销人员可以将医药产品信息及时准确地传递给顾客，同时，顾客也

可以向促销人员反馈其对医药企业和产品的看法和要求。②灵活性强。促销人员直接与消费者打交道,在促销过程中可以了解各类顾客的需求和购买动机,并推荐适合的医药产品,以满足顾客的不同需求。③针对性强。促销人员可以对潜在顾客进行事先的调查研究,选择目标顾客,并针对目标顾客进行促销活动。④促成即时购买。促销人员面对面的讲解、演示可以打消顾客内心的疑虑,缩短顾客购买决策的时间。

**缺点** 医药人员促销的缺点主要表现在以下3个方面:①人员促销费用高且范围有限。人员促销所需的人力、物力、财力和时间资源较多。当医药产品市场广大而分散时,不仅销售费用较高,而且也无力建立有效的促销队伍分散到广大的地区去促销。②促销人员的管理困难。许多企业对促销人员的行动管理粗放,造成促销人员的行动无计划、无控制、无考核,销售活动过程不透明,工作效率低下,销售水平不高,从而增加企业的经营风险。③难以寻找优秀的促销人员。医药促销人员不仅要掌握医药产品的基本知识,具有较好的语言沟通能力和应变能力,还具有较强的上进心和敬业精神,因而有才干的、理想的促销人员不易寻找。

(范广伟)

yàopǐn xuéshù tuīguǎng

**药品学术推广**(academic promotion of drug) 药品生产企业向医生传递药品信息,引导、协助医生安全、合理用药的营销活动。药品信息包括主要成分、适应证或功能主治、作用机制、药理毒理、用法用量、用药禁忌、不良反应和注意事项、研究最新成果、临床表现等。药品学术推广是医药促销人员的重要工作内容,在准确地传递药品医学信息的基础上,增强医生对药品的了解和偏好,促使医生形成处方习惯并提升药品销量。

**类型** 药品学术推广主要类型包括学术拜访、学术会议、临床学术合作、媒体学术推广。

学术拜访(academic visit)医药代表到医疗机构与医生探讨疾病治疗理念、用药情况、病人治疗跟进等内容,通过传递药品关键信息影响医生治疗方案,从而达到增加处方的目的。学术拜访是医药代表的日常工作,其模式分为基本销售技巧(essential selling skill, ESS)和以患者为中心的销售技巧(patient centric selling skill, PCSS)。基本销售技巧模式以药品为中心,在推广过程中追求回报,无法满足医生在短时间内获得相关医药知识的需求。以患者为中心的销售技巧模式以患者病情为突破点,为医生提供治疗方案与相关疾病领域资料,与医生共同找寻出让患者更为受益的治疗方案,是一种新的学术型客户拜访模式。

学术会议(academic conference)以促进医药科学发展、学术交流、课题研究等学术性话题为主题的会议。医药代表或医学权威在学术会议上介绍药物作用机制、药物代谢动力学、药物间相互作用、临床试验数据、不良反应及处理等信息,以达到与学术机构、临床专家沟通、宣传的目的。随着互联网的快速发展,药品生产企业可以应用云会议系统开展学术会议,医生在线学习等方式与专家和企业沟通。学术会议类型包括:①根据会议规模,学术会议分为国际大型学术会议(如国际中医药学术大会、生物医药与生物工程国际学术会议等)、国内大型学术会议(如中华医学会组织的学术会议、各学科的年会等)、中型学术会议(如各地区医学会/药学会组织的学术会议等)、小型学术会议(如医院小型科室研讨会、专家座谈会等)。医院小型科室研讨会简称"科会",是医药代表通过学术会议推广药品的主要形式。②根据承办主体不同,对于医药企业而言学术会议分为主办型和参与型。主办型学术会议是指医药企业经过批准举办的各种类别学术会议,例如全国会、地区会、城市会、医学沙龙会议、科室会等。参与型学术会议是指医药企业参加各级医学团体组织或其他医药企业举办的学术会议。医学界的专业学会、学术组织每年都会举办各类学术年会、疾病论坛、高峰会、学习班等专业学术活动。

临床学术合作(clinical academic cooperation) 药品生产企业与医院或科室进行药效临床试验、安全性临床试验、发表学术著作等方面的合作,具体包括:开展临床试验合作、辅助发表学术著作、规范临床治疗、规范实验室检测等。临床学术合作以参试医生为中心,搭建医生、药品生产企业和患者相互沟通的平台。临床试验合作能够强化医生对药品生产企业和药品的良好印象。医生直接参与临床试验能够直观地感受到药品的疗效和安全性,增强医生对药品的信心,并将该药品应用于更多适宜的患者。临床数据和研究成果可以作为医药代表学术拜访的依据,增强其说服力。

媒体学术推广(media academic promotion) 药品生产企业在法律允许的媒介上刊登药品

最新动向、临床研究结果、病例个案报道等信息的行为。非处方药经审批后可以在大众传播媒介投放广告。处方药可以在国务院卫生行政部门和国务院药品监督管理部门共同指定的医药专业刊物上介绍，但不能在大众传播媒介发布广告，也不能以公众为对象进行其他方式的广告宣传。医药专业刊物的读者一般为临床医生，他们在阅读药品相关信息后会对药品有所了解进而产生兴趣。

（范广伟）

yīyào dàibiǎo

## 医药代表（pharmaceutical sales representative）

代表药品生产企业从事药品信息传递、沟通、反馈的专业人员。2015 年，"医药代表"作为新职业被列入《中华人民共和国职业分类大典（修订版）》，职业代码为"2-06-07-07"，类别归属为"专业技术人员→经济和金融专业人员→商务专业人员→医药代表"。医药代表的主要工作任务包括：学术推广，技术咨询，协助医务人员合理用药，收集、反馈药品临床使用情况和药品不良反应信息。

20 世纪初，瑞士汽巴公司（Ciba company）最早派出医药代表指导医生合理使用新药。中国的医药代表起源于 20 世纪 80 年代的外资企业，其发展历程大体经历了健康发展期、活跃混乱期和整顿规范期。

**健康发展期（healthy development period）** 改革开放后，伴随着中国经济的快速发展及《中华人民共和国中外合资经营企业法》的出台，多家跨国制药公司在中国投资建厂，如中国大冢、上海施贵宝、无锡华瑞、西安杨森、苏州胶囊等。20 世纪 80 年代末 90 年代初，外资企业开始招聘、培训医药代表来销售自己的专利药品。具有较高的相关专业知识的医生、药师、医学院校的教师是中国改革开放后第一批专业的医药代表。这些医药代表架起了药品生产企业与医生的桥梁，主要工作是向医生传递产品的核心信息、收集医生的信息反馈和病例、与医生沟通疾病的最新研究进展、组织专业领域的学术会议等。

**活跃混乱期（active chaos period）** 20 世纪 90 年代中期以后，大量中国本土药品生产企业开始成长，短时间内数千家企业进入医药领域，产品同质化情况严重。为增加销售，众多药品生产企业降低医药代表的招聘门槛，甚至招聘一些素质低下、缺乏专业知识、没有市场潜质的人员。医药代表除了要进行学术推广还承担销售任务，个人绩效与销售额挂钩。在激烈的竞争下，医药代表的行为发生了偏离，医药销售市场出现了一些乱象，如带金销售和客情销售。带金销售也被称为"带金回扣式"销售，是指医药代表在推广药品过程中，根据销售业绩给予医院和医生非法的现金提成。客情销售也被称为"人际关系销售"，是指通过与医生建立亲密关系以增加医生处方动机的行为，例如：帮助医生处理与临床工作无关的家庭和个人事务、定期或不定期地给医生赠送各种礼物、提供医院工作人员出国游玩机会等。

**整顿规范期（rectifying and standardizing period）** 中国外商投资企业协会药品研制和开发行业委员会（R&D-based Pharmaceutical Association Committee，RDPAC）于 1999 年制定《药品推广行为准则》，规定了医药代表的职责和行为，并在深入了解患者和其他利益相关者需求的基础上，于 2002 年、2006 年、2010 年和 2012 年多次修订。2006 年 10 月，中国化学制药工业协会起草的《医药代表行为准则（讨论稿）》明确规定了医药代表的基本职能："医药代表要科学地向医生和医疗机构推介药品，正确地宣传药品的安全性、有效性，辅助医疗机构合理用药，收集所推介药品的不良反应，及时向生产企业反馈，提出有效措施及处置方法，认真了解临床需求，提供科学的药学服务"。2015 年 4 月，重新修订的职业分类大典正式将医药代表列入职业类别，对医药代表职业的类别归属和职责作了清晰的界定。2017 年 2 月，国务院办公厅印发的《关于改革完善药品生产流通使用政策的若干意见》要求整治药品流通领域突出问题，"食品药品监管部门要加强对医药代表的管理，建立医药代表登记备案制度，备案信息及时公开。医药代表只能从事学术推广、技术咨询等活动，不得承担药品销售任务，其失信行为记入个人信用记录。"2017 年 5 月，国家药品监督管理部门发布的《关于鼓励药品医疗器械创新实施药品医疗器械全生命周期管理的相关政策》（征求意见稿）规范了学术推广行为，提出"禁止医药代表承担药品销售任务，禁止医药代表私下与医生接触，禁止医疗机构任何人向医药代表、药品生产经营等企业人员提供医生个人开具的药品处方数量"。2017 年 12 月，国家药品监督管理部门、国家卫生行政部门发布的《医药代表登记备案管理办法（试行）（征求意见稿）》将医药代表定义为"代表药品上市许可持有人（持有药品批准文号的企业）在中华人民共和国境内从事药品信息传递、沟通、反馈的专业人员"，明确指出"药品销售人员不属于医药代表"。《医药代表登记备案管理办法（试行）（征求意见稿）》提出，医药代表必须满足以下资格之一才允许登记备案：①生命科学、医药卫生、化学化工相关专业的大专（含高职）及以上学历。②第一项以外的专业大专（含高职）以上学历，且具有2年以上医药领域工作经验。此外，《医药代表登记备案管理办法（试行）（征求意见稿）》明确规定了医药代表不得从事的活动，即"不得承担药品销售任务，不得参与统计医生个人开具的药品处方数量，不得直接销售实物药品，不得收款和处理购销票据，不得进行商业贿赂，不得对医疗卫生机构内设部门和个人直接提供捐赠资助赞助，不得误导医生使用药品，不得夸大或误导疗效，不得隐匿药品不良反应。"

（范广伟）

yīyào chǎnpǐn guǎnggào

## 医药产品广告（pharmaceutical products advertising）

医药企业通过一定的媒体和形式向目标顾客传播的医药产品信息。广告主是指为推销医药产品，自行或委托他人设计、制作、发布广告的组织或个人。广告商是指从事广告的商人，多指电视台、报社等。《中华人民共和国广告法》规定，麻醉药品、精神药品、医疗用毒性药品、放射性药品等特殊药品，药品类易制毒化学品，以及戒毒治疗的药品、医疗器械和治疗方法，不得做广告。除上述药品之外的处方药，只能在国务院卫生行政部门和国务院药品监督管理部门共同指定的医学、药学专业刊物上做广告。

**类型** 医药产品种类繁多，同类的医药产品也有不同的规格，且医药企业的目标市场存在差异，因此医药产品广告根据不同的标准可以分为多种类型：①根据发布广告信息的方式分为影像广告、声音广告和图文广告。影像广告的媒体包括电影、电视、录像、光盘等，声音广告主要通过广播、电台来完成，图文广告的媒体包括报纸、杂志、广告牌、广告栏等。②根据广告传播的区域范围分为国际性广告、全国性广告和地区性广告。③根据广告目标分为告知型广告、说服型广告、提醒型广告和强化型广告。告知型广告的目标是为新医药产品或现有医药产品的新特性创造品牌知晓度和知识；说服型广告的目标是实现顾客对医药产品的喜欢、偏好、购买意愿及购买行为；提醒型广告的目标是促进顾客对医药产品的重复购买；强化型广告的目标是说服现有购买者相信自己做出了正确的决定。④按照传播媒体分为电视广告、广播广告、报纸广告、杂志广告、户外广告、邮寄广告、购买点（point of purchase advertising，POP）广告、网络广告等。

**媒体的选择** 广告媒体（advertising media）是在发布广告的企业与接受广告的顾客之间发挥媒介作用的物体。电视、广播、报纸、杂志被称为传统四大媒体，这四大媒体的优缺点如表1所示。越来越多的企业通过网络向互联网用户传递信息，因而网络被称为第五大媒体，其优点包括覆盖面广、表现手段丰富、内容种类繁多、费用低、互动性强等。

由于不同的广告媒体各有其优、缺点，医药企业在选择广告媒体时应考虑以下因素：①医药产品的性质。不同性质的医药产品应选择不同的广告媒体。例如，非处方药、保健品、家用医疗器械宜选择影响面大的电视、广播、报纸、杂志等。允许发布广告的处方药、化学试剂、中药材、大型医疗器械宜采用专业的医药学报纸、杂志等。②消费者接触媒体的习惯。不同的消费者对电视、广播、报纸、杂志等媒体有不同的收视、阅读习惯和偏好。广告媒体的选择需要适应消费者的习惯和偏好。如面向老年人的医药产品可选择广播媒体，面向妇女的医药产品可选择电视媒体或妇女喜欢阅读的杂志，面向青少年的医药产品可选择电视媒体、网络媒体。③媒体的传播范围。根据医药企业想要进入的目标市场的地理范围选择适合的广告媒体。如果医药企业面向国外出口，可

**表1 传统四大媒体比较**

| 类型 | 优点 | 缺点 |
| --- | --- | --- |
| 电视 | 形象生动、表现力强、有现场感、覆盖面广 | 费用高、时间短、消失快、缺乏针对性 |
| 广播 | 收听方便、传播快、及时性强、有现场感、覆盖面广 | 宣传对象分散、消失快、宣传效果难以测定 |
| 报纸 | 传播信息迅速、传阅性好、易于保存、表现力较强 | 时间性强、持续性短、印刷不够精美、感染力差 |
| 杂志 | 针对性强、持续时间长、效果便于深化 | 覆盖面小、信息传递不及时、灵活性差 |

选择各国的广告媒体向国外进行宣传。当目标市场覆盖全国范围时，医药企业可选择全国性的电视、广播、报纸、杂志等媒体。向局部地区销售医药产品可选用地区性的广告媒体。④媒体的到达程度、频率和影响力。到达程度（reach）是特定媒体的信息在特定时间段内被接收的消费者数量。频率（frequency）是在特定时间段内平均每个消费者接收信息的次数。影响力（impact）是通过特定媒体曝光的信息的定性价值。曝光的到达程度、频率和影响力越高，消费者对医药产品的知晓程度就会越高。⑤媒体的费用。不同广告媒体的收费标准是不一样的，即使是同一种媒体，也因传播的范围和影响力的大小不同导致费用有所差别。医药企业选择广告媒体时既要考虑媒体费用，也要考虑相对费用，即广告促销的效果。

**效果** 医药产品广告实现活动目的的程度，包括经济效果、社会效果和心理效果。

**经济效果**（economic effects）医药产品广告为医药企业带来的经济收益或损失，主要指广告的销售效果，以医药产品销售量（额）增减幅度为衡量标准。常用的测定方法包括：①广告费用占销率法，测定在特定时间段内广告费用对医药产品销售的影响。其计算公式为：

$$广告费用占销率 = 广告费/销售额 \times 100\%$$

结果越小，表明广告效果越好，反之则越差。②广告效果比率法，测定在特定时间段内广告费用增加对医药产品销售增加的影响。其计算公式为：

$$广告效果比率 = 销售增加率/广告费增加率 \times 100\%$$

该比率越大，表明广告效果越好。③单位费用销售增加额法，测定医药产品广告单位费用对医药产品销售增加的影响。其计算公式为：

$$单位费用销售增加额 = 销售增加额/广告费 \times 100\%$$

该结果越大，表明广告效果越好。由于影响医药产品销售的因素较多，很难将广告因素单独抽离出来，而且广告的效果具有延迟性，因此上述方法测定的广告效果只能作为衡量广告效果的参数之一。

**社会效果**（social effects）也称为接受效果，是指医药产品广告所传递的消费观念、道德规范、文化意识等对消费者的影响。社会效果的测定分为两种情况：①短期社会效果，可采用事前事后测量法，即比较消费者接触广告之前与之后在认知、记忆、理解、态度等方面的差异。②长期社会效果，需要采用宏观的、综合的、长期跟踪的调查方法来测定。长期社会效果不仅包括短期社会效果的测定，还需要考虑医药产品广告在复杂多变的社会环境中所产生的深远影响。

**心理效果**（psychological effects）又称为传播效果或本身效果，是指消费者对医药产品广告的印象以及引起的各种心理效应。心理效果的测定可采用市场调查法、实验法、专家评价法等方式。测定的主要内容包括：①注意程度，即测定消费者对各种广告媒体的收视率、收听率和读者率。②记忆程度，即测定消费者对医药产品广告重点内容（如医药产品名称、性能、商标等）的记忆，主要是知名度的测定，以了解消费者对广告印象的深刻程度。③理解程度，即测定消费者对医药产品广告所表达的内容和信息的理解程度。④购买动机形成程度，其目的是测定医药产品广告对消费者购买动机的形成所发挥的作用。

（范广伟）

yīyào gōnggòng guānxì

**医药公共关系**（public relations of pharmaceuticals）医药企业为促进或保护企业形象而采取的一系列决策、计划与行动的总称。公共关系也称为公众关系，简称公关。医药公共关系可以用于推出新医药产品、重新定位成熟医药产品、建立消费者对医药产品品类的兴趣、影响特定目标群体、危机管理等。医药公共关系是一种隐性的促销方式，属于医药产品促销策略之一。其目的是增进社会公众对医药企业的了解、支持和信任，建立有利于医药企业的社会舆论环境，树立良好的企业形象，提高企业的知名度和美誉度，从而刺激目标顾客对医药产品的需求，增加销售。由于医药产品直接关系到人体健康和生命安全，因而社会公众更关注医药企业的形象。树立良好企业形象是医药公共关系的核心，也是医药企业长远发展的根本保证。

**对象** 医药公共关系的对象是社会公众，即在公关过程中与医药企业有密切联系的组织和个人。根据公众与企业的隶属关系分为内部公众和外部公众。

**内部公众**（internal public）医药企业的员工，包括高层管理人员和一般职工。医药企业的发展离不开内部公众，只有让内部公众认识到企业的良好形象，对个人的职业发展树立信心，才能充分调动员工的工作热情和积极性，增强员工的归属感，提升员工的工作效率，形成员工忠诚。

**外部公众**（external public）员工以外的社会公众，包括供应商、中间商、顾客、金融保险、政府、社区、媒体等。医药企业与外部公众相互影响、相互作用。良好的企业形象会促使有业务往来的公众与医药企业展开更多的经济联系和社会联系。顾客是医药企业最重要的社会公众，因为企业的医药产品最终由顾客公众购买和消费。目标顾客可以通过媒体公众了解医药企业及其产品，因而媒体公众的宣传直接影响目标顾客对医药企业的认知。医药企业应给媒体公众留下良好的印象，并运用各种媒体广泛宣传有利于医药企业的工作及成果，以提高医药企业的形象。

**工具** 医药企业在开展公共关系活动时应根据公关目标选择适合的工具，从而提高公共关系成功的可能性。公共关系工具主要包括出版物、事件、新闻、演讲、公益活动和形象识别媒介。①出版物。医药企业可以依靠出版材料向社会公众传递信息。出版物包括年报、宣传册、文章、杂志、视听材料等。②事件。医药企业通过安排和宣传新闻发布会、讲座、户外活动、展览、竞赛、周年庆等能够令社会公众感兴趣的事件，吸引公众对新医药产品或企业其他活动的关注。③新闻。医药企业要善于发现和创造关于企业、产品、人员的正面新闻，并通过媒体将新闻发布出去。医药企业要与媒体保持良好关系，使媒体尽可能多地发布对企业有利的新闻报道。当医药企业遇到危机时，应及时召开新闻发布会，进行广泛的正面宣传，以挽回医药企业在社会公众心目中的形象。④演讲。医药企业的高层管理者可以在医药产品新品发布会、学术推广会等场合进行演讲，帮助医药企业建立良好的形象。⑤公益活动。医药企业赞助和支持某项社会公益事业而向社会捐赠财物、时间、精力和知识等，有利于传达医药企业关心社会、回报社会的社会责任感。公益活动的赞助对象包括体育、文化、教育、学术理论、福利慈善等。⑥形象识别媒介。医药企业可以通过一系列形象识别媒介来加强社会公众对医药企业及其产品的印象。形象识别媒介包括商标、名片、建筑物、制服及着装要求等。

**活动方式** 医药企业将公关工具与公关目标结合起来所形成的公共关系方式，包括宣传性公关、征询性公关、交际性公关、服务性公关和赞助性公关等。

**宣传性公关**（publicity public relations） 通过电视、广播、报纸、杂志等新闻媒体向社会公众传播医药企业的相关信息，从而形成对医药企业有利的社会舆论。医药企业可以通过印刷宣传性的文字、图像材料，拍摄宣传照片、视频资料，组织参观展览等方式向社会公众传递相关信息。宣传性公关的具体活动包括新闻发布会、记者招待会、企业介绍、新闻通讯等。面向社会的新闻媒体辐射范围广、影响大，宣传效果往往大于单纯的商业广告。

**征询性公关**（inquiry public relations） 通过热线电话、问卷调查、民意测验、信息交流会等形式征询社会公众对医药企业的意见和建议，吸引社会各界讨论医药企业的发展。征询性公关既有助于医药企业了解社会公众对其企业形象的认识程度，又可以实现与社会公众沟通信息。社会公众的反馈可以作为医药企业完善企业形象的依据。

**交际性公关**（communicative public relations） 通过招待会、宴会、电话、信函、互联网等形式与社会公众联络感情、增进友谊。医药企业可以在与社会公众沟通信息的过程中赠送带有医药企业标志的纪念品、礼品等，以在社会公众的心目中留下美好的回忆，增强与社会公众的友好关系。

**服务性公关**（service public relations） 通过提供各种服务来获取社会公众的了解和认可。医药企业可以提供咨询、送货上门、安装、调试、维修等服务，让社会公众切身感受对医药企业的优质服务，使社会公众获得服务性的实惠，从而提升医药企业的形象。

**赞助性公关**（patronage public relations） 通过赞助和参与公益活动来表达医药企业对社会的责任和爱心，提高医药企业的社会知名度和美誉度。公益活动通常会由各种新闻媒体广泛报道，从而扩大医药企业的社会影响，赢得社会公众的关注、赞美和爱护，树立良好的企业形象。

**决策过程** 医药企业在考虑合适的公共关系活动及其实施步骤时，必须建立公共关系目标，制定并执行公共关系计划，评估公共关系结果。

**建立目标** 医药企业应根据医药产品的特点，综合社会公众对医药企业认识、信赖的实际状况，确定公共关系的具体目标。公共关系目标主要包括传播信息、转变态度、唤起需求。

制订计划 医药企业根据所确定的公共关系的具体目标，充分挖掘能够支持其市场地位、有新闻价值的宣传题材，选择与之相适应的公共关系工具，并制订具体的公共关系计划。

执行计划 公共关系计划的执行是整合公共关系计划与公共关系方式的具体操作过程，执行过程中应考虑医药企业发展阶段、公共关系目标及重点、公共关系预算等因素，实现有效的表达和传播。

评估结果 医药公共关系通常与其他促销方式共同使用，而且传播效果的取得是一个潜移默化的过程，在一定时期内很难用统计数据衡量。医药企业可以根据企业或产品在媒体上的曝光次数，消费者对医药产品知晓、理解或态度的改变（排除其他促销方式的影响之后），赞助规模与次数等评估公共关系的效果。

(范广伟)

yīyào chǎnpǐn yíngyè tuīguǎng

## 医药产品营业推广 （sales promotion of pharmaceutical products）

医药企业运用各种短期激励的方法刺激需求，鼓励顾客迅速购买的促销方式。是医药产品促销策略之一。营业推广又称为销售促进，是营销活动的关键组成部分。与其他促销方式相比，营业推广对需求的刺激属于强刺激，能够迅速消除顾客疑虑、观望的心理和购买惰性。另外，营业推广活动会营造强烈的吸引气氛，但如果方法运用不当，会使顾客怀疑医药产品的品质而产生逆反心理，因此医药企业应选择合适的方法适度地开展营业推广活动。

类型 根据营销对象的不同，营业推广分为针对消费者的推广、针对中间商的推广、针对推广人员的推广。①针对消费者的推广的对象是个体消费者。常用的具体方法包括赠送样品、附赠品、赠品印花、纪念品、折价券、折扣、特价包、消费者竞赛、抽奖、现金退费、折价券退费、光顾奖励、常客奖励计划、组合推广等。②针对中间商的推广的对象是代理商、批发商、药店、医院等中间商。常用的方法包括提供免费产品、折扣、折让、经销商竞赛、奖励、展览等方式。③针对推广人员的推广的对象是业务人员和销售人员，目的是鼓励推广人员积极开展推广活动，以销售更多的医药产品。常用的具体方法包括销售人员竞赛、培训等方式，包括医药企业对销售人员开展相关业务培训，以提高销售人员的知识、技能与素质等。

方法 医药企业进行营业推广时，可以根据不同的营销对象选择不同的方法。

免费赠送 （cost free） 使顾客免费获得医药企业的物品或利益的推广方法。该方法对顾客的刺激和吸引力最大。免费赠送主要包括样品、附赠品、赠品印花、纪念品等。①免费样品是医药企业向顾客免费提供医药产品供其试用和消费的促销方式。②附赠品是顾客在购买医药产品时获赠医药产品或其他物品的促销方式。赠品可以与待销售的医药产品相关，也可以无关，但不得是药品。③赠品印花是顾客通过收集赠券、标签、购买凭证等印花获赠相关产品的促销方式。④纪念品是销售人员送给现实或潜在顾客的实用、低成本的物品，一般在纪念品上印有医药企业名称、地址、广告等信息。

折扣优惠 （discounts） 医药企业对顾客折扣让利的促销方法。该方法可以使顾客以较低的价格获得更多的医药产品和利益。折扣优惠主要包括折价券、折扣、自助获赠、折让。①折价券是医药企业通过邮寄、在商品包装中或以折页等形式附赠一定面值的有价证券，顾客持券购物时享受优惠的促销方式。②折扣是在商品价格基础上给予顾客一定比例优惠的促销方式。医药生产企业为刺激中间商大量购买医药产品，可以为中间商提供一定的折扣优惠。③自助获赠是顾客在购买医药产品后付出少量货币换取赠品的促销方式。④折让是医药生产企业为鼓励中间商更多地销售本企业的产品，在医药产品陈列、广告、运输等方面提供补贴或津贴的促销方式。

促销竞赛 （promotion competition） 利用人们的竞争心理，通过组织相关的竞赛活动实现营业推广的促销方式。促销竞赛包括消费者竞赛、经销商竞赛、销售人员竞赛。①消费者竞赛可以促使个体消费者在多种形式的竞赛活动中增进对医药产品的了解，达到促销的目的。②经销商竞赛可以激发经销商的分销力度，加强彼此的协作。③销售人员竞赛有利于增加销售人员个人或团体的销售量，同时也有利于销售人员之间的相互学习和共同提高。

抽奖 （lottery draw） 以特定奖品为诱因，吸引顾客积极参与并期待中奖的促销方式。抽奖为顾客提供获得意外收入的机会，因而促销效果明显。抽奖分为直接式抽奖、兑奖式抽奖、"计划性学习"抽奖。①直接式抽奖是从顾客中直接抽出中奖者。②兑奖式抽奖是由医药企业事先选好数字或标志，当一组奖券送完或到指定的日期后，在一定的时间内告知顾客，参加者若符合已选定的数字或标志即中奖。③"计划性学习"抽奖是参加者必须先详细阅读举办活动的宣传材料，了解需要回答的问题并通过医药产品的标签、包装、广告等途径寻找答案。医药企业在所有回答正确的参加者中抽出中奖者。

**退费优待**（refund preferential）　根据顾客提供的购买某种产品的购物品种给予一定金额的退费的促销方式。通常是顾客在其单独购买某种医药产品或某几种产品时获得某种定额的退费。退费优待分为现金退费、折价券退费、现金加折价券退费、现金加赠品退费、全额退费等。退费优待的方法包括单一产品购买优待、同一产品重复购买优待、同一厂家多种产品购买优待、相关性产品购买优待、升级式退费优待。①单一产品购买优待，针对单一产品，偏重于个性化的医药产品，如药品、健康和美容用品等。②同一产品重复购买优待，是顾客在购买同一种医药产品时达到一定次数或数量所获得的退费优待。③同一厂家多种产品购买优待，是医药企业提供不同的产品系列供顾客选购。顾客需要同时收集不同的标签从而获得相应的退费优待。④相关性产品购买优待，是顾客必须购买不同医药企业的相关性产品之后才能得到的退费优待。⑤升级式退费优待，是随着顾客购买量的增加，退费金额不是均匀增加，而是越往上退费的额度越高。

**奖励**（reward）　对顾客给予某种奖励的促销方式。对消费者的奖励分为光顾奖励和常客奖励计划。①光顾奖励是根据顾客光顾某个医药企业或某些医药企业的次数，按照比例提供现金或其他奖励的促销方式。②常客奖励计划是根据顾客购买医药产品的次数和间隔长度给予奖励的计划。医药生产企业可以对有突出成绩的中间商给予现金或物品奖励。

**展览**（exhibition）　医药企业对医药产品进行实物展示和现场示范的促销方式。该方法具有鲜明、易懂、引人入胜的特点，容易取得良好的促销效果，尤其为大宗商品的采购人员提供了众多的选择余地和成交机会。展览类型包括：①根据展览的规模可分为大型、小型或袖珍式展览。②根据展览的形式分为长期固定型、定期更换型和一次性展览。③根据展览的内容分为综合性展览和专题性展览。综合性展览是包括全行业或数个行业的展览，专题性展览一般聚焦于某一个主题或某种疾病专题。

**组合推广**（combination extension）　通过综合性的手段进行医药产品促销的方式，主要包括示范推广、财务激励、联合促销、连锁促销、会员制促销。①示范推广，是通过陈列（柜台、橱窗、流动设施等展示特定的医药产品）、示范（对医药产品的操作进行示范）、会展（现场发布会、现场交易会等）突出医药产品的特色，以促进医药产品的销售。②财务激励，是通过消费信贷方式（如分期付款、后付款、银行按揭等）开展的促销活动。③联合促销，是两个或两个以上的医药企业或品牌共同开展的促销活动。④连锁促销，是多家连锁企业共同进行的促销活动。与单个医药企业的促销活动相比，连锁促销具有整体促销的效益。⑤会员制促销，是通过会员日、俱乐部等方式对会员在一定时期进行折扣促销。顾客可以享受较长时期的优惠，因而会员制促销容易吸引并保留顾客。

（范广伟）

yàopǐn xiāofèi xīnlǐ
## 药品消费心理（psychology of drug consumption）　消费者在购买和消费药品过程中的心理活动。心理是客观世界在头脑中主观能动的反映，包括心理过程和个性心理。药品消费心理是消费者的所思所想，是内心活动，会影响药品消费行为。医药市场营销管理哲学以消费者为中心，因此了解并掌握药品消费心理对医药企业至关重要。

消费者的心理活动非常复杂，一般将消费者的心理活动过程分为3个方面，即：认知过程、情感过程和意志过程，简称为知、情、意。

**认知过程**　消费者通过感觉、知觉、记忆、思维、想象等生理和心理活动对药品的品质、属性等方面综合反映的心理过程。①感觉（feeling）。消费者对直接作用于感觉器官的药品信息的反映。消费者对药品的认识过程是从感觉开始的。感觉分为外感受感觉和内部感觉。外感受感觉是药品外部信息刺激感觉器官所产生的体验，包括视觉、听觉、嗅觉、味觉和皮肤觉。视觉是消费者认识药品的重要途径，大约83%的信息来源于视觉。其次是听觉，大约11%的信息通过听觉获得。内部感觉是消费者接受机体内部刺激所产生的感觉，包括运动觉、平衡觉和内脏觉。运动觉是反映身体的运动和位置状态的感觉；平衡觉是反映头部运动速率和方向的感觉；内脏觉是反映人体内脏活动和变化的感觉。②知觉（sensation）。消费者对药品各种属性和各个部分的整体反映。知觉是在感觉的基础上形成的，是对感觉加工、解释后所产生的综合结果，因此知觉是感觉的深入、升华。当知觉受到背景干扰或某些心理因素的影响时会产生失真的现象，即错觉。错觉是在特定条件下产生的不正确的知觉，分为视错觉、形重错觉、运动错觉、时间错觉等。医药企业设计广告、包装、陈列、橱窗、装潢等方面常适当地利用消费者的错觉。③记忆（memory）。头脑中积累和保持个体经验的心理过程。消费者从心理活动上将过去与现在联系起来，再现感知过的药品，使消费者的心理成为一个连续发展的整体。记忆分为识记、保持、再认或回忆3个过程。识记是消费者通过反复对药品进行感知从而使药品的印象在大脑中保留下来的心理活动。保持是将已经识记的药品信息在大脑中积累、储存和巩固的阶段。再认是感知过的药品再次出现时能够被识别出来的过程。回忆是感知过的药品即使不出现在眼前也能在头脑中重现。医药企业只有让消费者识记并保持药品信息，才能使消费者回忆或再认药品。④思维（thinking）。消费者通过思考活动间接反映药品本质的过程。消费者对已经感知和记忆的材料进行分析、综合、抽象、概括等思考活动，从而获得对药品的本质和内在规律的认识。消费者思维过程包括3个步骤：分析过程、比较过程和评价过程。分析过程是消费者在头脑中将整体事物进行分解的过程。反复的分析能够使消费者比较全面地认识药品的品牌、包装、质量、疗效、服用方便性等个别属性，并在此基础上建立购买目标。比较过程

是消费者根据一定的标准来确定药品属性异同的过程。消费者完成分析过程后会对药品进行鉴别，比如质量的优劣、疗效的好坏、价格的高低。评价过程是在分析过程和比较过程的基础上概括药品的内在属性和本质，为购买决策的制定做好心理准备。⑤想象（imagination）。消费者根据知识和经验在大脑中构建从未感知过的药品的形象。按照有无预定目的，想象可以分为无意想象和有意想象。无意想象是没有目的、不自觉的想象，是最简单、最初级的想象。有意想象是有既定目的、自觉的想象。消费者既可以根据语言文字的描述在大脑中形成药品的形象，也可以不依赖描述独立地创造出药品的形象。想象能提高消费者购买药品的自觉性和目的性，推动消费者的情感过程和意志过程的实现。

**情感过程**　消费者对药品满足需要的程度产生主观体验的心理过程。情感过程包括情绪和情感，主要通过神态、语言声调和身体姿态表达出来。情绪（emotion）是短时间内的主观体验，包括喜、怒、忧、思、悲、恐、惊七种。情感（affect）是长时间内与人的社会性需要相联系的主观体验，包括道德感、理智感和美感。与具有情景性、激动性和暂时性特点的情绪相比，情感具有稳定性、深刻性和持久性。情感是在情绪基础上产生的更高级的心理体验。一般情况下，消费者对购物环境、药品、服务产生的积极情绪（如愉快、满意、喜欢等）会促成购买行为，而消极情绪（如愤怒、憎恨、厌烦等）则会阻碍购买行为的发生。药品销售人员不仅要根据消费者的情绪揣摩其心理，也需要用自己的情

绪感染消费者，促使消费者形成积极情绪。

**意志过程**　消费者自行设定购买目标，克服各种困难并实现目标的心理过程。意志（will）是消费者决定实现购买目标而产生的心理状态。消费者采取的由意志控制和支配的行动被称为意志行动。消费者购买药品的意志行动分为决策和执行决策两个阶段。①决策阶段是意志行动的开始阶段，决定意志行动的方向。在决策阶段，消费者主要是克服内部困难，及时做出购买决定。②执行决策阶段是消费者意志过程的完成阶段，即实现购买目标的阶段。消费者从决策阶段过渡到执行决策阶段会在主观上和客观上遇到种种困难，因而消费者需要付出一定的意志努力。执行决策阶段是真正体现消费者意志的中心环节。

**个性心理**（personality）消费者独特的、相对稳定的心理倾向和心理特征的总和，也称为人格或个性。个性心理包括个性倾向性和个性心理特征，两者相互联系、相互制约。个性倾向性会调节个性心理特征，而个性心理特征也会在一定程度上影响个性倾向性。

**个性倾向性**　消费者所具有的意识倾向，是个性心理结构中的动力结构，决定消费者的态度以及对购买药品的选择。个性倾向性包括需要、动机、兴趣、理想、世界观等心理成分。①需要（need）是消费者感到某种缺乏而力求获得满足的心理状态。它是个性倾向性的主要成分，推动个性的形成和发展。马斯洛需要层次理论将需要划分为5个层次：生理需要、安全需要、归属和爱的需要、尊重需要、自我实现需

要。②动机、兴趣和理想是需要的表现形式。其中，动机（motivation）是能够引导消费者购买某一药品的内在驱动力。消费者购买药品的具体动机包括：求实动机、求廉动机、求安全动机、求名动机、求便动机、求新动机、习惯性动机、储备性动机、馈赠性动机等。③世界观位于最高层次，制约消费者的思想倾向和整个心理面貌，是消费者言行的总动力。

个性心理特征 消费者身上经常、稳定地表现出来的心理特征的组合，是个性心理结构中的特征结构，是个体心理差异性的集中表征。个性心理特征主要包括气质、性格和能力。①气质（temperament）是消费者典型的、稳定的个性心理特征。它是与生俱来的，不存在社会意义上的好坏之分。气质分为多血质、胆汁质、黏液质和抑郁质 4 种类型。多血质的消费者活泼好动、反应灵敏、善于沟通，容易受宣传影响；胆汁质的消费者情绪变化激烈、容易冲动，购买决策往往迅速果断，快速完成购买过程；黏液质的消费者沉着冷静、善于思考、自制力强，不易受宣传影响；抑郁质的消费者优柔寡断，缺乏购物主动性，购买决策较为迟缓。②性格（character）是消费者对现实的稳固态度及与之相适应的习惯了的行为方式。性格不是天生的，而是在一定的生理基础上，在社会环境、教育和自身实践的作用下逐渐发展形成的。按照认知、情感、意志在性格中的优势地位，性格分为理智型、情绪型和意志型。理智型的消费者善于思考、有主见、不易冲动；情绪型的消费者比较冲动，购买药品时容易受到情绪的影响；意志型

的消费者购买目的明确，决策比较果断，具有较强的自制能力。按照心理活动倾向，性格分为外向型和内向型。外向型的消费者愿意表达自己的要求，喜欢与他人交谈；内向型的消费者沉静孤僻，感情不外露，但善于忍耐。③能力（ability）是消费者顺利完成购买和消费活动所必须具备并直接影响其活动效率的个性心理特征。消费者在消费过程中需要具有相应的能力，如对药品的感知辨别能力、分析评价能力、选择决策能力等。感知辨别能力是消费者识别、了解和认识药品的能力。消费者通过感知辨别能力对药品形成初步印象，并为分析判断提供依据。分析评价能力是消费者依据一定的标准进行分析判断，从而确定药品价值的能力。选择决策能力是消费者在充分选择并比较药品的基础上，及时果断地做出购买决定的能力。决策能力直接决定消费者是否实现购买行为，是消费者购买行为中最主要的能力。

（范广伟）

yīyào qǐyè rénlì zīyuán guǎnlǐ

**医药企业人力资源管理**（pharmaceutical enterprise human resource management） 医药企业对人力资源的取得、开发、保持和运用等方面进行管理的一系列活动。它贯穿于医药企业生产经营的全过程，是企业管理的重要组成部分。其主要任务是以人为中心，以人力资源投资为主线，研究人与人、人与组织、人与事的相互关系，促进管理效益的提高和管理目标的实现。人力资源管理可分为硬功能和软功能两种方式，硬功能是指人力资源管理在企业运作过程中刚性的管理内容和管理方式，多数沿用了传统

人事管理的内容，管理弹性小、强度大。主要内容包含人事编制、人事档案、招聘、引导上岗、培训、考核、薪酬、转岗、奖惩、纪律、辞退、劳动保护等。软功能是指人力资源管理在企业运作过程中柔性的管理内容和管理方式，运用的是现代管理措施和手段。软功能管理弹性大，重视民主化、个性化管理，代表了人力资源管理的发展趋势。主要内容包含协调、沟通、对矛盾和不满的管理、激励、职业规划与指导、培训与指导、弹性工作时间、企业文化、团队建设、轮岗、个性化管理、失业辅导、心理咨询与辅导、退休生活指导、家庭关怀、社会保险与指导、法律咨询与指导等。

**发展历程** 经历了早期的人事管理阶段、初期人力资源管理阶段和战略人力资源管理阶段。

人事管理阶段 "人事管理"的概念源于第二次世界大战后的美国。是对人及有关人的事的全部领域的管理。它与生产、营销、财务等管理一样，是企业的基本管理功能之一。中国的医药企业、事业单位对于人的管理长期以来也是以劳动人事管理为基础。传统人事管理的主要特征是：职责范围狭窄；与组织目标联系不紧密；在企业中的地位不高。

人力资源管理阶段 "人力资源"的概念早在 1954 年就由美国管理学大师彼得·F.·德鲁克（Peter F. Drucker）教授在其著作《管理的实践》中提出并加以明确界定。20 世纪 70 年代以来，随着全球经济竞争的日益激烈和人力资本作用的日益突出，发达国家的人事管理进入了一个新阶段，主要表现在：①企业首席执行官开始关注、重视有关人的管理工

作，并由副总裁级的领导主管这方面的工作。②企业对有关人员的管理方面的投资大幅度增长。③对人事工作者的资历和能力要求越来越高，其待遇也有较大改善；人事主管在组织决策层开始享有较大的发言权。④企业越来越重视各级管理者和员工的教育培训工作。20世纪80年代以来，人力资源管理理论不断成熟，并在实践中得到进一步发展。在这一时期，人事管理开始向人力资源管理阶段发展，其职责范围大为扩展，受重视程度、对企业的贡献和作用以及在企业中的地位等都有了很大提高。

战略性人力资源管理阶段 传统的人力资源管理虽然比人事管理在管理的广度和深度方面都有很大突破和深入，但仍与组织战略目标结合不够紧密，还没有真正从战略的角度重视人力资源开发与管理对于组织目标实现的战略性作用。在这个阶段，人力资源管理成为整个企业管理的核心，企业要想获得和维持竞争优势，核心的资源是人力资源。从战略的角度考虑人力资源管理问题，把人力资源管理与公司的总体经营战略联系在一起，是20世纪90年代后企业人力资源管理的重要发展趋势。

这几个阶段的发展主要体现在如下几个方面的转变：①组织性质的转变。由原来的服务性和咨询性功能的参谋部门转变为影响企业整体发展的重要决策部门。②管理角色的转变。由于企业人力资源管理目标、部门性质和地位的转变，人力资源经理已经转变为行政管理专家、领导者、推动者和战略合作伙伴的角色。③管理职能的转变。现代人力资源管理已经具有经营性和战略性

的双重职能。④管理模式的转变。管理的开放性和适应性要求人力资源管理要全方位地面对市场；管理的系统性和动态性要求人力资源管理需要随机应变，不断变换管理方式方法；管理的针对性和灵活性要求战略性人力资源管理采用和选择系统的权变管理模式，因人、因事、因时、因地制宜才能达到理想的效果。

管理内容 主要包括：①人力资源规划。对医药企业在一定时期的人力资源需求和供给做出预测并根据预测结果制定出平衡供需的计划（见医药企业人力资源规划）。②工作分析和工作设计。对医药企业内各职位所从事的工作内容和工作职责进行清晰的界定，确定各职位的任职资格等。各类医药企业根据工作职责需要设计出相适应的医药企业组织结构。③招聘与选拔。通过发布招聘信息吸引应聘者，从应聘者中挑选合适人选（见医药企业招聘）。④绩效管理。根据既定工作目标评价员工的工作，发现存在的问题并加以改进，制定绩效计划、进行绩效考核以及实施绩效沟通等（见医药企业绩效管理）。⑤薪酬管理。确定薪酬的结构和水平，实施职位评价，制定福利和其他待遇标准，进行薪酬的测算和发放（见医药企业薪酬管理）。⑥培训与开发。建立培训体系、确定培训需求与计划，组织实施培训过程，对培训效果进行反馈总结（见医药企业培训）。⑦劳动关系管理。合理规划员工的劳动保护、社会保障工作、劳动纪律处分工作、员工的辞职解雇管理、退养与退休等。⑧职业生涯管理。帮助员工进行合理的职业生涯规划，帮助设计和提供职业发展通道，进行必要的职业

指导等。

功能 人力资源管理主要有5方面功能。

合理配置人力资源 人力资源管理主要研究企业员工的配置问题。根据企业的战略和目标，企业需要什么人，哪些人适合哪些岗，为每位员工找到最适合自己的岗位和为每个岗位找到最适合的员工，是人力资源管理的基础工作之一。

有效开发人力资源，挖掘员工潜力 企业通过对员工的培训和企业内部知识的管理实现人力资源的有效开发。通过不断挖掘员工的潜力，使企业的人力资源得到最大效度的发挥，是企业人力资源管理的重要职能之一。由于医药产品的技术含量高、开发周期长，人才流动性过高不利于企业发展。通过关心员工，为员工提供培训，使他们从被动地接受培训到主动地寻求自身的进步和组织的发展，这样使员工与企业能共同成长，有利于稳定企业的人力资源。

促进对企业进行科学管理 人力资源部门的战略地位随着对人力资源的不断深入认识正在发生变化，由于人力资源不再是一个成本中心，而日渐成为利润中心使人力资源部门从单纯作为企业的一个职能部门正在向着企业战略合作者的角色转变。人力资源部门在企业中的作用和地位日渐凸现，在人力资源管理部门的协助下，企业管理的科学性、规范性也得以逐步提高。

提升企业核心竞争力 现代医药企业的竞争很大程度上是企业人力资源的竞争。人力资源的建设对保持和提升企业的竞争力至关重要，因为正是企业的人力资源创造和发展了企业区别于其

他竞争对手的优势。

建设"以人为本"的企业文化　构建凝聚人心的企业文化，就是凝聚企业员工的工作理想和信念，体现企业的方向和目标。通过大力弘扬团队精神，形成"尊重知识，尊重人才"的氛围，让员工的世界观、价值观与企业的价值观和发展理念统一起来，增强员工对企业发展规划的认同，增强归属感，可使人力资源发挥出最大的效能。

（刘佐仁）

yīyào qǐyè zǔzhī jiégòu

## 医药企业组织结构（pharmaceutical enterprise organizational structure）

按一定规则和程序对构成企业组织的各要素进行多层次多岗位的排列组合，并分清各部门、各岗位之间的职责和相互协作的企业组织关系。组织结构设计要体现精干高效、分工与协作、集权与分权相结合的原则。

企业的组织结构要做到动态管理，寻找出最适合自己的结构模式。企业新的组织结构变革显示出如下特点：①目标长远且变化深刻，战略性明显。②大幅度减少管理层次，重心由基层转向高中层。③重新安排和设计传统作业流程。④大量出现"网络制"组织模式。⑤母公司与子公司间的组织关系正在经历实质性变化。

**典型医药企业组织结构**　常见的企业组织结构如图 1 所示。

**各部门主要职责**　医药企业一般包括生产部门、质量管理部门、物料管理部门、工程维护部门、人力资源部、财务部门、行政部门、市场营销部门。根据《药品生产质量管理规范》要求，制药企业必须至少设置生产部门、质量管理部门、物料管理部门、工程维护部门 4 个部门。

**生产部门职责**　医药企业生产部门的职责主要包括：①按照规定的生产工艺及操作规程，进行药品的生产活动。②参与或负责起草/修订生产工艺规程、岗位操作法与各类标准操作规程等。③生产区卫生及洁净区洁净级别的保持及生产人员的个人卫生的保持。④与质量部门一起制定生产车间相关的验证/再验证方案并实施验证。⑤生产人员的《药品生产质量管理规范》培训、岗位操作培训及考核。⑥负责加工过程中物料和产品的储存。⑦清场及清场检查。⑧完整记录生产过程中出现的偏差及现场处理，并将重要的偏差及时向质量部门报告。⑨生产设备的日常维护和保养。⑩审核、批准生产过程中形成的各种记录并及时报质量部门复核、评价。

**质量管理部门职责**　医药企业质量管理部门的职责如下：①对物料、中间产品、包装材料和成品进行取样、检验、留样，并出具检验报告。②制定和修订物料、中间产品和成品的内控标准和检验操作规程，制定取样和留样制度。③制定检验用设备、仪器、试剂、试液、标准品（或对照品）、滴定液、培养基、实验动物等管理办法。④决定物料和中间产品的使用。⑤审核成品发放前批生产记录，决定成品发放。

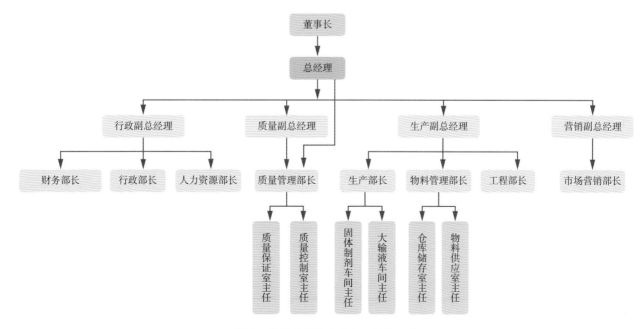

**图 1　典型的制药企业组织结构示意**

⑥制定不合格品处理程序。⑦监测洁净室（区）的尘粒数和微生物数。⑧评价原料、中间产品及成品的质量稳定性，为确定物料贮存期、药品有效期提供数据。⑨制定质量管理和检验人员的职责。

物料管理部门职责　医药企业物料管理部门的职责主要包括：①根据生产计划，制订物料的采购计划。②向质量部门批准的供货商采购原料、辅料及包装材料。③与质量部门共同对供货商进行质量审核，批准的供货单位将作为一个项目列入原料、辅料、包装材料标准。④原料、辅料及包装材料的仓储管理，如防止混淆、按规定条件储存、先进先出。⑤称量管理，按批准的"领料单"发放物料。⑥仓库的防鼠、防虫及防漏。⑦废弃药料及印刷包装材料的处理，如对标签数额核对等。⑧按先进先出的要求发运成品。

工程维护部门职责　医药企业工程维护部门的职责主要包括：①保证动力设备（给排水、变电房、工业蒸汽、冷冻站）的正常运行。②所有硬件装备的基础维护，并指导其他部门员工对其所使用的装备进行日常维护。③企业内部的环境保护，包括废水、废气处理系统、绿化及环境卫生等。④确保生产辅助系统，如制备氮气的空气分离站、压缩空气、净化空调系统、防火安全等。

人力资源部门职责　医药企业人力资源部门的职责主要包括：①制订、修改公司各项人力资源管理制度和管理办法，建立制度化、规范化、科学化的人力资源管理体系。②根据公司发展战略，分析公司现有人力资源状况，预测人员需求，制订、修改人力资源规划，经上级领导审批后实施。③在各部门的协助下进行工作分析；提出岗位设置调整意见；明确部门、岗位职责及岗位任职资格；编制、修改和完善部门、岗位职责说明书；合理评价岗位价值。④根据岗位需求状况和人力资源规划，制订招聘计划，做好招聘前的准备、招聘实施和招聘后的手续完备等工作。⑤组织建立绩效管理体系，制订相关方案；牵头组织公司各部门进行绩效考核并予以指导和监督，协助总经理室对各部门负责人的考核；做好考核结果的汇总、审核和归档管理等工作。⑥根据企业规划和员工发展需要，建立和完善员工培训体系；组织实施、指导协调对员工进行的分类、分层次培训，努力提高员工素质。⑦制订公司的薪酬、福利方案，经审批后组织实施；核算员工工资，计算员工社会保险缴纳标准、缴纳社会保险。⑧做好员工人事档案管理工作。定期汇总、编制人力资源管理方面的相关统计报表和统计报告。⑨办理员工录用、迁调、奖惩、离职、退休手续，办理中层管理人员的考察、选拔、聘任、解聘事宜，牵头组织对公司领导班子的年度考核。⑩做好劳动合同管理、劳动纠纷处理和劳动保护工作。

财务部门职责　医药企业财务部门的职责主要包括：①起草公司年度经营计划；组织编制公司年度财务预算；执行、监督、检查、总结经营计划和预算的执行情况，提出调整建议。②执行国家的财务会计政策、税收政策和法规；制订和执行公司会计政策、纳税政策及其管理政策。③整合公司业务体系资源，发挥公司综合优势，实现公司整体利益的最大化。④负责公司的会计核算、会计监督工作；公司会计档案管理及合同（协议）、有价证券、抵（质）押法律凭证的保管。⑤编写公司经营管理状况的财务分析报告。⑥负责公司股权管理工作，实施对全资子公司、控股公司、最大股东公司、参股公司的日常管理、财务监督及股利收缴工作。⑦组织经济责任制的实施工作，下达各中心核算与考核指标，组织业务考核和评价。⑧综合统计并分析公司债务和现金流量及各项业务情况。⑨研究公司融资风险和资本结构，进行融资成本核算，提出融资计划和方案；防范融资风险。⑩做好员工工资的发放工作。

行政部门职责　医药企业行政部门的职责主要包括：①负责服务、协调总经理办公室工作，检查落实总经理室安排的各项工作，并及时反馈总经理室，保证总经理办公室各项工作的正常运作。②负责安排公司的年度工作会议、月度及每周工作例行等会议，做好记录，编写会议纪要和决议，并督促各部门贯彻执行，及时了解和反馈有关信息。③负责公司相关文件的起草、印制和分发，上级和外部来文的签收、登记和领导批示后的传阅、催办、回复。做好公司行政类文件的审核、编号、立卷、存档工作。④根据公司物料采购的品种、规格和批量，负责进行市场调查。⑤完善公司行政管理制度，管理公司资产，做好物品的管理工作及各项后勤保障工作。

市场营销部门职责　医药企业市场营销部门的职责主要包括：①完成公司制定的营销指标。营销策略、计划的拟定、实施和改进。营销经费的预算和控制。营销管理制度的拟定、实施和改善。②负责市场调研、市场分析工作，制订业务推进计划。负责如实向顾客介绍产品、投标、与顾客洽谈合同和签订合同，确保所签合同规范、有效和可行；负责常规合同评审，组织有特殊要求合同的评审。③了解客户的基本情况及与本企业有关的数据资料，建立和运用客户资料库。负责合同、评审记录的及时传递和保存。负责货款回收的管理。协助质管部对顾客满意程度的调查。④参与并组织企业对顾客的技术培训。为公司研发项目决策提供市场动态的信息。

（刘佐仁）

*yīyào qǐyè rénlì zīyuán guīhuà*

## 医药企业人力资源规划（pharmaceutical enterprise human resource planning）

医药企业确定其未来的人力资源需求并制定一系列方针政策的过程。是医药企业人力资源管理的重要内容。是人力资源相关管理工作的基础性工作，必须与该企业发展的战略、目标一致，其合理性同企业绩效以及人力资源的配置效率紧密相关。规划的制订和推行必须组建跨部门的核心专业团队，采用人力资源需求预测、供给预测和供求均衡分析的方法。面对医药市场竞争的严峻挑战、瞬息万变的信息和技术革新，医药企业的人力资源管理必须强调人力资源规划的动态性。

**分类** 人力资源规划按其内容可划分为总规划和各项业务规划。总规划是指在计划期内人力资源开发利用的总体目标、总的配套政策、实施步骤及总预算安排。各项业务规划是总体规划的展开和具体化，主要有：①晋升计划。通过尽量将员工放在能够使其发挥作用的工作岗位上，以求调动员工的劳动积极性并以最低成本使用人力资源。②补充规划。补充主要有3种形式，即内部选拔、个别补充和公开招聘。在制订补充规划时必须注明需要补充的类型、技能等级、需要补充部门、补充人数、补充方式、补充时间、补充以后增加的效益、补充以后增加的支出等。③培训规划。为企业长期、中期、短期所需要弥补的空缺职位事先准备合适的人力资源而制订的培训计划安排。④配置规划。将企业所拥有的人力资源在企业各个部门之间进行合理配置，使各个部门能够围绕着企业的经营目标进行有效的配合，使企业在激烈的市场竞争中获得优势。⑤报酬补偿规划。根据员工的劳动付出给予相应的补偿，使企业可以利用补偿总额规划，合理安排各类人员的工资，使企业员工所获得的各种补偿与其投入相匹配。⑥员工职业生涯规划。企业通过协助员工制订职业生涯规划，将员工个人的发展需求与企业发展对人力资源的需求紧密地联系在一起，确保二者的同步发展。⑦退休解聘规划。通过退休解聘规划，可以使企业在困难时期能够在降低人工成本的同时又保持企业原有的人力资源队伍，以备在市场好转之时有必需的人力资源队伍适应企业的发展。

按其规划的期限可划分为长期规划、中期规划和短期规划。①短期规划指1年或1年以内的规划。②中期规划指2~3年的规划。③长期规划指3年以上的规划。

因国有医药企业集团属于国有企业，由国资委统一管理，集体负责人任命及考核指标会有所不同，在人力资源规划中也会作相应调整。国有医药企业集团在组织结构调整中，推行目标指导模式与人力资源层级规划，以实现资源的有效配置。国有企业集团根据企业发展战略需要必须经常进行企业产业结构和企业组织结构的调整，但任何一次集团范围大的组织结构调整必然带来集团成员企业人力资源结构的变化。因此企业集团在确定总体战略目标后，应该根据集团发展战略目标作指导，引导成员企业进行配套的调整自身发展战略，在集团人力资源规划指导下调整成员企业人力资源规划，以达到人力资源规划上下相辅相成，并根据成员企业人力资源规划和存在的问题，修正企业集团人力资源规划。最终实现集团发展目标总体指导，成员企业编制实施人力资源调整规划，集团体系统一进行人力资源优化配置的分级管理模式。

**作用** 通过人力资源规划保证组织战略目标的实现，实现组织人力资源的最佳配置，最大限度地开发、利用人力资源潜力，使组织和员工的需要得到充分满足。①有助于保障组织对人力资源的需求。任何组织的特性，都是不断地追求生存和发展，而生存和发展的主要因素是人力资源的获得与运用。通过有效的人力资源规划，可以满足组织对人力资源的需求，可以减少组织发展过程中人事安排的困难，避免在用人过程中缺乏计划性。②有助于合理利用人力资源，降低人工成本。人力资源规划的制定，既要了解组织内部人力资源现状，也要了解组织外部环境中的人力资源供求关系，这对于发现组织内部人力资源利用状况，以及了解外部是否有优秀的人才，都非常有好处，从而可以促进组织对人力资源的合理化利用。通过人力资源的合理配置，避免人力资源的浪费，充分发挥人力资源效能，降低人工成本在总成本中的比重，提高组织的经济效益。③有助于激励员工。完善的人力资源规划是以组织和个人两项基础为依据制定的，把人力资源规划纳入组织发展长远规划中，就可以把组织和个人的发展结合起来，员工可以参照人力资源规划，对自身的职业生涯规划进行设计。同时，组织通过有效的人力资源规划，可以制定合理的考核激励措施，满足员工的个人需要，激发员工的工作积极性和创造性，增强组织的凝聚力。

(刘佐仁)

yīyào qǐyè zhāopìn

## 医药企业招聘 （recruitment of pharmaceutical enterprise）

医药企业根据人力资源战略需要，通过发布招聘信息吸引应聘者，从应聘者中挑选合适人选的过程。属于医药企业人力资源管理的内容。按照招聘对象的来源不同，包括内部提升、内部调动、工作轮换和返聘等的内部招聘以及发布广告招牌、校园招牌和网络招牌等的外部招聘两个方面。

**招聘流程** 包括分析组织战略及用人需求、拟订招聘计划、选定招聘渠道、发布招聘信息、人员甄别与录用、试用期管理等环节。可通过推荐信、工作申请表及简历来筛选应聘者，再通过笔试、心理测试和面试等手段进行甄别，最后确定需要录用的人员。

**招聘方式** 因医药行业的专业性要求高，在招聘过程中常采取多部门共同参与招聘的方式。具体的招聘过程中，应有实际的用人部门全程参与，可以从不同的角度全方位地对应聘者进行业务素质测评，不仅可提高企业招聘人员的整体质量，同时也提高企业在招聘过程中的公平性，提高公信力。对于招聘经验不太丰富的企业进行的招聘，适合使用结构化面试方式。结构化面试是指在面试之前，面试的内容、方式、评委构成、程序、评分标准及结果的分析评价等构成要素可按统一制定的标准和要求进行。结构化面试减少了主观性，对考官的要求较少，信度与效度较高。

**招聘特点** 经济全球化和生物技术的快速发展促使医药行业对人力资源的迫切需求，国外医药企业经过长时间的发展和在招聘管理过程中的经验积累，已形成一整套符合企业自身发展需要的行之有效的招聘管理模式。中国医药企业在发展过程中对于招聘管理的重视程度较低，21世纪初，随着医药人才竞争的日益激烈，再加上中国医药企业相较于国外企业的人员流动率更高，医药企业的招聘管理也更加具有挑战性。首先，应加强招聘规划，有目的地进行招聘活动和招聘行为。医药企业在进行人员招聘时，往往只注重外部引进而忽视内部人才的培养和挖掘。医药行业是一个特殊行业，其内部人才相对于企业的经营和质量管理等具有独特的了解和把握。利用内部人才的这种熟悉经验来实现其对于企业发展的推动作用不仅可以提升企业自身的竞争力，同时也可以降低企业的招聘成本和招聘风险。其次，应增加招聘渠道选择的针对性，可以提升企业招聘的命中率。针对不同岗位的职责要求，制定分层级、分步骤的招聘渠道选择方案有利于整个招聘工作的有效开展。医药企业在进行人员招聘管理时同样也要按照不同的岗位选择不同的招聘渠道。由于医药企业在进行招聘时的要求特殊，对于人才的要求也相对较高，满足不同要求的招聘渠道需要招聘管理人员不断拓展招聘的渠道和方式方法，利用各种有效的渠道实现人才的有效招聘。再次，国外医药企业应融入本土文化。外资企业的企业文化与经营管理模式都更多地倾向于西方文化，而西方文化与中国本土文化的巨大差异正是导致了外企招聘艰难的主要原因，那么在招聘过程中，适量加入中国本土文化气息，则能更好地增加应聘过程中与会人员的亲和力与亲切感。

**岗位设置** 医药企业根据不同工作部门设置了相应的招聘岗位，通常生产部门有工艺员、生产主管；质量管理部门有质量保证人员和质量控制人员；研究注册部门有临床监查员、临床协调员和注册专员；市场营销部门有医药销售代表和医药商务代表等。以某一合同研究组织机构招聘的3个岗位任职资格和工作内容为例。

临床监查员的任职资格：①本科以上学历，医学或药学相关专业。②有2年以上临床部门临床监查员工作经验。③了解中国人用药品注册技术要求国际协调会议/《药物临床试验质量管理规范》对临床试验的相关要求及政策法规。④较强的英语口语表达能力，专业英语扎实。⑤熟练使用office办公软件（word/PPT/excel）。工作内容：①对临床项目进行监查/稽查，确保临床试验按《药物临床试验质量管理规范》和标准作业程序进行。②对委托项目进行项目管理，与合同研究组织对接项目进展，跟踪并确保临床试验的进度。③协助临床助理完成项目资料/财务的归档、管理。④对立项项目进行文献检索及临床可行性调研。

临床协调员的任职资格：①医学、药学或相关专业，大专及以上学历。②要求1年以上临床协调员工作经验，优秀的应届毕业生亦可。③熟悉药品注册管理办法、《药物临床试验质量管理规范》法规以及有关临床研究的相关法规。④熟悉临床试验流程，能够独立开展各项协调及相关工作。⑤良好的书面及口头表达能力，协调及计划执行能力。⑥能承受压力，能独立思考和解决问题。⑦性格乐观开朗、沉稳、细心、具团队精神，责任心强。工作内容：①负责临床试验的准备。②负责与临床机构的伦理委员会联络，协助召开伦理会事宜。③负责向患者说明试验内容，获取知情同意。④负责受试者的招募工作。⑤负责与临床试验申办者的联络及各项事务的联络、协商；方案、病例报告表、知情同意等的联络、协调与管理。⑥负责应对监查、稽查。⑦负责文件管理，将试验实施机构应保存的文件归档；负责为临床试验申办者准备、提供所要求的各种文件。

注册专员的任职资格：①药学相关专业，硕士及以上学历。②从事药品研发或注册工作4年以上。③有制剂工艺研究或质量研究工作经验者优先。④熟练阅读药学相关英文专业文献。⑤有良好的沟通和人际交流能力，有较强的文字表达能力。工作内容：①跟踪公司研发项目进度，撰写药品注册申报资料。②递交药品注册申报资料、跟踪进度、沟通交流等。③收集整理国内外药品注册相关政策法规、指导原则等。

④跟踪公司关注品种的国内外研究及申报进展。

（刘佐仁）

yīyào qǐyè péixùn

## 医药企业培训（training of pharmaceutical enterprise）

医药企业向员工传授其完成本职工作所必需的基本技能的过程。是医药企业人力资源管理的重要组成部分。可根据医药企业的目标和条件选择最合适的培训方法分别对不同人群、不同层次开展培训活动。

**培训组织者及其职责** 医药企业应当设立培训机构来开展培训活动，一般由企业人力资源部门牵头连同其他职能部门组织实施。医药企业所设立的培训机构根据本企业的特点以及生产、质量及营销等基本要求，负责整个企业的培训管理的具体工作。主要职责包括：①负责制定有效的培训政策和制度。②在各项职能部门的协助下编写和实施年度培训计划。③组织、安排和协调培训，确保其顺利进行。④为培训师资提供培训服务，使其掌握必要的理论、方法与技巧，不断提高自身素质。⑤负责企业员工培训文档的管理。企业其他各职能部门应向培训机构反馈本部门的培训需求以确保本部门员工得到相应的培训，职能部门要和培训机构协作，负责本部门员工的岗位技能培训工作。

**参与者** 医药企业的培训对象可分为基层员工和管理人员，培训类型又可分为新员工培训、岗位培训、继续教育培训。如执业药师培训是属于继续教育培训。

**培训体系** 企业要建立一套科学全面的培训体系。这个体系必须包括内容上的完整性与时间上的连续性，以及操作方法上的

科学性。完整的培训内容包括人格训练，对员工的训练首先要帮助他们解决如何做人的问题；其次是培养个人良好的心理素质；最后，训练做事的能力。三者之间的密切结合，才能真正达到提升员工综合素质和能力的目的。医药企业的培训应建立科学严谨的培训管理体系并贯穿于员工职业生涯发展与企业发展的连续过程之中。

**培训内容** 按培训内容分为知识培训、技能培训、态度培训。医药企业的培训内容以《药品生产质量管理规范》《药品经营质量管理规范》等各类规范为主，同时对其他法规、专业技能等进行培训，如制药企业需全员进行《药品生产质量管理规范》培训。根据培训对象不同，培训内容的侧重点也有所不同。

**培训步骤** 具体的培训工作可以分为以下几步：①高质量的培训需求分析。首先要研究企业所处的外部环境、企业相应的发展战略及企业需要其人员具备什么样的能力，进而对其现有人员的实际能力进行测评，以找出理想与实际之间的差距。然后对这些差距进行分析，以确认是否可以通过培训解决问题。在分析培训需求的基础上确定明确的培训范围。②精心做好培训设计。在完成了上述需求分析之后，企业就可针对可以通过培训解决的问题制定培训计划，进行培训课程设置、选择培训方式和培训人员（包括教员和学员）等一系列工作。③选择适合在职人员学习的培训方法及现代的培训手段。在培训上采取互动式教学方式，集理论讲授、角色扮演、管理游戏、个案分析、小组讨论于一体，使受训者有更多的参与机会，真正

做到教员与学员及学员之间的经验共享，实现真正意义上的理论联系实际。同时，在培训过程中辅之以现代技术教育、计算机模拟等高科技手段，使培训更加形象、生动、逼真。④及时评估及反馈培训效果。主要包括对课程设置、培训方式、授课效果的评估，以及对受训者返岗后工作状况的定期反馈，以及制定长远的培训计划。面对急剧变化的外部环境，医药企业要改变目前只进行岗前培训的局面，应注重员工的终身学习和持续培训，以提高员工的服务素质、竞争力和工作质量。持续培训包括岗前适应工作、岗中熟悉工作（把工作做得更好）和岗后评估研究工作以使岗位延伸（使其更好地做其他工作）等几个层次。终身培训就是要不断地给员工提供学习新知识、新技术、新手段的环境。

**意义** ①医药企业对人员的专业性要求高，不断加强培训才能适应企业的发展。由于药品生产企业关系到国计民生以及人类生活及医疗水平的发展，是具有高科技、高标准和高风险的科技型企业。随着药品生产企业国际化水平的不断提高，中国药品生产技术水平也在不断进步，新型制药工艺层出不穷，制药企业也正在沿着规范化、信息化、国际化的道路不断扩大和提高。制药行业高速迅猛的发展，急需加强医药企业的人员培训工作以适应这种形势的需求。②有利于提升企业的核心竞争力。通过培训可以全面提升员工素质，适应企业长期发展的人才需求；企业的培训和开发把人的潜能开发出来，可以优化人才组合，有利于员工的快速成长。③有利于提高员工的工作效率和工作质量。通过员工培训补充了新的知识，提高了工作技能水平，对工作效率提升起到关键作用；员工通过培训开发，可以熟练掌握岗位操作技能，也可以加强服务意识，改善服务质量，有利于提高工作质量。培训与开发的直接结果就是提高了员工的职业素养，同时也与员工的职业生涯规划结合起来，员工在获得培训机会的同时，也开发了自身的潜能，使自己在职业晋升路线中获得更多的资本。④提高和增进员工对组织的认同感和归属感。通过培训可以让员工转变态度和提高责任心，使自信心增强，同时也感受到管理层对他们的关心和重视，从而对企业产生强烈的认同感和归属感。

(刘佐仁)

yīyào qǐyè jìxiào guǎnlǐ

## 医药企业绩效管理 （pharmaceutical enterprise performance management）

对企业组织流程中影响雇员绩效的各种因素所进行的管理。是医药企业人力资源管理的内容之一。绩效是指员工按照职责所达到的阶段性结果及在达到阶段性结果过程中的行为表现。需根据企业的目标定位来制定，同时也要不断改进和优化，呈现动态性。它是一个在管理大系统中运行的小系统，绩效考评是绩效管理系统中的一个重要构件。

**分类** 从长期、中期和短期绩效的角度对企业绩效管理还可从4个维度进行分类，分别是战略绩效、经营绩效、部门绩效和员工绩效。战略绩效侧重于公司长期绩效，通过确定公司战略图，有效的确定公司的长远发展目标及影响企业长期发展的关键因素，平衡企业长期发展和年度经营绩效的矛盾；经营绩效侧重于公司的年度绩效，以预算管理为基础，实现战略资源的优化配置和年度经营计划目标；部门绩效主要体现在部门层面，根据公司的年度经营计划和公司级的关键绩效指标分解制定的部门关键绩效指标和工作目标；员工绩效主要在员工个体层面，将战略绩效、经营绩效和部门绩效在各级员工层面的分解。

**特征** 有效的绩效管理体系一般具有5个特征，即战略一致性、准确性、可靠性、可接受性和明确性。绩效管理必须是一个与组织战略、目标和文化一致的工作绩效系统；准确性指的是应该把工作标准和组织目标联系起来，把工作要素和评价内容联系起来；可靠性指的是评价者判定评价的一致性，不同的评价者对同一个员工所做的评价应该基本相同；可接受性指运用绩效考核系统的人是否能够接受它；明确性是绩效考评系统在多大程度上能够为员工提供一种明确的指导。

**绩效管理内容** 绩效管理是一个连续的过程，包括几个相互衔接的阶段。

**绩效计划** 绩效计划是绩效管理体系的第一个关键步骤，是管理者和员工就绩效周期内应该的绩效结果进行沟通的过程。制订的主要依据是工作目标和工作职责，在每一个绩效周期开始的时候，主管和员工都需要一起讨论需要做什么、如何做，并就这些问题达成一致意见。

**绩效沟通** 绩效沟通贯穿于绩效管理的全过程，是促成绩效管理系统目标实现的重要手段。它是在绩效管理过程中管理者与被管理者双方就工作绩效方面的问题进行的交流。作为连接绩效计划到绩效考评的中间环节，对绩效计划的实施和绩效的公正评价有着极其重要的作用；作为绩效反馈的主要方式，决定了绩效考评结果是否被接受。

**绩效考评** 它是人力资源管理中技术性最强的环节和最为棘手的任务，它的设计是一个系统工程。考评的内容包括业绩考评、能力考评、态度考评和潜力考评。在这一阶段各级考评者根据被考评者的实际工作表现对其展开评估。在考评完成后主管人员需要与员工进行一次或多次面对面的交谈，以便让员工了解主管对自己的期望、自己的绩效，认识自己有待改进的方面；同时，员工也可以提出自己在实现绩效目标过程中遇到的困难，请求上级的指导。

**绩效反馈与改进** 主要通过考评者和被考评者之间的沟通，把绩效考评结果通过绩效面谈的方式反馈给员工，管理者和员工一同进行绩效改进。

**绩效管理系统** 医药企业绩效管理要构建支撑企业绩效管理的信息系统。企业绩效管理系统是将企业战略转化为行动的信息系统，该系统可将企业内部的各种管理软件、业务流程和业务成效的衡量方法等的集合，通过提供一个集成的流程和平台，把散落在各部门的经营管理整合起来，形成合力来有效贯彻经营计划和预算。实施过程中还要以员工职业发展为激励措施，鼓励积极参与绩效考核。建立以员工职业发展为激励的绩效管理体系时，要让员工学习更多的知识，更加了解公司，赋予员工更多的机会和责任，从而提高员工的能力水平。

**主要方法** 被企业广泛应用的绩效管理的理论方法主要有目标管理法和关键绩效指标法，另外还有 360 度考评法、平衡计分卡法、全方位的对每一个人每一天所做的每一件事进行控制和清理（overall every control and clear, OEC）管理法等，这里重点介绍其中的目标管理法关键绩效指标。

**目标管理法** 组织中的上级和下级一起商定组织的共同目标，并由此决定上下级的责任和分目标，然后把这些目标作为生产经营、评估、奖励每个单位和个人贡献的标准。在推行目标管理的过程中，还必须把握好 3 个要点：一是上下级共同确定目标；二是根据目标确定各自的责任；三是根据目标执行情况进行控制。

**关键绩效指标** 衡量流程绩效的一种目标式量化管理指标。关键绩效指标有以下几个特征：可以影响到顾客满意度与顾客价值；能够形成公司的核心竞争力，产生竞争优势；有助于公司的获利与成长；有助于形成公司良好的企业文化。

**绩效指标设计原则** 医药企业绩效指标设计原则有以下 3 点：①突出团队的整体性，同时也考虑到个人在其中的贡献水平。在这种思路的指导下，将绩效指标分为面向团队整体的绩效指标和面向团队成员个人的绩效指标两类。前者可以侧重于设计业绩型指标，比如任务完成情况、对企业经营目标的贡献等；后者可以从能力、行为、态度等角度进行考察，比如专业知识水平、工作投入度等。②不仅考察团队具体任务完成的情况，也更强调团队的合作效率。在这种动机的驱使下，从两个方面设计医药企业营销团队的绩效指标，包括团队成员的任务绩效指标和团队成员的周边绩效指标。前者比较常规，比如实现工作目标的程度等；后者包括能否对团队其他成员提供各种形式的帮助、团队气氛是否融洽等类似指标。③不仅涵盖体现团队工作成果的绩效指标，也要有衡量团队工作过程的绩效指标。二者都是业绩型指标，不过前者采集的是团队工作周期结束后的数据，后者是到达每一个设定的里程碑时所采集到的数据。如有些药品的销售有很强的季节性，在对其销售小组进行考核时就不能仅仅考核其全年的销售额，还要考核各季度的销售情况以及不同时段的营销策略等。

（刘佐仁）

yīyào qǐyè xīnchóu guǎnlǐ

## 医药企业薪酬管理（pharmaceutical enterprise compensation management）

医药企业组织的针对每个员工所提供的服务来确定他们应得的报酬总额以及报酬结构和报酬形式的管理过程。报酬一般可以分为货币性报酬和非货币性报酬。货币性报酬通常指员工所得到的各种货币收入和实物，如工资、绩效奖金、住房补贴等。非货币性报酬通常指对员工具有相当的吸引力，但不直接以货币形式去表现出来的一些报酬，如社会地位、成长和发展的机会、富有挑战性的工作、工作满足感等。薪酬管理对于任何一个企业组织都是比较棘手的问题，它要同时达到公平性、有效性和合法性三大目标。是医药企业人力资源管理的内容之一。薪酬是医药企业为吸引、保留和激励企业所需的人力资源。薪酬的作用包括补偿功能、激励功能、协调和配置功能。

**内容** 医药企业在薪酬管理的过程中必须做出一些重要的选择或决策。薪酬管理决策包括薪酬体系、薪酬水平、薪酬结构三大核心决策，以及薪酬形式、特殊群体薪酬和薪酬管理政策三大支持性决策。

薪酬体系　最常用的有3种体系，即职位薪酬体系、绩效薪酬体系和能力薪酬体系，其中以职位薪酬体系的运用最为广泛。职位薪酬体系是职位与薪酬相对应，即担任什么样的职位就得到什么样的薪酬。绩效薪酬体系是指员工的薪酬随着个人、团队或者组织绩效的某些衡量指标的变化而变化的一种薪酬设计。能力薪酬体系更多的是依据员工所拥有的工作相关技能和能力而不是其承担的具体工作或职位的价值来对他们支付薪酬。

薪酬水平　企业中各职位、各部门以及整个企业的平均薪酬水平。对于企业的薪酬水平决策产生影响的主要因素包括：同行业或地区中竞争对手支付的薪酬水平；企业的支付能力和薪酬战略；社会生活成本指数等。

薪酬结构　在同一组织内部的不同职位所得到的薪酬之间的相互关系，它涉及的是薪酬内部的一致性问题。

薪酬形式　员工所得到的总薪酬的组成部分。在通常情况下，将薪酬形式划分为直接薪酬和间接薪酬，直接薪酬是指直接以货币形式支付给员工并且与员工所提供的工作时间有关的薪酬，而间接薪酬则包括福利、有形服务等一些具有经济价值但却是以非货币形式提供给员工的报酬，这些报酬往往以员工的工作时间之间没有直接的联系。

薪酬管理政策　它主要涉及企业的薪酬成本与预算控制方式以及企业的薪酬制度、薪酬规定和员工的薪酬水平是否保密的问题，涉及的薪酬系统必须有助于

组织及员工个人目标的实现。

流程　如图1所示。

特点　中国的国有企业薪酬管理与在中国的外资企业薪酬管理有不同的特点。

中国国有企业薪酬管理特点　①薪酬分配方式趋于传统化，薪酬结构较为单一。②由于企业性质稳定、内部竞争性缺乏，因而薪酬管理随时间变化不大。③由于国有企业保障制度健全，部分企业甚至可以为员工解决户口，为子女解决上学等员工实际问题。因而以非货币形式提供给员工的报酬非常突出。

外资企业薪酬管理特点　①人员素质较高，可经常配合国外先进技术经验展开培训，促使企业员工的专业性不断增强，实际也属于一种间接薪酬。②大量外资投入医药企业，其外籍员工常驻中国国内办公，带动了该类型企业普遍薪酬水平的提高，使外资企业薪酬更具有行业竞争优势。③尽管外资企业薪酬水平较高，但通常具有高强度、高竞争

性的工作内容，在高负荷的压力下，导致员工疲惫程度剧增。④福利结构多样，符合员工需求。

要求　①薪酬制度要与企业战略相联系。企业要想谋求长远发展，必须根据企业发展规划和市场经济体制大环境制定长远的发展战略，同时相应的薪酬制度也要保证与企业指定的发展战略相适应。②保证薪酬的公平性和竞争性。企业对员工的薪酬奖励应该遵循公平性和竞争性原则，即按照员工对于企业做出的贡献等级以及岗位的重要性给予与其能力相匹配的薪酬奖励，使得全体员工可以全身心地投入到工作中。③提升薪酬信息管理的透明度。不透明的薪酬奖励政策只会加剧员工之间的猜疑，进而普遍的在员工之间产生一种负面情绪。因此企业薪酬制度要想保证公平性和竞争性必须将透明性放在一个突出的位置上，保证企业管理人员可以及时将薪酬信息传导给员工，凝聚全体员工的核心力量，鼓励他们干好本职工作。④实行

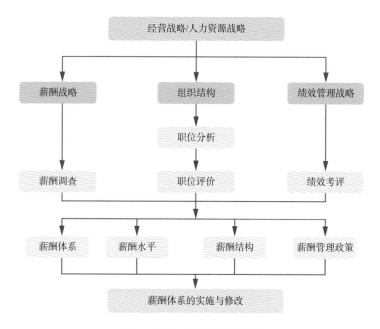

图1　医药企业薪酬管理流程

差异化薪酬管理体系。该制度是指根据员工不同的类型和不同的劳动付出量而所付给薪酬的不同，以按劳分配为基础建立，实行多劳多得、少劳少得、不劳不得的薪酬管理模式，这种模式最大的优点是其遵循量才适用的原则，避免了人力资源资本的浪费，同时也最大限度地利用了其所拥有的人力资源，达到了"物尽其用、人尽其才"的目的，从而减少了经济组织的用工成本，取得了相应的经济效益。同时，它以激励为核心，把员工的目前价值和将来的价值综合衡量，进行各个指标的量化，从而更好地体现员工的价值及潜力，有利于各用工机构的员工找到归属感。同时良好的差异化薪资框架对于企业的长远发展、提升市场竞争力具有不可估量的影响。

（刘佐仁）

yīyào qǐyè cáiwù guǎnlǐ

## 医药企业财务管理 （financial management of pharmaceutical enterprises）

基于医药企业再生产过程中客观存在的资金运动和财务关系，利用价值形式对医药企业再生产过程的资金运动进行决策、计划和控制的管理。财务管理作为医药企业的经营核心，对医药企业的生产发展来说是很重要的环节。财务管理保证了整个医药企业的工作能够顺利进行，良好的财务管理能给医药企业带来极大的管理效益和经济效果。对逐步增强自身的市场竞争力是很有必要的。

**管理目标** 又称理财目标，是医药企业进行财务活动所要达到的根本目的，它决定着医药企业财务管理的基本方向。财务管理目标是一切财务活动的出发点和归宿，是评价医药企业理财活动是否合理的基本标准。

对医药企业财务管理目标的认识存在不同的观点：①利润最大化。即通过对医药企业财务活动的管理，不断增加医药企业利润，使医药企业利润达到最大。②股东财富最大化。即通过财务上的合理经营，为股东创造最多的财富，实现医药企业财务管理目标。③医药企业价值最大化。即医药企业通过合理的生产经营，采用最佳的财务决策，在考虑货币时间价值和风险与报酬关系的前提下，使医药企业价值最大化。④利益相关者财富最大化。即认为现代医药企业是一个由多个利益相关者组成的集合体，财务管理是正确组织财务活动、妥善处理财务关系的一项经济管理工作。它从更广泛、更长远的角度为企业找到一个更为合适的理财目标。

虽然以上不同观点从不同视角直接反映财务管理环境的变化，反映着医药企业利益者利益关系的均衡，但均有明显的缺点。医药企业应根据自身的实际情况和市场经济体制对医药企业财务管理的要求，科学合理地选择、确定财务管理目标。

**管理职能** 财务管理在企业实际运作过程中应发挥的作用和应具有的功能，包括：①财务预测。即根据财务活动的历史资料，考虑现实的要求和条件，对医药企业未来的财务活动和财务成果做出科学的预计和测算。主要内容包括：筹集预测、成本费用预测、收入预测、利润预测。②财务决策。即财务人员在财务管理目标的总体要求下，采用专门的方法，从多个备选方案中筛选出最佳方案。主要内容包括：筹资决策、投资决策、成本费用决策、收入决策与利润决策等。③财务预算。即以财务预测提供的信息和财务决策确定的方案为依据，运用科学的技术手段和数学方法，对目标进行综合评价，制定主要计划目标，拟订增产节约的措施，协调各项计划指标等。它是财务预测和财务决策的具体化，是组织和控制财务活动的依据。主要内容包括：筹资预算、投资预算、成本费用预算、营业收入预算和利润预算等。④财务控制。即医药企业在财务管理过程中，利用有关信息和特定手段，对医药企业的财务活动加以影响或调节，以便实现财务预算所规定的目标。主要内容包括：筹资控制、投资控制、货币资金收支控制、成本费用控制和利润控制。⑤财务分析。即以核算资料为依据，运用特定的方法，对医药企业财务活动过程及其结果进行分析评价的工作。主要内容包括：偿债能力分析、营运能力分析、盈利能力分析等。

**管理原则** 指导组织财务活动、处理财务关系的准绳。它是国家财务管理政策和医药企业财务管理基本特征的综合反映，同时也体现了人们对财务管理的基本认识、理财环境对财务管理的要求。医药企业在财务管理活动中要遵循的原则主要有8个方面。

**合法原则** 财务管理工作必须遵守国家有关的政策、法规，依照政策、法规要求开展财务活动，处理与各方面的财务关系，以维护和保持正常的社会经济秩序。

**风险与效益均衡原则** 决策者在进行财务决策时，必须对风险和报酬做出科学的权衡，使所冒的风险与所取得的报酬相匹配，达到趋利避害的目的。在筹资决策中，负债资本成本低，财务风险大，权益资本成本高，财务风险小。医药企业在确定资本结构时，应在资本成本与财务风险之间进行权衡。任何投资项目都有一定的风险，在进行投资决策时必须认真分析影响投资决策的各种可能因素，科学地进行投资项目的可行性分析，在考虑投资报酬的同时考虑投资的风险。

成本效益原则　其中"效益"是指收入、收益、所得及有用性等；而成本是指与效益相关的各种耗费和价值牺牲。成本效益原则的核心是，要求医药企业耗用一定的成本应取得尽可能大的效益，或是在效益一定的条件下应大限度地降低成本。按照成本效益原则的要求，在较长的时期内，成本必须呈下降的趋势，而效益必须呈上升的趋势。

利益关系协调原则　医药企业是由各种利益集团组成的经济联合体。这些经济利益集团主要包括医药企业的所有者、经营者、债权人、债务人、国家税务机关、消费者、医药企业内部各部门和职工等。它要求医药企业协调、处理好与各利益集团的关系，切实维护各方的合法权益，将按劳分配、按资分配、按知识和技能分配、按绩分配等多种分配要素有机结合起来。只有这样，医药企业才能营造一个内外和谐、协调的发展环境，充分调动各有关利益集团的积极性，最终实现医药企业财务管理目标。

货币时间价值原则　货币经历一段时间的投资和再投资所增加的价值。在财务管理实践中得到广泛的运用。长期投资决策中的净现值法、现值指数法和内含报酬率法，都要运用到货币时间价值原则；筹资决策中比较各种筹资方案的资本成本、分配决策中利润分配方案的制定和股利政策的选择，营业周期管理中应付账款付款期的管理、存货周转期的管理、应收账款周转期的管理等，都充分体现了货币时间价值原则在财务管理中的具体运用。

资源合理配置原则　资源通常是指经济资源，即现代医药企业所拥有的各项资产。资产的主要功能是带来效益，资产所带来效益的大小，在很大程度上取决于资源配置的合理与否。由于财务管理所具有的价值管理和综合性的特点，使得各项经营要素的搭配情况直接体现在有关财务指标和各相关财务项目上。资源合理配置原则的核心是，要求医药企业的各相关财务项目必须在数额上和结构上相互配套与协调，以确保人尽其才、财尽其能、物尽其用，从而获得较为满意的效益。可见，资源合理配置原则也是处于市场经济条件下的现代医药企业财务管理所应遵循的一项重要原则。

系统原则　财务管理是医药企业管理系统的一个子系统，本身又由筹资管理、投资管理、分配管理等子系统构成。各财务管理子系统必须围绕整个医药企业理财目标进行，不能"各自为政"，实行分权管理的医药企业，各部门的利益应服从医药企业的整体利益。

现金收支平衡原则　在财务管理中，贯彻的是收付实现制，而非权责发生制，客观上要求在理财过程中做到现金收入（流入）与现金支出（流出）在数量上、时间上达到动态平衡，即现金流转平衡。

**管理对象**　财务管理就是对医药企业的财务活动及其所体现出来的各种财务关系所进行的管理。

医药企业的资金运动是从货币资金开始，顺序经过供应过程、生产过程、销售过程，最后又回到货币形态的全过程。随着生产经营活动的不断进行，医药企业的资金也在周而复始的运动，并从货币资金形态开始，依次表现为货币资金形态、储备资金形态、生产资金形态和成品资金形态，并通过产品的销售实现资金的增值。

在医药企业的生产经营活动中，能引起资金发生增减变化的各种活动都是医药企业的财务活动，包括筹资活动、投资活动和资金分配活动，而资金运动都是通过各种财务活动来实现的。这些活动都是财务管理的对象。

医药企业的财务关系是医药企业在筹资、投资和资金分配过程中与各方面发生的广泛的经济利益关系。主要表现在以下几个方面：①医药企业与国家之间的财务关系。②医药企业与投资者之间的财务关系。③医药企业与债权人的财务关系。④医药企业与债务人之间的财务关系。⑤医药企业内部各单位之间的财务关系。⑥医药企业与职工之间的财务关系。正确处理和协调好与各方面的财务关系，维护各方面的经济利益，使医药企业的经济活动在和谐的社会下进行也是财务管理的对象。

**管理内容**　财务管理的内容具有广泛性。财务管理的主要内容是投资决策、筹资决策、股利分配决策3个主要方面。

**投资决策**　以收回现金并取得收益为目的而发生的现金流出。医药企业的投资决策，按不同的标准可以分为：①项目投资和证券投资。项目投资是把资金直接投放于生产经营性资产，以便获取营业利润的投资。证券投资是把资金投放于金融性资产，以便获取股利或者利息收入的投资。②长期投资和短期投资。长期投资是影响所及超过1年的投资。长期投资又称资本性投资。用于股票和债券的长期投资，在必要时可以出售变现，而较难以改变的是生产经营性的固定资产投资。长期投资有时专指固定资产投资。短期投资是影响所及不超过1年的投资，短期投资又称为流动资产投资或营运资产投资。

　　**筹资决策**　筹资一般是指筹集资金。筹资决策要解决的问题是如何取得医药企业所需要的资金，包括向谁、在什么时候、筹集多少资金。可供医药企业选择的资金来源有许多，中国习惯上称"资金渠道"。按不同的标志，它们分为：①权益资金和借入资金。权益资金是医药企业股东提供的资金。它不需要归还，筹资的风险小，但其期望的报酬率高。借入资金是债权人提供的资金。它要按期归还，有一定的风险，但其要求的报酬率比权益资金低。②长期资金和短期资金。长期资金是医药企业可长期使用的资金，一般包括长期负债和权益资金。短期资金一般是指在1年内要归还的短期借款。也就是说短期资金的筹集应主要解决临时的资金需要。

　　**股利分配决策**　在公司赚得的利润中，有多少作为股利发放给股东，有多少留在公司作为再投资（见医药企业利润分配管理）。主要公式：

$$利率 = 纯粹利率 + 通货膨胀补偿率 + 风险收益率$$

　　**管理环节**　财务管理的主要环节包括财务预测、财务决策、财务预算、财务控制、财务分析。核心环节是财务决策，因为财务预测是为财务决策服务的，财务预算、控制和分析又是财务决策的手段，决策成功与否直接关系到医药企业的命运。

　　**财务预测**　根据财务活动的历史资料，考虑现实的要求和条件，对医药企业未来的财务活动和财务成果做出科学可预计和测算。它是财务管理的环节之一，其主要任务在于：测算各项生产经营方案的经济效益，为决策提供可靠的依据，预计财务收支的发展变化情况，以确定经营目标，测定各项定额和标准，为编制计划，分解计划指标服务。财务预测环节主要包括明确预测目标，搜集相关资料，建立预测模型，确定财务预测结果等步骤。

　　**财务决策**　对财务方案、财务政策进行选择和决定的过程，又称为短期财务决策。财务决策的目的在于确定最为令人满意的财务方案。

　　**财务预算**　一系列专门反映医药企业未来一定预算期内预计财务状况和经营成果，以及现金收支等价值指标的各种预算的总称，具体包括现金预算、预计利润表、预计资产负债表和预计现金流量表等内容。

　　**财务控制**　对医药企业的资金投入及收益过程和结果进行衡量与校正，目的是确保医药企业目标以及为达到此目标所制定的财务计划得以实现。

　　**财务分析**　以会计核算和报表资料及其他相关资料为依据，采用一系列专门的分析技术和方法，对医药企业过去和现在有关筹资活动、投资活动、经营活动、分配活动的盈利能力、营运能力、偿债能力和增长能力状况等进行分析与评价的经济管理活动。

（唐楚生）

yīyào qǐyè yíngyùn zījīn guǎnlǐ

## 医药企业营运资金管理（working capital management of pharmaceutical enterprises）

医药企业通过规划与控制流动资产与流动负债，使企业保持良好的偿债能力和获利能力，以经营活动现金流量控制为核心的一系列管理活动的总称。营运资金（working capital），也称营运资本。广义的营运资金又称总营运资本，是指一个企业投放在流动资产上的资金，具体包括现金、有价证券、应收账款、存货等占用的资金。狭义的营运资金是指某时点内企业的流动资产与流动负债的差额。营运资金从会计的角度看是指流动资产与流动负债的净额，即为可用来偿还支付义务的流动资产，减去支付义务的流动负债的差额。如果流动资产等于流动负债，则占用在流动资产上的资金是由流动负债融资；如果流动资产大于流动负债，则与此相对应的"净流动资产"要以长期负债或所有者权益的一定份额为其资金来源。

　　营运资金有以下特点：营运资金的来源具有多样性、营运资金的数量具有波动性、营运资金的周转具有短期性、营运资金的实物形态具有变动性和易变现性。营运资金管理是企业财务管理的重要组成部分。

　　**管理原则**　营运资金管理的核心问题是通过确定企业营运资金的数量与结构来平衡企业的偿债能力和财务风险。如果营运资金过量，说明资产利用率不高；如果营运资金过少，说明固定资产投资依赖短期债务融资的程度较高，企业的经营风险会上升。

因此，企业进行营运资金管理，应遵循以下原则：①保证合理的资金需求。应认真分析生产经营状况，合理确定营运资金的需要数量，是营运资金管理的首要任务。②提高资金使用效率。缩短营业周期，加速变现过程，加快营运资金周转。③节约资金使用成本。保证生产经营需要的前提下，尽力降低资金使用成本。④保持足够的短期偿债能力。合理安排流动资产和流动负债的比例关系，保持流动资产结构与流动负债结构的适配性，保证企业有足够的短期偿债能力。

**管理内容** 营运资金的管理内容，从管理对象上看，包括对流动资产的管理、流动负债的管理及二者的协同管理。从管理工作环节上看，包括营运资金的预测、决策、计划、控制、考核与分析等部分。而现金流量一直伴随在整个营运资金管理的始终，营运资金管理实际上就是以经营活动现金流量控制为核心的一系列管理活动的总称。具体内容包括货币资金管理、短期投资管理、存货管理、短期借款管理、应收款与应付款管理等。

*流动资产管理* 流动资产是指可以在1年以内或超过1年的一个营业周期内变现或运用的资产。包括货币资金、短期投资、应收及预付款项和存货等。

货币资金的管理主要是安全性管理即保证其数量的安全性、法律的安全性与生产经营的安全性，以及效益性管理。短期投资的管理其目标是在不损害流动性的前提下，充分利用暂时闲置的现金最大限度地赚取收益。应收账款的管理包括要以适用的信用评价标准，严格把好客户的信用关；确定应收账款可承受度与可

承受范围，将应收账款纳入企业可控制的范围内；对应收账款及时回收与进库，做好应收账款账龄分析，加强信用监督。存货的管理需要确定最佳的存货持有量，能使存货储备充足，满足企业在生产过程中对于存货材料的需求，同时使存货量不会挤占资金的空间，造成资源浪费。

*流动负债的管理* 流动负债，又称短期融资，是指需要在1年或者超过1年的营业周期内偿还的债务。主要包括：短期借款、应付账款、应付职工薪酬、应交税费及应付股利等。流动负债是用于满足企业短期投资资金需求的融资方式。流动负债的管理的目标就是力争使其偿还期与投资收益的回收期一致，满足资金需求，降低资金成本，减少财务风险，保持企业良好的筹资能力。

21世纪初中国医药企业营运资金管理方面，普遍存在营运资金短缺、营运资金运营效率低、信贷资金比重较大以及营运资金结构不合理等问题。对此，医药企业营运资金管理的实施要点有：更好地利用金融市场，拓宽企业融资渠道，合理确定货币持有量，提高资金利用水平、健全存货的控制与管理、加强应收账款全面的控制与管理、优化企业资金结构以及加强采购供应管理合理利用商业信用资金。总之，企业要强化营运资金管理，提高资金的运用效率，在考虑风险的前提下，以最小的投入，获得最大的产出。

(唐楚生)

yīyào qǐyè lìrùn fēnpèi guǎnlǐ

# 医药企业利润分配管理 （profit distribution management of pharmaceutical enterprises） 利用财务手段确保生产经营成果的合理归属和正确分配的管理过程。是

医药企业财务管理的一项重要内容。

医药企业利润分配管理主要有两个任务：一是确定利润分配政策。利润分配政策也称股利政策，是指企业管理层对与股利有关的事项所采取的方针策略，在公司制企业经营理财决策中，始终占有重要地位。其核心问题是在年度可分配的净利润中确定支付股利与留用利润的比例，即股利支付率。财务管理中，常用的股利政策主要有以下几种类型：①剩余股利政策。②固定股利政策。③固定股利支付率政策。④正常股利加额外股利政策。二是确定利润分配的形式。即股利种类。企业股利支付形式一般有现金股利、股票股利、财产股利和负债股利，其中最为常见的是现金股利和股票股利。①现金股利。现金股利是指企业现金的方式向股东支付股利，也称为红利。现金股利是最易被投资者接受的股利支付方式。现金股利支付，会使企业的现金与未分配利润同时减少。②股票股利。股票股利是指应分给股东的股利以额外增发股票形式来发放。股票股利发放，只涉及所有者权益内部结构的调整，但所有者权益总额不变。③财产股利。是公司用现金以外的公司财产向股东支付的股利，股利发放的形式之一。财产股利通常有两种：一种是有价证券股利。这种有价证券主要是公司持有的其他公司的股票、债券、票据等，包括政府债券、金融债券。另一种是实物股利。指以公司的实物财产充抵股利派发给股东。④负债股利（liability dividend）。是上市公司用债券或应付票据作为股利分派给股东。这些债券或应付票据既是公司支付的股利，

又确定了股东对上市公司享有的独立债权。

（唐楚生）

yīyào qǐyè zīběn yùnzuò

## 医药企业资本运作（capital operation management of pharmaceutical enterprises）

医药企业将其所拥有的一切有形与无形的存量资产，不断地与其他企业、部门的资本进行流动与重组，实现生产要素的优化配置和产业结构的动态重组，以达到本企业自有资本不断增值这一最终目的的运作行为。资本运作又称资本运营，以利润最大化和资本增值为目的，以价值管理为特征。它有两层意思：第一，资本运作是市场经济条件下社会配置资源的一种重要方式，它通过资本层次上的资源流动来优化社会的资源配置结构。第二，从微观上讲，资本运作是利用市场法则，通过资本本身的技巧性运作，实现资本增值、效益增长的一种经营方式。

**主体和客体** 资本运作的主体可以是资本的所有者，也可以是资本所有者委托或聘任的经营者，由他们承担资本运作的责任。国家是资本运作的监督主体，服务、监督和规范资本运作的活动。资本运作的客体，总体上说就是企业所拥有的资本。具体包括以下几个内容：实物资本、无形资本、组织资本、土地资源、企业产权、流动资本。资本的各种形态必须投入到某一经营领域之中或投入多个经营领域之中，即投入到某一产业或多个产业之中，才能发挥资本的功能，有效利用资本的使用价值。

**目标** 资本运作的目标，就是实现资本最大限度的增值。对于企业来说，可表现为：利润最大化，股东权益最大化以及企业

价值最大化。企业资本运作的3个"最大化"是相辅相成的。只有实现利润最大化，才能实现股东权益最大化，进而实现企业价值最大化。

**分类** ①从资本运作对企业规模的影响上看，资本运作可以分为扩张型资本运作、收缩型资本运作以及内变型资本运作。②从资本运作与企业功能相结合的角度看，资本运作可以分为资本增量投入型资本运作、管理增量投入型资本运作和技术增量投入型资本运作3类。③从资本运用的状态来看，可以分为增量资本运作、存量资本运作。

**模式** 资本运作模式的主要包括：资本扩张与资本收缩两种。

**扩张型资本运作模式** 资本扩张是指在现有的资本结构下，通过内部积累，追加投资，吸纳外部资源即兼并和收购等方式，使企业实现资本规模的扩大。根据产权流动的轨道，资本运作将资本扩张分为3种类型：①横向型资本扩张。指交易双方属于同一产业或部门，产品相同或相似，为了实现规模经营而进行的产权交易。横向型资本扩张不仅减少了竞争者的数量，增强了企业的市场支配能力，而且改善了行业的结构，解决了市场有限性与行业整体生产能力不断扩大的矛盾。②纵向型资本扩张。处于生产经营不同阶段的企业或者不同行业部门之间，有直接投入产出关系的企业之间的交易称为纵向资本扩张。纵向资本扩张将关键性的投入产出关系纳入自身控制范围，通过对原料和销售渠道及对用户的控制来提高企业对市场的控制力。③混合型资本扩张。两个或两个以上相互之间没有直接投入产出关系和技术经济联系的企业

之间进行的产权交易称之为混合资本扩张。混合资本扩张适应了现代企业集团多元化经营战略的要求，跨越技术经济联系密切的部门之间的交易。它的优点在于分散风险，提高企业的经营环境适应能力。

**收缩型资本运作模式** 企业把自己拥有的一部分资产、子公司资本、内部某一部门或分支机构转移到公司之外，从而缩小公司的规模。它是对公司总规模或主营业务范围而进行的重组，其根本目的是追求企业价值最大化以及提高企业的运行效率。收缩性资本运作通常是放弃规模小且贡献小的业务，放弃与公司核心业务没有协同或很少协同的业务，宗旨是支持核心业务的发展。收缩性资本运作是扩张性资本运作的逆操作，其主要实现形式有：①资产剥离。指把企业所属的一部分不适合企业发展战略目标的资产出售给第三方，这些资产可以是固定资产、流动资产，也可以是整个子公司或分公司。资产剥离主要适用于以下几种情况：不良资产的存在恶化了公司财务状况；某些资产明显干扰了其他业务组合的运行；行业竞争激烈，公司急需收缩产业战线。②公司分立。指公司将其拥有的某一子公司的全部股份，按比例分配给母公司的股东，从而在法律和组织上将子公司的经营从母公司的经营中分离出去。通过这种资本运作方式，形成一个与母公司有着相同股东和股权结构的新公司。在分立过程中，不存在股权和控制权向第三方转移的情况，母公司的价值实际上没有改变，但子公司却有机会单独面对市场，有了自己的独立的价值判断。公司分立通常可分为标准式分立、换

股式分立和解散式分立。③分拆上市。指一个母公司通过将其在子公司中所拥有的股份，按比例分配给现有母公司的股东，从而在法律上和组织上将子公司的经营从母公司的经营中分离出去。分拆上市有广义和狭义之分，广义的分拆包括已上市公司或者未上市公司将部分业务从母公司独立出来单独上市；狭义的分拆指的是已上市公司将其部分业务或者某个子公司独立出来，另行公开招股上市。分拆上市后，原母公司的股东虽然在持股比例和绝对持股数量上没有任何变化，但是可以按照持股比例享有被投资企业的净利润分成。而且最为重要的是，子公司分拆上市成功后，母公司将获得超额的投资收益。④股份回购。指股份有限公司通过一定途径购买本公司资本运作发行在外的股份，适时、合理地进行股本收缩的内部资产重组行为。通过股份回购，股份有限公司达到缩小股本规模或改变资本结构的目的。股份回购取决于股份公司对自身经营环境的判断。一般来说，一个处于成熟或衰退期的、已超过一定的规模经营要求的公司，可以选择股份回购的方式收缩经营战线或转移投资重点，开辟新的利润增长点。

**方式** ①发行股票、发行债券（包括可转换公司债券）、配股、增发新股、转让股权、派送红股、转增股本、股权回购（减少注册资本）等。②企业的合并、托管、收购、兼并、分立以及风险投资等。③资产重组，对企业的资产进行剥离、置换、出售、转让。④为改善资本结构或债务结构为目标，进行企业合并、托管、收购、兼并、分立等。

（唐楚生）

yīyào xiàngmù róngzī

### 医药项目融资 （project finance of pharmaceutical enterprises）

医药研发人以正在研究或开发中的创新药物为项目所进行的融资活动。所谓的项目融资就是指一个项目预期所产生的经济效益以及项目的参与者对于项目的风险所承担的一些义务作为担保，并将整个项目的资产作为对项目进行贷款的主要抵押物品，同时以此项目的盈利和运营的收益进行贷款的偿还工作的一种项目的融资方式。因此，医药项目融资是医药研发人以正在研究或开发中的创新药物的名义，筹措 1 年期以上的资金，以成功后的创新药物所获的营运收入和收益承担债务偿还责任的融资形式。

**特点** 相较于传统融资方式，项目融资具有如下特点：①项目融资是一种典型的项目导向的融资方式。项目融资不是依赖于筹资方的资信，而主要是依赖于对项目的预计现金流量和资产的评估和分析。②采用了有限追索的方式，贷款人均不能追索到项目借款人除该项目资产、现金流量以及所承担的义务之外的任何形式的财产。③在风险分担方面，对于与项目有关的各种风险要素，需要以某种形式在项目投资者（借款人）、与项目开发有直接或间接利益关系的其他参与者和贷款人之间进行分担。④项目的债务不表现在筹资方的资产负债表中，只以某种说明的形式反映在公司资产负债表的注释中即可。另外，项目融资还具有信用结构灵活多样、融资周期较长、相对筹资成本较高等特点。

**利益主体** 项目融资的结构复杂，因此参与融资的利益主体也较传统的融资方式要多。主要包括以下几种：①项目公司是直接参与项目建设和管理，并承担债务责任的法律实体。也是组织和协调整个项目开发建设的核心。②项目投资者拥有项目公司的全部或部分股权，除提供部分股本资金外，还需要以直接或间接担保的形式为项目公司提供一定的信用支持。③金融机构（包括银行、租赁公司、出口信贷机构等）是项目融资资金来源的主要提供者，可以是一两家银行，也可以是由十几家银行组成的银团。④融资顾问在项目融资中发挥重要的作用，在一定程度上影响到项目融资的成败。融资顾问通常由投资银行、财务公司或商业银行融资部门来担任。⑤项目承建商通常与项目公司签订固定价格的总价承包合同，负责项目工程的设计和建设。⑥项目设备/原材料供应者通过延期付款或者优惠出口信贷的安排，可以构成项目资金的一个重要来源。⑦项目产品的购买者通过与项目公司签订长期购买合同，保证了项目的市场和现金流量，为投资者对项目的贷款提供重要的信用保证。⑧保险公司为项目在遭受各种各样损失时提供安全保证。

**分类** 项目融资可分为两类：①无追索权的项目融资，也称为纯粹的项目融资，在这种融资方式下，贷款的还本付息完全依靠项目的经营效益。同时，贷款银行为保障自身的利益必须从该项目拥有的资产取得物权担保。如果该项目由于种种原因未能建成或经营失败，其资产或受益不足以清偿全部的贷款时，贷款银行无权向该项目的主办人追索。②有追索权的项目融资。贷款银行还要求有项目实体以外的第三方提供担保。贷款行有权向第三方担保人追索。但担保人承担债务的责任，以他们各自提供的担保金额为限，所以称为有限追索权的项目融资。

**影响因素** 项目融资中，项目成功最为关键性的因素便是风险的严格管理和合理分配。依据项目进展可划分开发期风险、试生产期风险及生产经营期风险；依据风险表现形式可划分为金融风险、生产风险、完工风险、信用风险、市场风险、政治风险、环境保护风险及法律风险；依项目风险可控性可划分为核心风险及环境风险。核心风险又叫作可控制风险，它指的是和项目生产建设关系密切的风险。如生产风险、完工风险等。核心风险是投资人员需承担风险，同时它也是能够得到控制和管理的风险。环境风险又叫作不可控制风险，指的是在超出企业可控范围之内的经济变化影响而造成项目生产经营遭受损失的风险。例如政治风险、金融风险。

**风险规避** 项目融资风险的管控是项目成功的关键，不同的风险其规避措施也不同：对项目竣工造成影响的风险因素主要包括质量风险、延误风险和超支风险，要想控制它们通常会运用承包合同以及银行贷款来完成对管理项目核心风险的控制；对生产风险如原材料和能源风险可通过签订供应合同来加以消除和预防；项目原材料和能源供应风险则可签订长期供应协议使项目的原材料和能源供应价格维持稳定；对资源风险则可通过最低资源储量担保和覆盖比率等进行控制；防范项目的管理风险投资人则视项目及其产业是否熟悉，是否具备很好的管理经验和资信，在项目运行过程中有无鼓励机制等加以

审视；对于市场风险，在筹划期，投资方需将市场预测和调研工作做好，以降低投资的盲目性。在融资期，确保产品具有长期销售协议能使市场风险得以降低。在销售价格方面，需按照产品性质采用浮动定价或固定定价的形式，将汇率、利率、通货膨胀等变化充分反映出来，如此一来对项目风险的降低有利。作为项目公司还可通过争取参与者，例如当地产业部门或政府的信用支持来使项目市场风险得以分散；对环境保护风险。作为项目的投资人员需对环境保护的相关法律加以熟悉，并在进行项目可行性研究时，对环境风险予以充分考虑。将环境保护计划的拟定作为融资的前提，同时在计划中对可能加强的环保管制予以考虑。在项目监督范畴内纳入环保评估，并用环保立法变化作为基础；对项目环境风险的政治风险进行投保即通过政府的书面保证使风险损失得以减少，并在项目融资过程中对多边机构加以引进，尽可能让政府参与到项目中来，而对于法律风险，发起方需聘请专业法律顾问参与项目在设计、融资以及税务处理等过程中，项目公司还可与政府签订相关协议、备忘录等，在一定权限范围内做出让步或担保，从而达到双赢的目的；对管理金融风险可运用新型金融衍生工具和传统金融工具来控制金融风险。

（唐楚生）

yīyào fēngxiǎn tóuzī

# 医药风险投资（venture capital of pharmaceutical enterprises）

通过一定的机构和一定的方式，向个人和各类机构筹集风险资金，再将所筹集的资金投入具有高度不确定性的医药高科技型企业和

项目，并以一定方式参与所投企业或项目的管理，期望通过实现项目的高成长，并最终通过出售股权来获得高额中长期收益的一种投资体系。从投资行为的角度来讲，医药风险投资是把资本投向蕴藏着失败风险的医药高新技术及其产品的研究开发领域，旨在促使这些高新技术成果尽快商品化、产业化，以取得高资本收益的一种投资过程。从运作方式来看，是指由专业化人才管理下的投资中介向特别具有潜能的医药高新技术企业投入风险资本的过程，也是协调风险投资家（风投机构）、技术专家（风险企业）、投资者的关系，利益共享，风险共担的一种投资方式。

**参与者及其相互关系** 风险投资体系主要由风险投资人、风险投资机构和医药风险企业3个主体构成，每一个主体拥有不同的优势和资源。医药风险投资涉及三大投资主体：风险投资人是风险资金最初的供给者，拥有雄厚的资金实力；医药风险企业是风险资金最终的使用者，即医药风险企业和项目，具有潜在的发展空间和创造财富的潜力；风险投资机构是风险资本管理者，是上述两者的中介，是一个专业性平台，把各方面的优势集中在一起进行科学统筹管理和监督，它们彼此之间以协议合同的方式联盟，以股权债务的形式明确利益关系。三者的关系如图1。

**特征** 医药风险投资作为一种独特的投资模式，具有以下特征：①投资对象一般是未上市的具有高新技术的中小企业，主要支持创新的医药技术和产品，没有固定资产作为融资的抵押和担保。②一般以股权的方式投资，积极参与被投资企业的经营管理，

但不取得控股权。③一般投资于高风险，高受益的项目。④投资周期一般较长，被投资的企业增值后转让股份。⑤投资项目的评估、选择和管理监督是高度专业化和程序化。

**原则**　医药风险投资机构的项目投资重视风险规避、项目价值、投资回收期、资产质量、销售盈利和投资收益率等几项指标，在投资项目的选择上普遍遵循6项准则：有发展潜力的市场；科技能针对市场的需要；可建立市场优势；可成为市场领导者；管理层有才能及远见；有丰厚的回报。

**运作步骤**　风险投资运作划分为筹资、投资和撤资3个阶段。其运作过程风险投资循环模型如图2。

**筹资阶段**　在筹资阶段，资金由投资者流向风险投资机构，风险基金经理募集投资基金，广大初始投资者提供风险基金，两者签订合伙协议，投资者根据合伙协议分批缴付认购金额，获得的是风险基金的股权，而基金经理获得的是资金，同时受到合伙协议的约束。风险投资机构的代理人是风险投资家，合伙协议是联系投资者和风险投资家的纽带。

**投资阶段**　在投资阶段，资金由风险投资基金流向医药风险企业的医药技术和产品项目。风险投资家需要选择投资项目、确定投资对象，与风险企业家签订投资协议、安排具体投资步骤和细节，以及投资后对所投企业进行辅导和监控，以保证其健康快速成长。在风险投资家与风险企业家签订的投资协议中，既包括对所投资金数量和阶段的具体规定，也包括对投资工具的选择，所占股份比例大小，对企业拥有

的权利的明确规定，还会涉及将来的退出方式等，这一协议是联系风险投资家与风险企业家的纽带。在这一阶段，风险企业获得的是预期中的基金和管理等其他帮助，风险投资家获得的是企业的股权。

**撤资阶段**　在撤资阶段，资金从风险企业流出以及进行的分配。在这一阶段，风险投资家根据企业的实际经营情况，参照投资协议的相关约定，风险资本将选择适当方式退出。常见的退出方式有4种：首次公开上市，被其他企业并购，由风险企业家回购以及投资失败后的破产清算。风险资本通过上述适当方式，售出风险投资家所拥有的股权，风险资本变现流通，根据投资者和风险投资家当初签订的投资协议，归还投资本金，分配投资收益。风险投资家重新筹集下一只基金，

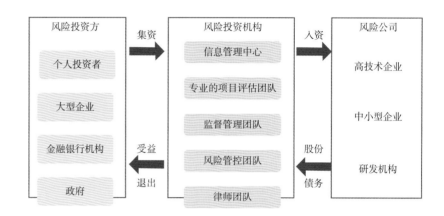

图1　风险投资中投资方、投资机构及风险公司的关系

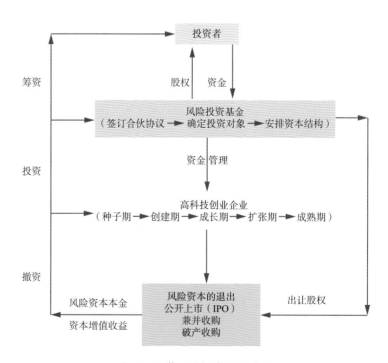

图2　医药风险投资运作过程

进入新的循环。

**筹资渠道** 风险投资通常由风险投资机构通过发起建立风险投资基金的方式来实现筹资。投资基金的本质特点是"由多数投资者出资形成基金并委托专家管理的集合投资制度",即英国法律中所谓的"集体投资计划"。按其组织结构的不同,投资基金通常有公司型和信托契约型两种基本类型。

风险投资基金有两种形式:①私募的公司风险投资基金。由风险投资公司发起,出资 1% 左右,称为普通合伙人,其余的99%吸收企业或金融保险机构等机构投资人出资,称为有限合伙人,同股份有限公司股东一样,只承担有限责任。普通合伙人的责权利,基本上是这样规定的:一是以其人才全权负责基金的使用、经营和管理;二是每年从基金经营收入中提取相当于基金总额 2% 左右的管理费;三是基本期限一般为 15~20 年,期满解散而收益倍增时,普通合伙人可以从收益中分得 20%,其余出资者分得 80%。②向社会投资人公开募集并上市流通的风险投资基金,目的是吸收社会公众关注和支持高科技产业的风险投资,既满足他们高风险投资的渴望,又给予了高收益的回报。这类基金,相当于产业投资基金,是封闭型的,上市时可以自由转让。

(唐楚生)

yīyào qǐyè zhàiquán róngzī

**医药企业债权融资**(debt financing of pharmaceutical enterprises) 医药企业通过举债筹措资金,资金供给者作为债权人享有到期收回本息权利的融资方式。债权融资所获得的资金,企业首先要承担资金的利息,另外在借款到期后要向债权人偿还资金的本金。债权融资的特点决定了其用途主要是解决企业营运资金短缺的问题,而不是用于资本项下的开支。

**特点** 相对于股权融资,它具有以下几个特点:①短期性。债权融资筹措的资金具有明确的使用时限,需到期偿还。②可逆性。企业采用债权融资方式获取资金,负有到期还本付息的义务。③负担性。企业采用债权融资方式获取资金,需支付债务利息,从而形成企业的固定负担。④流通性。债券可以在流通市场上自由转让。

**适用范围** 相对于股权融资,债权融资适用以下情况:①企业希望能不改变自己的股权与管理权,保持自己独立的企业和项目运作模式。②企业具备一定的资信和现金流量支持,债权融资时能有足够的信用担保。③融资期限和投资回收期短的项目,融资目的只能用于弥补流动资金"头寸"的不足。④融资的用途主要是解决企业营运资金短缺的问题,而不是用于资本项下的开支。

**形式** 债权融资的主要形式有:①银行信用。银行信用是债务融资的主要形式,但对占民营企业尤其是中小民营企业来说,获得银行的贷款是很多企业不敢设想的事情。②项目融资,是需要大规模资金的项目而采取的金融活动,借款人原则上将项目本身拥有的资金记取收益作为还款资金的来源,而且将其项目资产作为抵押条件来处理。

**方式** 项目融资的方式有两种:①无追索权的项目融资,也称纯粹的项目融资。②有限追索权的项目融资。

**收益** 债权融资的收益主要来自负债利息抵减所得税形成税盾所带来的税收节约。负债利息抵减所得税形成税盾将带来税收节约收益,在同类风险的企业中负债经营公司的融资成本等于非负债公司的融资成本加上风险报酬,因此负债越大,公司价值越大。如果考虑财务危机成本和代理成本,那么负债公司的价值是非负债公司价值加上税收节约价值减去财务危机成本和代理成本的现值,随负债的增加带来的破产成本会降低企业的市场价值。因此最佳资本机构应是在税收节约的边际收益等于财务危机边际成本加上边际代理成本之间的最适选择点。税收节约收益的大小取决于税收制度、会计政策和负债利息率。当企业税前投资收益率高于负债利息率时,增加负债就会获得税收利益,从而提高权益资本的收益水平。

**顺序** 按照现代资本结构理论,企业的融资顺序应遵循"啄食"理论(pecking order),即内源融资优先,债权融资次之,股权融资最后。因为债务融资有税盾的作用,而股权融资则没有。且股权融资的风险要大于债权融资的风险,股东要求的回报率也高于债权人的。所以,债权融资的成本低于股权融资成本,同时债权融资还可以带来正的财务杠杆收益。但在中国金融体制及市场存在特殊性:债权市场不发达;与之相关的法律不健全;各中介机构如评估机构及律师和会计师事务所等在履行外部监督机制的功能时造假、掺水等;还有上市公司的内部独立董事制度的建立还不规范。这种特殊性造成了中国企业的融资顺序却与之恰恰相反了:先股权融资,再债权融资,最后才是内源融资。

**比例** 债权融资比例也称债务融资比例，即资金总量中债务资金的比例对公司治理产生的影响。提高债务融资比例能够降低企业自由现金流，从而降低自由现金流量的代理成本，提高资金使用效率。提高债务融资比例能够优化股权结构。在经营者对企业的绝对投资额不变的情况下，增大投资中负债融资的比例将提高经营者股权比例，减少股东和经营者之间的目标利益的分歧，从而降低股权代理成本。另一方面，债权人的监督约束了大股东的私利行为，避免大股东对中小股东的侵害。提高债务融资比例可以激励经营者努力工作。增加公司的负债资本比率，提高了流动性风险和发生财务危机的可能性，提高了经营者不当决策的成本，即债务可作为一种担保机制。

（唐楚生）

## yīyào qǐyè gǔquán róngzī

**医药企业股权融资**（equity financing of pharmaceutical enterprises） 医药企业的股东通过出让部分企业所有权，引进新的股东以实现增加企业资金的融资方式。股权融资所获得的资金，企业无须还本付息，但新股东将与老股东同样分享企业的盈利与成长空间。

**特点** 股权融资具有的 3 个特点：①长期性。股权融资筹措的资金具有永久性，无到期日，不需归还。②不可逆性。企业采用股权融资无须还本，投资人欲收回本金，需借助于流通市场。③无负担性。股权融资没有固定的股利负担，股利的支付与否和支付多少视公司的经营需要而定。

**融资方式** 对于企业来说，利用产权市场通过股权融资缓解融资问题主要有 4 种方式：①股权质押融资，是指出质人以其所拥有的股权这一无形资产作为质押标的物，为自己或他人的债务提供担保的行为。把股权质押作为向企业提供信贷服务的保证条件，增加了中小企业的融资机会，使"静态"股权资产转化为"动态"资产，降低了企业的融资难度。②股权交易增值融资，是指企业经营者通过溢价出让部分股权来吸纳资本、利用股权交易增值获取资金扩大再生产，推动企业进一步扩张发展的融资方式。③股权增资扩股融资，是权益性融资的一种形式。企业的增资扩股可以分为外源增资扩股和内源增资扩股。外源增资扩股是以私募方式进行，通过引入企业外部战略投资者和财务投资者，增强公司资本实力，实现公司的发展战略和行业资源的整合。内源增资扩股是通过原有股东加大投资，使股东的股权比例保持不变或者发生一定的改变，增加企业的资本金。对于有限责任公司，增资扩股一般指公司增加注册资本，原股东有权优先按照实缴的出资比例认缴出资，如果全体股东约定不按照出资比例优先认缴出资的，则由新股东出资认缴，使企业的资本金增强。对于股份有限公司，增资扩股指企业向特定的对象发行股票募集资金，新股东投资入股或原股东增加投资扩大股权，从而增加企业的资本金。④私募股权融资（private equity，PE），是指是相对于股票公开发行而言，以股权转让、增资扩股等方式通过定向引入累计不超过200人的特定投资者，使公司增加新的股东获得新的资金的行为。

**分类** 股权融资按融资的渠道划分，主要有公开市场发售和私募发售两大类。公开市场发售就是通过股票市场向公众投资者发行企业的股票来募集资金，包括企业的上市、上市企业的增发和配股都是利用公开市场进行股权融资的具体形式。所谓私募发售，是指企业自行寻找特定的投资人，吸引其通过增资入股企业的融资方式。因为绝大多数股票市场对于申请发行股票的企业都有一定的条件要求，私募成为民营中小企业进行股权融资的主要方式。

企业融资是一种市场交易行为，有交易就会有交易费用或成本。股权融资成本是作为资金使用者的企业为了能够获得资金使用权而支付给资金所有者的报酬。企业融资成本包括两部分：即融资费用和资金使用费。融资费用是企业在资金筹资过程中发生的各种费用；资金使用费是指企业因使用资金而向其提供者支付的报酬，如股票融资向股东支付股息、红利，发行债券和借款支付的利息，借用资产支付的租金等。股权融资的成本包括两大类：显性成本和隐性成本。显性成本是指在融资初期确定或预计要支付以货币度量的费用；上市公司股权融资成本的显性成本包括筹资费用和资金占用费用。资本成本的计算公式可表示为：

$$ks = t * d / p(1-f) + g$$

式中 ks 为股权融资资本成本；t 为平均股利支付率；d 为公司盈利水平；p 为股票发行价格；f 为融资费用率；g 为股利增长率。而其隐性成本或机会成本是指非货币度量费用或由于各种不确定性的存在可能发生的费用。企业使用自有资金无须实际对外支付融资成本。但是，如果从社会各种投资或资本所取得平均收益的角度看，自有资金也应在使用后取得相应的报酬，这和其他融资方式应该是没有区别的，所不同的只是自有资金不需对外支付，而其他融资方式必需对外支付。

**影响因素** 股权证融资对上市公司的影响是多方面的。对于原股东来说，在财务杠杆不变的前提下，只要增发后以募集资金投资推动的每股收益（EPS）增长，在考虑稀释效应后仍超过仅以留存收益推动的每股收益增长，增发就不会侵害原股东利益。要满足这一要求，投资回报率超过增发时市盈率的倒数即可（分红率数值很小，不到1，可忽略）。因此，公司再融资时的净资产收益率（ROE）门槛为市盈率的倒数。对于新股东来说，公司再融资后的增长率必须达到投资人预期。市盈率相对盈利增长比率（PEG）就是市盈率（PE）与增长率（G）的比值，或者说是投资人对单位增长所给予的估值标准。市盈率越高，当前投资人要求的收益率门槛越低，但潜在投资人要求的成长门槛越高；而市盈率越低，当前投资人要求的收益率门槛越高，潜在投资人要求的成长门槛越低。股权证融资后，股东权益资本随之增加，在一定时期内，公司债权资本保持不变，随着股东权益资本的增加，公司资本结构中股权资本与债权资本之比增大，资产负债率降低。在公司资本结构中债权资本比例过高时，通过股权融资可优化企业的资本结构。同时，股权融资也会对公司内部治理结构。当企业在利用股权融资对外筹集资金时，会降低经营管理者的持股比例，经营管理者的持股比例过低，其道德风险将会增大；另一方面，不同于债权融资，负债的利息采

用固定支付的方式，负债的利用有利于削减企业的闲余现金收益流量。企业的经营管理者就可能产生进行各种非生产性的消费，采取有利于自己而不利于股东的投资政策等道德风险行为，导致代理成本增加。而当企业利用负债融资时，如果企业经营不善、经营状况恶化，债权人有权对企业进行破产清算，这时，企业经营管理者将承担因企业破产而带来的企业控制权的丧失。因此债务融资可以被当作一种缓和股东和经理冲突的激励机制。

（唐楚生）

yīyào qǐyè fēngxiǎn guǎnlǐ

**医药企业风险管理**（risk management of pharmaceutical enterprises） 各类医药企业运用风险理论对可能出现的风险进行识别、衡量和控制的过程。其目的是以最小的成本，使风险损失降到最低程度。是医药企业管理的一部分。风险管理是社会生产力、科学技术水平发展到一定阶段的必然产物，用以对某一组织所面临的风险进行评价和处理，降低风险成本。风险管理的本质特点包括：①风险是可以评估和管理的。②风险管理是一个持续、动态、循环的管理决策过程。③风险管理要遵循成本效益原则，力争用最小的成本来达到降低风险的目标。

在商品经济范畴内，医药企业面临的经营风险与其他行业领域企业基本一致，主要包括信用风险（见医药企业信用风险管理）、销售风险（见医药企业销售风险管理）、财务风险（见医药企业财务风险管理）、并购风险（见医药企业并购风险管理）等。此外，医药企业生产的主体是医药产品，由于涉及人体生命健康，

且药品本身具有产生不可预测的药物不良反应的固有风险特性，使得医药企业在面临企业经营风险的同时，还面临比其他任何企业更为突出的产品质量风险，故而影响医药企业生存和发展的风险因素主要围绕企业产品展开（见医药产品风险管理）。

医药企业风险管理按照风险识别—风险评估—风险应对策略—风险控制—风险交流的思路进行。涵盖了对产品研发设计、生产、流通的过程控制、专业机构的合理使用以及自我治疗的各种活动；也包括与之相关的政策、制度设计，运行主体的各种控制性、约束性行为，以及围绕上市后药品风险系统开展的各种研究和技术资源的配置。

（李璠）

yīyào qǐyè xìnyòng fēngxiǎn guǎnlǐ

**医药企业信用风险管理**（pharmaceutical enterprises credit risk management） 授信者采用信用风险专门的技术对信用交易进行科学管理的过程。医药企业信用管理可以从广义和狭义两方面分析。广义的信用管理包括授信、受信两个方面，是指对医药企业的受信活动和授信决策进行的科学管理。而狭义的医药企业信用管理则专门指授信管理，是以医药企业债权风险管理为核心的信用管理，包括制定医药企业信用管理政策，收集和评估客户信息，授予医药企业信用额度、保障权、应收账款追收，指导和协调医药企业各部门的业务活动，对各个交易环节进行全面监督，从而保障应收账款及时、安全收回的管理。

**医药企业信用风险来源** 按照中国现行的管理制度，公立医疗机构使用的医疗物资，包括药

品、耗材、器械等都必须通过招标实现，只有中标的企业才能向当地医疗机构销售中标品种，未中标的品种只能在社会药店、民营医疗机构销售。医药产品中标后往往由生产企业发货到当地的医药流通企业，再由流通企业配送至医疗机构。市场经济已从以前的卖方市场转变成了现在的买方市场，信用赊销逐渐取代传统的先款后货的现金交易方式。故生产企业与流通企业间或者医药流通企业与医疗机构间基本上是以赊销合作为主，现款现货比例非常小，从而企业将产生大量的应收账款。由于医药市场竞争激烈，企业为了扩大销售往往会加大赊销力度，应收账款成为整个医药行业普遍存在的问题。简而言之，医药企业信用风险就是对医药企业赊销带来的风险，可能会导致企业的运营能力下滑及企业形象损坏。信用风险的产生不仅是整个社会的信用环境有待改善，更重要的原因还在于医药企业内部的信用管理制度不健全。

**法律依据** 医药企业信用风险的管理有关法律方面尚有不足。在立法方面，中国的《民法通则》《合同法》《反正当竞争法》和《刑法》《执照医师法》等虽都有诚实守信的原则，但一直没有一部独立、完整、系统的规范社会信用的法律。而且，已有的关于信用问题方面的法律条文可操作性不强、定义不完整、处罚条款弹性过大，不能对失信行为构成强有力的约束。因此，主要还是要靠医药企业本身对信用风险的管理。

**管理内容** 主要围绕缩短回款周期、增加资金周转速度展开。

建立客户档案、管理数据库 根据客户提供的证照、销售人员收集的信息（客户信息调查表、近两年的财务报表）、资信管理人员实地调查获取的信息、第三方调查的信息、双方的交易记录，认真审阅、甄别、分析后开始录入系统，并客观、公正地进行分析评估。如有不全的信息，需补充完整，如有不一致、不清楚的信息，需多渠道调查核实后再填写。定期更新客户的各项信用信息，保证客户档案的准确性、完整性和及时性。

科学评估客户、审核信用限额 依据信用评价标准在客户档案中给客户评分，根据已设置的信用评估系统给客户评定信用等级。定期根据客户的信用评级、销售、回款情况对客户进行评估，根据评审结果在系统中调整客户的信用政策和信用额度。

应收账款的管理以及商账的追收 通过应收账款账龄分析技术，对未到期的应收账款和已到期的应收账款加强管理，监控和催收应收账款，保证医药企业的应收账款在信用期限内按时回款。对逾期应收账款进行分析诊断，采取正确的收账策略，减少医药企业的损失。

建立企业信用文化 信用风险问题的解决是一个长期而艰巨的任务，它需要企业领导、财务人员与销售人员以及客户的通力配合与努力来实现。企业必须逐步建立信用文化，加强全员信用风险意识。同时，要通过各种形式的信用管理专业培训，提升全员的信用风险管理水平。

（李璠）

yīyào qǐyè xiāoshòu fēngxiǎn guǎnlǐ

**医药企业销售风险管理**（pharmaceutical enterprise sales risk management） 对医药产品在市场上的试用、推广过程中可能影响企业预期收益的不确定性因素的管理。这些不确定因素包括政策、社会环境、营销人员等，如自2009年新医改以来，中国不断进行医药政策改革，政策变化所带来的风险使得医药企业应接不暇；另外，医药行业已经进入白热化竞争的阶段，药品种类繁多、替代品层出不穷，带来产品滞销的风险；对于以仿制为主的中国医药企业来讲，研发等技术滞后带来的竞争力不足也存在一定的销售风险。

**管理主体及客体** 管理主体是指在医药企业销售风险管理活动中，承担和实施管理职能的人或组织。管理客体是指医药企业管理主体直接作用和影响的对象，是企业管理中需要十分关注和尽力工作的领域。医药企业的产品销售链中，其终端用户是广大的患者，但是患者无法选择用药，因此医生的处方权在医药企业的营销过程中具有举足轻重的作用。同时，医药企业的销售方针通常是以商业主渠道为主，医药为辅。因此，医药企业的一级客户是各商业企业、二级客户是医院、终端客户才是患者。医药企业销售风险管理活动中管理主体可以是医药企业、商业企业、医院等，管理客体可以是商业企业、医院、患者等。

**销售风险产生的原因** 销售风险主要来源于医药企业与往来客户直接的交易关系，最直接的表现为贸易纠纷。销售风险当中，贸易纠纷的占比最高，也是对贸易环节影响最大的一种风险表现形式，销售风险一旦发生，将会导致客户直接的交易受到影响，甚至与客户直接的合作关系也受到冲击。销售风险的产生原因在于合作双方因合作过程中的医药产品质量出现分歧、价格或交易流程产生怀疑、价格与服务不匹配等造成。

**管理内容** 销售风险无处不在，医药企业需要通过加强对自身及影响因素的管理来避免风险的发生。具体内容如下。

对销售策略不恰当风险的管理 销售策略不恰当的风险可能来源于对市场和其他环境的认识与预测有偏差，甚至没有定期根据市场分析进行市场预测、制定了不符合消费者需求的销售政策或者渠道选择不合理等。对此，相应的基本控制措施便是引入科学的市场分析工具、充分考虑影响销售的各种因素从而在此基础上定期制定销售计划，并且对销售计划设置有效的审批流程。

对营销人员道德风险的管理 营销人员的道德风险是指在销售业务过程中，由于销售人员的不良企图或恶劣行为等道德问题，可能造成销售风险，从而损害企业的风险。比如营销人员团队离职或跳槽等行为导致该地区销售网络的崩溃或瘫痪的风险等。营销人员是医药企业利润的直接创造者，营销人员的素质水平和工作业绩直接关系到企业的生存和发展。营销人员的道德风险是医药企业必须首先要关注的问题。针对这类风险，企业在聘用营销人员时需多了解营销人员的道德品质，同时与其签订合作协议，尽可能规避此风险。

对舞弊风险的管理 由于销售环节舞弊风险的刻意性和隐蔽性，管理控制的难度要大得多，而这类风险造成的后果往往是最严重的，因此应当被作为销售环节内部控制的重点防控对象。对于医药企业来说，非法营销的问题值得关注。额外收益对于受贿方的诱惑、市场抢占带给行贿方的压力以及非完全市场化的销售流程都使得贿赂行为高发。对于这类风险，企业可结合各方面流程的严格把控和对相关人员的思想和行为激励，从而达到减少舞弊动机、降低舞弊机会、增强舞弊识别能力的效果。

对客户信誉风险的管理 医药企业的直接客户包括各医药公司、医院以及药店等。面对参差不齐的客户，医药企业面临的一个重要风险就是这些客户因信誉问题而出现的骗货、坏账、烂账以及有损企业药品品牌和企业商誉等行为给企业带来的经营中的不确定性。客户的信誉风险可以分为以下几种：①拖欠企业货款以及不按合同履行相关协议。②不按照《中华人民共和国药品管理法》的规定或不具有从业资格而与医药企业建立业务往来。③不按企业与之签订的合同买卖医药产品，或私自转买转卖医药产。针对这类风险，企业可建立对客户信用的管理体系，从最初选择客户到客户关系维持的整个过程中，严格把控该客户的风险水平，对于信用水平较低的客户采取相应的措施来降低风险。

对医药产品竞争风险的管理 随着市场竞争的日益激烈，医药产品中同类功效的替代药物越来越多，其价格相差甚远。特别是某些地区开始试点实施医药分离，医院药品的采购以招标进货为主，越来越多的医药产品开始以低价位进入市场，医药产品的竞争也随之愈演愈烈。因此，尽可能地增强自身的竞争力，来保持合作过程中的谈判能力，同时还要加强自身的服务质量，与合作方清晰交代合作细节与流程。

对医药政策风险的管理 新医改的总体目标是建立覆盖城乡居民的基本医疗卫生制度。新医改相关政策的实施对医药企业的发展带来前所未有的挑战，主要是促进医药企业进行优化升级、结构调整和整合，促进医药企业并购重组，提高医药企业的集中度等，这就意味着强者生存、弱者淘汰。因此，医药企业应灵活应对市场需求的变化，加大开发研究的投资，增强产品的技术含量和市场的竞争力，精确有效的预测市场的需求，并能够根据市场的需求变化，调整产品的结构，以符合消费者要求。

（李 璠）

yīyào qǐyè bìnggòu fēngxiǎn guǎnlǐ

**医药企业并购风险管理**（medical enterprise merger and acquisition risk management） 针对医药企业在兼并、收购重组过程当中不能实现预期收益、造成损失的可能性所开展的管理。并购过程当中可能面临的风险有信息风险、法律风险、市场风险、决策风险、专利风险和财务风险，其中最大的风险当属财务风险。

**并购风险产生的原因** 医药企业并购的财务风险产生的两个根本因素是信息的不对称性和过程的不确定性。①信息不对称性是指目标企业与优势企业之间都会存在的信息不对称。一方面，优势企业无法对并购目标企业进行全部客观真实的认识，尤其是财务报表不能反映的相关信息。另一方面，被并购的新企业将面临对新市场、新渠道、新产品的了解。不确定性因素太多会给新企业的生存和发展带来重大风险。②过程的不确定性。企业并购过程中存在很多的不确定性因素。从宏观上看，有变化的国家宏观经济政策、变动的利率汇率、波动的经济周期性、通货膨胀；从微观上看，有变化的资金状况、优势企业筹资和经营环境，也有变化的目标企业收购价格和反收购，还有变化的收购后管理协调、技术时效性和文化整合等。这些变化都会影响企业并使得并购的各种预期与结果可能发生一定程度上的偏离。

**财务风险分类** 主要包括5类。

定价风险 并购企业对并购目标企业通过财务数据所做出的价值评估并不等于实际并购的成交价。如何制定有效的并购价格，是企业并购中较为棘手的财务问题。自由现金流量法具有较完美的理论支持，自由现金流量即指企业在日常运营过程中，收入的现金流量总额，在核减运营支出成本与投资成本后的剩余现金流量总额。经济增加值，是衡量经济价值最准确的尺度，强调产出与投入之间的关系。不同于传统的会计利润指标，经济增加值将企业所有的投入资本，包括债务资本以及股权资本考虑在内，全面衡量企业投入资本的有效使用和价值创造。经济增加值法提供了一种解决低财富杠杆比率有效的方法，为公司提供了一种解决管理人员与股东利益不一致矛盾的思路和实践方法。净资产法是一种在犯罪调查或审计中使用的基于长期资产的间接证明应税收入的方法。净资产法为以资产的价值作为估价依据，具有一定的稳定性，但不能反映未来目标公司的获利能力，以及通货膨胀对企业价值造成的变动。

投资风险 在投资过程中或投资完成后，投资者发生经济损失、无法回收投资或无法实现预期收益的可能性。投资活动是企业财务活动中最重要的环节之一，投资抉择的正确与否决定了企业的生存和发展风险。这就要求并购企业需要在做出并购决策时，要根据自身特点真实可靠地进行自我估价，对自身现状、发展目标定位，对自身资金和管理水平等进行评价，以判断是否确有足够实力实施并购，判断并购是否会产生财务上的协同效应。自身价值估价的风险主要体现于过高估计了企业的自身实力。

融资风险 与并购资金保证和资本结构有关的资金来源风险。具体包括资金是否在时间上和数量上保证需要、融资方式是否符合并购动机、债务负担是否会影响企业正常生产经营等。医药企业并购多以现金筹资为主。当并购公司内部的资金筹集很难满足并购所需的大量资金时，并购公司必须借助外部筹资，如增资扩股、向金融机构贷款、发行公司债券、发行认股权证。对内筹资与对外筹资间的衡量，视企业实际情况而定。

支付风险 企业并购过程的支付方式主要有现金支付、杠杆支付、期权支付、股权支付和混合支付等方式，不同支付方式蕴含着不同支付风险。在企业并购时，确定换股比例所产生的股权稀释为最重要的股权支付风险，因为股东基数的扩大会导致未来几年每股收益的下降。杠杆支付，通常有部分资金来源于高息、高佣金风险的债券，即面临资金成本偏高的风险。期权支付，如果被并购企业达到预定的激发条件，并购企业就应及时支付后续款，后续款的支付额度由被并购企业经营业绩来确定，只有被并购企业达到预定业绩，并购企业方才根据支付后续款的计划进行支付，此时期权支付的风险就体现出来了。

整合风险 在并购完成后，并购方可能无法使整个企业达到并购时设想的经营、财务、市场份额等方面的协同效应，难以实现企业规模经营和经验的共享互补。整合是一个较为艰难的过程，一方面，为了全面整体规划的顺利进行，不得不对目标企业员工进行合理裁减；另一方面，由于不同的企业文化差异，并购企业双方的冲突有时很难予以协调。实际上，因为执行比战略更为重要，因此，医药企业并购风险也主要源于并购后的整合风险。

**医药企业并购风险的评估方法** 主要包括流程图法、专家调查列举法、分解分析法。

流程图法 又称生产流程分析法。是指药品生产企业对药品的生产流程，从投入原料到产出成品，通过一定设备，按照一定顺序连续地进行加工的整个过程，必须严格地按照药品生产质量管理规范规定执行。采用此法可根据不同流程，对每一阶段和环节，逐个进行调查分析，找出风险存在的原因和可能性。

专家调查列举法 由风险管理专家将企业可能面临的风险逐一列出，并根据不同标准进行分类。专家所涉及的面应尽可能广泛，并有一定的代表性。一般的分类标准为：财务或非财务，直接或间接，政治性或经济性等。

分解分析法 将一个复杂的事物分解为多个较简单的事物，将一个系统分解为多个具体的组成要素，从而分析可能存在的风险及潜在的损失。其中，失误树分析法是以图解形式表现，对调查的损失发生前的各种失误事件或对各种引起事故的原因进行分解分析，具体判定哪些失误是最有可能导致损失风险发生。另外风险的识别还有其他方法，诸如资产基础法、收益现值法、市场价值法（即现行市价法）、环境分析、保险调查、事故分析等。医药企业在识别并购风险时，应该交互使用各种方法。

**管理内容** 风险控制是一种风险管理和处置的方法。理论上讲，风险控制的方法可分为3种：风险控制、风险融资和风险规避。医药企业并购风险控制的内容包括定价风险管理、投资风险管理、融资风险管理、支付风险管理、整合风险管理。

**医药企业并购定价风险管理** 医药企业数量众多，在并购过程中，信息不对称、评估方法选择不当及政府干预比较多是引发价值评估风险的主要原因。需要：①充分认识行业特征。②充分获得目标企业财务信息。在并购活动中，信息的真实性、透明度是关键问题，尽量减少信息的不对称亦为降低并购财务风险的重要举措之一。③根据企业特性选择定价方式。面对中国各具特色的医药企业，并购定价方法的选择是不能一概而论的，而应遵循"应类制宜、适当修正"之原则，结合各企业实际情况进行相应的调整。

**医药企业并购投资风险管理** 医药企业并购是一种投资行为，并购方应关注目标企业是否拥有对自身的互补作用，在充分调查审核的基础上，根据企业整体发展规划和并购目标，制定包括并购价格的范围、资本结构、财务状况、并购成本和风险、并购预期可达到的财务效应等策略，从而选择合适的并购方式。

**医药企业并购融资风险管理** 首先，充分考虑整个并购过程中的资金需求，要做好并购融资预算。其次，选择合适的融资方式，这与医药企业的资本结构有着密切的关系。融资方式主要有企业内部自身积累、贷款融资和发行有价证券等。合理规划融资结构，在融资方式选定的基础上，综合考虑融资风险与成本，设置债务融资与股票融资的合理比例，实现财务杠杆效应，并对融资过程中的融资风险进行权衡和判断，以保障整个并购的融资成本与风险的最小化。

**医药企业并购支付风险管理** 并购企业应该结合股权结构的变动、股价的不确定性、每股收益摊薄、自身可获流动资源、目标企业税收筹措等情况，取长补短地合理设计并购支付方式的结构，以满足并购双方的需求。

**医药企业并购整合风险管理** 医药企业在控制并购财务整合风险时应根据自身实际情况和并购的类型，兼顾企业价值最大化原则和并购的战略意图，通过合理筹划、整合和管理，实现企业生产经营活动的统一规范、产品资源的统一管理和投融资活动的统一规划，以最大限度地实现并购后的财务协同效应。主要的控制措施有：①财务负责人等高级管理层的委派制。②并购方对被并购方的资产经营活动实行严格的产权控制。③实行全面滚动预算和内部审计。④在实行全面预算的基础上，以信息流为依据、现金流为纽带，对经营活动与财务活动实行全面动态监控等。

（李 璠）

yīyào qǐyè cáiwù fēngxiǎn guǎnlǐ
# 医药企业财务风险管理
（pharmaceutical enterprise financial risk management） 医药经营主体对其资产管理过程中存在的各种风险进行识别、衡量和分析，并采取适当的措施防范和控制的过程。目的是以最大限度保障财务工作安全正常开展。

**分类** 包括医药企业筹资风险管理、医药企业投资风险管理、医药企业资金回收风险管理、收益分配风险管理。

**医药企业筹资风险管理** 医药企业财务风险管理的核心。医药企业的资金来源包括所有者出资和企业向外界借入资金两方面。狭义的财务风险是指企业在经营过程中，若能完全使用自有资金，则企业的财务风险为零。但现实情况中能做到无负债经营的医药企业很少，且规模越大的医药企业越需借助外部力量，否则将失去许多盈利和进一步发展的契机。而负债经营犹如一把双刃剑，在给医药企业带来更高收益的同时，也可能带来较大损失，所以医药企业一定要做到适度负债经营。

**医药企业投资风险管理** 医药企业筹资是为了投资，投资的目的在于获得投资收益，而与投资收益相伴而生的是投资风险。医药企业投资风险是指医药企业因投资活动而给财务成果带来的不确定性，即无法取得期望投资报酬的可能性。它是资本循环中所有风险的主导，制约着其他类型财务风险的发生及程度，所以投资风险是决定医药企业利润和风险的首要因素。医药企业的投资风险管理需要投资者对影响投资成功与否的潜在事件进行识别。具有潜在负面影响的事件代表了风险，具有潜在积极影响的事件可能抵消负面的影响或者代表了机会。投资者需要将机会引回到战略和目标设定过程中，对不同影响的事件采取不同的应对和控制措施。在投资项目的整个运作过程中，医药企业应该实时地保持对项目运作的监督，及时调整和纠正偏离投资战略目标的行为。

**医药企业资金回收风险管理** 资金回收的过程即产品销售实现的过程，包括成品资金转化为结算资金，以及结算资金转化为货币资金的过程。医药企业资金回收风险指无法实现卖出医药产品以收回垫支资本的可能性，包括现金风险、应收账款风险和存货风险。其中，现金风险即现金短缺或现金持有量过剩的风险，而应收账款风险则是指应收账款在回收时间上和金额上的不确定性所导致的风险。一方面，针对不同客户选择不同的销售方式和结算方式，对于财务状况和资信状况好的客户，采取赊销的方式，并将累计赊销金额控制在信用额度之内，对于信用状况不好、偿债能力差的客户尽可能采取现销方式，以免造成不必要的坏账损失。另一方面，建立坏账准备金制度，定期对应收账款账面金额进行分析和管理，加强催收工作。企业应依据谨慎性原则，对应收账款计提坏账准备，计提的比例可以参照以往经验。

**收益分配风险管理** 收益分配风险指由于收益取得、分配资本价值产生影响的可能性。它是下次循环资本垫支价值的来源，制约着资本价值的规模，是资本价值所有财务的风险的释放。比如，对于如何分配税后利润，可能有不同的方案，而不同的分配方案对企业未来的收益将产生不同的影响。考虑通货膨胀的影响，医药企业需有计划地建立价格变动补偿基金，保证收益分配不影响企业的简单再生产，坚决制止短期行为。考虑企业下一年生产情况和资金使用来源，满足企业扩大再生产需要，尽力降低资金成本。

**财务风险规避措施** 包括投资风险控制措施、营运风险控制措施、收益分配风险控制措施。

投资风险控制措施 一方面，做好投资项目的可行性分析。敲定任何一个投资项目前，管理层都需要根据项目具体内容，从投入、收益、技术难度、资源配置等许多方面进行调查研究，并对后续可能对企业发展、社会效益带来的影响进行预测分析；依据上述信息做出投资项目可行性分析报告；进而分析讨论得出最终的投资意见，包括项目选择建议与具体投资建议，为投资决策提供坚实可靠的依据。另一方面，搭建投资项目风险管理平台。从可行性分析、研究判断、确定投资项目、编制投资计划书、提交审核到最终核定的每一步都要实时监测严格把控。

营运风险控制措施 一方面，加强存货管理。医药企业在投入新一轮生产前，要综合考量系统的生产、销售、库存状况，包括前期产销匹配情况、预测未来可能发生的变动，再结合现有订单及库存产成品通盘考虑。另一方面，建立应收账款评价与监督机制。医药企业需要提高对风险预防的认识，并建立完整而有效的信用评分系统。

收益分配风险控制措施 一是，加快推进战略转型。充分发挥现有产品在各自领域的优势，加强国内外营销网络的联合。二是，进一步提升运营效率。每一个领域、每一个细分市场都要聚集高质量的资源，增强产品的竞争力，提高市场份额，实现成本效益最大化。

（李 璠）

yīyào chǎnpǐn fēngxiǎn guǎnlǐ

**医药产品风险管理**（pharmaceutical products risk management）

通过建立完善的医药产品风险管理制度，保证医药产品生命周期的各类风险得到充分评估、有效的监控，实现医药产品价值最大化。主要研究医药产品风险发生规律及风险控制技术，是医药研发机构、生产和经营企业及医疗机构风险管理的重要组成部分。没有风险管理，医药企业等机构和所进行项目就会暴露在诸多不确定因素中，处于被动和消极接受的状态。不同的医药产品有其各自不同的风险管理指标，制定和实施风险管理之后，医药企业等部门就可以主动应对医药产品所存在的各种风险情况。

医药产品，是指能够提供给医生或患者使用，并能够满足其某种利益和需要的具有特殊功能的有形物质和服务。不仅仅是指有形产品，还包括无形产品，如药品实体、用药咨询、用药指导以及药品销售的场所，医药企业经营的思想、理念，都是医药产品的范畴，这是医药产品的整体概念。如果医药产品存在风险，小则可能是产品包装不美观，大则危害群众生命安全、造成经济损失，甚至有可能产生法律纠纷，因此需要对医药产品风险进行管理。

**管理程序** 医药产品风险管理涉及很多因素，其基本程序包括风险分析、风险评价、风险控制以及风险管理决策的执行与评估。①风险分析，基本环节是风险识别。风险识别是指在风险事故发生之前，人们运用各种方法系统的、连续的认识所面临的各种风险以及分析风险事故发生的潜在原因，是对医药产品尚未发生的潜在风险系统归类和实施的全面识别。②风险评价，主要内容是风险的衡量，对医药产品风险发生的可能性及损失的范围与程度进行评估或衡量。③风险控制，在损失发生前极力控制与降低损失，包括避免风险、损失控制等。④风险管理决策，主要指风险处理对策、实施风险管理决策和评价其后果，实质在于协调风险管理的各种措施，通过信息反馈检查医药产品风险管理决策及其实施情况，并视情况不断对其进行修正和调整，使之更接近医药产品的风险管理目标。医药产品风险管理除了以上4个基本程序外，使用风险管理技术也必不可少：如排除法、程序控制及纪律惩戒等。唯有全员参与、全方位及全过程管理风险，方能将医药产品风险降到最低或避免其发生。

**管理内容** 医药产品风险管理包括药品研发风险管理、药品生产风险管理、药品经营风险管理、药品使用风险管理等多个部分主要围绕质量展开。药品研发过程中的风险主要包括技术风险和商业风险两个方面。技术风险主要是指被开发药品的成功率，即最终获得审批的概率。如果最终上市并且取得良好的经济效益和社会社会价值，那么企业会得到丰厚回报，这样的产品商业风险较低将推动新药研发的不断创新与突破；如果在研发过程任意一个环节出现风险且不能找到原因或得不到及时解决，则所有已进行的研发工作将归零。药品生产风险涉及人员、设备、原料、方法、环境等各方面。实践活动证明药品生产质量管理规范与药品生产风险管理相互补充，能够完善药品质量管理体系、提高药

品生产质量。药品经营风险管理又叫药品销售风险管理。是药品生产质量风险管理的延伸，也是公众获得质量合格药品的重要保证。药品使用风险包括药品本身的不良反应、用药错误、药物滥用与误用、与其他药品及食品合并时不良的相互作用等用药差错潜在风险，涉及的相关主体包括医生、护士、药师、患者及其陪护者。其管理主要通过药物不良反应监测及合理用药培训实现。

**意义** 做好医药产品风险管理，对医药产品所涉及的研发、生产、流通和使用多层面而言都有重要意义。医药产品风险管理是控制偶然因素造成的损失风险，保全盈利的能力，为生产和运营发展、产品进展提供对待风险的整套科学依据，有助于全面识别、衡量、规避风险，用最小的代价将风险损失控制在最低，尽力维护医药企业和配送、使用机构投资的收益，成为患者健康利益的有力保障。

（李 璠）

yàopǐn yánfā fēngxiǎn guǎnlǐ
## 药品研发风险管理（pharmaceutical research & development risk management）
对药品研发风险实行预测、控制、监督，从而增大应对风险的机会，提高药品研发成功率的过程。药品研发风险是指在药品的立项选择、药物的筛选、临床前研究、临床试验、生产、上市过程中，由于政策、技术、管理、人员等各种企业内外因素的不确定性，致使药品研发失败而给医药企业带来损失的可能性，这里的失败主要是指药品研发没有取得预期的结果，药品研发过程的停止或者研发项目的撤销两个方面。

**药品研发风险的来源** 药品

研发过程中，由于医药企业环境的不确定性、技术的复杂性以及研发人员能力的有限性等一系列原因，往往给药品的研发带来失败的风险。药品研发的风险是客观存在的，与生命科学的发展、对疾病的认识、对研发新技术、新方法的使用等有关，不以人的意志为转移，并贯穿于药品研发的整个周期，即每一个创制的药品从最初化合物的筛选到最后的成功上市都可能会遇到各种不同的问题。由于在创制新药过程中不断会实施知识产权的保护，因此研发人员很难获得可以借鉴的实例和数据参考，研发过程中随时都可能会产生风险。一个有可能发展成为新药的新化合物实体需要筛选5000~10 000个化合物才能得到，研发时间长并且研发费用通常占到整个医药企业营业收入的5%以上，使得药品研发具有高投入、高风险、周期长、高回报的特点。而且由于医药行业的特殊性，药品研发项目具有以下的特征：投资规模大、创新性强、技术含量高、研发周期长、涉及面广。由于医药企业前期已经投入大量的人员、物力和财力，药品研发风险一旦不可控，很有可能终止该药品研发项目，导致前期所有的投入付诸东流，使医药企业蒙受巨大的损失。因此，对药品研发进行风险管理是非常有必要的，就是要在尽可能短的时间内，用尽可能低的成本推出尽可能高质量的新产品。由此可知，药品研发有着极高的要求，研发负责人作为该风险的管理主体者应该分析风险来源，了解规避措施，尽量规避风险，提高研发效率，进一步加强药品研发的风险管理。

**管理内容** 包括风险管理规

划、风险识别、风险评估量化、风险应对和风险控制 5 个阶段，是一个连续不断的过程，可以在药品研发生命周期的任何一个阶段进行。

**风险管理规划** 作为新药研发项目风险管理的前奏，对项目风险管理的成功有着举足轻重的作用。风险管理规划阶段要考虑两个问题：一是风险管理策略本身是否正确、可行；二是实施管理策略的措施和手段是否符合项目总目标。

**风险识别** 识别新药研发过程中可能遇到（面临的、潜在的）的所有风险源和风险因素，对它们的特性进行判断、归类，并鉴定风险性质，发现引起风险的主要因素，可为风险评估量化打好基础。

**风险评估量化** 在新药研发项目风险识别的基础上，对识别出来的风险采用定性和定量分析相结合的方法，评估风险发生的概率、范围、严重程度（大小）、变化幅度、分布情况、发生时间、持续时间、发生频度，从而找到影响新药研发成功的主要风险源和关键风险因素，确定项目风险区域、风险排序和项目可接收的风险基准。

**风险应对** 根据新药研发项目风险评估和量化的结果，为降低风险对项目的负面影响而制订的风险应对策略和技术手段的过程。

**风险控制** 依据风险管理规划、风险排序、风险识别等成果，为实现新药研发项目风险管理的目标，通常要采用几种应对策略进行组合，使风险管理达到最佳状态。

新药研发项目的风险管理是一个动态的过程，需要在整个研发生命周期周而复始地进行；同时，各种风险因素的主次地位会发生变化，因而不同的研发阶段，项目风险控制的侧重点会有所不同。

（李 璠）

yàopǐn shēngchǎn fēngxiǎn guǎnlǐ
**药品生产风险管理**（pharmaceutical production risk management） 为保障药品质量、提高药品生产的安全性、预防或控制药品生产过程中发生的风险，对药品生产全过程进行的控制、监督等系统化管理过程。

**药品生产风险来源及必要性** 涉及人员、设备、原料、方法、环境等各方面风险。药品生产风险管理，主要在对药品生产风险进行收集、识别、评估的基础上，运用各种有效的风险控制手段来有计划、有目的地对药品生产风险实施有效的控制和妥善处理药品生产风险所致损失的后果，期望达到以最小的成本最大限度地保障药品质量的管理过程。实践表明，药品生产风险管理思想是与药品生产质量管理规范互为补充的药品管理方式，能有效促进药品质量管理体系的完善，并最终实现药品生产质量的提高。

**药品生产风险管理措施** 企业最高管理层应确保实现既定的质量生产目标，企业应当配备足够的、符合要求的人员、厂房、设施和设备。医药产品生产风险管理应在整个产品生命周期中采用前瞻及回顾的方式，经历分析、评价、控制、决策的执行与评估等过程，根据科学知识及管理经验对质量风险进行评估以保证产品的质量。药品生产风险管理通常需要确定质量关键因素，确认控制过程中的关键阶段、识别危害、分析风险，并决定风险的可接受性，通过采取措施、监视有效性、评价风险、对风险进行控制等手段，最终对产品信息进行跟踪追溯。

**案例** 2017 年 11 月 3 日，长春长生在百白破疫苗在抽样检查中，被检出效价指标不符合标准规定，65 万余支不合格白百破疫苗流入市场后被召回。随后，国家药品监督管理部门检查组对长春长生生物科技有限责任公司（下称"长春长生"）进行飞行检查，发现长春长生生物公司编造生产记录和产品检验记录，随意变更工艺参数和设备，严重违反《中华人民共和国药品管理法》和《药品生产质量管理规范》有关规定。国家药品监督管理部门责令企业停止生产，没收违法所得 858 840.00 元，处违法生产药品货值金额 3 倍罚款 2 584 047.60元。收回《药品生产质量管理规范》证书，召回尚未使用的狂犬病疫苗。并会同吉林省局对企业立案调查，涉嫌犯罪的移送公安机关追究刑事责任。该事件不仅揭露了公司内部质量管理体系失效的重大缺陷，严重违反了药品行业相关法规的规定，同时也暴露出国家对生物制品类上市公司治理机制和管理上的缺陷。

为最大限度地降低药品生产风险，一是应落实全程化质量监管，确保生产的合规性、真实性、可靠性、可追溯性。二是完善关键质量人员履职的机制，包括企业质量负责人、质量受权人，建立让质量关键人能够独立履行质量监控职责的机制。三是引导企业建立良好的质量文化。通过文化构建来影响企业做事的方式，将生产风险管理内化为自身驱动，将风险降至最低。

（李 璠）

yàopǐn jīngyíng fēngxiǎn guǎnlǐ

**药品经营风险管理**（pharmaceutical supply risk management） 药品经营主体对其生产经营和财务活动过程中存在的风险进行识别、测定和分析评价，以经济、合理、可行的方法进行处理，并采取及时有效的防范和控制的过程。目的是保障药品经营活动安全正常开展，保证药品经营企业经济利益免受损失。

**药品经营风险来源** 企业的经营风险是指企业在生产经营过程中，受经营管理工作中出现的失误和偏差以及社会经济环境、自然环境变化等因素的影响，导致药品使用者的身体健康和生命安全受到危害，或药品经营主体损耗额外资源等使企业经营状况与预期目标出现偏差而导致的风险。包括医药产品在市场上推广过程中可能涉及的包括产品质量及定价政策、分销商、营销人员管理等诸因素在内的一系列影响企业预期收益的不确定性。而医药企业为了实现利润的最大化，求得生存发展，就必须在医药营销过程中对可能产生的风险加以预防和控制，尽量把风险控制到最低，损失减少到最少，以求得最大利润，从而保障企业的生存发展。

**案例** 2016年的"山东疫苗事件"就是药品经营风险管理失误的现实案例，给医药企业和社会各界都敲响了加强药品经营风险管理的警钟。2016年3月，山东警方破获一起非法疫苗案，疫苗未严格经冷链存储运输销往全国24个省份近80个县市。涉及25种儿童、成人用二类疫苗，涉案价值5.7亿元。据媒体报道，山东济南庞某等人非法经营疫苗案曝光后，最高人民检察院挂牌

督办，山东等地检察机关第一时间介入侦查引导取证，批准逮捕涉嫌非法经营等犯罪嫌疑人297人、起诉68人、立案侦查涉及的职务犯罪100人。梳理整个案件能够发现，此次疫苗流通销售的整个链条中，存在避开冷链物流的违法买卖交易，让疫苗以意想不到的"快捷"和"实惠"畅销，最终被注入接种者的体内，造成社会恐慌，使中国疫苗的安全性出现信任危机。针对此次疫苗问题，2016年4月国务院修订颁布了《疫苗流通与预防接种管理条例》来规范疫苗冷链物流。2019年6月29日，十三届全国人大常委会第十一次会议表决通过了《中华人民共和国疫苗管理法》，并于2019年12月1日开始施行。

**管理措施** 根据《药品经营质量管理规范》，组织构建和完善架构与体系，对相关人员积极开展风险管理培训，并严格把控假劣药是药品经营风险管理的关键环节。而法律法规的完善是降低药品经营风险的重要手段，也是药品经营风险管理的最后一道防线。针对药品经营风险管理方面的困难和挑战，药品监督管理部门可以对药品经营主体进行经营风险等级划分，结合药品经营主体风险特点建立及运行动态风险因素，确定药品经营主体风险等级，并根据对药品经营主体的监督检查、监督抽检、投诉举报、案件查处、产品召回等管理记录实施动态调整。并对医药企业动态风险因素进行评价时考虑企业资质、进货查验、出厂检验等情况。除了国家制定相应法律以外，医药企业还可通过自行建立经营渠道风险防范体系来防范经营风险。

（李 璠）

yàopǐn shǐyòng fēngxiǎn guǎnlǐ

**药品使用风险管理**（drug use risk management） 医务人员、患者在用药过程中对天然风险和人为用药风险进行有目的性的预防工作，从而降低用药风险，保证患者生命健康安全的过程。

**药品使用风险分类** 药品的天然风险是药品必然存在的风险，往往指的是药品不良反应，即合格药品在正常用法用量下使用时出现的、与用药目的无关的或意外的不良反应；人为的用药风险是指由于个人的过失、疏忽、侥幸、恶意等不当行为造成的对人体的药源性损害，可分为医源性和病源性的用药风险。医源性的用药风险常由于医务人员的不合理处方或用药失误而产生，如超适应证用药、不合理的药品选择、超剂量、药物相互作用等。医务人员的不合理用药或用药失误大多是由于违反治疗原则和规定所致，有较多的人为因素，是可以预防的，仅少数是受现有科学技术条件限制所致。病源性的用药风险涉及患者对用药风险的认知水平和用药的依从性。患者用药知识缺乏，会增加自身药品误用的风险。患者的非依从性行为，如自行减少或加大药品剂量，错服、漏服、随意停药、换服或服用了过期或失效的药品，都有可能导致治疗中断、失败或增加不良反应的发生频率。

**管理主体** 包括医生、护士、药师、患者及其陪护者等。①医生，是一切用药行为的决定者，对药品的使用拥有绝对的主导权，医生是医疗机构内规避药品使用风险的重要防线。然而，医生又往往是药品风险事件或损失的直接责任人，医生的决策失当很可能为患者增加痛苦、造成不必要

的经济负担甚至威胁患者的健康及生命。②护士在医院的日常工作中虽不直接制订治疗方案及开具处方，但在用药中，他们是治疗用药的执行者，也是用药前后的监护人，是给患者用药及观察药品不良反应的一线工作人员，因此，在药品使用风险管理中也承担重要作用。③药师在患者用药中可提供更为专业的药学专业技术服务，是患者用药的守护人，《关于加强药事管理转变药学服务模式的通知（国卫办医发〔2017〕26 号）》明确规定：药师是提供药学专业技术服务的重要医务人员，以合理用药为核心的药事服务是诊疗活动的重要内容。④患者（包括其陪护者）是药物作用的最终承载者，亦是药品使用风险形成的不可忽视的风险因素，患者的依从性很大程度上决定了风险事件的发生率。

**管理措施**　针对可能发生用药风险的环节，医疗机构应加大临床合理用药的管理力度，奖惩分明，加强对医生、护士、药师及患者的用药教育及培训，规范用药，确保医疗安全。提高医生药学方面的专业知识技能及合理用药的意识，规范护士行为，加强用药流程的规范及修正，必须严格执行查对制度，及时、准确执行医嘱，确保医嘱正确性。药师对处方点评和调配过程中发现的异常信息及时与医生沟通，主动到临床培训合理用药专业知识，促使医生开具的处方不合理性大大降低。同时加强对患者的宣传教育，开设药物咨询门诊，鼓励患者参与药物治疗，辅导患者了解用药目的、用法、时间、疗程、保存条件、注意事项、应对不良反应措施、疗效监测的方法等，使患者增加用药依从性。药师定期开展合理用药评估工作，发现并纠正不合理用药；药师积极深入临床，加强药学监护，以新入院和转科患者为出发点进行药物重整，对员工实行心理疏导，尽量避免不良的情绪对于工作造成影响。

**管理内容**　国家政策层面主要包括合理用药监管和药品不良反应监测。

**合理用药监管**　主要围绕抗菌药展开。《抗菌药物临床应用管理办法》（卫生部令第 84 号）规定：医疗机构应当建立本机构抗菌药物管理工作制度，按照省级卫生行政部门制定的抗菌药物分级管理目录，制定本机构抗菌药物供应目录，并向核发其《医疗机构执业许可证》的卫生行政部门备案。严格执行《处方管理办法》《医疗机构药事管理规定》《抗菌药物临床应用指导原则》《国家处方集》等相关规定及技术规范，加强对抗菌药物遴选、采购、处方、调剂、临床应用和药物评价的管理。

**药品不良反应监测**　《中华人民共和国药品管理法》规定国家实行药品不良反应报告制度，《药品不良反应报告的监测办法》要求生产企业、经营企业和医疗机构应经常对本单位经营、生产、使用药品所发生的不良反应进行分析、评价，并应采取有效措施减少和预防药品不良反应的发生。根据《关于加强药事管理转变药学服务模式的通知（国卫办医发〔2017〕26 号）》，医疗机构要建立完善临床用药监测、评价和超常预警制度，对药物临床使用安全性、有效性和经济性进行监测、分析、评估。建立药品不良反应、用药错误和药品损害事件监测报告制度，临床科室、药学部门、

医务部门按照各自职责做好相关工作。纳入国家有关临床用药监测网络的，要保证数据上报及时、准确。

（李　瑶）

yīyào qǐyè wēijī guǎnlǐ

**医药企业危机管理**（pharmaceutical enterprise crisis management）　医药企业正确地分析和认识危机事件，把握和控制危机局面的过程。目的是最大限度地减少危机事件对企业产生的负面影响，甚至使坏事变为好事。危机管理大体可分为危机预防、危机处理两个方面，前者涉及的是企业怎样加强管理以最大限度地减少危机事件的发生，后者则是研究当危机出现后怎样有效地应对、化解和利用危机。任何一个企业在经营过程中都会受到内外环境中各种不利因素的侵袭，不可避免地会发生各式各样的危机，因此危机管理是现代企业管理工作的一个重要组成部分。其必要性在于：在当今复杂多变的商业社会里，危机的发生带有一定的突发性、不可预见性和必然性。面对危机，如果企业没有预先制定完善的危机防范策略，并在危机的最初阶段对其态势加以控制的话，危机造成的连锁反应将是一个加速发展的过程，从初始的经济损失，甚至苦心经营的品牌形象和企业信誉可毁于一旦。尤其是后者，将给企业带来无法估量的损失和最致命的打击。相反，如果企业以危机为契机，抓住危机并从中找寻生机，危机就会变为企业的一个转折点，并为企业建立富有竞争力的声誉，树立企业的良好形象，为处理企业的重大问题创造机会。企业越早认识到存在的威胁，越早采取适当的行动，就越可能控制住问题

的发展。平时多一些危机意识，设想种种危机可能，制定种种危机策略，提高危机管理水平，在危机来临时能够镇定从容。

**基本原则** ①公众健康至上原则。医药企业在危机管理时，应当把公众的健康放在首位。保障了公众健康，就等于保障了企业的经营安全，同时也提升了企业在公众中的形象。②快速反应原则。当危机出现后，医药企业应当对危机做出果断快速的反应，及时化解危机。③公开透明原则。面对危机，不管是应付危机的常设机构，还是临时组织起来的危机处理小组，均应当迅速各司其职，尽快搜索一切与危机有关的信息告知社会公众。④化险为夷原则。对于任何企业而言，危机既是风险又是机会，危机事件处理得当，可以为企业在竞争日趋激烈的市场中树立亲近消费者、充当体现人文关怀的良好形象提供机会。

**存在的问题** 国外对危机管理这一领域的关注由来已久。20世纪60—80年代。西方危机管理研究出现了第1次高潮，产生了大量的研究成果，涉及诸多领域。20世纪90年代以来，国外危机管理的研究更加活跃，特别是由于亚洲金融风暴、美国"9·11"事件、严重急性呼吸综合征（SARS）疫情、印度洋海啸等一系列大事件的暴发，使政府和企业的危机管理都面临了巨大的考验，也直接促进了危机管理理论的发展。国内危机管理的研究开展得相对较晚，在中国医药行业中，企业的平均寿命只有8年，其中民营企业的寿命更短，只有2~3年。主要原因是，中国多数医药企业不仅规模小、生产条件差、工艺落后、装备陈旧、管理

水平低，而且布局分散，生产集中度远远低于先进国家水平，以企业为中心的技术创新体系尚未形成。因此，中国医药企业危机管理存在诸多问题：①危机管理意识淡薄。经过多年发展，中国医药企业已经能够高度重视其经营管理的现代化，但在其经营管理的新领域—危机管理上尚不够重视。主要表现在危机管理责任意识不强、对危机管理重要性认识不足、危机管理态度不积极几个方面。②危机管理缺乏系统培训，危机管理者胜任力欠缺。中国大多数医药企业由于缺乏危机管理系统知识，对危机管理的理解与应用尚处于初始阶段，缺乏对危机事件处理的快速、专业的应对能力和经验。主要体现在企业领导人危机识别能力低下、危机管理者综合素质不高等几个方面。③危机防范措施不到位，危机管理机制不健全。包括没有缜密的危机处理计划、没有科学的危机信息监测系统、没有将企业危机管理制度化、没有建立企业危机管理的专门性机构或危机工作领导小组、没有建立各级危机管理责任制几个方面。④缺乏预见性，逃避责任。企业由于平时不愿在危机管理上投入过多，导致企业常常因没有健全的危机预警系统，而使其缺乏预见性，在危机面前脆弱不堪。在危机事件出现后也不知道如何应对，结果往往导致临危而乱。

## 医药企业处理危机的方法

国外医药企业危机管理新的趋势和特点可以概括为6个方面：①注重可操作的策略研究。②注重定量分析和实证研究。③基于消费者危机反应的视角进行研究。④关注危机沟通。⑤网络成为危机管理和沟通的新渠道。⑥开始

关注危机中的伦理问题。如果企业管理者专业素养缺乏，管理制度不健全，管理措施落实不到位，缺乏激励制度和竞争机制，不能考虑员工的需求，使员工没有归属感和忠诚度，员工满意度将下降，造成大量的人才流失。面对严峻的形势，要求医药企业必须根据自身具体情况，制定相应的解决方案。

**预防企业危机的事前管理** ①危机监测。②危机预控。③制定危机管理计划。

**企业危机的事后处理** 建立危机管理指挥中心：①决策指挥中心，能果断地做出科学而有效的决策，指导企业成功地处理信誉危机，抑制危机事件蔓延。在尽力控制危机的发展之后，最重要的就是从危机反应状态进入积极处理状态，以求迅速平息危机，弱化负面影响，尽快重塑企业信誉及企业的良好形象。②对外公关中心，引导舆论，要真诚、坦率地面对媒体和消费者。③善后，即危机处理的事后管理，在危机进入恢复期后，要对此次危机事件进行总结。

还应建立企业公关危机管理体系。企业公关是企业与公众关系的体现，是企业形象良好与否的重要表现形式。所以，企业公关危机给企业的形象和信誉带来的影响甚大，在这种情况下，能否处理好企业公关危机对企业来说至关重要。企业公关危机管理可以从以下几个方面着手：①建立公关危机管理机构。企业应当建立健全的公关危机管理机构，这一机构要有完整的组织架构，一般情况下由公司高层和专业的公关危机管理人才组成。日常工作中严格按照公关危机管理制度的标准来处理公关危机的预防、

处理、恢复这 3 个阶段，做好公关危机的预警处理和完善工作。与此同时，公关危机管理机构还要制定严格的预警计划，定期组织进行公关危机预演。在此基础上，公关危机管理机构可以同时从事一些影响良好的公益事业来提高自身在公众心中的形象，这样在应对公关危机的时候也具有更高的承受力。②保持良好的企业信誉。企业在处理公关危机的时候要时刻在公众面保持自己良好的企业信誉和形象，防止公众对企业丧失信心。与此同时，在发生公关危机的时候，企业不能只考虑自身的利益，而是要做到将公众利益放在首位，站在公众的角度解决问题，这样可以使得公众更加支持自己。在处理公关危机的时候，对于给公众造成的损失在进行经济补偿和其他一系列补偿措施的时候更要站在公众的立场上，多为公众利益考虑，确保自己企业的良好信誉不受影响。③借助媒体的力量。随着互联网的发展和媒体的多样化，媒体的力量日渐强大，带给公众的影响力也逐渐增大。媒体是把双刃剑，很多时候企业公关危机给企业的负面影响会被媒体放大，但企业在处理公关危机的时候也可以借助媒体的力量来宣传企业的良好信誉与形象。这也就需要企业在日常经营中与媒体建立良好的合作关系，经常进行沟通与交流，要在媒体与公众心目中树立良好的形象，这样在遭遇公众危机的时候不至于与媒体关系处于被动的地位。

（李 璠）

yīyào guójì màoyì

## 医药国际贸易 （pharmaceutical international trade） 不同国家或地区之间的医药商品（见医药产品国际贸易）、医疗服务（见医药服务贸易）和医药技术的商业活动。是世界贸易的重要组成部分。其中有形医药产品贸易是医药国际贸易的重点，也是各国政府和医药界关注的核心；虽然医疗服务贸易及医药技术的交易呈上升趋势，但由于各国开放程度有限，医疗服务、医药技术等无形商品在国际的交换依然处于医药国际贸易的次要地位。医药产品也可以通过在目的国进行跨国投资的方式进入该国市场（见跨国医药企业）。积极发展医药贸易，参与国际医药生产分工及医药产品和服务交换，可以优化医药资源配置，提高经济效益，为本国医药产业提供广阔的市场空间，加速医药产品结构升级，提升世界医疗服务水平，并通过医药产业的前后向联系带动相关产业的发展。医药产业是一个高技术、高风险、高投入、高回报的行业，医药国际贸易有助于积累生产及科研资金、引进新的医药成果、学习世界先进的医药技术和管理经验，同时加强国家之间医疗卫生事业的交流与合作。21世纪初，在全球医药贸易中，医药市场份额最大的国家是美国，占比 38%；其次是欧洲 5 国，德国、法国、英国、意大利、西班牙，共占比 15%；再次是中国，占比 14%。美国也是医药产品销售额最大的国家，在全球前 50 家药企的销售额的统计中，美国企业占比 45.40%，其次是瑞士，占比 12.93%，以下依次是日本（8.21%），英国（7.54%），德国（6.88%），法国（6.30%）等。2019 年销售额排名前 8 的医药企业依次为罗氏（瑞士，482 亿美元），辉瑞（美国，461 亿美元），强生（美国，424 亿美元），诺华（瑞士，460.8 亿美元），艾伯维（美国，323.5 亿美元），默沙东（美国，409 亿美元），赛诺菲（法国，401.7 亿美元），葛兰素史克（英国，370.7 亿美元）。

**古代中国医药贸易** 古代中国与阿拉伯国家、日本、朝鲜、东南亚及美国等国家就有历史悠久的医药贸易往来，丰富了中国的医药资源，同时也促进了中国与这些国家的政治、经济、文化交流。

中国与阿拉伯国家和地区的医药贸易史 西汉时张骞出使西域开辟"丝绸之路"，曾到达现中亚费尔干纳、阿富汗北部、阿姆河南、中亚撒马尔罕一带，并从伊朗抵达罗马，当时经"丝绸之路"输入中国的药品有石硫黄、密陀僧等18 种矿物药，木香、豆蔻等58 种植物药，羚羊角及龙涎等16 种动物药，其中很大一部分是阿拉伯地区的药物；同时，西域商人也将中国的大黄、肉桂、黄连、茴香、花椒等药材运到阿拉伯等地。在唐代，阿拉伯与中国开始正式友好往来，医药贸易也开始兴盛。长安有大量大食人（阿拉伯人）大部分长期居住在"西市"一带，从事回族奇香异药贸易，盛唐五代时期，阿拉伯与中国医药贸易主要是香药进口，还有犀角、象牙、玳瑁、珍珠、苏木、白矾、阿魏、诃黎勒、破故纸和底野迦等，中国出口大食的有戈莱伯、吉纳胶、芦荟、樟脑、肉桂、生姜等。宋代中国与西域的海路交通比陆路发达，在东南沿海一带聚居的大食人在中国的经商也以香药为主，其中较为畅销的香药有丁香、木香、龙脑香、乳香、草豆蔻、沉香、檀香、龙涎香、苏合香油等，大量香药的引进，丰富了中医方药及治疗方法。宋朝专门在广州、杭州、泉州等沿海地区设置"市舶司"管理对外贸易和文化交流，宋代经"市舶司"出口的有人参、茯苓、川芎、附子、肉桂等47种植物药和朱砂、雄黄等13种矿物药。元代医药对外贸易分陆路和海陆，回族（信仰伊斯兰教者）商人是当时对外贸易领域最活跃的势力，回回药物是主要的贸易货物之一，如从波斯等地运入的橄榄油，从海陆运入的主要是药材，如伊朗的丁香、豆蔻、苏木、麝香、水银、硫黄、大风子、肉桂等。回回药物的输入，丰富了中国本草药物的品种并促进了中阿医药贸易的发展。

中国与朝鲜医药贸易史　朝鲜在西汉时开始接受中国文化、使用汉字，中医药也随之传入。西晋南北朝时期朝鲜也有不少药材传入中国，如人参、金屑、细辛、五味子、款冬花、昆布、辛夷、菟丝子、白附子等。唐代中朝医药交流非常频繁，朝鲜从边境贸易获得中国药材，朝鲜特产药材也通过朝贡和直接贸易进入中国。宋代中朝医药交流达到一个新的高峰，除了相互交流的药材品种更加丰富，朝鲜收藏的中国已亡佚医学善本《黄帝针经》为宋朝重新修改医著做出了巨大的贡献。元代高丽王先后8次遣使来中国廷献人参、送至、木果、榧实等药物，元朝廷向高丽王先后9次赠葡萄酒和香药等药物。在元代，高丽还通过中国输入沉香等南国产药物。明代中朝医药交流向更深层次发展，朝鲜医家整理15世纪前传入的中国医籍，编成大型医学丛书《医方类聚》和《东医宝鉴》，朝鲜李朝政府允许民间生药铺进口中国药材，中国从朝鲜输入的仍以人参

为主。

中国与日本的医药贸易史在南北朝时期，朝医就将中国医学传到日本。唐朝时期唐高僧鉴真东渡将唐文化和中医药传入日本，日本把鉴真奉为日本医药界的始祖。两宋时期，中日医药交流大为衰落，北宋时期运入日本的主要是香药，南宋时期输日药材以常用大宗如甘草、当归、川芎、巴豆、大黄等为主，日本输入中国的主要是硫黄和珍珠。元朝中日医药民间交流较多。早在日本奈良朝，中国茶传入日本，并专供药用。明代虽有倭寇之患长达170余年，并有两次海禁，但两国医药交流始终未断。

中国与东南亚国家的医药贸易史　汉武帝时期，中医药就开始传入越南。隋唐时期，通过朝贡和一般贸易输入中国的越南药材有沉香、琥珀、珍珠、犀角、丁香、詹糖香、诃黎勒、苏方木、白花藤、庵摩勒、白茅香等。两宋时期，从交趾国（越南）北部输入中国的药材除了犀角、沉香以外还有玳瑁、乳香、龙脑、檀香、胡椒等，从占城（越南南部）输入的主要是豆蔻等香药，同时越南还选送医学生来华学习，从中国引进制药技术。同时宋朝还与渤泥国（今加里曼丹、爪哇岛、苏门答腊岛、马来西亚半岛等）和三佛齐国（今印尼苏门答腊岛巨港附近）等国有药材贸易往来。元代除了民间和官方的药材交流以外，还有针灸医生到越南行医，元朝使者也将中国药材传入真腊（今柬埔寨）境内。明朝时期郑和七下西洋，每次随行医官医士170多人，向东南亚国家输入人参、麝香等名贵药材。

中国与美国的医药交流史早在1784年，中国的肉桂、桂

皮、茶叶等就已经通过中美贸易直接运抵美国，19世纪以后中国的针灸术也通过欧洲的医学文献传入美国，但是针灸术在19世纪对美国医学界影响并不大。19世纪40年代末美国西部发现黄金，赴美华人增加，其中就有不少医药从业者，中医药作为一门学科开始系统传入美国。但是中医药在美国一直未取得合法地位，中医被美国人视为"巫医"不科学而遭到否定，长期以来中医药的使用者几乎仅限于在美华人。而在19世纪中期，美国就有传教士来中国创办教会医院，为中国带来先进的西医技术以及医学理念，促进了中国传统医药向新医药的转变，为中国西医药的发展奠定了基础。

**近代中国对外医药贸易**　在太平天国时期就有西方的新药进入中国医药市场，称为"舶来品"，也有中国的中医药进入西欧各国医药市场，但一直到19世纪末，主要是英国在支配中国的医药进口贸易，第一次世界大战以后日本取代英国控制了中国的医药市场，1931年"九一八"事件以后，美国取代日本成为中国主要的医药贸易对象。抗日战争爆发以后，国民政府对医药进出口贸易进行管制，以控制外汇使用，保证战时需求，医药贸易大幅下降，民族医药工业受到严重摧残；抗战胜利以后，对外医药贸易管制放松，医药贸易开始恢复。但是，随后的内战又使对外医药贸易陷入混乱，通货膨胀严重阻碍了中国医药商品出口，同时中国的整个医药体系趋于瓦解。

**现代医药贸易**　中华人民共和国成立以后，建立了国家对外医药贸易管理局和对外医药贸易企业，但是当时的医药外贸还是

由国家垄断的，对外医药贸易在中央统一政策下指导下有计划进行，国家设立对外医药贸易机构，对医药商品资源组织进出口计划、经营分工、价格制定、外汇管理及使用、对外贸易运输、医药商品检验、海关监督以及对外联系等方面都有明确规定，并实行严格的药品进出口许可证制度。"一五"期间开始从苏联引进成套制药设备，致力于建立医药工业体系。但是，从1958年的"大跃进"到60年代初，中国工农业生产被严重破坏，对外医药贸易也受到很大影响，1966年开始的"文化大革命"更是使对外医药贸易陷入停顿。

### 改革开放以后中国医药贸易

改革开放以后中国外贸经营权不断下放，国家不断放开外贸控制，特别是2004年为了适应加入世界贸易组织的要求，中国修订了《对外贸易法》，将外贸审批制改为外贸登记制，各类企业甚至是自然人个人也能从事对外贸易，极大地促进了中国医药对外贸易的发展。从1978年改革开放医药产品进出口总额不到5亿美元，到2015年医药产品外贸总额首次突破1000亿美元，2019年达到1456.91亿美元，中国对外医药贸易取得了巨大的突破性的发展，并已经与世界上200多个国家和地区建立了对外医药贸易关系。其中欧洲、亚洲、北美洲是中国医药外贸的前三大市场，共占比90.74%。2019年，中国医药产品出口前五大目的国是美国、印度、日本、德国、韩国，合计占比达43.95%；医药产品进口来源国排名前五位的是德国、美国、日本、爱尔兰、法国，合计占比达54.5%。中美贸易摩擦没有对中美之间医药贸易造成明显影响。

### 中国医药贸易发展新特点

从改革开放至今经过近40年的发展，中国医药贸易不仅在总量上有大幅增长，在结构上也出现了新的特点。

制剂加工贸易大幅增长 由于中国加工贸易相关税收减免政策，吸引很多国外客商选择用这种方式与中国药企合作，海外订单迅速增加；同时，中国制剂生产在生产设备、质量管理、技术水平等软硬件方面实现了全面提升。

药企参与国际分工形式呈现多样化，医药服务贸易逐渐走出国门 医药研发合同外包服务、医药销售合同外包服务等新兴业态逐渐兴起，尤其是药研发合同外包服务机构已经承担外企大量医药研发和临床试验项目，中国已成为亚洲最重要的多中心临床试验中心之一。中医药对外服务贸易规模快速扩大，中国每年派出中医临床医师约2000人，占外派医疗劳务人员总数的60%。有超过60家中医药服务贸易机构在20多个国家和地区开办了中医医院、中医诊所、中医养生保健机构等，年接诊量达到25万人次。中医药对外服务贸易也带动了中药类产品在海外的销售。

医药企业海外并购成交金额屡创新高 三胞集团8.19亿美元收购美国生物医药公司丹德里昂（Dendreon），开创了中国药企收购海外首个生物类原研药的纪录。复星医药以10.91亿美元并购了印度药企格兰德制药有限公司（Gland Pharma Limited），是中国药企海外并购投资额最大的并购项目。

研发成果转化效果明显，高附加值产品走出去加速 中国国内制剂企业拥有美国仿制药申请（abbreviated new drug application, ANDA）文号已超过300个，越来越多的药企开始进军美国仿制药市场，多个产品获得美国临床研究批准。医药产品出口结构优化，发达市场占比提高，一致性评价工作推进，中国医药企业实力提升，逐渐从仿创向自主创新过渡，2019年百济神州自主研发的抗癌新药"泽布替尼"获得美国食品药品管理局审批，石药集团马来酸左旋氨氯地平片剂获得美国食品药品管理局新药上市申请。此外，对外授权许可形式也成为中国医药企业与海外研发巨头、跨国投行进行合作的新形式。

贸易摩擦增加 随着中国国内医药企业国际化步伐加快，向高端发展，引起包含印度、欧盟、乌克兰等国家的反倾销以及美国的反倾销、337调查。贸易摩擦受影响的产品从具体产品、个别企业发展到整个医药行业。遭遇调查的都是中国的传统和优势产品，主要为解热镇痛类产品、优势原料药和抗癌制剂。美国宣布对从中国进口产品加征关税的清单中，由于医保商会和医药企业的努力，原料药和制剂被排除，主要受影响的是医疗器械。

(褚淑贞 胡 霞)

yīyào chǎnpǐn guójì màoyì

### 医药产品国际贸易（trade of pharmaceutical commodities）

化学药品、生物制品、中药、医疗器械等有形商品在不同国家和地区之间的商业活动。其中化学药品包含化学原料药及中间体、化学制剂，生物制品指的是利用基因工程、抗体工程以及细胞工程技术生产的药物，中药类产品包含植物提取物、中成药、中药材及饮片、保健品等产品，医疗器械包含医用敷料、一次性耗材、医院诊断与治疗设备、保健康复用品等产品。下面从化学原料药、化学制剂、生物医药产品、中药类产品、医疗器械类产品 5 种医药产品国际贸易发展及现状。

**化学原料药产品贸易** 中国是原料药出口大国，能提供 1400 余种原料药产品，出口的大宗原料药包含维生素类、氨基酸类、氨基糖苷类、解热镇痛类、青霉素类、激素类、头孢菌素类、四环素类、大环内酯类、磺胺类、氯霉素类等产品，产品的产量甚至可以左右国际医药市场同类产品的价格，但长期以来出口的原料药平均利润率仅有 2%~5%。从 2012 年开始中国医药产品出口结构开始逐步优化，原料药企业开始沿着"原料药——特色原料药——仿制药——创新药"的路径前进，特色原料出口增长。中国共有 1.1 万家企业经营原料药出口业务，连续 4 年都在增长，民营企业是中国原料药出口的主力军，出口一直在增长，占比上升至 62%，而国有企业收缩至 13%，在中国境内的中外合资企业、中外合作企业、外商独资企业占比为 25%。石药集团、普洛药业、华海药业、创诺医药、联邦制药、浙江医药、亿帆医药、江西天新、浙江化工、新华制药 10 家原料药龙头企业是中国原料药出口额最大的 10 家企业，合计出口额为 24.02 亿美元，占比 8.25%；出口额过亿美元的企业有 32 家，超 5000 万美元的有 107 家，占比分别达 18.89% 和 36.68%。但是相对于 1.1 万家原料药出口企业，出口企业集中度还是比较低。由于受到用水定额规范、废气排放标准、排污许可证、环境保护税等环保新政影响，近两年来整改、搬迁、关停和停

限产的原料药企业数量不断增加，这将加速中国原料药供给侧结构性改革和淘汰落后产能、促进原料药行业产能集中。中国原料药共出口到 195 个国家和地区，亚洲、欧洲、北美洲是中国前三大出口市场。对亚洲出口以低价产品为主，价格是在亚洲市场的优势之一，印度是中国在全球也是亚洲最大的市场，但是印度也在开始计划振兴本国的原料药制造业，因此也对中国原料药企业加大了检查力度，2018 年初就要求禁止从 8 家企业进口原料药，中国原料药产品在未来可能将面临更为严格的监管和审查；对欧洲和北美洲的原料药出口均价较高，这两个市场更关注高质量标准、高附加值的产品，美国和欧盟之间已就药品生产质量管理规范检查达成互认协议并开始正式运行，对中国出口的原料药提出了越来越高的要求。在进口方面，中国进口的原料药主要是维生素类、头孢菌素类、心血管系统类产品，主要来源于欧亚两洲。中国原料药进口大幅度增长，一方面与国内医药市场增长有关系；另一方面源于国内环保压力，部分自产的原料药转向国际采购。另外，由于国内医药产业转型升级速度加快，有些原料药品种将转移到其他国家生产，中国低价出口原料药的状况将慢慢消失，反而有些原料药品种会从出口变为进口。三资企业经营了中国原料药进口总额的 72%，辉瑞、通用电气、施贵宝、阿斯利康、罗氏、拜耳、德固赛、默克、卫材、施维雅等跨国企业在中国原料药进口业务中处于领先地位，进口原料药的民营企业数量虽然与三资企业相当，但是进口金额只占总进口金额的 21%。

**西药制剂产品贸易** 中国主要出口激素类药品、青霉素类药品、头孢菌素类药品、维生素类药品等 71 种西药制剂产品，但是在中国医药类产品出口中的比重并不高，2017 年，中国制剂出口 34.56 亿美元，仅占西药类产品的 9.7%，但增长了 8.32%。而且在国际市场上的增长点正在发生变化，对欧盟、北美规范市场强劲增长，其中对欧盟出口 6.7 亿美元，大幅增长 53.51%，对非洲出口增长 11.2%，而亚洲市场表现平平，出口下降 7.83%；抗肿瘤、精神类、抗病毒类、抗高血压及降血脂类等高附加值制剂出口增长较快，是拉动西药制剂对欧美出口增长的主要动力，华海药业、恒瑞医药、桂林南药等制剂企业在出口额保持较快增长的同时，获得美国新药申请数量继续增长；另外，外资药企制剂出口大幅增长。西药制剂出口前十强本土企业分别是：浙江华海药业、桂林南药、江苏恒瑞、瑞阳制药、石药集团、华北制药、东方国际集团上海荣恒国际贸易有限公司、江苏开元医药、浙江省医药保健品进出口有限责任公司、中宁化集团。由于美国食品药品管理局、欧盟和世界卫生组织等对中国企业监管趋严，常规检查和飞行检查力度空前，同时国家注册评审新规、仿制药一致性评价的一系列新规、新标准出台，对药品自主研发到生产、上市等各环节都有严格规定，因此西药制剂出口将受到各种不确定因素的影响。

**生物制药产品贸易** 生物制品是以微生物、细胞、动物或人源组织和体液等为原始原材料，用生物学技术制成，用于预防、治疗和诊断人类疾病的制剂，如疫苗、血液制品、生物技术药物、

微生态制剂、免疫调节剂、诊断制品等。根据生物制品的用途可分为预防用生物制品、治疗用生物制品和诊断用生物制品三大类。中国生物医药产业在 21 世纪初有很大的发展和进步，但是在技术研发投入及水平上、冷链包装运输技术、产业集中度等方面与欧美发达国家还是存在很大的差距，并且生物医药制品的国际注册标准高，因此中国在生物医药及生物制品领域的进出口存在贸易逆差。中国生物制品的出口只占医药产品出口的 4.7%，中国有 31 种生物制药产品对外出口，其中出口量最大的产品是肝素及其盐制剂，主要市场是亚洲、美国和欧盟。中国有 250 多家企业经营生物制品的出口，艾博生物医药（杭州）有限公司、上海英伯肯医学生物技术有限公司、浙江东方基因生物制品有限公司和杭州安旭科技有限公司的出口业绩位列前 4 位，其业绩之和占中国生物制药产品出口总额的 40.6%。其中，浙江东方基因生物制品有限公司生产以基因诊断技术为主体的体外诊断试剂和以基因治疗为主体的抗癌新药，产品已出口到美国、巴基斯坦、印尼、印度、土耳其和非洲等 50 多个国家或地区；杭州安旭科技以生产妊娠类、毒品类检测试剂为主，产品已出口到德国、加拿大、美国、埃及、波兰等 50 多个国家或地区，其毒品类检测试剂出口优势显著，在一些发达国家或地区市场占有主导地位。中国对美国、波兰、英国等市场的出口主要是快速诊断试剂和医疗诊断仪器，出口企业以外资企业为主；对印度的出口则以免疫、核酸类诊断试剂原料和一些快速诊断试纸为主；对非洲的出口主要为抗人类免疫缺陷

病毒抗体诊断试剂盒等诊断试剂类产品和一些被列入世界卫生组织和联合国儿童基金会采购目录的传染类疾病诊断试剂；对东盟的出口主要为血液制品和快速诊断试剂。

**中药类产品贸易** 中国出口的中药类产品主要包括植物提取物、中成药、中药材及饮片及保健品。提取物类产品是中国中药类商品出口的主力，占比超过 55%，2013—2015 年该产品以 20% 的增速稳定增长，排名前十的出口品种为甜菊叶提取物、桉叶油、薄荷醇、辣椒色素、万寿菊提取物、甘草提取物、银杏液汁及浸膏、越橘提取物、水飞蓟提取物、芦丁提取物。中药材及饮片为中国出口的第二大中药类产品，占比超过 30%，中药材及饮片出口的前十大品种分别为人参、枸杞、肉桂、红枣、茯苓、冬虫夏草、半夏、当归、党参、西洋参。中成药在 2019 年的中药产品整体出口额中占比仅为 6.87%，相对于原料类产品仍处于弱势地位，中成药出口最大的为安宫牛黄丸，其次分别为片仔癀、清凉油和云南白药。在中药类产品进口方面，提取物是中国进口的主要商品，占比在 40% 左右，主要是甘草制品及色素类产品；中成药为中国进口的第二大中药类产品，占比 28% 左右；中药材及饮片进口量较大的品种主要有乳香、没药及血竭、西洋参、鹿茸、姜黄等；在保健品进口方面，蜂花粉、鱼油、蜂蜡、燕窝等进口是主要进口品种。印度尼西亚、秘鲁、马来西亚、澳大利亚和美国是中国保健品进口的前五大市场，占据了中国保健品进口 80% 的市场份额。

**医疗器械类产品贸易** 在医

疗器械类产品出口中，中国主要出口的品种是按摩器具、医用导管、药棉、眼镜、医用敷料、医用无纺织物服装、钢铁制卫生器具、X 线检查造影剂、不锈钢制品、诊疗外科仪器和注射器等一次性耗材和中低端诊断治疗器械，这些产品的出口额均过亿美元。其中民营企业出口额占比最高，达到 48.14%，超过在中国境内的中外合资企业、中外合作企业、外商独资企业，"三资"企业出口占比为 46%，国有企业占比仅为 5.79%。在医疗器械类产品的进口中，中高端诊疗设备是进口主力，排名前 10 的有 8 项为医院诊断与治疗设备，其中使用光学射线的仪器装置、彩色超声波诊断仪、X 射线断层检查仪等中高端医疗诊断与治疗设备均位于前列，其中显微镜进口增速最快。在经营进口业务的企业中，"三资"企业占比最多，为 47.94%，其次是民营企业，占比 33.56%，进口额 31.72 亿美元，国有企业进口占比 18.45%，进口额 17.44 亿美元。

在医药产品国际贸易实施过程中，各国均建立了药品进口管理、药品出口管理的制度，各国的医药产品进出口结构也不同，其中，实行国际医药贸易进出口合同是国际贸易的惯例，中国唯一一家中国医药保健品进出口组织就是中国医药保健品进出口商会，是中国具有最专业的贸易和投资促进职能、沟通政府与企业、联系国内外市场、代言医药行业最直接、最权威的行业组织。美国、欧盟、日本为协调各国的药品注册技术要求而成立了以制定创新药物研发、临床试验、注册标准为主的核心国际规则制订组织——人用药品注册技术要求国

际协调会议。中国国家食品药品监督管理总局 2017 年加入了该组织，意味着中国在药品研发和注册国际化道路上迈出了历史性一步。

（褚淑贞 胡霞）

yàopǐn jìnkǒu guǎnlǐ

## 药品进口管理（import administration on drug）

国家通过制定和颁布药品质量管理政策和法规对进口药品的注册审批、质量标准、进口检验、处罚等方面进行管理。目的是为保证进口药品安全和有效，促进医药国际贸易的发展。美国、日本、欧洲等发达国家和地区是中国药品出口的主要市场，中国药品要想顺利进入这些国家和地区，必须符合进口国的相关法律、法规和质量标准（见美国对药品进口的管理、欧盟对药品进口的管理、日本对药品进口的管理）。中国对药品进口的管理体现在中国《药品进口管理办法》《进口药材管理办法》等法律法规中。中国对药品进口进行管理的部门为国家药品监督管理部门。

**《药品进口管理办法》对药品进口管理的规定** 为规范药品进口备案、报关和口岸检验工作，保证进口药品的质量，2003 年 8 月 18 日中国国家药品监督管理部门、海关总署公布《药品进口管理办法》，2012 年 8 月 24 日国家药品监督管理部门、海关总署颁布《关于修改〈药品进口管理办法〉的决定》。

**进口药品审查、注册制度** 对国外已上市的药品进入中国市场前，由国家药品监督管理部门进行审查、注册，经审查确认符合质量标准安全有效的，方可批准进口，并核发《进口药品注册证》。《进口药品注册证》是国外药品进入中国市场合法销售的证明文件，分为正本和副本，自发证之日起 5 年内有效，从港澳台进口的药品发给的是《医药产品注册证》。没有取得《进口药品注册证》或《医药产品注册证》而在中国销售的国外药品将被作为假药论处。境外制药厂商须报送有关资料和样品，提供相关证明文件，并向主管部门提出申请，接受主管部门的检验与审核，在通过审批后，方可取得《进口药品注册证》。在 2017 年以前进口的药品注册和国产的药品注册在程序上很有大的差异，2007 年颁布的《药品注册管理办法》中"第六章 进口药品的申报与审批"对进口药品的注册管理做出了专门的规定，其中中国港、澳、台地区制药厂的药品注册申请，按照进口药品程序办理，符合规定的颁发《医药产品注册证》。后来经过改革，进口药品注册和国产药品注册统一了程序，因此 2017 年 10 月国家药品监督管理部门颁布的《药品注册管理办法》（修订版）征求意见稿以及 2020 年 7 月开始实施的《药品注册管理办法》中没有专门针对进口药品注册的内容，进口药品注册所有程序参照《药品注册管理办法》中的条例执行。

**进口药品指定口岸审查备案制** ①药品必须从有国务院批准的允许药品进口的口岸进口。进口药品和进口麻醉药品、精神药品、蛋白同化制剂、肽类指定激素指定的进口口岸有：北京、天津、上海、大连、青岛、成都、武汉、重庆、厦门、南京、杭州、宁波、福州、广州、深圳、珠海、海口、西安、南宁。上述 19 个城市所在地直属海关所辖的口岸均可进口药品。国家药品监督管理局规定的生物制品以及首次在中国国内销售的药品和国务院规定的其他药品指定的到岸地有：北京、上海和广州 3 个口岸城市。②进口企业须向口岸药品监督管理局登记备案。每批进口药品均须接受药监部门的监督，监督的方式即为登记备案。登记备案并不只是简单的程序性告知，口岸药品监督管理局必须要审查以下项目：申请备案的进口药品是否具有《进口药品注册证》；进口药品的标签、说明书等是否符合中国有关规定；有数量限制的进口药品是否在规定的数量限制内等。对于符合规定的进口药品，口岸药品监督管理局出具《进口药品通关单》，海关凭《进口药品通关单》放行。③口岸药品监督管理局应当通知口岸药品检验机构按照规定对进口药品进行抽查检验，并按照规定收取检验费用。2018 年，国家药监局发布《关于进口化学药品通关检验有关事项的公告》，取消进口化学药品的口岸检验，进口化学药品从口岸通关后可直接配送至医疗机构、零售药店。

**对三类药品在上市前或者进口时实施强制性检验** 这 3 类药品指的是国家药品监督管理部门规定的生物制品、首次在中国境内销售的药品和国务院规定的其他药品。对这些可能存在安全性隐患和需要加强管理的品种，在销售前或进口时，由口岸药品检验机构实施强制性检验。检验不合格的，口岸药品监督管理局不予进口备案。

**麻醉药品和精神药品须领取《进口准许证》** 进口麻醉药品和国家规定范围内的精神药品，必须按照国务院麻醉药品、精神药品管理的法规办理《进口准许证》。

**《进口药材管理办法》对药材进口管理的规定**　为了加强进口药材监督管理，保证进口药材质量，国家药品监督管理部门于2005年颁布了《进口药材管理办法（试行）》，2019年修订并颁布了新的《进口药材管理办法》。规范进口药材申请与审批、登记备案、口岸检验及监督管理，规定进口药材必须符合国家药品标准。

**进口药材的申请与审批**　药材进口申请分为首次进口药材申请和非首次进口药材申请。首次进口药材申请包括已有法定标准药材首次进口申请和无法定标准药材首次进口申请。

**《进口药材批件》的申办**　①首次进口药材：申请人应当通过国家药品监督管理局的信息系统填写《进口药材申请表》，并向其所在地省级药品监督管理部门报送有关资料；省级药品监督管理部门对申报资料进行形式审查：审查申报资料的规范性及完整性，发出受理或者不予受理通知书；申请人收到首次进口药材受理通知书后，申请人将检验样品和相关资料报送其所在地省级药品检验机构，检验机构对药材进行样品检验或质量标准复核，并将检验报告和复核意见报送所在地省级药品监督管理部门。对符合要求的，发给一次性进口药材批件，对不符合要求的，发给《审查意见通知书》。②非首次进口药材：对非首次进口药材的进口程序进行简化，进口单位可直接办理备案。

**进口药材登记备案**　首次进口药材申请人应当在取得进口药材批件后1年内，从进口药材批件注明的到货口岸组织药材进口，并向口岸药品监督管理部门登记备案，在信息系统填写《进口药材报验单》并报送有关资料。由口岸药品监督管理部门负责对登记备案资料的完整性、规范性和真实性进行审查。对符合要求的，发给《进口药品通关单》，收回首次进口药材批件；同时向口岸药品检验机构发出《进口药材口岸检验通知书》，并附登记备案资料1份。

**进口药材的口岸检验与监督管理口岸**　药品检验机构收到口岸检验通知后，到规定的存货地点进行现场抽样，申请人应提供药材原产地证明原件。药品检验机构根据登记备案资料对药材原产地证明原件和药材实际到货情况进行核查。对符合要求的予以抽样，在《进口药品通关单》上注明"已抽样"，并加盖公章；对不符合要求的，不予抽样，并报送所在地口岸药品监督管理部门，由口岸药品监督管理部门对有证据证明可能危害人体健康且已办结海关验放手续的全部药材采取查封、扣押的行政强制措施。药品检验机构对抽样进行检验，出具《进口药材检验报告书》，并报送所在地口岸药品监督管理部门，并通知申请人。对检验不符合标准规定的进口药材，口岸药品监督管理部门应当在收到检验报告书后立即采取查封、扣押的行政强制措施，并做出行政处理决定。

(褚淑贞　胡霞)

měiguó duì yàopǐn jìnkǒu de guǎnlǐ

**美国对药品进口的管理**（drug import administration of USA）　美国对进口药品按照制定的法律法规和质量标准进行管理的行为和过程。

**管理机构**　美国的药品监管体制是公认的严格而相对成熟的管理制度。美国对药品进出口的管理非常严格，管理体制是由财政部、海关、人类健康服务部、食品药品管理局和美国管制（特殊）药品监督管理局组成的多级联动管理体制。其中财政部的职责是递交进口的食品、药品、医疗器械和化妆品的样品，并对进口药品的货主或受托方的合同执行能力和违约赔偿能力进行审查；海关的主要职责是基于美国食品药品管理局的检查结果确定是否允许进口该药品；人类健康服务部的主要职责是对拟进口药品的所有外国公司实施注册，并将这些公司的信息提供给财政部，不符合要求的药品将被重贴标签、销毁、拒绝入境或出境；美国食品药品管理局全权负责美国药品的进出口，执行《联邦食品、药品和化妆品法》以及其他法律，保证进口到美国的药品安全有效合法、标识准确真实全面。美国管制（特殊）药品监督管理局主要负责美国麻醉药等特殊药品的进出口，登记进出口商和审查相关表格，确保药品合法进出口和销售使用，对违反管制药品法律的违法者进行调查和起诉，防止特殊药品的滥用。

**法律法规**　美国管理进口药品的法规主要体现在3个法规中：《联邦食品、药品和化妆品法》《联邦特殊管制药物法案》和《管制物质进出口法案》。其中《联邦食品、药品和化妆品法》是美国生产或进出口药品及流通和销售药品的主要依据，《联邦特殊管制药物法案》则是预防和管理如麻醉药品、镇静剂、兴奋剂、致幻剂、激素等"管制物质"滥用的法律，《管制物质进出口法案》主要规定禁止进口的管制物质，管制物质的转运和过境运输，管制物质进口的申请程序和要求等。另外，美国国会通过的《处方药营销法》规定禁止流通和销售药物样品，并且禁止美国生产的处方药的再进口。

**管理内容** 主要包括 4 个方面的内容。

对进口药品的一般要求 《联邦食品、药品和化妆品法》规定，所有进口药品与国内药品要求一致，不仅要安全、有效，而且对标签和说明书要进行英文标注，描述信息要求真实、完整。另外，进口药品还需要经过美国食品药品管理局生产现场检查和验收，并获得美国国家药品登记号后才能进口。同时，在卫生不达标的条件下生产、加工和包装的药品，生产、包装、贮存和安装不符合规定的医疗器械，在其生产国或出口国被禁止销售或限制使用的药品，掺假、冒牌或违反相关法律法规规定的药品等禁止进口。

药品进口的注册审批 包括药品进口的新药临床研究审批和药品上市审批。

对于进口药品临床研究审批，如果药品申办者能够提供足够的数据证明拟进口至美国的研究性新药是安全的，就可以向美国食品药品管理局提交药品进口新药临床研究申请。申办者可以是个人、制药企业、政府机构、学术机构、私人组织或其他组织，所以新药临床研究申请分两类：商业用临床研究申请和研究用新药临床研究申请，前者是为了上市，后者是为了学术研究。按照 21CFR 第 312 条第 110 款规定，拟进口的研究性新药必须符合与美国国产研究性新药相同的法律规定才能获得有效的新药临床研究申请，并开始在美国进行临床试验。美国食品药品管理局有 30

天的时间决定是否允许对该药进行人体试验，美国食品药品管理局同时评价临床计划书，以确保受试者避免危险以及证明该药用于人体是安全、有效的。新药临床研究申请不需要得到批准，如果美国食品药品管理局 30 天内不同申办者联系，说明没有问题，临床试验可以开始。

对于药品上市审批，按照 21CFR 第 314 条第 410 款规定，拟进口至美国的药品与其国产药品一样，必须由申请人向美国食品药品管理局提交药品进口的创新药上市申请/简化新药申请，并获得上市许可批准。在创新药上市申请评审中，申请人要向美国食品药品管理局提交临床前研究数据、临床研究数据、药物化学数据、药品生产数据等以判断药品在预期用途上是否安全有效，负责创新药上市申请的是药品评价和研究中心的新药办公室。美国食品药品管理局会在 180 天内向药品申办者发出批复函，告知美国食品药品管理局是否批准该申请。创新药上市申请的最初处理是在药品评价和研究中心的中心档案室，然后中心档案室再分配到相应的评审小组进行评审，一般是化学、药理学、医学等审评员独立审评，并将评审结果提交给消费者安全官员。如果药品申办者是要获得美国食品药品管理局对仿制药的上市审批，就可以向美国食品药品管理局递交简化新药申请，负责评审简化新药申请的是药品评价和研究中心下设的仿制药品办公室。简化新药申请的评审重点是生物等效性审查、化学/微生物审查和标签审查。简化新药申请一般不要求提交证明安全性和有效性的临床前研究和临床试验的数据，因此被

冠以"简化"。审评期间，产品生产与质量部门负责评价设施，并决定是否进行批准前检查。如果美国食品药品管理局依据现有信息可以科学决定是否接受设施，可不进行批准前检查。批准前检查主要有 3 个目的：为商业化生产做充分准备；与申请内容一致性确认；审核数据的完整性。最后，由新药办公室或仿制药办公室下发关于申请的最终决定，即批准信函/完整答复信函。如果是批准信函代表获得上市许可，完整答复信函代表拒绝上市许可。对于拒绝上市的理由及建议会在完整答复信函中陈述，比如：美国食品药品管理局在申请或简化申请中识别出的具体缺陷；对数据进行全面审评的情况；数据不足；为申请人后续获得上市批准提出的建议。申请人收到完整答复信函后，可以解决信函中确定的所有缺陷，重新提交申请或简化申请，或者撤回申请或简化申请，也可以请求听证。

原料药的进口规定 美国对原料药不进行独立审批，而是实行药物主文件备案制，只在新药临床研究申请、创新药上市申请或简化新药申请时对药物主文件进行技术内容的审查。原料药进口同样需要进行药物主文件备案。国外原料药生产商先向美国食品药品管理局递交 Ⅱ 型药物主文件，且国外药物主文件持有人需指定美国代理人。美国食品药品管理局如果认为符合形式要求，就发给该药物主文件一个注册号，并将注册号告知美国代理人。美国食品药品管理局并不是接到药物主文件后就会准备对企业进行现场检查，只有当美国食品药品管理局接到该原料药制剂用户提交的创新药上市申请/简化新药申请

后，才会指定人员审查药物主文件的内容，并做出药品生产质量管理规范检查计划。美国食品药品管理局对原料药生产企业检查通过后，通知代理人同意其使用该原料药，同时通知美国贸易部门准许进口该原料药。原料药进入美国市场后，美国食品药品管理局至少每2年对企业复检1次。

对药品进口程序的规定　美国《联邦食品、药品和化妆品法》规定，药品进口时，所有参与该药品的生产、运输、合成、加工的外国公司都必须先到人类健康服务部注册其公司的地址、名称及在美机构的名称。人类健康服务部将这些公司信息提交给财政部，财政部将对这些公司及受托方的资质进行审查，只有符合资质的公司生产的药品才能进入美国市场。进口方或其委托方还必须向美国食品药品管理局提交进口通知和美国海关的书面文件，美国食品药品管理局通过检查进口商的相关文件来确定是否需要对药品进行物理检查、码头检查或样品检查，如果不需要，就会给海关和进口商发放放行通知；如果需要检验，美国食品药品管理局会给海关和进口商发出抽样通知，进口商应将该批货物从码头移入另一港口或口岸仓库，并从货物中抽取样品送到美国食品药品管理局地区实验室进行检验，直到接到合格检验结果和放行通知才可进入美国市场。如果检验结果显示样品违反了《联邦食品、药品和化妆品法》的规定，美国食品药品管理局将扣留药品，并告知进口商在10个工作日内收集证据申请听证。如果在规定时间内未有任何人提出听证或延长听证期的申请，则美国食品药品管理局将拒绝药品进口。另外，在某些情况下，药品可能一进入美国即被扣留，这有可能是药品本身的性质有问题或药品有违规的历史记录。

（褚淑贞　胡霞）

yàopǐn zhǔwénjiàn
## 药品主文件（drug master files, DMF）

供应商提交给美国食品药品管理局的包含一种或多种人用药物在生产、加工、包装或存储中所用设备、工艺或物质的详细保密信息的文件材料。

**作用**　根据美国的《食品、药品和化妆品法》，药品制剂在上市之前，必须向美国食品药品管理局提出新药注册申请，提供拟上市新药及其成分在"安全性、有效性和质量"3个方面的全部信息，美国食品药品管理局做出全面评价认为满足要求后，才能给予批准上市。当制剂生产商使用的原料成分不是自己生产的，就需要其供应商提供有关原料成分所要求的各种信息供美国食品药品管理局评审使用。但原料成分供应生产商一般不愿意将自己产品的有关信息透露给非官方的第三方。为了解决这一问题，美国食品药品管理局建立了药品主文件提交程序，允许在原料成分的供应商不愿意将自己产品的有关信息透露给非官方的第三方时，制剂生产商注册需要的有关信息，可由原料成分的供应商自己以药品主文件的形式直接提交给美国食品药品管理局，以支持药品申请的审评。这样药品主文件作为一种参阅性资料在美国食品药品管理局中心档案室存档，既可以保证药物专有信息的机密性，有效保护药品主文件持有者的知识产权，又使美国食品药品管理局在药品注册审评过程中获得所需的药品主文件信息。药品主文件中包含的信息可用于支持一种或多种新药临床研究申请、创新药上市申请（适用于首次在美国上市的药品）、简化新药申请（适用于仿制药）、出口申请以及上述各种申请的修正和补充。药品主文件的提交并不是由法律或美国食品药品管理局规章强制要求的，而是完全基于药品主文件持有人自愿的行为。但是美国的药品主文件库是全世界制剂厂家广泛参照的一个供应商资料库，几乎所有想让产品推向国际的原料药厂都进行药品主文件备案。

**类别**　在美国食品药品管理局发布的《药品主文件指南》中，药品主文件分为5个类型：Ⅰ型，制剂药厂信息，持有者一般是药品制剂生产者自身，包含生产地点、厂房设施、操作步骤和人员等，这类药品主文件的持有者一般是药品制剂生产者自身，但这类药品主文件资料并不对美国食品药品管理局药品评审员有直接的帮助，因此已取消；Ⅱ型，原料药、原料药中间体、生产前述物质使用的原材料，或药品；Ⅲ型，药用包装材料；Ⅳ型，药用辅料类，包含赋形剂、着色剂、香料、香精及其他添加剂等非药性成分；Ⅴ型，美国食品药品管理局接受的其他信息。最常用的药品主文件是原料药和制剂包装材料类，有些非药性成分如新颖的辅料也可以申报药品主文件在美国食品药品管理局备案，一般来说已在美国药典/国家处方集上的通用辅料的化学生产资料，美国食品药品管理局不再进行评审。原料药生产企业向美国食品药品管理局申报的药品主文件文件属于Ⅱ型。原料药若以合法的身份进入美国市场，必须获得美国食品药品管理局认可。一般首先取得药品主文件登记号，在制剂生产商向美国食品药品管理局提交注册申请资料时，原料药部分的资料可直接引用该原料药的药品主文件文件登记号，并且在现场检查时进行检查。在美国食品药品管理局批准制剂申请之前，原料药生产企业必须通过美国食品药品管理局官员的现场检查。现场检查的目的是确认原料药生产现场是否符合药品生产质量管理规范，同时也必须符合美国食品药品管理局技术上的一些特殊要求，确认原料药生产现场是否与提交的药品主文件文件内容一致。

**内容** 药品主文件文件的书写均采用通用技术文件（common technical document，CTD）格式，而且药品主文件文件应该以英语撰写，申报文书中包括其他语种时，必须包括准确的英文翻译。CTD 是人用药品注册技术要求国际协调会议规定的一种文件格式，其目的是为组织递交给药政管理部门的申请文件提供一个通用技术文件格式，该格式已被美国、日本、欧洲联盟三方的政府药品管理部门和制药行业接受。CTD 的内容主要包含行政描述信息、通用技术文件总结（专家报告）、质量、非临床研究报告、临床研究报告等 5 个方面的内容。其中行政描述信息包含药品主文件持有者、总部、制造地委托检测单位及代理情况等；通用技术文件总结是由有资格的专家对药品主文件文件涉及的药品的主要概况包含工艺、物料、包装、稳定性、杂志等内容的概述；质量部分包含原料成分的名称、分子式、分子量结构、基本理化性质等基本信息，生产商、生产工艺和工艺控制描述、物料控制、关键工序、中间体控制、工艺研发报告等生产信息，结构和其他性质的说明、杂质等结构确认信息，标准、分析方法、分析方法验证批号分析、成品规格标准设定说明等成品控制说明，以及包装、稳定性试验等内容；非临床研究报告包含原料药和制剂在毒理学和药理学试验方面的内容；临床研究报告包含制剂在临床试验方面的内容。

**审批流程** 美国食品药品管理局既不审批已备案的药品主文件资料，也不对药品主文件资料发表同意或不同意的观点。药品主文件资料上交后仅是编号备案。因此，供应商在收到美国食品药品管理局接收药品主文件通知，并不表示呈交的药品主文件通过了美国食品药品管理局审批。

只有当药品主文件的用户向美国食品药品管理局申报制剂药品申请及其修正或补充后，美国食品药品管理局才开始审查有关的药品主文件资料，即审查这些资料是否符合美国食品药品管理局的安全性及其他要求。因为药品主文件审查是由其用户的药品申报而引起关联性审查，即在授权下因申报新药临床研究申请、创新药上市申请、简化新药申请而接受审查，因此药品主文件资料本身不存在批准与不批准的问题。而对于非处方药及包装材料一般不会涉及对药品主文件的审查，对非处方药制造商来说原料药和包装材料是否有药品主文件在美国食品药品管理局存档备案便不像处方药那样至关重要。

美国食品药品管理局在审查中如发现药品主文件存在问题，美国食品药品管理局会向药品主文件持有者发函，指出欠缺之处，同时通知药品申报者所参阅的药品主文件有欠缺。但美国食品药品管理局并不告知药品主文件的用户有关药品主文件欠缺的详细情况。对药品主文件的欠缺，美国食品药品管理局也仅仅是向药品主文件持有者指出而已，并不催促其改正。只要药品主文件存在问题，美国食品药品管理局是不会批准任何与其有关的药品申请的。因此，药品申报者考虑到商业利益，必然会积极地催促药品主文件持有者尽快改正欠缺并回复美国食品药品管理局。药品主文件持有者在改正欠缺并回复美国食品药品管理局后，还应立即通知用户已回复了美国食品药品管理局之事实，并注明回复日期。

（褚淑贞 胡霞）

**欧盟对药品进口的管理** （drug import administration of European Union） 欧盟对进口药品按照制定的法律法规和质量标准实施管理的过程。药品必须要通过欧盟注册审批程序获准上市以后才能进口到欧盟市场，药品上市许可只能授予在欧盟设立的申请人。申请人提交某一产品的上市申请后，若通过审批，申请人便成为"上市许可持有人"，上市许可持有人可以将产品委托给不同的生产商生产，由上市许可持有人对上市药品全生命周期的质量安全负责。欧盟对药品的管理分为上市许可管理和生产许可管理，药品进口商必须获得成员国主管当局下发的生产许可，成为生产许可持有人，药品生产许可持有人对药品上市许可持有人负责。全部和部分生产及分装、包装和外观改变的各种操作，都需要获得生产许可。并且在生产许可下发前，进口商必须已经确保出口国生产商符合欧盟的良好生产质量管理规范。欧盟对生产企业实施定期、严格、透明的药品生产质量管理规范检查，包括定期检查和飞行检查，以确保对公众健康的保护水平至少等同于欧盟的标准。欧盟对制剂、原料药、植物药的上市审批程序都有不同的规定。

**管理部门**　包括欧洲药品局和成员国的药品注册管理机构。

欧洲药品局　负责欧盟药品的技术审查和批准上市工作，下设 5 个审评委员会：人用药品委员会、兽用药品委员会、罕见病药品委员会、草药药品委员会以及儿科药品委员会，依次分管化学药品和生物制品、兽药、罕见病药品、草药和儿科药品的审批和管理。在注册方面，欧洲药品局主要完成以下工作：向欧盟成员国和相关机构提供人用药和兽用药质量、安全性及有效性方面的建议；充分利用多国的专家资源来完成其在集中程序和分散程序中的单一评审过程；在欧盟组建快速、透明、高效的药品审评程序。

成员国的药品注册管理机构　欧盟各国均有各自的药品注册机构，分别负责本国的药品上市工作。如德国联邦药品和医疗器械机构负责德国的药品审评工作，下设 5 个药品发证处，分管各类药品的上市评价许可。德国联邦药品和医疗器械机构根据《德国药品法》对药品进行评价，以决定其能否上市。同时也对顺势疗法药品和欧盟范围内销售的药品进行评价和发证。再如法国健康产品安全局负责法国的药品审评工作，其前身是医药产品局。法国健康产品安全局下设 9 个委员会和 2 个专家组，其中药典委员会与市场准入许可证委员会负责药品标准审核并颁发许可证。

**制剂上市许可程序**　包括集中审批程序、成员国审批程序及互认可程序。

集中审批程序　药品在欧盟各国都能获得批准上市的注册审批程序之一，负责集中审批的机构是欧洲药品局。生物制品必须通过集中审批程序获得上市许可，包括 DNA 重组产品、生物活性蛋白的基因表达产品以及杂交和单克隆抗体产品，其他产品不作强制性要求。截至 2017 年底欧盟实施集中审批程序的药品范围正逐步扩大，适应证为人类获得性免疫缺陷综合征、癌症、神经退行性疾病、糖尿病、病毒性疾病、自身免疫病及免疫相关疾病的药品，罕见病药品现在也被强制要求通过集中审批程序获得上市。

成员国审批程序　欧盟成员国各自的药品审批部门负责对药品进行独立审批的过程，适用于必须通过集中审批程序药品之外的那些药品。通过成员国审批程序进行上市申请时，必须按照相应成员国的药品管理法规和技术要求提供申报资料。通过成员国审批程序获得上市许可的药品只能在该成员国上市销售。

互认可程序　以成员国审批程序为基础，其审批过程分别在成员国各自的药品审批部门进行的程序。一旦药品经由互认可程序进行审批且已经在第一个成员国获得批准，那么互认可程序所涉及的其他成员国通常要认可第一个成员国批准的决定，也要相应给予上市许可的批准，除非有充分的理由怀疑该产品的安全性、有效性存在严重问题。当各成员国对某个药品的上市许可申请是否批准不能形成统一的审评结论时，由欧洲药品局的人用药品委员会对药品重新进行评价后，做

出对所有成员国都有约束力的决定。互认可程序主要适用于常用药品，申请时向各成员国提交的申报资料和文件必须完全一致。

**原料药上市机制**　需要提交欧洲药物主控文件获得评审或获得欧洲药典的适应性认证。

欧洲药物主控文件　制剂生产商为取得欧盟上市许可，而向注册当局提交的关于在制剂产品中所使用活性物质的基本情况的技术性支持文件。主要用以保护原料药生产商的有价值的机密知识产权或技术信息。递交的欧洲药物主控文件应包括公开和保密两个部分。适用于以下 3 种类型活性物质的申请：仍在专利期且未收载于欧洲药典或成员国药典中的新活性物质；已过专利期且未收载于欧洲药典或其成员国药典中的活性物质；已收载于欧洲药典或其成员国药典的活性物质。欧洲药物主控文件由单个国家的注册机构评审，作为制剂上市申请资料的一部分和整个制剂的上市申请一起进行评审。欧洲药物主控文件只被所申报的国家认可。欧洲药物主控文件有了登记号之后，如果其他制剂要使用该原料药，则要重新评审。针对不同的制剂，评审机构会对文件有不同的要求，评审侧重点也不一样，对原料药厂家来说需要花费较多的时间和精力多次提供欧洲药物主控文件。

欧洲药典的适应性认证　由欧洲药物质量理事会颁发的用以证明原料药的质量是按照欧洲药典有关专论描述的方法严格控制，产品质量符合欧洲药典标准的一种证书，目的是减少生产厂家和评审机构的重复性工作，促进欧洲药品市场一体化进程。欧洲药典的适应性认证证书适用于已收

载于欧洲药典中的下列物质：合成或提取的有机或无机物（原料药或药用辅料）；通过发酵获得的非直接基因产物；具有传播动物海绵状脑病危险的产品。欧洲药典的适应性认证证书不适用于直接基因产物（蛋白质）源于人类组织的产品、疫苗、血液制品等。欧洲药典的适应性认证由欧洲药物质量理事会评审，评审通过就发给证书。与欧洲药物主控文件不同的是，欧洲药典的适应性认证被所有欧洲药典签约国承认，适用范围比欧洲药物主控文件更加广泛。欧洲药典的适应性认证一旦拿到证书，就可以用于整个欧盟成员国的所有制剂生产厂家的制剂生产，但是欧洲药典的适应性认证的审批周期长，且费用比欧洲药物主控文件高。

**传统植物药（草药）注册程序指令** 2004 年 3 月 31 日颁布，根据该指令，欧盟承认草药的法律地位，为中国中药在欧盟各国作为药品进行注册提供了良好的契机。指令规定了 7 年的过渡期，允许以食品等各种身份在欧盟国家市场销售的草药产品销售至 2011 年 3 月 31 日，过渡期结束仍未通过注册获得合法身份的植物药只能退出欧盟成员国市场。注册条件：已有 30 年安全使用历史，并在欧盟市场有 15 年使用历史的草药可申请简易注册程序，简易注册程序可以免除有效性、安全性的试验要求；申请简化注册的传统草药药品中的活性成分只能是草药物质、草药制剂或者其组合；在欧盟注册中草药品的生产企业同样必须通过欧盟的药品生产质量管理规范认证。成都地奥集团的地奥心血康胶囊，获准欧盟注册上市；2016 年天士力现代中药丹参胶囊获得欧盟植物药品注册批件，成功以药品身份进入欧洲市场。

（褚淑贞 胡霞）

ōuzhōu yàodiǎn shìyòngxìng
zhèngshū

## 欧洲药典适用性证书（Certificate of Suitability to Monographs of the European Pharmacopoeia，CEP or COS）

欧盟药品质量和卫生管理局（European Directorate for the Quality of Medicines & Health Care，EDQM）为拟向欧盟各国制药企业提供原料药的生产企业颁发的关于质量适用性的证明文件。为了获得欧洲药典适用性证书，药品原料药供应商必须通过与之相配套的欧洲药典适用性认证，作为评价在欧盟各国销售的原料药是否符合《欧洲药典》（*European Pharmacopoeia*）的药品质量标准的工作程序（见欧盟对药品进口的管理）。

**证书的取得与更新** 根据欧盟理事会公众健康委员会（Public Health committee，Council of Europe）决议 AP-CSP（07）和《欧盟关于人用药的欧盟法典》（2004/27/EC）的规定，如果原料药生产企业认为本企业执行了欧洲药典的质量标准，能够完全控制该原料在生产过程中（包括初始原料）产生的所有杂质和污染物，可以向欧盟药品质量和卫生管理局提出书面申请，提交可能含有保密信息在内的详尽的申请材料，经专家审查、技术评估和检查员的现场检查，确认该生产企业的产品满足欧洲药典在化学纯度和防止微生物污染方面质量要求的，发给欧洲药典适用性证书。

中国的原料药生产企业在向欧盟药品质量和卫生管理局提交整套申请文件时，必须承诺产品生产的质量管理严格遵循了欧盟的药品生产质量管理规范。随着美国、欧盟和日本三方在药品注册管理和执行标准方面的相互协调，欧盟在进口的原料药注册中逐步采用了美国食品药品管理局依重现场的办法，有可能对提出认证申请的生产企业进行现场药品生产质量管理规范检查。自 1999 年开始，原料药生产企业在申请认证时，必须附加两封承诺信：一封信承诺产品是按照药品生产质量管理规范进行生产的，另一封信要承诺同意欧盟的相关审查机构进行现场检查。如果药品生产质量管理规范审查越来越频繁，甚至最终变成为一种必要的审查手段，生产企业就应当对此做好充分的准备，以使自身的药品生产质量管理规范管理状况始终能够适应欧盟的检查。欧盟的药品生产质量管理规范检查与中国的药品生产质量管理规范认证具有较大差别：首先，欧盟的药品生产质量管理规范检查依据《国际人用药注册技术要求协调会议》文件中的 Q7A 条款作为指导纲要，生产企业需参照此条款的指导进行自身检查；其次，所有的质量管理文件、标准操作规范和各种批生产记录，以及标签和标识都应当有中英文对照，能够让国外的审查官员看懂；再次，要对员工进行药品生产质量管理规范的全员培训，了解并适应国外检查的特点。

欧洲药典适用性证书每 5 年更新 1 次，如果欲继续持有，并在 5 年内没有发生变更的，可提供 1 份无变更的陈述；如果 5 年内产品涉及的欧洲药典正文质量标准作了修订的，则企业必须提交证明其产品符合新的质量标准的文件。

**适用范围** 欧洲药典适用性证书和欧洲药典适用性认证建立于 1994 年，当时仅限于控制原料药的化学纯度，1999 年扩大到有传播海绵状脑病风险的品种，21 世纪初，欧洲药典适用性证书适用于欧洲药典收载的（正文和附录）品种包括：①生产或提取的有机物或无机物（原料或者辅料）。②由微生物发酵工艺生产的间接基因产物。③有动物海绵状脑病传播风险的产品。

**作用** 取得欧洲药典适用性证书可以很大程度上简化向欧盟各成员国出口原料药的程序，持证企业只需要向欧洲经销商出示证书原件，并提供复印件，经销商就可以凭复印件向欧洲的药管当局申请上市，并可以在 30 多个欧盟成员国中的任何一国上市。如作为最终用户的欧盟成员国制剂生产企业准备采用中国生产的原料时，只要在注册文件或变更文件中附上该产品的欧洲药典适用性证书复印件即可非常容易地获得批准。

这是中国的原料药合法地被欧盟的最终用户使用的另一种注册方式。这种注册途径的优点是不依赖于最终用户（制剂生产企业），可以由原料药生产企业独立地提出申请，而如果采用欧盟的药品主文件的方式申请，就必须事先找到使用该原料药的欧洲企业。

欧洲药典适用性认证与认证过程对促使中国企业的药品生产质量管理达到国际水平具有积极意义，随着美、欧、日三方在进口药品注册方面的进一步协调发展，通过欧盟的药品生产质量管理规范检查和欧洲药典适用性认证的产品，还可以在进入美国和日本市场时变得更为顺利。

（叶桦）

rìběn duì yàopǐn jìnkǒu de guǎnlǐ

## 日本对药品进口的管理 （drug import administration of Japan）

日本对进口医药品按照制定的法律法规和质量标准实施管理的过程。医药品进口到日本必须要先在日本通过制造销售许可认可。在日本，包含医药品、医药类外部用品、化妆品和医疗机械在内的物品的进口通关除了接受海关监管外，还要按照日本《药事法》的规定由厚生劳动省介入。对进口药品的上市审批与日本国内药品的上市审批相同。

**管理部门** 主要涉及厚生劳动省和医药品医疗器械综合机构。

**厚生劳动省** 日本分管药物上市审批的部门。由厚生劳动部长领导，下设副部长、政务官、部长助理、秘书长、委员、医疗技术监督几个职务。主要包括秘书处、医疗政策局、医疗服务局、药品安全与环境健康局、劳工标准局（又称就业保障局）、就业安全局（又称就业发展部）、就业环境与就业平等局、家庭儿童局、社会援助局（又称残疾健康福利部）、老年保健局、保险局、养老金局、人力资源开发监管人员、政策与评价监管人员以及数据和信息政策监管人员。其中，分管药品审批有关的是药品安全与环境健康局。负责医药品进口通关的具体职能部门是厚生劳动省专门负责医药品通关事务的地方厚生局药事监视专门官、厚生劳动省的医药食品局监视指导及毒品对策课。根据《药事法》的规定，医药品、外用药、化妆品和医疗器械出于营业目的的进口必须经过厚生劳动大臣的许可和批准。

**医药品医疗器械综合机构** 独立行政法人，根据 2001 年日本内阁会议通过的"特别公共企业

重组和合理化计划"，于 2004 年 4 月 1 日成立的独立于厚生劳动省之外的机构。依照《医药和医疗器械法》，医药品医疗器械综合机构与厚生劳动省共同负责管理从临床研究到审评各环节、上市后各阶段的评价、安全性监测等事务，并同时是日本医疗设备促进协会的一部分。受厚生劳动省的委托，该机构主要致力于以下 3 个方面的工作：向受到药物不良反应影响的人群提供救济服务，进行药物和医疗器械审评以及药物安全性信息管理，涵盖了从临床试验咨询到评审的所有工作。药品上市的申请表通常提交至医药品医疗器械综合机构，由该机构的评审组进行申请数据的合规性评价、药物临床试验质量管理规范现场检查和详细的评审，评审组撰写评审报告。

**管理制度** 日本新药申请从 2003 年开始采用人用药品注册技术要求国际协调会议规定的通用技术文件（common technical document，CTD）格式，仿制药申请从 2017 年开始采用 CTD 格式。对于优先审评审批的产品，审评时间在 9 个月左右，普通申请的审评时间在 12 个月左右。国外药物生产企业可以向厚生省劳动大臣直接申请产品的制造销售认可，需要提交的申请资料包含：①申请者不是精神病患者或吸毒者的医师诊断书。②生产场所负责人履历。③关于生产场所构造设备的材料。④生产放射性医药品的，记载放射性医药品种类以及为了处理放射性医药品的必要设备的概要资料。⑤外国生产企业在本国获得生产销售许可、生产许可、生产销售认证的证书复印件。⑥关于生产品种一览表以及生产工艺资料。⑦代理申请的，提交

申请者和代理者的合同书复印件或委托书。申请资料提交以后，将由厚生省评审药品的名称、成分、组成、剂量和给药方法、适应证和不良反应等，同时进行药品生产质量管理规范合规性评价，如果符合要求将授予上市许可。由于日本监管法律不允许其他国家企业作为产品的药品上市许可持有人存在，国外药物生产企业需要在日本国内具有销售制造许可的企业中选定一家指定其为药品上市许可持有人，该日本药品上市许可持有人承担相应的在日本上市产品的安全、有效和质量可控责任。

**原料药进口管理** 原料药要进入日本市场，相关的海外厂家需要办理 4 项手续：首先，选择居住在日本的国内具有销售制造许可的企业（国内管理人）；其次，填写原料药的制备工艺和规格，将符合日本药品生产质量管理规范要求的数据通过国内管理人递交给官方；再次，原料药厂商自己或找制剂厂商进行药品主文件注册；最后，由日本医药品医疗器械综合机构审查后获得制造设备的认可（外国制造业者认可）。日本国内管理人必须是对产品官方备案的药品主文件内容的翻译者，国内管理人也有权查看产品的非公开部分数据，在审计时国内管理人是协调审计官和海外药品主文件持有者的中间人，国内管理人一般是贸易公司，也可以是独立开展商业活动的个人。原料药品主文件注册可能涉及的内容包括：①原料药等的名称。②制造厂家的名称等。③成分及分量或有关本质的信息。④制备工艺、中控管理、质量管理分析。⑤规格和分析方法。⑥稳定性试验、储存方法及有效期。⑦非临床试验（主要是新添加剂的情况）。⑧有关稳定性的数据。⑨制造业的许可分类或外国制造业务的认可分类。⑩制药业的许可号或外国制药业者的认可号以及年月日、原料药等国内管理人姓名及地址。想获取原料药的进口贸易公司的信息可以联系日本药业贸易协会；想获取仿制药制造厂商的信息可以联系日本仿制药协会，日本仿制药协会的会员数约占仿制药领域的半数，估计销售金额和数量占市场的 70% 左右；想获取原研药制造厂商的信息可以联系日本制药工业协会，日本制药工业协会的网站上登载了很多有关药品报批申请的信息；医药品医疗器械综合机构也有英文网站，其中登载了诸多依据药事法规的通知。也可以通过制药公司的主页。日本几乎每家公司都有自己的主页，很多公司还有英文网页，一般有英文网页的公司都有国际业务。

**制剂进口管理** 制剂出口到日本，需要海外制剂厂商拥有制造销售业许可、制造业许可以及外国制造业者认可。此外，每个产品的制造销售批文还需满足如下条件：如果该制剂产品为原研药，需要：①申请数据。②满足药物非临床研究质量管理规范、药物临床试验质量管理规范、药品生产质量管理规范的要求。③符合《日本药典》。④在日本要确保初售的 GVP 体系（子公司或被授权公司）。⑤保证在初售后 5 年内可以维持有竞争力的价格。⑥产品本身、包装、印字等都清晰可见。如果该制剂产品为仿制药，需要：①申请数据（制备工艺、规格和分析方法、生物等效性试验、稳定性试验等）。②满足药物非临床研究质量管理规范、药物临床试验质量管理规范、药品生产质量管理规范的要求。③符合《日本药典》。④在日本要确保初售的药物警戒质量管理规范体系（子公司或被授权公司）。⑤保证在初售后 5 年内可以维持有竞争力的价格。⑥产品本身、包装、印字等都清晰可见。⑦为了尽可能拿到较高的健康保险偿还价格，仿制药应在专利到期后迅速进入市场。

（褚淑贞　胡　霞）

mázuì yàopǐn jìnkǒu guǎnlǐ

**麻醉药品进口管理**（import administration on narcotics） 依据相关法律法规，国家有关部门对麻醉药品的进口注册审批、备案、报关、口岸检验以及进口等事项进行规制的过程。

**进口审批** 中国麻醉药品进口管理体制的建立始于 1978 年国务院对《麻醉药品管理条例》的修订，1984 年《中华人民共和国药品管理法》（简称《药品管理法》）的颁布，标志着中国的麻醉药品管理进入法制化阶段。《药品管理法》（2019 年修订）第六十一条、六十六条和一百一十二条对麻醉药品的管理作了明确规定，麻醉药品实行特殊管理。根据相关法律法规的规定，进口到中国的麻醉药品，首先需取得《进口药品注册证》（或者《医药产品注册证》）和《进口药品准许证》，进口时需向口岸药品监督管理局备案并申请办理《进口药品口岸检验通知书》，并申请口岸检验。海关凭国家药品监督管理部门核发的麻醉药品《进口准许证》办理报关验放手续。

《进口准许证》审批流程：依据《麻醉药品和精神药品进出口准许证核发审批服务指南》的有关规定，麻醉药品《进口准许证》

的受理机构为国家药品监督管理局食品药品审核查验中心，由国家药品监督管理部门做出是否准许的决定。麻醉药品的进口审批又分为供临床用麻醉药品进口审批和教学、科研用麻醉药品进口审批两类：①供临床使用的麻醉药品进口审批。所需要的申请材料由依据《麻醉药品和精神药品进出口准许证核发审批服务指南》第八条规定提供。首次进口供医疗使用的麻醉药品须经技术审评后，方可申请办理《麻醉药品进口准许证》。②教学科研的麻醉药品进口审批。所需要的申请材料由依据《麻醉药品和精神药品进出口准许证核发审批服务指南》第八条规定提供。还需委托代理协议复印件和代理进口单位的《企业法人营业执照》《进出口企业资格证书》或《对外贸易经营者备案登记表》《组织代码证书》复印件。

申请人按《麻醉药品和精神药品进出口准许证核发服务指南》第八条要求，向国家药品监督管理部门提出申请，受理人员对申请材料进行形式审查，在规定时限内做出是否受理的决定。国家药品监督管理总局在受理之日起20个工作日内做出是否予以批准的决定，并且自行政决定做出之日起10日内，国家药品监督管理部门的受理和举报中心将行政许可决定送达申请人。《麻醉药品进口准许证》有效期1年。

**备案及口岸检验** 麻醉药品进口备案是指进口单位向口岸药品监督管理局申请办理《进口药品口岸检验通知书》的过程。办理进口备案，报验单位应当填写《进口药品报验单》，持《进口药品注册证》（或者《医药产品注册证》）（正本或者副本）原件、麻醉药品《进口准许证》原件，并向所在地口岸药品监督管理局报送《药品进口管理办法》第十三条规定的进口品种有关资料，一式两份。

口岸药品监督管理局审查进口麻醉药品全部资料无误后，应当只向负责检验的国家药品监督管理局确定的药品检验机构（以下称口岸药品检验所）发出《进口药品口岸检验通知书》，并附《药品进口管理办法》第十三条规定的资料1份，进口麻醉药品无需办理《进口药品通关单》。

不予进口备案的情形：具有现行《药品进口管理办法》第十七条所规定的情形之一的进口麻醉药品，将不予进口备案，口岸药品监督管理局不予发放《进口药品口岸检验通知书》。

口岸检验是指口岸药品检验所对抵达口岸的进口药品依法实施的检验工作。口岸药品检验所应当到《进口药品口岸检验通知书》规定的抽样地点抽取样品，进行质量检验，并将检验结果送交所在地口岸药品监督管理局。麻醉药品抽样完成后，应当在《进口准许证》原件上注明"已抽样"的字样，并加盖抽样单位的公章。

国内药品生产企业、经营企业以及医疗机构采购进口麻醉药品时，供货单位应当同时提供：进口麻醉药品《进口药品注册证》（或者《医药产品注册证》）复印件、《进口准许证》复印件和《进口药品检验报告书》复印件。上述各类复印件均需加盖供货单位公章。

(孙国君)

jīngshén yàopǐn jìnkǒu guǎnlǐ

# 精神药品进口管理（import administration on psychotropics）

依据《中华人民共和国药品管理法》（简称《药品管理法》）及其实施条例《药品进口管理办法》等相关法律法规，国家有关部门对精神药品的进口备案、报关、口岸检验以及进口等事项进行规制的过程。根据《麻醉药品和精神药品管理条例》第三条的规定，精神药品是指列入精神药品目录的药品和其他物质。精神药品分为第一类精神药品和第二类精神药品。

**精神药品进口的审批** 1984年《药品管理法》第三十条规定"进口、出口麻醉药品和国务院卫生行政部门规定范围内的精神药品，必须持有国务院卫生行政部门发给的《进口准许证》《出口准许证》。"标志着中国精神药品管理进入法制化管理阶段。1988年国务院颁布《精神药品管理办法》，使精神药品的管理进入可操作阶段。《药品管理法》（2019年修订）第六十一条、第六十六条和第一百一十二条对精神药品的管理作了明确规定，精神药品实行特殊管理。因此，进口到中国的精神药品，首先需取得《进口药品注册证》（或者《医药产品注册证》）和《进口药品准许证》，进口时需向口岸药品监督管理局备案并申请办理《进口药品口岸检验通知书》，并申请口岸检验。海关凭国家药品监督管理部门核发的精神药品《进口准许证》办理报关验放手续。

《进口准许证》审批流程：依据《麻醉药品和精神药品进出口准许证核发审批服务指南》的有关规定，精神药品《进口准许证》的受理机构为国家药品监督管理局食品药品审核查验中心，国家药品监督管理部门做出是否准许的行政决定。精神药品的进口审批又分为供临床用精神药品进审批和教学、科研用精神药品进口审批两类：①供临床使用的精神药品进口审批。所需要的申请材料由依据《麻醉药品和精神药品进出口准许证核发审批服务指南》第八条规定提供。首次进口供医疗使用的精神药品须经技术审评后，方可申请办理《精神药品进口准许证》。②教学科研的精神药品进口审批。所需要的申请材料由依据《麻醉药品和精神药品进出口准许证核发审批服务指南》第八条规定提供，还需委托代理协议复印件和代理进口单位的《企业法人营业执照》《进出口企业资格证书》或《对外贸易经营者备案登记表》《组织代码证书》复印件。

申请人按《麻醉药品和精神药品进出口准许证核发服务指南》第八条要求，向国家药品监督管理部门行政受理服务大厅提出申请，受理人员对申请材料进行形式审查，在规定时限内做出是否受理的决定。国家药品监督管理局在受理之日起 20 个工作日内做出是否予以批准的决定。在行政决定做出之日起 10 日内，国家药品监督管理部门受理和举报中心将行政许可决定送达申请人。《精神药品进口准许证》有效期 1 年。

**备案及口岸检验**　精神药品进口备案是指进口单位向口岸药品监督管理局申请办理《进口药品口岸检验通知书》的过程。办理进口备案，报验单位应当填写《进口药品报验单》，持《进口药品注册证》（或者《医药产品注册证》）（正本或者副本）原件、精神药品《进口准许证》原件，并向所在地口岸药品监督管理局报送《药品进口管理办法》第十三条规定的进口品种有关资料，一式两份。

口岸药品监督管理局审查进口精神药品全部资料无误后，应当只向负责检验的国家药品监督管理局确定的药品检验机构（以下称口岸药品检验所）发出《进口药品口岸检验通知书》，并附《药品进口管理办法》第十三条规定的资料 1 份，进口精神药品无需办理《进口药品通关单》。

具有现行《药品进口管理办法》第十七条所规定的情形之一的进口精神药品，将不予进口备案，口岸药品监督管理局不予发放《进口药品口岸检验通知书》。

口岸检验是指口岸药品检验所对抵达口岸的进口药品依法实施的检验工作。口岸药品检验所应当到《进口药品口岸检验通知书》规定的抽样地点抽取样品，进行质量检验，并将检验结果送交所在地口岸药品监督管理局。精神药品抽样完成后，应当在《进口准许证》原件上注明"已抽样"的字样，并加盖抽样单位的公章。

中国国内药品生产企业、经营企业以及医疗机构采购进口精神药品时，供货单位应当同时提供：进口精神药品《进口药品注册证》（或者《医药产品注册证》）复印件、《进口准许证》复印件和《进口药品检验报告书》复印件。上述各类复印件均需加盖供货单位公章。

（孙国君）

yàopǐn chūkǒu guǎnlǐ

**药品出口管理**（export administration on drug）　国家药品监督管理部门，依据药品出口的法律法规及其参加的国际条约等，对所出口的药品实施规制的行为和过程。国家对药品出口管理的有关规定较少，施行的是负面清单管理为主的政策和法律法规，即

对药品出口进行禁（限）止出口产品目录管理。

药品出口的法律规定：国家对药品出口管理的法律规定较少，主要是《中华人民共和国药品管理法》（简称《药品管理法》）中的相关规定。其中，《药品管理法》第四十四条规定，对国内供应不足的药品，国务院有权限制或者禁止出口；第四十五条规定，进口、出口麻醉药品和国家规定范围内的精神药品，必须持有国务院药品监督管理部门发给的《进口准许证》《出口准许证》。

药品加工出口管理：2003 年，中国国家药品监督管理部门制定了《药品加工出口管理规定（试行）》，文件规定：受委托的境内药品生产企业应按照《药品加工出口管理规定（试行）》第四条的规定，向所在地省级药品监督管理部门提出申请并提供相关资料。由省级药品监督管理部门审查批准。加工出口必须按合同期限逐次申报。预防性生物制品不得接受境外制药厂商的委托进行加工出口。

特殊管理药品出口管理：2006 年中国商务部会同国家药品监督管理部门等多部委颁布了《麻黄素类易制毒化学品出口企业核定暂行办法》，之后国家药品监督管理部门又先后制定了麻醉药品和精神药品出口审批的相关规定。

出口药品和医疗器械监管品种目录：是指根据 2008 年《关于对部分出口药品和医疗器械生产实施目录管理的通告》的规定，国家药品监督管理部门对部分出口药品和医疗器械品种生产实施目录管理，并根据监督管理工作需要制定、发布、调整《出口药品和医疗器械监管品种目录》（下

称《品种目录》）。首批《品种目录》收载 9 类药品原料药和制剂。生产《品种目录》内出口药品的企业，应当申请并取得《药品生产许可证》、药品批准文号、《药品 GMP 证书》，出口前应按规定申请《药品销售证明书》。

出口欧盟原料药证明文件管理：因欧盟发布了原料药新指令 2011/62/EU 的要求，自 2013 年 7 月 2 日起，其生产企业必须取得出口国药品监管机构签发的证明文件。根据规定，出口欧盟原料药证明文件由原料药生产企业所在地省级食品药品监督管理部门负责出具。出具证明文件的原料药品种范围分为取得《药品生产许可证》企业生产的具有药品批准文号的原料药和取得中国《药品生产许可证》企业生产的尚未取得药品批准文号的原料药。原料药生产企业应向企业所在地省级食品药品监督管理部门提交申请和申报资料。对于第一种品种，省级食品药品监督管理部门受理申请后，对符合要求的予以出具证明文件；第二种品种，省级食品药品监督管理部门应按新修订药品《药品生产质量管理规范》要求组织生产现场检查，通过检查的，结合日常监管情况进行资料审核，对符合要求的予以出具证明文件。

(孙国君)

mázuì yàopǐn chūkǒu guǎnlǐ

**麻醉药品出口管理** （export administration on narcotics） 依据相关法律法规的规定，国家对麻醉药品的出口申报、受理审批等事项进行规制的过程。各个国家和地区根据不同情况和不同需要，对本国或本地区麻醉药品的出口进行管理。

在中国，《中华人民共和国药品管理法》《麻醉药品和精神药品管理条例》等法律法规对麻醉药品的出口，从审批流程及申请材料方面做出了详细规定。

审批流程：依据现行《药品管理法》和《麻醉药品和精神药品管理条例》等的规定，出口麻醉药品必须取得国务院药品监督管理部门核发的《麻醉药品出口准许证》。依据《麻醉药品和精神药品进出口准许证核发审批服务指南》的有关规定，《麻醉药品出口准许证》的申请向国家食品药品监督管理总局（以下简称总局）行政受理服务大厅提出申请，由总局食品药品审核查验中心受理，受理人员对申请材料进行形式审查，在 5 个工作日内做出是否受理的决定。总局应在受理之日起 20 个工作日内做出是否予以批准的决定。总局受理和举报中心在行政决定做出之日起 10 日内将行政许可决定送达申请人。《麻醉药品出口准许证》有效期 1 年。

申请材料：依据《麻醉药品和精神药品进出口准许证核发服务指南》第八条第一项的要求，麻醉药品出口申请人提交的申请材料包括：①特殊药品出口申请表。②进口国家或地区麻醉药品主管当局提供的进口准许证（正本）。③购货合同或者订单复印件。④外销合同或者订单复印件。⑤出口药品如为国内药品生产企业经；批准生产的品种，需提供该药品生产企业的《药品生产许可证》《企业法人营业执照》及药品的批准证明文件复印件；出口药物如为境内企业接受境外企业委托生产的品种，须提供总局批准的证明文件复印件。⑥出口企业的《企业法人营业执照》《进出口企业资格证书》或《对外贸易经营者备案登记表》《组织

代码证书》复印件。

申请材料的要求包括一般要求和具体要求：①一般要求。申请项目及内容准确，申请材料完整、清晰；填写规范，证明文件有效；递交申请资料时应将申请表的电子版发送到国家药品监督管理部门规定的电子邮箱；各类复印件应当加盖出口单位公章。②具体要求。《特殊药品出口申请表》，申请表填写必须准确、规范，并符合填表说明的要求，需加盖单位公章。进口国家或地区麻醉药品主管当局提供的进口准许证（正本）；个别国家对个别品种的进口可不要求提供进口准许证，此依联合国麻管局提供的资料而调整；个别品种的出口还需提供进口商提供的保函。进口准许证如为非英文资料，须提供中文或英文翻译件并进行公证。

(孙国君)

jīngshén yàopǐn chūkǒu guǎnlǐ

**精神药品出口管理** （export administration on psychotropics） 依据相关法律法规的规定，国家或地区对精神药品的出口申报、受理审批等事项进行规制的过程。各个国家和地区根据不同情况和不同需要，对本国或本地区麻醉药品的出口进行管理。

《中华人民共和国药品管理法》《麻醉药品和精神药品管理条例》等法律法规对精神药品的出口，从审批流程及申请材料方面做出了详细规定。

审批流程：依据现行《药品管理法》和《麻醉药品和精神药品管理条例》等的规定，出口精神药品必须取得国务院药品监督管理部门核发的《精神药品出口准许证》。依据《麻醉药品和精神药品进出口准许证核发审批服务指南》的有关规定，《精神药品出

口准许证》的申请向国家食品药品监督管理总局（以下简称总局）行政受理服务大厅提出申请，由总局食品药品审核查验中心受理，受理人员对申请材料进行形式审查，在 5 个工作日做出是否受理的决定。总局应在受理之日起 20 个工作日内做出是否予以批准的决定。总局受理和举报中心在行政决定做出之日起 10 日内将行政许可决定送达申请人。《精神药品进口准许证》有效期 1 年。

申请材料：依据《麻醉药品和精神药品进出口准许证核发服务指南》第八条第一项的要求，精神药品出口申请人提交的申请材料包括：①特殊药品出口申请表。②进口国家或地区精神药品主管当局提供的进口准许证（正本）。③购货合同或者订单复印件。④外销合同或者订单复印件。⑤出口药品如为国内药品生产企业经；批准生产的品种，需提供该药品生产企业的《药品生产许可证》《企业法人营业执照》及药品的批准证明文件复印件；出口药物如为境内企业接受境外企业委托生产的品种，须提供总局批准的证明文件复印件。⑥出口企业的《企业法人营业执照》《进出口企业资格证书》或《对外贸易经营者备案登记表》《组织代码证书》复印件。

申请材料的要求包括一般要求和具体要求：①一般要求。申请项目及内容准确，申请材料完整、清晰；填写规范，证明文件有效；递交申请资料时应将申请表的电子版发送到国家药品监督管理部门规定的邮箱；各类复印件应当加盖出口单位公章。②具体要求。《特殊药品出口申请表》，申请表填写必须准确、规范，并符合填表说明的要求，需加盖单位公章。进口国家或地区精神药品主管当局提供的进口准许证（正本）；个别国家对个别品种的进口可不要求提供进口准许证，此依联合国麻管局提供的资料而调整；个别品种的出口还需提供进口商提供的保函。进口准许证如为非英文资料，须提供中文或英文翻译件并进行公证。

（孙国君）

máhuángjiǎn chūkǒu guǎnlǐ

## 麻黄碱出口管理（export administration on ephedrine）

依据国家相关法律法规的规定，药品监管部门对麻黄素类物质的出口申报、受理审批等事项进行规制的过程。麻黄碱，又称麻黄素，麻黄素出口管理是麻黄素类物质被列入《易制毒类化学药品管理条例》"易制毒化学品的分类和品种目录"中第一类第十二小类。

国务院制定的《易制毒类化学药品管理条例》和国家商务主管部门、国家卫生主管部门等部委制定的相关法律法规，麻黄素类物质的出口，从审批流程及申请材料方面包括以下内容。

**出口企业资格核定** 包括出口企业资格核定条件、核定机构、年限和程序等内容。

出口企业资格核定条件 申请麻黄素类易制毒化学品出口核定经营资格的企业应具备以下 5 个基本条件：①依法办理对外贸易经营者备案登记手续，或者为依法批准设立的外商投资企业。②近 3 年内未受过刑事处罚，或因进行非法经营活动受过有关部门行政处罚。③已建立健全专门的麻黄素类易制毒化学品出口管理机制并配备专门管理人员。④企业法定代表人及管理人员须具备相关易制毒化学品知识及管理经验。⑤有相对固定的原料供应渠道。

资格核定的机构 麻黄素类易制毒化学品出口由商务部会同国家食品药品监督管理局依据本办法核定的企业经营。商务部负责全国麻黄素类易制毒化学品出口企业核定管理工作。各省、自治区、直辖市及计划单列市商务主管部门（以下简称省级商务主管部门）受商务部委托负责本地区麻黄素类易制毒化学品出口企业核定管理有关工作。

资格核定的年限和程序 出口经营企业名单每两年核定 1 次，由商务部以公告的形式公布。核定期限届满前 3 个月，商务部发出资格核定通知，企业应在通知规定时限内提交相关证明文件报省级商务主管部门。省级商务主管部门按规定完成初审工作，经初审合格后将初审意见及有关材料报商务部审定。

**出口许可申请和审查** 包括申请许可时应当提交的材料和出口许可的审批机构和程序。

申请许可时应当提交的材料 包括 6 项材料，即：①对外贸易经营者备案登记证明（外商投资企业联合年检合格证书）复印件。②营业执照副本。③麻黄素类易制毒化学品生产、经营、购买许可证或者备案证明。④出口合同（协议）副本。⑤进口方政府主管部门出具的合法使用麻黄素类易制毒化学品的证明或者进口方合法使用的保证文件。⑥经办人的身份证明。

出口许可的审批机构和程序 麻黄素类出口许可审批部门为国务院上午主管部门或受其委托的省、自治区、直辖市人民政府商务主管部门。

受理麻黄素类易制毒品出口

申请的商务主管部门应当自收到申请材料之日起 20 日内，对申请材料进行审查，必要时可以进行实地核查。对符合规定的，发给进口或者出口许可证；不予许可的，应当书面说明理由。商务主管部门在做出许可决定前，应当征得国务院药品监督管理部门的同意。国家对麻黄素类易制毒化学品的出口实行国际核查制度，国际核查所用时间不计算在许可期限之内。

**出口要求与监管** 包括麻黄素类物质出口口岸和出口品种的限制以及监管。

**出口口岸** 麻黄素类易制毒化学品出口限定在北京、天津、上海、深圳口岸报关并于同口岸实际离境。其他海关一律不予受理此类产品的出口报关业务。

**出口品种** 核定企业中的生产企业只能出口自产麻黄素类易制毒化学品；核定企业中的流通企业只能收购具有麻黄素类易制毒化学品生产、经营许可企业的麻黄素类易制毒化学品用于出口。

**出口监管** 核定企业应接受商务主管部门及食品药品监管部门监督管理。核定企业须建立专门的麻黄素类易制毒化学品出口台账，详细记录有关出口经营活动，并保留相关记录两年备查。核定企业应当于每年 3 月 31 日前向省级商务主管部门及公安部门、食品药品监管部门报告上年度麻黄素类易制毒化学品出口情况。

**法律责任** 以欺骗或者其他不正当手段获取核定企业资格的，依法撤销其核定企业资格，并可给予警告，或处 3 万元以下罚款；违法企业在 3 年内不得再次申请核定企业资格。核定企业违法购销麻黄素类易制毒化学品、未建立出口台账和详细记录、未按时

报告上年度出口情况、不接受监督管理的，责令限期改正，并可处警告或 3 万元以下罚款；逾期拒不改正的，可撤销核定企业资格。

(孙国君)

yīyào chǎnpǐn jìnchūkǒu jiégòu

## 医药产品进出口结构 （pharmaceutical products composition of import & export）

一个国家（或地区）在一定时期内进出口贸易中各类医药产品及进出口地区的构成情况。一般以百分比表示。一个国家的产品进出口结构能够反映这个国家（或地区）的经济和科技发展水平、资源禀赋状况以及对外贸易政策等。医药行业的进出口结构主要与国家的经济和科技水平有关。由于医药行业是高科技、高投入的产业，世界药品进出口规模最大的是美国，其次是德国、瑞士、比利时、爱尔兰、英国、法国、意大利、荷兰、日本等发达国家，出口产品以原研药为主，而发展中国家主要出口仿制药和原料药。

在发达国家中，美国是最大的药品进出口市场，美国药品前十大出口市场为荷兰、比利时、日本、加拿大、英国、德国、意大利、中国、爱尔兰、瑞士，以发达国家市场为主；美国药品前十大进口来源地为爱尔兰、德国、瑞士、印度、意大利、英国、新加坡、加拿大、丹麦、以色列。德国是第二大药品进出口市场，德国第一大出口市场是美国，其次是瑞士、意大利、英国、法国、日本以及其他西欧国家，美国市场大约占德国药品出口市场前十位的 25%；德国药品最大的进口来源地也是美国，其次是法国、荷兰、英国、意大利等西欧国家。

在发展中国家，中国和印度

是药品进出口总额最大的国家。中国主要的药品出口市场是美国，占前十大出口市场份额的 28.6%，亚洲、欧洲、北美洲为前三大出口地区，合计占比 87.32%。中国的进口来源地主要是德国，其次是美国，分别占前十大进口市场份额的 29% 和 17%，以下依次是日本、爱尔兰和法国。尽管中国医药产业在不断地转型升级，但在医药产品的出口结构中，原料药依然是中国主要的出口产品，占化学药比重 82.12%，进口结构中以高技术含量、高成本、高附加值的产品为主，如价格昂贵的化学药原研药，大型高档医疗设备等。印度是最大的化学药仿制药出口国家之一，印度的产品主要是出口到美国，占印度医药产品出口份额的 50%，美国市场上 40% 的仿制药都是从印度进口。

(褚淑贞 胡霞)

guójì yīyào màoyì jìnchūkǒu hétong

## 国际医药贸易进出口合同 （import & export contracts of international pharmaceutical trade）

营业地处于不同国家的买卖双方根据双方都接受的国际贸易法律法规以及贸易惯例，按照一定的交易条件买卖医药产品而签订的协议。又称国际医药商品买卖合同。买卖双方的风险、费用、权利、义务都在合同中规定。经过医药商品进出口磋商，一方接受另一方发盘后，交易合同即告成立。根据国际贸易惯例和《中华人民共和国合同法》，买卖双方还要签订书面合同或销售确认书，合同才能生效。

**合同生效的法律条件** 不具备法律效力的合同得不到法律的支持和保护。

双方当事人应具有法律行为

资格和能力 《中华人民共和国合同法》第九条规定"当事人订立合同应当具有相应的民事权利能力和民事行为能力"。由于药品的特殊性，世界上大多数国家都对从事药品经营的自然人或法人实行资格准入制度，在中国经营药品必须依法持有省级药品监督管理部门颁发的《药品经营许可证》，这同样适用于药品的进出口贸易。因此，并不是任何自然人、机构或组织都可以从事药品的进出口业务，只有经国家行政许可的合法企业才能够获得在指定范围内进口药品的资格，要进口药品必须持有国家药品监督管理部门核发的《进口药品注册证》或《医药产品注册证》（针对港、澳、台地区生产的药品）。

合同当事人双方意思表示必须真实一致 如果合同一方以欺诈、胁迫的手段订立合同；或者双方恶意串通损害国家、集体、社会公共或第三人利益；或者合同以合法形式掩盖非法目的；或者违反了法律、行政法规的强制性规定，满足情形之一，都属于无效合同。

合同双方当事人必须互为有偿 双方当事人享有的权利和承担的义务应相互对等，平等互利。

合同的内容和标的必须合法 在中国，关于麻醉药品、精神药品、麻黄碱等特殊药品的进出口业务，由国家有关政府部门指定的单位，按照法律、法规和规章的有关规定办理。（见麻醉药品进口管理、精神药品进口管理、麻醉药品出口管理、精神药品出口管理、麻黄碱出口管理）

**内容** 主要有以下几项。

合同名称 按照交易性质及合同形式，冠以正确的合同名称。

签订合同的时间和地点 简式合同和一般买卖合同，通常在合同右上角注明制定合同的地点和日期；重大交易合同一般在合同最后部分另列专门条款，注明合同签订地点和日期。

签约当事人名称和地址 应写明买卖双方正式注册的名称、法定代表人、详细注册地址、联系电话、传真和电子邮件地址等。如果对方仅有外文名称而无中文正式名称，在合同中（包括中文本、外文本）宜只采用其外文名称。

法律关系 在正式合同中，或在经销、代理合同中，应列有专门表示法律关系的文字语句，例如，订约序言，借此说明合同订立的目的，规定双方的权利与义务，以及双方如违约应当承担的责任等。另外，在当事人名称、地址后，通常注明双方所构成的法律关系，如买方卖方。

合同成立的依据 简式合同如医药商品销售确认书等，通常都注明达成交易所基于的文件，如来往函电达成交易的日期、文号等。在正式合同中，常援引该合同所基于的某项协议或意向书，经进一步协商一致达成实质性合同等。

医药商品交易的主要条件包括医药商品的品名、规格、数量、包装、装运港（地）、目的港（地）、单价、总金额、付款条件、保险、装运条件、唛头等。应注意按照中国药品管理法的相关规定，药品只能从允许药品进口的口岸进口。因此中国药品进口商与国外出口商签订的药品进口合同中的目的港（地）即货物到岸地只能从允许药品进口的口岸中选择。

医药商品交易的一般条件包括商检条款、延期交货及罚金条款、不可抗力条款、索赔、仲裁条款等。

说明合同以何种文字缮制说明医药商品买卖合同以何种文字缮制，规定以何种文本解释。如使用两种文字表示的，应明确两种文字具有同等法律效力，或确定以其中一种文字为根据。确定合同的正副本份数，双方各执正副本若干份等。通常合同有两份正本，双方各执1份。

合同的签署 合同签署日期、地点及生效时间等。通常由本人或签约代理人在合同最末端签字盖章。

### 国际医药贸易合同的履行

履行合同是双方当事人的共同责任，除非发生不可抗力，否则如果当事人拒绝履行合同或不按约定履行合同都构成违约，违约一方应承担违约责任。

国际医药贸易出口合同的履行 医药产品出口合同的履行与一般商品一样，都要经过备货、报验、审证、改证、租船订舱、报关、投保、装运、制单结汇、出口收汇核销和出口退税等环节。只是在报验环节与普通商品不同，普通商品的出境检验是由出入境检验检疫机构完成，而药品的出境检验则是由专门法定的药品检验机构完成，出口前检验合格以后获得检验证书以后，海关才准许放行。经过检验不合格的药品，一律不得出口。

国际医药贸易进口合同的履行 进口合同的履行程序与出口合同的履行程序相似，只是业务环节相反。步骤是：开立信用证、租船订舱、投保、审单付款、进口备案、报关提货、商检、拨交、进口付汇核销、进口索赔等，这对医药商品进口同样适用。

（褚淑贞 胡霞）

zhōngguó yīyào bǎojiànpǐn jìnchūkǒu zǔzhī

## 中国医药保健品进出口组织

（China organization for import & export of medicines & health products） 对中国的医药商品和保健品进出口贸易和投资进行协调管理，并提供咨询服务的非营利性机构。中国医药保健品进出口商会（China Chamber of Commerce for Import & Export of Medicines & Health Products，CCCMHPIE）是中国唯一的医药保健品进出口组织。CCCMHPIE 是商务部下属的六大进出口商会之一，是原对外经济贸易部遵照《国务院批转对外经济贸易部 1988 年外贸体制改革方案的通知》于 1989 年 5 月 22 日成立的。目的是建立由政府的行政管理、企业的业务经营、商会的协调服务 3 部分组成的外贸新体制，对医药保健品贸易与投资及相关活动进行协调、规范，为会员及其他组织提供咨询、服务，维护对外贸易秩序，保护公平竞争，维护国家、行业利益及会员企业的合法权益，促进中国医药保健品贸易与投资健康发展。

CCCMHPIE 业务范围涵盖中药材饮片、植物提取物、中成药、西药原料、西成药、生化药、医院诊断设备、保健康复器材、医用敷料、保健品、功能性化妆品等领域。会员遍及中国各省、市、自治区，囊括国内众多有代表性和影响力的医药保健品生产和进出口贸易企业。有专业的贸易和投资促进职能，是沟通政府与企业、联系国内外市场、代言医药行业最直接、最权威的行业组织。

CCCMHPIE 主要职能：在政府商务主管部门和企业之间起到桥梁沟通作用，为政府决策提供参考，为企业出谋划策并提供国际市场开拓咨询与指导；参与产业结构调整政策制定以及行业标准的推广，推动行业自律，改善和维护出口秩序，调节会员企业间贸易或知识产权纠纷；承担行业发展国家重大课题，参与国家援外医保产品目录编制，组织会员企业参加境外医药展览会；在国际贸易摩擦中维护行业合法权益，指导企业应对反倾销、反补贴等贸易摩擦，在药品对外专利保护、药品注册等方面提供法律支持；承办政府对国际市场开展的医药产品推介活动，组织中国进出口商品交易会（即广交会）医药保健品和医疗器械展区及其他医药保健品展览，为会员企业牵线搭桥与外商进行商务洽谈；为会员企业提供医药进出口信息服务，中国医药保健品进出口商会网（网址：http://www.cccmhpie.org.cn）提供商会动态、行业动态、最新政策法规、重点市场和商品信息等，设会员专区，会员企业可免费查询商会信息网上的数据和资料；为会员企业提供药品、保健品、化妆品进出口注册认证服务；根据企业需求为会员企业提供外贸单证证明；组织国内外药品监管政策、法规及经贸实务、国内外药品质量规范及认证等培训和市场研讨会；为会员企业提供汇率风险控制服务等。

（褚淑贞　胡　霞）

rényòng yàopǐn zhùcè jìshù yāoqiú guójì xiétiáo huìyì

## 人用药品注册技术要求国际协调会议

（International Conference on Harmonization of Technical Requirements for Registration of Pharmaceuticals for Human Use，ICH） 美国、欧共体及日本为协调各国的药品注册技术要求而成立的国际组织。ICH 通过建立关于药品安全、有效和质量的国际技术标准和规范，就药品注册问题进行国际性的共同协商，推动各成员药品注册技术要求的一致性，减少新药研发阶段的重复检测以及在国际市场上市的时间和资金成本，促进医药国际技术与贸易交流，节约人类社会资源，发展人类医药事业。

**发展历程** 20 世纪 60 年代欧洲的沙利度胺事件让世界为之震惊。而后无论是否对产品注册采取措施，很多国家关于评价新药安全性、质量和有效性的法律法规和指南均急剧增加。由于行业趋于国际化，各国的制药企业均在不断寻求新的全球市场。然而，各国制药技术要求的差异造成了必须经过大量重复耗时的试验程序才能在国际市场上推出新产品，使得医疗保健成本上升、研发成本增加。为满足大众医疗的需求，使患者尽快获得安全有效的药品，促进各国对创新药物研发的监管协调，ICH 于 1990 年 4 月，在比利时首都布鲁塞尔由欧洲制药工业协会联合会主办的一次会议上诞生。欧共体（即后来的欧盟）、日本和美国的监管机构和行业协会代表筹备了该国际会议，同时讨论了 ICH 更广泛的含义和职权范围。

在第一届 ICH 指导委员会会议上，商定了组织的职权范围，决定将主题分为安全、质量和有效性 3 个方面，并以此作为反映批准和授权新药上市的 3 个基础。ICH 成立的第 1 个 10 年，在制定"ICH 安全性，质量和有效性指南"主题方面取得了重大进展，还开展了重要的多学科议题指南制定工作，其中包括医学词典监管活动和通用技术文件。进入 21 世纪，重点扩大与非 ICH 地区的沟通并传播 ICH 指南信息。随着科学技术的不断发展，ICH 推广应用地区的指南实施情况以及维护现有 ICH 指南成为关注点。这时，ICH 协调议题增加到 4 个类别：质量、安全性、有效性、多学科类。在 ICH 第 3 个 10 年的活动中，ICH 将注意力放在开拓未加入 ICH 的地区上。2015 年进行了一系列改革举措：增加国际接触；改变 ICH 治理结构；向更广泛的利益相关者宣传 ICH 工作流程的更多信息；以 ICH 作为法律实体，更稳定的运营。并由此产生了 ICH 管理机构大会——ICH 大会，目的是将全球药物监管协调工作集中起来，允许药品监管机构特别是有关行业组织更积极地参与 ICH 的协调工作。2015 年 10 月 23 日，ICH 在成立 25 年后宣布进行组织改革，由一个封闭的国际会议机制转变为在瑞士民法下注册的技术性非政府组织，名称改为"国际药品技术要求协调组织（the International Council for Harmonisation of Technical Requirements for Pharmaceuticals for Human Use，ICH）"。

2017 年 6 月 1 日，在加拿大蒙特利尔召开的 ICH 2017 年第一次会议上讨论通过了中国国家食品药品监督管理总局加入 ICH 的决定。2017 年 6 月 14 日，中国正式确认中国国家食品药品监督管理总局加入 ICH。

**组织机构**　ICH 由欧共体、美国和日本三方的药品注册部门和生产部门组成，有 6 个参加单位：欧共体、欧洲制药工业协会联合会、日本厚生劳动省、日本制药工业协会、美国食品药品管理局、美国药物研究和生产联合

会。此外，世界卫生组织、欧洲自由贸易区和加拿大卫生保健局作为观察员，国际制药工业协会联合会作为制药工业的保护伞组织参加协调会。

ICH 的组织机构由指导委员会、专家工作组和秘书处组成：①指导委员会，共有 14 名成员，由 6 个参加单位和国际药品制造商协会联合会各派两名代表组成。指导委员会主要领导 ICH 会议并协调工作进展。每年召开 2~3 次会议，分别由主办国管理部门的代表主持会议，3 个观察员组织可分别派 1 名代表列席指导委员会会议。②专家工作组，是指导委员会的技术顾问，6 个主办单位对每个起草文件的专题派若干专家参加，其中 1 名任专题组长，负责该专题的工作。③秘书处，设在日内瓦国际药品制造商协会联合会总部。主要负责指导委员会及专家工作组会议的准备工作和有关文件的起草，并负责与各组的协调员联系，以保证将讨论的文件按时发送到有关人员。

**职责**　对在欧盟、美国和日本注册产品的技术要求中存在的不同点，创造了注册部门与制药部门对话的场所，以便更及时地将新药推向市场，使患者得到及时治疗；监测和更新已协调一致的文件，使在最大程度上相互接受 ICH 成员国的研究开发数据；随着新技术进展和治疗方法应用，选择一些课题及时协调，以避免今后技术文件产生分歧；推动新技术、新方法替代现有文件的技术和方法，在不影响安全性的情况下，节省受试患者、动物和其他资源；鼓励已协调技术文件的分发、交流和应用，以达到共同标准的贯彻。

**ICH 指南**　ICH 制定的指南

包括安全性、质量、有效性、多学科 4 个领域。其中，安全性（safety），指的是与实验室和动物实验，临床前研究方面的相关论题，包括药理、毒理、药代等试验，以"S"表示，共 16 个指南，分别以 1、2、3、4、5、6、7、8、9、10 代表致癌性研究、遗传毒理研究、毒物代谢动力学和药物代谢动力学、重复剂量毒性、生殖毒理学、生物技术产品、安全性药理学研究、免疫毒理学研究、抗癌药物非临床评价、光学安全性评价，再以 A，B，C，D 等代表小项；质量（quality），指的是与化工和医药、质量保证方面的论题，包括稳定性、验证、杂质、规格等，以"Q"表示，是 ICH 协调内容中最关键最重要的部分，共 27 个指南，分别以 1、2、3、4、5、6、7、8、9、10、11 代表药品的稳定性、方法学、杂质、药典、生物制品质量、标准规格、药品生产质量管理规范、药品研发、质量风险管理、制药质量体系和原料药研发和生产，再以 A，B，C，D 等代表小项，如 Q7A 指的就是药物活性成分（通常指原料药）的药品生产质量管理规范，ICH 中以美国、日本和欧盟为首的 17 个国家的制药工业产值占了全世界的 80%，研发费占了全世界的 90%，并集中了国际上最先进的药品研发和审评技术和经验，它所制定的 Q7A 代表了当今世界的先进水平；有效性（efficacy），指的是与人类临床研究相关的论题，包括临床试验中的设计、研究报告、药物临床试验质量管理规范等，以"E"表示，共 24 个指南，分别以 1、2、3、4、5、6、7、8、9、10、11、12、13、14、15、16 代表长期治疗临床安全性、药物警戒、临床研究报告、剂量

回应研究、种族因素、药物临床试验质量管理规范、老年人临床试验、临床试验的一般考虑、临床试验的统计原则、临床试验对照组选择、儿科人群临床试验、按治疗类别的临床评价、Q-T 临床评价、遗传药理学/药物基因学定义、基因组生物标志物资质，再以 A，B，C，D 等代表小项；综合学科（multidisciplinary），指的是不可单独划入以上三个分类的交叉涉及的论题，包括术语、管理通讯等，以"M"表示，已制定 10 个文件，分别以 1、2、3、4、5、6、7、8、9、10 代表《ICH 国际医学用语词典》术语集、电子化标准、非临床安全性研究、通用技术文件（CTD）、药物词典的数据要素和标准、基因治疗、基因毒性杂质、电子通用技术文件（eCTD）、生物制药系统的异质性评价豁免、生物分析方法验证，均没有小项。

（褚淑贞　胡　霞）

yīyào fúwù màoyì

## 医药服务贸易 （trade of pharmaceutical services）

一个国家或地区与另一个国家或地区进行的以医药服务为内容的国际贸易。

**发展历程**　"服务贸易"一词最早出现在 1971 年经济合作与发展组织（OECD）的报告中，这份报告探讨了关贸总协定"东京回合"谈判所涉及议题。后来美国在《1974 年贸易法》中首次使用了"世界服务贸易"的概念。20 世纪 70 年代后期，"服务贸易"便成了共同使用的贸易词汇。国际服务贸易指的是不同国家之间所发生的服务买卖与交易活动，服务的提供国称为服务的出口国，服务的消费国称为服务的进口国。由于服务贸易内在本质的复杂性，围绕着国际服务贸易的内涵，各

国学者一直争议不止，直到 1994 年 4 月 15 日关贸总协定"乌拉圭回合"谈判达成了《服务贸易总协定》（General Agreement on Trade in Services，GATS），才暂时中止争论。《服务贸易总协定》从服务贸易提供方式角度给服务贸易下了较为准确的定义，具有一定的权威性和指导性，并为各国和各界所普遍接受，服务贸易有 4 种提供方式，即跨境交付、境外消费、商业存在和自然人流动。跨境交付，是指服务的提供者在一成员国的领土向另一成员国领土内的消费者提供服务；境外消费，是指服务的提供者在一成员国的领土内向来自另一成员国的消费者提供服务；商业存在，是指一成员国的服务提供者在另一个成员国领土内设立商业机构或专业机构，为后者领土内的消费者提供服务；自然人流动，是指一成员国的服务提供者以自然人身份进入另一成员国领土内提供服务。

**分类**　根据不同的分类标准，国内外学者对国际服务贸易进行了不同的分类。主要有以下几种分类方法：①基于国际收支账户形式的国际服务贸易统计分类。②基于国内经济和经济理论的国际服务贸易逻辑分类。③基于国际通行的《服务贸易总协定》关于国际服务贸易的操作分类。关于国际服务贸易的操作分类中，将服务贸易分为 12 大类 142 个服务项目，分类方法是以部门为中心的分类方法，即商务服务，通信服务，建筑和相关工程服务，分销服务，教育服务，环境服务，金融服务，健康及社会服务，旅游及相关服务，文化、娱乐及体育服务，运输服务和其他未包括的服务。

**贸易内容**　根据国际服务贸易的操作分类，医药服务贸易应包含在如下几个大类中，即商务服务，教育服务，健康及社会服务，旅游及相关服务，文化、娱乐及体育服务，其他未包括的服务等。

**商务服务**　与医药国际服务贸易有关的内容，包含专业性（含咨询）服务，研究与开发服务及其他服务。专业性（含咨询）服务，指提供医药养生康复旅游及咨询；研究与开发服务，指医药的研究与开发服务，开发新产品或新的生产工艺；其他服务，指中医药方面的工艺学术服务、翻译服务、展览管理服务、会议服务、广告服务、市场研究及市场调查服务、企业管理咨询服务、印刷出版服务、摄影服务等。

**教育服务**　与医药相关的高等教育、中等教育、初等教育、继续教育、特殊教育、短期培训、国际考试和其他教育中的服务交往，如派出访问学者等。

**健康及社会服务**　与医药相关的医疗服务，其他与人类健康相关的服务，社会服务等。

**旅游及相关服务**　与医药旅游相关的住宿、餐饮服务、药膳服务等。

**文化、娱乐及体育服务**　不包括广播、电影、电视在内的一切文化。是以医药为主题的娱乐、文化出版、期刊、图书馆、博物馆、体育服务，如医药文化交流、气功表演以及参观医药博物馆等服务。

**其他未包括的服务**　随着经济和科技的进步而产生的与医药相关的上述几类没有包括的服务，如远程诊疗服务等。

（庄　倩）

*yīyào qǐyè guójìhuà*

## 医药企业国际化 (internationalization of pharmaceutical enterprises)

医药企业有意识的追逐国际市场的行为体现，包括医药产品的国际流动和生产要素的国际流动。因此，可以说医药企业国际化的本质是医药企业国际化经营的进程，是医药企业由国内市场向国际市场逐渐发展的演变过程。

**动因** 大致可以归纳为3类：市场驱动、资源获取、技术获取。①市场驱动。以寻求市场为驱动力的企业会对外直接投资，以医药制造业来说，企业在直接投资之前往往已通过出口产品的方式进入当地市场，但随着关税的提高或者是当地市场规模的扩大等条件改变这些企业就会以直接投资（比如在当地设置工厂等）的方式来降低成本，合理化经营。②资源获取。以寻求资源为动机的企业也会为了控制和利用某种特定的资源在海外设置分支机构来降低交易成本和提高市场竞争力。而这里的资源可以分为三大类：自然资源、劳动力资源和以能力为主的基础资源（技术、管理、营销能力、组织能力）。例如不同国家医药企业之间所结成的合作联盟、研发中心等。③技术获取。以获取行业内最新核心技术的医药企业往往通过收购兼并控股外国公司，或者在海外合资或独资建立研发机构。对外投资有望使得本土企业在知识产权上获得重大突破，也有利于获取对方研发平台及团队，增强自身的研发实力。

**路径** 从广义上来说，国际化是一个双向运作的过程，其内涵包括外向国际化和内向国际化两方面。外向国际化的形式主要包括直接或间接的出口、许可贸易技术转让、各种合同合作、合资、海外开设子公司、国际战略联盟等；内向国际化活动的形式主要包括进口、购买技术专利、与国外企业在国内的合资合作、成为外国企业的国内分公司等。

**欧洲、美国和日本制药产业国际化的基础** ①本国有强力的资本市场，可以确保长期的资金。②生物和化学领域的科学基盘较强。③投资者对高风险投资的容忍度。即有90%的研发项目有可能在投资8~10年后，才知道是以失败告终，将损失全部的投资和劳力。④对于知识产权的保护比较彻底。⑤国内相关制度比较严谨、对于临床实验的信赖程度高、责任的归属明确。⑥研发费的回收。因为仅依靠本国市场难以回收巨额的研发费用，所以欧洲、美国和日本的制药企业倾向在全球销售药品。⑦原材料的制造能力较强。⑧具备国际通用且权威的规制体制。也就是说，生物医药企业的特征之一，即大规模的研发投资需要在大规模的市场环境中回收。所以技术含量高、研发费用高的生物医药属于适合全球竞争的产业。

**中国医药企业国际化现状和发展趋势** 可以概括为规范化、集约化、集群化。

**规范化** 中国医药企业要实行国际化经营，首要的任务是实行企业管理和运作方式的科学化、规范化、合理化，把企业自身做好，把运行机制健全好，把经营秩序完善好，合理运用人员、资金、技术、物资、设备、时间、信息等各种资源，取得较好的经济效益。尤其要夯实企业科学管理的基础，在人力资源、财务、物流管理上下功夫，实现研发、生产、营销诸环节的科学管理，使产品质量、成本、单耗、资金周转率等各项指标达到国内同行业的先进水平，并以国外先进企业为标准，逐步缩小与国外同行的差距。

**集约化** 即把企业做强。集约化包括外延集约化和内涵集约化。外延集约化又可分为横向集约化和纵向集约化。横向集约化指同类企业间的战略联盟与合作。纵向集约化指生产企业与供应商、经销商乃至顾客间的合作。内涵集约化是指在企业内部合理组织各种业务流程来提高效率、降低成本，加快运行节奏，改善产品和服务质量。中国医药企业实现集约化应遵循企业重组原理，结合企业自身特点，重组业务流程，运用企业资源计划和供应链管理技术，实现企业的内涵与外延的集约化。集约化的过程即是信息化管理的过程，也是管理思想和管理模式变革的过程。

**集群化** 即把企业做大。企业集群化可以减少交易成本，享受经济规模效益。集群化是企业间为增强竞争力和适应环境变化而以各种方式实现联合的过程。企业可以通过并购、组建企业集团、企业联盟等多种方式实现集群化，在集群化过程中要遵循市场经济规律和生产、经营的实际需要。要坚持自愿和互利的原则，实现优势互补。要冲破所有制、地区、行业和部门的限制，真正把企业做强做大。

(庄倩)

*kuàguó yīyào qǐyè*

## 跨国医药企业 (pharmaceutical multinational enterprises)

由两个或两个以上国家的经济实体所组成，并从事医药产品生产、销售和其他经营活动的国际性大型企业。主要是指发达资本主义国家的医药企业，以本国为基地，通过对外直接投资，在世界各地设立分支机构或子公司，从事国际化生产和经营活动的垄断企业。医药跨国公司经营应具备以下3个要素：①跨国公司是指一个工商企业，组成这个企业的实体在两个或两个以上的国家内经营业务，而不论其采取何种法律形式经营，也不论其在哪一经济部门经营。②这种企业有一个中央决策体系，因而具有共同的政策，此等政策可能反映企业的全球战略目标。③这种企业的各个实体分享资源、信息以及分担责任。

**跨国药企在华竞争力**　医药类外企在进入中国市场时，通常在某些技术领域拥有自己的专利或"拳头"产品，本土企业与其竞争还存在一定差距，这些外企在华市场的运营效率总体较高。医药外企的销售网络通常和中国公立医院的布局紧密联系，企业进驻中国的时间较长，展现出本地化竞争力较强的特点。①跨国药企在研发投入较高，绝大多数研发投入比例为年销售收入的15%~20%。即便是同以仿制为主的印度制药公司，研发投入的比例也接近年销售收入的10%。对于中国本土药企而言，企业研发投入少、创新能力弱，是困扰行业发展的难题。在产品结构上，多年来，中国药企以仿制为主，且多数是低水平重复的改剂型药品，很少有创新。而跨国药企在华整体几乎垄断了高端专利药市场。②中国本土医药企业和外资企业与其说是竞争关系，不如说是"竞合关系"，内外资企业各有所长，既相互竞争，又相互合作。随着新医改的推进，以及新农合补助标准的提高，中国基层市场

发展迅速，医疗需求总量很大，这就要求内外资企业通过优势互补，实现企业经济效益和社会效益的最大化。③跨国药企在中国的布局正从上海、天津、杭州、苏州、广州等沿海深入到西部腹地，长沙、武汉、成都、西安成为新的热土。辉瑞、强生、拜耳、诺华、葛兰素史克等跨国药企巨头几乎都已在华建厂，并积极表达追加投资的意愿。据中国外商投资企业协会药品研制和开发行业委员会统计，截至2020年6月，其会员单位包括45家具备研究开发能力的跨国药企，在华已经投产的工厂47个，建立研发中心25个。

（庄　倩）

yīyào qǐyè kuàguó jīngyíng
**医药企业跨国经营**（management of pharmaceutical multinational enterprises）　医药企业以国际需求为导向，以扩大医药产品出口贸易为目标，进行包括海外投资、营销在内的一切对外经营活动。即在资源获取、药品生产和销售、市场开发目标的确立等方面，将医药企业置身于世界市场并发挥自身比较优势，开展对外经济技术交流，参与国际分工、国际协作和竞争等一系列医药产品经营活动。

**行业背景**　世界医药企业跨国经营程度高有其深刻的行业背景。①医药企业经营成本尤其是研发成本日益增加。医药行业的研究费用占整个销售额的比率比其他行业都要高，不同的医药企业，研究费用占整个销售额的比率差别还是比较大的，国外一般为10%~20%，中国国内药企一般为5%~10%。在欧美开发一种新药所需的费用一般在5亿美元左右，从开始开发一个药物到最

后临床研究结束，一般需花10~15年。②由于各制药企业对新药研发的重视，加上科技的日新月异，新药的生命周期明显缩短。这两方面的原因迫使各制药企业实施跨国经营战略，在更大的地域空间实施销售行为，从而在较短的期限内，即产品生命周期内，实现更多的销售收入，以弥补前期巨大的药品研发成本，维持企业的利润。

随着经济全球化进程的加快，中国医药企业既面临着跨国经营的难得机遇，也面临着巨大的挑战。加入世界卫生组织，标志着中国进入了全方位多领域的对外开放阶段，国内市场国际化和国际市场全球化特征日趋明显。在这种背景下，中国医药企业不可能永远局限在国内市场，必须走出国门，参与全球竞争。药品是特殊的商品，医药行业关系到国计民生，其特殊性决定了中国医药行业保持民族医药企业比例的重要性。正基于此，制药业也是入世谈判时中国政府比较关注的行业之一。实施跨国经营，使得民族药企能在世界范围内与跨国医药公司进行竞争，改变当前竞争局限于"家门口"的被动局面，充分享受全球范围内的生产、研发、营销的优质资源，实现规模经济，提升其参与国内和国际市场竞争的能力。

**发展特征**　全球医药企业跨国经营的时间最早是20世纪初，呈现出以下一些特征：①企业在经营的时间上非常的长。现在比较成功的跨国经营的全球大中型医药企业基本上都有着100年以上时间经营的历史。②企业完成跨国经营时间和医药企业成立时间有很紧密的相关联系，也就是成立时间早的医药企业通常需要

很长时间进行开展跨国经营，反之就短。成立的时间比较早的医药企业需要 50 年的时间才开始启用跨国经营，像英国的葛兰素用了 180 年才开始进行跨国经营，出现这样的情况是和当时全球的经济发展有很大的关系。③企业需要紧紧抓住机会，来发展和进行跨国经营。全球医药企业进行跨国经营必须要抓住机遇，抓住之后要及时启用。全球大中型的医药企业为开始跨国经营，很多都是在世界范围进行必要的合并，这方面成功的例子有施贵宝与百时美制药公司合并，它们合并不但加强了产品和技术的优势，也更加大力整合了两家企业的跨国经营的资源。

生产的国际化属于全球制药企业国际化的明显体现，它主要有 3 个方面：一是在世界范围里面进行生产要素的合理的配置；二是在生产的过程里面进行好合作；三是在生产进行的过程中要得到法规的约束。制药企业进行发展和生产的过程中是要受到很多因素的制约的，比如资金、技术、市场这些因素，企业不会在全部的领域都保持领先的地位，可企业是能够进行兼并与收购这样的方式在世界进行生产要素的配置，从而可以达到优势互补。

**跨国经营的药企在中国合规经营的机制**　在中国的法规范围内，涉及商业贿赂的法规有 3 个：①《中华人民共和国刑法》，规定了 8 种贿赂犯罪，由公安部门来治理商业犯罪行为。②《中华人民共和国反不正当竞争法》，这是认定商业贿赂的主要依据。③国家工商总局行政管理局在 1996 年 11 月公布的《关于禁止商业贿赂行为的暂行规定》，其中对商业贿赂做出了明确的界定。就医药领域而言，除了上述 3 个法规涉及反商业贿赂之外，还有《医药行业关于反不正当竞争的若干规定》（1993 年颁布）第八条指出，医药生产企业和经营企业不得采用任何贿赂手段诱使对方购买医药商品。

2005 年成立的中国外商投资企业协会药品研制和开发行业委员会（China Association of Enterprises with Foreign Investment R&D-based Pharmaceutical Association Committee，RDPAC）。RDPAC 以营造良好环境、使医药造福中国患者为目标，于 2008 年制定了外资制药企业行业合规经营管理指南，并要求其下包括阿斯利康、拜耳、礼来、罗氏、辉瑞等 39 家国际大型制药企业会员公司遵照执行，截至 2021 年 RDPAC 行业准则已更新至 2019 版。同时，RDPAC 也制定了药品推广行为准则，并随着发展进行了不断的修订，截至 2021 年该准则已更新到 2012 版。

2019 年，RDPAC 发布了最新修订的行业行为准则，根据国际制药企业协会联盟的新方式，从基于规则的准则规定转变为基于诚信、价值观和原则的文化——最重要的是，还要获得患者的信任。核心理念塑造了以研发为基础的生物制药行业如何基于关怀、公平、尊重和诚实的核心价值观来维持信任，以符合不断变化的社会期望。这些核心理念有助于灌输道德和诚信的文化，以指导成员的商业行为以及成员与医疗行业各方之间的互动。

2012 版的药品推广行为准则从以下几个方面对会员公司的医药市场推广人员进行了规范，具体来说：①要求推广活动必须透明，会员公司不得对其推广行为和活动做任何形式的隐藏或掩饰。②要求推广信息应该清楚、易理解、准确、客观、公正和高度完整，足以使受众能就药品的治疗价值形成自己的观点；并要求推广信息不误导，应经过证实，与中国药品主管部门批准的药品标准相一致。另外，各种类型的推广材料均应清晰易懂、内容完备。③与医疗卫生专业人士的互动交流应科学和教育为目的。医药推广人员不得以任何诸如捐赠、奖学金、补助等形式贿赂医疗卫生专业人士，以换取后者对药品的推荐和采购。当然，在不对有关医疗卫生专业人士的处方行为产生不正当影响的前提下，会员公司可与医疗卫生专业人士之间签约合作，由后者提供真实的咨询服务，并向支付合理的报酬及食宿和差旅补偿。涉及境外的互动交流必须有充分的理由证明合理。除此之外，对互动交流活动涉及的对医疗卫生专业人士的赞助、招待、报酬支付、娱乐、礼品等方面均进行了严格的限定。④对提供的样品应该清楚的标注，且建立有效的控制和责任机制。⑤对医药代表应该满足的条件也进行了严格的规范。

（庄倩）

zhōngyào guójihuà

## 中药国际化（internationalization of traditional Chinese medicine）　中药产品进入国际市场的行为和过程。中药作为产品而不是原料进行使用，并逐渐为具有治疗作用的中药争取药品身份，最终目标是实现中药企业的国际化经营，中药产品得到国际承认与认可。

**内容**　主要包括两方面。

**走出去与引进来**　从方向上分为两个方面：一是外向国际化

（走出去），二是内向国际化（引进来）。"走出去"是指中药进军国际市场的过程中如何应对遇到的障碍，即如何利用机遇的问题；"引进来"主要是指在国际市场对中药本土资源的强力冲击下，本土中药产业如何灵活应对，即如何发展壮大增强抵抗力的问题。

国际化、国际标准及国际市场　从内容上分成3个层面，包括中药理念的国际化、中药的国际标准以及中药的国际市场。①中药理念的国际化。中药国际化应该从观念开始。中药和西药是不同文化背景的产物，需克服意识层面的障碍，中药才能真正被西方人接受。②中药的国际化标准。中国的中药国际化面临的首要标准难题不是没有国际统一的中药标准，而是中药在国际上根本没有自己独立的标准，只能用国外通用西药的标准体系来衡量中药。只有在解决了中药自有标准体系缺乏的尴尬处境之后，才涉及如何确定中药在国际通行的衡量标准问题。③中药的国际市场。只有在中药理念的障碍突破、中药形成自有标准体系之后，中药才能以药品的身份在国际医药市场上占据一定的份额。

影响因素　包括政治环境、经济环境、社会环境、技术环境4个方面。

政治环境分析　①相对积极的国际环境。自第二次世界大战以后，形成了以美国为首的"一超多强"的世界政治格局，联合国等国际组织在维护世界稳定方面发挥了重要作用，从整体来看，世界整体处于长期和平的状态；中国自改革开放以来，始终以积极、开放的姿态融入国际社会中，一方面追求自身利益使综合国力逐步增长，另一方面推动世界的共同发展，在全球的影响力不断增强，逐渐成长为负责任的大国，国际地位大幅提升，在世界范围内的"话语权"逐步得到重视，这为中医药在国际上的传播和发展提供了积极地国际政治环境支持。政府间注重国际贸易的发展，中国加入世界贸易组织之后，关税水平大幅度下降，非技术壁垒消失，为包括中药在内的产品出口提供了良好的大环境。②世界卫生组织对传统医学发展的支持。世界卫生组织作为联合国下属的、国际上最大的政府间卫生组织，致力于指导和协调联合国系统内的卫生问题，负责对全球卫生事务提供领导。自2002年始，世界卫生组织开始公开支持传统医学；2009年世界卫生大会通过了传统医学决议。该组织逐步看重传统医学在疾病预防和治疗过程中的作用，并于2013年颁布了《2014—2023世界卫生组织传统医学战略决议》，确定了"利用传统医学对健康、以人为本的卫生保健的潜在贡献进行研究；对传统医学产品、实践和技术服务提供者进行监管和研究，并酌情将其纳入卫生系统"的目标。③欧美地区严格的政策法规要求。基于药品作为商品的特殊性，以及存在的信息不对称问题，世界范围内，都通过政策法规的形式对药品予以管理，由于世界范围内对西药药理、毒理实验，临床研究等的普遍认同，基本上都是以西药的注册程序对药品注册进行审批，而欧盟和美国更是作为规范的药品市场，其政策法规几乎获得了世界范围内的认可和借鉴。欧盟方面，65/65/EEC指令是欧盟最主要的关于药品的法规，其后的75/318/EEC和75/319/EEC指令，与65/65/EEC指令一同构成了基本的法令，是以后制定相关法令的基础。2001年欧洲议会和理事会正式签署了《欧盟人用药品第2001/83/EC号法令》对人用药品在欧盟方面的一系列要求提出了具体的规定，将所有药品一视同仁，全部按照西药标准进行评审，但是对于尚未注册的植物药，指令允许取得授权的专业人士应用，从而使包括中药在内的植物药可以在一定范围内使用。2004年《欧盟传统植物药注册程序指令》颁布实施，要求投放于市场的植物药必须通过该注册，并给予了7年的注册过渡期。指令颁布时，业界普遍认为是中药获得欧盟药品合法身份的一个突破口，可具体到指令的细节，例如需要提供在欧盟以内国家使用15年的历史记录；传统植物药虽可减免临床前药效学研究、临床研究，文献资料可证明安全性时可以减免毒理学实验，但是药学资料不作任何减免——即质量控制和有效成分含量范围的控制完全按照化学药进行；复方制剂要控制在5味以下，最好是3味以下；对药品的广告、标签和包装做了详细规定，再加上昂贵的注册成本，这些都大大挫败了国内企业的注册信心。截至2015年，中国只有地奥心血康一个中药通过了该注册，获得了非处方药的药品身份。美国方面，其对药品的监管历史有近200年，在19世纪中叶，化学合成药物因其原料易获取，生产过程和质量控制都可以标准化成为药品的主导，传统植物药被忽视和敌对，曾一度将植物药从《美国药典》中剔除，1994年实施的《饮食补充剂健康与教育法》使天然药物可以以介于食品和药品之间的饮食补充剂身份在美国销售，直到2004

年颁布了《植物药品产业指南》，才明确了植物药可以作为药品进入美国市场的身份。在要求上，美国方面实施的是"宽进严出"方式，研究者完成临床前研究即可进行临床试验申请，在Ⅰ期和Ⅱ期临床试验上不需要确定活性成分，但是Ⅲ期临床试验的要求就与化学药基本相同了。虽然欧盟和美国针对植物药的注册进行了相关法规的颁布，为中药以药品身份进入规范的药品市场提供了法律依据和合理的渠道，但是法规的细节要求很大程度上受到西药的影响，对药品质量控制要求和临床试验要求都非常严格，注册难度很大。

经济环境分析 ①天然药物市场与健康产业兴起。自20世纪90年代始，随着公众对化学药品产生的不良反应和副作用认识的深入，对生活质量追求不断提高，"崇尚自然、回归自然"模式逐渐成为社会的新风尚，天然药物逐渐进入人们的视线并日益得到青睐，天然药物市场在世界各国的不断需求下逐步兴起。来自世界卫生组织的统计显示，世界范围内使用过天然药物的民众占到世界人口的80%，药品市场中，天然药物的规模可以达到35%，世界天然药物在不含中国市场的情况下，其市值已经高达830亿美元之多。国际医药市场上，天然药物的使用和影响正在不断扩大，对于中国的中药产品来说，是一个不可多得的国际化机遇。随着世界范围内经济水平的提高和寿命的延长，人们的观念由"治疗疾病"向"保持健康、预防疾病"转变。为此，健康产业作为近期崛起的新兴产业受到了高度重视，它最先在美国诞生，并逐步建立起了健康管理组织，此后，

德国、英国和日本也先后建立这类组织。根据统计分析，健康产业已经是美国服务产业中产值最高的，经济学家预测，到2020年该产业可以占到美国经济总产值的25%。世界范围内健康产业的发展，与中国中医药思想中的"治未病"思想相契合，为中药的国际化发展提供了一个契机。②面临全球性竞争。中国中药出口依旧以初级原料为主，国外通过进口中国的低价原料，运用其先进的设备与工艺对原料进行加工和生产，成为附加值极高的天然药物。全球医药企业越来越重视天然药物市场，投入资金和人才开展天然药物的研究与开发，并逐渐将视线转向中药。例如，日本生产的中药产品，原料的80%都是从中国进口，利用其先进的技术，对210剂仲景方进行大量基础研究与开发，已经将不少成品打入西方市场，取得了可观的经济效益，并且销量每年以15%的速度递增。金代名方补中益气汤可以治疗皮肤湿疹的应用被来自日本京都大学的学者证实。美国耶鲁、哈佛等一些大学的药品研究室也开始将中药作为研究对象。

社会环境分析 ①中西方文化、思维差异。中药是中国传统文化的代表产物之一，由于东西方之间存在很大的文化、思维上的差异，使西方国家在接受以中医理论为指导的中药上存在巨大的困难。中西药分属于不同的哲学体系，西医西药强调的是微观和具体的问题分析方法，明确相应的病症和药物的作用机制，以理化为基础，注重药品的安全性、有效性、一致性和质量可控，更强调外部原因的作用，强调明确的化合物对明确的靶点的作用；

中医中药强调的是宏观和整体的理论的运用，注重辨证论治，认为人是一个有机的整体，多采用复方配伍的形式运用中药。②欧美地区民众对中药接受程度有限。虽然中医药开始得到国际关注，但是当欧美地区民众将中药作为药品来应用时，来自文化、思维和生活经历的综合作用让中药的接受程度受到了挑战，如果将适用证或疗效一致的本土生产的药物和中国的中药放在一起，民众还是会选择接受本土药品。复方丹参滴丸在美国的临床试验中就遇到了这样的问题，在临床试验募集患者的过程中，每60个患者中只有1个患者自愿参加复方丹参滴丸的临床试验，而这样的低比例是在美国本土所产的化学药品的临床试验中所不多见的。③中医药得到国际社会和民众的关注。随着中药在"非典"中的疗效被肯定以及中药在非洲"埃博拉"疫情中的应用等新闻事件的报道；以及中国科学家屠呦呦从中医典籍中得到启示从而研究和提取出抗疟神药青蒿素，获得诺贝尔生理学或医学奖的事实，使世界开始关注中国的这一神秘中医药宝库。此外，世界民众对中医药的关注度也有所提高，据国家旅游局《2009年入境游客抽样调查综合分析报告》统计，入境游客感兴趣的旅游商品中，中成药/保健品以21.4%排在食品/茶叶、旅游纪念品/工艺品、服装/丝绸、瓷器/陶器之后的第5位，但是中国对这一市场的开发程度有限。

技术环境分析 ①国际上严格的认证标准。中国药品方面的认证标准是借鉴欧盟、美国等规范的药品市场以及世界卫生组织方面的标准并结合中国的实际情

况而建立的，主要有《药物非临床试验质量管理规范》《药物临床试验质量管理规范》《药品生产质量管理规范》《药品经营质量管理规范》以及针对中药生产的《中药材生产质量管理规范》，在现阶段下，中国还无法达到与欧盟和美国方面相一致的认证标准。以《药品生产质量管理规范》为例，中国实行的 2010 年版《药品生产质量管理规范》，该版本虽然较 1998 年版本有较大的提升，但是还是无法使中国达到申请加入国际药品认证合作组织（PIC/S 组织）的条件，该组织以统一的标准实施药品《药品生产质量管理规范》认证，各成员国在自愿的基础上相互承认官方《药品生产质量管理规范》认证。这造成了中国无法实现《药品生产质量管理规范》与国际互认的情况，包括中药生产企业在内的所有中国药企要想进行国际注册（尤其是欧美方面），则必须首先完成高于中国标准的注册国《药品生产质量管理规范》认证与检查。②绿色壁垒限制。国际上对来源于动植物的产品一般有比较严格的环境方面的标准要求，比如放射线、重金属含量、农药残留、有机溶剂、微生物污染等方面的具体指标，并且这类指标只会越来越严格。例如，欧盟对农药残留的限量在 2005 年进行了调整，将需要进行农残检查的物质增加到了 390 种，并且将要求大大提高，部分物质的限量只是原来的 1%，这些标准都远远高于中国，中国的中药产品很多因为达不到相应的标准而被进口国退回。受绿色壁垒的影响，2009 年度，中国动物源性中药材受阻 24 批次，植物源性中药材受阻 85 次，特殊膳食受阻 79 次。"绿色和平"国际环保组织曾发布过一份针对中国海外销售的中药中农药残留的检测报告，报告对英国、美国在内的 7 个国家中产自中国的中药进行抽样检测，包括同仁堂、天士力、云南白药等国内知名品牌在内的 9 个中药品牌，均发现了多种农药残留。③对中药知识产权的争夺。中国的知识产权保护起步较晚，对知识产权保护的重视度不够，据有关研究统计，虽然中药领域是中国申请专利数量最多的领域，但是中国中药中仍有 90% 未申请专利，在国外申请的专利也只有 3000 多项，而外国在中国申请的中药专利已经达到 10 000 多项。日本大和综研数据显示，海外中药市场中国仅拥有 0.3% 的专利权，日本和韩国则占比超过 70%。中国作为保健品出口的人参蜂王浆是美国的专利，将速效救心丸进行了简单的剂型改变后日本获得了"救心丹"的专利权，韩国以新剂型和工艺专利抢先注册了包括牛黄清心丸、牛黄清心微型胶囊和牛黄清心液在内的发明专利，在银杏叶制剂专利上中国虽然拥有 68 件，但是德国和法国只申请了 4 件专利就涵盖了银杏提取工艺上最关键的工艺流程。

（庄　倩）

yīyào xìnxī guǎnlǐ

## 医药信息管理 （pharmaceutical information management）

对收集、整理、分析、储存和保护医疗方面的信息，并确保这些信息的质量的过程。医疗信息具有种类多（如谈话记录、影像图片、数据等）、数量大、存在非完整性和冗余问题、具有隐私性等基本特征。对医疗信息的管理可整合卫生资源，节约医疗成本；提高健康服务水平，增强患者满意度；转变医疗服务模式，发展健康管理服务等。医疗信息主要有纸质版和电子版（如：电子病历）两种载体，随着医疗信息化和大数据技术在医疗领域的发展，电子版载体逐渐普及，利用和保护医疗信息的重要性也日益凸显。常见的医药信息管理系统和技术有：电子病历、医院信息系统、临床医疗管理信息系统、基层医疗卫生信息系统、数据挖掘和区域医疗信息化平台等。医疗信息管理的主体包括：政府、企业、医院等。医疗信息与管理系统学会是国际上一家为医疗机构的信息管理评级的组织。国际通用的医疗信息系统的标准是医疗信息传输标准。此外，鉴于社会对医疗信息管理领域人才的迫切需求，部分高校开设了医药信息管理/卫生信息管理专业，为相关企业单位输送专业人才。

**医疗信息化**　通过计算机科学和现代网络通信技术及数据库技术，在各医院间以及医院所属各部门间提供病人信息和管理信息的收集、存储、处理、提取和数据交换，满足用户的功能需求。狭义上的医疗信息化包括医院管理信息化、临床管理信息化和公共卫生信息化；广义上的医疗信息化还包括医保信息化和药品流通信息化。建立和完善医疗信息化相关规范和技术标准是实现医疗信息资源共享、消除"信息孤岛"的首要条件。

**电子病历**　医务人员在医疗活动过程中，使用信息系统生成的文字、符号、图表、图形、数字、影像等数字化信息，并能实现存储、管理、传输和重现的医疗记录，是病历的一种记录形式。也叫计算机化的病案系统或称基于计算机的患者记录。而电子病历系统则是指医疗机构内部支持电子病历信息的采集、存储、访问和在线帮助，并围绕提高医疗质量、保障医疗安全、提高医疗效率而提供信息处理和智能化服务功能的计算机信息系统。

**医院信息系统** 一种利用电子计算机和通信设备和技术，采集、存储、处理、交换医院中患者的诊疗信息和行政管理的信息，能够满足医院所属各部门的业务需求。

**数据挖掘** 一种数据信息再利用的有效技术，能够有效地为医院的管理决策提供重要信息。它以数据库、人工智能以及数理统计为主要技术支柱，能够实现对于数据的收集、问题的定义与处理，可较好地解释、评估结果。在医疗信息管理中应用数据挖掘技术不仅能推动医疗信息管理水平的提升，同时也是医院现代化、信息化建设的重要体现。

**基层医疗卫生信息系统** 以满足城乡居民基本卫生服务需求为目的，满足城乡居民健康档案管理、基本公共卫生服务、基本医疗服务、健康信息服务、机构运营管理以及基层卫生监管要求的信息系统。

**区域卫生信息平台** 连接区域内的医疗卫生机构基本业务信息系统的数据交换和共享平台，通过对区域内各信息系统进行有效整合，建立区域医疗卫生信息数据中心，实现区域内医疗机构信息互联互通，是不同系统间进行信息整合的基础和载体。又称区域医疗信息化平台。其主要作用为：实现医疗机构信息化全覆盖；统一医疗卫生服务标准；促进医疗卫生信息区域内的共享与交换；实现就医一卡通和检查数据共认，避免重复检查治疗，节省支出；对新农合、医保等进行

实时报销，方便就诊，提高医保和农合资金使用效率；有利于实现医疗机构间的转诊。此外，通过对医疗信息的分析研判，还可为相关人员提供决策支持。

**医疗信息与管理系统学会** 全球性的非营利性组织，建于1961年，总部位于美国芝加哥，旨在通过信息技术提高医疗水平。2006年，医疗信息与管理系统学会发布了 *Electronic Medical Records vs. Electronic Health Records：Yes, There ls a Dif-ference* 白皮书，提出电子病历应用模型，并以此为依据，制订了电子病历的分级标准，将电子病历成熟度分成 0~7 级。0 级代表没有使用电子病历，而最高水平 7 级则表示医疗机构完全数字化、无纸化和智能化运行。医疗信息与管理系统学会将与临床流程相关的信息内容，如患者注册、入院、检验、影像、手术等，都纳入了电子病历的范围。

**医疗信息传输标准** 由美国国家标准局 1990 年批准颁布实施的医疗卫生机构及医用仪器、设备数据信息传输的标准，其宗旨是开发和研制医院数据信息传输协议及标准，规范临床医学和管理信息格式，降低医院信息系统互连的成本，提高医院信息系统之间数据信息共享的程度。此标准在医疗卫生机构影响广泛，随着计算机网络技术的应用和发展，其影响已经波及澳大利亚、加拿大、中国、芬兰、德国、日本、荷兰、新西兰、英国、印度、南非、韩国等国家和地区。中国于2000 年初建立了医疗信息传输标准中国协作中心。随着医疗信息传输标准应用的日益广泛，采用医疗信息传输标准作为标准的医院信息系统和医用仪器、设备、医学数据信息可无障碍互连、交

换，为医疗服务机构内部和各部门之间的数据交换和区域医疗服务机构之间的资源共享奠定了基础。

**政策** 中国于 2005 年出台、2015 年修订的《中华人民共和国电子签名法》规定人口健康方面的电子信息与纸质文本具有同等法律效力。2010 年 2 月中国颁布了《电子病历基本规范（试行）》（卫医政发〔2010〕24 号）、同年5 月颁布了《中医电子病历基本规范（试行）》（国中医药发〔2010〕18 号）。2013 年 11 月国家卫计委颁布了《关于加快推进人口健康信息化建设的指导意见》，提出重点建设"全员人口信息、电子健康档案和电子病历三大数据"。2014 年 5 月国家卫计委研究制定了《人口健康信息管理办法（试行）》以"规范人口健康信息的管理工作，促进人口健康信息的互联互通和共享利用"。2016 年 6 月国务院办公厅发布了《国务院办公厅关于促进和规范健康医疗大数据应用发展的指导意见》提出，到 2020 年"建成国家医疗卫生信息分级开放应用平台""基本实现城乡居民拥有规范化的电子健康档案和功能完备的健康卡"；同年 2 月卫计委发布了《基层医疗卫生信息系统基本功能规范》（2017 年 2 月开始实施）。2017 年 1 月国家卫生计生委出台了《"十三五"卫生与健康规划》和《关于印发"十三五"全国人口健康信息化发展规划的通知》，提出"人口健康信息化和健康医疗大数据是国家信息化建设及战略资源的重要内容"，以及要"加强健康医疗数据安全保障和患者隐私保护""以居民电子健康档案为基础，整合居民健康管理及医疗信息资源""完

善统计制度，加强统计数据分析能力"等；同年 3 月国家卫计委颁布《电子病历应用管理规范（试行）》（国卫办医发〔2017〕8号），并废止了 2010 年颁布的《电子病历基本规范（试行）》和《中医电子病历基本规范（试行）》。

**需要注意的问题**　在信息利用方面，区域与区域之间的信息共享模式尚未建立，部分医院、医疗机构在信息共享领域未达成一致，影响了对医疗信息的利用；信息技术对医疗数据管理的支持力度不足；医疗信息化建设领域的人才缺口则在一定程度上延缓了医疗信息化建设步伐。在信息的保护方面，随着医疗信息化水平的提升，政府与医疗机构都需提高对医疗信息安全、患者隐私保护的重视。

（胡　豪　别瑞雪）

yīyào qǐyè xìnxīhuà
**医药企业信息化**（informatization of pharmaceutical enterprises）　医药企业以现代信息技术开发利用信息资源，改造其生产、流通、管理和销售等业务流程，从而提升企业的经济效益和竞争力的动态过程。医药企业信息化主要包括：生产过程的自动化和信息化、流通环节的信息化、企业内部管理的信息化、企业供应链和客户关系管理的信息化等方面。而企业信息化本身则是指企业在生产、管理和经营等各个层次、环节和领域，采用计算机、通信和网络等现代信息技术，开发利用企业内外部的信息资源，提高生产、经营、管理、决策的效率和水平，逐步实现企业运行的全面自动化，提高企业经济效益和企业竞争力的过程。医药企业信息化的主体是企业，政府出

台政策促进信息化，而后由企业对自身的信息化进行长期投入。企业的信息化建设也是国家信息化战略的重要组成部分，国家陆续启动了"十二金"工程，建立了 12 个面向政府办公业务的重点信息应用系统，其中"金卫、金药、金贸"工程与医药企业信息化相关。医药企业主要的信息化系统和手段有：办公自动化系统、企业资源计划、客户关系管理、计算机辅助设计、产品数据管理、管理信息系统、信息资源规划、供应链管理、产品生命周期管理、知识管理和医药电子商务等。此外，诺兰阶段模型可对医药企业的信息化成熟度进行评价。

**诺兰阶段模型**　1973 年，诺兰提出信息系统发展的阶段理论，1979 年他将信息化过程分为 6 个阶段：初始期、普及期、控制期、整合期、数据管理期和成熟期。诺兰阶段模型这是企业信息化程度评级的工具。初始期，单位购置第一台计算机并初步开发管理应用程序。普及期，随着计算机应用初见成效，信息系统（管理应用程序）从少数部门扩散到多数部门，并开发了大量的应用程序，使单位的事务处理效率有了提高。控制期，企业领导和职能部门负责人参加的领导小组，对整个企业的系统建设进行统筹规划。整合期，就是在控制的基础上，对子系统中的硬件进行重新连接，建立集中式的数据库及能够充分利用和管理各种信息的系统。数据管理期，集成期之后的阶段。成熟期，信息系统可满足单位中各管理层次的要求，从而真正实现信息资源的管理。

**客户关系管理**　企业活动面向长期的客户关系，以求提升企业成功的管理方式，其目的之一

是要协助企业管理销售循环：新客户招徕、保留旧客户、提供客户服务及进一步提升企业和客户的关系，并运用市场营销工具，提供创新式的个人化的客户商谈和服务，辅以相应的信息系统或信息技术如数据挖掘和数据库营销来协调所有公司与顾客间在销售、营销以及服务上的交互。

**管理信息系统**　一个以人为主导的、利用计算机硬件、软件和网络设备，进行信息的收集、传递、存储、加工、整理的系统，以提高组织的经营效率。管理信息系统是用来分析其他信息系统在组织的业务活动中的应用。学术上，通常指那些与决策自动化或支持决策者做决策有关的信息管理方法（例如决策支持系统、专家系统、主管支持系统）的统称。

**产品数据管理**　以软件为基础的技术，它将所有与产品相关的信息和所有与产品有关的过程集成到一起。产品有关的信息包括：产品的数据，如材料清单、产品配置、事务文件、产品定单、电子表格、生产成本、供应商状态等；产品有关的过程，包括加工工序、加工指南和有关于批准、使用权、安全、工作标准和方法、工作流程、机构关系等所有过程处理的程序。产品数据管理包括了产品生命周期的各个方面，使最新的数据能为所有相关用户，包括从工程师、财会人员到销售人员都能方便地存取。

**企业资源计划**　1990 年由美国高德纳咨询（Gartner Group）公司提出的、企业制造资源计划的下一代制造业系统和资源计划软件。又名企业资源规划。企业资源计划的具体功能有生产资源计划、制造、财务、销售、质量

管理、实验室管理、业务流程管理、产品数据管理、存货、分销与运输管理、人力资源管理和定期报告系统等它基于网络经济的新一代信息系统，跳出了传统的企业边界，从供应链优化企业资源。它利用先进的信息技术对企业物流、资金流和信息流进行事前控制管理，通过规范化的业务流程将采购、生产、质量、财务、库存及销售各环节集成起来，提供各种可用性强、准确及时的信息，帮助企业管理层进行生产销售等方面的决策。（见医药企业资源计划）

**医药企业信息化工程** 根据国家信息化工作的整体部署，"金卫工程""金药工程""金贸工程"等一系列医药信息工程相继启动。金卫工程：旨在建立一个高技术的现代化国家级医疗卫生信息网络，即金卫医疗信息网络。金药工程：将信息、计算机和通信技术应用于医药卫生行业的多功能、专业化的跨世纪工程。《中国医药卫生电子商务网》（原名《中国金药电子商务网》）是中国第一家大型医药专业电子商务网络系统。金贸工程：为促进中国商品流通领域电子化和信息化建设而实施的应用工程。

**医药电子商务** 以医疗机构、医药企业、金融机构、医药配送商、医药信息服务提供商、相关政府部门以及终端消费者为参与主体，利用信息网络技术在网上进行的医药相关的商务活动，包括医药信息交换、管理服务和商品交易等。医药电子商务作为一种新型的电子商务应用模式，把互联网与医药行业相结合，是将互联网与信息技术应用到传统医药行业的产物。（见医药电子商务）

**医药企业信息化相关政策** 2006年国务院办公厅发布的《2006—2020年国家信息化发展战略》提出"大力推进信息化，是覆盖我国现代化建设全局的战略举措"；2011年3月中国国家工业和信息化部、科学技术部、财政部、商务部、国有资产监督管理委员会联合公布了《关于加快推进信息化与工业化深度融合的若干意见（2011年）》对中国医药工业的信息化和自动化提出了具体的要求；2012年1月，国家工信部出台了《医药工业"十二五"发展规划》明确提出"加强信息技术在新产品开发中的应用""提高生产过程信息化水平"和"提高企业管理信息化水平"3项要求；同年7月，国务院发布《国务院关于大力推进信息化发展和切实保障信息安全的若干意见》提出"全面提高企业信息化水平。推广使用数字化研发设计工具，加快重点行业生产装备数字化和生产过程智能化进程，全面普及企业资源计划、供应链、客户关系等管理信息系统""扎实推进药品、食品、住房、能源、金融、价格等重要监管信息系统建设"；2015年8月，国务院出台的《促进大数据发展行动纲要》中提出"发展工业大数据。推动大数据在工业研发设计、生产制造、经营管理、市场营销、售后服务等产品全生命周期、产业链全流程各环节的应用"；2016年7月，国务院办公厅出台了《国家信息化发展战略纲要》作为对《2006—2020年国家信息化发展战略》的调整和发展；同年12月发布了《"十三五"国家信息化规划》《"十三五"卫生与健康规划》；2017年1月，工信部颁布了《工业和信息化部关于进一步推进中

小企业信息化的指导意见》为中小企业信息化提供政策支持。

（胡豪 别瑞雪）

yīyào qǐyè shùjù guǎnlǐ

**医药企业数据管理**（pharmaceutical enterprise data management，PEDM） 在医药产品研发、生产、流通等产品生命周期中活动的企业对其数据的管理。数据管理是数据处理的核心，是指对数据的组织、分类、编码、存储、检索、维护等环节的操作，是重要的计算机应用领域。医药企业的数据管理是医药企业信息化的一部分，同样也是药品质量管理体系的重要部分。医药企业数据管理遵循归属至人、清晰可溯、同步记录、原始一致、准确真实的基本准则，以确保在从数据产生、记录到失效、销毁的整个生命周期内的可靠性。医药企业数据管理的主体是医药企业，数据的载体包括电子与纸质两种（需注意的是当数据被以纸质和电子两种方式同时保存时，电子数据是原始数据），数据来源包括：人工观测记录的数据；仪器、设备或计算机化系统产生的数据；采用摄影、摄像技术获取的客观数据；由原始数据衍生或取得的信息等。医药企业进行数据管理的常用软件和手段有：主数据管理、产品生命周期管理、企业内容管理、数据质量管理等。在"互联网+"、大数据时代的背景下，医药企业由于其产品的特殊性以及质量控制所提出的要求，必须重视对数据资源的收集处理与开发利用。因为数据管理不仅能协助医药企业的日常经营，还能实现决策支持、财务和流程的监督与内控。此外，对于制药企业，强化数据管理，可提高制药精细化管理水平、质量升级、改

善药品有效性和安全性，最终实现精准制药，有助于优质创新药的开发；对于药品零售企业，数据管理则可以帮助其实现精准的客户管理和精准营销。

**主数据管理（master data management，MDM）** 主数据是用来描述企业核心业务实体的数据，比如客户、合作伙伴、员工、产品、物料单、账户等；它是具有高业务价值的、可以在企业内跨越各个业务部门被重复使用的数据，并且存在于多个不同的应用系统中。主数据管理是指一整套的用于生成和维护企业主数据的规范、技术和方案，以保证主数据的完整性、一致性和准确性。主数据管理的典型应用有客户数据管理和产品数据管理。企业要获得更好的数据应用效果和价值，应以主数据为茎干，通过主数据串联各类散乱的数据资源。主数据管理需要解决的主要问题是主数据在各系统之间的一致性问题，让企业拥有统一的主数据访问接口，实现各类数据源的链接。在医药企业方面，主数据管理能协助解决客商管理与仓库管理两方面的问题。客商管理，涉及供应商和分销商，医药企业通过数据管理系统项目建设，实现了药品、客商、组织机构及人员等之间的数据管理，企业内部能够及时了解到全面的各级业务部门经营状况以及管理统计分析数据；仓库药品管理，主数据管理为此建立了有效的管理搜索系统和数据库。

**产品生命周期管理** 为了使产品及时上市，打败竞争者，投资回报最大化，知识转移快速而实施的一套覆盖了从产品诞生到消亡生命周期全过程的、开放的、交互操作的应用方案。产品生命周期管理可以从企业资源计划、供应链管理、客户关系管理系统中提取相关的资讯，并使之与产品知识发生关联，进而使之用于扩展型企业，使从制造到市场、从采购到支持的所有人都能够更快速、高效地工作。产品生命周期是一种战略性的业务模式，支持产品信息在全企业和产品全生命周期内的创建、管理、分发和使用，它集成了员工、流程和信息等要素。对于医药企业而言，产品生命周期即药品生命周期（drug life cycle），指药品从引入到撤市的全过程，主要包括了药品的引入期、成长期、成熟期以及衰退期。

**企业内容管理** 随着数据管理的发展而为客户提供的一种应用软件，它管理、集成和访问从音频、视频到扫描图像的各种格式的商业信息。内容管理处理的对象范围比传统的关系数据库管理系统处理的结构化数据更广，除了一般文字、文档、多媒体、流媒体外，还包括了 Web 网页、广告、程序、软件等数字信息资产，即所有结构化的数据和非结构化的文档。内容管理解决方案重点解决各种非结构化或半结构化的数字资源的采集、管理、利用、传递和增值，并集成到结构化数据的信息系统中，如企业资源计划、客户关系管理等，从而为这些应用系统提供更加广泛的数据来源。

**数据质量管理（data quality management，DQM）** 对数据从生命周期中每个阶段里可能存在或出现的各类数据质量问题进行监控改善的过程。值得注意的是"数据质量的改善"实际上还包括了组织管理方面的改善。数据质量管理分为有人工比对、程序比对、统计分析评估 3 个层次。数据质量改善和管理的手段主要包括：数据分析、数据评估、数据清洗、数据监控、错误预警等；而组织管理方面管控改善的主要方式则有：确立组织数据质量、改进目标、评估组织流程、制定组织流程改善计划、制定组织监督审核的机制、实施改进、评估改善效果等。影响数据质量的因素主要有：信息因素、技术因素、流程因素和管理因素。由于生命周期评估结果的可靠性和适用性取决于提供评估背景的原始数据的质量，因而数据质量管理是数据生命周期评估的一个组成部分。

**与医药企业数据管理相关的政策** 2015 年 8 月国务院印发了《促进大数据发展行动纲要》提出要"发展新兴产业大数据。大力培育互联网金融、数据服务、数据探矿、数据化学、数据材料、数据制药等新业态，提升相关产业大数据资源的采集获取和分析利用能力，充分发掘数据资源支撑创新的潜力，带动技术研发体系创新、管理方式变革、商业模式创新和产业价值链体系重构"；2017 年 5 月全国信息安全标准化技术委员会发布国家标准《信息安全技术大数据安全管理指南》征求意见稿，为企业的信息化和企业数据管理中遇到的质量问题和安全问题提供标准；《药品数据管理规范》对于医药企业的数据管理而言是一份非常重要的文件，现行的药品数据管理规范的征求意见稿是 2018 年 1 月的版本，其中对于药品数据管理的基本要求是"数据管理是药品质量管理体系的一部分，应当贯穿整个数据生命周期。数据管理应当遵守归属至人、清晰可溯、同步记录、原始一致、准确真实的基本要求，确保数据可靠性"。

（胡　豪　别瑞雪）

yīyào qǐyè zīyuán jìhuà

## 医药企业资源计划（resource planning of pharmaceutical enterprises）

1990 年高德纳咨询（Gartner Group）公司提出的一种集企业物流、资金流和信息流于一体的信息管理管理系统。在医药生产、销售企业中的应用，是医药企业信息化的一部分。企业资源计划（enterprise resource planning，ERP），又名企业资源规划。ERP 的主要功能有生产资源计划、制造、财务、销售等功能、质量管理、实验室管理、业务流程管理、产品数据管理、存货、分销与运输管理、人力资源管理和定期报告系统等功能。它是基于网络经济的新一代信息系统，跳出了传统的企业边界，从供应链优化企业资源。其核心是将企业的物流、信息流、资金流进行统一的融合和管理，基本思想是在业务流程重组的基础上，将企业的流程看作由供应网络、制造单元、分销网络及客户形成的一个紧密连接的供应链。企业资源计划利用先进的信息技术对企业物流、资金流和信息流进行事前控制管理，通过规范化的业务流程将采购、生产、质量、财务、库存及销售各环节集成起来，提供各种可用性强、准确及时的信息，帮助企业管理层进行生产销售等方面的决策。由于其管理思想的内核与中国《药品生产质量管理规范》《药品经营质量管理规范》存在一致性，ERP 系统在国内外的大型医药企业中使用普遍。此外，同时国家也在出台了政策《工业和信息化部关于进一步推进中小企业信息化的指导意见》促进中小型企业（包括中小型医药企业）加快信息化使用 ERP 提高效率、简化流程"进一步推广经营管理信息化软件（ERP/OA/CRM 等）的应用，并逐步向商业智能转变，全面优化业务流程，推动关键环节的整合与创新，提高经营效率和管理水平"。医药企业引入企业资源计划常用的方式有 4 种：自主研发、联合开发、购买软件和委托开发，其中自主研发的比例较小，购买软件比例较大但同时价格较高。中国国内做 ERP 系统的公司主要有两家，金蝶和用友；国外 ERP 系统做得最大公司是甲骨文（Oracle）公司和思爱普（SAP）公司。

### 与《药品生产质量管理规范》《药品经营质量管理规范》的关系

《药品生产质量管理规范》是药品生产企业进行药品生产质量管理必须遵守的基本准则，侧重于生产方面的质量管理，《药品经营质量管理规范》是通过控制医药商品流通环节所有可能发生质量事故的因素从而防止质量事故发生的一整套管理程序，适用于流通领域。二者涉及了采购、生产、质检、仓储、销售、运输等方面的质量保证。而企业资源计划系统能够将采购、生产、质量、财务、库存及销售等环节集合起来，提供各种可用性强、准确及时的信息，帮助企业管理层进行生产销售等方面的决策。故而，制药企业的《药品生产质量管理规范》《药品经营质量管理规范》管理思想与 ERP 的管理思想存在一致性，其关注重点均是规范企业的业务流程，只是《药品生产质量管理规范》《药品经营质量管理规范》更加符合制药行业特点及行业特殊要求。制药企业在全面信息化的进程中，需使得《药品生产质量管理规范》《药品经营质量管理规范》与 ERP 对接，标准化和信息化融合，按照《药品生产质量管理规范》《药品经营质量管理规范》的要求，对信息系统进行探索实践，才能得到的良好效果。对于医药制造和流通企业而言，ERP 系统能够为《药品生产质量管理规范》《药品经营质量管理规范》在各环节提出的要求提供支撑和保障。

**发展历程**　其发展大体经历了 4 个阶段：作为一种库存定货计划的物料需求计划（material requirements planning，MRP）阶段，或称基本 MRP 阶段；作为一种生产计划与控制系统——闭环 MRP 阶段（close-loop MRP）；作为一种制造资源计划系统的 MRP Ⅱ 阶段，它包括了销售、制造和财务三大部分，其中物流、资金流、信息流集成是 MRP Ⅱ 的主要思想；作为 ERP 的阶段，这是以上几个阶段的质变，它包括了企业所有资源，是在企业管理上一个更全面、深化的变革。

**物料需求计划（material requirements planning，MRP）**　由美国库存协会在 20 世纪 60 年代初提出，是根据市场需求预测和顾客订单制定产品的生产计划，然后基于产品生成进度计划，组成产品的材料结构表和库存状况，通过计算机计算所需物料的需求量和需求时间，从而确定材料的加工进度和订货日程的一种实用技术。在 MRP 的基础上，发展出了闭环 MRP、MRP Ⅱ 和 ERP。

**中国 MRP Ⅱ/ERP 的应用和发展历程**　大致有 3 个阶段：启动期、成长期和成熟期。启动期：1981 年，中国从德国工程师协会引进了第 1 套 MRP Ⅱ 软件，80 年代期间主要立足于 MRP Ⅱ 的引进、实施以及部分应用阶段，应用范围局限在传统的机械制造业内。成长期从 1990—1996 年，MRP Ⅱ 在中国的应用与推广，该阶段以应用外国软件为主，且涉及的领域已突破了机械行业而扩展到其他制造行业，国内制药企业就是在这一阶段引进的 ERP。成熟期：1997 年至今，ERP 被引入中国并成为主角，应用范围从制造业扩展到第二、第三产业，中国药品零售行业即是从这一阶段开始应用 ERP 系统。

**作用和意义** ERP 可帮助医药企业控制产品质量、降低成本、生产计划、沟通客户和市场。质量控制方面，主要通过 ERP 系统中的供应商的管理、物料采购订单、物料的进货、物料批号主档、产品的配方、生产指令单、物料的追溯等 7 个方面和模块，加强对原料及生产过程的控制，从而实现对药品质量的控制。成本控制方面，主要通过 ERP 系统中的主生产计划和物料需求计划、库存控制、采购价格的控制、成本控制等环节，将每个环节的成本压到最低从而降低企业生产和流通成本。在计划安排、沟通客户和市场方面：首先，ERP 系统可提供合理的生产安排和物料采购，使物料、成品的库存都能够达到企业预先设置的理想状态；而当市场需求量发生变化时，就需要根据市场的变动随时运转 MRP，重新安排生产计划和采购计划，企业管理人员可以随时掌握物料和产品的库存信息；ERP 系统还可以向供应商提供准确的物料需求滚动预测。通过实施 ERP 系统，能引进先进的管理思想和管理手段，全面优化医药企业的业务流程，实现信息的快速传递和

高度共享，对医药企业的进、销、存、财等各环节实行合理有效的计划、组织、控制与调整，使之在经营中协调有序地充分发挥作用，提高整体素质和经济效益。

**注意事项** 医药企业在购买、开发 ERP 系统时，需要在分析企业存在的管理问题的基础上，提出详细的需求，根据需求进行选择和开发，且须注意系统与医药行业《药品生产质量管理规范》《药品经营质量管理规范》和《药物非临床试验质量管理规范》等管理要求及医药市场自身营销特点的协调性；ERP 系统身兼提高效率的工具和管理方式变革两重性，因此企业实施之前应在硬件、软件两方面做好充足准备；由于 ERP 系统应用于企业的各方面，因此需注意各部门各层级的员工的培训；ERP 系统对数据的精确、及时和完整性要求极高，故需对企业的数据的进行标准化和规范化；由于企业实施 ERP 系统的投入高、周期长、存在不确定性和一定的障碍，有相当的风险，因此最好在引入前和实施期间建立风险评估和管理机制。

(胡 豪 别瑞雪)

yīyào juécè zhīchí xìtǒng

# 医药决策支持系统（pharmaceutical decision support system, MDSS）

为辅助医生或其他医疗护理方面的专业人士做出临床决策而设计的计算机系统。MDSS 通过调用各种信息资源、知识库和分析工具，帮助医生组织、储存和使用庞大的医学信息。一方面能够辅助医生提供更准确、有效、可靠的诊断和治疗，避免由于医生知识局限而导致的疏漏和失误，提高医疗质量；另一方面，由于其提升了诊断治疗的有效性并减少了对专家协商的需求，降低了

医疗的成本。值得注意的是，疾病的医学诊断涉及多方面的领域，如患者的描述、体格检查、实验室测试等，但大多数医药决策系统只涵盖了一个较为狭窄的医学知识领域，若使用超出了其预期使用的范围，有效性会显著下降。此外，需要持续监测医药决策支持系统对护理质量的影响。

决策支持系统（decision support system，DSS）于 20 世纪 70 年代初由美国学者迈克尔（Michael S.Scott Moron）首次提出，80 年代中期引入中国。它为决策者提供分析问题、建立模型、模拟决策过程和方案的环境，调用各种信息资源和分析工具，帮助决策者提高决策水平和质量，是具有人机交互功能的智能化信息系统。决策支持系统在医疗领域的应用，即医药决策支持系统。大部分医药决策支持系统由知识库、推理机和人机交流接口 3 部分组成，主要包含收集整理信息、表达信息、决策支持等运行环节。在临床使用时，可用于诊前决策、诊中决策和诊后决策。MDSS 是医院信息化建设的发展方向之一。

**国外的发展概况** 医药决策支持系统的研究始于 20 世纪 50 年代末，最早的研究方向是通过推理引擎将专业知识和临床经验整理后存储于知识库中，利用逻辑推理和模式匹配的方式，帮助用户进行推理诊断。20 世纪 70 年代中期，世界上第一个医药决策支持系统——MYCIN 系统在美国斯坦福大学诞生。MYCIN 系统是用于中枢神经系统感染诊断和治疗的专家咨询系统，主要包括咨询、解释和规则 3 个子系统。它可以根据患者临床表现和化验结果，模仿专家推理过程，辅助临床医生判断感染细菌的种类，并

给出治疗建议——有研究表明该系统给出的治疗方案中69%是可接受的。然而由于时间成本，医疗事故责任明确等问题，MYCIN系统最终没有应用于临床，但它为20世纪80年代开展的大量MDSS的研究奠定了基础。在它之后，各式功能各异、富有特色的医药决策支持系统相继产生。

INTERNIST-I系统　1974年美国匹兹堡大学完成的医药决策支持系统，用于处理"医生无法解决诊断问题"，或作为仅仅执行数据输入时的"被动观察者"。20世纪80年代中期，该系统被同样由匹兹堡大学开发的快速医学参考系统（quick medical reference，QMR）取代。QMR使用INTERNIST-Ⅰ/CADUCEUS知识库辅助内科医生做出决策，是早期利用人工智能的MDSS系统之一，也是首批使用概率排名原理的系统之一。知识库需不断更新是限制QMR使用重要的因素——QMR在2001年后停止更新。但其便携版本——MedWarrior，至2020年仍在使用。QMR的意义在于其强大的知识库被用作其他知识库系统的基础模型，极大影响了后继者的发展。

逻辑处理健康评价系统（health evaluation through logical processing，HELP）　犹他大学开发的第一个为帮助临床医生制定临床决策而收集患者数据的基于医学知识库和文献引擎的医院信息系统，也是运行时间最长且最成功的临床信息系统之一。它于1967年投入使用，不仅在临床上帮助医护人员分析、解释、进一步处理临床数据，提高医疗护理质量，同时也支持医院的行政管理、财务管理、教学和研究工作，进一步扩大了MDSS的应用范围。

HELP决策支持程序主要包括呼吸系统疾病治疗方案合理性检查报警系统、临床实验室异常检查判断处理系统、用药合理性检查报警系统以及传染病监控系统等。

DXplain系统　哈佛医学院1986年研发的为临床诊断提供依据的医药决策支持系统。DXplain系统有两个职能：一是引用或案例分析的工具，基于输入的患者数据，输出附有优先级的可能诊断清单，并附带有支持各个诊断的理由或依据；二是医学教科书，为每个疾病附带详细描述和10余个现有文献。截至2012年，DXplain系统已拓展至2400多种疾病、5000多个临床症状及病症关系。此外，DXplain系统还有网页版，被广泛用于医院和医学院，作为教学辅助工具或咨询工具。

随着互联网的普及，越来越多的决策支持系统以Web的形式出现在大众面前，专业软件公司推出了具有各种功能特色的CDSS，诸如Isabel、健康诊断平台MEDgle等。

Isabel系统　较全面的诊断决策支持工具，已经发布了3个版本：儿科版本，成人版本及生物恐怖诊断提醒版本。基于Web的Isabel系统，可以用于定点照护与教学，Isable PRO可与电子病历整合。Isabel系统包括两部分：Isabel诊断目录系统和Isabel知识动员系统。Isabel知识动员系统可以提供在线资源，包括教科书、疾病专项、治疗措施最新进展。同时还可链接到其他免费在线资源，如PubMed和MedlinePlus等。

此外，重要的医药决策支持系统还有劳伦斯（Lawrence Weed）博士的PKC系统，南希（Nancy Greengold）等人研发的Zynx Health系统，英国医学杂志（the British Medical Journal，BMJ）的"BMJ最佳临床实践（BMJ best practice）"系统等。

**中国的发展概况**　20世纪70年代末，北京中医医院教授关幼波与计算机专业的研究人员合作，编制出了对肝炎的辨证论治诊疗经验的电子计算机程序，是中国最早的医药决策支持系统。此后，陆续有医院进行医药决策支持系统的开发和应用，但仍以国外研发的MDSS为主流。政策方面主要有：2014年国务院公布的《深化医药卫生体制改革2014年重点工作任务》的通知，要求深入推进医疗、医保、医药三医联动，提高基层医疗水平；2015年国务院颁布的《关于积极推进"互联网+"行动的指导意见》，提出要支持第三方机构建立医学影像、健康档案、检验报告、电子病历等信息共享服务平台，逐步建立跨医院的医疗数据共享交换标准体系；2016年5月，发改委发布《"互联网+"人工智能三年行动实施方案》，同年6月卫计委发布关于印发推进家庭医生签约服务指导意见的通知、国务院办公厅发布《促进和规范健康医疗大数据应用发展的指导意见》；2017年2月卫计委发布关于印发电子病历应用管理规范（试行）的通知，同年4月科技部发布关于印发"十三五"先进制造技术领域创新专项规划的通知等。由于MDSS与人工智能密切相关、能提高基层医疗质量且对电子病历为基础数据库有极高需求，这些政策有力地促进了医药决策支持系统的发展。重要的医药决策支持主系统有：人卫临床助手、惠每临床决策辅助系统、若水医生"波若"等。

人卫临床助手　人民卫生出

版社 2016 年推出的医药决策支持系统。该系统整理挖掘人卫社出版的专著、汇集 2000 多家医院案例资料，并成立了专家评审委员会，制定资源审核发布流程，甄选权威内容入库。人卫临床助手除了为临床医生决策提供证据之外，还能作为医生日常学习临床知识和经验的平台。该平台提供上万案例，内容涉及临床诊疗知识、医疗损害防范知识、临床伦理思维、医患沟通等。

**惠每临床决策辅助系统**　惠每科技 2016 年发布的基于人工智能的医药决策辅助系统。该系统结合了中国最新发表的医学文献资料及国内医学专家领域知识，利用自然语言处理与机器学习算法，为医生提供智能分诊、鉴别诊断、慢病合理用药与疾病知识库查询等功能。此外，惠每临床决策辅助系统将慢病用药指南电子化智能化，能完整评估患者病情，自动生成治疗方案以供参考，推荐合并用药方案和禁忌用药方案。

**若水医生"波若"**　2016 年11 月，若水医生旗下"般若"智能专家诊断系统正式发布。这款系统主要有四大功能：临床辅助决策、模拟病症问诊、图形化学习、最近指南文献。其中图形化学习和最近指南文献分别指将专家问诊思路图形化呈现以帮助用户快速理解问诊要点，提供国内外最新指南文献和指南解读。

**面临的主要问题**　①计算机科学与临床医学的交叉整合困难。计算机科学有抽象性、逻辑性、虚拟性的特征，而医学的特征则是具有具体性、经验性、真实性，因此其知识系统难以整合。②缺乏大型的临床知识数据库支持。而数据库功能越强大，系统推导

出的决策支持建议也越准确，这也是 MDSS 主要的行业壁垒。③未能充分挖掘电子病历的价值，电子病历系统是医院信息化建设的重点，是支撑 CDSS 的关键，但过去受信息化技术的发展限制，各医疗机构的信息化建设自成体系，形成了相互隔绝的信息孤岛。

(胡　豪　别瑞雪)

yīyào zhìliàng zhuīsù xìtǒng
## 医药质量追溯系统 (pharmaceutical quality traceability system)

通过编码等手段，记录药品在原料采集、制剂生产、消费流通等各环节信息，以实现来源可查、去向可追、责任可究的系统信息平台。它是一种能够强化药品生产流通全过程质量安全管理与风险控制的有效措施。药品质量信息追溯系统是通过追溯码实现验证、跟踪与追溯的。组成药品追溯性的编码需要满足 4 个要素，分别是：批次的完整性，批生产记录的重要数据，产品识别和过程链接、报告和数据归档。通过药品质量信息追溯系统，不仅能够跟踪药品生产全过程，预防生产过程中出现的失误、消除潜在的危险因素，降低非法药品流入合法销售渠道的可能性，还可以在事故或事件发生后，追溯事故或事件发生的原因，防止再次发生。

药品质量信息追溯系统最早始于 20 世纪 90 年代，代表性的模式有美国的系统标准化数码标识 (standardized numerical identification，SNI) 与欧盟的配药点验证体系 (medicines verification system，MVS)。

**美国系统标准化数码标识**　2011 年 2 月美国食品药品管理局召开的关于处方药跟踪与追溯系统的公众研讨会上介绍了用于处方药跟踪与追溯系统的美国的系

统标准化数码标识。美国的系统标准化数码标识由一套序列化的国家药品编码 (national drug code，NDC) 加上组成，是一组由标签编码、药品编码、包装编码共 10 个字符组成的独有序列号。国家药品编码由每个独立包装的生产商或分装商生成，并以条形码的形式印刷在药品包装上，一物一码。大多数处方药包装有国家药品编码，其中国家药品编码的标签编码包含生产商和/或分销商的信息；药品编码包含了药品特性、剂型、配置等信息；包装编码包含药品包装尺寸与类型的信息。在国家药品编码的基础上再加一组不超过 20 个字符的数字序列形成了系统标准化数码标识，系统标准化数码标识链接到包含药品批号、有效期、分销信息以及其他有关药品标识的数据库中。这样即可作为识别处方药包装的方法，以满足药品供应链的需求，有助于验证、跟踪与追溯药品。系统标准化数码标识允许生产商或分包商为每个药品包装分配序列号，用以与国家药品编码组合形成独有标识，并且能够支持数以亿计上市药品的系统标准化数码标识不重复。系统标准化数码标识可与全球贸易项目代码实现兼容，创造出一个序列化的全球贸易项目代码。因此药品质量信息追溯系统是医药企业信息化的一种体现。

**全球贸易项目代码 (global trade item number，GTIN)**　由国际标准建立的药品标识全球标准，GTIN 是可用于整个供应链包装的独有标识。国际物品编码协会是开发和推广全球物品标识系统的专业标准组织，国际标准系统是世界上最被广泛使用的供应链标准系统。国际标准已在全球

150 多个国家和地区、20 多个领域成功应用，有效地地促进了国际贸易、商业流通和电子商务的发展。其中商品条码的应用最为普及，每天扫描超过 50 亿次。

**欧盟配药点验证体系** 为了监管药品的安全、追溯流向，2008 年 9 月，欧洲议会和欧盟理事会开始采用"配药点验证"模式，强制实行发药前监管码信息验证。2011 年，欧洲通过《欧盟反伪造药品指令》，要求欧盟境内流通的所有药品都要建立"可供验证其真实性"的安全档案，并建立了欧盟国家内通行的储存药品安全信息的数据库。欧洲药品电子监管系统利用二维码对药品进行赋码，药品生产商须在药品出厂前将储存药品信息的二维码印在与药物直接接触的包装组件上。根据《欧洲药品包装编码指南》，二维码的编码结构必须符合国际标准，并包含该药品的全球贸易项目代码、药品序列号、药品过期日和药品批次。其中，药品序列号是电子监管系统识别药品的重要标识，不能重复，其生成过程完全随机，在药品超过保质期 7 年后才能被再次使用。赋码后，生产商通过扫码关联药品与其序列号，并将编码信息发至欧洲药品编码中心数据库。药品供应链中的其他参与者（如批发商）在取得系统认可后，通过扫描药品包装上的二维码发出验证请求，确认药品信息。以医院药房和零售药店为主的药品销售商在追溯系统中十分重要。根据《欧洲药品验证系统实施阶段信息传输要求》的规定，药剂师在发售药品前，须先扫描药品包装上的二维码。扫描时，系统会将检测到的药品信息与中心数据库中的信息相对比。若信息相符，并

且满足其他标准（如未过期），药剂师才可将药品发售给患者，同时数据库中的药品状态自动改为"已发售"。

**中国的药品质量信息追溯系统** 主要分为国家和企业两个层面。在国家监管层面，为保障药品质量安全的可追溯性，2007 年 12 月国家质检总局、商务部、工商总局联合发布了《关于贯彻〈国务院关于加强食品等产品安全监督管理的特别规定〉实施产品质量电子监管通知》；2008 年开始在全国范围内对血液制品、疫苗、中药注射剂以及第二类精神药品等重点药品的生产经营全面实现了电子监管；从 2011 年起，基本药物品种出厂前，生产企业须按规定在上市产品最小销售包装上加印统一标识的药品电子监管码。2016 年 1 月国务院办公厅发布了《关于加快推进重要产品追溯体系建设的意见》；同年 2 月，国家药品监督管理部门发布了《国家食药监总局暂停执行药品电子监管有关规定的公告》，宣布暂停药品电子监管码；同年 4 月国家药品监督管理部门就《药品经营质量管理规范》（修订草案）公开征求意见，拟暂停药品电子监管码，将"药品电子监管系统"的表述改为"药品追溯系统"，建立药品追溯体系。

在企业层面，2016 年 9 月，国家药品监督管理部门发布了《总局关于推动药品食品生产经营者完善追溯体系的意见》，正式宣布药品追溯体系是药品生产经营者质量安全管理体系的重要组成部分，药品生产经营企业需承担起药品追溯体系建设的主体责任，保证对企业自己的产品可溯源、去向可追踪，出现问题时责任可追究。对于企业而言，药品追溯

体系本质上是一种倒查机制。拥有完善的药品追溯系统，可以在产品出现质量问题时能够及时反应，迅速找出生产和流通环节中出现的问题，以便于问题分析解决。此外，药品追溯体系还是药品召回实施到位的保证，它能防止药品安全问题对社会造成不良影响，维护企业形象。因此企业质量负责人、质量管理机构负责人应监督药品追溯体系的管理实施，评估和审核药品追溯体系的运行情况。

（胡 豪 别瑞雪）

yàopǐn biānmǎ

**药品编码**（drug coding） 由计算机使用的表示药品相关信息的编码标识。通过药品编码可获取药品的分类、名称、功能主治、剂型、保质期等信息。科学的药品编码是实现药品管理和药品信息现代化的核心与基础（见医药信息管理）。因此，药品编码应具有唯一性、实用性、稳定性、兼容性和可扩展性。常用的编码方法包括顺序码、无序码、缩写码、层次码和组合码，主要形式有条形码、二维码、电子标签等。药品编码被广泛应用于药品的研究、生产、经营、使用及监督管理等各个领域。国际上常用的药品编码主要有世界卫生组织所使用的解剖学、治疗学及化学分类编码（anatomical therapeutic chemical classification system，ATC）、美国的国家药品编码（serialized national drug code，sNDC）。中国的药品编码则主要包括化学药品（原料、制剂）分类与代码（YY0252-1997）、国家药品编码、各地方的药品编码及各医院依托医院信息系统（hospital information system，HIS）对院内药品进行的编码。此外，还有医药企业

自身的生产码、物流编码、商品编码、追溯码等。总体而言，中国药品编码呈现分管主体广、多种编码方式并存且形式复杂的特点。

**解剖学、治疗学及化学分类编码系统** 世界卫生组织药物统计方法学合作中心 1976 年发布的药物分类的官方系统。ATC 分类系统依照药物的治疗学、药理学和化学性质以及在人体器官或系统上的作用，将其分为了解剖分类、治疗组分类、按治疗分亚组、化学/疗法亚组和化学物质分组 5 个层次。ATC 代码包括 3 个字母 4 位数字，共 7 位。需注意的是，ATC 的药物分类中不含补充医学或传统医学的药品。截至 2018 年 3 月，最新的 ATC 药品目录编码为 2013 年版。

**美国国家药品编码** 美国《联邦食品、药品、化妆品法案》要求药品生产企业依法申报提供，由美国食品药品监督管理局负责确认、定期维护和发布的通用产品标识。通常以条码形式印在药品包装上，一物一码，药品监管部门依此对供应链中的药品进行识别、跟踪与追溯。

**化学药品（原料、制剂）分类与代码（YY0252-1997）** 1997 年由中国国家中医药管理局、卫生部、总后勤部卫生部联合发布的行业标准。其编码对象包括 1949 年以来在中国国内生产、流通、使用过的化学药品（原料、制剂）、生物制品、制剂辅料等。原则上不包括中药材和中成药，但包含了部分按化学药品审批的中、西药复方制剂。代码为 16 位阿拉伯数字层次码，分为 8 层，每层含 2 位数字，分别表示化学药品代码、大分类代码、小分类代码、原药品代码、结构衍生物代码、盐类衍生物和复方制剂代码、剂型代码、规格代码。YY0252-1997 适用于药品的生产、经营、使用、科研、教学、统计、财务、监管等工作的信息处理和信息交换，对药品基本信息的标准化工作起到了一定的推动作用，但一直没有修订更新，因此应用受限。

**国家药品编码** 在药品研制、生产、经营、使用和监督管理中由计算机使用的以数字或数字与字母组合形式呈现的，表示特定信息的编码标识。国家药品编码包括本位码、监管码和分类码，适用于药品研究、生产、经营、使用和监督管理等各个领域以及电子政务、电子商务的信息化建设、信息处理和信息交换。2009 年 6 月，中国国家药品监督管理部门发布了《关于实施国家药品编码管理的通知》和《国家药品编码本位码编制规则》。

**药品本位码** 按照名称、剂型、规格、生产企业等基本要素，由国家药品监督管理部门授权的维护管理机构统一编制并赋予中国上市药品的唯一的识别码。国家药品编码本位码共 14 位，由药品国别码、药品类别码，药品本体码和校验码依次连接组成。根据应用需要，可以采用条形码、二维码以及电子标签等多种方式标识。其主要用于国家药品注册信息管理，但在药品包装上不体现。药品本位码是针对具体产品而进行的识别码，没有涉及药品分类等相关信息。本位码可以用于追溯码的编制，为方便企业推进药品追溯体系建设，国家已在网站公布各品种的本位码并及时更新，相关企业可以登录国家药品监督管理部门的网站首页"申请表、数据及软件下载"栏目查询相关数据。校验码是国家药品编码本位码中的最后一个字符，通过特定的数学公式来检验国家药品编码本位码中前 13 位数字的正确性，计算方法按《全国产品与服务统一代码编制规则》中的规则执行。

**药品电子监管码（drug electronic supervision code）** 国家药品监督管理部门对药品实施电子监管时，为每件药品赋予的标识，表现为 20 位数字的条形码，并遵循一物一码的原则。又称药监码。国家药品监督管理部门 2006 年开始探索实施药品电子监管。药品电子监管利用现代信息、网络、编码技术对药品流通、使用全过程进行实时监控。药品电子监管码印在药品的最小销售包装单位上，作为数据传输和交互的载体。药品生产企业通过监管码将药品生产信息传输到监管网数据库中，批发企业、零售药店、医疗机构在购进和售出药品时，将监管码信息传输到监管网数据库中。监管部门可利用药品电子监管系统实时监控药品的生产、流量、流向、库存等信息。2016 年国家药品监督管理部门宣布暂停药品电子监管码并将"药品电子监管系统"的表述改为"药品追溯系统"。（见药品质量信息追溯系统）

**药品分类码** 表示药品分类的代码。对分类的类目要求保持唯一性，但同时对于药品不具有唯一性。一个分类码可用于不同的药品或药品名称，也可用于某一类药品，如相同功能主治或相同剂型的。药品分类码通常是某种药品编码序列的组成部分。

**条形码（barcode）** 将宽度不等的多个黑条和空白，按照一定的编码规则排列，用以表达一组信息的图形标识符。又称条码、一维码。1949 年产生于美国。常见的条形码是由反射率相差很大的黑条（简称条）和白条（简称空）排成的平行线图案。条形码可标示物品的生产国、制造厂家、商品名称、生产日期、类别、日期等信息，且具有可靠性强、效率高、成本低、易于制作和识别、灵活实用的特点，因而在商品流通、图书管理等领域应用广泛。常见的商品条码（bar code for commodity）为"一类一码"，主要用于对零售商品的标识。

### 生产批号（product batch）

用于识别"批"的一组数字或字母加数字，用以追溯和审查该批产品的生产历史。在工业生产中，虽然原料和工艺相同，但是每一批投料生产出来的产品，在质量和性能上还是会存在一定差异，为了事后追踪这批产品的责任，每一批产品都有相应的批号。药品的批号在药品生产计划阶段产生，并可随着生产流程的推进而增加相应的内容，同时形成与之对应的生产记录。根据生产批号和相应的生产记录，可以追溯该批产品原料来源（如原料批号、制造者等）、药品形成过程的历史（如片剂的制粒、压片、分装等）；在药品形成成品后，根据销售记录，可以追溯药品的市场去向、药品进入市场后的质量状况；在需要的时候可以控制或回收该批药品。对药品监督管理者来说，可以依据该批药品的抽检情况及使用中出现的情况进行药品质量监督和药品控制。此外，在药品的使用中也会涉及药品批号。

### 商品编码（commodity code）

一组标识商品的阿拉伯数字。商品的编码原则有唯一性、无含义和全数字特点。唯一性即编码与其所标识的商品项目一一对应，无含义指数字本身及其位置不表示商品的任何特定信息，全数字是说全部使用数字作为标识。需注意区分商品编码与商品条码。商品编码是代表商品的数字信息，而商品条码是表示这一信息的符号。在商品条码工作中，要制作商品条码符号，首先须给商品编一个数字代码，即商品编码。

### 物流信息编码（logistics information coding）

表示物流信息的一种易于被电子计算机和人识别的符号体系。又称物流编码。通常使用条码作为物流信息编码，由于其对产品有自动识别的能力，能使烦琐的人工劳动转为自动化识别，从而让整个物流作业达到快速、准确的效果。

### 追溯码（traceability code）

常用于食品、药品领域，记录了食品药品在原料采集、制剂生产、消费流通等各环节的信息，使它们的来源去向明晰、出现问题时责任可究。药品追溯码通常为一维码，美国国家药品编码和中国实行过的药品电子监管码都属于追溯码。

（胡　豪　别瑞雪）

yīyào diànzǐ shāngwù

# 医药电子商务（pharmaceutical products e-commerce）

利用信息网络技术在网上进行的与医药相关的商务活动。参与这种商务活动得主体可以是医疗机构、医药企业、金融机构、医药配送商、医药信息服务提供商、相关政府部门以及终端消费者等，商务活动的内容包括医药信息交换、管理服务和商品交易等。医药电子商务作为一种新型的电子商务应用模式，把互联网与医药行业相结合，是将互联网与信息技术应用到传统医药行业的产物。互联网药品交易服务是医药电子商务的其中一种。

### 中国医药电子商务发展历程

中国医药电子商务最早可追溯于 1998 年的"中国医药卫生电子商务网"，在 1996—1999 年间，医药电子商务在中国处于概念推广阶段，在此阶段出现了大量以医药信息发布、产品推介和信息咨询为主要业务的电子商务网站。1999 年政府首次使用互联网进行医疗机构的药品采购工作，医药电子商务进入初步发展阶段。随后多项规范性的文件出台，2000 年公布的《药品电子商务试点监督管理办法》等进一步推动医药电子商务的发展，海虹医药电子商务公司、九州岛通医药股份有限公司及先锋环宇电子商务有限公司等多间医药电子商务企业崛起。2004 年国家药品监督管理部门发布了《互联网药品信息服务管理办法》，标志着制药企业可以在互联网上发布药品信息。2005 年，正式施行《互联网药品交易服务审批暂行规定》，明确规定了互联网药品的企业和消费者交易的服务。同年，京卫大药房成为中国第一家网上药店。2006 年，海虹控股旗下的电子商务子公司取得中国首张医药电商 B2B 牌照《互联网药品交易服务资格证书》。2011 年，淘宝及腾讯开展医药电商平台。2013 年，国家药品监督管理部门将处方药试点牌子发给了河北慧眼医药科技有限公司 95095 医药平台。2014 年，国家药品监督管理部门发布了《互联网食品药品经营监督管理办法（征求意见稿）》，放宽了对医药行业从事电子商务经营的限制，推动传统商贸企业发展电子商务，2015 年在重点推动"互联网＋"战略及行动计划的背景下，国务院发布了《关于大力发展电子商务 加快培育经济新动力的意见》，通过互联网对传统行业进行改造与升级，提出完善互联网药品经营监督管理的办法，并加强了市场监测监管体系的建设。

**国际医药电子商务的发展** 在 20 世纪 70 年代，西方国家的医药企业已经完成了企业内部信息化改造，企业内部信息化为医药电子商务的发展奠定了基础。20 世纪 80 年代，大型医药企业广泛应用电子数据交换技术，通过计算机和通信网络将订货单、发票、提货单、货运单等数据以标准格式进行传递、交换和处理。90 年代起，医药企业开始重视信息化管理，将物料需求计划、企业资源计划、供应链管理等管理思想以信息化、标准化方式引入到企业管理中。随后，医药企业利用互联网实现了公司全球采购、营销、库存、人员、财务的统一管理，并能通过与客户共享信息，实现供应链一体化管理。

**开展的形式** 医药电子商务发展的形式可以分为 3 种：①增强型，即在传统的医药企业机构中建立电子商务，同时，企业还保持它的实体机构形式。②使能型，医药企业机构使用互联网，使其参与到工作中，完成一些传统业务功能，使企业机构的内部成员工作效率提高，但不在互联网上销售任何商品。③完全型，医药企业机构从一开始的定位就是电子商务企业，仅通过互联网进行医药商务活动，实现医药商品的展示、查阅、购买、支付等线上活动，再配合线下物流配送商品。

**商务模式** 医药电子商务按交易对象来划分，主要有两种形式。

企业与企业之间的电子商务（business to business，B2B）模式 医药电子商务的主流，如第三方医药电子商务平台。第三方医药电子商务平台是由独立于买卖双方之外的第三方提供网上虚拟交易平台，买卖双方在此平台上完成医药商品或服务交易的一种医药电子商务模式，属于平台型 B2B 医药商品交易模式。其业务主体包括第三方交易平台提供商、卖方企业、买方企业和终端用户单位。作为买方企业和终端用户单位通过电子商务平台查询并选择所需的医药商品，第三方医药电子商务平台将采购信息在线传递给卖方企业，买卖双方确认订单，买方在网上完成支付货款过程，卖方通过物流企业配送商品，最终完成销售过程。

企业与消费者之间的电子商务（business to customer，B2C）模式 B2C 模式是由企业直接面对最终消费者，医药企业与消费者利用计算机网络直接完成商务活动的一种形式，如网上药店。

（胡 豪 彭傲然）

hùliánwǎng yàopǐn jiāoyì fúwù

**互联网药品交易服务**（internet drug trading services） 通过互联网提供药品，包括医疗器械、直接接触药品的包装材料和容器交易服务的电子商务活动。属于医药电子商务的一部分。

互联网药品交易服务最早出现在美国。1994 年，美国互联网药品交易服务还处于起步阶段，美国药房（Drugstore）是全球首家网上药店，通过互联网销售非处方药、处方药及美容产品。1999 年，美国国家药房委员会协会制订了网上药店开业站点认证计划（verified internet pharmacy practice site program，VIPPS），确

认企业经营互联网医药业务的资格。要求每种药品上网销售必须出示"会员制健康医疗团体"和保险公司的证明及担保证书等方许可运营。取得认证的企业将获准在其网页上添加一个 VIPPS 超链接标志，用户可点击进入 VIPPS 网站查询验证信息。同年，美国医学会正式表明，任何仅通过核查互联网购药申请表而未对患者进行检查就开具处方的医疗从业人员是不符合医疗标准的，如果从事互联网医疗的医师为执业区域范围以外的消费者开处方，将会被控无证行医。截至 2013 年底，美国共有 12 000 个网上药店通过了 VIPPS 认证。1997 年，美国联邦贸易委员会联同美国食品药品管理局、加拿大卫生部、一些州司法部长办公室和州卫生部门等执法部门共同合作，编撰了一份为美国联邦贸易委员会认可的面向患者提供医药信息和服务的网上公司目录，并周期性地对网络进行检查。每次检查后，美国联邦贸易委员会向不符合要求的站点发出电子邮件以示警告，要求这些站点删除或修改，以确保它们的合法性。随后，美国互联网药品交易服务相关的法律法规亦不断出台，包括《联邦食品药品化妆品法案》《互联网药店消费者保护法》《网上药店消费者保护法》等，进一步规范互联网药品交易。

**分类** 根据中国国家药品监督管理部门公布的《互联网药品交易服务审批暂行规定》可以将互联网药品交易服务分为 3 类。

第一类互联网药品交易服务单位，是为药品生产企业、药品经营企业和医疗机构之间的互联网药品交易提供的服务由于其并不具备法定的药品经营资格，仅

能为交易双方提供各种相关服务，不能成为药品交易过程的主体。从运行模式来看，第一类互联网药品交易的对象仅限于作为卖方的药品生产或批发企业和作为买方的医疗机构，而交易服务机构只是提供网上交易平台和相关的服务以辅助双方顺利交易。交易过程中，医疗机构首先在交易平台注册成为用户，然后向网上交易平台提交订单，网上交易平台在收到订单后传递给药品批发企业，双方在交易平台的撮合下达成交易，药品批发企业向医疗机构配送药品，同时网上交易平台还发挥第三方结算平台的作用，双方在交易平台完成收付货款，而药品生产或批发企业向该交易平台缴纳一定数额的服务费，包括定额收取的注册费用和按照交易金额的一定比例收取的佣金。

第二类互联网药品交易服务单位主体是药品生产或批发企业，主要参与自身和其他药品生产和批发企业之间的药品网上交易。这类互联网药品交易服务是企业之间通过自身的交易系统在网上进行电子化的商务活动，把传统药品交易活动延伸至互联网上。

第三类互联网药品交易的服务单位由药品零售企业自己开办，直接向终端消费者进行药品销售。这类网站的交易过程一般是消费者先在药品零售企业网站进行注册，注册成为用户后在网上进行购物，消费者根据需要选定药品后，在网上提交订单，网站审查药品符合国家有关药品销售和购买的法规要求之后交由业务部门进行处理，业务部门负责确认订单、物流配送、收取货款和售后服务。

**中国互联网药品交易服务**

2005 年，国家药品监督管理部门

发布了《互联网药品交易服务审批暂行规定》，这是中国第一部正式的关于药品网络销售的规定，从此，国家药品监督管理部门对互联网药品销售活动的政策从全面禁止转变为适度放开，符合资格的企业可以与药品生产企业、药品经营企业、医疗机构及个人消费者在互联网上进行药品交易。同时，《互联网药品交易服务审批暂行规定》对进行互联网药品交易服务企业的软件以及硬件条件订立了具体要求，如向终端消费者提供互联网药品交易服务的企业必须是依法设立的药品零售连锁企业，必须获得《互联网药品信息服务资格证书》，包括第三方交易服务平台（third-party transaction service platform，TTSP；A 证）、商业对商业（business to business，B2B；B 证）和商业对顾客（business to customer，B2C；C 证）。根据国家药品监督管理部门网站和商务部发布的《药品流通行业运行统计分析报告》，截至 2016 年，896 家企业已获准开展互联网药品交易服务，包括 40 家 A 证、217 家 B 证及 639 家 C 证。中国互联网药品交易服务以 B2C 模式为基础，京卫大药房成为首家获得《互联网药品交易服务资格证书》的网上药店。此后，B2C 模式的网上药店数量不断增长，通过互联网直接向个人消费者销售非处方药。2016 年，国家药品监督管理部门叫停了互联网第三方平台药品网上零售试点工作。2017 年国务院印发了《关于第三批取消中央制定地方实施行政许可事项的决定》，取消了除第三方平台外的互联网药品交易服务企业审批，即取消 B 证及 C 证的审批。

（胡豪 彭傲然）

dìsānfāng yàopǐn jiāoyì fúwù

**第三方药品交易服务**（third-party drug trading service） 买卖双方通过独立的第三方组织机构提供药品，包括直接接触药品的包装材料和容器等与药品相关的交易服务的商务活动。第三方药品交易服务在第三方医药电子商务模式上发展，能为买卖双方提供交易过程所需要的各种服务，包括咨询谈判、服务传递、网上订购、网上支付、意见征询、交易管理等，再配合金融机构和物流配送整合信息流、资金流和物流，减少了药品的流通环节，缩短了交易时间。属于一种互联网药品交易服务。

**发展历程** 自 20 世纪 90 年代起，随着计算机网络和电子商务的发展，美国医药电子商务也是在发展剂迅速，形成了 B2B、B2C 及第三方药品交易平台等多种医药电子商务形式面。第三方药品交易服务模式包括全球医药交易中心及药品福利管理组织等。欧洲的医药电子商务的主要通过 B2B 形式进行，没有形成成熟的第三方医药电子商务平台。日本的行业协会在医药电子商务上起着重要的作用，日本制药企业协会设立了药品交易网，供制药企业在在线进行药品和原料交易。

中国第三方药品交易服务模式是在药品网上集中招标采购基础上发展起来的。2000 年，河南省卫生厅首次将药品网上集中招标采购工作委托给医药电子商务企业。随后，在药品采购上，政府从组织者转变为监督者，电子商务企业开始以招标代理机构的身份参与到药品集中招标采购工作中，以中立立场提供药品交易服务的第三方医药商务模式开始出现。同年，国家药品监督管理部门发布了《药品电子商务试点管理办法》，在此基础上选定了若干试点单位，并提供政策与资金的支持，促进了第三方医药电子商务的发展。2004 年，国家药品监督管理部门发布了《互联网药品信息服务管理法》和《互联网药品交易审批暂行规定》，进一步规范了此类模式的发展。早于 2000 年，海虹医药电子商务公司为医疗机构线上招标提供信息和交易服务，开展医药电子商务服务。2005 年，海虹医药电子商务系统获得国家发展改革委员会电子商务行业试点项目的资金支持。2006 年，海虹医药电子商务公司获得了中国首张药品互联网电子交易服务资格证书，通过互联网为医疗机构药品集中招标采购提供信息和交易服务。截至 2010 年 7 月，中国 5 家第三方服务平台企业已获得"互联网药品交易服务资格证书"，其中有 2 个为海虹控股的公司。2016 年，国家药品监督管理部门叫停了互联网第三方平台药品网上零售试点工作。

**服务平台的运作方式**　第三方药品交易服务平台的运作方式主要包括底层数据平台、管理平台、应用平台三大类型平台。数据平台是电子商务平台的基础，负责存储交易所需各种药品的规格、编码、标准、企业等基础信息；管理平台是建立于数据平台之上负责电子商务平台管理维护的平台系统，可以调整电子商务平台的整体的功能与运作流程；应用平台是直接面向用户的操作平台，为不同类型的用户提供多种登录管理接口及服务，并完成药品交易的活动。

**服务平台模式**　全球医药交易中心是第三方药品交易服务平台模式的代表，主要在医疗流通领域提供公开的中介电子贸易交易服务，作为第三方参与到药品供应链中。全球医药交易中心的中介服务平台将买卖双方的信息进行汇总及整理，在完成信息集散时，可以为双方提供成交撮合、合同订立和订单管理等多种交易服务，扩大了药品交易的覆盖范围，通过引入金融结算系统，实现了网上资金流转的优势。全球医药交易中心在成立初期主要为企业成员提供专一的沟通节点，随着全球医药交易中心的规模不断扩大和成员数量增加，全球医药交易中心可为供应商和客户提供企业资源计划综合对接服务、合同管理及战略报告等多种服务，用户通过全球医药交易中心连接接口、电子交易接口、浏览器交易接口等多种途径连接全球医药交易中心目录来获得不同的服务。

药品福利管理组织在药品交易服务中作为第三方的管理协调组织，为大中型企业、政府机构、养老基金会、医疗管理组织和社会联合保险投保人等进行药品管理，目的是对医疗费用进行有效管理，在不降低医疗服务质量和影响医生或药剂师的处方行为的前提下，控制药品费用的增长。药品福利管理组织是一种企业的行为，与委托方是合同关系，作为雇主或保险方的代表与医药企业进行药品价格谈判，而药品福利管理组织仅收取中介费。药品福利管理组织作为独立的第三方服务机构参与药品流通的各个环节，包括管理药品采购分销、制订药品使用目录和药品使用评价等。药品福利管理组织利用医药电子商务手段开展的服务项目包括：①通过建立服务方网络制订的健康保险计划，使参与计划的成员购买到在加入网络的医疗服务提供方购买提供的药品后，可以根据协议比例报销药品费用。②实现网上兑保处理服务。通过建立药品信息网络，网络处理中心可进行远程处方单据交流、处理、评价处方单据，在线提供会员的资格、补偿额度和处方价格等信息。③药品邮购服务。药品福利管理组织与药品零售药店进行合作，通过网上大量订购药品和邮购来降低流通成本，这项服务的对象是身患慢性疾病的会员，通过药品邮购服务降低药品的使用成本，减少患者的自负费用。④大宗药品采购。药品福利管理组织作为医院或健康管理组织的代理，与药品生产企业进行药品价格谈判，实现为大宗药品采购服务。⑤为医疗和药物数据分析服务。药品福利管理组织通过网络平台收集到大量处方数据，包括处方药品信息、诊断、医疗记录和治疗支出等，可用来对各类药品进行分析和药品使用评价，从而对部分患者进行用药指导和教育，并成为药品相关部门的数据来源。

（胡　豪　彭傲然）

yàopǐn B to B

**药品 B2B**（drug business to business）　医疗机构、医药批发企业、药品生产企业以及医药信息服务提供商等，通过互联网应用平台为企业用户提供药品贸易服务的商务活动。是在 B2B 医药电子商务上发展的一种互联网药品交易服务模式。企业通过内部信息系统平台和外部网络将上游的供应商和下游的代理商联系在一起。

**分类**　根据中国《互联网药品交易服务审批暂行规定》中对医药电子商务所做的解释，B2B 模式医药电子商务可分为两种：

①平台型药品 B2B。是由独立于买卖双方的第三方机构的互联网为药品生产企业的经营和医疗机构之间的药品交易提供服务的电子商务。②非平台型药品 B2B。即通过药品生产企业、批发企业自身网站与本成员之外的其他进行互联网药品交易。

**平台型药品 B2B** 通过独立于买卖双方的中立机构组织提供药品网上虚拟的交易平台，包括提供药品信息发布、在线采购、在线交易、在线支付、药品跟踪、配合地面仓储和物流等药品流通服务，实现信息流、资金流和物流高度协同的医药电子商务服务模式。平台型药品 B2B 业务主体包括提供第三方交易平台机构、买方企业和卖方企业。平台型药品 B2B 的主要特点是网络交易平台的不是由买卖双方自身企业提供，而是由第三方机构组织提供，第三方机构一般是科技信息技术的相关企业，而不是从事药品相关的企业。

**运作模式**：买方在第三方药品交易平台查询和选购商品，第三方药品交易平台收到买方提交的订单后，将订单采购信息传送给卖方，双方确认订单后，买方在网上银行支付货款，卖方负责物流配送商品，完成整个药品交易过程。

**非平台型药品 B2B** 由医药生产企业、医药批发企业或者医药销售企业独自构建网站系统，通过信息中心向上游供货方采购医药产品，向下游采购方销售医药产品以及提供信息服务，利用自身的信息平台与信息化物流中心，为客户提供药品信息和物流配送等服务的电子商务模式。其业务主体包括医药生产企业、医药经营企业、医药物流配送企业

和银行等。

**运作模式**：主要包括两大业务内容，一是基于现代化物流技术的医药配送业务或第三方医药物流代理配送业务；二是基于信息化管理的医药分销或连锁零售业务。

**现代化医药物流配送业务**
结合信息技术与物流管理技术建立的信息化物流系统，利用现代化信息物流技术，包括自动化立体仓库、电子辅助拣选、条形码扫描、电子标签技术、自动分拣等，为客户提供药品物流配送、信息服务等服务。其运作方式主要包括订单管理、收货管理、出货管理、库存管理四大流程：①订单管理。负责不同类型订单的录入、查询和打印工作，是整个系统的数据源。物流中心根据采购入库订单进行货物分配，并根据出库订单出库，客户与企业均可以通过订单管理系统的查询功能随时了解订单的状态。②收货管理。货物入库前的管理操作。货物在入库前需要先对其数量、规格、品质等指标进行验收和确认，通过检查收货后系统将自动按照货物出库频率、体积尺寸、保质等级进行货位分配，并打印储位清单完成收货确认。③出货管理。系统根据订单的货品、等级、数量等情况安排拣选，并通过流水线将货品传至复合区，最后经复合区人员复合并打印标签，贴箱出库。④库存管理。是对库存的各种状况进行管理，主要包括产品登记转换、计量单位换算、货物包装、库存查询、有效期管理、条形码管理、安全库存控制、批号管理、包装管理、库位管理、盘点管理、库存台账等功能。

**现代信息化医药分销业务**
通过信息技术手段进行医药商品

分销与零售的业务，主要是在网络对所分销商品进行宣传介绍，提供网上销售平台使客户可以在网上直接购买商品。信息化医药分销业务也可以应用在管理库存情况中，通过信息化管理系统管理零售实体店，掌握实时的药品的销售情况。

（胡　豪　彭傲然）

wǎngshàng yàodiàn
**网上药店**（internet pharmacy）
由企业依法建立的利用互联网实现与个人消费者在线进行医药商品交易的电子虚拟销售市场。网上药店是医药电子商务的一个分支，属于企业与消费者的电子商务（business to customer, B2C）交易模式。经营模式是消费者根据企业在网上展示的医药商品信息和提供相关服务，在网上选择医药商品和服务，以网上支付或是离线支付的方式付费，最后由企业负责处理订单及配送医药商品，从而完成整个医药商品销售过程。属于一种互联网药品交易服务。

"网上药店"一词最早起源于美国。全球首家网上药店出现在 20 世纪 90 年代，是美国的药房（Drugstore），主要经营处方药、非处方药和美容产品。美国从 1999 年首批网上药店出现到 2005 年，网上药店总数达 1400 家，销售额高达 439 亿美元，约占美国全年药品销售额的 19.10%，仅次于连锁药店，成为各种药品销售渠道中的第 2 位。2011 年美国网上药店的销售规模已占整个医药流通规模的约 30%。

在 1999 年，中国国家药品监督管理部门发布《处方药与非处方药流通管理暂行规定》，规定处方药和非处方药禁止网售。2001 年，《互联网药品信息服务管理暂

行规定》实行，允许网上药品信息服务，禁止药品交易。2005 年，国家药品监督管理部门发布《互联网药品交易服务审批暂行规定》，建立了网上药店的准入制度，允许非处方药在网上销售。同年，由北京京卫药业集团成立的药房网成为中国第一家获得政府部门审核授权的药品零售网店。随后，北京金象大药房及上海药房连锁有限公司等 12 家医药企业获得了《互联网药品交易服务资格证书》。2008 年，国家药品监督管理部门下发了《关于开展互联网药品信息服务和交易服务监督检查工作的通知》，整治互联网违法发布虚假信息销售药品行为成为一项重点工作。同年，国家药品监督管理部门发布了《互联网购药安全警示公告》明确，消费者可以登录国家药品监督管理部门网站，浏览网上购药安全警示。2011 年，商务部发布了《全国药品流通行业发展规划纲要（2011—2015 年）》，明确提出"鼓励经营规范的零售连锁企业发展网上药店"的政策导向。2013 年，《关于加强互联网药品销售管理的通知》规定，仅零售连锁企业网上可以销售非处方药。2014 年，《互联网食品药品经营监督管理办法（征求意见稿）》中规定，取得相应资格证书的互联网平台可以卖处方药，并由第三方物流配送平台进行药品或医疗器械的配送。截至 2015 年 5 月，经国家药品监督管理部门批准可以向个人消费者提供互联网交易服务的企业已达 296 家，企业获得医药网购交易资格证书的达到 400 家，可以提供互联网药品信息服务的网站已达 5994 家。根据《2014 中国医药电商数据报告》，2014 年中国药品整体市场规模约 1.3

万亿元，网上药店销售收入约 28 亿元，占比只有 0.2%。

**分类** 网上药店可以分为 3 类：独立网站、传统药店的在线分支和药店的合作网站。独立的网上药店没有实体销售点，仅通过网上进行医药商品交易；传统药店的在线分支药房设有实体销售点，并通过网站向消费者销售医药商品，将传统业务拓展到网络；药店的合作网站由一组具有实体销售点的药房一起经营网站并进行在线医药商品销售。

**开办资格** 在美国，开办网上药店与传统药店需要符合同样的州许可机构的标准；网上药店的开办要获得所在药房注册所在州医药管理部门的认可和批准；州药房委员会负责审批；已取得传统药店开办资格的，可直接展开网上药店业务。英国和荷兰等国家也允许已注册的药房、批发商、销售代理或传统销售中的组织机构，可以在网上进行包括处方药在内的医药产品销售。在中国，根据《互联网药品交易服务审批暂行规定》第九条规定：开展网上药店的企业，应依法设立的药品连锁零售企业，同时提供互联网药品交易服务的网站已获得从事互联网药品信息服务的资格。具有与上网交易的品种相适应的药品配送系统。经过向省一级的药监部门进行申请，获得《互联网药品交易服务资格证书》方可经营网上药店业务。

**监管机构** 美国管理网络药房的机构主要有联邦食品药品管理局、联邦贸易委员会、美国毒品强制执行管理局、美国国家药房管理协会下属的美国专门的网络药房认证机构，以及网上药店所在州的医药管理部门等。网上药店的开业和药师的执业许可权

归州药房委员会，国家联邦药监局针对药品管理，并和司法部共同查处和打击网上药店违法行为，各个州药房委员会具体负责辖区内网上药房的审批和监管，国家药房管理协会负责对网上药店进行网站认证计划的认可并管理规范网上药店执业行为。

欧洲各国对于网上药店的管制各自不同。荷兰、英国和瑞典允许网上售药允许药品通过网络进行销售，西班牙、葡萄牙及奥地利则不允许医药产品通过网络销售。在 2004 年，德国批准药品网上交易，但网上交易量比例很小。法国严格禁止在网上销售处方药。荷兰有专门机构管理网上药店网站，检查员有权强制关闭违规网站。在英国，药品控制局和公平贸易局对于虚假宣传医药卫生产品和服务的网站进行清理。

在中国，网上药店的管制要以药品监管部门为主，国家药品监督管理部门对全国提供互联网药品信息服务活动的网站及其交易服务进行监督管理。网上药店是由省级药品监督管理部门负责前置审批，并对该行政区域内提供互联网药品交易服务的网上药店实施监管。工商部门负责网络经营手续的登记注册和广告，信息产业部门负责电子交易的政策指导、行业监管和协调，公安部门负责监督交易安全和涉嫌犯罪行为。

**销售范围** 在美国，网上药店经营与健康有关的商品，包括非处方药品、处方药品、药妆、健身器材、家用医疗器械、医药相关书籍杂志。除非处方药外，通过美国国家药房管理协会推行的网站认证计划认证的网上药店才能获得网上销售处方药的权利，

且每 3 年进行 1 次重新检查。无论是处方药还是非处方药，每种进入网上销售的药品必须出示会员制健康医疗团体和保险公司的证明及担保证书等方可在网上药店销售。在中国，根据《药品流通监督管理办法》第二十一条规定："药品生产、经营企业不得采用邮售、互联网交易等方式直接向公众销售处方药"。同时《互联网药品信息交易服务审批暂行规定》第二十一条规定："向个人消费者提供互联网药品交易服务的企业只能在网上销售本企业经营的非处方药"。

**相关法律法规** 美国网上药店的法律法规主要有《联邦食品药品化妆品法案》《互联网药店消费者保护法》《网上药店消费者保护法》等。《联邦食品药品化妆品法案》授权美国的各州的药房委员会负责药品在各临床医疗机构或者是药店销售的监督管理。《互联网药店消费者保护法》规定，网上药店要在其网站首页的显著位置标注：药店名称、营业地址及联系电话、各州所批准的该网上药店有权调配处方药的证明、该药店所有在线服务的执业药师姓名。《网上药店消费者保护法》要求网上药店仅能为提供有效处方的患者调配药品，并且处方是由一名该患者的医生签发的。该法案还要求网上药店发表公开声明，表示将会遵守联邦政府和州的法律，并且满足州一级营业许可要求。在中国，《互联网药品交易服务审批暂行规定》自 2005 年起实施，网上药店等医药电子商务正式开展。2008 年，国家药品监督管理部门发布了《关于开展互联网药品信息服务和交易服务监督检查工作的通知》将整治互联网违法发布虚假信息销售药品行为作为一项重点工作。同年，国家药品监督管理部门发布了《互联网购药安全警示公告》，消费者可以登录国家药品监督管理部门网站，浏览网上购药安全警示栏目。

（胡　豪　彭傲然）

yàopǐn xìnxī fúwù

**药品信息服务**（drug information service）　医药人员或相关企业对药品信息进行收集、保管、整理、评价、传递、提供和利用等有涉及药学信息的活动。又称药学信息或药物信息。在广义来看，药品信息包括了所有的药学学科的信息，如药品的研发、药品专利、药品的监督和管理、药物使用信息、耐药性和健康保健等信息。在狭义来看，药品信息是指以实现医院临床合理用药为目的所需要的信息，所有与用药有效、安全、经济有关的信息均属于药品信息，其核心是药品的临床使用信息。药品信息服务的目的是指导合理用药，收集安全性和疗效等药品相关信息，建立药品信息系统，提供用药咨询服务。

**发展历程**　药品信息服务起源于 20 世纪 60 年代，在 1962 年，美国肯塔基大学药学院成立了世界第一间药品信息中心。1963 年，美国医院药师协会成立了药物信息专业委员会，并于 1964 年出版了《国际药学文摘》（Intcmafional Pharmaceutical Abstracts，IPA）。1995 年美国公布的《医院药剂科最低要求》中，明确了对医院药品信息服务工作的目的、内容和要求。世界卫生组织与国际药学联合会在 1988 年和 1993 年召开了两次"药师在医疗保健中的作用"的国际会议，会议提出了药品服务的理念，认为药师有责任对病人提供药品及其对药品用法的客观忠告和建议，并积极参与疾病的预防，由药师提供的药品服务成为卫生保健工作重要的组成部分。在日本，药品信息服务主要在医院药剂科开展。1965 年，日本第 20 届药学大会上，起草了《医院和诊所药品信息活动纲要》和《医院和诊所情报资料整理方法》，两个文件对药品信息工作的目的、重要性、内容和信息的分类等提出了指导性的方针。1971 年，日本药剂师协会制订了《药品信息活动业务基准》，对药品信息工作的目的、组织和人员、设施和设备、业务方面作了详细的规定。1979 年，在修订的《药事法》第七十七条中规定在药物治疗过程中，医院必须向患者提供药品信息服务。

在中国，《医院药剂工作条例》《医疗机构药事管理暂行规定》和医院等级评定的相关文件中均要求医院建立药学情报室，提供药品信息服务。《处方管理办法》中规定了药师药品服务的职责：药师应按照操作规程调剂处方药品并对处方用药适宜性进行审核。审核内容包括规定必须做皮试的药品、处方医师是否注明过敏试验及结果的判定、处方用药与临床诊断的相符性和剂量、用法的正确性等。中国在各省份建立了医药情报所等机构来提供药品信息，药品信息服务工作主要集中在大型医院中开展。

**服务信息的收集**　药品信息服务的信息来源包括：①药学书籍。参考书一般是经过客观和科学的审核和校对，系统归纳药品信息的基础，全面反映了药品各方面的理论、观点和评价。②期刊。专业期刊反映药学学科最前沿的发现和理论，是获取原始药品信息的来源。③官方专著、年鉴和指南。如《中华人民共和国药典临床用药须知》《中国医师药师临床用药指南》《美国药典》《英国国家处方集》以及《马丁代尔大药典》等。④医药企业介绍和说明书。医药企业把药品信息汇总编辑，供医疗从业人员参考，部分国家会定期把经药政部门批准后的药品说明书汇编成册，如美国的《医师案头参考》，每年汇总整理1次，介绍市场上的新药的信息。⑤通过临床药学实践。通过在临床实践中观察药物的反应和疗效评价，可以收集药物的选择、药物的使用、药物的疗效、用药后的反应和处理方法等信息，临床药学实践是获取第一手药品信息的来源。⑥网上药品信息。随着互联网和信息技术的发展，利用文献检索和数据库等工具成为获取药品信息的重要手段，一些医药文献检索刊物和数据库，提供主题索引、药名索引、著者索引等，通过检索，可以快速得到药品相关的信息和数据。⑦学术会议。通过参与学术会议或专题报告会可以了解某个专业领域前沿的情况和专家对某个问题的深刻理解，是获取和更新药品信息的途径。

**服务方式**　药品信息服务方式主要分为两种：①文字资料。药品信息的文字资料包括药讯、医院处方集、药典和期刊等，药讯是由医院编辑出版的和药品信息相关的刊物或者资料，供医院内部的医护人员参考，药讯可包括新药介绍、药物评价、本院药室对进货的质量检查报告和新出台的药政法规等药品信息。医院处方集（hospital formulary），也称医院药品集，是根据医院用药实际情况和特点，经过科学评价

和筛选所写的药学手册，目的是确保高质量和高价效的药物治疗效果，是医院全体医生需要共同遵循的主要用药指南。编辑医院处方集包括药物使用评价、处方集的维护和治疗药物的选择。药典是由国家组织专门的药典编纂委员会收录编辑药品规格、制剂工艺和检验标准的法典，药典具有法律的约束力，药典收录药效明确、副作用小和质量稳定的药物及其制剂，并对其质量标准、置备要求、鉴别、杂质检查和含量测定做出规定，作为药品生产检验供应与使用的法律依据。期刊能反映当今最前沿的药品信息，从期刊中能掌握最新的有价值的药品信息。②提供咨询服务。药品信息咨询服务由执业药师提供，其服务对象为医生、护士和患者等。随着互联网和信息科技的发展，药品信息咨询服务已经从现实扩展至互联网。此外，药品生产者或经营者亦通过互联网进行商务活动，提供药品信息服务，即互联网药品信息服务。

（胡豪　彭傲然）

hùliánwǎng yàopǐn xìnxī fúwù
**互联网药品信息服务**（internet drug information service）药品生产者或经营者通过互联网向用户提供药品信息，并完成各种商务活动的服务。从广义上看，一切与药品相关的信息的均属于药品信息。从法律本意来看，药品信息指以商业宣传为目的，需要监管部门审核同意的网站方能发布的与药品相关的信息。互联网药品信息网站包括药品生产经营企业自建网站、综合药学杂志网站、行业协会网站及网络技术公司网站，其中以药品生产经营企业自建网站为主。属于药品信息服务的一种方式。

**发展历程**　美国自20世纪90年代后期出现了以互联网为交易平台的网上药店，是最早提供互联网药品信息服务的国家。美国对网络药品服务的管理模式是在政府指导下，依靠行业自律和技术手段进行监管。美国政府1997年宣布对互联网药品服务采取"不干预政策"，宽松的环境使互联网药品服务发展迅速。美国药品管理部门和国家药店委员会协会（the National Association of Boards of Pharmacy，NABP）制定了一系列的规章和制度来保障互联网药品服务的健康发展和消费者权益，其中包括1999年启动的网络药店认证（verified internet pharmacy practice sites，VIPPS）自律计划、NABP互联网广告审批程序以及整合社会保险和互联网药品服务等。在欧洲，欧盟允许互联网药品服务企业在成员国之间开展服务，并采取设立欧盟网络热线，收集有关投诉信息反馈至有关部门进行处理；构建专家中心就何为非法内容等问题向互联网服务商提供指导等，通过多项措施保证互联网药品质量安全。

2000年，中华人民共和国国务院颁布《互联网信息服务管理办法》，规定了国家对经营性互联网信息服务实行制度，对非经营性互联网信息服务实行备案制度。国家药品监督管理部门针对互联网药品信息服务，亦制定了《互联网药品信息服务管理办法》等规章进行严格监管，对提供互联网药品信息服务的资格进行了严格的界定，同时还规定互联网药品信息服务网站所登载的药品信息必须科学、准确，符合国家的法律、法规和有关药品管理的相关规定。2004年修订版的《互联

网药品信息服务管理办法》进一步明确，对从事互联网药品信息服务的网站，应按属地管理原则向网站主办方所在地省、自治区、直辖市药品监督管理部门提出申请，取得《互联网药品信息服务资格证书》后才能发布药品信息，证书有效期为 5 年，提供互联网药品信息服务的网站发布的药品（含医疗器械）广告要注明广告审查批准文号。同时，明确了对药品监管部门实施互联网药品信息服务资格许可的条件、步骤、要求，规定了药品监督管理部门对违法发布互联网药品信息行为的相应处置措施。国家药品监督管理部门还定期发布《互联网购药安全警示公告》，把在监督检查发现的伪造或者假冒开办单位发布虚假药品信息的网站公开并移交有关执法部门审查，各级药品监督管理部门按照要求在各自网站开设《网上购药安全警示》栏目，及时将监测到的违法发布药品信息、销售药品的网站向大众公布。

**申请流程** 按《互联网药品信息服务管理办法》的规定，提供互联网药品信息服务的网站，必须先按属地管理原则向网站主办单位所在地省级药品监督管理部门提出申请，取得《互联网药品信息服务资格证书》，然后向省通信管理部门办理经营许可证或者办理备案手续，取得《电信增值服务证书》或经备案后方可发布信息。省级药品监督管理部门对网站发布的药品信息进行监督检查和审核，并向同级通信管理部门提供年度审核意见。各级药品监督管理部门对互联网站开展监测检查，发现违法发布互联网药品信息的逐级上报，由省级药品监督管理部门根据不同情形依

《互联网药品信息服务管理办法》做出处罚，或/并移送同级通信管理部门做出处理，构成犯罪的，移交公安机关处理。

**服务监管机构体系** 在美国，食品药品管理局对网络药品信息的要求是真实、均衡和传播准确，要求发布的药物信息要全面说明药物的疗效和风险。美国食品药品管理局专门建立了一个获取处方药安全信息的网页，供医务人员和消费者查询，该网页提供药品说明书（包括给医务人员的说明书和给患者的说明书），可检索药品安全评估和风险最小化计划的相关信息和上市后研究数据等。在日本，由医疗领域专家、律师及患者代表组成了日本网络医学联盟，该联盟提出了药品信息资源的指导规则，包括 3 条标准：一是提供药品信息的个人或团体的资格应该得到认证；二是提供药品信息的个人或团体应提供联系方式，便于及时联络；三是药品信息使用者应对信息做出一定判断。在欧盟，建立了第三方评估信息质量的标准体系——医学关注联盟（the MedCERTAIN Consortium），为网络上与医药健康相关的信息进行区分并打上标签，通过第三方的标准体系去鉴别网上与医药健康相关的信息，使消费者能获取正确的信息。

在中国，按《互联网药品信息服务资格证书》的制度，互联网信息管理涉及多个监管部门，中国建立了互联网站管理协调工作机制，成立部省两级协调小组。部级为全国互联网站管理工作协调小组，负责全国互联网站日常管理工作的指导协调，协调小组办公室设在工信部。各省级互联网站管理工作协调小组负责本辖区内互联网站日常管理工作的指

导协调，对应机构和职能与部级基本一致，协调小组办公室设在省级通信管理局。工信部（通信管理局）为互联网行业主管部门，依法对基础电信运营商、互联网接入服务提供商、互联网药品信息服务提供者及域名注册服务机构进行日常行业监管。药品监督管理部门是互联网药品信息服务的前置审批部门，对网站发布的药品信息进行监督检查。公安机关负责打击网络违法犯罪行为。

**法律责任** 国际互联网药品服务强调行业自律。在美国，食品药品管理局负责药品的研究、生产及州间贸易的监管，有权对网上销售假药等行为进行执法，处罚措施有发电子警告信及对网上药店采取强制措施等；各州药房理事会负责对各临床医疗机构和药店的销售进行监督；司法部对未凭有效处方售药的网上药店和医师可提起诉讼；毒品强制执行管理局负责调查管制药品在网上药店的非法销售。在英国，药品和健康产品管理局（Medicines and Healthcare products Regulatory Agency，MHRA）负责监管互联网药品服务，监督网上药店的药品销售和供应活动，并对销售和供应假劣药品的企业进行查处。在德国，医药协会下属的药剂师协会负责监测互联网药品服务并将违法违规网站名单报告给政府部门。

中国药品监督管理部门对不同违法发布行为采取的监管措施：①网站在发布形式或程序上不符合《互联网药品信息服务管理办法》的规定。包括网站未取得或在《互联网药品信息服务资格证书》超出效期后仍发布药品信息的、网站未在主页的显著位置标

注《互联网药品信息服务资格证书》的证书编号的和网站未按规定擅自变更许可事项的。②网站发布的药品信息内容不符合《互联网药品信息服务管理办法》规定。包括提供的药品信息直接撮合药品网上交易、超出审核同意的范围发布药品信息和发布不真实的药品信息。对以上行为，国家或者省级药品监督管理部门给予警告并责令停止发布药品信息；对拒不改正的或情节严重的处以一定数额罚款，移送相关部门处理。

（胡 豪 彭傲然）

yīyào dàshùjù fēnxī
## 医药大数据分析 （big data analysis of pharmaceuticals）

通过对各类疾病的信息、患者的病例信息、医学检验信息、医院的管理信息、药物信息等进行数据的质量管理，并从中提取出所需要的信息进行分析和处理的过程。在医药领域中，通过分析医药大数据，可有效地发掘大数据中一些高价值的医药信息，其在致病因素、药物研发、公共卫生管理和疾病发病预测分析等医药领域的应用前景都十分广泛。属于医药信息管理的内容。

**发展历程** 医药大数据分析技术早在人类基因组计划实施后开始得到应用。人类基因组计划在 2004 年完成，对人类 23 对染色体和基因中 30 亿个碱基全部进行了测序，人类的基因和其表达产物在不同微环境中会产生大量的变异，随着人类全基因组测序的完成，与基因相关的研究迅速发展，如科研人员通过互联网使个人基因组数据库（the personal genome project）等数据库信息共享，加快了数据产生的速度，通过分析基因变异与基因表达以及和各种疾病的相关性的数据，对疾病的诊断、治疗和预防有重要的指导作用。此后，随着互联网和信息技术的发展，数据呈爆炸式的增长。在 2012 年，联合国年发布关于大数据政务的白皮书《大数据促进发展：挑战与机遇》，推动各国政府机构及重大行业对大数据技术的研究和应用。多个国家提出了医药领域相关的大数据技术研发计划，如加拿大的《健康大数据分析白皮书》等。在中国，2015 年的《政府工作报告》中首次提出"互联网＋"行动计划，利用互联网技术、工具及应用将传统产业升级创造新的业态。2016 年，国家中医药管理局发文《中医药信息化发展"十三五"规划》中，明确提出"中医药信息化是实现中医药振兴发展的重要引擎和技术支撑，也是体现中医药发展水平的重要标志。全面提升中医药信息化水平，以信息化驱动中医药现代化，是适应国家信息化发展新形势的重要举措，是推进中医药振兴发展的内在要求，也是实现人人基本享有中医药服务的必然选择"。在中医药信息化的基础上，"互联网＋中医药"逐渐形成。"互联网＋中医药"是在中医药数据化基础上与互联网技术结合的一种新的产业模式，该模式能广泛应用于医疗机构管理，如提升就医问诊效率等，并提高中医药健康服务水平，利用信息技术合理分配医疗资源得，促进医疗机构间的数据共享，打破中医药信息孤岛的局面。其中，大数据分析起着重大的作用，主要体现在名老中医知识图谱的构建、中医优势病种数据处理、基于大数据与中医药研究现状对慢病防治的启示及基于大数据分析建立中医临床技能数字化评价体系等。

**分析方法** 共有 3 种方法。

数据挖掘（data mining） 又称为数据库中的知识发现，其核心是数据的特征与属性的提取，根据数据特征和属性对大量数据对进行分类，分析和提取，从中发现相互的联系和规律，进而形成知识。数据挖掘技术已广泛应用在基因芯片分析、DNA 序列匹配、医疗文献的挖掘以及医药数据的可视化等领域。

高性能计算（high performance calculation） 医药大数据的规模和计算强度不是一般电脑所能处理的，因此必须要使用高效的方法进行运算。快速高效计算方法有并行计算和图形处理器计算。并行计算指把一个任务分配给多条线路或多个处理器来完成，可以充分利用计算的资源，提高运行速度。图形处理器计算能满足计算性能高的要求，单个图形处理器芯片可以集成上千个处理器，能高速运行数据。

数据库系统设计 根据医药领域数据的特征使用云系统并建立数据库，存储和处理庞大、类型多样和结构复杂的大数据。云系统是一种基于网络的系统，云系统能实现软件、硬件、数据和其他资源的共享。

**应用** 医药大数据分析通过处理和分析大量价值密度低的数据，从中获得有价值的信息。医药大数据分析能广泛应用在不同的医药领域。

致病基因路径分析 大部分疾病是由多基因控制的，基因在不同染色体中不同位置上发挥着不同的作用，利用大数据技术从DNA 序列中寻找与疾病相关的基因信息，分析不同阶段、不同位置的基因的作用，从而设计更有效的针对性治疗。

**疾病发病预测** 医疗大数据中包含大量个人基本信息，通过大数据分析有助于研究某些疾病发病的家族史和地区区域分布的特性，进一步分析家族遗传性可了解疾病与基因变化的关系，通过分析疾病与地区区域的关系，可了解该地区的环境因素与疾病发生的关系，以便针对性消除致病的环境因素，或通过某种预防和干预方法降低发病率。

**医院管理中的应用** 各大医院采用的信息系统包括医院综合管理信息系统、影像系统和以电子病历为中心的管理信息系统等，为了提高医疗资源的有效利用，将医院的电子病历系统通过互联网连接起来，实现医疗信息共享。通过机器学习和挖掘分析方法，医师可从类似症状患者的疾病机制、病因以及治疗方案中汲取经验，从而提高诊断和治疗水平。

**在药学领域的应用** 大数据分析技术可应用于药物作用分析、新药研发等领域，从寻找靶点、建立模型和寻找化合物等过程中产生的大量数据中挖掘出有用的信息，通过分析这些信息指导设计药物研究，加速药物研发的效率和充分利用资源。

**基因序列关联分析** 基因研究一个核心是DNA序列中的相似性和基因间差异性的比较。对分别来患病人群和健康人群的基因序列大数据，使用非线性相关统计法、神经网络、分类及聚类算法等方法进行分析可以发现不同基因之间的相似性和差异性，以及识别致病基因和抑制疾病基因两类基因间的差异，对于在患病人群中出现频度超出健康人群的基因序列，可以研究其为致病基因的可能性，在患病人群中出现

频度低于健康人群的序列，可以研究其为疾病抑制基因的可能性。基因序列关联分析方法还可用于确定致病的基因组和基因间的交叉与联系。

**疾病诊断和治疗中的应用** 在临床中大部分病例其致病因素差异很大，在不同阶段表现的病症也不同，不同疾病之间有时会表现出高度相似的临床症状。使用大数据分析技术如人工神经网络等数据挖掘分类等分析技术在疾病的诊疗中，通过分析患者的病史及个人信息对疾病的相关因素，可以提高诊断疾病的准确率且进行针对性治疗。

（胡 豪 彭傲然）

yīyào réngōng zhìnéng

## 医药人工智能（artificial intelligence of pharmaceuticals）

通过计算器技术研发和模拟人类的思想、理论、方法、技能应用于药物开发、医疗保健、疾病诊治、养生康复、卫生防疫等领域的一门技术科学。人工智能（artificial intelligence，AI）是计算器科学的一个分支，涉及可以感知，推理和行动的计算的研究和创造具有某种形式智能的计算器系统。

**发展历程** 人工智能的历史可以追溯到20世纪50年代，1956年在美国达特茅斯（Dartmouth）大学举行的首届人工智能研讨会，标志着人工智能的诞生。人工智能是多学科交叉的前沿学科，涉及的内容包括自然语言理解、机器学习和知识获取、知识处理系统、计算机视觉、自动推理和搜索方法、智能机器人、自动程序设计、专家系统等方面。专家系统（expert system）是一种在医学领域广泛应用的人工智能系统。医学专家系统是一个将大量医学诊断知识收集并导入计算

机，应用人工智能技术来模拟医学专家诊断、治疗疾病的思维过程不断变化的动态数据库。该系统可以随时向医生提供各种数据和可能的常规诊疗方案，从知识库中提取并综合有价值的信息，最终给出治疗方案。医学专家系统不断获取大量人类医学专家的知识和经验，并加以整合和分析，使医学专家知识可以不受时间和空间的限制而得到永久保留并大规模应用。其中一个很有名的医学专家系统是20世纪70年代初由美国斯坦福大学开发的MYCIN系统。在20世纪80年代初，中国开始医学专家系统的研发，1978年北京中医医院关幼波教授与计算机科学领域的专家合作开发了"关幼波肝病诊疗程序"，首次将医学专家系统应用到传统中医领域。1992年中国中医研究院和中国科学院软件所共同研发了"中国中医治疗专家系统"。1997年上海中西医结合医院与计算机公司联合开发了具有咨询和辅助诊断性质"中医计算机辅助诊疗系统"。

**应用** 医药人工智能的应用体现在以下方面。

**药物研发** 传统的药物研发周期长、成本高、成功率低和风险高，通过人工智能技术可以在计算机上模拟和预测药物筛选的过程，然后进行针对性的药物实体筛选，降低了药物开发的时间和成本，提高了研发效率并节约了实验资源。以美国生物制药公司伯格健康（Berg Health）为例，其开发的一个人工智能平台能快速筛选胰腺癌、膀胱癌和脑癌等患者组织样本，根据相应的基因组信息和生物分子代谢途径差距的分析，寻找潜在的药物靶点。在2016年10月，美国国防部宣

布使用伯格健康的人工智能平台来分析来自 8000 例乳腺癌患者的 1.36 万个组织样本，建立和分析具有数万亿个数据点的健康和病变组织模型，利用人工智能技术在这些模型中识别出未知的乳腺癌亚型，并开发出更有靶向性的乳腺癌新药。另外，美国 Atomwise 公司使用 AtomNet，一种基于深度学习神经网络的虚拟药物发现平台技术，从药物的分子结构库溯源，加快筛选化合物的速度。2015 年，Atomwise 公司在现有安全药物的基础上，用了不到 1 天的时间成功通过算法寻找到能够控制埃博拉病毒的两种药物，大大减少了药物研发的时间。

医药信息的挖掘　医药信息的收集、储存和分析是医药研究领域重要的一环，利用数据挖掘技术从大量医药信息中提取有价值的信息，并对信息进行分类、分析和处理。数据挖掘技术已广泛应用在基因芯片分析、文献的挖掘以及医药数据的可视化等领域。以谷歌的子公司深度思考为例，在 2016 年 7 月，深度思考与伦敦摩尔菲尔茨眼科医院合作对大量的就诊记录进行挖掘，开发应用于医疗保健的人工智能。另外，深度思考与英国国家医疗服务体系进行了二度合作，与摩尔菲尔茨眼科医院一同开发辨识视觉疾病的机器学习系统。

智慧诊断　诊断是医疗用药的基础，然而大部分病理诊断仍依靠医生的人为判断。智慧诊断通过人工智能技术把诊断的原则标准从定性转向量化，让临床诊断流程化并计算出治疗的概率模型和医疗方案等问题，提高了诊断效率和准确度，降低了诊断成本。国际商业机器股份有限公司（International Business Machines

Corporation，IBM）利用其研发的沃森（Watson）系统，人工智能平台应用于肿瘤的精准治疗上，结合了多种创新技术包括信息分析、自然语言处理和机器学习等，IBM 与纪念斯隆-凯特琳癌症中心联合开发推出了沃森肿瘤解决方案，通过沃森快速分析各种数据，结合患者的基因信息进行分析，协助医生订制个性化的治疗计划。沃森已经在美国、泰国、印度、中国及日本等国家开始使用，在 2016 年 8 月，沃森肿瘤解决方案就进入了中国医疗领域，IBM 与中国北京、上海、广州、浙江、福建及云南等省市的 21 家医院达成了关于沃森肿瘤解决方案的合作意向。

医学影像辅助诊断　医学影像的分析和诊断十分复杂，基于大量由医生作标记的影像数据库，通过人工智能判读、平行运算能力和深度学习等应用于医学影像诊断，能起到辅助决策的功能，帮助医师快速完成精确的诊断，并协助非专科医生初步筛选出可能患病的人群，减轻医生的工作和提高诊断的效率。IBM 的另一个名为 Medical Sieve 的算法能快速分析放射科及心脏科的医学影像，辅助医生做出诊断。

基因组学　其中一个核心是基因序列关联分析，研究致病的基因组和基因间的交叉与联系。通过人工智能的神经网络及各种算法等对大量患病人群和健康人群的基因序列大数据进行分析，分析不同基因之间的相似性和差异性，找出致病基因和抑制疾病基因间的差异，对疾病的诊断、治疗和预防有重要的作用。人类基因组学之父约翰·克雷格·文特尔（John Craig Venter）在 2013 年创立的人类长寿（Human Lon-

gevity）公司为用户提供完整的医学检测，如全基因组测序和早期适应证等，采用的新一代计算系统分析 DNA，从而发现因先天基因可能导致的患病风险，并确定疾病的危险因素，使患者在疾病早期可以得到适合的预防和治疗。

相关政策　世界各国均制定相关政策推动人工智能发展，以及人工智能和其他领域相结合。2016 年 10 月，美国白宫科技政策办公室及国家科学技术委员会发布《为人工智能的未来做准备》以及《国家人工智能研究与发展战略计划》。2019 年 2 月，美国总统签署行政命令，启动"美国人工智能倡议"。2014 年，欧盟委员会发布了《2014—2020 欧洲机器人技术战略》报告以及《地平线 2020 战略-机器人多年发展战略图》，促进机器人技术的应用范围拓展到健康等诸多领域。2018 年 3 月，法国总统公布了《法国人工智能发展战略》，将重点结合医疗等行业来研发人工智能技术。2018 年 5 月，印度政府发布了《国家人工智能战略》，将人工智能应用重点放在健康护理、农业、教育、智慧城市和基础建设与智能交通五大领域上。

2015 年 7 月，中国国务院颁布了《关于积极推进"互联网+"行动的指导意见》，其中"互联网+人工智能"部分提出要加快人工智能核心技术突破；同年 8 月，国务院颁布《促进大数据发展行动纲要》，开放医疗卫生领域的大数据的使用，为人工智能在医疗领域的应用奠定了基础；2016 年 5 月，发改委发布了《"互联网+"人工智能三年行动实施方案》，从资金支持、标准体系、知识产权、人才培养、国际合作、组织实施等方面为人工智能的发展提供了支持和保障，同年6月，国务院办公厅发布了《促进和规范健康医疗大数据应用发展的指导意见》，提出支持研发健康医疗相关的人工智能技术、生物三维（3D）打印技术、医用机器人、大型医疗设备、健康和康复辅助器械、可穿戴设备以及相关微型传感器件；同年12月，国务院办公厅出台了《"十三五"国家信息化规划》，提出了"物联网、云计算、大数据、人工智能、机器深度学习、区块链、生物基因工程等新技术"驱动时代的发展；2017年7月，国务院正式印发了《新一代人工智能发展规划》，把人工智能的发展提升到国家战略层面；同年10月，人工智能写入十九大报告；同年12月，工信部发布了《促进新一代人工智能产业发展三年行动计划（2018—2020年）》。

（胡　豪　彭傲然）

yīyào wénhuà

**医药文化**（pharmaceutical culture）　人类医药学实践活动作用于大自然与人类社会所形成的一切成果。医药文化既包含了人类活动所形成的精神财富，也包括在此过程中所创造的物质财富，具体表现为医药民族文化（在中国表现为中医药文化）、医药品牌文化及医药企业文化。

**要素**　医药文化是一个由各种要素组成的复杂体系，各要素在功能上互相依存，在结构上互相联结，共同作用于人类社会，发挥着文化导向的功能。医药文化要素主要包括精神要素、物质要素、语言文字和图形符号、医药规范体系、社会关系和社会组织等。

**精神要素**　伦理道德、价值观念、思维模式及行为方式等，是医药文化要素中最有活力的部分，其中价值观念是精神要素的核心。价值观念是人类基于思维感官而做出的认知、理解、判断或抉择，也就是人类认定事物、辨别是非的一种思维方式，体现在人类创造的一切物质财富和精神财富之中。

**物质要素**　人类在医药学实践活动中所创造的物质财富，包括各种医药产品及创造产品的工具和技术。物质要素是医药文化的显性体现，相对于精神要素，物质要素更容易被认知、理解和接受。

**语言文字和图形符号**　医药文化传播及传承的载体。从古至今，人类医药文化体系中的各种理念和成果广泛存在于典籍、著作、文学作品、典故、俗语谚语中，人们通过对语言文字和图形符号的认知从而认识并接受医药文化。

**医药规范体系**　规范是人类确立的行为标准，对人类各种行为起到指引和约束的作用，包括风俗习惯、法律条文及规章制度等。各种规范之间相互联系，相互渗透，互为补充。医药规范是医药文化价值观念的具体化，具有外显性的特征。了解一个社会或群体的医药文化，往往是从医药规范的认知开始的。

**社会关系和社会组织**　社会关系是医药文化各要素产生的根基。医药学实践活动得以开展需要人类社会有着明确的分工和稳定的关系，国家、集体和个人发挥着不同的作用。社会关系的实现和运行要有组织保障，社会组织诸如家庭、企业、学校、政府、军队等是实现社会关系的实体。社会关系和社会组织紧密相连，构成医药文化的基础要素。

**特征**　医药文化是由人类在医药学实践活动中所创造出来的，不包括自然存在的物质及其运动。医药文化具有习得性、共有性、民族性和地域性、时代性和传承性、阶级性、排他性和融合性等特征。

**习得性**　医药文化不是人类先天的遗传本能，其方方面面从精神财富到物质财富都是人类通过后天学习得到的，是社会化的产物。无须学习就可得到的不是文化。

**共有性**　医药文化是人类社会创造的产物，必须为一个社会或群体中的大多数成员所接受和遵循，才能成为文化。个人特殊的行为方式、观点理念如果不为大多数社会成员所理解，则不能成为文化。

**民族性和地域性**　任何医药文化都是由某一民族或族群创造的，不可避免地带有鲜明的民族烙印，因此承载了民族精神并体现了民族特色。医药文化是本民族与其他民族相区分的关键。不同的地域有着不同的地理环境，地理环境对人类医药活动有着深刻的影响，即使是同一民族，在不同的地域也会创造出不同的医药文化，不同民族的医药文化更是带有地域性的特点。以中华民族为例，生存繁衍在中国这片古老的土地上，其所创造的中医药文化带有典型的民族性和地域性特征。

**时代性和传承性**　任何一种医药文化都是在具体的时代中被创造出来的，不同的时代有着不同的特征，因此医药文化也有着时代性的特点。医药文化可以通过不同的主体不断地传承下去。不同时代医药文化在传承的过程中被批判、吸收和继承，使得医药文化所包容的内涵越来越丰富，也为民族生存和繁衍发挥了更重要的作用（见中医药文化传承）。

阶级性 在阶级社会中，任何一种医药文化都是为某一阶级服务的，代表了该阶级的利益和意志。不同阶级所处的地位、行为习惯、思想观念的差异造成了医药文化显著的阶级性特征。

排他性和融合性 医药文化从诞生之始就伴随着人类脚步的拓展而不断传播。在传播的过程中，不同体系的医药文化必然会发生交流，每一种文化都具有顽强地表现自己和排斥其他文化的特性，因此文化的碰撞和冲突难以避免。不同的医药文化在摩擦中相互渗透、相互融合，最终形成一种结合了多种文化特点的新文化（见中医药文化融合）。

功能 医药文化具有多种功能，主要有导向功能、整合功能、教化功能、经济功能和政治功能等。

导向功能 医药文化导向功能是医药文化中最基本也是最重要的一种功能，是指医药文化价值观和行为方式引导整个族群在医药学实践领域前进的方向，进而推动社会的整体进步。医药文化导向功能是通过潜移默化的渗透式方式实现的，经过医药文化的熏陶，人们自觉自愿的为医药学前进方向而努力。

整合功能 医药文化整合功能是指通过约束规范个人行为进而将族群整体医药学实践活动纳入一定的轨道和模式，以维持秩序和稳定。医药文化代表了族群的整体意志，整个族群只有价值观一致，才有结构与行为的协调，也才会有共同的社会生活。不接受这种观念的个体必然会感受到群体意志的压力，只有自我调节自我约束才能重新被群体所接纳，否则就会被群体慢慢地孤立和排除。

教化功能 医药文化教化功能是指通过思维观念和行为方式的引导以及技能的传授来塑造和影响人对医药文化的认知。教化功能是医药文化最古老也是最持久的功能。医药文化经过一代代的传承，在不同的时代其内容虽有更新，但教化的功能始终未变。医药文化是人类与病痛抗争的成果，其教化功能主要体现在人对生命、健康、人与大自然的关系等领域的认知。

经济功能 医药文化的经济功能是由其物质要素所决定的。医药文化的发展离不开医药产品的经济支持，而医药文化又会给医药产品带来强大的市场竞争力。随着社会的不断进步，医药产品的消费结构也在逐步地发生变化，个性化、多样化的消费需求成为人们的主流追求。医药产品加入文化内涵就会更加富有个性和特色，其附加价值得到提升，市场竞争力自然就会极大地增强，也会更好地满足消费者需求。

政治功能 医药文化的政治功能是由其阶级性和民族性特征所决定的。医药文化代表了阶级的利益，必须要为阶级服务。医药文化又代表了民族的利益，承载了民族精神。医药文化的传承和传播对民族繁衍壮大有着重大的意义。

（华 东）

zhōngyīyào wénhuà

## 中医药文化 （traditional Chinese medicine cultural） 中华民族在医药学实践活动中所形成的思想价值观、认知思维模式和行为方式。中医药文化是中华民族由生命、健康和疾病等方面的认知所形成的特有的智慧成果，内容博大精深，包含着中医药的传统习俗、生活方式、文学艺术、形象符号以及一些影响深远的代表性人物及和事件。中华民族包括了 56 个民族，以汉医药文化为主体，其余少数民族医药文化如蒙医药文化、藏医药文化、维医药文化等为辅，共同组成中医药文化。

形成背景 中华民族有着悠久的历史，中医药文化是中华民族在长期的医药学实践活动中所形成的，受到中国地理环境的极大影响。同时，中医药文化在传承与传播的过程中，也不断地吸收和融合中国传统文化中的精髓。

地理环境的影响 中国拥有着辽阔的土地，东、南有浩瀚的汪洋大海，西有雄峰高原，北有荒漠戈壁，这种四周封闭的独特生存空间培养了中华民族团结向心的精神。中国古人对宇宙自然探索的重点始终是内向自求的，较少突破土地的限制积极主动的向外扩张，运河的南北贯通和万里长城的修建就是内向自求的典型体现。文化根植于地理环境，受中国的地理环境的影响，中国的传统文化形成了一种内敛求稳的文化特点，而中医药文化是中国传统文化的重要组成部分，也带有这样鲜明的文化烙印。

传统文化的影响 中国传统文化是中华民族创造的优秀文化，世代相传，是中医药文化的根本，对中医药文化的形成有着极其深远的影响。中国传统文化源远流长，涵盖了中华文明的各种思想和各种流派，其中道家文化、儒家文化对中医药文化的形成产生了最主要的影响。

道家文化　对中医药文化形成和发展影响最大的古代思想体系。道家学说是由春秋时期著名的思想家、哲学家老子创立的，其哲学思想反映在《老子》（即《道德经》）这部著作中。战国时期的庄子继承并发扬了老子"道法自然"的思想，"道法自然"认为人与自然是和谐统一的整体，庄子由此提出了动静结合、调节呼吸等养生方法。道家文化对中医药文化的影响主要表现在以下3个方面：①《道德经》中的宇宙观促成了中医药文化整体观思想的形成。②道家文化中的各种概念如太极、道、三宝（精气神）、阴阳、八卦、五行、经络、气血、脏腑、平衡等已经成为中医药文化的有机组成部分。③老子的辩证思维与医药学临床实践的结合促成了中医药文化中的"治未病"理念。"治未病"告诉人们在发病之前要重视预防，生病之后要及时治疗，防止病情恶化。

儒家文化　对中医药文化形成的影响也是全方位和多层次的。儒家文化是以孔子思想为代表的文化流派，崇尚礼乐仁义，提倡中庸之道，重视伦理道德教育。儒家文化对中医药文化形成的影响主要表现在以下3个方面：①中庸思想体现在中医对疾病的治疗理念中，强调诊疗和用药不偏不倚，过犹不及。②仁义和孝道提倡尊老爱幼，并注重个人的自我修养。中医之所以被世人尊称为"仁术"，就是人们对中医大家济世救人、清正廉洁等优秀品德的赞扬。③博采众长、精益求精是儒家文化中对待治学的优良传统。古代中医大家一生中对待医术孜孜不倦的追求正是这种思想的最好体现。

**文化核心**　中医药文化最重要的内涵是思想价值观、认知思维模式和行为方式这三大核心。

思想价值观　中医药文化的思想价值观强调"天人合一、和谐共生"。人生存在大自然中，与大自然相比是非常渺小的生物个体，必然会受到大自然各种有利的及不利的影响。人只有适应大自然的变化，与大自然和谐共处、融为一体，才能保持身心的健康，大自然也才能给予人更好的生存环境。人与大自然不是相互对立的，而是相互影响相互协调的共生关系。"天人合一"是中医药文化中最具本质意义的观念，也是中国人最基本的世界观。在"天人合一"观念的影响下，中医学认为宇宙自然是一个大天地，人体是一个小宇宙小天地，主张把人体的五脏六腑气血经络等组织与宇宙自然的昼夜四时及各种变化对应联系，进行整体系统的对待。

认知思维模式　中医药文化的认知思维模式是"象数思维"。"象"是人体五脏六腑气血经络等组织在正常与异常状态时所表现出来的具有病理和生理意义的现象。"数"则是运用数字和各种符号来说明事物的变化规律。"数"主要不是用来计算，更多的是用来反映客观世界的特征。在中医药文化中，"数"有以《周易》为代表的二元序列如太极、阴阳、四象、八卦、六十四卦体系，也有老子的"道生一，一生二，二生三，三生万物"的三元序列，还有五脏五行五元序列以及河图数、洛书数等。"象数思维"是运用数来推理演绎通过观察人体所得到的征象以分析人体生理病理状况的思维方法。象数思维模式是中医有别于西医的关键。西医理论以物质解剖学为基础构建，运用各种仪器设备从物质结构的角度验证临床信息；而中医则通过"望、闻、问、切"四诊获得"象"的信息，从人的整体角度运用"数"对"象"的信息进行认知。

行为方式　中医药文化的行为方式是"以平为期"。《黄帝内经·素问·至真要大论》中提到"谨察阴阳之所在而调之，以平为期"，其含义就是要求细致审察阴阳病变的部位，加以调整以达到阴阳平衡、气血调和、脏腑协调的目的。中医药文化强调"以平为期"就是希望对人体阴阳平衡的调整最终重新形成人与自然的和谐统一。

**文化特征**　中医药文化特征表现为以人为本、和谐为上及整体观念这3个方面。

以人为本　在中医药文化中始终强调人的生命高于一切，中医药文化就是研究人的生命延续和生存质量的文化。儒家文化中的"仁义孝道""尊老爱幼"以及道家文化中的"天人合一"理念都是对"人"立身立世的认知。"以人为本"不但是中医药文化也是中国传统文化中的精髓。

和谐为上　中医药文化中的"和谐"是个人生理及心理的和谐，是人与社会的和谐，也是人与大自然共处共生的和谐。个人生理及心理的和谐表现为健康长寿；人与社会的和谐表现为社会的团结稳定及不断地发展进步；人与大自然的和谐表现为人类更好的繁衍和生存。

整体观念　中医药文化中疾病治疗理念的显著特征。整体观念认为人体是一个复杂的多层次的有机整体，人体内外、脏腑之间、气血津液等都是相互作用、相互影响的，疾病的产生就是人体这个系统失去了平衡的结果。疾病的治疗不但要关注病灶的局部变化，更要注重人体这个整体系统，治疗疾病就是调节人体系统从不平衡到平衡的过程。

中医药文化博大精深，它的传承和传播对中国中医药事业的发展至关重要。随着时代的前进，中医药文化也在与其他文化接触交流中不断融合新的内容。

（华　东）

zhōngyīyào wénhuà chuánchéng

## 中医药文化传承 （cultural inheritance of traditional Chinese medicine）

中医药思想价值观、认知思维模式和行为方式在上下两代人之间的传递和继承过程。传承不是单纯的接受，而是批判的吸收、消化并发扬光大。中医药文化传承的内容具体体现为中医药典籍文献、传统知识、处方、标志符号、技术工艺及诊疗方法等。

中医药文化从有文字记载开始，传承至今已有 4000 多年，虽几经波折但始终不衰。中医药文化是中华民族在医药学实践活动中所形成的特有的智慧成果，内容博大精深，其中很多理念诸如"天人合一""道法自然""和谐共生""以人为本""阴阳五行""辩证思维"及"药食同源"等早已融入中国人的身心之中，深刻地影响着中国人生活中的方方面面（见中医药文化）。

**传承的主体**　中医药文化传承的主体分为国家、集体和个人。国家、集体和个人立足于不同的层次对中医药文化进行传承，三者之间的关系并不对立，而是协调统一的。

**国家传承**　国家通过相关组织机构的设立，对中医药文化中属于全民族所有的各种财富进行收集、整理、保护、利用、创新以及发扬。中医药文化在传承的4000 多年间，虽有起伏波折，但生命力始终不绝，对中华民族的生存和繁衍起到了巨大的作用。在这个漫长的过程中，国家传承发挥了无比重要的作用，是中医药文化传承的根基，这个作用是集体传承和个人传承所无法替代的。

**集体传承**　各种类型的企事业组织在各自的领域内对中医药文化进行传承。这些企事业组织主要包括学校、企业、医疗机构、科研机构、行业协会、学术团体及社会团体等。集体传承不仅仅包括了中医药文化中全民族所有的财富，还包括了企事业组织各自所拥有的财富。此外，集体还作为国家传承和个人传承之间的桥梁，起到了沟通协调、承上启下的重要作用，是中医药文化传承的中间力量。

**个人传承**　由家族或个体对中医药文化进行传承的方式。个人传承不仅仅包括了中医药文化中全民族所有的财富，更主要的是传承家族或个人所独有的财富。这些独有的财富通过个人创造、世代继承、师徒传授、买卖转让等方式取得，极大的补充和丰富了中医药文化体系，是中医药文化不可缺少的组成部分。这些财富因为更贴近百姓的生活，所以在民间有着良好的口碑和巨大的影响力。

**传承的方式**　中医药文化传承至今，主要通过国家制度的构建、文字记录、家族传承、师承教育以及文化艺术活动的开展等方式进行。

**国家制度的构建**　中医药文化传承最核心的方式。从古代到现代，中医药文化始终得以传承离不开国家的支持。在当代中国，国家大力发展中医药事业，通过法律和各种政策构建中医药文化传承的国家制度。国家制度的构建涉及中医药文化传承的方方面面，包括科研创新、人才培养、医疗服务、产品开发以及文化交流传播等。

**文字记录**　文字是中医药文化传承的重要载体，中医药文化通过文字记录的方式传承至今。中医药文化体系中的思想价值观、认知思维模式和行为方式广泛存在各种典籍、著作、文学作品、成语典故、俗语谚语中，人们通过对文字的认知从而认识并接受中医药文化。

**家族传承**　对于任何人来说，家族背景都是个人成长过程中第一个重要的环境因素。"父传子受"不但符合世人的普遍认知，也是保护秘密的有效方式。中医药文化的家族传承根植于家族血脉的繁衍和繁荣。家族血脉的繁衍壮大能够很好地促进中医药文化的传承，不断推陈出新，造福社会。然而一旦家道中落或家族破灭，传承就会衰落甚至失传。中医药文化传承至今，海内外仍然有许多传承了数代乃至数十代的医药世家。

**师承教育**　师承教育是师者言传身教、学者随侍左右的一种个性化教育模式。从古至今师承教育都是中医药文化传承的重要方式。在师承教育中，学者通过对师者的耳濡目染从而达到心领神会、掌握精髓的效果，这与院校教育规模化、集体化的特点有着显著的区别。在古代，师承教育更是中医药人才培养的主要途径，师徒双方没有血脉的牵连，因此师徒之间的双向选择更加自由和开放，这在很大程度上促进了中医药文化在不同流派和不同地域之间的交流融合，历史上有很多脍炙人口的师徒佳话至今仍广为流传。

文化艺术活动的开展　中医药文化传承可以通过人民群众喜闻乐见的文化艺术形式来实现。这些文化艺术形式包括音乐、歌舞、戏曲、影视、书画及各种民俗活动等。这些文化艺术活动潜移默化地影响着人们对中医药文化的认知，使中医药文化的各种思想理念在人民群众中得以传承。

**意义**　中医药文化作为最具中国特色的民族文化，是中华民族精神的重要反映，承载了中国文化的精髓。中医药文化不仅代表了中华民族在与疾病斗争中所取得的成就，也是区别于其他民族的重要标志。中医药文化的传承对中华民族的前途至关重要，对凝聚民族精神、维护国家文化安全、促进国家发展有着重大的意义。

（华　东）

zhōngyīyào wénhuà rónghé

# 中医药文化融合（cultural fusion of traditional Chinese medicine）

中医药文化与不同特征的文化通过接触、交流、沟通进而相互吸收、渗透、学习以致融为一体的过程。中医药文化是中华民族在漫长的历史过程中通过医药实践活动所形成的，是中华民族独有的智慧成果。在中医药文化形成和发展的过程中，中医药文化不断接触其他具有不同特征的文化包括外来文化，吸收其精髓，摒弃糟粕，逐渐具备了自身鲜明的文化特征（见中医药文化）。

**特点**　中医药文化融合具有碰撞性和长期性的特点。每一种文化都具有顽强地表现自己和排斥他种文化的特性，不同文化接触后必然会发生碰撞和摩擦。在碰撞的过程中，社会自然而然地就会理性的选择，优胜而劣汰。文化融合又是一个长期的动态的磨合过程，这个过程并非一蹴而就，从古至今始终都在进行。不同的文化在碰撞摩擦中相互渗透、相互学习，最终形成一种结合了多种文化特点的新文化。

**融合基础**　中医药文化在形成及发展的过程中，吸收了中国传统文化中的天人文化、人文文化、大一统文化等多种文化体系的精髓，又借鉴了外来文化的优秀之处，是多元文化融合的产物。

**天人文化**　以伏羲建立的《易经》为基础，经夏商周三代演化而成，是一种原始的、质朴的以易礼为中心的思想体系。天人文化在中国文化史上有着极其重要的地位和作用。天人文化经典被称为"三坟五典"，是中国最早的古籍。"三坟"指的是伏羲、黄帝、神农之书，"五典"是少昊、颛顼、帝喾、尧、舜之书。这些最古老的文化经典奠定了中医药文化的基础，其中伏羲画八卦、神农尝百草等传说更是妇孺皆知。这些圣贤和智者聪明勇敢，富有强烈的献身精神和追求真理的信念，引导着中华文明前进的脚步。天人文化最重要的特征是确立了一种与西方文化截然不同的思维模式，它利用汉字多义性、模糊性的特点，以物喻象。中医药文化融合了天人文化的特征，形成了"象数思维"这种认知思维模式，而"象数思维"也成为中医药文化的核心之一。

**人文文化**　从先秦到汉代由诸子百家演变为"儒、道、墨"三家争鸣的思想文化体系。人文文化中对中医药文化最具影响力的理念主要包括道家的"天人合一、道法自然"、儒家的"仁义孝道、尊老爱幼"、法家的"治国与治病"、农家的"饮食与药物"、兵家的"辩证思维"以及墨家的"五行毋常胜"之论等。在此阶段，中医药文化吸收了人文文化中的各种理念精髓，开始逐渐成熟并且深入人心。

**大一统文化**　以《吕氏春秋》的出现为开端，经《淮南子》的集结到董仲舒的"天人宇宙图示"论而形成的文化一统局势。中国医学经典《黄帝内经》正是大一统文化的产物，也是大一统文化精神的集中体现。中医药文化吸收了大一统文化中的核心理念主要有：中医药理论要博采众长，抛开门户之见；人可以通过正确的养生之道来终其天年；强调了人的主观能动性在疾病认知和治疗时所发挥的作用；阐述了人体和宇宙的关系。

**外来文化**　在中医药文化融合的外来文化中，佛教文化是典型的代表。公元前5世纪，佛教由其创始人古印度迦毗罗卫国太子乔达摩·悉达多（即释迦牟尼）创立。公元前2年汉哀帝时期，佛教经西域传入中原并开始广泛传播。佛教宣扬"普度众生"，而行医济世是扩大宗教影响的重要手段。佛教文化中的医药学思想十分丰富，是僧侣在弘法、行医过程中逐渐形成的。中医药文化从佛教文化中也吸收借鉴了许多独具特色的医药学理念，主要包括：主动行医济世，实施善举；医者对自我的道德约束，严于律己；饮食习惯与健康养生的关系；重视人的心理在疾病治疗中所能发挥的作用。

（华　东）

zhōngyīyào wénhuà chuánbō

## 中医药文化传播（cultural transmission of traditional Chinese medicine）

不同传播主体通过各种方式宣传中医药文化从而更广泛的实现人们对中医药文化的认知、运用和传承的过程。

**主体** 分为国家、集体和个人。其中，国家处于主导地位，起到文化引领的作用；集体指的是各类型的企事业组织，主要包括学校、企业、医疗机构、科研机构、行业协会、学术团体及社会团体等。作为文化传播的中坚力量，集体在中医药文化推广传播中发挥着重要作用；个人文化传播是指家族和个体通过言传身教的方式传播中医药文化，是文化传播的有益补充。国家、集体和个人立足于不同的层次，在中医药文化传播中发挥着不同的作用。

**方式** 根据传播主体的不同，中医药文化传播的方式分为国家文化引领、集体文化推广、个人言传身教等3种。

国家文化引领 中医药文化传播是一种意识形态领域的传播，与政治有着紧密的关联，因此国家文化引领的重要性不言而喻。国家文化引领可以从以下3个方面进行：①通过国家制度的构建将中医药文化传播纳入国家战略。国家制度的构建可以从中医药文化传播的各个领域开展，包括科研创新、人才培养和输出、医疗卫生、经济贸易、国内外宣传交流等。②开展中医药标准化建设。标准可以体现国家的科技水平和经济实力。通过中医药标准化建设，对内可以提升中医药产品和服务的质量从而更好地提高民众健康水平，对外有助于突破技术壁垒进而促进中医药文化传播。③开展中医药信息化建设。中医药信息化是以互联网为载体、现代信息技术为手段对中医药资源进行数字化管理。显而易见，利用信息化平台中医药文化可以更好地实现资源共享，促进交流和传播。

集体文化推广 在中医药文化传播中，集体组织没有国家政府的权威性，但因为集体组织组成的多样化，因此进行文化推广时具有极大的灵活性和发挥的空间。在国家的文化引领下，集体组织可以在各自所擅长的领域内开展中医药文化推广活动，主要包括：人才的培养；中医药文化对外教育如中医孔子学院等；医疗服务水平的提升；学术交流；科研创新；文化旅游；医药中华老字号等医药品牌的推广（见医药品牌）；文化艺术活动的开展如音乐、歌舞、戏曲、影视、书画及各种民俗活动等。

个人言传身教 从古至今，家族传承始终都是中医药文化传承的重要方式（见中医药文化传承）。在家族传承的过程中，通过言传身教，中医药文化得以在家族内部传播。伴随着家族成员行医济世、治病救人的脚步，中医药文化在更广泛的领域传播开来。除家族传承之外，每一个人都可以成为中医药文化传播的主体。个体受到中医药文化的熏陶和教育，对中医药文化有着不同的认知和理解，在日常生活中以其言行举止发挥着自身的影响，对中医药文化传播有着良好的促进作用。个体传播的力量虽然有限，但个体数量众多，影响力不容忽视。

**意义** 现代社会正处于信息爆炸的时代，中医药文化也在不断地受到外来文化的冲击和影响。中医药文化是中国文化的精髓，是最具中国特色的民族文化。中医药文化的传播有利于促进中医药事业的传承和发展，有利于提升国家的软实力，维护国家的文化安全。

(华　东)

yīyào pǐnpái

## 医药品牌（pharmaceutical brand）

消费者区分不同医药企业及其产品和服务的标志。包括医药企业的名称、符号、图案、音乐及上述组合等。品牌一词来源于古挪威文字"brandt"，意思是"烙印"，用以区分不同部落之间的财产。英国广告大师大卫·奥格威认为品牌是一种复杂的象征，是产品、品牌属性、包装、价格、历史声誉、广告方式的无形总和。品牌与商标既有联系又有区别。商标是品牌或品牌的一部分依法注册的一种法定标识。所有的商标都是品牌，但并非所有的品牌都是商标。中国的《商标法》明确规定了品牌一经注册为商标，便受到法律保护，商标注册企业享有商标的专用权、禁止权、续展权和许可使用权。未经注册的品牌不受到法律保护，不享有上述权利。

**作用** 医药品牌是医药产品区别于其他产品的标识，这也是医药企业创立品牌最首要最直接的目的。在激烈的市场竞争环境下，品牌代表着医药产品的质量、性能和效用。消费者选择该品牌，就是认可了该医药产品有别于其他竞争产品的独特品质。医药品牌是医药企业的无形资产，蕴含着巨大的价值。医药品牌价值的高低对医药企业具有非常重要的作用，医药企业拥有高价值的品牌，有助于打造企业的核心竞争力，使其在市场竞争中处于有利地位。医药品牌也是企业文化的重要组成部分。它体现了医药企业的市场形象、口碑和企业理念。品牌蕴含了丰富的文化商机，深入挖掘品牌的文化内涵对提升医药企业的市场竞争力有着巨大的推动作用。消费者对医药品牌所代表文化的认可，就是对医药企业及其产品的认可。医药品牌对企业参与市场竞争的作用是巨大而显著的。品牌能够给予消费者以心理暗示，满足消费者情感和精神的寄托。优秀的品牌也是产品品质的有力保障，能够给予消费者选择该产品的信心，降低了消费者选择到劣质产品的风险。品牌更是个性的展现和身份地位的象征，消费者愿意为优秀的品牌付出更多的代价。

**建设** 医药品牌从创立开始就需要企业积极的建设、精心的维护与系统科学的管理。品牌建设是指品牌拥有者对品牌进行的规划、设计、宣传和管理。医药品牌的建设，首先要以诚信为先，没有诚信的企业，品牌建设就无从谈起；其次，品牌建设要以产品质量为核心，才能培育出消费者的品牌忠诚度，产品的销量才有保障；最后，品牌建设要以产品特色为外延来拓展品牌在消费者心目中的知名度和美誉度，进而提升企业的竞争力。品牌建设包括了品牌定位（见医药品牌定位）、品牌规划、品牌形象塑造、品牌价值评定等。一个优秀的医药品牌的形成需要相当长的时间，但毁灭一个品牌旦夕之间即可实现。品牌需要企业精心的维护。品牌维护是指企业针对外部环境给品牌带来的影响所进行的维护品牌形象、保持品牌的市场地位和品牌价值的一系列活动的统称。医药企业可以通过实施技术创新

战略和知识产权保护战略来对品牌进行有效的维护。品牌也需要企业进行系统科学的管理（见医药品牌管理）以保证品牌的生命力，从而提升企业持久竞争的能力。

（华东）

*yīyào pǐnpái jiàzhí*

## 医药品牌价值（brand value of pharmaceuticals）

医药品牌在某一个时点用类似有形资产评估方法计算出的其市场获利能力的货币价格。医药品牌在消费者心目中的综合形象包括其安全性、有效性、可及性、文化、个性等，代表着该品牌可以为消费者带来的价值。医药品牌价值是相对于医药品牌决策而进行度量的一种心理价值，它为医药品牌所有者和管理者共同接受。医药品牌价值是医药企业和消费者相互联系作用形成的一个系统概念。它体现在医药企业通过对医药品牌的专有和垄断获得的物质文化等综合价值以及消费者通过对品牌的购买和使用获得的功能和情感价值。

**作用** 中国拥有着众多的医药知名品牌，诸如云南白药、同仁堂、片仔癀等更是为广大消费者所熟知，其品牌价值巨大（见医药中华老字号）。医药品牌价值的高低对医药企业具有非常重要的作用：①医药品牌价值是医药企业的核心竞争力。品牌价值源于充分的市场竞争，企业拥有高价值的品牌，有助于打造制药企业的核心竞争力，使其在市场竞争中处于有利地位。②医药产品作为一种特殊商品，消费者关注的重点是它的安全性与疗效，而消费者并不具备判别药品质量的能力，因此选择品牌是最方便的判别方法。③医药品牌价值是企业无形资产中重要的组成部分，

是品牌管理要素中最核心的部分，也是品牌区别于同类竞争品牌的重要标志。

**体现** 医药品牌价值的直接体现是一系列的定性指标，如患者满意度、医药产品或服务质量、有效性、安全性和经济性等。从市场营销的角度认知医药品牌价值，主要包括由支撑医药品牌不同属性组合构成，它的变化将直接增加或减少医药企业的货币价值。因此，对医药品牌价值的评估主要是对市场利润和市场份额的确定。当品牌的差异化优势不再是可持续时，医药品牌也就失去了资产价值。医药品牌价值反映了患者根据自身需要对某一医药品牌的偏好、态度，特别是指消费者赋予一个医药品牌超越其自身功能价值之外，在心目中的形象价值部分，是消费者对企业产品或服务的主观认知和无形评估。

医药品牌价值来源于消费者对医药品牌的反应，并通过产品或服务的市场占有率得到体现。医药品牌形象的塑造不是企业单方面行为造就的，需要通过消费者的体验产生共鸣。除上述患者满意度等一系列定性指标外，品牌价值也可以从品牌知名度、品牌美誉度以及品牌忠诚度3个方面来衡量。品牌知名度是指消费者辨识或想起某一品牌是某类产品的能力；品牌美誉度是消费者对产品满意的程度；品牌忠诚度是消费者对某一品牌持续关注的情怀，表现为对该品牌产品持续购买的行为。当品牌具有一定的知名度和美誉度，能够唤起消费者的正面感知时，消费者由此产生购买偏好，形成品牌忠诚，则企业可以获得销量或价格上的溢价，提升或保持其产品或服务在

市场上的占有率，从而彰显品牌价值。

**内涵**　医药品牌价值内涵包括品牌核心价值、品牌外延价值、品牌客观价值及品牌感性价值。

**品牌核心价值**　医药品牌资产的主体部分，它让消费者明确、清晰地识别并记住品牌的利益点和个性，是促使消费者认同、喜欢乃至爱上一个医药品牌的主要力量。核心价值是医药品牌的终极追求，是医药品牌营销传播活动的原点，即医药企业的一切价值活动都要围绕医药品牌的核心价值而展开，是对品牌核心价值的体现与演绎，并丰满和强化医药品牌的核心价值。是否拥有核心价值，是医药品牌经营成功与否的一个重要标志。

**品牌外延价值**　品牌的宣传语、标识等。品牌的核心价值决定着品牌的外延，品牌的外延反映品牌的核心价值。

**品牌客观价值**　医药产品的使用价值，这是医药产品作为商品的基本价值。医药产品的使用价值越大，在同类产品中的优势越明显，则具有的实用价值越大，性价比越高。具有高使用价值的医药产品更容易获得患者的青睐，因此医药品牌的客观价值是医药品牌价值的基础。

**品牌感性价值**　医药产品客观价值外附加的，满足患者心理需求的价值。这种价值是医药产品设计中表现出的人文精神、具有的独特消费理念、产品品牌表现的文化特色、产品价位体现的社会地位。医药产品的感性价值通过满足消费者对于物质产品的精神需求，达到吸引患者的目的，使患者形成品牌偏好。医药品牌客观价值是感性价值的基础，感性价值只有建立在坚实可靠的客观价值基础上才更有意义。

（华　东）

yīyào zhōnghuá lǎozihào

# 医药中华老字号（China time-honored brand of traditional Chinese medicine）

沿袭和继承了优秀的中医药文化传统并具有鲜明的地域文化特征和历史痕迹、具有独特的工艺和经营特色，取得了社会广泛认同和良好商业信誉的医药品牌。医药中华老字号属于中华老字号的组成部分。

2006 年中国商务部启动"振兴老字号工程"，规定了凡是中华人民共和国境内的企业或组织只要符合下列条件都可以申请"中华老字号"的认定：拥有商标所有权或使用权；品牌创立于 1956 年（含）以前；传承独特的产品、技艺或服务；有传承中华民族优秀传统的企业文化；具有中华民族特色和鲜明的地域文化特征，具有历史价值和文化价值；具有良好信誉，得到广泛的社会认同和赞誉。从"振兴老字号工程"实施开始，中华老字号的品牌影响力在海内外不断提升，老字号企业总体发展势头良好。截至 2018 年 6 月底，中国商务部认定的中华老字号共 1128 个，其中医药中华老字号 126 个。

**意义**　医药中华老字号是中华民族的宝贵财富，是中国医药工商业孕育出的医药民族品牌，在全国人民、海外华人和国际友人中具有深远的影响。医药中华老字号拥有世代传承的独特产品、精湛技艺和服务理念，承载着中华民族工匠精神和中医药传统文化，具有广泛的群众基础和巨大的品牌价值、经济价值和文化价值。医药中华老字号不仅仅只是品牌的名称，更是医药产品质量可靠的保证。

**名录**　中华老字号由商务部审核认定，商务部对通过认定的中华老字号以商务部的名义颁发牌匾和证书。截至 2018 年 6 月底，医药中华老字号共计 125 个。

北京市 5 个医药中华老字号　北京金象复兴医药股份有限公司白塔寺药店（注册商标：白塔寺药店）；中国北京同仁堂（集团）有限责任公司（注册商标：同仁堂牌）；北京永安堂医药连锁有限责任公司（注册商标：永安堂）；北京鹤年堂医药有限责任公司（注册商标：鹤年堂）；北京德寿堂医药有限公司（注册商标：德寿堂）。

天津市 6 个医药中华老字号　天津中新药业集团股份有限公司隆顺榕制药厂（注册商标：隆顺榕）；天津中新药业集团股份有限公司乐仁堂制药厂（注册商标：乐仁堂）；天津宏仁堂药业有限公司（注册商标：红花牌）；天津同仁堂股份有限公司（注册商标：太阳）；天津中新药业集团股份有限公司达仁堂制药厂（注册商标：达仁堂）；天津达仁堂京万红药业有限公司（注册商标：健春）。

重庆市 1 个医药中华老字号　重庆桐君阁股份有限公司（注册商标：桐君阁）。

河北省 2 个医药中华老字号　石家庄乐仁堂医药股份有限公司（注册商标：乐仁堂）；河北金牛制药有限公司（注册商标：金牛）。

河南省 3 个医药中华老字号　河南省洛阳正骨医院（注册商标：平乐正）；洛阳建洛生物科技有限公司（注册商标：建洛）；汝州市四知堂制药厂（注册商标：四知堂）。

山西省 1 个医药中华老字号　山西广誉远国药有限公司（注

册商标：远）。

陕西省 1 个医药中华老字号

西安中药集团公司藻露堂连锁店（注册商标：藻露堂）。

辽宁省 5 个医药中华老字号

丹东市老天祥大药房（注册商标：老天祥）；沈阳天益堂药房连锁有限公司（注册商标：天益堂）；岫岩满族自治县益元堂大药房（注册商标：益元堂）；沈阳广生堂药业有限责任公司（注册商标：广生堂）；大连大仁堂药房连锁有限公司（注册商标：大仁堂）。

吉林省 2 个医药中华老字号

长春孟氏整骨孟晓东骨伤门诊部（注册商标：孟氏整骨）；吉林省抚松制药股份有限公司（注册商标：林海牌）。

黑龙江省 5 个医药中华老字号 哈药集团世一堂制药厂（注册商标：世一堂）；齐齐哈尔参鸽药业有限公司（注册商标：参鸽）；哈尔滨永江药业有限公司（注册商标：永江）；黑龙江鼎恒升药业有限公司（注册商标：鼎恒升）；哈尔滨福庆堂医药保健用品有限公司（注册商标：老王麻子）。

江西省 2 个医药中华老字号

江西黄庆仁栈华氏大药房有限公司南昌市黄庆仁栈总店（注册商标：黄庆仁栈）；江西省南城建昌帮中药饮片厂（注册商标：建帮）。

上海市 12 个医药中华老字号

上海群力草药店（注册商标：群力）；上海蔡同德堂药号（注册商标：蔡同德堂）；上海童涵春堂中药饮片有限公司（注册商标：童涵春堂）；上海雷允上药业西区有限公司（注册商标：雷允上）；上海九和堂国药有限公司（注册商标：九和堂）；上海余天成药业

连锁有限公司余天成堂药号（注册商标：余天成）；上海人寿堂国药有限公司（注册商标：人寿堂）；集成药厂（注册商标：集成）；上海市第一医药股份有限公司第一医药商店（注册商标：医一）；上海医疗器械（集团）有限公司卫生材料厂（注册商标：中亚）；上海中华药业有限公司（注册商标：龙虎）；上海雷允上药业有限公司（注册商标：雷氏）。

江苏省 11 个医药中华老字号

镇江存仁堂医药连锁有限公司（注册商标：存仁堂）；南京白敬宇制药有限责任公司（注册商标：白敬宇）；南京同仁堂药业有限公司（注册商标：乐家老铺）；江苏大众医药连锁有限公司（注册商标：致和堂）；雷允上药业有限公司（注册商标：雷允上）；苏州医疗用品厂有限公司（注册商标：华佗）；江苏大德生药房连锁有限公司（注册商标：大德生）；镇江唐老一正斋药业有限公司（注册商标：唐萼楼）；苏州雷允上国药连锁总店有限公司宁远堂药店（注册商标：宁远堂）；苏州雷允上国药连锁总店有限公司良利堂药店（注册商标：良利堂）；苏州雷允上国药连锁总店有限公司王鸿翥药店（注册商标：王鸿翥堂）。

浙江省 15 个医药中华老字号

杭州胡庆余堂国药号有限公司（注册商标：胡庆余堂）；杭州方回春堂国药馆有限公司（注册商标：方回春堂）；杭州民生药业集团有限公司（注册商标：民生）；杭州华东大药房连锁有限公司（注册商标：张同泰）；杭州朱养心药业有限公司（注册商标：朱养心）；浙江震元医药连锁有限公司（注册商标：震元堂）；浙江温

州医药商业集团老香山连锁有限公司老香山连锁总店（注册商标：老香山）；杭州李宝赢堂中药饮片有限公司（注册商标：李宝赢堂）；浙江天台山乌药生物工程有限公司（注册商标：台乌）；杭州武林药店有限公司（注册商标：许广和）；浙江天一堂药业有限公司（注册商标：天一堂）；温州叶同仁医药连锁有限公司（注册商标：叶同仁）；杭州万承志堂国药馆有限公司（注册商标：承志堂）；金华寿仙谷药业有限公司（注册商标：寿仙谷）；宁波四明大药房有限责任公司（注册商标：四明）。

安徽省 2 个医药中华老字号

安徽寿春堂大药房有限公司（注册商标：寿春堂）；安徽按可余良卿药业有限公司（注册商标：余良卿号）。

福建省 5 个医药中华老字号

漳州片仔癀药业有限公司（注册商标：片仔癀）；泉州市灵源药业有限公司（注册商标：灵源）；福州回春医药连锁有限公司（注册商标：回春）；泉州中侨（集团）股份有限公司药业公司（注册商标：古井）；厦门光华大药房连锁有限公司（注册商标：佛手）。

贵州省 2 个医药中华老字号

遵义廖元和堂药业有限公司（注册商标：廖元和堂）；贵州同济堂制药有限公司（注册商标：同济堂）。

山东省 9 个医药中华老字号

山东福胶集团东阿镇阿胶有限公司（注册商标：福字牌）；济南宏济堂制药有限责任公司（注册商标：宏济堂）；烟台中亚药业有限责任公司（注册商标：中亚）；山东东阿阿胶股份有限公司（注册商标：东阿牌）；淄博万春堂骨

科医院有限公司（注册商标：万春堂）；济南药业集团有限责任公司（注册商标：宏济堂）；桓台县起凤整骨医院（注册商标：起凤）；烟台生生堂药房有限公司（注册商标：生生堂）；青岛国风大药房连锁有限公司（注册商标：宏仁堂）。

湖南省1个医药中华老字号　九芝堂股份有限公司（注册商标：九芝堂）。

湖北省3个医药中华老字号　武汉马应龙药业集团股份有限公司（注册商标：马应龙）；武汉健民药业集团股份有限公司（注册商标：健民）；武汉叶开泰药业连锁有限公司（注册商标：叶开泰）。

广东省17个医药中华老字号　广州王老吉药业股份有限公司（注册商标：王老吉）；广州中一药业有限公司（注册商标：中一牌）；佛山冯了性药业有限公司（注册商标：冯了性）；广州敬修堂（药业）股份有限公司（注册商标：敬修堂）；广州潘高寿药业股份有限公司（注册商标：潘高寿）；广州星群（药业）股份有限公司（注册商标：星群）；广州市药材公司（注册商标：采芝林）；广东益和堂制药有限公司（注册商标：沙溪）；广州白云山何济公制药有限公司（注册商标：何济公牌）；广州陈李济药厂（注册商标：陈李济）；广州奇星药业有限公司（注册商标：奇星）；佛山德众药业有限公司（注册商标：安宁）；广州白云山明兴制药有限公司（注册商标：明兴）；广州白云山光华制药股份有限公司（注册商标：禾穗牌）；广州市医药公司健民医药连锁店（注册商标：图形）；广东大印象制药有限公司（注册商标：萧广丰泰）；广州中

一药业有限公司（注册商标：中一）。

广西壮族自治区2个医药中华老字号　广西玉林制药有限责任公司（注册商标：玉林）；广西梧州制药（集团）股份有限公司（注册商标：中华）。

四川省4个医药中华老字号　四川德仁堂药业连锁有限公司（注册商标：德仁堂）；四川梓橦宫药业有限公司（注册商标：梓橦宫）；四川遂宁市全泰堂药业有限公司（注册商标：全泰堂）；成都德仁堂药业有限公司成都同仁堂（注册商标：庚鼎）。

云南省7个医药中华老字号　昆明福林堂药业有限公司（注册商标：福林堂）；昆明老拨云堂药业有限公司（注册商标：老拨云堂牌）；云南省腾冲制药厂（注册商标：腾药）；云南白药集团股份有限公司（注册商标：云南白药）；昆明中药厂有限公司（注册商标：云昆牌）；云南无敌制药有限责任公司（注册商标：王子荣）；云南保元堂药业有限责任公司（注册商标：洪光保元堂）。

甘肃省1个医药中华老字号　兰州佛慈制药股份有限公司（注册商标：佛慈）。

宁夏回族自治区1个医药中华老字号　银川市协力厚医药连锁总店（注册商标：协力厚）。

（华　东）

yīyào pǐnpái dìngwèi

## 医药品牌定位（brand positioning of pharmaceutical products）

给医药品牌确立一个恰当的市场位置，用以实现医药品牌在客户观念中的认同的行为。是医药产品及其形象（见医药品牌形象）进入市场并稳固的停留在顾客心中的一种方法和竞争策略，是医药品牌建设的重要组成

部分（见医药品牌）。医药品牌所属企业自有其国家和民族背景，企业给医药品牌进行市场定位则必然带有国家和民族的特征（见医药民族品牌）。

**分类**　医药品牌定位主要分为两种：一是医药产品品牌定位，包括考虑医药产品的功能性利益及产品的品质；二是医药企业品牌定位。若存在多种不同的医药产品时，医药企业品牌的重要性就更加凸显。对于医药企业来说，医药品牌定位的根本便是要能突出该产品的功效。医药产品涉及了人体生命健康，在介绍医药产品时，它的功效、适应证、药理作用、不良反应等都要一一阐述，例如东阿阿胶的"复方阿胶浆"的定位是"地道药材，补血有方"。医药企业品牌定位往往不是从医药产品的功能性利益考虑，更多是提供一种心理上的利益。

**实施**　医药品牌定位策略可以从6个方面实施：情感定位、自我体验定位、消费群体定位、企业理念定位、历史定位和首席定位。

**情感定位**　将人类情感中的关怀、爱护、思念、牵挂等情感融入医药品牌，引起消费者的共鸣，从而获得消费者的喜爱和认可。消费者患病之后，内心迫切渴望自己被关怀照顾，被接受和尊重。所以，从情感角度出发定位医药品牌，更容易能得到消费者的关注、喜爱和信任。

**自我体验定位**　通过医药产品独特的形象和内涵，使之成为消费者表达自我价值观、生活品位、陶冶情趣的一种不可或缺的载体。自我体验定位可将品牌形象和生活理念联系在一起，将医药产品的品牌形象人性化。在自我体验定位中所描述的生活理念

必须是简单而又深刻的，能够引起消费者内心的共鸣和对生活的信心，催人上进，从而给消费者留下深深的印象。

**消费群体定位** 这种定位策略直接以该医药产品的消费者为定位对象，突出该产品的专业性与服务性，将医药品牌与消费者相结合，能够收获消费者的信任和满意。这种定位也能够对该医药产品的质量及服务起到间接的监督作用。

**企业理念定位** 用医药企业文化、企业精神等作为定位诉求，能够体现出医药企业的内涵与本质。医药企业的经营理念、经营宗旨、员工福利等都是消费者关注这个医药品牌的重要因素，良好的精神面貌和经营哲学更容易引起消费者的好感和信任。

**历史定位** 医药企业以医药产品或者企业本身悠久的历史而定位。对于历史悠久的医药企业，消费者往往更容易信任，比起新兴的医药企业，消费者更愿意光顾"老字号"医药企业。这类医药企业能够历经时间的磨砺而生存下来并不断发展壮大，说明其产品质量、服务水平对于消费者而言是值得肯定的。消费者与该医药企业在长期的消费合作中形成了良好的合作默契与信任感，有情感维系着两者之间的关系，因此，历史定位是一种非常有效且简便易行的定位策略。

**首席定位** 这种定位策略强调该医药产品在行业中的领导性地位及专业性地位。一般而言，消费者在消费时都会对同类产品进行比较和筛选，在普遍认知中，具有领导性、专业性的产品其质量、形象相对更佳，也更能得到消费者的认同。与此同时，消费者的认同中包含了消费者对该产品较高的期望值，而较高的期望值又带来了消费者对该产品的持续关注，从而加强了消费者与品牌之间的沟通，也能帮助医药企业提升消费者对品牌的忠诚度。

（华 东）

yīyào pǐnpái xíngxiàng

## 医药品牌形象（brand image of pharmaceutical products） 消费者对医药品牌所有信息的联想、认知及评价的总和。医药品牌形象由外在形象和内在形象组成：外在形象是指品牌标志系统；内在形象主要包括产品形象、符号形象、个性形象及组织形象等。

**特征** 医药品牌形象主要有多样性、稳定性及可塑性等特征。

**多样性** 由于医药产品在不同市场覆盖率的差异、产品信息及企业信息传播效果的差别以及消费者个性化的消费特点，使得医药品牌形象在不同时间、不同地域及不同消费群体间呈现多样性的特征。

**稳定性** 医药品牌形象在一定时期内会保持相对稳定的特征。优秀的企业文化、可靠的产品品质及良好的服务是医药品牌形象保持稳定的必要条件。个别消费者的心理变化并不会对品牌形象造成大的影响，但群体消费者普遍的心理波动会导致品牌形象的巨大变化。

**可塑性** 医药企业可以按照自己的设想建立品牌形象、改造原有的形象甚至是重塑品牌形象。随着时间的推移，消费者对品牌的认知也在不断地发生变化，医药企业应及时为品牌形象赋予新的内涵，这是保持医药品牌旺盛生命力的必要手段，也是医药品牌建设的重要组成部分（见医药品牌）。

**塑造** 医药企业应积极塑造良好的医药品牌形象，塑造医药品牌形象的考量因素主要包括产品功效、品牌联想、品牌承诺、价值延伸和品牌情感等5个方面。

**产品功效** 医药产品功效是引起消费者购买的内在驱动力。医药产品不同于它类产品，对于消费者来说，医药产品功效是引起消费者购买的唯一理由。美国广告策划专家萨伯罗托·森古普塔教授认为，成功的产品通常只注重一种或最多两种功效，围绕着这些特殊的优点使品牌产生一种鹤立鸡群的效果，这样就有可能根据未被占领的功效领地使产品与其相似的产品区分开来。他还认为：总有一群消费者的心理大致相同，他们总是追求同样的产品功效，另外的消费者则总是绕着其他的产品功效集结成群。这就使得区分产品市场成为可能，这被称为"功效分割"。对医药产品而言，好的功效就是医药民族品牌树立自己良好形象的一个核心因素。

**品牌联想** 医药品牌联想是消费者看到或者听到某一医药品牌时，在头脑中呈现的对该医药品牌的想法、感觉、知觉、形象、评价、信任、态度等，映射出消费者对该医药品牌的认知。医药产品在消费者头脑中所呈现的品牌形象，直接影响消费者对该医药产品的购买决策。

**品牌承诺** 医药产品的营销者们知道什么产品更适合消费者，一个品牌就是一个营销者做出承诺交付可预期的产品或者服务。一个医药品牌向消费者的承诺，映射出一个医药企业的经营理念。在品牌承诺中，广告用语是医药企业向消费者表达承诺的重要载体，需要精心设计与完善。

**价值延伸** 顾客价值体系认

为，一个产品包含 5 个层次：核心利益、基础产品、期望产品、附加产品以及潜在产品。核心利益是顾客真正购买的基本服务或利益；基础产品即产品的基本形式；期望产品是购买者购买产品时通常希望和默认的一组属性和条件；附加产品即包括增加的服务和利益；潜在产品是该产品最终可能会实现的全部附加部分和将来会转换的部分。医药产品差异化的价值延伸能增强顾客的满意度，树立医药品牌的良好形象。

**品牌情感** 品牌维系自身与消费者关系的战略手段。品牌情感在获得消费者忠诚的同时，也为自己赢得了品牌价值。医药品牌是一个复合体，消费者对医药品牌的定位不仅依赖于医药产品的实际功效，还依赖于医药产品的非功能性因素——品牌情感的影响。企业通过品牌情感在获得消费者忠诚的同时，也获得了品牌价值的提升。

企业应对医药品牌形象进行良好有效的定位，定位时遵循差异化原则和一致性原则。差异化原则是指企业通过定位向消费者传达出与品牌相关的属性或利益，并使消费者相信不能从其他竞争品牌中发现这些属性或利益。消费者对品牌产品的购买主要是基于消费者的某种偏好，因此，一致性原则要求企业让消费者明白其偏好与医药产品所具有的某种属性相一致，该产品能在消费者有需求时立即呈现在消费者的头脑中，从而有效促成购买行为。

(华 东)

yīyào mínzú pǐnpái

## 医药民族品牌 ( brands of minority medicine )

中国企业原创并且知识产权属于中国企业的医药类品牌。又称医药自主品牌。

医药民族品牌是医药文化的一种表现形式，是中国医药企业在成长过程中不断形成和发展的，由名称、名词、符号、象征、设计组成，具有其特定的品牌名称和品牌标志，且能反映消费者对医药企业产品的认知度，是具有经济价值的无形资产。中国医药民族品牌众多，云南白药、马应龙、片仔癀、同仁堂、陈李济等著名品牌更是为广大消费者所熟知（见医药中华老字号）。

**意义** 医药民族品牌是医药产品在经营中逐步形成的文化积淀，代表了企业和消费者的利益认知和情感归属，是医药品牌与医药企业文化以及企业个性形象的总和，是中国医药企业的产品核心价值的体现。医药民族品牌的实质，既是医药产品的价值、文化和个性，是医药企业长期努力经营的结果，也是企业产品的无形载体。医药民族品牌还是企业产品质量的象征，互不相同的医药民族品牌各自代表着不同形式、不同质量和不同服务的医药产品，消费者在购买和使用中通过品牌可以更好地认知医药类产品。

**品牌创立** 医药民族品牌的创立是医药企业将自己的医药类产品与同等竞争对手的产品加以区分的标志。医药民族品牌的创立必须建立在医药产品具有认知价值和具有其他品牌的医药产品没有的特性的基础上，即医药产品存在价值性和差异性是医药民族品牌创立的首要条件。医药民族品牌的创立宣告了企业对该医药产品的专属所有权，具有法律效力，也使得该医药产品在市场上的竞争更加自主和规范。

**品牌作用** 树立优质的医药民族品牌形象，是医药企业在市场竞争中形成的共识。优质的医药民族品牌可使消费者产生品牌追随，对医药产品形成一定程度的忠诚度和信任度，使医药企业在竞争中有了后盾支持。优质的医药民族品牌还可以带来良好的市场口碑，通过口碑效应又可以进一步拓展现有市场，也可以激励企业积极开发新产品，开辟新市场。

(华 东)

yīyào pǐnpái guǎnlǐ

## 医药品牌管理 ( pharmaceutical brand management )

医药企业为培育品牌资产，对品牌创造活动进行计划、组织、协调、控制的经营过程。是医药企业品牌管理部门对品牌以及所有可能对品牌产生影响的人、事物以及行为进行的规范化、系统化管理。以消费者为核心，通过开展品牌设计、品牌传播、品牌评估等系列战略决策和执行活动，不断积累、丰富和完善品牌资产。医药品牌管理是延长产品市场生命周期和获取企业市场竞争优势的有效方法，是医药品牌价值实现的保障，是医药企业管理的核心内容之一。

**历史沿革** 自 19 世纪初品牌出现以来，围绕品牌的管理行为日益活跃，管理观念不断深化。品牌管理的早期研究主要围绕对品牌内涵的探讨，广告是品牌的重要推广手段。20 世纪 30 代，美国宝洁公司提出并实践品牌经理制，带动了品牌管理实践的进一步繁荣，众多企业效仿宝洁公司的模式，纷纷开始尝试建立品牌管理体系，品牌管理成为提升企业竞争力的重要手段。20 世纪 80 年代，管理界提出品牌是企业最宝贵的财富，品牌的无形资产属性被广泛接受，出现了很多围绕品牌资产管理的理论研究和实践行为，也让很多企业进一步认识到有效的品牌管理的作用和价值，品牌管理决定着品牌的健康成长，品牌离开有力的管理支持和维护可能无法保持竞争优势，不能做到可持续发展，品牌管理愈发受到重视。20世纪90年代以后围绕品牌创建、品牌传播等方面的品牌管理理论和实践得到全面发展。

品牌被广泛地接受为具有战略价值的资产具有很长的历史，但医药产业长期系统的品牌建设起步相对较晚，这可能与医药企业的特殊性有关。作为一个政府高度管制下的行业领域，医药产业的某些市场规律有别于其他产业，特别是在必须凭医师处方销售的处方药领域更为明显。同时，医药产业属高新技术领域，一贯注重研发，传统上药品多依靠专利等知识产权保护的方式获得独占性的竞争优势。

随着医药品牌管理的推进，品牌在医药企业中越来越受重视。主要有两方面原因：一是，拥有专利的新药可以在专利保护期内在处方医师、药师和消费者心中确立本品牌药品优于其他仿制药的首选地位，即便专利过期后仿制药随之上市，本产品已形成的强势的、根基稳固的品牌基础也有利于其竞争优势的延续；另一方面，随着新药研发难度的增加，以及降低国家医疗保健费用的压力，价格相对低廉的仿制药市场不断扩张。借助系统的品牌管理来提升品牌价值，谋求仿制药的产品差别化，从而获得竞争优势，越来越受到青睐和重视。

**管理主体**  医药企业内部品牌管理的组织制度不同，品牌管理主体也不同，主要包括：①企业高层管理者。品牌管理早期，高层管理者是品牌管理的主体，品牌决策乃至组织实施活动主要由企业高层管理者担任，其他各层级管理者主要负责具体执行工作，这是众多企业普遍采用的主流管理形式。这种以高层管理者为核心主导者的品牌管理模式有利于为品牌注入企业家精神且执行效率较高，能够迅速做出明确决策，并整合企业所有相关资源贯彻实施；但随着现代企业规模的扩大，高层管理者受限于精力和能力，很难有效应对企业所有品牌管理活动。②各职能管理部门。高层管理者主要关注企业整体性战略决策，医药企业内部的市场部门、营销部门、研发部门、生产部门等职能部门成为品牌管理的主体。负责各自工作职责范围内与品牌管理相关的工作。同级别的平行机构共同作为品牌管理主体，减少了单一主体的工作压力，但对相互之间协调和沟通提出了更高要求，如果没有有效的合作机制保证，各职能部门可能欠缺参与的主动性，容易出现推诿扯皮，进而导致医药品牌管理相关工作无法切实有效推行。③品牌（类）经理。为每个或每类品牌设置一名品牌（类）经理，作为品牌（类）的专职管理者，整合相关部门和资源，全面负责品牌（类）的创建、维护、提升等管理活动，保证各职能部门之间的协调性。基于品牌（类）经理作为管理主体的品牌管理模式现在被很多制药企业广泛采用。品牌（类）经理作为管理主体的品牌管理模式最大的问题在于可能会导致各品牌或品类之间缺乏整合，影响医药企业整体品牌形象的形成，且品牌（类）经理属于中层管理人员，一般偏重于短期的战术性品牌管理设计，往往缺少基于企业长期发展规划的战略性思考。④战略性品牌管理组织。一般采取品牌委员会的形式，即医药企业高层管理者担任总负责人，各职能部门和各品牌（类）负责人担任委员。在企业各品牌（类）管理的基础上，强调在医药企业高层管理人员参与下进行企业层面的整合性品牌管理，是一种新兴的品牌管理模式，较适合于产品门类较多的大型跨国医药企业。

**管理内容**  医药品牌管理活动主要包括品牌设计规划、品牌传播、品牌更新提升和品牌评估4个阶段。①品牌设计规划。为品牌管理设立目标、原则等，旨在确定品牌在消费者中的整体形象。主要包括品牌识别、品牌符号、品牌定位（见医药品牌定位）等。品牌识别是对品牌核心价值的提炼和制定，使人们对品牌产生美好联想，如康泰克（复方盐酸伪麻黄碱缓释胶囊）强调"迅速缓解感冒症状"，白加黑则突出白天黑夜不同的给药方法。品牌符号是品牌识别的外在元素体现，体现为产品包装、宣传口号、名称以及标志等。如：修正药业提出的"良心药，放心药，管用的药"、仲景宛西制药提出的"药材好，药才好"等。②品牌传播。利用各种传播手段和工具，在消费者心中确立品牌形象。主要包括品牌体验、整合品牌传播等。品牌体验主要是针对消费者对品牌可能获得的体验和感受进行设计。整合品牌传播的过程则是使用各种媒体工具传播企业的品牌形象。③品牌升级。对已建立品牌进行调整，以提升品牌资产。包括品牌延伸与授权（通过推出新产品或授权别的企业提升品牌实现）、品牌之间的组合、品牌更新（对现有品牌进行强化）和品牌国际化（推动品牌走向国际市场）等。④品牌评估。通过工具和媒介对品牌资产价值进行评估，了解品牌资产状况。是对品牌管理结果的客观评价和反映。

（郭冬梅）

yīyào qǐyè wénhuà

## 医药企业文化 （pharmaceutical enterprise culture）

医药企业在生产经营实践中逐步形成的带有本组织特点的共同性经营理念及行为倾向的总和。一般通过组织成员的相互影响和相互适应以及企业创办者和领导者有意识的倡导和培育而形成，是企业长期发展中形成的共同理想、基本观念、工作作风、行为规范的集合体，是企业在经营管理过程中创造的体现企业个性特征的精神财富。企业文化渗透于医药企业各领域，包括生产经营实践活动、管理制度、员工行为方式、企业公众形象等环节，是维系医药企业生存发展的内在动力，是市场竞争的结果，也为企业参与市场竞争服务。是医药文化的重要体现形式之一。

**构成要素** 医药企业文化由5个相互联系的要素构成：①医药企业环境。任何企业均处于特定的社会环境中，不可避免地受到环境的影响和制约。构成医药企业文化的环境要素是指企业通过努力营造的生存发展的内外条件，包括外环境和内环境，对企业文化的形成和发展均有关键影响。②医药企业价值观。是医药企业文化的核心要素。③英雄人物。是企业树立的供企业成员直接效仿和学习的榜样，其工作方法和风格为企业其他员工提供了标准和规范，是企业价值观的人格化体现和医药企业形象的象征。④典礼仪式。是医药企业围绕价值观组织筹划的象征性活动，向员工表明期望的行为模式，营造企业文化。如其中的礼仪有助于规范员工行为，特殊的纪念和庆祝活动则有利于增强员工的归属感和价值认同，提升组织凝聚力。⑤文化网络。用来传播企业文化信息的沟通系统，是企业价值观的运载工具。包括正式公开的传播网络和非正式隐蔽的传播网络两种，前者主要是指组织内部的会议、资料文件等，后者则是未经设计且在组织内部自发形成的。

**结构** 企业文化包括精神文化、制度文化、行为文化、物质文化四个层级。①精神文化。也称企业文化的精神层，是医药企业文化的核心层和主体，展现了医药企业在发展过程中形成的独特意识形态和观念。包括医药企业精神、医药企业价值观、医药企业道德、医药企业社会责任等。②制度文化。也称企业文化的制度层，是医药企业文化的中层，医药企业成员在共同活动中应该遵守的行为准则。包括组织风俗、工作制度、管理制度、行为规范以及组织中普遍存在的总结表彰等非程序化的特殊制度等。③行为文化。也称企业文化的行为层，是医药企业文化的浅层。是企业家、模范人物、员工在生产经营和学习生活中产生的活动文化，医药企业经营风格、精神风貌和人际关系的动态表现。④物质文化。也称企业文化的物质层，由产品和各种物质设施构成，是医药企业文化的表层和物质载体，也是最容易接触和体验的企业文化。包括医药企业的徽标、工作环境、药品广告、药品包装设计、企业网站等等。

医药企业文化的建立和发展也是需要管理的（见医药企业文化管理）。通过医药企业宏观管理视角下对企业文化的系统管理，使之成为推动医药企业战略发展的有效工具。

（郭冬梅）

yīyào qǐyè jiàzhíguān

## 医药企业价值观 （pharmaceutical enterprise values）

医药企业绝大多数成员所推崇和信奉的基本信念和行为准则。属于以企业为主体的价值取向，体现了一个企业对生产经营相关行为和目标的根本看法和评价，是形成医药企业凝聚力的基础，是把企业成员联系到一起的精神纽带，是医药企业文化的核心。

**特征** 医药企业价值观具有3个典型特征：①共享性。医药企业价值观必须被企业绝大多数成员接受认可并达成共识，才能形成，它不是某个企业成员的个人价值观。员工认同并履行企业价值观是企业成功发展的重要基础。②稳定性。医药企业价值观是企业生产经营过程中长期积淀总结并升华而成的，一旦形成，就具有相对稳定性，会成为企业传统延续下去，长期发挥作用。很多医药中华老字号均有长期历史积淀的企业价值观传承，北京同仁堂集团秉持"同修仁德，济世养生"的价值观，引导企业成为中国著名的百年中医药老店，在现代医药市场竞争中，仍然具有很强的市场竞争力。雷允上药业集团数百年来一直秉承"精选道地药材允执其信，虔修丸散膏丹上品为宗"的价值观，并将其确立为现代企业价值观体系的重要内涵之一。③统一性。作为市场中经济活动的主体，经济效益是企业存在的前提，是实现社会效益的基础，但医药企业不仅仅以盈利为目的，更需为人类的健康事业做贡献，因此，其价值观虽不排斥经济效益，但应体现经济效益和社会效益的协调统一。正如默克公司的创始人乔治·默克所说"应当永远铭记，药物是为人类而生产，不是为追求利润而制造的。只要坚守这一信念，利润必将随之而来"，即医药企业生产药品的主旨不在求利，但会带来利润。

**功能**　医药企业价值观对内有助于经营管理活动的有效组织，对外有利于树立良好的企业形象。具有两个典型功能：①约束与规范。企业价值观作为一个价值体系对医药企业成员的行为和医药企业经营管理活动均有规范作用，能指导医药企业在经营管理中做出正确选择，特别是当企业面临决策矛盾时。如：医药企业在经营管理活动中可能面临的生命权和专利权的取舍问题，在人类面临突发性公共卫生事件威胁时，是否为了全人类的普遍福祉牺牲企业的利润和市场，放弃本企业持有的药品专利权，让更多的生产者可以合法的生产该药品，以提升药品产量，降低药品价格；患者有市场需求但利润率较低的廉价药是否继续生产等。②导向与激励。医药企业价值观在影响企业成员日常行为的同时，也可鼓舞企业成员在其规范下为企业共同目标而奋斗，激发成员的创造性，为企业生存与发展提供内在精神动力，并为其未来发展指明方向，企业未来发展愿景和战略的构建均以其为基础。

（郭冬梅）

yīyào qǐyè jīngshén

# 医药企业精神（spirit of pharmaceutical enterprise）　医药企业全体或多数员工在药品生产经营管理实践中逐步形成和表现出

来并被共同认可的内心态度、思想境界和理想追求。是医药企业员工一致的信念追求和共同的价值目标，是企业经营宗旨、价值准则、管理信条的集中体现，是对企业员工市场意识、质量意识、竞争意识、文明意识、道德意识以及企业理想、目标、精神面貌经过提炼和概括后形成的群体意识。是医药企业个性特征的体现之一。是医药企业文化的精髓和灵魂。

医药企业精神的形成受社会经济制度、历史文化传统、领导者素质等众多因素影响。在医药企业长期发展过程中，经营理念、行为方式中的积极因素会随着企业发展逐步被接受并固化为群体意识，形成医药企业内部的群体心理定式，支配群体行为，成为推动企业发展壮大的精神力量。多数医药企业都塑造了富有自身特色的企业精神。一般以简洁而富有哲理的文字形式概括和表达，如：修正药业将企业精神表达为"勤俭、敬业、团队、创新"。

医药企业精神以价值观念为基础、以价值目标为动力，对医药企业经营理念、道德风尚、团队意识以及医药企业形象的形成和塑造起着决定性的主导作用。医药企业精神是企业的精神支柱，有助于激发企业员工的积极性，增强企业活力，更是企业追求良好社会形象这一战略意图的具体体现。具有两个突出作用：①导向与凝聚。企业精神作为一种企业内部的群体意识，明确提出了企业倡导和鼓励什么，一旦获得企业员工的普遍认同，让员工体会到工作的价值和意义，就会将其内化为个人需要和动机，以其作为标准来衡量和调整自身行为，主动修正个人行为和承担责任，把切身利益同企业生存发展联系

在一起，产生自觉执行力，进而激发为企业目标而努力的工作热情。②教育与规范。企业精神对员工的思想和行为有潜移默化的影响，通过培育和塑造健康的企业精神，可以引导员工行为，打造高素质的员工队伍，使之更好地服务于企业生产经营的总体目标。

医药企业精神的内容一般从对内与对外两个角度界定：①对外特别强调对国家、社会、公众的责任和使命，如：强生公司秉承"因爱而生"的公益理念，倡导企业和员工对整个社会的关注、爱护和投入；哈药集团恪守"济世救人，兴业报国"的精神品质，要求努力为振兴企业，报效祖国做贡献；民生药业集团则提出"关注民生，创康世界"。②对内特别强调诚信、创新、止于至善等职业精神，如：仲景宛西制药提出了"传承、创新、责任、诚信"的精神理念；天士力集团则以"进取创新，拼搏奉献，精益求精，追求完美"诠释企业精神。主要是因为作为健康相关产品，药品安全是重大的民生和公共安全问题，事关人民群众身体健康与社会和谐稳定，对责任感和使命感的要求较高，特别强调每一个医药企业及其员工均应有努力使药品风险最小化、提高药品安全水平、保障公众用药安全、保障药品供应的主动意识，以维护人民群众的健康权益；同时，医药产业是典型的高新技术产业，技术创新对产品、企业乃至医药产业竞争优势的形成和公众健康权益的保障至关重要。

（郭冬梅）

yīyào qǐyè dàodé

# 医药企业道德（morality of pharmaceutical enterprises）　医药企业生产经营过程中形成的，

以善恶为评价标准，以社会舆论、传统习俗和内心信念为评价方式，可调整医药企业与员工、客户、同行、股东、供应商、政府、社区、公众等与企业利益相关者之间利害选择的社会经济现象。是医药企业文化的重要组成部分。

医药企业道德与医药企业伦理是相近概念，医药企业伦理（ethics of pharmaceutical enterprises）是医药企业处理与企业利益相关者关系时所遵循的规范体系。医药企业伦理主要用于描述与社会理性相联系的客观规律，医药企业道德主要用于描述与企业实践相联系的客观现象；医药企业伦理强调外在的规范性要求，医药企业道德强调实践中体现的对规范的具体奉行情况。医药企业伦理主要解释医药企业存在的意义，医药企业道德则关注企业以何种方式和途径来实现该意义。两者相互影响和作用，医药企业伦理为道德指明方向，医药企业道德实践又不断为伦理提出新问题。因医药企业伦理和道德都强调规范，通常不加区分或合在一起分析。

20 世纪 60 年代初，由于企业生产经营过程中出现了垄断、欺诈、窃取商业秘密、环境污染等一系列现象，美国最早开始系统关注和研究企业伦理和道德问题。强调在市场经济中，企业的生产经营行为既要具备经济上的可行性，也要具备法律上的合规性，更要满足道德上的正当性。中国自古倡导"商德"，奉行"贾尔儒行"，尊崇"和厚生财，以人为本"的诚信经营理念，如：传统中药企业杭州胡庆余堂药业，百年来一直恪守"戒欺"的诚信治业精神；具有数百年中医药经营历史的北京同仁堂集团更是把

"慎独"（即在独处时能谨慎不苟）的个人道德境界引入到企业道德要求中，将"修合无人见，存心有天知"的服务宗旨延续至今。

企业道德已成为现代医药企业存在和发展的重要条件。员工行为一定程度上受个人道德素质高低的影响，加强企业道德建设有利于提高员工的个人道德素质，同企业制度一起调整和规范员工行为。加强企业道德建设有利于规避企业经营中的高风险因素，起到事前预防控制的作用。加强医药企业道德建设有利于提高企业竞争力，人们往往不仅关注产品质量，更倾向购买那些诚实经营、有社会责任感的企业的产品。在激烈的市场竞争中坚守企业道德原则，可能牺牲一些短期利益，却有利于获得客户的信任和社会的认可，强化良好的企业形象，为企业赢得更多的市场空间，有利于企业的长远发展。如：对缺陷药品主动召回，短期内可能会造成一定的直接经济损失，但却可以避免缺陷产品给患者带来用药风险及由此引发的法律纠纷和赔偿，并树立医药企业负责任有担当的社会形象。

（郭冬梅）

yīyào qǐyè shèhuì zérèn

## 医药企业社会责任（pharmaceutical corporation social responsibility）

医药企业在争取自身生存与发展的同时，按照社会目标和价值观的要求追求最大限度地增进社会福利的意愿、行为和绩效。传统的企业经营理念以追求利润最大化为唯一目的，企业社会责任的本质是要求企业在追求自身利润最大化的同时，还应考虑维护和增进其他角度的社会利益，也就是强调企业在对

股东承担责任的同时，还应考虑员工、顾客、环境、社区等利益相关者，从生态环境、可持续发展等方面考虑对社会的贡献。企业社会责任是对企业传统经营理念的补充和完善。是医药企业文化的一部分。

**发展历史** 中国医药企业一贯具有积极的社会责任意识，随着企业经济实力的不断增强，主动承担社会责任的典型事例层出不穷。同仁堂历来有冬设粥厂、夏送暑药的义举，每次京城会试期间，均向举子赠发药品，瘟病流行时还曾煎熬汤药分发百姓。1867 年，同仁堂在北京大栅栏设立普善水会，为四邻救火之用。19 世纪 20 年代，为提升民众教育水平，达仁堂在天津创办义学，开办达仁女校，同时还出资开办免费为普通民众看病的达仁诊所。20 世纪 20 年代，企业的社会责任在西方开始受到关注。当时企业对社会经济发展的贡献日益增强，但也出现了因药品生产造成环境污染等负面问题。在这种背景下，理论界开始产生了将企业的利益与社会的利益相协调的思想，强调企业在获取自身经济利益的同时还应对由此产生的社会问题承担责任。

**履行** 药品是直接关系人民群众生命健康的特殊商品，药品的特殊性决定了医药企业在社会责任的履行方面负有更高的责任。政府主要借助完善医药法律法规、加强医药企业监督管理等手段引导医药企业履行社会责任。美国法律明确规定医药企业董事会在制定重要经营决策时，除考虑股东利益外，还要考虑其他利益相关者的利益。中国医药相关法律法规对医药企业在特定环节的社会责任承担问题也有明确规定，

如《药品生产质量管理规范》要求药品生产企业"应当建立产品召回系统，必要时可迅速、有效地从市场召回任何一批存在安全隐患的产品"；《药品经营质量管理规范》则规定药品批发和零售企业"应当配备专职或者兼职人员负责售后投诉管理，对投诉的质量问题查明原因，采取有效措施及时处理和反馈"。2017年，中国医药企业管理协会等8家医药行业协会联合制定发布了《中国医药企业社会责任实施指南》，建立了医药企业社会责任的权威行业标准。

**内容**　医药企业的社会责任主要包括3个层次的内容：经济责任、法律责任和道德责任。

**经济责任**　医药企业承担其他社会责任的基础。为了自身的生存与发展，医药企业必须获取利润，这样才能保证股东和投资者投入的资本保值增值，保障员工有稳定的经济来源，并有能力对人才的未来发展进行长期投资。医药企业有责任向股东和投资者披露公司的经营状况和相关财务信息，保障股东和投资者有渠道掌握企业的实际经济状况。

**法律责任**　对医药企业的不同利益相关者，法律责任有不同的体现。①从社会公众角度，医药企业有责任保证药品的生产质量，保障人体用药安全，维护人民群众身体健康和用药的合法权益。医药企业应保证药品符合法定的药品标准，按照《药品生产质量管理规范》《药品经营质量管理规范》《药物临床试验质量管理规范》《药物非临床研究质量管理规范》等规定的要求，构建药品质量管理体系；此外，医药企业有责任诚信经营，通过合法渠道传播科学规范的药品信息以及企

业的信息。②从政府角度，医药企业有纳税的义务，并认真履行药品不良反应监测制度、药品召回制度、药品储备制度等国家药政管理制度。③从员工的角度，医药企业有责任保障员工的健康安全、保障员工按照法律规定获得劳动报酬和相关福利。④从社区的角度，医药企业有责任保护生态环境、做到生产与环境的协调可持续发展、遵守《中华人民共和国环境保护法》《中华人民共和国药品管理法》等法律法规的要求。

**道德责任**　医药企业应自愿承担社会公益责任，积极主动地参与慈善公益活动，尤其是与健康相关的公益活动，如参与社区健康医疗知识宣传，参与过期药品回收，配合国家开展短缺药品的供应保障等。

（郭冬梅）

yīyào qǐyè xíngxiàng

## 医药企业形象（image of pharmaceutical enterprises）

社会公众对医药企业总体的、概括的认识态度和评价。它表明了企业在社会公众心目中的地位和普遍看法。社会公众与医药企业接触过程中一般通过医药企业产品特点、营销策略、营销行为等典型标志建立起对企业的总体印象，企业形象与医药企业具体行为密切相关，是医药企业行为特征和精神面貌在实际经营管理过程中的具体体现，是医药企业内在素质和外在风格的综合统一。良好的企业形象可以提高企业的竞争实力，对外有助于赢得客户和社会公众的信任，助力企业市场开拓，对内有助于增强企业的凝聚力和对优秀人才的吸引力。是医药企业文化的外在表现和重要载体。

**构成要素**　作为一个综合的

抽象概念，医药企业形象受到与企业经营管理活动相关的产品形象、人员形象、外观形象等多种因素的影响。①产品形象。产品形象是医药企业形象的基础和重要表现形式，是公众对药品的质量、疗效、安全性、价格、外观、包装等的综合评价。在影响产品形象的诸多要素中，产品质量居于核心地位，如：安徽华源生物药业有限公司违反生产相关规定，导致所生产的药品欣弗无菌检查和热原检查不符合规定，引发严重药品不良事件，致使企业形象大跌，最终破产。②人员形象。公众对医药企业员工的专业素质、服饰仪表、工作态度、工作效率、职业道德、精神风貌等的综合评价。人员形象对企业形象的影响与企业员工同公众接触的程度成正比。总体来看，药品经营企业特别是零售药店的人员形象作用要高于药品生产企业。此外，企业家的个性、工作作风、声誉等也会成为企业最具代表性的典型形象特征。③外观形象。公众对医药企业名称、标记、环境等的综合评价。

**塑造**　医药企业形象已成为影响企业生存发展的重要因素，良好的企业形象是企业竞争制胜的重要法宝。塑造企业形象的实质是通过特定的传播手段向公众传递信息，将企业最具特色和优势的经营理念传递给公众，获得社会公众的认可和支持。

**企业形象塑造实践与研究** 20世纪60年代起源于美国，最早由美国国际商用机器公司（IBM）正式引入实施。主要针对企业经营状况和竞争环境制定相关战略，旨在使企业在市场竞争中脱颖而出。中国从20世纪80年代后期开始引入企业形象塑造战略。

企业形象能否被社会公众所理解和接受，能否真实反映企业的精神文化，取决于企业自身的主观努力和围绕企业形象塑造的战略性设计。医药企业形象塑造最主要的手段主要包括：①长期系统战略。主要是指企业形象识别系统战略（见医药企业形象识别系统）。②企业形象专题策划。除基于医药企业形象识别系统战略的系统性企业形象塑造战略外，企业形象专题策划也是一种日常塑造企业形象的方式，即特意设计和组织实施一些专门活动，引发社会公众关注，提升企业社会影响力，也称"公共关系事件"。如：记者招待会、新药发布会、周年庆典、赞助公益性活动等。

(郭冬梅)

yīyào qǐyè xíngxiàng shíbié xìtǒng

## 医药企业形象识别系统

（pharmaceutical corporate identity system） 医药企业将自身经营理念和文化进行统一的个性化设计，树立鲜明统一规范的企业形象，并将其传达给社会公众等相关主体的标准表达体系。企业形象识别系统通过有计划地展示与传播企业的各种特征，体现医药企业的经营思想，使市场中相关主体对企业形成标准化、差别化的印象和认识，有利于彰显企业个性，提升和突出企业形象，营造对企业及其产品偏爱信赖的心理效应和舆论氛围，使医药企业在复杂的社会环境中，得到各方面认可，最终增强医药企业竞争力。是塑造医药企业形象的重要战略和有效手段。

医药企业形象识别系统主要包括3个构成要素：①理念识别。医药企业理念是指医药企业经营管理的观念，是医药企业定位、目标、医药企业价值观、医药企业精神、医药企业道德等的集中体现。理念识别是在充分考虑保持医药企业正常运营及远期发展战略的基础上，构建体现企业个性特征、得到社会普遍认同、明确反映整个企业经营理念的价值体系。理念识别对内强调一致性，要求统一企业内外上下，对外强调差别化，要求尽可能有别于其他企业。②行为识别。是企业形象识别系统的动态组成部分，医药企业理念的行为表现，包括医药企业员工对内和对外的各种行为，以及医药企业的各种生产经营行为。强调以医药企业理念为基本出发点，将其付诸实施，集中体现为基于医药企业理念对员工和企业的行为要求。一般通过制定医药企业员工行为规范、参与社会公益活动、有组织的营销活动、企业长期相沿约定俗成的节日和纪念活动等方式来传达企业理念，以获得社会公众对企业的识别和认同。如：某些制药公司推行的"员工志愿者活动""关爱母亲行动""社区医务工作者培训"等持续性公益项目。③视觉识别。是企业形象识别系统的静态组成部分。通过有形的、具体化的可识别视觉符号将医药企业理念、文化特质、服务内容、产品特征、企业规范等无形的、抽象的内容传播出去，以达到塑造独特企业形象的目的。是企业形象识别系统中最容易被感知和理解的部分。主要包括医药企业名称、医药企业标志、象征图案等。

(郭冬梅)

yīyào qǐyè wénhuà guǎnlǐ

## 医药企业文化管理

（ cultural management of pharmaceutical enterprises） 通过将企业文化建设、深植、评估、再造，使之服务于医药企业生产经营的过程。是基于企业文化的梳理、凝练、深植、提升，引领医药企业人力资源、生产、经营、营销等环节的管理活动。医药企业文化管理是一个过程，服务于企业管理，强调把企业文化作为企业管理的中心，丰富了企业管理的文化内涵，使企业管理更富有整体性和人情味，实现了企业管理模式的革新。是医药企业文化在实际管理活动中的应用。

**历史沿革** 第二次世界大战后，随着全球经济的高速发展，管理科学日益受到重视，企业员工的主体意识不断提升，人本主义管理模式被广为接受，企业文化在企业经营发展中的作用日渐凸显。对企业文化和企业文化管理的全面关注兴起于20世纪70年代末80年代初，是日本和美国企业相互竞争与反思的结果。当时，日本经济在战后恢复过程中创造奇迹，进入发达国家行列，在经济领域成为仅次于美国的世界第二大国，让许多美国企业大感威胁，震惊之余开始从多方面思考和寻找日本企业成功的驱动因素。一些美国学者深入研究后发现在日本企业高速成长过程中，企业文化起到了很大的作用，在总结比较日美企业管理差异的基础上提出了企业文化管理的理念，掀起了企业文化管理研究的热潮，带动了企业管理领域的一场文化革命。此后，基于企业文化在企业管理实践中的优越表现，企业文化管理相关理论和实证研究逐步展开，越来越繁荣和丰富。

**管理主体** ①医药企业文化管理的核心主体是企业家与企业家群体。主要对企业文化管理起引领作用。企业家作为企业生产经营的决策者，是医药企业文化的倡导者和培育者，引导企业文化的方向，也是企业文化的身体力行者和榜样，更是企业文化转换和变革的推动者。企业家决定了医药企业文化的主要特征。②医药企业文化管理的推动主体是企业的各级管理者。医药企业各级管理者与基层员工接触最频繁、最广泛，是基层员工体会企业文化虚实深浅的标杆，对其影响最大，起着承上启下的重要作用。各级管理者的积极参与对医药企业文化的管理效果具有重要影响。③医药企业文化管理的基本主体是企业员工。员工是医药企业文化的实践者，员工创造企业文化，企业文化也改造员工。

**管理内容**　医药企业文化管理主要包括企业文化建设、企业文化深植、企业文化评估、企业文化再造4个方面。①企业文化建设。基于医药企业文化的要素和结构，构建个性化的企业文化氛围。②企业文化深植。企业文化的深植使医药企业文化融入经营管理，内涵真正被员工接受理解，转变成员工共同信守的价值标准和文化理念，成为员工自觉行为。深植的过程是医药企业文化被员工了解和接受的过程，是其在经营管理各个方面都得以体现并发挥作用的过程。③企业文化评估。医药企业文化需要与企业管理实践相结合，与企业发展相适应。为准确呈现企业文化的特征及发展状况，可借助一定的模型和工具对现有的企业文化进行定期诊断、评价和测量。④企业文化再造。根据外部环境变化需要对医药企业文化进行调整、充实或进行根本性改造的过程。主要包括深刻地彻底性变革和渐进性部分变革两种情况。是医药企业在新的环境中求生存、谋发展的必要管理措施。

（郭冬梅）

# 索　引

## 条目标题汉字笔画索引

### 说　明

一、本索引供读者按条目标题的汉字笔画查检条目。

二、条目标题按第一字的笔画由少到多的顺序排列，按画数和起笔笔形横（一）、竖（丨）、撇（丿）、点（丶）、折（乛，包括丁乚𠃍等）的顺序排列。笔画数和起笔笔形相同的字，按字形结构排列，先左右形字，再上下形字，后整体字。第一字相同的，依次按后面各字的笔画数和起笔笔形顺序排列。

三、以拉丁字母、希腊字母和阿拉伯数字、罗马数字开头的条目标题，依次排在汉字条目标题的后面。

# 条 目 外 文 标 题 索 引

# 内 容 索 引

## 说 明

　　一、本索引是本卷条目和条目内容的主题分析索引。索引款目按汉语拼音字母顺序并辅以汉字笔画、起笔笔形顺序排列。同音时，按汉字笔画由少到多的顺序排列，笔画数相同的按起笔笔形横（一）、竖（｜）、撇（丿）、点（、）、折（𠃌，包括丁し〈等）的顺序排列。第一字相同时，按第二字，余类推。索引标目中夹有拉丁字母、希腊字母、阿拉伯数字和罗马数字的，依次排在相应的汉字索引款目之后。标点符号不作为排序单元。

　　二、设有条目的款目用黑体字，未设条目的款目用宋体字。

　　三、不同概念（含人物）具有同一标目名称时，分别设置索引款目；未设条目的同名索引标目后括注简单说明或所属类别，以利检索。

　　四、索引标目之后的阿拉伯数字是标目内容所在的页码，数字之后的小写拉丁字母表示索引内容所在的版面区域。本书正文的版面区域划分如右图。

| a | c | e |
|---|---|---|
| b | d | f |

# 拉丁字母

# 本卷主要编辑、出版人员

编　　审　司伊康

责任编辑　尹丽品

索引编辑　王小红

名词术语编辑　陈丽丽

汉语拼音编辑　潘博闻

外文编辑　顾　颖

参见编辑　杨　冲

责任校对　张　麓

责任印制　张　岱

装帧设计　雅昌设计中心·北京